U0293412

CAMPBELL-WALSH UROLOGY

坎贝尔-沃尔什泌尿外科学

第11版
Eleventh Edition

第3卷　泌尿结石与肾病外科学

原　著　者　Alan J. Wein
　　　　　　Louis R. Kavoussi
　　　　　　Alan W. Partin
　　　　　　Craig A. Peters
总　主　审　郭应禄
总主编译　夏术阶　纪志刚
分卷主审　叶章群　夏术阶
分卷主编译　曾国华　王少刚　李建兴

河南科学技术出版社
·郑州·

内容提要

《坎贝尔-沃尔什泌尿外科学》是国际公认的泌尿外科学"圣经""金标准"，是泌尿外科学界最权威的"必备"经典著作。本书内容极其丰富，从基础到临床，从宏观概念到具体操作细节，均做了详细叙述，并全面反映本学科领域的最新研究进展及相关信息，是青年医师成才和从事本领域基础与临床研究人员的必读书，更是临床医师解决疑难病诊治的指导教材，也是本学科教师进一步了解学科最新发展、编写教材的重要参考书。本书第11版中文版的面世必将为泌尿外科医师培训，以及进一步提高我国泌尿外科水平起到积极的推动作用。

本卷为第3卷，泌尿结石与肾病外科学，分3篇15章，内容包括肾和输尿管外科学、放射学及内镜解剖学，肾生理学和病理生理学，肾衰竭，肾移植，尿路梗阻和创伤，尿石症与腔内泌尿外科学等。

图书在版编目（CIP）数据

坎贝尔-沃尔什泌尿外科学. 第3卷，泌尿结石与肾病外科学/（美）艾伦·J. 维恩等主编；夏术阶等主编译. —11版. —郑州：河南科学技术出版社，2020.6（2022.10重印）

ISBN 978-7-5349-9687-0

Ⅰ.①坎… Ⅱ.①艾… ②夏… Ⅲ.①肾疾病－泌尿外科学 Ⅳ.①R69

中国版本图书馆 CIP 数据核字（2019）第 202254 号

出版发行：河南科学技术出版社
    北京名医世纪文化传媒有限公司
    地址：北京市丰台区万丰路 316 号万开基地 B 座 115 室 邮编：100161
    电话：010-63863186 010-63863168
策划编辑：曲秋莲 孟凡辉
文字编辑：杨永岐
责任审读：周晓洲
责任校对：龚利霞
封面设计：吴朝洪
版式设计：崔刚工作室
责任印制：程晋荣
印   刷：河南瑞之光印刷股份有限公司
经   销：全国新华书店、医学书店、网店
开   本：889 mm×1194 mm 1/16 印张：30   字数：840 千字
版   次：2020 年 6 月第 1 版   2022 年 10 月第 2 次印刷
定   价：350.00 元

如发现印、装质量问题，影响阅读，请与出版社联系并调换

Elsevier (Singapore) Pte Ltd.
3 Killiney Road,
#08-01 Winsland House I,
Singapore 239519
Tel: (65) 6349-0200; Fax: (65) 6733-1817

ELSEVIER

Volume 3 of the translation of CAMPBELL-WALSH UROLOGY, ELEVENTH EDITION by ALAN J. WEIN, LOUIS R. KAVOUSSI, ALAN W. PARTIN and CRAIG A. PETERS was undertaken by Henan Science & Technology Press and is published by arrangement with Elsevier(Singapore)Pte Ltd.
CAMPBELL-WALSH UROLOGY, ELEVENTH EDITION by ALAN J. WEIN, LOUIS R. KAVOUSSI, ALAN W. PARTIN and CRAIG A. PETERS 由河南科学技术出版社进行翻译,并根据河南科学技术出版社与爱思唯尔(新加坡)私人有限公司的协议约定出版。

《坎贝尔-沃尔什泌尿外科学》(第 11 版)(夏术阶　纪志刚　译)
ISBN:978-7-5349-9687-0

声明

本译本由河南科学技术出版社完成。相关从业及研究人员必须凭借其自身经验和知识对文中描述的信息数据、方法策略、搭配组合、实验操作进行评估和使用。由于医学科学发展迅速,临床诊断和给药剂量尤其需要经过独立验证。在法律允许的最大范围内,爱思唯尔、译文的原文作者、原文编辑及原文内容提供者均不对译文或因产品责任、疏忽或其他操作造成的人身及(或)财产伤害及(或)损失承担责任,亦不对由于使用文中提到的方法、产品、说明或思想而导致的人身及(或)财产伤害及(或)损失承担责任。

出版说明

　　每隔 4 年左右,就会有这样一群充满热情的精英汇聚一堂,共同开展这项艰巨的任务——更新不久前编写的泌尿外科学金标准教科书。1 周或稍久,一个计划便应运而生,每个章节的作者都是公认的整个泌尿外科领域的权威专家。同样,这群精英和他们修订的这个版本也不例外。

　　我们四人对于能参与这项自 1954 年第 1 版《坎贝尔-沃尔什泌尿外科学》(当时简称《泌尿外科学》,由 51 人共同完成,共有 3 卷、2356 页、1148 幅插图)出版开始延续至今的传统事业感到非常荣幸。我们感谢我们的同仁和朋友,他们承担了重新编写我们这个版本的共 156 章的艰巨任务,感谢他们对自己专业知识及时间和精力的无私贡献。

　　在对各个章节的作者表示感谢之余,我们想把这一版本献给我们一直钦佩、学习的泌尿外科导师,他们在教育和临床等领域的成就是我们追求的楷模,希望他们能为参与编写第 11 版"金标准教科书"的工作感到自豪。最后,最应该感谢的是我们的家人,特别是我们的妻子和孩子们,他们在本版本的准备过程中始终处于"最前线"。他们应该得到的不仅是奖章或本书的复制本。因此,感谢 Noele,Nolan,Julianne,Nick,Rebecca,Dree,Vicky,Topper,David,Dane,Michael,Kathy,Jessica,Lauren 和 Ryan 的耐心、理解和一直以来的支持。好消息是,直到编写下一版本前,你们可以有几年时间不用处在"最前线"状态。

代表全体主编

Alan J. Wein

Louis R. Kavoussi

Alan W. Partin

Craig A. Peters

审译者名单

总　主　审　郭应禄

总主编译　夏术阶　纪志刚

分卷主审　叶章群　夏术阶

分卷主编译　曾国华　王少刚　李建兴

分卷副主编译　王春喜　鲁　军　邵　怡　肖　河　唐　伟
　　　　　　孙宏斌　钟　文　肖春雷　程　帆　戴英波

编译者名单

北京大学第一医院

郭应禄

上海交通大学附属第一人民医院

夏术阶　鲁　军　邵　怡　卓　见　穆星宇　孙　丰　王　俊　李　登

北京协和医院

纪志刚　肖　河　王　栋　刘广华

华中科技大学同济医学院附属同济医院

叶章群　王少刚　寻　阳　王　庆　朱建宁

广州医科大学附属第一医院

曾国华　钟　文　蔡　超　彭林杰　朱　玮　段小鹿　赵志健　麦赞林

北京清华长庚医院

李建兴　胡卫国　肖　博　付　猛　苏博兴　唐宇哲　陈　松　刘宇保

吉林大学第一医院

王春喜　王晓庆　胡敬海

重庆医科大学附属第一医院

唐　伟　蒋　立

南京市第一医院

孙宏斌　葛于正

北京大学第三医院

肖春雷　侯小飞　郝一昌　颜　野

武汉大学人民医院

程　帆　余伟民　饶　婷　郭　佳　宁金卓

中山大学附属第五医院

戴英波　周益红

南京中医药大学附属南京中医院

徐玉峰

都江堰市医疗中心

袁正勇

原著者名单

Paul Abrams, MD, FRCS
Professor of Urology
Bristol Urological Institute
Southmead Hospital
Bristol, United Kingdom

Mark C. Adams, MD, FAAP
Professor of Urologic Surgery
Department of Urology
Division of Pediatric Urology
Monroe Carell Jr. Children's Hospital at
　Vanderbilt
Nashville, Tennessee

Hashim U. Ahmed, PhD, FRCS (Urol),
BM, BCh, BA (Hons)
MRC Clinician Scientist and Reader in
　Urology
Division of Surgery and Interventional
　Science
University College London;
Honorary Consultant Urological Surgeon
University College London Hospitals NHS
　Foundation Trust
London, United Kingdom

Mohamad E. Allaf, MD
Buerger Family Scholar
Associate Professor of Urology, Oncology,
　and Biomedical Engineering
Director of Minimally Invasive and
　Robotic Surgery
Department of Urology
James Buchanan Brady Urological Institute
Johns Hopkins University School of
　Medicine
Baltimore, Maryland

Karl-Erik Andersson, MD, PhD
Professor
Aarhus Institute for Advanced Studies
Aarhus University
Aarhus, Jutland, Denmark;
Professor
Wake Forest Institute for Regenerative
　Medicine
Wake Forest University School of Medicine
Winston-Salem, North Carolina

Sero Andonian, MD, MSc, FRCS(C),
FACS
Associate Professor
Division of Urology
Department of Surgery
McGill University
Montreal, Quebec, Canada

Jennifer Tash Anger, MD, MPH
Associate Professor
Department of Surgery
Cedars-Sinai Medical Center;
Adjunct Assistant Professor
Urology
University of California, Los Angeles
Los Angeles, California

Kenneth W. Angermeier, MD
Associate Professor
Glickman Urological and Kidney Institute
Cleveland Clinic
Cleveland, Ohio

Emmanuel S. Antonarakis, MD
Associate Professor of Oncology
Sidney Kimmel Comprehensive Cancer
　Center
Johns Hopkins University
Baltimore, Maryland

Jodi A. Antonelli, MD
Assistant Professor
Department of Urology
University of Texas Southwestern Medical
　Center
Dallas, Texas

Anthony Atala, MD
Director, Wake Forest Institute for
　Regenerative Medicine
William H. Boyce Professor and Chair
Department of Urology
Wake Forest School of Medicine
Winston-Salem, North Carolina

Paul F. Austin, MD
Professor
Division of Urologic Surgery
Washington University School of Medicine
　in St. Louis
St. Louis, Missouri

Gopal H. Badlani, MD, FACS
Professor and Vice Chair
Department of Urology
Wake Forest University Baptist Medical
　Center
Winston-Salem, North Carolina

Darius J. Bägli, MDCM, FRCSC, FAAP,
FACS
Professor of Surgery and Physiology
Division of Urology, Departments of
　Surgery and Physiology
University of Toronto;
Senior Attending Urologist, Associate
　Surgeon-in-Chief, Senior Associate
　Scientist
Division of Urology, Department of
　Surgery, Division of Developmental and
　Stem Cell Biology
Sick Kids Hospital and Research Institute
Toronto, Ontario, Canada

Daniel A. Barocas, MD, MPH, FACS
Assistant Professor
Department of Urologic Surgery
Vanderbilt University Medical Center
Nashville, Tennessee

Julia Spencer Barthold, MD
Associate Chief
Surgery/Urology
Nemours/Alfred I. duPont Hospital for
　Children
Wilmington, Delaware;
Professor
Departments of Urology and Pediatrics
Sidney Kimmel Medical College of
　Thomas Jefferson University
Philadelphia, Pennsylvania

Stuart B. Bauer, MD
Professor of Surgery (Urology)
Harvard Medical School;
Senior Associate in Urology
Department of Urology
Boston Children's Hospital
Boston, Massachusetts

Mitchell C. Benson, MD
Department of Urology
New York-Presbyterian Hospital/Columbia
　University Medical Center
New York, New York

Brian M. Benway, MD
Director, Comprehensive Kidney Stone
　Program
Urology Academic Practice
Cedars-Sinai Medical Center
Los Angeles, California

Jonathan Bergman, MD, MPH
Assistant Professor
Departments of Urology and Family
  Medicine
David Geffen School of Medicine at UCLA;
Veterans Health Affairs, Greater Los
  Angeles
Los Angeles, California

Sara L. Best, MD
Assistant Professor
Department of Urology
University of Wisconsin School of
  Medicine and Public Health
Madison, Wisconsin

Sam B. Bhayani, MD, MS
Professor of Surgery, Urology
Department of Surgery
Washington University School of Medicine
  in St. Louis;
Vice President, Chief Medical Officer
Barnes West Hospital
St. Louis, Missouri

Lori A. Birder, PhD
Professor of Medicine and Pharmacology
Medicine-Renal Electrolyte Division
University of Pittsburgh School of
  Medicine
Pittsburgh, Pennsylvania

Jay T. Bishoff, MD, FACS
Director, Intermountain Urological
  Institute
Intermountain Health Care
Salt Lake City, Utah

Brian G. Blackburn, MD
Clinical Associate Professor
Department of Internal Medicine/
  Infectious Diseases and Geographic
  Medicine
Stanford University School of Medicine
Stanford, California

Jeremy Matthew Blumberg, MD
Chief of Urology
Harbor-UCLA Medical Center;
Assistant Professor of Urology
David Geffen School of Medicine at UCLA
Los Angeles, California

Michael L. Blute, Sr., MD
Chief, Department of Urology
Walter S. Kerr, Jr., Professor of Urology
Massachusetts General Hospital/Harvard
  Medical School
Boston, Massachusetts

Timothy B. Boone, MD, PhD
Professor and Chair
Department of Urology
Houston Methodist Hospital and Research
  Institute
Houston, Texas;
Professor
Department of Urology
Weill Medical College of Cornell
  University
New York, New York

Stephen A. Boorjian, MD
Professor of Urology
Department of Urology
Mayo Clinic
Rochester, Minnesota

Joseph G. Borer, MD
Associate Professor of Surgery (Urology)
Harvard Medical School;
Reconstructive Urologic Surgery Chair
Director, Neurourology and Urodynamics
Director, Bladder Exstrophy Program
Department of Urology
Boston Children's Hospital
Boston, Massachusetts

Charles B. Brendler, MD
Co-Director, John and Carol Walter Center
  for Urological Health
Department of Surgery
Division of Urology
NorthShore University HealthSystem
Evanston, Illinois;
Senior Clinician Educator
Department of Surgery
Division of Urology
University of Chicago Pritzker School of
  Medicine
Chicago, Illinois

Gregory A. Broderick, MD
Professor of Urology
Mayo Clinic College of Medicine
Program Director, Urology Residency
  Program
Mayo Clinic
Jacksonville, Florida

James D. Brooks, MD
Keith and Jan Hurlbut Professor
Chief of Urologic Oncology
Department of Urology
Stanford University
Stanford, California

Benjamin M. Brucker, MD
Assistant Professor
Urology and Obstetrics & Gynecology
NYU Langone Medical Center
New York, New York

Kathryn L. Burgio, PhD
Professor of Medicine
Department of Medicine
Division of Gerontology, Geriatrics, and
  Palliative Care
University of Alabama at Birmingham;
Associate Director for Research
Birmingham/Atlanta Geriatric Research,
  Education, and Clinical Center
Birmingham VA Medical Center
Birmingham, Alabama

Arthur L. Burnett II, MD, MBA, FACS
Patrick C. Walsh Distinguished Professor
  of Urology
Department of Urology
Johns Hopkins University School of
  Medicine
Baltimore, Maryland

Nicol Corbin Bush, MD, MSCS
Co-Director, PARC Urology
Dallas, Texas

Jeffrey A. Cadeddu, MD
Professor of Urology and Radiology
Department of Urology
University of Texas Southwestern Medical
  Center
Dallas, Texas

Anthony A. Caldamone, MD, MMS, FAAP,
FACS
Professor of Surgery (Urology)
Division of Urology
Section of Pediatric Urology
Warren Alpert Medical School of Brown
  University;
Chief of Pediatric Urology
Division of Pediatric Urology
Hasbro Children's Hospital
Providence, Rhode Island

Steven C. Campbell, MD, PhD
Professor of Surgery
Department of Urology
Glickman Urological and Kidney Institute
Cleveland Clinic
Cleveland, Ohio

Douglas A. Canning, MD
Professor of Urology (Surgery)
Perelman School of Medicine
University of Pennsylvania;
Chief, Division of Urology
The Children's Hospital of Philadelphia
Philadelphia, Pennsylvania

Michael A. Carducci, MD
AEGON Professor in Prostate Cancer
  Research
Sidney Kimmel Comprehensive Cancer
  Center
Johns Hopkins University
Baltimore, Maryland

Peter R. Carroll, MD, MPH
Professor and Chair
Ken and Donna Derr–Chevron
  Distinguished Professor
Department of Urology
University of California, San Francisco
San Francisco, California

Herbert Ballentine Carter, MD
Professor of Urology and Oncology
Department of Urology
James Buchanan Brady Urological Institute
Johns Hopkins School of Medicine
Baltimore, Maryland

Clint K. Cary, MD, MPH
Assistant Professor
Department of Urology
Indiana University
Indianapolis, Indiana

Pasquale Casale, MD
Professor
Department of Urology
Columbia University Medical Center;
Chief, Pediatric Urology
Morgan Stanley Children's Hospital of
    New York-Presbyterian
New York, New York

William J. Catalona, MD
Professor
Department of Urology
Northwestern University Feinberg School
    of Medicine
Chicago, Illinois

Frank A. Celigoj, MD
Male Infertility/Andrology Fellow
Department of Urology
University of Virginia
Charlottesville, Virginia

Toby C. Chai, MD
Vice Chair of Research
Department of Urology
Yale School of Medicine;
Co-Director of Female Pelvic Medicine and
    Reconstructive Surgery Program
Department of Urology
Yale New Haven Hospital
New Haven, Connecticut

Alicia H. Chang, MD, MS
Instructor
Department of Internal Medicine/
    Infectious Diseases and Geographic
    Medicine
Stanford University School of Medicine
Stanford, California;
Medical Consultant
Los Angeles County Tuberculosis Control
    Program
Los Angeles County Department of Public
    Health
Los Angeles, California

Christopher R. Chapple, MD, FRCS
(Urol)
Professor and Consultant Urologist
Department of Urology
The Royal Hallamshire Hospital
Sheffield Teaching Hospitals
Sheffield, South Yorkshire, United
    Kingdom

Mang L. Chen, MD
Assistant Professor
Department of Urology
University of Pittsburgh
Pittsburgh, Pennsylvania

Ronald C. Chen, MD, MPH
Associate Professor
Department of Radiation Oncology
University of North Carolina at Chapel
    Hill
Chapel Hill, North Carolina

Benjamin I. Chung, MD
Assistant Professor
Department of Urology
Stanford University School of Medicine
Stanford, California

Michael J. Conlin, MD, MCR
Associate Professor of Urology
Portland VA Medical Center
Portland, Oregon

Christopher S. Cooper, MD, FAAP, FACS
Professor
Department of Urology
University of Iowa;
Associate Dean, Student Affairs and
    Curriculum
University of Iowa Carver College of
    Medicine
Iowa City, Iowa

Raymond A. Costabile, MD
Jay Y. Gillenwater Professor of Urology
Department of Urology
University of Virginia
Charlottesville, Virginia

Paul L. Crispen, MD
Assistant Professor
Department of Urology
University of Florida
Gainesville, Florida

Juanita M. Crook, MD, FRCPC
Professor
Division of Radiation Oncology
University of British Columbia, Okanagan;
Radiation Oncologist
Center for the Southern Interior
British Columbia Cancer Agency
Kelowna, British Columbia, Canada

Douglas M. Dahl, MD, FACS
Associate Professor of Surgery
Harvard Medical School;
Chief, Division of Urologic Oncology
Department of Urology
Massachusetts General Hospital
Boston, Massachusetts

Marc Arnaldo Dall'Era, MD
Associate Professor
Department of Urology
University of California, Davis
Sacramento, California

Anthony V. D'Amico, MD, PhD
Eleanor Theresa Walters Distinguished
    Professor and Chief of Genitourinary
    Radiation Oncology
Department of Radiation Oncology
Brigham and Women's Hospital and
    Dana-Farber Cancer Institute
Boston, Massachusetts

Siamak Daneshmand, MD
Professor of Urology (Clinical Scholar)
Institute of Urology
University of Southern California
Los Angeles, California

Shubha De, MD, FRCPC
Assistant Professor
University of Alberta
Edmonton, Alberta, Canada

Jean J. M. C. H. de la Rosette, MD, PhD
Professor and Chairman
Department of Urology
AMC University Hospital
Amsterdam, Netherlands

Dirk J. M. K. De Ridder, MD, PhD
Professor
Department of Urology
University Hospitals KU Leuven
Leuven, Belgium

G. Joel DeCastro, MD, MPH
Assistant Professor of Urology
Department of Urology
New York-Presbyterian Hospital/Columbia
    University Medical Center
New York, New York

Michael C. Degen, MD, MA
Clinical Assistant
Department of Urology
Hackensack University Medical Center
Hackensack, New Jersey

Sevag Demirjian, MD
Assistant Professor
Cleveland Clinic Lerner College of
    Medicine
Department of Nephrology and
    Hypertension
Cleveland Clinic
Cleveland, Ohio

Francisco Tibor Dénes, MD, PhD
Associate Professor
Division of Urology
Chief, Pediatric Urology
University of São Paulo Medical School
Hospital das Clínicas
São Paulo, Brazil

John D. Denstedt, MD, FRCSC, FACS
Professor of Urology
Chairman of the Department of Surgery
Western University
London, Ontario, Canada

Theodore L. DeWeese, MD, MPH
Professor and Chair
Radiation Oncology and Molecular
    Radiation Sciences
Johns Hopkins University School of
    Medicine
Baltimore, Maryland

David Andrew Diamond, MD
Urologist-in-Chief
Department of Urology
Boston Children's Hospital;
Professor of Surgery (Urology)
Department of Surgery
Harvard Medical School
Boston, Massachusetts

Colin P. N. Dinney, MD
Chairman and Professor
Department of Urology
The University of Texas MD Anderson
Cancer Center
Houston, Texas

Roger R. Dmochowski, MD, MMHC,
FACS
Professor of Urology and Gynecology
Vanderbilt University Medical School
Nashville, Tennessee

Charles G. Drake, MD, PhD
Associate Professor of Oncology,
Immunology, and Urology
James Buchanan Brady Urological Institute
Johns Hopkins University;
Attending Physician
Department of Oncology
Johns Hopkins Kimmel Cancer Center
Baltimore, Maryland

Marcus John Drake, DM, MA, FRCS
(Urol)
Senior Lecturer in Urology
School of Clinical Sciences
University of Bristol;
Consultant Urologist
Bristol Urological Institute
Southmead Hospital
Bristol, United Kingdom

Brian D. Duty, MD
Assistant Professor of Urology
Oregon Health & Science University
Portland, Oregon

James A. Eastham, MD
Chief, Urology Service
Surgery
Memorial Sloan Kettering Cancer Center;
Professor
Department of Urology
Weill Cornell Medical Center
New York, New York

Louis Eichel, MD
Chief, Division of Urology
Rochester General Hospital;
Director, Minimally Invasive Surgery
Center for Urology
Rochester, New York

J. Francois Eid, MD
Attending Physician
Department of Urology
Lenox Hill Hospital
North Shore-LIJ Health System
New York, New York

Mario A. Eisenberger, MD
R. Dale Hughes Professor of Oncology and
Urology
Sidney Kimmel Comprehensive Cancer
Center;
Johns Hopkins University
Baltimore, Maryland

Mohamed Aly Elkoushy, MD, MSc, PhD
Associate Professor
Department of Urology
Faculty of Medicine
Suez Canal University
Ismailia, Egypt

Mark Emberton, MD, MBBS,
FRCS (Urol), BSc
Dean, Faculty of Medical Sciences
University College London
Honorary Consultant Urological Surgeon
University College London Hospitals NHS
Foundation Trust
London, United Kingdom

Jonathan I. Epstein, MD
Professor of Pathology, Urology, and
Oncology
Reinhard Professor of Urological Pathology
Director of Surgical Pathology
Johns Hopkins Medical Institutions
Baltimore, Maryland

Carlos R. Estrada, Jr., MD
Associate Professor of Surgery
Harvard Medical School;
Director, Center for Spina Bifida and
Spinal Cord Conditions
Co-Director, Urodynamics and
Neuro-Urology
Boston Children's Hospital
Boston, Massachusetts

Michael N. Ferrandino, MD
Assistant Professor
Division of Urologic Surgery
Duke University Medical Center
Durham, North Carolina

Lynne R. Ferrari, MD
Associate Professor of Anesthesiology
Department of Anaesthesia
Harvard Medical School;
Medical Director, Perioperative Services
and Operating Rooms
Chief, Division of Perioperative Anesthesia
Robert M. Smith Chair in Pediatric
Anesthesia
Department of Anesthesiology,
Perioperative and Pain Medicine
Boston Children's Hospital
Boston, Massachusetts

Fernando A. Ferrer, MD
Peter J. Deckers, MD, Endowed Chair of
Pediatric Surgery
Surgeon-in-Chief
Director, Division of Urology
Connecticut Children's Medical Center
Hartford, Connecticut;
Vice Chair
Department of Surgery
Professor of Surgery, Pediatrics, and Cell
Biology
University of Connecticut School of
Medicine
Farmington, Connecticut

Richard S. Foster, MD
Professor
Department of Urology
Indiana University
Indianapolis, Indiana

Dominic Frimberger, MD
Professor of Urology
Department of Urology
University of Oklahoma
Oklahoma City, Oklahoma

Pat F. Fulgham, MD
Director of Surgical Oncology
Texas Health Presbyterian Dallas
Dallas, Texas

John P. Gearhart, MD
Professor of Pediatric Urology
Department of Urology
Johns Hopkins University School of
Medicine
Baltimore, Maryland

Glenn S. Gerber, MD
Professor
Department of Surgery
University of Chicago Pritzker School of
Medicine
Chicago, Illinois

Bruce R. Gilbert, MD, PhD
Professor of Urology
Hofstra North Shore-LIJ School of
Medicine
New Hyde Park, New York

Scott M. Gilbert, MD
Associate Member
Department of Genitourinary Oncology
H. Lee Moffitt Cancer Center and Research
Institute
Tampa, Florida

Timothy D. Gilligan, MD, MS
Associate Professor of Medicine
Department of Solid Tumor Oncology
Cleveland Clinic Lerner College of
Medicine;
Co-Director, Center for Excellence in
Healthcare Communication
Program Director, Hematology/Oncology
Fellowship
Medical Director, Inpatient Solid Tumor
Oncology
Taussig Cancer Institute
Cleveland Clinic
Cleveland, Ohio

David A. Goldfarb, MD
Professor of Surgery
Cleveland Clinic Lerner College of
Medicine;
Surgical Director, Renal Transplant
Program
Glickman Urological and Kidney Institute
Cleveland Clinic
Cleveland, Ohio

Irwin Goldstein, MD
Director of Sexual Medicine
Alvarado Hospital;
Clinical Professor of Surgery
University of California, San Diego;
Director, San Diego Sexual Medicine
San Diego, California

Marc Goldstein, MD, DSc (Hon), FACS
Matthew P. Hardy Distinguished Professor
  of Urology and Male Reproductive
  Medicine
Department of Urology and Institute for
  Reproductive Medicine
Weill Medical College of Cornell
  University;
Surgeon-in-Chief, Male Reproductive
  Medicine and Surgery
New York-Presbyterian Hospital/Weill
  Cornell Medical Center;
Adjunct Senior Scientist
Population Council
Center for Biomedical Research at
  Rockefeller University
New York, New York

Leonard G. Gomella, MD, FACS
Bernard Godwin Professor of Prostate
  Cancer and Chair
Department of Urology
Associate Director, Sidney Kimmel Cancer
  Center
Thomas Jefferson University
Philadelphia, Pennsylvania

Mark L. Gonzalgo, MD, PhD
Professor of Urology
University of Miami Miller School of
  Medicine
Miami, Florida

Tomas L. Griebling, MD, MPH
John P. Wolf 33-Degree Masonic
  Distinguished Professor of Urology
Department of Urology and the Landon
  Center on Aging
The University of Kansas
Kansas City, Kansas

Hans Albin Gritsch, MD
Surgical Director, Kidney Transplant
Department of Urology
University of California, Los Angeles
Los Angeles, California

Frederick A. Gulmi, MD
Chairman and Residency Program Director
Chief, Division of Minimally Invasive and
  Robotic Surgery
Department of Urology
Brookdale University Hospital and Medical
  Center
Brooklyn, New York;
Clinical Associate Professor of Urology
New York Medical College
Valhalla, New York

Khurshid A. Guru, MD
Robert P. Huben Endowed Professor of
  Urologic Oncology
Director, Robotic Surgery
Department of Urology
Roswell Park Cancer Institute
Buffalo, New York

Thomas J. Guzzo, MD, MPH
Associate Professor of Urology
Penn Medicine, Perelman School of
  Medicine
Division of Urology
Hospital of the University of Pennsylvania
University of Pennsylvania Health System
Philadelphia, Pennsylvania

Jennifer A. Hagerty, DO
Attending Physician
Surgery/Urology
Nemours/Alfred I. duPont Hospital for
  Children
Wilmington, Delaware;
Assistant Professor
Departments of Urology and Pediatrics
Sidney Kimmel Medical College of
  Thomas Jefferson University
Philadelphia, Pennsylvania

Ethan J. Halpern, MD, MSCE
Professor of Radiology and Urology
Department of Radiology
Thomas Jefferson University
Philadelphia, Pennsylvania

Misop Han, MD, MS
David Hall McConnell Associate Professor
  in Urology and Oncology
Johns Hopkins Medicine
Baltimore, Maryland

Philip M. Hanno, MD, MPH
Professor of Urology
Department of Surgery
University of Pennsylvania
Philadelphia, Pennsylvania

Hashim Hashim, MBBS, MRCS (Eng),
MD, FEBU, FRCS (Urol)
Consultant Urological Surgeon and
  Director of the Urodynamics Unit
Continence and Urodynamics Unit
Bristol Urological Institute
Bristol, United Kingdom

Sender Herschorn, MD, FRCSC
Professor
Division of Urology
University of Toronto;
Urologist
Division of Urology
Sunnybrook Health Sciences Centre
Toronto, Ontario, Canada

Piet Hoebeke, MD, PhD
Full Professor
Ghent University;
Chief of Department of Urology and
  Pediatric Urology
Ghent University Hospital
Ghent, Belgium

David M. Hoenig, MD
Professor and Chief
LIJ Medical Center
The Arthur Smith Institute for Urology
North Shore-LIJ-Hofstra University
Lake Success, New York

Michael H. Hsieh, MD, PhD
Associate Professor
Departments of Urology (primary),
  Pediatrics (secondary), and
  Microbiology, Immunology, and
  Tropical Medicine (secondary)
George Washington University;
Attending Physician
Division of Urology
Children's National Health System
Washington, DC;
Stirewalt Endowed Director
Biomedical Research Institute
Rockville, Maryland

Tung-Chin Hsieh, MD
Assistant Professor of Surgery
Department of Urology
University of California, San Diego
La Jolla, California

Douglas A. Husmann, MD
Professor
Department of Urology
Mayo Clinic
Rochester, Minnesota

Thomas W. Jarrett, MD
Professor and Chairman
Department of Urology
George Washington University
Washington, DC

J. Stephen Jones, MD, MBA, FACS
President, Regional Hospitals and Family
  Health Centers
Cleveland Clinic
Cleveland, Ohio

Gerald H. Jordan, MD, FACS,
FAAP (Hon), FRCS (Hon)
Professor
Department of Urology
Eastern Virginia Medical School
Norfolk, Virginia

David B. Joseph, MD, FACS, FAAP
Chief of Pediatric Urology
Children's Hospital at Alabama;
Professor of Urology
Department of Urology
University of Alabama at Birmingham
Birmingham, Alabama

Martin Kaefer, MD
Professor
Department of Urology
Indiana University School of Medicine
Indianapolis, Indiana

Jose A. Karam, MD
Assistant Professor
Department of Urology
The University of Texas MD Anderson
  Cancer Center
Houston, Texas

Louis R. Kavoussi, MD, MBA
Waldbaum-Gardner Distinguished
  Professor of Urology
Department of Urology
Hofstra North Shore-LIJ School of
  Medicine
Hampstead, New York;
Chairman of Urology
The Arthur Smith Institute for Urology
Lake Success, New York

Parviz K. Kavoussi, MD, FACS
Reproductive Urologist
Austin Fertility & Reproductive Medicine;
Adjunct Assistant Professor
Neuroendocrinology and Motivation
  Laboratory
Department of Psychology
The University of Texas at Austin
Austin, Texas

Antoine E. Khoury, MD, FRCSC, FAAP
Walter R. Schmid Professor of Urology
University of California, Irvine;
Head of Pediatric Urology
CHOC Children's Urology Center
Children's Hospital of Orange County
Orange, California

Roger S. Kirby, MD, FRCS
Medical Director
The Prostate Center
London, United Kingdom

Eric A. Klein, MD
Chairman
Glickman Urological and Kidney Institute
Cleveland Clinic;
Professor of Surgery
Cleveland Clinic Lerner College of
  Medicine
Cleveland, Ohio

David James Klumpp, PhD
Associate Professor
Department of Urology
Northwestern University Feinberg School
  of Medicine
Chicago, Illinois

Bodo E. Knudsen, MD, FRCSC
Associate Professor and Interim Chair,
  Clinical Operations
Department of Urology
Wexner Medical Center
The Ohio State University
Columbus, Ohio

Kathleen C. Kobashi, MD, FACS
Section Head
Urology and Renal Transplantation
Virginia Mason Medical Center
Seattle, Washington

Thomas F. Kolon, MD, MS
Associate Professor of Urology (Surgery)
Perelman School of Medicine
University of Pennsylvania;
Director, Pediatric Urology Fellowship
  Program
The Children's Hospital of Philadelphia
Philadelphia, Pennsylvania

Bridget F. Koontz, MD
Butler-Harris Assistant Professor
Department of Radiation Oncology
Duke University Medical Center
Durham, North Carolina

Martin Allan Koyle, MD, FAAP, FACS,
FRCSC, FRCS (Eng)
Division Head, Pediatric Urology
Women's Auxiliary Chair in Urology and
  Regenerative Medicine
Hospital for Sick Children;
Professor
Department of Surgery
Division of Urology
Institute of Health Policy, Management
  and Evaluation
University of Toronto
Toronto, Ontario, Canada

Amy E. Krambeck, MD
Associate Professor
Department of Urology
Mayo Clinic
Rochester, Minnesota

Ryan M. Krlin, MD
Assistant Professor of Urology
Department of Urology
Louisiana State University Health Science
  Center
New Orleans, Louisiana

Bradley P. Kropp, MD, FAAP, FACS
Professor of Pediatric Urology
Department of Urology
University of Oklahoma Health Sciences
  Center
Oklahoma City, Oklahoma

Alexander Kutikov, MD, FACS
Associate Professor of Urologic Oncology
Department of Surgery
Fox Chase Cancer Center
Philadelphia, Pennsylvania

Jaime Landman, MD
Professor of Urology and Radiology
Chairman, Department of Urology
University of California, Irvine
Orange, California

Brian R. Lane, MD, PhD
Betz Family Endowed Chair for Cancer
  Research
Spectrum Health Regional Cancer Center;
Chief of Urology
Spectrum Health Medical Group;
Associate Professor of Surgery
Michigan State University;
Grand Rapids, Michigan

Stephen Larsen, MD
Chief Resident
Department of Urology
Rush University Medical Center
Chicago, Illinois

David A. Leavitt, MD
Assistant Professor
Vattikuti Urology Institute
Henry Ford Health System
Detroit, Michigan

Eugene Kang Lee, MD
Assistant Professor
Department of Urology
University of Kansas Medical Center
Kansas City, Kansas

Richard S. Lee, MD
Assistant Professor of Surgery (Urology)
Harvard Medical School;
Department of Urology
Boston Children's Hospital
Boston, Massachusetts

W. Robert Lee, MD, MEd, MS
Professor
Department of Radiation Oncology
Duke University School of Medicine
Durham, North Carolina

Dan Leibovici, MD
Chairman of Urology
Kaplan Hospital
Rehovot, Israel

Gary E. Lemack, MD
Professor of Urology and Neurology
Department of Urology
University of Texas Southwestern Medical
  Center
Dallas, Texas

Herbert Lepor, MD
Professor and Martin Spatz Chairman
Department of Urology
NYU Langone Medical Center
New York, New York

Laurence A. Levine, MD, FACS
Professor
Department of Urology
Rush University Medical Center
Chicago, Illinois

Sey Kiat Lim, MBBS, MRCS (Edinburgh),
MMed (Surgery), FAMS (Urology)
Consultant
Department of Urology
Changi General Hospital
Singapore

W. Marston Linehan, MD
Chief, Urologic Oncology Branch
Physician-in-Chief, Urologic Surgery
National Cancer Institute
National Institutes of Health Clinical
Center
Bethesda, Maryland

James E. Lingeman, MD
Professor
Department of Urology
Indiana University School of Medicine
Indianapolis, Indiana

Richard Edward Link, MD, PhD
Associate Professor of Urology
Director, Division of Endourology and
Minimally Invasive Surgery
Scott Department of Urology
Baylor College of Medicine
Houston, Texas

Michael E. Lipkin, MD
Associate Professor
Division of Urologic Surgery
Duke University Medical Center
Durham, North Carolina

Mark S. Litwin, MD, MPH
The Fran and Ray Stark Foundation Chair
in Urology
Professor of Urology and Health Policy &
Management
David Geffen School of Medicine at UCLA
UCLA Fielding School of Public Health
Los Angeles, California

Stacy Loeb, MD, MSc
Assistant Professor
Urology, Population Health, and Laura
and Isaac Perlmutter Cancer Center
New York University and Manhattan
Veterans Affairs
New York, New York

Armando J. Lorenzo, MD, MSc, FRCSC,
FAAP, FACS
Staff Paediatric Urologist
Hospital for Sick Children
Associate Scientist
Research Institute, Child Health Evaluative
Sciences;
Associate Professor
Department of Surgery
Division of Urology
University of Toronto
Toronto, Ontario, Canada

Yair Lotan, MD
Professor
Department of Urology
University of Texas Southwestern Medical
Center
Dallas, Texas

Tom F. Lue, MD, ScD (Hon), FACS
Professor
Department of Urology
University of California, San Francisco
San Francisco, California

Dawn Lee MacLellan, MD, FRCSC
Associate Professor
Departments of Urology and Pathology
Dalhousie University
Halifax, Nova Scotia, Canada

Vitaly Margulis, MD
Associate Professor
Department of Urology
University of Texas Southwestern Medical
Center
Dallas, Texas

Stephen David Marshall, MD
Chief Resident
Department of Urology
SUNY Downstate College of Medicine
Brooklyn, New York

Aaron D. Martin, MD, MPH
Assistant Professor
Department of Urology
Louisiana State University Health Sciences
Center;
Pediatric Urology
Children's Hospital New Orleans
New Orleans, Louisiana

Darryl T. Martin, PhD
Associate Research Scientist
Department of Urology
Yale University School of Medicine
New Haven, Connecticut

Neil Martin, MD, MPH
Assistant Professor
Department of Radiation Oncology
Brigham and Women's Hospital and
Dana-Farber Cancer Institute
Boston, Massachusetts

Timothy A. Masterson, MD
Associate Professor
Department of Urology
Indiana University Medical Center
Indianapolis, Indiana

Ranjiv Mathews, MD
Professor of Urology and Pediatrics
Director of Pediatric Urology
Southern Illinois University School of
Medicine
Springfield, Illinois

Surena F. Matin, MD
Professor
Department of Urology;
Medical Director
Minimally Invasive New Technology in
Oncologic Surgery (MINTOS)
The University of Texas MD Anderson
Cancer Center
Houston, Texas

Brian R. Matlaga, MD, MPH
Professor
James Buchanan Brady Urological Institute
Johns Hopkins Medical Institutions
Baltimore, Maryland

Richard S. Matulewicz, MS, MD
Department of Urology
Northwestern University Feinberg School
of Medicine
Chicago, Illinois

Kurt A. McCammon, MD, FACS
Devine Chair in Genitourinary
Reconstructive Surgery
Chairman and Program Director
Professor
Department of Urology
Eastern Virginia Medical School;
Sentara Norfolk General Hospital
Urology
Norfolk, Virginia;
Devine-Jordan Center for Reconstructive
Surgery and Pelvic Health
Urology of Virginia, PLLC
Virginia Beach, Virginia

James M. McKiernan, MD
Chairman
Department of Urology
New York-Presbyterian Hospital/Columbia
University Medical Center
New York, New York

Alan W. McMahon, MD
Associate Professor
Department of Medicine
University of Alberta
Edmonton, Alberta, Canada

Chris G. McMahon, MBBS, FAChSHM
Director, Australian Centre for Sexual
Health
Sydney, New South Wales, Australia

Thomas A. McNicholas, MB, BS, FRCS,
FEBU
Consultant Urologist and Visiting
Professor
Department of Urology
Lister Hospital and University of
Hertfordshire
Stevenage, United Kingdom

Kevin T. McVary, MD, FACS
Professor and Chairman, Division of
Urology
Department of Surgery
Southern Illinois University School of
Medicine
Springfield, Illinois

Alan K. Meeker, PhD
Assistant Professor of Pathology
Assistant Professor of Urology
Assistant Professor of Oncology
Johns Hopkins University School of
Medicine
Baltimore, Maryland

Kirstan K. Meldrum, MD
Chief, Division of Pediatric Urology
Professor of Surgery
Michigan State University
Helen DeVos Children's Hospital
Grand Rapids, Michigan

Cathy Mendelsohn, PhD
Professor
Departments of Urology, Pathology, and
  Genetics & Development
Columbia University College of Physicians
  and Surgeons
New York, New York

Maxwell V. Meng, MD
Professor
Chief, Urologic Oncology
Department of Urology
University of California, San Francisco
San Francisco, California

Jayadev Reddy Mettu, MD, MBBS
Department of Urology
Wake Forest School of Medicine
Winston-Salem, North Carolina

Alireza Moinzadeh, MD
Director of Robotic Surgery
Institute of Urology
Lahey Hospital & Medical Center
Burlington, Massachusetts;
Assistant Professor
Department of Urology
Tufts University School of Medicine
Boston, Massachusetts

Manoj Monga, MD, FACS
Director, Stevan B. Streem Center for
  Endourology and Stone Disease
Glickman Urological and Kidney Institute
Cleveland Clinic
Cleveland, Ohio

Allen F. Morey, MD, FACS
Professor
Department of Urology
University of Texas Southwestern Medical
  Center
Dallas, Texas

Todd M. Morgan, MD
Assistant Professor
Department of Urology
University of Michigan
Ann Arbor, Michigan

Ravi Munver, MD, FACS
Vice Chairman
Chief of Minimally Invasive and Robotic
  Urologic Surgery
Department of Urology
Hackensack University Medical Center
Hackensack, New Jersey;
Associate Professor of Surgery (Urology)
Department of Surgery
Division of Urology
Rutgers New Jersey Medical School
Newark, New Jersey

Stephen Y. Nakada, MD, FACS
Professor and Chairman
The David T. Uehling Chair of Urology
Department of Urology
University of Wisconsin School of
  Medicine and Public Health;
Chief of Service
Department of Urology
University of Wisconsin Hospital and
  Clinics
Madison, Wisconsin

Leah Yukie Nakamura, MD
Associate in Urology
Orange County Urology Associates
Laguna Hills, California

Neema Navai, MD
Assistant Professor
Department of Urology
The University of Texas MD Anderson
  Cancer Center
Houston, Texas

Joel B. Nelson, MD
Frederic N. Schwentker Professor and
  Chairman
Department of Urology
University of Pittsburgh School of
  Medicine
Pittsburgh, Pennsylvania

Diane K. Newman, DNP, ANP-BC, FAAN
Adjunct Associate Professor of Urology in
  Surgery
Division of Urology
Research Investigator Senior
Perelman School of Medicine
University of Pennsylvania;
Co-Director, Penn Center for Continence
  and Pelvic Health
Division of Urology
Penn Medicine
Philadelphia, Pennsylvania

Paul L. Nguyen, MD
Associate Professor
Department of Radiation Oncology
Harvard Medical School;
Director of Prostate Brachytherapy
Department of Radiation Oncology
Brigham and Women's Hospital and
  Dana-Farber Cancer Institute
Boston, Massachusetts

J. Curtis Nickel, MD, FRCSC
Professor and Canada Research Chair
Department of Urology
Queen's University
Kingston, Ontario, Canada

Craig Stuart Niederberger, MD, FACS
Clarence C. Saelhof Professor and Head
Department of Urology
University of Illinois at Chicago College of
  Medicine
Professor of Bioengineering
University of Illinois at Chicago College of
  Engineering
Chicago, Illinois

Victor W. Nitti, MD
Professor
Urology and Obstetrics & Gynecology
NYU Langone Medical Center
New York, New York

Victoria F. Norwood, MD
Robert J. Roberts Professor of Pediatrics
Chief of Pediatric Nephrology
Department of Pediatrics
University of Virginia
Charlottesville, Virginia

**L. Henning Olsen, MD, DMSc, FEAPU,
FEBU**
Professor
Department of Urology & Institute of
  Clinical Medicine
Section of Pediatric Urology
Aarhus University Hospital & Aarhus
  University
Aarhus, Denmark

Aria F. Olumi, MD
Associate Professor of Surgery/Urology
Department of Urology
Massachusetts General Hospital/Harvard
  Medical School
Boston, Massachusetts

Michael Ordon, MD, MSc, FRCSC
Assistant Professor
Division of Urology
University of Toronto
Toronto, Ontario, Canada

David James Osborn, MD
Assistant Professor
Division of Urology
Walter Reed National Military Medical
  Center
Uniformed Services University
Bethesda, Maryland

Nadir I. Osman, PhD, MRCS
Department of Urology
The Royal Hallamshire Hospital Sheffield
  Teaching Hospitals
Sheffield, South Yorkshire, United
  Kingdom

Michael C. Ost, MD
Associate Professor and Vice Chairman
Department of Urology
University of Pittsburgh Medical Center;
Chief, Division of Pediatric Urology
Children's Hospital of Pittsburgh at the
  University of Pittsburgh Medical Center
Pittsburgh, Pennsylvania

Lance C. Pagliaro, MD
Professor
Department of Genitourinary Medical
  Oncology
The University of Texas MD Anderson
  Cancer Center
Houston, Texas

Ganesh S. Palapattu, MD
Chief of Urologic Oncology
Associate Professor
Department of Urology
University of Michigan
Ann Arbor, Michigan

Drew A. Palmer, MD
Institute of Urology
Lahey Hospital & Medical Center
Burlington, Massachusetts;
Clinical Associate
Tufts University School of Medicine
Boston, Massachusetts

Jeffrey S. Palmer, MD, FACS, FAAP
Director
Pediatric and Adolescent Urology Institute
Cleveland, Ohio

Lane S. Palmer, MD, FACS, FAAP
Professor and Chief
Pediatric Urology
Cohen Children's Medical Center of New
  York/Hofstra North Shore-LIJ School of
  Medicine
Long Island, New York

John M. Park, MD
Cheng Yang Chang Professor of Pediatric
  Urology
Department of Urology
University of Michigan Medical School
Ann Arbor, Michigan

J. Kellogg Parsons, MD, MHS, FACS
Associate Professor
Department of Urology
Moores Comprehensive Cancer Center
University of California, San Diego
La Jolla, California

Alan W. Partin, MD, PhD
Professor and Director of Urology
Department of Urology
Johns Hopkins School of Medicine
Baltimore, Maryland

Margaret S. Pearle, MD, PhD
Professor
Departments of Urology and Internal
  Medicine
University of Texas Southwestern Medical
  Center
Dallas, Texas

Craig A. Peters, MD
Professor of Urology
University of Texas Southwestern Medical
  Center;
Chief, Section of Pediatric Urology
Children's Health System
Dallas, Texas

Andrew Peterson, MD, FACS
Associate Professor
Urology Residency Program Director
Surgery
Duke University
Durham, North Carolina

Curtis A. Pettaway, MD
Professor
Department of Urology
The University of Texas MD Anderson
  Cancer Center
Houston, Texas

Louis L. Pisters, MD
Professor
Department of Urology
The University of Texas MD Anderson
  Cancer Center
Houston, Texas

Emilio D. Poggio, MD
Associate Professor of Medicine
Cleveland Clinic Learner College of
  Medicine;
Medical Director, Kidney and Pancreas
  Transplant Program
Department of Nephrology and
  Hypertension
Cleveland Clinic
Cleveland, Ohio

Hans G. Pohl, MD, FAAP
Associate Professor of Urology and
  Pediatrics
Children's National Medical Center
Washington, DC

Michel Arthur Pontari, MD
Professor
Department of Urology
Temple University School of Medicine
Philadelphia, Pennsylvania

John C. Pope IV, MD
Professor
Departments of Urologic Surgery and
  Pediatrics
Vanderbilt University Medical Center
Nashville, Tennessee

Glenn M. Preminger, MD
Professor and Chief
Division of Urology
Duke University Medical Center
Durham, North Carolina

Mark A. Preston, MD, MPH
Instructor in Surgery
Division of Urology
Brigham and Women's Hospital/Harvard
  Medical School
Boston, Massachusetts

Raymond R. Rackley, MD
Professor of Surgery
Glickman Urological and Kidney Institute
Cleveland Clinic
Cleveland, Ohio

Soroush Rais-Bahrami, MD
Assistant Professor of Urology and
  Radiology
Department of Urology
University of Alabama at Birmingham
Birmingham, Alabama

Jay D. Raman, MD
Associate Professor
Surgery (Urology)
Penn State Milton S. Hershey Medical
  Center
Hershey, Pennsylvania

Art R. Rastinehad, DO
Director of Interventional Urologic
  Oncology
Assistant Professor of Radiology and
  Urology
The Arthur Smith Institute for Urology and
  Interventional Radiology
Hofstra North Shore-LIJ School of
  Medicine
New York, New York

Yazan F. H. Rawashdeh, MD, PhD, FEAPU
Consultant Pediatric Urologist
Department of Urology
Section of Pediatric Urology
Aarhus University Hospital
Aarhus, Denmark

Shlomo Raz, MD
Professor of Urology
Department of Urology
Division of Pelvic Medicine and
  Reconstructive Surgery
UCLA School of Medicine
Los Angeles, California

Ira W. Reiser, MD
Clinical Associate Professor of Medicine
State University of New York Health
  Science Center at Brooklyn;
Attending Physician and Chairman
  Emeritus
Department of Medicine
Division of Nephrology and Hypertension
Brookdale University Hospital and Medical
  Center
Brooklyn, New York

W. Stuart Reynolds, MD, MPH
Assistant Professor
Department of Urologic Surgery
Vanderbilt University
Nashville, Tennessee

Koon Ho Rha, MD, PhD, FACS
Professor
Department of Urology
Urological Science Institute
Yonsei University College of Medicine
Seoul, South Korea

Kevin R. Rice, MD
Urologic Oncologist
Urology Service, Department of Surgery
Walter Reed National Military Medical
  Center
Bethesda, Maryland

Lee Richstone, MD
System Vice Chairman
Department of Urology
Associate Professor
Hofstra North Shore-LIJ School of
  Medicine
Lake Success, New York;
Chief
Urology
The North Shore University Hospital
Manhasset, New York

Richard C. Rink, MD, FAAP, FACS
Robert A. Garret Professor
Pediatric Urology
Riley Hospital for Children
Indiana University School of Medicine;
Faculty
Pediatric Urology
Peyton Manning Children's Hospital at St.
  Vincent
Indianapolis, Indiana

Michael L. Ritchey, MD
Professor
Department of Urology
Mayo Clinic College of Medicine
Phoenix, Arizona

Larissa V. Rodriguez, MD
Professor
Vice Chair, Academics
Director, Female Pelvic Medicine and
  Reconstructive Surgery (FPMRS)
Director, FPMRS Fellowship
University of Southern California Institute
  of Urology
Beverly Hills, California

Ronald Rodriguez, MD, PhD
Professor and Chairman
Department of Urology
University of Texas Health Science Center
  at San Antonio
San Antonio, Texas;
Adjunct Professor
Department of Urology
Johns Hopkins University School of
  Medicine
Baltimore, Maryland

Claus G. Roehrborn, MD
Professor and Chairman
Department of Urology
University of Texas Southwestern Medical
  Center
Dallas, Texas

Lisa Rogo-Gupta, MD
Assistant Professor
Urogynecology and Pelvic Reconstructive
  Surgery
Urology
Stanford University
Palo Alto, California

Theodore Rosen, MD
Professor of Dermatology
Baylor College of Medicine;
Chief of Dermatology
Department of Medicine
Michael E. DeBakey VA Medical Center
Houston, Texas

Ashley Evan Ross, MD, PhD
Assistant Professor of Urology, Oncology,
  and Pathology
James Buchanan Brady Urological Institute
Johns Hopkins Medicine
Baltimore, Maryland

Eric S. Rovner, MD
Professor of Urology
Department of Urology
Medical University of South Carolina
Charleston, South Carolina

Richard A. Santucci, MD, FACS
Specialist-in-Chief
Department of Urology
Detroit Medical Center;
Clinical Professor
Department of Osteopathic Surgical
  Specialties
Michigan State College of Osteopathic
  Medicine
Detroit, Michigan

Anthony J. Schaeffer, MD
Herman L. Kretschmer Professor of
  Urology
Department of Urology
Northwestern University Feinberg School
  of Medicine
Chicago, Illinois

Edward M. Schaeffer, MD, PhD
Associate Professor of Urology and
  Oncology
Johns Hopkins Medicine
Baltimore, Maryland

Douglas S. Scherr, MD
Associate Professor of Urology
Clinical Director of Urologic Oncology
Department of Urology
Weill Medical College of Cornell
  University
New York, New York

Francis X. Schneck, MD
Associate Professor of Urology
Division of Pediatric Urology
Children's Hospital of Pittsburgh at the
  University of Pittsburgh Medical Center
Pittsburgh, Pennsylvania

Michael J. Schwartz, MD, FACS
Assistant Professor of Urology
Hofstra North Shore-LIJ School of
  Medicine
New Hyde Park, New York

Karen S. Sfanos, PhD
Assistant Professor of Pathology
Assistant Professor of Oncology
Johns Hopkins University School of
  Medicine
Baltimore, Maryland

Robert C. Shamberger, MD
Chief of Surgery
Department of Surgery
Boston Children's Hospital;
Robert E. Gross Professor of Surgery
Department of Surgery
Harvard Medical School
Boston, Massachusetts

Ellen Shapiro, MD
Professor of Urology
Director, Pediatric Urology
Department of Urology
New York University School of Medicine
New York, New York

David S. Sharp, MD
Assistant Professor
Department of Urology
Ohio State University Wexner Medical
  Center
Columbus, Ohio

Alan W. Shindel, MD, MAS
Associate Professor
Department of Urology
University of California, Davis
Sacramento, California

Daniel A. Shoskes, MD, MSc, FRCSC
Professor of Surgery (Urology)
Glickman Urological and Kidney Institute
Department of Urology
Cleveland Clinic
Cleveland, Ohio

Aseem Ravindra Shukla, MD
Director of Minimally Invasive Surgery
Pediatric Urology
The Children's Hospital of Philadelphia
Philadelphia, Pennsylvania

Eila C. Skinner, MD
Professor and Chair
Department of Urology
Stanford University
Stanford, California

Ariana L. Smith, MD
Associate Professor of Urology
Penn Medicine, Perelman School of
  Medicine
Division of Urology
Hospital of the University of Pennsylvania
University of Pennsylvania Health System
Philadelphia, Pennsylvania

Armine K. Smith, MD
Assistant Professor of Urology and
  Director of Urologic Oncology at Sibley
  Hospital
James Buchanan Brady Urological Institute
Johns Hopkins University;
Assistant Professor of Urology
Department of Urology
George Washington University
Washington, DC

Joseph A. Smith, Jr., MD
William L. Bray Professor of Urology
Department of Urologic Surgery
Vanderbilt University School of Medicine
Nashville, Tennessee

Warren T. Snodgrass, MD
Co-Director, PARC Urology
Dallas, Texas

Graham Sommer, MD
Professor of Radiology
Division of Diagnostic Radiology
Stanford University School of Medicine
Stanford, California

Rene Sotelo, MD
Chairman, Department of Urology
Minimally Invasive and Robotic Surgery
  Center
Instituto Médico La Floresta
Caracas, Miranda, Venezuela

Mark J. Speakman, MBBS, MS, FRCS
Consultant Urological Surgeon
Department of Urology
Musgrove Park Hospital;
Consultant Urologist
Nuffield Hospital
Taunton, Somerset, United Kingdom

Philippe E. Spiess, MD, MS, FRCS(C)
Associate Member
Department of Genitourinary Oncology
Moffitt Cancer Center;
Associate Professor
Department of Urology
University of South Florida
Tampa, Florida

Samuel Spitalewitz, MD
Associate Professor of Clinical Medicine
State University of New York Health
  Science Center at Brooklyn;
Attending Physician
Division of Nephrology and Hypertension
Supervising Physician of Nephrology and
  Hypertension, Outpatient Services
Brookdale University Hospital and Medical
  Center
Brooklyn, New York

Ramaprasad Srinivasan, MD, PhD
Head, Molecular Cancer Section
Urologic Oncology Branch
Center for Cancer Research
National Cancer Institute
National Institutes of Health
Bethesda, Maryland

Joph Steckel, MD, FACS
Department of Urology
North Shore-LIJ Health System
New Hyde Park, New York;
Vice Chairman, Department of Urology
North Shore University Hospital
Manhasset, New York

**Andrew J. Stephenson, MD, MBA, FACS,
FRCS(C)**
Associate Professor of Surgery
Department of Urology
Cleveland Clinic Lerner College of
  Medicine
Case Western Reserve University;
Director, Urologic Oncology
Glickman Urological and Kidney Institute
Cleveland Clinic
Cleveland, Ohio

Julie N. Stewart, MD
Assistant Professor
Department of Urology
Houston Methodist Hospital
Houston, Texas

Douglas W. Storm, MD, FAAP
Assistant Professor
Department of Urology
University of Iowa Hospitals and Clinics
Iowa City, Iowa

Li-Ming Su, MD
David A. Cofrin Professor of Urology
Chief, Division of Robotic and Minimally
  Invasive Urologic Surgery
Department of Urology
University of Florida College of Medicine
Gainesville, Florida

Thomas Tailly, MD, MSc
Fellow in Endourology
Department of Surgery
Division of Urology
Schulich School of Medicine and Dentistry
Western University
London, Ontario, Canada

Shpetim Telegrafi, MD
Associate Professor (Research) of Urology
Senior Research Scientist
Director, Diagnostic Ultrasound
Department of Urology
New York University School of Medicine
New York, New York

John C. Thomas, MD, FAAP, FACS
Associate Professor of Urologic Surgery
Department of Urology
Division of Pediatric Urology
Monroe Carell Jr. Children's Hospital at
  Vanderbilt
Nashville, Tennessee

J. Brantley Thrasher, MD
Professor and William L. Valk Chair of
  Urology
Department of Urology
University of Kansas Medical Center
Kansas City, Kansas

Edouard J. Trabulsi, MD, FACS
Associate Professor
Department of Urology
Kimmel Cancer Center
Thomas Jefferson University
Philadelphia, Pennsylvania

Chad R. Tracy, MD
Assistant Professor
Department of Urology
University of Iowa
Iowa City, Iowa

Paul J. Turek, MD, FACS, FRSM
Director, the Turek Clinic
Beverly Hills and San Francisco, California

Robert G. Uzzo, MD, FACS
Chairman
G. Willing "Wing" Pepper Professor of
  Cancer Research
Department of Surgery
Deputy Chief Clinical Officer
Fox Chase Cancer Center
Philadelphia, Pennsylvania

Sandip P. Vasavada, MD
Professor of Surgery (Urology)
Glickman Urological and Kidney Institute
Cleveland Clinic
Cleveland, Ohio

David J. Vaughn, MD
Professor of Medicine
Division of Hematology/Oncology
Department of Medicine
Abramson Cancer Center at the University
  of Pennsylvania
Philadelphia, Pennsylvania

Manish A. Vira, MD
Assistant Professor of Urology
Vice Chair for Urologic Research
The Arthur Smith Institute for Urology
Hofstra North Shore-LIJ School of
  Medicine
Lake Success, New York

Gino J. Vricella, MD
Assistant Professor of Urologic Surgery
Urology Division
Washington University School of Medicine
  in St. Louis
St. Louis, Missouri

John T. Wei, MD, MS
Professor
Department of Urology
University of Michigan
Ann Arbor, Michigan

Alan J. Wein, MD, PhD (Hon), FACS
Founders Professor of Urology
Division of Urology
Penn Medicine, Perelman School of
  Medicine;
Chief of Urology
Division of Urology
Penn Medicine, Hospital of the University
  of Pennsylvania;
Program Director, Residency in Urology
Division of Urology
Penn Medicine, University of Pennsylvania
  Health System
Philadelphia, Pennsylvania

Jeffrey Paul Weiss, MD
Professor and Chair
Department of Urology
SUNY Downstate College of Medicine
Brooklyn, New York

Robert M. Weiss, MD
Donald Guthrie Professor of Surgery/
  Urology
Department of Urology
Yale University School of Medicine
New Haven, Connecticut

Charles Welliver, MD
Assistant Professor of Surgery
Division of Urology
Albany Medical College
Albany, New York

Hunter Wessells, MD, FACS
Professor and Nelson Chair
Department of Urology
University of Washington
Seattle, Washington

J. Christian Winters, MD, FACS
Professor and Chairman
Department of Urology
Louisiana State University Health Sciences
  Center
New Orleans, Louisiana

J. Stuart Wolf, Jr., MD, FACS
David A. Bloom Professor of Urology
Associate Chair for Urologic Surgical
  Services
Department of Urology
University of Michigan
Ann Arbor, Michigan

Christopher G. Wood, MD
Professor and Deputy Chairman
Douglas E. Johnson, M.D. Endowed
  Professorship in Urology
Department of Urology
The University of Texas MD Anderson
  Cancer Center
Houston, Texas

David P. Wood, Jr., MD
Chief Medical Officer
Beaumont Health;
Professor of Urology
Department of Urology
Oakland University William Beaumont
  School of Medicine
Royal Oak, Michigan

Christopher R. J. Woodhouse, MB, FRCS, FEBU
Emeritus Professor
Adolescent Urology
University College
London, United Kingdom

Stephen Shei-Dei Yang, MD, PhD
Professor
Department of Urology
Buddhist Tzu Chi University
Hualien, Taiwan;
Chief of Surgery
Taipei Tzu Chi Hospital
New Taipei, Taiwan

Jennifer K. Yates, MD
Assistant Professor
Department of Urology
University of Massachusetts Medical
  School
Worcester, Massachusetts

Chung Kwong Yeung, MBBS, MD, PhD, FRCS, FRACS, FACS
Honorary Clinical Professor in Pediatric
  Surgery and Pediatric Urology
Department of Surgery
University of Hong Kong;
Chief of Pediatric Surgery and Pediatric
  Urology
Union Hospital
Hong Kong, China

Richard Nithiphaisal Yu, MD, PhD
Instructor in Surgery
Harvard Medical School;
Associate in Urology
Department of Urology
Boston Children's Hospital
Boston, Massachusetts

Lee C. Zhao, MD, MS
Assistant Professor
Department of Urology
New York University
New York, New York

Jack M. Zuckerman, MD
Fellow in Reconstructive Surgery
Department of Urology
Eastern Virginia Medical School
Norfolk, Virginia

中文版序

《坎贝尔-沃尔什泌尿外科学》自1954年问世以来，一直是世界公认的泌尿外科最权威的经典著作。该书全面反映了本学科领域的最新进展及相关信息，是从事泌尿外科工作者的主要参考书。

2009年，我们有幸主持翻译了该书的第9版，参加翻译工作的学者多达200余人，包括全国各地的泌尿外科专家。第9版译著出版后得到国内外泌尿外科同仁的一致欢迎和好评，获得了非常好的社会效益和经济效益。时隔十年之后的今天，我们非常欣喜地看到第11版译著即将面世。第11版的主编译由上海交通大学附属第一人民医院副院长夏术阶教授和北京协和医院泌尿外科主任纪志刚教授担任，他们的专业水平和组织能力被广泛认可，且在译者团队的构建和出版形式的优化方面有独到的见解。审译团队包括了全国各地三甲医院的泌尿外科及男科专家、中华医学会泌尿外科学分会委员、中国医师协会男科与性医学医师分会委员，其中有很多第9版译者，以促进本书的传承和提高，推动全国泌尿外科学和男科学的发展。

创新思维来自于临床实践，出版要适合实际需求，要反映本学科领域的最新研究进展和最高技术水平，这样才有助于整个学科的发展。《坎贝尔-沃尔什泌尿外科学》第11版中文版的出版是我国泌尿外科学事业的大事，通过编译，加入反映我国本学科领域最新研究进展和最高技术水平的内容，对于编译者来说是一个学习和成长的过程，也是向全国泌尿外科同行传播新知识的窗口。该书的出版，对推动我国泌尿外科进一步发展，提高本领域的理论和技术水平具有重大意义。

郭志禄

2019.9.2

中文版前言

《坎贝尔-沃尔什泌尿外科学》是国际公认的泌尿外科学界最权威的经典著作。第 1 版于 1954 年出版即确立了其扛鼎地位，此后历经多位主编不断丰富再版，学术地位不断增强。本版（第 11 版）由 Alan J. Wein 教授领衔主编，数百位国际顶尖专家编写，共分 4 卷，比上一版增加了 22 章，涵盖了当今最新的观念、数据及存在的争论，特别是在机器人手术、影像引导诊断与治疗等热点方面增加了大量篇幅，对国内学科建设与精进有重要意义。

本书内容极其丰富，从基础到临床，从宏观概念到具体操作细节，均做了详细叙述，并全面反映本学科领域的最新研究进展及相关信息，是青年医师成才和从事本领域基础与临床研究人员的必读书，更是临床医师解决疑难病诊治的指导教材，也是本学科教师进一步了解学科最新发展、编写教材的重要参考书。本书中文版的面世必将为泌尿外科医师培训，以及进一步提高我国泌尿外科水平起到积极的推动作用。

为了保证本书的翻译质量，我们组织了 200 多名代表国内泌尿外科专业领域影响力及水平的专家和骨干组成审译团队，并请第 9 版主译郭应禄院士担任总主审。为适应国内泌尿外科领域的实际需要，第 11 版译著采取了编译的形式，依据亚学科对原著进行优化整合，译著相对原著有一定程度的调整，包括篇、章次序和位置的变化，并加入国内本领域创新成果。译后全书分为 7 卷：第 1 卷，泌尿外科基础与临床决策；第 2 卷，泌尿肿瘤与感染外科学；第 3 卷，泌尿结石与肾病外科学；第 4 卷，前列腺外科学；第 5 卷，尿控与盆底外科学；第 6 卷，男科学与性医学；第 7 卷，小儿泌尿外科学。各卷既可作为独立专著，也可合成套装出版发行，便于不同亚学科专业的医师和学者阅读。

本书出版的最大意义在于传播知识、发现人才和培养人才，推动我国泌尿外科事业的发展，促进人才梯队建设，践行十九大精神和《"健康中国 2030"规划纲要》。在本书翻译过程中，为了做到"信、达、雅"地保留和传递原著的精髓，众多专家和学者付出了巨大的努力，谨向他们表示衷心的感谢！由于我们水平有限，书中可能会有错误和遗漏之处，恳请广大读者不吝指正。

---

* 因版权限制，本书中个别图表未翻译成中文

原著前言

自 1954 年首次出版以来,《坎贝尔-沃尔什泌尿外科学》(最初书名为《泌尿外科学》)一直是我们专业综合评估的金标准。令人自豪与高兴的是,这本书作为第 11 版,是对它之前的 10 个版本的良好传承。这 4 卷实质上是关于泌尿外科每个主要科目的一系列全面的迷你教科书。这个版本在排版、内容和作者上都有重大变化,这些变化反映了我们这个领域不断发展的本质,并且许多科目编写的接力棒已经从上一代传递到了下一代。本版本共增加了 22 个全新的章节,并新纳入了 61 位第一作者。所有其他原有章节也都经过修订,添加了新修订的指南,并保留了广泛使用粗体字、要点框和算法公式等广为接受的格式。

本版本在内容上的变化主要包括以下方面:重组了成人泌尿外科放射成像基本原则的章节;添加了小儿泌尿外科成像的新章节;将男性生殖系统、腹膜后、肾、输尿管、肾上腺、男性及女性骨盆的手术、放射学和内镜解剖学单独分为新章节;关于雄激素不足的章节也已经扩展到了包括心血管风险和代谢综合征在内的综合性男性健康的范畴;增加了关于泌尿外科手术的基本能量方式、尿路出血管理、上尿路结石的医疗管理策略、腹股沟淋巴结清扫术、男性尿失禁的评估和管理概述、逼尿肌功能不全、有关使用网状物治疗尿失禁和脱垂及其修复和微创尿流改道的并发症的全新章节。此外,在儿科领域,增加了关于腹腔镜和机器人手术、下尿路功能紊乱、排便障碍的管理,以及青少年和泌尿外科学原则的全新章节;为性传播感染疾病、结核病和其他机会性感染疾病、男性不育基础理论、男性高潮及射精障碍、勃起功能障碍手术、佩罗尼病(Peyronie disease)、女性性功能和功能障碍、肾血管性高血压、缺血性神经病变、肾移植和上尿路结石的非医疗管理等原有章节提供了全新的内容;在关于尿液输送、储存和排空的部分中,关于膀胱和尿道的生理学与药理学、尿失禁和盆腔脱垂的流行病学和病理生理学、夜尿症、尿失禁的保守治疗、尿瘘、老年人下尿路功能障碍和尿失禁,以及尿液储存和排空障碍的其他治疗方法这些章节都更新了内容;对关于良性前列腺增生的微创和内镜治疗的章节进行了全面的更新,以反映该领域的最新进展;在肿瘤领域,对许多章节也进行了重新编写以反映当代数据和理念,如泌尿外科肿瘤免疫学和免疫治疗的基本原则、睾丸肿瘤、腹膜后肿瘤、肾的开放式手术、肾肿瘤的非手术局部治疗、肾上腺手术、转移性和侵袭性膀胱癌的治疗、膀胱癌经尿道和开放手术治疗、前列腺活检的技术和成像(包括融合技术)、前列腺癌的诊断和分期、前列腺癌的主动监测、前列腺癌的局部治疗、前列腺癌的放射治疗、前列腺癌和尿道肿瘤根治性治疗后复发的管理等章节。在儿科方面,一些原有的章节也进行了重新编写,如儿童肾功能发育障碍、小儿泌尿生殖道感染和炎症、儿童输尿管手术、后尿道瓣膜等章节,并将男孩和女孩外生殖器异常的管理单独置于一个章节。

我们对 Elsevier 的支持表示感谢,并特别感谢我们出色的编辑和支持人员:Charlotta Kryhl 和 Stefanie Jewel-Thomas(高级内容策略师),Dee Simpson(高级内容开发专家),以及 Kristine Feeherty(图书制作专家)。没有他们的专业知识、耐心和得体的催促,这个版本就难以按时完成。

我们希望您在阅读第 11 版泌尿外科金标准教科书时的体验,就如我们看着它逐渐成书时那般愉悦!

Alan J. Wein , MD, PhD (Hon) , FACS
代表全体主编
Louis R. Kavoussi, MD, MBA.
Alan W. Partin, MD, PhD, and Craig A. Peters, MD

目 录

第三篇　尿石症与腔内泌尿外科学

第一篇

肾生理学和病理生理学

第 1 章　肾和输尿管外科学、放射学及内镜解剖学

Mohamed Aly Elkoushy, MD, MSc, PhD, and Sero Andonian, MD, MSc, FRCS(C), FACS

肾

肾盂肾盏系统

解剖固然不会改变，但我们对解剖学及其临床意义的理解会改变。

——Frank H. Netter, MD

解剖学为外科手术提供了路线图。本章介绍肾和输尿管的正常解剖结构。为了让泌尿科医师更感兴趣，我们将解剖学内容与临床、放射、手术和内镜紧密联系起来。当然，人体"正常"结构中衍生的各种变异总是给研究者们带来意外的惊奇。凭借现代影像技术，在手术操作之前，就可以为每位患者进行三维（3D）重建。但是，我们仍建议外科医师对围术期影像学检查未发现的微小异常情况保持谨慎。

一、肾

（一）表面解剖学和关系

肾是位于腹膜后部脊柱两侧的一对卵圆形、红棕色腹膜后器官。肾躺在腰大肌上，因此肾的长轴是倾斜的（箭头所示，图 1-1，见 Expert Consult 网站，原图 42-1），肾的上极比下极更靠近内侧和背部。因此，在建立经皮肾通道时，应该注意肾的下极相对于上极更偏向外侧和腹侧。另外，每个肾的内侧面都向前旋转约 30°。肾在腹膜后的确切位置随着呼吸不同阶段、体位变化和解剖异常而有所不同。例如，肾在吸气过程中以及从仰卧位到直立位转换期间向下移动约 3cm（一个椎体）。这里所描

输尿管

述的是肾在仰卧位呼气末时的位置。右肾由于肝的存在而向下移位，因此右肾比左肾低 1～2cm。右肾位于第 1 腰椎顶部到第 3 腰椎底部之间，而左肾位于第 12 胸椎和第 3 腰椎之间。

每个肾长 10～12cm，宽 5.0～7.5cm，厚 2.5～3.0cm。成年男性的一个肾重为 125～170g；女性的肾较男性轻 10～15g。由于肝向下挤压，右肾稍短而较宽。儿童肾相对较大，并且具有更显著的胎儿期分叶，但通常在出生后第一年消失。另外，成人肾的外侧可能有局灶性肾实质隆起，类似于驼峰，这在左侧更为常见，但没有病理学意义，这些驼峰被认为是由肝或脾下压引起。

图 1-2（见 Expert Consult 网站，原图 42-2）详细介绍了肾后部的毗邻关系。上方，肾与膈肌下缘及肋骨毗邻。右肾与第 12 肋骨毗邻，左肾与第 11 肋骨和第 12 肋骨毗邻。当外伤造成低位的肋骨断裂时，可能导致相邻的肾挫裂伤。肾上极靠近横膈膜和胸膜腔，因此在切除大的肾肿块期间，任何牵涉横膈膜的操作都可能导致胸膜撕裂和气胸。此外，从第 11 肋骨上方（第 10 肋间）经皮肾穿刺进入肾上极，发生胸膜甚至肺部损伤的风险增加。因此，应尽可能从第 12 肋下或第 11 肋间（第 11 肋与第 12 肋之间）进行经皮肾穿刺（图 1-3，见 Expert Consult 网站，原图 42-3）。再往下，肾内侧毗邻腰大肌、外侧毗邻腰方肌和腹横肌腱膜。肋下神经和血管以及髂腹下神经和髂腹股沟神经沿着肾后表面倾斜下行（图 1-4）。

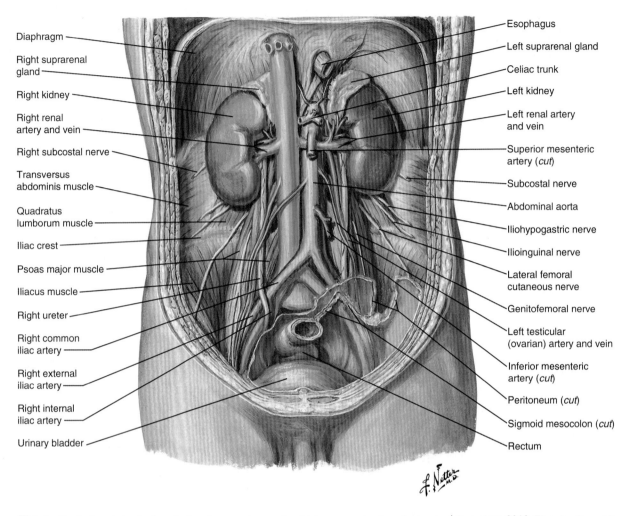

Diaphragm
Right suprarenal gland
Right kidney
Right renal artery and vein
Right subcostal nerve
Transversus abdominis muscle
Quadratus lumborum muscle
Iliac crest
Psoas major muscle
Iliacus muscle
Right ureter
Right common iliac artery
Right external iliac artery
Right internal iliac artery
Urinary bladder

Esophagus
Left suprarenal gland
Celiac trunk
Left kidney
Left renal artery and vein
Superior mesenteric artery (cut)
Subcostal nerve
Abdominal aorta
Iliohypogastric nerve
Ilioinguinal nerve
Lateral femoral cutaneous nerve
Genitofemoral nerve
Left testicular (ovarian) artery and vein
Inferior mesenteric artery (cut)
Peritoneum (cut)
Sigmoid mesocolon (cut)
Rectum

图 1-4 Posterior abdominal wall showing great vessels, kidneys, and adrenal glands. (Copyright 2016 Elsevier Inc. All rights reserved. www.netterimages.com.)

肾是腹膜后器官,其前方与其他腹膜后和腹膜内器官相毗邻(图 1-5,见 Expert Consult 网站,原图 42-5)。右肾上缘与肝(腹膜内和腹膜后裸露部分)毗邻,上内侧与肾上腺相毗邻。右肾下部分与小肠和结肠肝曲毗邻,内侧与十二指肠降部和胰头毗邻。壁腹膜连接右肾上极至肝形成肝肾韧带。因此,向下过度牵拉右肾可能导致肝包膜撕裂,致使术中出血过多。左肾上部与脾和胃毗邻,上内侧与肾上腺毗邻。下部与空肠和结肠脾曲毗邻,内侧还与胰尾、脾血管毗邻。壁腹膜连接左肾上极至脾形成脾肾韧带,向下过度牵拉左肾可能发生脾包膜撕裂,导致脾出血。

肾周围包绕着一层光滑的、坚韧的纤维膜,在正常情况下很容易被剥离。每个肾及其血管周围都由肾周脂肪包裹,并延伸到它的中空垂直裂隙,即肾门,进入肾窦。肾和肾上腺,包括它们周围的肾周脂肪,被一层致密的膜层结构即肾筋膜(Gerota 筋膜)包裹,肾筋膜继续向内侧与对侧融合(图 1-6,见 Expert Consult 网站,原图 42-6)。该筋膜沿腹部输尿管向下向内延伸成为输尿管周筋膜。肾筋膜包裹肾,肾上腺和腹部输尿管并在这些结构的上方和内外侧面融合,成为阻止恶性肿瘤扩散的解剖屏障,并能收集肾周液体。由于筋膜在下方是开放的,因此肾周液体可以在不渗透出肾筋膜的情况下向下流动到达盆腔。

肾筋膜进一步被一层厚脂肪层包围,称为肾周脂肪,在肾后方尤为明显,这层脂肪是腰部区域的腹膜外脂肪。上方,肾筋膜在横膈下表面与膈肌筋膜延续;下方,肾筋膜的前后两层结合疏松。肾筋膜与腹膜后脂肪之间通过胶原纤维条索相连接。因此,肾通过这些胶原纤维条索、肾筋膜和腹膜后脂肪的共同作用维持在相对固定的位置。

　　肾与周围器官的毗邻关系对于手术有重大的意义。若想接近肾、肾上腺或腹部输尿管层面,就必须先打开肾筋膜。若想经腹部入路到达肾,需从 Toldt 线将结肠拨开,Toldt 线是壁腹膜包绕升结肠和降结肠的两个侧面处的反折。若想显露右肾门,需用 Kocher 手法小心地将十二指肠降部和胰头拨开才能显露。若想显露左肾门,须将胰尾、脾、脾血管一同向内侧拨开才能显露。

(二)大体和显微解剖

　　将肾一分为二剖开,在切面上可发现两个截然不同的区域:肾皮质是靠外侧的苍白区域,肾髓质是靠内侧的较暗区域(图 1-7,见 Expert Consult 网站,原图 42-7)。肾髓质分成 8 到 18 个有条纹的、清晰的圆锥形区域,称为肾锥体。肾锥体的顶端形成肾乳头,每个乳头正对着一个杯状的肾小盏。肾锥体的底部位于肾皮髓质交界。肾影像学检查可将肾皮质和含有肾锥体的肾髓质二者区分开(图 1-8,见 Expert Consult 网站,原图 42-8)。此外,肾乳头可通过内镜进行观察(图 1-9,见 Expert Consult 网站,原图 42-9)。

　　肾皮质厚约 1cm,内侧覆盖肾锥体的底部,并在肾锥体之间延伸形成肾柱(图 1-7,见 Expert Consult 网站,原图 42-7)。叶间动脉穿过肾柱从肾窦到达外周肾皮质,在往外周肾皮质穿行的过程中动脉的直径逐渐变小。因此,经皮穿刺进入集合系统通常选择经肾锥体进入肾盏,以避免损伤肾柱中较大的血管。肾锥体及与其相邻的肾皮质形成肾叶。胎儿期,肾叶于肾的外表面肉眼可见,并在出生后一段时间内还能看到。

　　肾的功能单位是肾单位(图 1-10)。成年人一个肾内有 40 万至 120 万个肾单位。肾单位由上皮细胞包绕着的毛细管丛形成的肾小球和薄的纤维性鲍曼囊(Bowman space)组成。肾小球滤过血液的速度为 125ml/min,即肾小球滤过率,这是评估肾功能的指标。肾小球滤过液进入鲍曼囊,然后进入近曲小管,在经过髓襻的细段和粗段后,再到达与肾小球相邻的致密斑,继续进入远曲小管,然后进入集合管;最终,滤过液的大约 90% 被吸收,剩余的部分形成尿液,从集合管进入肾盏,然后到肾盂、输尿管和膀胱。将要滤过的血液和鲍曼囊隔开的是一个三层结构:单层的内皮细胞、薄的肾小球基底膜及基底膜另一侧的足细胞层。近曲小管、远曲小管以及髓襻的管腔均由单层立方上皮细胞排列组成。集合管管腔的细胞是立方形到柱形的,其相比于肾小管,集合管管腔的细胞更能对抗损伤。肾盏、肾盂、输尿管、膀胱和尿道上被覆的是移行上皮,即尿路上皮,尿路上皮可能会出现化生,形成尿路移行细胞癌或尿路上皮癌。

要点:肾

- 由于肾贴在腰大肌上,肾的长轴是倾斜的,即肾上极相对下极更靠近内侧并向后倾斜。
- 肾筋膜几乎完全包裹了肾和肾上腺,但下方仍是开放的。
- 从前面到后面,肾门结构分别是肾静脉(V)、肾动脉(A)、肾盂(输尿管 U)和后段动脉(A),可简单记为 VAUA。
- 肾分为肾皮质和肾髓质。肾髓质区域是锥形的,位于肾内更中心的位置,并被肾皮质延伸至肾锥体间形成的肾柱隔开。
- 每个肾锥体的尖部正中形成乳头。每个乳头正对着杯状的肾小盏。一组肾小盏汇合形成一个肾大盏,几个肾大盏再汇合至肾盂。

(三)肾实质的影像学解剖

　　在充分准备后拍摄的腹部正位片(KUB)中,可以确定肾的形状、边缘、大小和位置。两个肾影均清晰可见,可由此评估其位置和形态。腰大肌轮廓也可以被辨认出来,但腹膜后存在积液的情况下腰大肌会变得难以辨认。另外,不透射线的、透射线的以及钙化均可被辨认出来(图 1-11,见 Expert Consult 网站,原图 42-11)。在灰阶超声检查中,由于新生儿肾的髓襻的存在以及肾皮质中肾小球体积比例大于成人,新生儿肾的肾皮质相对肝和脾实质表现为等回声或高回声。在成年人中,正常的肾边缘光滑,与肝等回声。然而,与肝、脾和肾窦相比,肾皮质和肾锥体通常呈低回声;由于肾门脂肪组织、血管和淋巴管的存在,与

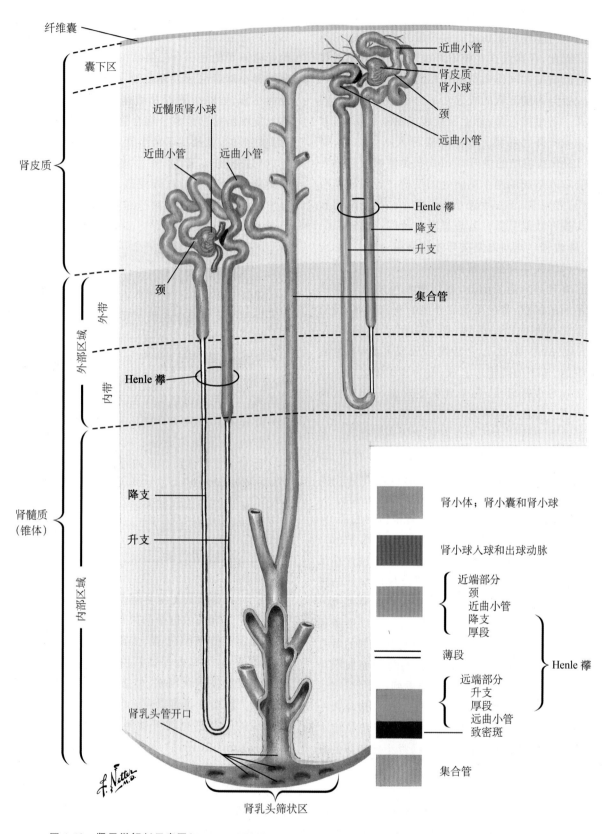

图 1-10　**肾显微解剖示意图**（Copyright 2016 Elsevier Inc. All rights reserved. www. netterimages. com. ）

肾实质相比,肾窦呈现为高回声(图 1-12,见 Expert Consult 网站,原图 42-12)。在非增强 CT 平扫中,肾实质呈均匀密度,密度范围为 30～60HU;静脉注射造影剂后,其密度增加到 80～120HU。增强 CT 中,注射造影剂 20 至 30s 后进入动脉期,30 至 70s 之后进入皮髓期,此时造影剂在肾皮质累积。80～120s 后进入肾造影期,肾皮质和肾髓质的造影剂浓度相近,被认为是检测肾肿瘤的最佳时期。最后,造影剂注射超过 3min 后进入排泄期,该期的肾盂肾盏集合系统、输尿管和膀胱显影为乳白色(图 1-13)。MRI 的 T_1 和 T_2 迟缓序列可以提供关于脂质或脂肪含量以及组织增强特征的信息。T_1 加权序列显像下肾皮质比肾髓质亮得多,而在 T_2 加权序列上肾皮质信号比髓质稍弱。被脂肪包绕的肾盂在 T_1 和 T_2 加权序列上均呈现高信号。注射造影剂后,肾造影期及排泄期分别在造影剂注射后 60～90 和 120s 后出现(图 1-8,见 Expert Consult 网站,原图 42-8)。

要点:肾实质的影像学解剖

- 尽管正常肾与肝等回声,肾皮质和肾锥体相对肝、脾和肾窦而言为低回声。
- 回声性质与肾实质出现病理变化的严重程度相关。
- 非增强 CT 上肾实质表现为均一密度。
- T_1 加权序列显示肾皮质比肾髓质亮得多,而在 T_2 加权序列中肾皮质信号强度稍弱于髓质。
- 异位肾的血液供应来自邻近血管。

在新生儿先天性畸形中,20%～30% 发生在肾和输尿管(Schedl,2007),畸形主要表现为数量、旋转、上升或融合的异常。从影像学角度看,肾盂从中央而不是内侧开始发出,就可以认定是肾旋转不良。部分肾盏位于肾盂内侧,这是旋转异常的标志。这些肾盏看起来扭曲,合并或者不合并梗阻(图 1-14,见 Expert Consult 网站,原图 42-14)。肾的正常上升停滞或者过度上升都会导致肾异位,并且通常伴随着旋转不良。尽管输尿管长度可能与异位的肾相匹配,但输尿管的排泄受阻会导致尿液淤滞,从而增加感染和结石形成

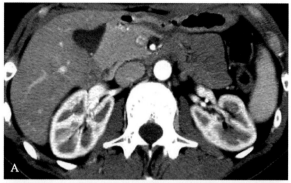
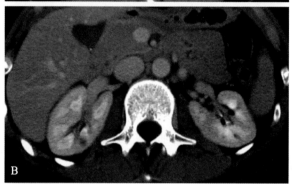
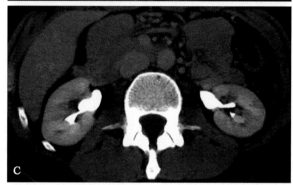

图 1-13　正常肾实质的计算机断层扫描。A. 造影剂注射 30～70s 后的皮髓期,肾皮质呈高对比度;B. 造影剂注射 80～120s 后的肾造影期,肾皮质和髓质具有相同的增强信号;C. 造影剂注射超过 180s 后的排泄期,尿路呈乳白色[From Quaia E, Martingano P,Cavallaro M,et al. Normal radiological anatomy and anatomical variants of the kidney. In:Quaia E, editor. Radiological imaging of the kidney(medical radiology/diagnostic imaging). New York:Springer;2011. p. 17-78.]

的机会。此外,异位肾的血液供应也是异常的,异常血管可能来源于相邻血管(图 1-14,见 Expert Consult 网站,原图 42-14)。肾可能穿过中线并与对侧肾融合(交叉融合异位)。下部异位肾的输尿管穿过中线,通常在正常位置进入膀胱。两个

肾的下极可能会融合成峡部形成马蹄肾(图1-15,见 Expert Consult 网站,原图42-15)。由于受肠系膜下动脉初始段的阻滞,它通常位于下腹部。峡部可能含有纤维带或功能性肾实质。该肾通常还存在其他类型的异常,特别是肾盂输尿管连接部梗阻(UPJO)、血管异常、重复异常、结石形成和尿路感染等。

(四)肾血管

肾蒂通常包括通过肾门出入肾的单一动脉和单一静脉(图1-16)。肾动脉起源于平 L_1 和 L_2 椎体间的主动脉,其中较长的右肾动脉经过下腔静脉(IVC)后面。肾动脉分出分支动脉滋养肾上腺、肾盂和近端输尿管。进入肾门后,每条动脉分成五段彼此独立无吻合的段动脉。因此,段动脉出现阻塞或损伤将导致节段性肾梗死。尽管如此,每个段动脉供应的区域均可单独地被手术切除。肾动脉通常分为前干和后干。前干大致供应肾的前 2/3,后干供应后部 1/3 的肾。一般来说,前干分为四个段动脉分支:尖部、上部、中部和下部。后段动脉代表第一支也是最恒定的分支,它在进入肾门之前就从肾动脉发出。一支小的尖部段动脉分支可能起源于后干,但它最常见的还是从前干发出。从后干发出的后段动脉行经肾盂后侧,而其他段动脉行经肾盂前方。后段动脉分支一旦从输尿管前方穿过,可能导致 UPJO。据报道,25%~40%的肾存在肾血管系统的解剖学变异。肾动脉数量增多是最常见的变异,已知最多达五条动脉,左侧尤为常见。肾动脉可能从腹主动脉分出来后,在进入肾门之前提前发出分支动脉。在供体肾切除术前患者评估时应注意检测是否存在这些肾动脉分支。副肾动脉可能从 T_{11} 和 L_4 间的主动脉分出,并终止于肾。少数情况下,副肾动脉也可能起源于髂动脉或肠系膜上动脉。25%~28%的患者存在副肾动脉,并且被认为是肾实质特定区域唯一的动脉供应,通常供应肾下极,偶尔供应肾上极。这些副肾动脉可能是腹腔镜供体肾切除术的禁忌。如果内镜下 UPJO 切开术中损伤这些副肾动脉,可能会导致严重出血。从主动脉或髂动脉分出的肾动脉常见于马蹄肾和盆腔肾。约 5%患者的主肾动脉和右副肾动脉在下腔静脉前方经过。

后段动脉和前段动脉之间,即肾外侧靠后的

区域,存在纵向的无血管平面(Brodel 线),沿该平面切开肾实质,出血明显减少。然而,该平面的位置可能存在个体差异,需要通过术前血管造影或术中段动脉注射亚甲蓝进行划定。Brodel 线的存在有重要的手术意义。例如,经皮肾穿刺时,沿着 Brodel 线的后组盏应作为穿刺盏的首选。此外,非萎缩性肾切开取石(Boyce 手术)会从这个无血管平面切开。在肾窦,每个段动脉分出叶动脉,叶动脉进入肾实质后进一步分出叶间动脉(图1-17,见 Expert Consult 网站,图42-17)。这些叶间动脉经过肾柱向肾的外周继续延伸,于皮髓交界的肾锥体底部形成弓状动脉。应注意叶间动脉与肾小盏漏斗部的密切关系。小叶间动脉从弓状动脉发出后呈放射状分布,最终分出传入动脉到肾小球。每个传入动脉供应一个肾小球,人体大约共有 200 万个肾小球,滤过液离开动脉系统后收集于肾小囊(Bowman 囊)。血液通过传出动脉从肾小球回流,并继续作为肾皮质中的肾小管周围的二级毛细血管网络或作为直小血管下降到肾髓质中。

肾静脉的回流与动脉供应密切相关,但与动脉供应不同,静脉通过肾小盏漏斗部的静脉环进行广泛的侧支循环(图1-18 和图1-19,见 Expert Consult 网站,见图42-18)。此外,肾小球毛细血管汇合成的小叶间静脉也通过星状静脉的包膜下静脉丛与肾周静脉自由形成交通支。小叶间静脉继续汇合逐级形成弓状静脉、叶间静脉、叶静脉和段静脉,分别与相应的动脉伴行。三至五支段静脉最终汇合形成肾静脉。由于肾的静脉回流存在广泛的侧支静脉循环,因此段静脉分支的闭塞对肾静脉回流的影响很小。右肾静脉和左肾静脉分别位于右肾动脉和左肾动脉的前方,并汇入下腔静脉。右肾静脉长 2~4cm,左肾静脉长 6~10cm。较长的左肾静脉同时还接收左肾上腺(肾上腺)静脉和左性腺(睾丸或卵巢)静脉的回流。左肾静脉还可以接收腰静脉,在左肾静脉的外科手术操作过程中容易将腰静脉撕裂。左肾静脉于肠系膜上动脉后方和主动脉前方之间的锐角穿过。在瘦长体型的青少年中,左肾静脉可能在肠系膜上动脉和主动脉之间受压,从而出现胡桃夹综合征。在大约 15%的患者中可以看到副肾静脉,左侧通常位于主动脉后。副肾静脉更常见于右侧,左肾静脉系统最常见的变异为环主动脉

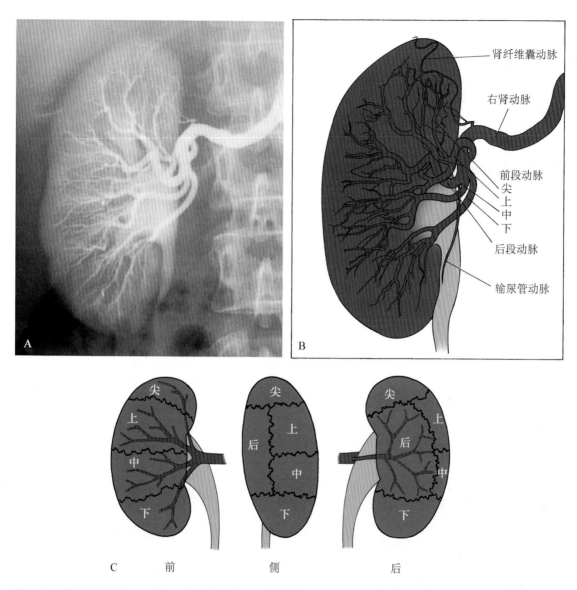

图 1-16　肾的血液供应。A 和 B. 肾血管造影显示的右肾动脉分出的段动脉；C. 右肾节段性循环示意图。注意，后段动脉通常是主肾动脉的第一分支，并且它延伸到肾盂后面。a. 动脉

型左肾静脉，发生比例为 2%～16%。环主动脉型左肾静脉比主动脉后左肾静脉更常见，具体表现为左肾静脉分叉成腹侧和背侧支从而环绕腹主动脉。在主动脉后左肾静脉中，单根左肾静脉从主动脉后方穿过并汇入下腔静脉的下腰段。

　　影像学方面，多普勒超声检查可清楚地识别自腹主动脉发出的肾动脉（图 1-12，见 Expert Consult 网站，原图 42-12）。然而，肾动脉主干却很难被基线超声识别。因此，目前计算机断层扫描血管成像（CTA）被认为是评估肾

动脉的金标准，识别肾动脉和静脉的敏感度达到 100%。3D 体积渲染的 CTA 已经成为一种快速、可靠和非侵入性的方法，能够可靠而准确地描绘肾血管系统的数量、大小、行程和毗邻关系。它可以识别至段动脉分支，但小于 2mm 的血管可能无法识别（图 1-15，见 Expert Consult 网站，原图 42-15）。磁共振血管成像无电离辐射，无须侵入动脉，不同的成像技术可以实现肾血管系统可视化。造影剂可以提供更快、更好的分辨率和更准确的图像，而不会产生伪影。

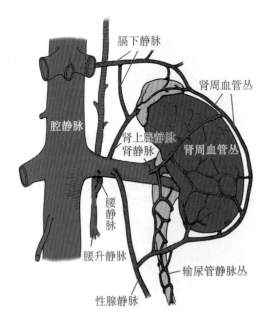

图 1-19　左肾的静脉回流显示可能存在广泛的侧支循环

要点:肾的血管分布

- 通常情况下,每个肾由单根直接发自腹主动脉的肾动脉供应,由单根肾静脉直接汇入下腔静脉。
- 每根肾动脉分成五个段动脉:后部、顶部、上部、中部和下部段动脉。
- 供应肾的动脉逐级分为:肾动脉→段动脉→叶间动脉→弓状动脉→小叶间动脉→入球小动脉→肾小球→出球小动脉。
- 静脉系统在肾内广泛地吻合形成侧支循环,但动脉系统的供应则没有。
- CTA 是目前评估肾动脉的金标准。副肾动脉发生在 25%～28% 的患者身上,并且被认为是肾实质特定区域的唯一动脉供应。
- 肾静脉的变异较肾动脉少见。

(五)肾的淋巴回流

　　细胞间隙液通过表浅的包膜或更深面的肾门网络流出肾(图 1-20,见 Expert Consult 网站,原图 42-20)。肾淋巴管位于肾各级动脉周围的疏松结缔组织中,主要分布在肾皮质的小叶间动脉和弓状动脉的周围。弓状淋巴管通过叶间淋巴管回流至肾门淋巴管。当这些淋巴管离开肾门时,它们接收从肾包膜、肾周组织、肾盂和输尿管上段的淋巴分支回流,再汇入肾静脉周围的淋巴结。在此之后,两侧肾的淋巴回流差异很大。左肾淋巴回流主要进入左侧主动脉旁淋巴结(肠系膜下动脉和膈肌之间),偶有额外的淋巴回流至膈肌脚后淋巴结或直接进入膈肌上方的胸导管;右肾淋巴回流主要进入主动脉腔静脉间和腔静脉右侧的淋巴结(髂总管和膈肌之间),偶有额外的淋巴从右肾回流进入膈肌脚后淋巴结或左侧主动脉旁淋巴结。

(六)肾的神经分布

　　肾在没有神经支配的情况下也可以很好地发挥作用,移植肾功能的成功保留就证明了这一点(图 1-21,见 Expert Consult 网站,原图 42-21)。交感神经节前神经起源于第 8 胸椎至第 1 腰椎脊髓节段,主要来自腹腔神经丛,而来自较大的内脏、肠系膜间和上腹下神经丛的较少。节后交感神经纤维的行程分布通常与动脉伴行并覆盖整个肾皮质和肾髓质外部。这些节后纤维通过肾动脉周围的自主神经丛到达肾。此外,来自迷走神经的副交感神经纤维与交感神经纤维一同与肾动脉伴行到达自主神经丛。肾交感神经引起血管收缩,副交感神经引起血管舒张。

二、肾盂肾盏系统

　　了解集合系统的解剖结构对于正确的放射学理解和各种腔内手术操作至关重要。肾上极通常包含 3 个肾盏,两个较少见;肾中极一般有 3 或 4 个肾盏;肾下极有 2 个或 3 个肾盏(图 1-22)。由于肾盏包含的肾乳头数量不同,这些肾盏不仅在数量上有很大差异,在大小和形状方面也有很大差异。一个肾盏可以包含单个肾乳头,也可以是 2 个甚至 3 个。复合肾乳头通常存在于肾的两极。上极通常由单个的中线肾盏漏斗部引流,而下极则通过单个的中线肾盏漏斗或成对的肾盏引流。中盏肾门区域由成对的前后组肾盏引流。肾盂肾盏系统可以由单个真性肾盂或分开的双肾盂构成。真性肾盂是经典类型,由各个肾盏细长的盏颈汇入一个细长的肾盂,肾盂可能完全位于肾窦(肾内型肾盂),也可能大部分位于肾窦外侧(肾外型肾盂)。肾盂大致呈金字塔形,基底部朝向肾实质,尖部呈漏斗状向下汇入输尿管,它通常能容纳 3～10ml 尿液。

　　分支（重复）肾盂在肾门处分出两支到肾上部和下部，并相对一般的肾盂引流更多数量的肾盏。它的下支通常较短和较大，通常引流肾门及下极的肾盏。因此，上下组肾盏之间没有直接的关联，在 CT 尿路造影的排泄期或逆行肾盂造影术中清晰可见。在经皮肾镜查看肾集合系统时，如果不能通过特定的肾盏入路进入上极或下极，则应考虑重复肾盂的可能。重复集合系统在逆行肾输尿管镜检查中更容易被发现。当输尿管镜镜检怀疑重复集合系统时，可行逆行肾盂造影来证实异常肾盂肾盏系统的存在。

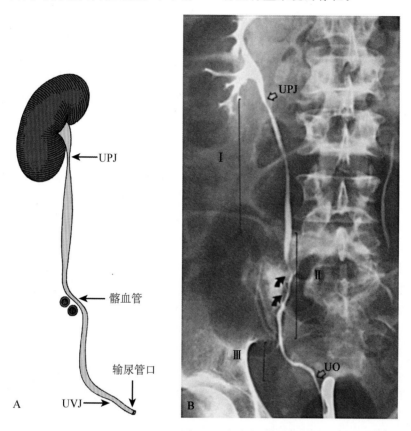

图 1-22　A. 输尿管正常的功能性狭窄或解剖学狭窄部位，分别是输尿管肾盂连接处（UPJ）、跨髂血管处和输尿管膀胱连接处（UVJ）。B. 逆行造影显示下的右侧输尿管。UO. 输尿管膀胱开口；UPJ. 输尿管肾盂连接处；Ⅰ. 上段输尿管或近端输尿管，延伸至骶骨的上缘；Ⅱ. 输尿管中段，延伸至骶骨下缘；Ⅲ. 输尿管远端或下段，穿过骨盆至膀胱壁段末端。箭头表示髂总动脉和髂总静脉的行程

集合系统的影像学解剖

　　进行静脉尿路造影时，肾图于注射碘化造影剂 60～90s 后出现，代表造影剂在肾小管内显像。注射造影剂 15min 后，可以获得整个泌尿道的全景放射照片；膀胱最终在造影剂注射后 20～30min 显影。静脉注射造影剂 24h 后仍无造影剂排泄表明肾无功能。肾盂肾盏解剖是千变万化的，并没有统一的规则来定义肾盏结构。目前，CT 尿路造影可取代静脉尿路造影，多排螺旋 CT 能够在短暂的单次屏气期间就可获得整个泌尿道的薄层显像（<1 mm）（Van Der Molen et al，2008）。磁共振尿路造影（MRU）有水成像阶段和排泄阶段两个连续阶段。MRU 水成像能理想地评估梗阻或扩张的集合系统。磁共振排泄性尿路造影的可行性取决于肾功能，可通过低剂量呋塞米利尿药提高尿路造影的影像质量。肾盂肾盏集合系统的先天性变异很常见，约占人群的 4%。肾盂可以是完全肾内型或完全肾外型，或混合型（Friedenberg and Dunbar，1990）。如果漏斗部直接插入肾外型肾盂，我们可以直接辨认出扩大的肾盂。肾盏是包含肾乳头尖端的凹形结构，即向两个侧方突出并围绕肾髓质乳头的穹隆。多个单个肾盏

未能完全分开,从而形成较大的复合肾盏,这通常可以在肾的上下极观察到。一个肾平均有 $7\sim9$ 个肾盏,但也可能 $4\sim19$ 个,甚至更多。巨大肾盏是非阻塞性无症状性的部分或所有肾盏的先天性扩张,而肾盂和输尿管是正常的。巨大肾盏涉及的肾盏扩张程度均一,而且通常与过多的肾盏相关。肾盏憩室是肾盏的局灶性外在扩张,其与肾盏穹隆连接并投射到肾皮质中,而不是进入髓质。肾输尿管单元可能出现重复畸形,包括双肾盂和完全或不完全的输尿管重复畸形。两个分离的肾盂肾盏集合系统可以存在于一个肾中,可以是双肾盂,也可以是双输尿管(肾盂输尿管重复)。

三、输尿管

输尿管是位于腹膜后的有狭窄内腔的肌性管道,将尿从肾输送到膀胱(图 1-22)。每侧的输尿管作为肾盂在肾盂输尿管连接部狭窄的延续,向下延伸,在髂总动脉的分叉处越过骨盆边缘,然后它们沿着骨盆的侧壁延伸进入膀胱。成人的输尿管长 $22\sim30$ cm,直径 $1.5\sim6$ mm;新生儿的输尿管长 $6.5\sim7.0$ cm。位于腹膜后时,输尿管刚好就在腰椎横突尖端的两侧。输尿管占据与腰椎的横突的尖端相交的矢状平面。输尿管可划分为近端(上部)、中部(骶骨上方)和远端(下部)。然而,根据国际解剖学术语,输尿管由腹段(从肾盂到髂血管)、盆段(从髂血管到膀胱)和膀胱壁内段三个部分组成。

输尿管腹段从肾盂延伸至骨盆边缘的整个行程中均依附于后腹膜。从后面看,输尿管的体表投影对应于 L_1 棘突外侧 5cm 和髂后上棘的连线。一般来说,输尿管的三个生理性狭窄点均可以在放射影像中识别:肾盂输尿管连接处、跨过髂血管处、穿过膀胱壁(膀胱壁内段输尿管)或输尿管膀胱交界处(见图 1-22)。这些狭窄区域是输尿管结石阻塞的潜在部位。后面观,两侧输尿管都在腰大肌前方下行,然后穿过第 3 至第 5 腰椎横突的腹面,并在髂总血管的分叉处进入骨盆(图 1-4 和图 1-5,见 Expert Consult 网站,原图 42-5)。术中常用髂总血管的分叉作为寻找输尿管的标志。生殖股神经在输尿管后面的腰大肌上方走行。右输尿管开始于十二指肠的下行部分,并在

此被性腺血管(睾丸或卵巢)从上方穿过,称为“桥下流水”。左输尿管的起始部分被空肠的初始部分覆盖。性腺血管在与左侧输尿管伴行一小段距离后穿过左侧输尿管。肠系膜下动脉及其终末分支直肠上动脉,沿靠近左输尿管的弧形轨迹行进。因此,当左输尿管接近骨盆时,它会被左侧结肠血管、乙状结肠及其结肠系膜所穿过。在进入骨盆之前,由于输尿管褶皱,输尿管仍然被腹膜覆盖。骨盆边缘处的这个位置是输尿管损伤最常见的区域之一。此外,输尿管与回肠末端、阑尾、左右结肠和乙状结肠的密切关系使其容易受到炎症和恶性肿瘤进展的侵犯,临床表现为镜下血尿、输尿管梗阻,甚至形成瘘管。

输尿管的盆段长约 15cm,占其总长度的一半。在骨盆入口处,它在髂总血管分叉处附近穿过。这个交叉点通常位于髂总动脉分为髂内动脉和髂外动脉的地方,使其成为盆腔手术的有用标志。然后输尿管沿着较大的坐骨切迹前缘向下向外到达骨盆外侧的坐骨棘,其背面伴有髂内动脉及其内脏分支和静脉丛。它仍然与后腹膜壁层密切相关。在坐骨棘,输尿管在盆内筋膜内转向内侧与腹下神经分支一起下降。在骨盆的侧壁,输尿管的这部分穿过闭孔动脉、静脉和神经。在男性中,输精管环在输尿管内侧越过,而输尿管在进入膀胱之前跨过输精管和精囊的壶腹。在女性中,输尿管骨盆段的下行部分位于卵巢后面,构成卵巢窝的后缘。然后输尿管穿过阔韧带的底部并以凸曲线摆动,在距离子宫颈阴道上部 $1.5\sim2$ cm 处于子宫血管下方穿过,即矢状方向,“桥下流水”。输尿管末段继续向前,与膀胱的神经血管束相伴,并在进入膀胱之前经过阴道前穹。输尿管与子宫血管紧密毗邻是妇科手术中损伤输尿管的主要原因。输尿管在阴道手术中损伤的风险很高,尤其是左输尿管,其比右输尿管更贴近阴道前穹。

在膀胱附近,末端输尿管被肌肉包裹,即 Waldeyer 鞘,在此之后倾斜地穿透膀胱壁形成输尿管膀胱壁内段(图 1-23,见 Expert Consult 网站,原图 42-23)。成人输尿管膀胱壁内段的长度为 $1.2\sim2.5$ cm,新生儿的长度约为 $0.5\sim0.8$ cm。输尿管的 Waldeyer 肌肉束与膀胱壁的逼尿肌结合。因此,膀胱内压力增加时,例如排尿期间,防

止尿液从膀胱反流到输尿管。输尿管穿行后腹膜过程中的角度是输尿管三维行程的另一个重要特征，也是在输尿管硬镜检查中需要注意和遵循的关键点。当逆行接近输尿管口时，需要注意输尿管沿着外侧骨盆壁到达前外侧。随后当它经过骨盆边缘时，它成角度地拐向后，延续为近端输尿管。沿着安全导丝并遵循输尿管的三维行程，可降低输尿管穿孔的风险，特别是对于大的嵌顿性结石患者。

(一)输尿管影像学解剖

在呼气期间，排泄性尿路造影能够显示输尿管全程，因为在吸气过程中输尿管可能因肾向下运动而扭曲(Friedenberg and Dunbar，1990)。从影像学角度，放射科医师将输尿管划分为三个部分：从其原点向下延伸到骶髂关节上缘为上段，位于整个骶髂关节的中间部分为中段，骶髂关节下缘至进入膀胱处为下段。

输尿管的行程及其双侧对称性存在很大的变异。它可以远离横突的边缘下行或者在肾蒂的内侧下行。内侧移位的右输尿管通常见于年轻的黑人男性(Adam et al，1985)。内侧移位的右侧输尿管可以在第 3 腰椎水平的静脉后方内侧下行，然后回归正常侧位。应该注意的是，由于输尿管的蠕动，单张排泄性尿路造影的胶片很少能显示输尿管的完整行程。否则，应怀疑输尿管损伤或梗阻(Mellins，1986)。同样地，血管穿过也可以压迫输尿管，造成局部区域类似狭窄。因此，不能基于单张排泄性尿路造影片上"狭窄"部位的近端存在扩张就判定输尿管狭窄。输尿管重复畸形可能是完全性的或不完全性的(部分性的)。完全性重复畸形由输尿管第二芽胚发育而来，表现为两根输尿管分别插入膀胱。不完全性重复畸形是由单个输尿管芽胚的冗余复制导致的，两根输尿管在膀胱上方融合在一起，以单根输尿管开口于膀胱。肾上极接入正常或者异常的完全性输尿管重复畸形，不完全性重复畸形常见。引流肾上段部分的输尿管在膀胱的开口，位于引流肾下段部分的输尿管的膀胱开口的下部内侧(Weigert-Meyer规则)。这些异位输尿管开口容易导致输尿管囊肿或膀胱输尿管反流。完全性重复畸形的下位肾部分通常是正常的。输尿管重复畸形可发生于双侧，也可以观察到三重畸形。在诊断肾或输尿管

异位时，CT 扫描取代了传统放射线侧位片。在标准侧位片，正常的肾收集系统不应投射在脊柱前方，并且输尿管保持在椎体的前缘之后直到 L_4 水平；此后，输尿管位于椎体前方约为椎体宽度的 1/4(Friedland et al，1983)。在患有动脉粥样硬化的老年患者中，骨盆边缘处的输尿管在髂总血管交叉处可能受压迫产生狭窄，表现为外在的充盈缺损。该点近端输尿管扩张可以通过肾盂肾盏没有扩张，而且俯卧位或直立位造影剂没有延迟排空而与输尿管梗阻区别开(Friedenberg and Dunbar，1990)。盆腔输尿管段的内侧移位可能由腹膜后纤维化或盆腔脂肪增多症引起，或者可能在腹会阴手术后出现。然而，单侧肾盂输尿管的内侧移位和凹陷可能是由于下腹部淋巴结肿大，膀胱憩室或髂内动脉的动脉瘤压迫所致。如果是由于子宫向左倾斜，而只有右侧输尿管受影响，这可能是成年女性的正常表现。老年男性良性前列腺增生可导致膀胱抬高，足以使输尿管的壁内段向上弯曲，排泄性尿路造影表现为特征性的"鱼钩"或"曲棍球杆"样(Olsson，1986)。

要点：输尿管影像学解剖

- 患者排空膀胱对于正确评估远端输尿管很重要。
- 影像学上输尿管划分为三个部分：从肾盂输尿管连接部向下延伸到骶髂关节的上缘为近段，跨越整个骶髂关节部分为中段，骶髂关节下缘至进入膀胱处为下段。
- 由于输尿管的蠕动，单张排泄性尿路造影的胶片很少能显示输尿管的完整行程。

(二)输尿管的动脉、静脉和淋巴引流

输尿管腹部段主要由主肾动脉内侧的动脉分支供应(图 1-24，见 Expert Consult 网站，原图 42-24)。然而，该区段偶尔由腹主动脉或性腺动脉分支的血液供应。这些分支从内侧接近输尿管并分成上升支和下降支，在输尿管壁上纵向吻合。然而，尽管存在这种吻合丛，由于这些小而脆弱的血管分支被破坏而导致的输尿管缺血并不少见。应训练外科医师轻柔地处理输尿管，避免不必要的侧向牵拉输尿管和去除含有血液供应的输尿管周

围外膜组织,以尽可能减少术后输尿管缺血和狭窄。输尿管中段由髂总动脉后方的分支供给。远端输尿管的血液供应来自膀胱上动脉外侧,即髂内动脉的分支。因此,输尿管血液供给上段血供来自内侧,中段血供来自后侧,下段血供来自外侧。内镜下输尿管内切开时,上段输尿管应从外侧向切开,中段输尿管应从前方切开,下段输尿管应从内侧切开。另一个重要的关于手术的告诫是,在游离进入膀胱的输尿管最远端之前,应先控制闭塞的脐动脉。

输尿管腹部段的静脉回流进入肾静脉和性腺静脉。输尿管中段和下段的静脉回流进入髂总静脉和髂内静脉。输尿管的淋巴管在其肌层和外膜层内形成淋巴管丛。来自左腹部输尿管的淋巴管汇入左侧主动脉旁淋巴结,右腹部输尿管的淋巴管汇入腔静脉右侧淋巴结和主动脉腔静脉间淋巴结。来自中段输尿管的淋巴管通常汇入髂总淋巴结,而其盆腔内部分的淋巴管汇入髂总淋巴结、髂外淋巴结和髂内淋巴结。

要点:输尿管

- 输尿管的行程始于肾动脉后方,沿着腰大肌前缘下行。
- 性腺血管在输尿管前方穿过,该区域称为"桥下流水"。随后输尿管在髂总血管分为髂内和髂外血管的分叉处跨过。
- 输尿管近段血供来自内侧,中段血供来自后侧,下段血供来自外侧。

(三)输尿管的神经支配

输尿管受丰富的自主神经支配,其来源于腹腔、肾动脉和肠系膜神经节,以及上腹下和下腹下(盆腔)丛。支配输尿管的交感神经来自第11和第12胸髓和第1腰髓的节前纤维。副交感神经迷走神经纤维通过腹腔神经丛支配输尿管的上部,下部由第2至第4骶髓支配。因此,来自输尿管上部的传入神经以交感神经到达 T_{11} 至 L_1 脊髓,来自下部输尿管的传入神经骨盆神经丛到达 S_2 至 S_4 脊髓。这些纤维传导来自输尿管的传入感觉刺激,并且在控制输尿管运动方面作用细微(如果有的话)。这是因为切除的输尿管在没有神

经支配的情况下还能继续收缩,并且输尿管下段去除神经支配后不会导致反流。如前所述,输尿管的蠕动起源于肾小盏的起搏器。因此,输尿管自主蠕动的确切作用尚不清楚。肾包膜和集合系统的扩张可以刺激传导肾疼痛信号的交感神经纤维,继而表现为腹部、腹股沟或阴囊(阴唇)区域的内脏型牵涉痛。

(四)输尿管的显微解剖

输尿管由不同的三层组成:最内层是黏膜层,中间层是肌层,外层是外膜层。黏膜由移行上皮组成,在输尿管收缩状态下有4~6层细胞。这些细胞环绕着含有大量水平一致的角蛋白前体的连接复合物,负责该层的防水屏障作用。黏膜还包含许多纵向褶皱,因而空虚的输尿管具有特征性的恒定轮廓。上皮依托于一层结缔组织,即固有层,其包含输尿管的血管和神经纤维(图1-25,见 Expert Consult 网站,原图42-25)。

输尿管肌层由纵向的两层组成,中间被环形层隔开,而环形层基本相同,这在输尿管腹部段尤为明显。大多数情况下,在光学显微镜下可以看到这些肌肉纤维呈螺旋排列。然而,远端输尿管的内螺旋是陡峭的,而外螺旋是水平的,因此横截面显示为内部纵向和外部环形层。这些输尿管平滑肌层与覆盖肾小盏的平滑肌相延续,起搏器位于此并启动节律性蠕动以输送尿液。

最外层,即外膜,由密集的胶原蛋白网络和弹性纤维组成,其中包括许多血管和无髓鞘神经纤维。该层近端是肾盂外膜延续过来,其远端通过特殊的肌肉纤维和纤维组织增厚以形成 Waldeyer 鞘。

正常肾中,在组织学上与肾盂没有区别。然而,梗阻的肾除了肌束变薄之外,纵向肌肉纤维显著增加,肌肉纤维周围出现更多的胶原沉积物,导致临床上被称为 UPJO 的生理性梗阻。

(五)肾盂肾盏系统和输尿管的内镜下解剖

一旦膀胱镜到达膀胱颈,就可见到凸起的光滑三角区。该三角区的顶点位于膀胱颈,其基部由两个输尿管口之间延伸的输尿管间嵴或 Mercier 杆形成。男性的输尿管间嵴比女性更突出,输尿管口对称地位于距离输尿管间嵴中线1~2cm 的位置。三角区是膀胱中血管最丰富的区域,由输尿管延伸而来的纵向肌纤维覆盖逼尿肌形成。

因此,膀胱镜下的三角区颜色比其他部分更深。

正常的输尿管口可能像火山或马蹄形,其在内镜下更明显。然而,它有时只像一个狭缝,只有仔细检查才能发现。膀胱充盈时它会被推向侧方,并且位置和外观可能变化很大。正常膀胱的输尿管开口常被丰富的黏膜血管包围(Bagley et al,1985)。

根据位置和外形对输尿管口进行分类。它们通常位于三角区的内侧(位置 A)。然而,它们可能位于膀胱的侧壁或侧壁与三角区的连接处(位置 C)或位于位置 A 和 C 之间(位置 B)(Lyon et al,1969)。就外形而言,0 级表示正常的输尿管口,看起来像圆锥体或火山。1 级、2 级和 3 级输尿管口分别像体育场、马蹄形和高尔夫球洞。输尿管口的级别越高,位置就更偏向侧壁,同时更容易出现反流(图 1-26,见 Expert Consult 网站,原图 1-26)。

输尿管膀胱壁内段是输尿管最窄的部分,平均直径为 3～4mm。它自输尿管口开始全长约 1.5cm,其中向后外侧延伸 0.5cm,然后倾斜穿过逼尿肌裂隙约 1cm(Politano,1972)。输尿管膀胱壁内段作为输尿管最窄的部分,在输尿管镜检前可能需要进行扩张。其他输尿管狭窄区域位于骨盆边缘和输尿管肾盂连接部,在内镜下可通过管腔狭窄且相对不易扩张的特点来识别这两处狭窄。然而,它们比膀胱壁内段相对宽,因此器械通过灌注水流给予足够压力后可以很容易地通过。当输尿管穿过骨盆边缘并在近端输尿管向后成角度时,可以在内镜下看到搏动的髂血管。

近端输尿管向上直达 UPJ;输尿管位于腰大肌上,外观为典型的星状非扩张的输尿管。UPJ 频繁地开启和闭合,在内镜下很容易被识别。UPJ 融入更宽大和独立的肾盂。有趣的是,在通过相对固定的 UPJ 后,通过内镜可以看到肾随着呼吸运动。肾贴在膈肌上,因而受到呼吸运动的影响。因此,在输尿管镜检过程中,可以减少潮气量以尽量减少呼吸期间的肾位移。此外,通过内镜可以观察到输尿管生理性收缩或蠕动。在推进输尿管镜之前等待输尿管松弛对避免黏膜损伤是很重要的(Andonian et al,2008b,2010b)。

UPJ 代表漏斗形或圆锥形正常肾盂的顶点。肾外型肾盂相对肾内型肾盂通常比较大并具有

较长的肾盏漏斗部。软性输尿管镜进入肾盂首先看到几个主要肾盏的盏口,这些肾盏口看起来像隔开的圆形开口。软性输尿管镜通过长管状漏斗部到达各个分支小肾盏。漏斗部通常将主要肾盏开口与它们的顶点连接起来。软性输尿管镜从输尿管上段的轴线到下盏漏斗部的轴线需要弯曲的输尿管漏斗部夹角为 140°(104°～175°)(Bagley and Rittenberg,1987)。

肾乳头基底部环绕着环形的肌肉层协助从乳头管排出尿液。肾乳头在内镜下表现为由肾盏穹隆包围的中间突出圆盘,其颜色比覆盖肾乳头的粉红色脆性上皮更浅。每个肾乳头代表肾锥体的顶点,接收乳头管并排空肾锥体。这些导管的微小开口会因远端梗阻而变得更加扩张和明显(Andonian et al,2008a,2010a)。

要点:内镜下的解剖

- 膀胱三角区是膀胱血管最丰富的区域,由输尿管延伸的纵向肌纤维覆盖逼尿肌形成。
- 在单个内镜视野中很少能同时见到两个输尿管开口。
- 男性的输尿管间嵴隆起比女性更明显,输尿管开口沿输尿管间嵴对称分布,距离其中线 1～2cm。
- 输尿管膀胱壁内段是输尿管最窄的部分,平均直径为 3～4mm。
- 肾外型肾盂相对肾内型肾盂通常比较大并且具有较长的肾盏漏斗部。
- 肾乳头在内镜下表现为由肾盏穹隆包围的中间突出圆盘,其颜色比覆盖肾乳头的粉红色脆性上皮更浅。

请访问网站 www.expertconsult.com 查看与本章相关的视频。

参考文献

完整的参考文献列表通过 www.expertconsult.com 在线获取。

推荐阅读

Drake RL, Vogl W, Mitchell AWM. Gray′s anatomy for students. Philadelphia: Churchill Livingstone; 2005.

Frober R. Surgery illustrated: surgical anatomy of the ureter. BJU Int 2007;100:949-65.

Hinman F, Stempen PH. Atlas of urosurgical anatomy. Philadelphia:WB Saunders;1993.

Moore KL, Dalley AF, Agur AM. Clinically oriented anatomy. 6th ed. Philadelphia: Lippincott Williams & Wilkins;2010. p. 292-365.

Netter FH. Atlas of human anatomy. 5th ed. Philadelphia: Saunders;2010.

Quaia E, Martingano P, Cavallaro M, et al. Normal radiological anatomy and anatomical variants of the kidney.

In:Quaia E, editor. Radiological imaging of the kidney. New York:Springer;2011. p. 17-78.

Sampaio FJB. Renal anatomy: endourologic considerations. Urol Clin North Am 2000;27:585-607.

Silverman SG, Leyendecker JR, Amis SE. What is the current role of CT urography and MR urography in the evaluation of the urinary tract? Radiology 2009;250:309-23.

（蔡　超　彭林杰　**编译**　钟　文　**审校**）

第 2 章　肾盂和输尿管生理学及药理学

Robert M. Weiss, MD, and Darryl T. Martin, PhD

　　输尿管的功能是将尿液从肾转运到膀胱。在正常情况下,输尿管的蠕动起源于尿集合系统近端起搏部位的电活动(Bozler,1942；Weiss et al,1967；Constantinou, 1974；Gosling and Dixon, 1974；Tsuchida and Yamaguchi, 1977；Zhang and Lang, 1994；Lammers et al, 1996；Weiss et al, 2006；Hurtado et al, 2010)。电活动随后向远端传播并引起蠕动,输尿管收缩,推动尿液向远端移动。尿液的有效推进取决于输尿管与其完全接合的能力(Woodburne and Lapides,1972)。尿液通过输尿管膀胱连接部(UVJ)进入膀胱,在正常情况下,尿可以从输尿管进入膀胱,而不能从膀胱进入输尿管。

一、细胞解剖学

　　输尿管的主要功能解剖单元是输尿管平滑肌细胞。这种细胞非常小,长度为 $250\sim400\mu m$,直径 $5\sim7\mu m$。通过细胞核膜与细胞其余部分所分离的椭球体形状的细胞核,含有暗染色体、核仁和细胞的遗传物质。细胞质环绕细胞核,含有细胞的各种功能结构单元。细胞质中的线粒体经常与细胞核密切相关,在细胞的营养功能中发挥着诸多作用。

内质网或肌浆网(SR)作为钙离子的储存器则分散在细胞质中。

　　收缩蛋白散在分布于细胞质中,包括肌动蛋白和肌球蛋白。根据局部钙离子(Ca^{2+})浓度,它们通过相互作用以产生收缩或松弛。任何引起收缩蛋白中钙离子浓度明显增加的过程都会导致收缩;相反,任何引起收缩蛋白区域中钙离子浓度显著降低的过程则都会导致松弛。肌动蛋白分布在六边形团簇的整个肌浆中,而颜色较深的肌球蛋白则只是少量散布。沿着细胞表面的暗色条带被称为附着斑,它们作为肌动蛋白的附着器随着密集的小体分散在细胞质中。

　　细胞周围围绕有许多空洞结构,其中一些开放到细胞外,被称为小窝。这些小窝含有细胞骨架蛋白、细胞质膜蛋白、多种信号转导分子,以及生长因子和细胞因子的受体(William and Lisanti,2004)。细胞周围是一种双层细胞膜,内膜包围整个细胞,但在近细胞与细胞接触的区域中不存在外基底膜,而称为中间结。

二、输尿管的发育

　　连接肾盂与膀胱的 $25\sim30cm$ 的管道为输尿

管,负责将尿液从中肾管向外排出。小鼠输尿管的发育始于胚胎期第 10.5 天,而人类的则始于胚胎第 28 天。来自肾后间质、间质和成血管细胞的信号诱导输尿管芽从中肾管产生,侵入肾后间质并进行分支。肾(中肾或 Wolffian 体)导管细胞表达包括 RET、FGFR、AT2R 和 ALK 在内的多种表面受体(图 2-1)。RET 信号是由胶质细胞系来源的神经营养因子(GDNF)诱导的,起源于邻近后肾间充质(Pepicelli et al,1997;Sainio et al,1997;Shakya et al,2005),并可导致肾小管细胞的重排(Woolf and Davies,2013)。细胞的这种运动受转录因子 ETV4 和 ETV5(Kuure et al,2010;Yosypiv,2014)的调控(图 2-1)。GDNF-RET 信号是调控输尿管发育的主要信号通路之一(Woolf and Davies,2013)。GDNF 通过 RET 受体酪氨酸激酶(Vega et al,1996)诱导 ERK/PI3K/PLC 的活化,从而导致磷脂酰肌醇 3-激酶(P13K)的活性增加和 Akt/PKB 的磷酸化(Tang et al,2002)。肾后间质中的配对盒基因 2(PAX-2)转录因子可激活 GDNF 和 Ret 的表达(Brophy et al,2001;Clarke et al,2006),AT2 则可以增加 PAX-2 的表达(Zhang et al,2004)。包括转化生长因子-β(TGF-β)、肝细胞生长因子(HGF)、成纤维细胞生长因子(FGFs,包括 FGF-1、FGF-2、FGF-7 和 FGF-10)在内的许多其他生长因子;FXD1、WNT11 和 SPRY1 等转录因子;以及硫酸肝素蛋白聚糖、层粘连蛋白、整合素和基质金属蛋白酶(MMPs,例如 MMP-9)等基质分子均参与了输尿管芽生长和分支的刺激或抑制(Davies et al 1995;Mendelsohn et al,1999;Qiao et al,1999;Pohl et al,2000;Davies,2001;Qiao et al,2001;Takemura et al,2002;Majumdar et al,2003;Sakurai,2003;Bush et al,2004;Chen et al,2004;Basson et al,2006)。

肾小管还表达激活素和骨形态发生蛋白(BMPs,TGF-β 家族成员)激活的 ALK 受体,该受体激活后可以导致 SMADs 的活化继而抑制输尿管芽的生长和输尿管的发育(Maeshima et al,2006)。激活素 A 可以抑制 GDNF 诱导的输尿管芽形成,并伴有抑制中肾管细胞增殖、减少 PAX-2 表达,以及降低 PI3K 和丝裂原活化蛋白(MAP)激酶磷酸化水平等作用。每个输尿管芽

的顶端均能够诱导相邻后肾间充质细胞进行肾间质-上皮转化(MET)并形成肾单位(Ekblom,1989;Shah et al,2004)。抗分支因子激活素和 BMP-4 的拮抗药分别为 Gremlin-1 和卵泡抑素(Woolf and Davies,2013)。

程序性细胞死亡或凋亡参与了输尿管芽分支和随后的肾生成过程。参与凋亡信号通路的半胱氨酸天冬氨酸蛋白酶抑制药可以抑制输尿管芽分支(Araki et al,1999)。在发育过程中,输尿管腔有一个消失再通腔的过程(Russo-Gil et al,1975;Alcaraz et al,1991),而血管紧张素(AT2)可能通过作用于 AT2 受体参与了管腔再通和抑制输尿管芽异常生成的调控(Yerkes et al,1998;Osima et al,2001)。ATR2 基因敲除小鼠存在肾和泌尿道的先天性异常,包括伴有上极部位积水的肾重复集合系统、多囊性发育不良肾、巨输尿管、肾盂输尿管连接部(UPJ)梗阻等。AT2 1 型受体缺失的突变小鼠存在肾盂发育不全和输尿管蠕动功能缺失等异常(Miyazaki et al,1998)。AT2 通过 AT2 1 型受体作用也参与了输尿管芽细胞的分支过程,这一过程依赖于表皮生长因子受体的磷酸化(Iosipiv and Schroeder,2003;Yosypiv et al,2006),并且可以通过直接作用于输尿管芽来刺激体外分支形态的形成(Song et al,2011)。此外,在输尿管芽分支过程中 AT2 可以诱导 GDNF/c-Ret/Wnt11 通路的表达并抑制 Spry1 的表达(Yosypiv et al,2008;Song et al,2010)。AT2 还可以通过诱导 PI3K/Akt 和 ERK 信号通路促进输尿管的分支(Song et al,2011;Yosypiv et al,2014)。Spry1 对 ERK 的抑制也可能是增强 c-Ret 信号并刺激输尿管分支的一种机制(Yosypiv et al,2008;Song et al,2010)。AT2 还可以上调包括转录因子(Etv4、Etv5)、信号分子(Vsnl1)和受体(Crlf1)等在内的 GDNF 靶基因(Sun et al,2011)。

另一个调控输尿管正常发育的蛋白是 Brg1(又称 SMACCA4)。Brg1 是一个表观遗传调节器,也是 SWI/SNF 染色质重塑复合物的一部分,其整体缺失具有胚胎致死性(Bultman et al,2000)。已有的研究表明,Brg1 是 p63、氧化物酶体增殖物激活受体-γ(PPAR-γ)和音猬因子的上游,而且 Brg1 的部分缺失往往导致输尿管的畸形

（Weiss et al,2013）。

　　钙调神经磷酸酶是一种钙离子依赖性的丝氨酸/苏氨酸磷酸酶,同样也是输尿管发生的一个重要信号分子。已有的研究表明,钙调神经磷酸酶

功能缺失的突变小鼠,其输尿管发育过程中平滑肌和间充质细胞的增殖减少,导致肾盂和输尿管发育异常,以及肾盂输尿管蠕动功能不全（Chang et al,2004）。

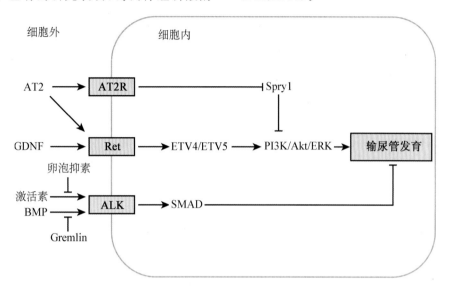

图 2-1　输尿管发育相关信号通路示意图

三、电活动

　　所有可兴奋组织的电特性取决于细胞膜内外的离子分布以及细胞膜与这些离子之间的相对渗透性（Hodgkin,1958）。尽管输尿管平滑肌电活动的离子基础目前尚未被完全阐释,但其许多性质与其他可兴奋组织中的电活动类似。

（一）静息电位

　　当输尿管平滑肌细胞处于非兴奋状态或静息状态时,其跨膜电位的电位差,即跨膜电位,称为静息膜电位（RMP）。RMP 主要由钾离子（K^+）在细胞膜上的分布和膜对 K^+ 的渗透性决定（Hendrickx et al,1975）。静息状态下,细胞内的 K^+ 浓度大于细胞外的 K^+ 浓度,即 K^+i 大于 K^+o,膜优先渗透 K^+。由于正电荷的 K^+ 离子从更集中的细胞内部向不集中的细胞外部扩散导致电梯度的产生,使得细胞膜的内侧比外侧的负性更强（图 2-2A）,同时形成的电梯度可以阻止 K^+ 沿其浓度梯度向细胞膜外的进一步移动,直至达到平衡。如果静息状态下细胞膜完全渗透 K^+,输尿管平滑肌细胞的 RMP 值可接近 90 mV,K^+

平衡电位可由 Nernst 方程计算得出:$E_K = -RT/nFln(K^+)i/(K^+)o$,其中 E_k 是细胞膜上 K^+ 浓度差引起的电位差,R 为摩尔气体常数,T 为绝对温度,N 为 K^+ 摩尔浓度,F 为法拉第常数（Nernst,1908）。然而,在输尿管和其他一些平滑肌中,RMP 明显小于 K^+ 平衡电位,其值为 33 ～ 70 mV,细胞内部相对于外部是负值（Kuriyama et al,1967）。输尿管单细胞研究结果显示,自发瞬时超极化可使 RMP 负值短暂地增加（Imaizumi et al,1989）。这种现象似乎是四乙胺（TEA）激活和卡律蝎毒素敏感的钙依赖性 K^+ 通道［$I_{K(Ca)}$］导致的肌浆网钙离子自发释放所引起的。虽然输尿管细胞的低位静息电位可能是由相对较小的静息 K^+ 电导所引起的（Imaizumi et al,1989）,但也可能是其他离子作用的结果。

　　钠离子（Na^+）是可以引起输尿管和一些平滑肌 RMP 相对较低的一种离子（Kuriyama,1963）。在静息状态下,细胞膜外 Na^+ 浓度大于膜内 Na^+ 浓度,即 Na_o^+ 大于 Na_i^+。如果静息状态下细胞膜对 Na^+ 有一定的渗透性,那么浓度差和电梯度都将促进 Na^+ 穿过细胞膜的向内运动,从而导致细胞膜内电负性降低（图 2-2B）。

如果 Na^+ 的这种向内运动不受抑制,RMP将会下降到更低的水平,并且 Na^+ 的浓度在细胞内外可能出现逆转。在浓度和电化学梯度下促进细胞内 Na^+ 外排的活性机制是为了维持细胞膜上 K^+_i 小于 K^+_o 和 Na^+_o 大于 Na^+_i 的离子稳态,并防止跨膜电位低于所测量的输尿管 RMP 所必需的(图 2-2C)。这种外向 Na^+ 泵和 K^+ 的向内运动所需能量均来自三磷腺苷(ATP)的去磷酸化(Casteels,1970)。Na^+-Ca^{2+} 交换也参与了 Na^+ 的逐出过程,尤其是在 Na^+ 泵被抑制时(Akin,1987;Akin et al,1987;Lamont et al,1998)。

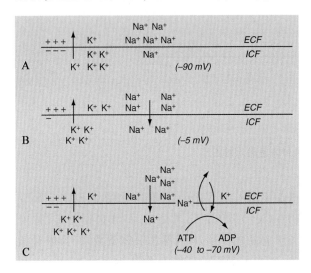

图 2-2　平滑肌细胞膜静息电位(RMP)的离子基础。在静息状态下,细胞内的 K^+ 浓度大于细胞外的浓度,细胞外 Na^+ 浓度大于细胞内的浓度。A. 电化学变化会在膜只渗透 K^+ 的情况下发生。钾会从高浓度细胞内部向低浓度的细胞外扩散。带正电荷的 K^+ 向外运动将使细胞膜内部的电压相对于细胞膜外部变为负值。B. 如果静息状态下细胞膜也可以渗透钠,同样也会发生电化学变化。Na^+ 沿其浓度梯度向细胞膜内侧移动将使细胞膜的内部相对于细胞膜外的负值小于 A 中所述负值。C. 胞内 Na^+ 逆浓度和电化学梯度的泵出机制。K^+ 内流与 Na^+ 外流相结合的机制有助于维持离子的跨细胞膜稳态分布和 RMP 的稳定。ECF. 细胞外液,ICF. 细胞内液(From Weiss RM. Ureteral function. Urology 1978;12:114.)

图 2-2 所示的动态过程可以使输尿管处于静息状态以维持相对较低的 RMP。除上述机制外,氯离子(Cl^-)在细胞膜上的分布以及膜对 Cl^- 的

相对渗透性也可能影响输尿管和其他平滑肌中的 RMP(Kuriyama,1963;Washizu,1966)。Ca^{2+} 活化所激活的 Cl^- 通道(ClCa)也能降低膜电位,从而诱导膜的去极化(Verkman and Galeta,2009)。

(二)动作电位

失活的或静息状态下的输尿管细胞的跨膜电位仍能保持稳定,直到它被外部刺激(电、机械或化学刺激)激发或已兴奋相邻细胞的电活动(动作电位)传导。当输尿管细胞被刺激后发生去极化,细胞膜内侧电位负值比刺激前降低。如果细胞膜的充分足够区域被迅速去极化而达到跨膜电位的临界水平,也就是阈电位,则启动再生性去极化或动作电位(具体变化如图 2-3 所示)。如果刺激很

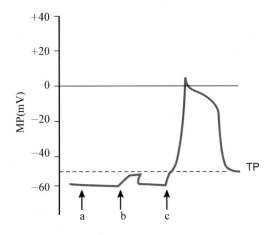

图 2-3　输尿管跨膜电位对刺激的反应。箭头 a. 不改变静息膜电位(MP)的弱刺激。箭头 b. 降低跨膜电位但低于阈电位(TP)的刺激(阈下刺激)。箭头 c. 将跨膜电位降低至 TP 并诱发动作电位的刺激(阈上刺激)(From Weiss RM. Ureteral function. Urology 1978;12:114.)

弱,如图中箭头 a 所示,跨膜电位可能保持不变。稍强但低于阈电位的刺激可能会导致跨膜电位的移位失败,但没有产生动作电位的程度(箭头 b)。如果刺激强到足以将跨膜电位降低到阈电位,则细胞变得兴奋并产生动作电位(箭头 c)。动作电位的产生是蠕动冲动传导的起始,可以刺激相邻静止细胞兴奋,并通过复杂的级联反应引起输尿管收缩。当输尿管细胞兴奋时,膜失去对 K^+ 的优先渗透性,并变得更容易渗透 Ca^{2+},且主要通过快速 L-型钙离子通道向细胞膜内侧移动,并引起动作电位的上升(图 2-4A)(Kobayashi,1965;

Kuriyama and Tomita，1970；Imaizumi et al，1989；Lang，1989，1990；Sui and Kao，1997a，1997b；Smith et al，2002)。钙通道阻滞药硝苯地平和镉(Cd^{2+})可以抑制 L-型钙离子通道的开放，而钡(Ba^{2+})则可以激活其开放。当正电荷的Ca^{2+}离子向内移动穿过细胞膜时，膜的内部相对于外部的负值变小，甚至可能在动作电位的峰值处变成正值，这种状态称为超射。Na^+离子也可

在输尿管动作电位的上升过程中发挥作用(Kobayashi，1964，1965；Muraki et al，1991)。与狗心脏浦肯野纤维细胞 610 V/s (Draper and Weidmann，1951)和骨骼肌细胞 740 V/s 的上升率(Ferroni and Blanchi，1965)相比，在猫体内输尿管动作电位上升的速度相对较慢，为(1.2 ± 0.06)V/s(Kobayashi，1969)。因此，输尿管动作电位的缓慢上升可能是输尿管传导缓慢的原因。

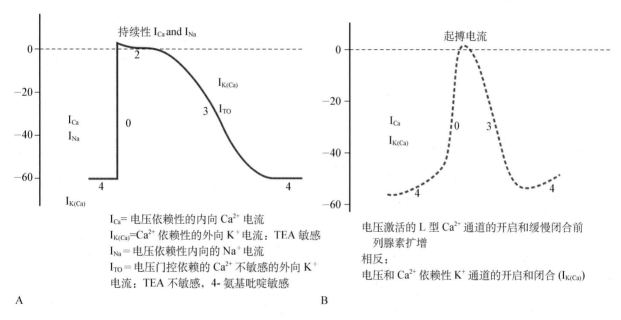

I_{Ca}= 电压依赖性的内向 Ca^{2+} 电流
$I_{K(Ca)}$=Ca^{2+} 依赖性的外向 K^+ 电流：TEA 敏感
I_{Na}= 电压依赖性内向的 Na^+ 电流
I_{TO}= 电压门控依赖的 Ca^{2+} 不敏感的外向 K^+ 电流：TEA 不敏感，4- 氨基吡啶敏感

电压激活的 L 型 Ca^{2+} 通道的开启和缓慢闭合前列腺素扩增
相反：
电压和 Ca^{2+} 依赖性 K^+ 通道的开启和闭合 ($I_{K(Ca)}$)

图 2-4 非起搏细胞(实线，A)和起搏细胞(虚线，B)动作电位的离子电流的示意图：0. 上升或去极化阶段；2. 平台期；3. 复极期；4. 非起搏细胞的静息电位和起搏细胞的自发去极化期。起搏细胞跨膜电位的自发降低是其自发活动的原因。TEA. 四乙胺

达到动作电位的峰值之后，输尿管在跨膜电位返回到静息水平(复极)之前会维持在该电位一段时间(动作电位平台)(Kuriyama et al，1967)。豚鼠动作电位的平台期可与多个波动期叠加，而在大鼠、兔或猫中则未观察到这种现象(图 2-5)(Bozler，1938)。平台期的时间似乎依赖于内向钙电流的持续时间和通过电压依赖性钠通道的Na^+电流(图 2-4A)(Kuriyama and Tomita，1970；Imaizumi et al，1989；Sui and Kao，1997a)，还与钙依赖性的内向氯电流[$I_{Cl(Ca)}$]去极化的保持时间有关，该电流可被电压门控和 Ca^{2+} 激活的外向钾电流(K_{Ca})所抵消(Smith et al，2002)。参与动作电位形成的离子电流存在种属差异，其中钙离子激活的氯离子电流存在于大鼠中，而在豚鼠输尿管则不存在。尼氟酸和钡(Smith et al，

2002)可以抑制内向的氯离子电流。豚鼠动作电位平台期的波动似乎依赖于内向的钙电流(Kuriyama and Tomita，1970)和钙依赖性的外向钾电流(Imaizumi et al，1989)的反复激活。钙离子电流的延长和动作电位的时间延长与收缩力的增加有关(Burdyga and Wray，1999b)。参与复极化的钙依赖性钾电流主要是由内质网释放的钙离子激活的，内质网的钙释放则是由细胞外钙通过电压依赖性钙通道内流而触发。在动作电位的上行和平台期细胞内钙离子浓度的增加可以激活钙依赖性钾电流[$I_{K(Ca)}$]的外向移动，从而使跨膜电位返回到静息水平而发生复极的程度(图 2-4A)(Imaizum et al，1989；Sui and Kao，1997c)。$I_{K(Ca)}$对四乙胺的抑制敏感，四乙胺可以在体外增加输尿管收缩的幅度和持续时间(Floyd et al，

2008）。电压门控依赖性的钙离子不敏感的外向 K$^+$电流（I$_{TO}$）可能也参与复极化的调控（Lang, 1989；Imaizumi et al，1990）。这些电流是对四乙胺不敏感而对 4-氨基吡啶（4-AP）敏感。大鼠而

非豚鼠的输尿管有一种对四乙胺、镉离子和钙离子不敏感的延后外向钾电流也参与了复极过程。猫动作电位的持续时间为 259～405ms（Kobayashi and Irisawa，1964）。

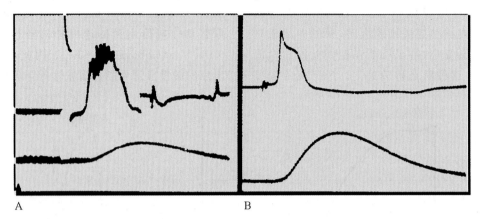

图 2-5　图为细胞内记录输尿管动作电位（上示踪）和等距电刺激时收缩的记录（低示踪）。动作电位在收缩之前。A. 豚鼠输尿管；在动作电位的平台上有振荡。B. 猫输尿管；在动作电位的平台上没有振荡（From Weiss RM. Ureteral function. Urology 1978；12：114.）

综上所述，输尿管细胞的 RMP 为 −33～ −70 mV，主要由 K$^+$ 在细胞膜上的分布情况和静息状态下细胞膜对 K$^+$ 的相对选择渗透性所决定。当受到超过阈值的刺激时，膜对 K$^+$ 的渗透性降低，而对 Ca^{2+} 的渗透性增强，Ca^{2+} 通过细胞膜向内侧移动，并为动作电位的上升提供离子机制。在达到其动作电位的峰值之后，在兴奋细胞的膜电位恢复到其静息水平（复极）之前细胞膜可以保持一段时间的去极化状态（动作电位平台期）。平台期可能与 Ca^{2+} 的持续内流和 Na$^+$ 流入有关，而细胞膜的复极则与 K$^+$ 渗透性的重新增加有关。

（三）起搏电位和起搏活动

细胞的电活动可以自发产生，亦可是对外界的刺激的反应。如果电活动由细胞本身产生，则将该细胞称为起搏细胞。起搏细胞与非起搏细胞的不同之处在于它们的跨膜静息电位比非起搏细胞更低（负电位更低）并且不能保持平稳，不需要经历非起搏细胞缓慢的自发性去极化（Lang and Zhang，1996）（图 2-4B）。如果自发变化的膜电位达到阈值电位，则发生动作电位的上升。上尿路中起搏细胞激活的离子传导是由电压激活的 L 型 Ca^{2+} 通道的开启和缓慢闭合引起的（Santicioli et al，1995a）。这一过程与电压和 Ca^{2+} 依赖性

的 K$^+$ 通道的打开和关闭相反。有人提出，从感觉神经释放的前列腺素（PGs）和兴奋性速激肽有助于通过维持 Ca^{2+} 动员来维持上尿路的自律性（Lang et al，2002a）。河豚毒素、副交感神经及交感神经系统的阻滞药对尿路上皮细胞的蠕动影响较小，这表明自主神经递质对维持肾盂输尿管运动几乎没有作用（Lang et al，2001，2002b）。阈值电位水平的变化，静息电位的缓慢自发去极化速率的变化及静息电位水平的变化，均可导致动作电位发展频率的改变。

Gosling 和 Dixon 提供了近端集合系统部分特异起搏器组织的形态学证据，并描述了物种差异。在例如猪、绵羊和人这类具有多个肾盏系统的物种中，起搏细胞位于骨盆周围边缘附近（Dixon and Gosling，1973）。在狗、猫、大鼠、兔和豚鼠等单一肾盏的动物中，起搏细胞从肾盂肾盏的外缘延伸到 UPJ。与典型的平滑肌细胞相比，这些引起起搏器活动的非典型平滑肌细胞的收缩元件仅占不到 40% 的细胞面积，并且对平滑肌和肌动蛋白表现出稀疏的免疫反应性（Klem et al，1999；Lang et al，2001）。这些非典型的平滑肌梭形细胞长度为 90～230μm，它们的电活动包括交替去极化和复极化阶段的简单波形，这些波形以

相对较快的频率发生,每分钟 8～15 次(图 2-6A)。起搏电位具有较低的静息膜电位(RMP),较慢的上升速率,以及比非起搏细胞记录的动作电位更低的幅度。在豚鼠中 80% 肾盂肾盏连接处的细胞及 15% 的近端肾盂细胞由这些非典型的潜在起搏细胞构成,但在远端肾盂或输尿管中不存在(Klemm et al,1999)。与组织学结果相关,电记录结果也显示远端肾盂或输尿管中未观察到起搏电位(Klemm et al,1999)。

实验显示较长(150～400μm)纺锤形典型平滑肌细胞的驱动动作电位频率每分钟 3～5 次,较起搏细胞更低。来自输尿管(100%)、远端肾盂(97.5%)和近端肾盂(83%)的大多数肌细胞是具有典型动作电位的典型非起搏平滑肌细胞。Lang 和其同事(1998)描述了类似于 Cajal 间质细胞(ICCs)的成纤维细胞,它们在豚鼠的肠和肾盂近端部分起起搏细胞的作用。这些 ICC 样细胞呈不规则形状,具有椭圆形核和许多分支互连过程,并含有大量线粒体及细胞膜穴样内陷和突出的内质网。α-平滑肌肌动蛋白(α-SMA)存在于典型的平滑肌细胞中,c-KIT 是一种在肠 ICC 起搏细胞中表达的酪氨酸激酶受体,豚鼠中的 ICC 样细胞对两者都无免疫反应。对 c-KIT 的免疫反应性似乎是物种特异性的,因为对 c-KIT 原癌基因产生的抗体具有免疫反应性的 ICC 样细胞存在于许多哺乳动物的上尿路中(Lang and Klemm,2005;Metzger et al,2005)。电信号显示,这些细胞的动作电位具有位于起搏和驱动动作电位之间的特性。豚鼠的中间动作电位具有单个尖峰,在驱动动作电位的平台期没有叠加尖峰,且能快速复极化(图 2-6C)。肾盂肾盏连接处 11%～17% 的细胞以及近端和远端肾盂的细胞均观察到中间动作电位(Lang et al,2002b)。上尿路中的这些 ICC 样细胞不是主要的起搏细胞,而是可以提供从起搏细胞到肾盂和输尿管的典型平滑肌细胞的电信号的优先传导(Klemm et al,1999)。在小鼠 UPJ 部位可识别出 c-KIT 阳性 ICC 样细胞,其显示高频自发瞬态内向电流(STIC),经常以突发的状态汇集产生持久的大内向电流(Lang et al,2007b)。据推测,在缺乏近端起搏的情况下,这些 ICC 样细胞可以作为起搏细胞并引发 UPJ 中相邻平滑肌细胞的收缩。因此,在肾盂输

尿管蠕动的起始和传播过程中,非典型平滑肌细胞和 ICC 样细胞两者可能都起着起搏器的作用(Lang et al,2006;Lang et al,2007a)。

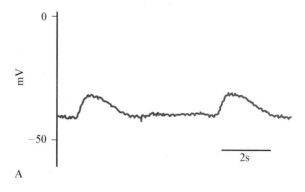

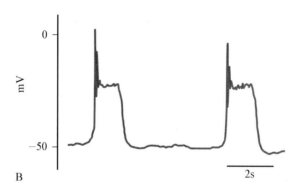

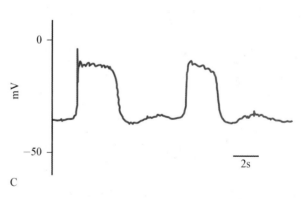

图 2-6　豚鼠上尿路的动作电位。A. 起始电位。B. 驱动动作电位。C. 中间动作电位(Modified from Klemm MF,Exintaris B,Lang RJ. Identification of the cells underlying pacemaker activity in the guinea pig upper urinary tract. J Physiol 1999;519:867.)

c-KIT 是一种酪氨酸激酶受体,可促进黑色素瘤细胞、造血干细胞和原始胚胎细胞的细胞迁移和增殖。表达 c-KIT 等位基因失活突变体的小鼠缺乏肠 ICC 样细胞,具有异常的肠蠕动并且容易产生肠梗阻,表明 c-KIT 在起搏器活动和肠道

蠕动的发展中具有重要作用（Der-Silaphet et al，1998）。Pezzone 等在小鼠输尿管中识别出 c-KIT 阳性细胞。他们认为，在豚鼠上尿路中 ICC 样细胞中未鉴定出 c-KIT 阳性之前（Klemm et al，1999），先前研究之间存在的差异可能是由物种差异、使用的 c-KIT 抗体和（或）固定方法等引起的。在胚胎小鼠输尿管发生单向蠕动收缩前，发现 c-KIT 表达上调（David et al，2005）。分离培养的胚胎鼠输尿管，并用能够中和 c-KIT 活性的抗体，可导致胚胎鼠输尿管形态的改变并抑制其定向蠕动。这些数据表明，含有 c-KIT 的细胞（最可能是 ICC 样细胞）在肾盂输尿管蠕动中起重要作用。目前已证明人输尿管（Metzger et al，2004；van der Aa et al，2004）和人 UPJ 中存在 c-KIT 阳性细胞（Solari et al，2003）。研究发现，在输尿管梗阻的情况下，UPJ 处的 c-KIT 阳性 ICC 样细胞数量减少（Solari et al，2003；Yang et al，2009）或增加（Koleda et al，2012）。

最近，超极化激活的阳离子-3（HCN3）通道在肾盂-肾连接处表达并在起搏活动的发展中起作用。在用 HCN3 通道阻滞药处理的情况下，外植的肾盂输尿管表现出不协调的蠕动（Hurtado et al，2010）。此外，研究表明，KIT 和 HCN3 表达受 hedgehog 信号通路的调控，且此信号通路是小鼠输尿管中起搏功能和协调蠕动发展所必需的（Cain et al，2011）。抑制 c-KIT 或 HCN3 均导致输尿管蠕动活动受损，表明两者都是维持正常输尿管功能所必需的。

Bozler（1942）使用微小细胞外表面电极证明了在单一肾盏集合系统分离出的输尿管近端部分，可以产生起搏器型纤维特征性的缓慢自发去极化。而在多肾盏的动物肾中，Morita 等（1981）使用细胞外电极记录到低压电位，这一电位似乎是来自猪肾小盏和肾大盏边界的潜在起搏器，每个肾盏之间的收缩节律不同。多个起搏器即可同时作为耦合振荡器或以单个起搏器的形式，将电火花沿着单盏肾盏的肾盂或猪羊多肾盏的肾盂肾盏边缘从一个部位转移到另一个部位（Golenhofen and Hannappel，1973；Constantinou et al，1977；Constantinou and Yamaguchi，1981；Lammers et al，1996）。

尽管输尿管蠕动的主要起搏器位于集合系统

的近端，但输尿管的其他区域可以充当潜在的起搏位点。在正常情况下，潜在起搏器区域由主要起搏器位点处的活动主导。当潜在起搏器部位不受主要起搏器主导时，它反过来可能起到起搏器的作用。为了证明潜在的起搏位点，Kinoshita（1961）在不同水平将狗体内的输尿管横断，发现在横断之前，蠕动的起始部位主要源自近端输尿管。当输尿管在 UPJ 处横切时，频率低于先前的正常蠕动波的抗蠕动波源自膀胱输尿管连接处（UVJ），而在 UVJ 处离断输尿管则不影响正常的蠕动波。在输尿管中段离断后，上段的正常蠕动波保持不变，下段显示出抗蠕动波，其起源于 UVJ，且频率低于上段的正常蠕动波的频率。因此，当从位于近端的初级起搏器中解除控制时，狗的 UVJ 处的细胞可以充当起搏细胞，表明整个输尿管都存在潜伏的起搏细胞（Imaizumi et al，1989；Meini et al，1995）。

（四）电信号的传导

可兴奋细胞具有类似于电缆或核心导体的电阻和电容膜性质。膜的横向阻力高于细胞外或细胞内液体的纵向阻力；这允许由刺激产生的电流沿着纤维的长轴传播。电流的传播被称为电子传播（Hoffman and Cranefield，1960）。空间常数（λ）决定电子电势随着与施加电压的距离增加而消散的程度。在电缆中，这种关系表示为

$$P = P_0 e^{-X/\lambda}$$

其中 X 是施加电压的距离，P 是膜电位在 X 处的位移，P_0 是在施加电压的位置处的膜电位的位移，e 是自然对数的基础，λ 是空间常数。因此，电子势能在一个空间常数中减小 1/e。通过细胞外刺激测量的豚鼠输尿管的空间常数为 2.5～3mm（Kuriyama et al，1967）。时间常数 τ_m 由下式表示：

$$\tau_m = RC$$

其中 R 是膜电阻，C 是膜电容。时间常数 τ_m 表示在一 τ_m 内，小的电位移量减去其值的 1/e。通过细胞外刺激测量的豚鼠输尿管的时间常数为 200～300ms（Kuriyama et al，1967）。

输尿管可以作为功能性细胞联合体发挥作用。Engelmann 等（1869，1870）的研究表明：输尿管受到刺激后会产生收缩波，且该收缩波可以从刺激部位向近端和远端传播。正常情况下，电

活动起始于近端,并通过被称为中间连结的细胞紧密附着区从一个肌细胞到另一个肌细胞而向远端传播(Uehara and Burnstock,1970;Libertino and Weiss,1972)。这些紧密的细胞接触与连接体的相似性表明在输尿管中可能存在类似的传导机制,而连接体已被证明是其他平滑肌细胞/细胞传导的低阻力途径(Barr et al,1968)。由相邻平滑肌细胞的质膜中的通道构成的间隙连接使得细胞之间能够交换离子和小分子,并在相邻细胞之间的电耦合和机电耦合中起作用(Gabella,1994;Santicioli and Maggi,2000)。间隙连接抑制药18β-甘草次酸可以抑制豚鼠肾盂和输尿管中的细胞-细胞电偶联,并解除电和机械结果(Santicioli and Maggi,2000)。输尿管的传导速度为 2～6cm/s,且随温度、刺激之间的时间间隔和输尿管内的压力而变化。相比较而言,心脏浦肯野纤维的传导速度为 1.5～2m/s(Rosen et al,1981),脊髓的背背和腹侧根部的传导速度为 10～100m/s(Biscoe et al,1977)。输尿管中的传导类似于心脏组织中的传导,甚至连心脏纤维中特异性的Wenckebach 现象(部分传导阻滞)在输尿管中也可发生(Weiss et al,1968)。

四、收缩活动

收缩事件取决于收缩蛋白、肌动蛋白和肌球蛋白区域中游离肌浆 Ca^{2+} 的浓度。任何导致收缩蛋白区域 Ca^{2+} 显著增加的过程都有利于收缩的产生;任何导致收缩蛋白区域 Ca^{2+} 显著减少的过程都有舒张效应(图 2-7)。

(一)收缩蛋白

在骨骼肌中,Ca^{2+} 起到去抑制的作用。目前认为,在松弛状态下,由蛋白质肌钙蛋白和原肌球蛋白组成的调节系统阻止肌动蛋白和肌球蛋白的相互作用。在松弛状态下,与原肌球蛋白连接的肌钙蛋白无活性,原肌球蛋白阻止肌动蛋白和肌球蛋白之间的相互作用。通过激活,肌浆 Ca^{2+} 浓度增加。Ca^{2+} 与肌钙蛋白结合,产生构象变化,导致原肌球蛋白的置换,从而允许肌动蛋白和肌球蛋白的相互作用以及收缩的发展。

另一方面,在平滑肌中,Ca^{2+} 似乎充当激活药。目前最广泛接受的理论是,肌球蛋白的磷酸

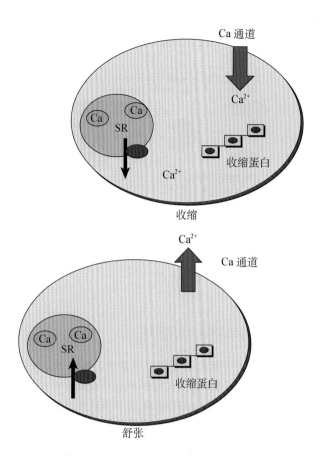

图 2-7　收缩和舒张时相钙离子运动的示意图。SR. 肌浆网

化参与收缩过程,并且肌钙蛋白样系统不像骨骼肌和心肌中那样构成主要的调节机制。在激发的情况下,肌浆 Ca^{2+} 浓度从其稳态浓度 10^{-8} 到 10^{-7} M 瞬间增加到 10^{-6} M 或更高的浓度。在该较高浓度下,Ca^{2+} 与 Ca^{2+} 结合蛋白钙调蛋白形成活性复合物(Watterson et al,1976;Cho et al,1988)。没有 Ca^{2+} 的钙调蛋白是无活性的(图 2-8)。Ca^{2+}-钙调蛋白复合物激活钙调蛋白依赖性酶,肌球蛋白轻链激酶(图 2-8)。激活的肌球蛋白轻链激酶反过来催化肌球蛋白 20 000Da 轻链的磷酸化(图 2-9)。肌球蛋白轻链的磷酸化使肌动蛋白激活肌球蛋白 Mg^{2+}-ATPase 活性,导致ATP 水解和平滑肌张力或缩短的发展(图 2-10)。肌动蛋白不能激活去磷酸化肌球蛋白轻链的ATP 酶活性。

当收缩蛋白区域中的 Ca^{2+} 浓度低时,肌球蛋白轻链激酶不活跃,因为钙调蛋白需要 Ca^{2+} 来激活酶。这可以防止可收缩装置的活化,因为肌球蛋白轻链不能被磷酸化,而磷酸化是导致张力的

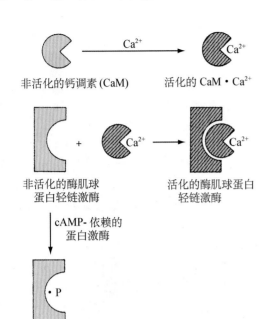

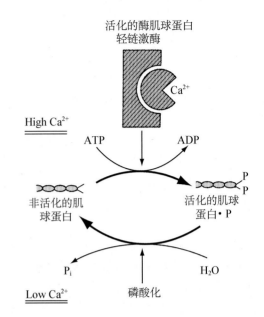

图 2-8   平滑肌收缩过程的示意图。钙调蛋白被
Ca^{2+} 激活。活化的钙-钙调蛋白复合物激活
酶肌球蛋白轻链激酶,其使肌球蛋白的轻链
磷酸化。肌球蛋白轻链激酶的磷酸化降低
了 Ca^{2+}-钙调蛋白复合物对酶的活化速率。
cAMP. 环磷腺苷

图 2-9   平滑肌收缩过程的示意图。活化的酶肌球蛋白
轻链激酶催化肌球蛋白的磷酸化。肌球蛋白必
须被磷酸化为肌动蛋白以激活肌球蛋白腺苷三
磷酶。ADP. 二磷腺苷;ATP. 三磷腺苷

形成的必要过程。此外,磷酸酶使肌球蛋白轻链
去磷酸化,从而阻止肌动蛋白激活肌球蛋白 ATP
酶的活性和保持松弛状态。

有证据表明,环磷腺苷(cAMP)依赖性蛋白
激酶对肌球蛋白轻链激酶的磷酸化通过降低该酶
对钙调蛋白的亲和力来降低肌球蛋白轻链激酶活
性(Adelstein et al,1981)。

尽管大多数平滑肌收缩事件需要 Ca^{2+},但有
证据表明可能存在非 Ca^{2+} 依赖性的收缩途径
(Yoshimura and Yamaguchi,1997)。卡巴胆碱
是一种毒蕈碱胆碱能激动药,而佛波酯可激活蛋
白激酶 C(PKC)而诱导 Ca^{2+} 耗竭的膀胱条收
缩,这一过程可以被 PKC 抑制药 H7 抑制。有人
提出,PKC 的激活与毒蕈碱受体的激动药刺激相
结合可以诱导 Ca^{2+} 非依赖性收缩。

(二)钙和激发-收缩耦合

输尿管的机械蠕动与电活动密切相关。参与
输尿管收缩的 Ca^{2+} 主要来自两个来源。因为平
滑肌细胞的直径非常小,在动作电位上行期间胞

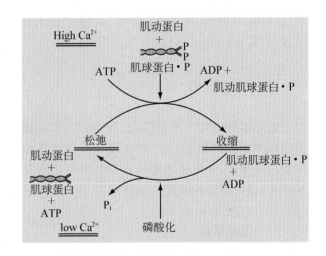

图 2-10   平滑肌收缩过程示意图。肌动蛋白激活磷酸化
肌球蛋白的腺苷三磷酸酶活性,从而让肌动蛋
白和肌球蛋白产生相互作用与收缩。ADP. 二
磷腺苷;ATP. 三磷腺苷

外 Ca^{2+} 通过 L 型电压依赖性 Ca^{2+} 通道向细胞内
的向内移动是肌浆 Ca^{2+} 的重要来源(Brading et
al,1983;Hertle and Nawrath,1989;Yoshida et
al,1992;Maggi et al,1994a;Maggi and Giuliani,
1995;Floyd et al,2008)(见图 2-7)。Ca^{2+} 穿过细
胞膜的这种向内运动是大多数平滑肌收缩所需钙

的主要来源。Na^+-Ca^{2+} 交换,即 Na^+ 的向外运动和 Ca^{2+} 的向内运动,也在输尿管收缩中发挥作用(Lamont et al,1998)。此外,来自紧密结合存储位点(如内质网或 SR)的 Ca^{2+} 释放也可增加肌浆中的 Ca^{2+} 浓度(Burdyga et al,1998,1999a;Lang et al,2002b)以响应兴奋性冲动。通过肌醇 1,4,5-三磷酸(IP3)诱导的释放机制或通过 Ca^{2+} 诱导 Ca^{2+} 释放的机制(CICR)(Somlyo and Somlyo,1994),钙得以从平滑肌的 SR 释放,这些过程似乎与物种有关。包含兰尼碱受体的 CICR 可能是在豚鼠输尿管中钙从 SR 释放的唯一机制,而大鼠输尿管中的 SR 储存似乎完全在 IP3 受体的控制下(Burdyga et al,1995)。IP3 和兰尼碱受体在人输尿管中均有表达(Floyd et al,2008)。在开放状态下的咖啡因敏感的兰尼碱受体产生小的局部 Ca^{2+} 升高,称为钙火花(Nelson et al,1995)。除了为收缩提供钙源之外,从 SR 释放的 Ca^{2+} 激活钙敏感的表面膜通道并调节膜的兴奋性(Imaizumi et al,1989;Carl et al,1996)。科学家已经在平滑肌中发现钙激活的外向钾电流(K_{Ca})或自发瞬时外向电流(STOC)和钙激活的内向氯电流(Cl_{Ca})或 STIC,这些电流可以通过影响膜电位从而影响钙通过膜中的 L 型钙通道进入。Ca^{2+} 活化的氯离子电流存在于大鼠而不存在于豚鼠输尿管平滑肌中(Burdyga and Wray,2002)。因此,从 SR 释放的 Ca^{2+} 导致收缩,而 Ca^{2+} 形式的咖啡因诱导 SR 的 Ca^{2+} 释放增加了外向钾电流(K_{Ca})或 STOCS,对动作电位和收缩性具有抑制作用(Borisova et al,2007)。至少在豚鼠输尿管中,外向钾电流使膜超极化从而调控不应期,这对于确定输尿管蠕动的频率是重要的(Burdyga and Wray,2005)。

Vereecken 及其团队(1975)证实了输尿管中的双重 Ca^{2+} 来源,他们发现当组织放置于无钙培养液时,大约需要 45min 才能使离体的豚鼠输尿管停止自发收缩,表明参与收缩过程的一些 Ca^{2+} 来自紧密结合的细胞内储存。而当组织返回含有正常浓度的 Ca^{2+} 的生理溶液时,几乎立即恢复对电刺激的收缩反应,表明在激发期间进入细胞的胞外游离 Ca^{2+} 也为输尿管收缩提供了 Ca^{2+} 来源。Hong 和同事(1985)也得出了类似的结论。然而,也有一些证据表明,从 SR 释放的 Ca^{2+} 可能

不会在输尿管收缩中发挥重要作用,在豚鼠中(Maggi et al,1994a,1995,1996),一些收缩性的干扰可能与除 Ca^{2+} 以外其他离子有关。胞内酸化和胞内碱化对豚鼠输尿管发育力影响似乎是源于外向钾电流的调节,并非因为内向钙电流(Smith et al,1998)。也就是说,碱化作用(增加细胞内 pH)增强了外向钾电流并且降低了兴奋性,而酸化作用则相反。松弛是由收缩蛋白区域中游离肌浆 Ca^{2+} 浓度降低所引起的,而肌浆 Ca^{2+} 的减少可能是由于细胞内储存位点对 Ca^{2+} 的摄入(Maggi et al,1994a,1995)或细胞 Ca^{2+} 外流所造成的(Burdyga and Magura,1988)。

除了 Ca^{2+} 信号级联反应之外,Rho/Rho 激酶信号通路可以通过改变收缩系统的 Ca^{2+} 敏感度从而参与了收缩的调控(Somlyo and Somlyo,2003)。Rho 激酶途径涉及许多物种的输尿管收缩调控过程(Levent and Buyukafsar,2004;Shabir et al,2004;Hong et al,2005)。RhoA 是一种小的 GTP 结合蛋白,与 Rho 激酶结合后导致其迁移到细胞膜并达到最佳活性(Leung et al,1995;Ishizaki et al,1996)。Rho 激酶通过其调节亚基的磷酸化来抑制肌球蛋白磷酸酶,从而阻止肌球蛋白轻链的去磷酸化,这反过来导致平滑肌对 Ca^{2+} 敏感,随后增强收缩性。Y-27632 是一种 Rho 激酶抑制药,它可以降低自发和电场刺激(EFS)诱导的体外大鼠和人输尿管节段的收缩反应,而不引起钙的变化(Shabir et al,2004;Hong et al,2005)。Rho 激酶激活可以在不引起钙变化的前提下影响平滑肌的收缩功能。

(三)尿路上皮细胞对收缩活动的影响

Furchgott(1999)在血管中发现内皮细胞可以产生一种对血管平滑肌层具有松弛作用的因子,该因子最初称为内皮细胞衍生舒张因子(EDRF),随后被证实为一氧化氮(NO)。Mastrangelo 及其同事(2003)的研究表明,大鼠输尿管的尿路上皮细胞产生的 NO 抑制了大鼠输尿管的收缩反应,他们发现尿路上皮细胞可以抑制离体大鼠输尿管段的自发性收缩,而去除尿路上皮细胞则可增强神经激肽 A、血管加压素、卡巴胆碱、缓激肽和 AT2 的刺激作用(Mastrangelo and Iselin,2007)。在完整的输尿管环中,环氧合酶(COX)抑制药可以加强神经激肽 A、血管加压

素、卡巴胆碱、缓激肽和血管紧张素Ⅱ的刺激作用，而在无尿路上皮细胞的输尿管中对这些药物的刺激则没有影响，表明尿路上皮细胞对输尿管收缩的抑制作用可能涉及尿路上皮细胞所产生前列环素等 COX 产物。

(四)第二信使

细胞对许多激素、神经递质和其他药物的功能反应是由第二信使介导的。激动药或第一信使与特定的膜结合受体相互作用（Alquist，1948；Furchgott，1964）；激动药-受体复合物继而激活或失活导致细胞内第二信使含量改变的酶。这些第二信使包括 cAMP、环磷酸鸟苷（cGMP）、Ca^{2+}、IP3 和二酰甘油（DG）。大多数情况下，它们通过调控蛋白磷酸化的过程介导细胞对激动药（第一信使）的功能反应。

cAMP 被认为介导了 β 肾上腺素能激动药诱导的各种平滑肌的松弛（Triner et al，1971；Andersson，1972；Vesin and Harbon，1974）。根据这一理论，β 肾上腺素能激动药，如异丙肾上腺素，可以作为第一信使与细胞膜外表面的受体结合（图 2-11），但异丙肾上腺素本身不会进入细胞。β 肾上腺素能激动药-受体复合物继而激活细胞膜内表面的与受体密切相关的腺苷酸环化酶，该酶在镁（Mg^{2+}）和鸟嘌呤核苷酸（GTP）存在的条件下催化细胞内 ATP 向 cAMP 的转化。

$$ATP \xrightarrow[Mg^{2+},GTP]{adenylyl\ cyclase} cAMP$$

鸟嘌呤核苷酸调节蛋白或 G 蛋白（Gs）充当把激动药-受体复合物与腺苷酸环化酶的催化或活性单元进行连接的沟通桥梁。cAMP 可作为 β 肾上腺素受体激动药诱发反应的第二信使或"内部"信使。已有报道表明，通过激活酶（即蛋白激酶）和蛋白磷酸化引起的 cAMP 增加可以促进 Ca^{2+} 向细胞内储存位点（即内质网或 SR）的转移，导致收缩蛋白区域内游离的肌浆 Ca^{2+} 减少（Andersson and Nilsson，1972），而收缩蛋白区域内肌浆 Ca^{2+} 的减少又可导致平滑肌的松弛。此外，β-肾上腺素受体诱导的平滑肌松弛也可由 Ca^{2+} 激活的钾离子通道开放所引起（Uchida et al，2005；Ferro，2006）。

细胞内 cAMP 水平的增加有两种方式：一种是通过增加合成，涉及腺苷酸环化酶的活化；另一

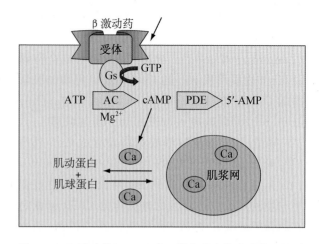

图 2-11　环磷腺苷(cAMP)在 β 肾上腺素能激动药诱导的平滑肌松弛中的作用示意图。激动药与细胞膜外的受体结合，受体激动药复合物通过刺激性 G 蛋白(Gs)激活细胞膜内表面上的腺苷酸环化酶(AC)，其在 Mg^{2+} 三磷鸟苷(GTP)存在下诱导三磷腺苷(ATP)向 cAMP 的转化。据推测，cAMP 可以促进细胞内钙储存位点对 Ca^{2+} 的摄入，导致收缩蛋白区域的 Ca^{2+} 减少从而诱导松弛。cAMP 还可通过其他方式抑制收缩过程(未示出)。磷酸二酯酶(PDE)可以将 cAMP 降解为 5′-AMP。

种则是通过减少降解，cAMP 的降解涉及磷酸二酯酶(PDE)的活化：

$$cAMP \xrightarrow{PDE} 5'-AMP$$

因此，增加腺苷酸环化酶活性的药物，例如 β 肾上腺素能激动药异丙肾上腺素，或降低 PDE 活性，即磷酸二酯酶抑制药如茶碱和罂粟碱，都会增加细胞内的 cAMP 水平并引起平滑肌松弛。

Weiss 和同事（1977）也证实了输尿管中存在腺苷酸环化酶和 PDE 活化。他们发现在输尿管中异丙肾上腺素可以刺激腺苷酸环化酶活性，而茶碱可以抑制 PDE 活性，这两种松弛输尿管平滑肌的药物可能通过增加异丙肾上腺素的合成和减少茶碱的降解来增加 cAMP 水平。另外一些研究则进一步证实了 cAMP 在平滑肌松弛中的作用：比 cAMP 更容易扩散到完整细胞中且不易被 PDE 分解的二丁酰基 cAMP，可以松弛包括输尿管平滑肌在内的多种平滑肌（Takago et al，1971；Wheeler et al，1990）。此外，激活腺苷酸环化酶催化亚基的毛喉素也可以松弛输尿管（Wheeler et al,1986;Hernández et al,2004)。

　　除了参与刺激腺苷酸环化酶和 cAMP 生成（如在 β 肾上腺素能激动药的作用过程中）的受体和 G 蛋白之外,其他受体和 G 蛋白可以抑制腺苷酸环化酶活性(Londos et al,1981)。α2 肾上腺素能和毒蕈碱胆碱能激动药的一些作用涉及这些抑制性 G 蛋白(Gi)的激活和随之的腺苷酸环化酶活性抑制。

　　另一种环核苷酸 cGMP 也会引起平滑肌松弛。cGMP 由 GTP 通过鸟苷酸环化酶合成并通过 PDE 降解为 5'-GMP。PDE 活化对 cAMP 和 cGMP 的降解作用已经在犬输尿管中得到了证实,并且多种抑制药可以优先抑制一种或另一种环核苷酸的分解(Weiss et al,1981;Stief et al,1995)。胰岛素亦被证实可激活输尿管中的 cAMP PDE 活性(Weiss and Wheeler,1988),8-溴-cGMP 也可引起包括输尿管在内的多种平滑肌的松弛(Schultz et al,1979;Cho et al,1984)。

　　NO 刺激可激活可溶性鸟苷酸环化酶并引起平滑肌松弛(Dokita et al,1991,1994)。一氧化氮合酶(NOS)在需要烟酰胺腺嘌呤二核苷磷酸还原酶(NADPH)的反应中将 L-精氨酸转化为 NO 和 L-瓜氨酸。NOS 一共有三种异构体,其中神经元型 NOS(nNOS)存在于神经元组织中,并且是 Ca^{2+} 和 NADPH 依赖性的(Bredt and Snyder,1990)。已有的观点认为通过神经元兴奋,神经元内的 Ca^{2+} 浓度增加,导致 L-精氨酸合成 NO。神经元释放的 NO 激活平滑肌细胞中的鸟苷酸环化酶,导致 GTP 转化为 cGMP,从而松弛平滑肌(图 2-12)。与 nNOS 类似,内皮 NOS(eNOS)也是 Ca^{2+} 和 NADPH 依赖性的(Sessa,1994),eNOS 可以在长时间内产生少量的 NO。诱导型一氧化氮合酶(iNOS)依赖于 NADPH 但不依赖于 Ca^{2+},并已在输尿管平滑肌中得到了证实(Smith et al,1993)。iNOS 则可以在短时间内产生大量 NO。

　　已有的研究已证实人输尿管中存在含有 NOS 的神经元(Stief et al,1993;Goessl et al,1995;Stief et al,1996;Iselin et al,1998),而且猪 UVJ(Hernández et al,1995;Phillips et al,1995)以及猪和人的上尿路和肾盏中均含有 NOS(Iselin et al,1998,1999)。NOS 与供应人输尿管的

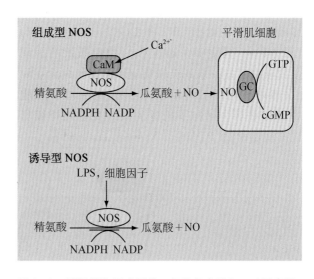

图 2-12　诱导型和组成型的一氧化氮合酶(NOS)示意图。CaM. 钙调蛋白;cGMP. 环鸟苷酸;GC. 鸟苷酸环化酶;GTP. 鸟苷三磷酸;LPS. 脂多糖;NADP. 烟酰胺-腺嘌呤二核苷酸磷酸;NADPH. 烟酰胺-腺嘌呤二核苷酸磷酸盐;NO. 一氧化氮

神经元中的血管活性多肽和神经肽 Y(NPY)的定位一致(Smet et al,1994;Iselin et al,1997)。NOS 定位于副交感神经和感觉神经,而不是肾上腺素能神经元。在原代培养的大鼠输尿管细胞中,可以在尿道上皮细胞中检测到 NO 的生成,但在平滑肌细胞中检测不到(Mastrangelo et al,2003),不过这些细胞均含有 eNOS 和 iNOS。

　　有证据表明 NO 通路参与了人体输尿管的舒张(Stief et al,1996;Iselin et al,1997)。NO 供体 SIN-1 可松弛人输尿管,且该作用可被鸟苷酸环化酶抑制药亚甲蓝所抑制。NO 供体也可抑制激动药诱导的离体猪肾盏,以及大鼠、猪和人膀胱内输尿管段的收缩,这些都与 cGMP 的增加有关。此外,NO 也参与了非肾上腺素能、非胆碱能(NANC)诱导的猪 UVJ 松弛(Hernández et al,1995)。还有证据表明,腺苷可以通过非 NO 依赖性的途径松弛猪膀胱内输尿管(Hernández et al,1999)。

　　α1-肾上腺素能、毒蕈碱胆碱能激动药、神经递质、生物物质和许多其他激素的一些作用均与细胞内 Ca^{2+} 的增加有关,并且与肌醇脂质代谢的变化有关。这些激动药与细胞膜上的受体结合,激动药-受体复合物在 G 蛋白参与的情况下激活

磷脂酶 C,导致多磷脂酰肌醇 4,5-二磷酸酯水解形成两个第二信使,IP3 和 DG(Berridge,1984)(图 2-13)。其中 IP3 通过 Ca^{2+} 信使系统的钙调蛋白分支引发一系列级联反应从而使胞内储存位点(即内质网或 SR)动员 Ca^{2+}。在平滑肌细胞中,IP3 被认为参与了短暂的收缩反应或持续反应的初始阶段(Park and Rasmussen,1985)。

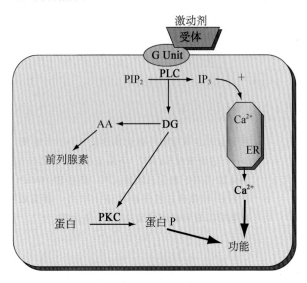

图 2-13　肌醇脂质代谢在平滑肌功能中的作用示意图。激动药与细胞膜外侧的受体结合。激动药-受体复合物继而激活酶磷脂酶 C(PLC),诱导多磷脂酰肌醇 4,5-二磷酸(PIP_2)水解,形成肌醇 1,4,5-三磷酸(IP3)和 二酰基甘油(DG)两个第二信使。G 蛋白参与了 PLC 的激活。IP3 从细胞内质网(ER)等胞内钙储存位点中动员钙并诱导功能反应。DG 与蛋白激酶 C(PKC)结合,继而诱导蛋白磷酸化和随后的功能反应。AA. 花生四烯酸

DG 是另一种第二信使,可以与 PKC 结合后易位至细胞膜;并且可以通过降低 PKC 激活所需的 Ca^{2+} 浓度增加 PKC 的酶活性。PKC 参与了蛋白质的磷酸化过程(Nishizuka,1984)。Ca^{2+} 信使系统的 PKC 分支被认为是平滑肌持续收缩的原因(Park and Rasmussen,1985),并且受激素诱导的细胞内 Ca^{2+} 变化的影响。PKC 与 Ca^{2+} 依赖性平滑肌收缩有关(Yoshimura and Yamaguchi,1997)。目前已证实 PKC 具有多种亚型,且这些亚型的功能活性和特异性似乎取决于同工酶的磷酸化状态及其亚细胞定位(Dempsey et al,2000)。

DG 还可活化作为花生四烯酸来源的磷脂酶 A,花生四烯酸是 PG 合成的底物(Mahadevappa and Holub,1983)。反之,花生四烯酸可以刺激鸟苷酸环化酶活性,随后形成 cGMP(Berridge,1984),这可以解释与毒蕈碱胆碱能和 α1-肾上腺素能激动药诱导的平滑肌收缩相关的 cGMP 水平的 Ca^{2+} 依赖性增加。cGMP 水平的增加是在这些激动药诱导的收缩开始之后才出现的,而非收缩开始之前。

因此,当激动药与平滑肌细胞膜上的特异性受体结合时,一系列第二信使参与了信号的转导,而信号转导过程最终导致了细胞对激动药的功能反应。

五、机械特性

通常通过定义力量和速度关系来评估肌肉的机械特性。等长收缩取决于收缩蛋白质和肌动蛋白与肌球蛋白之间的连接数量,这些蛋白质在收缩过程中发挥着重要作用。压力-速度关系取决于收缩蛋白之间联系的形成和分开速率。干涉可能影响压力-速度关系,同时影响或不影响压力-长度关系。除了这些评估输尿管机械性能的方法外,输尿管的二维性质也有助于研究压力-长度-直径关系。

(一)压力-长度的关系

压力-长度关系表示肌肉在等长条件下刺激时产生的力与刺激时肌肉的静止长度之间的关系。随着输尿管的拉伸(肌肉延长),静息力(即,肌肉未被激发时存在的张力)以渐进的速率增加(Weiss et al,1972)。在等长收缩期间产生的力也随着伸长而增加,直到达到最大收缩力的长度。随着进一步拉长,力量减弱(Weiss et al,1972;Thulesius et al,1989)。此长度的输尿管过度拉伸,或超出其压力-长度曲线的峰值。在最大收缩力产生的长度处,输尿管静息张力是极高的。

由于输尿管是粘弹性结构(Weiss et al,1972),任何给定长度的静息或收缩力都取决于长度变化的方向和长度变化的速率(Weiss et al,1972 年;Vereecken et al,1973),这被称为迟滞;对于输尿管,在任何给定的长度下,当输尿管缩短时,静息力较小,收缩力较大,如图 2-14 所示。

当输尿管被拉伸时,静息力增加。如果拉伸

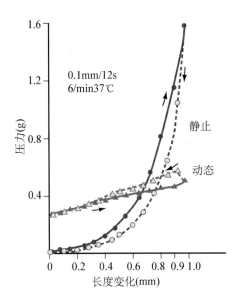

图 2-14　滞后现象。肌肉延长和缩短期间猫输尿管的静息和收缩（主动）力的变化。纵坐标代表压力；横坐标代表长度变化（ΔL）。实心符号和实线表示在肌肉延长期间获得的数据。空心符号和虚线表示肌肉缩短期间获得的数据。圆圈表示静息力，三角形表示活动或收缩力。长度和长度变化的方向影响静息和收缩力（From Weiss RM,Bassett AL,Hoffman BF. Dynamic length-tension curves of cat ureter. Am J Physiol 1972；222：388. ）

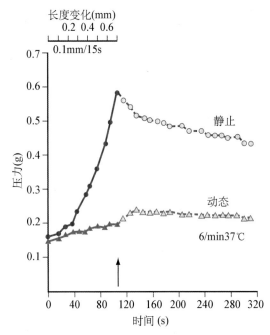

图 2-15　应力松弛。猫输尿管的静息和收缩（主动）力在纵坐标上，从拉伸开始的时间在下横坐标上，并且长度的变化（ΔL）在左上角的横坐标上。将肌肉拉伸一定量，然后保持固定长度。实线符号和实线表示在肌肉拉长期间获得的数据；空心符号和虚线表示在拉伸停止后获得的数据（箭头）并且肌肉保持恒定长度。当肌肉在拉伸（压力松弛）后保持恒定长度时，静息力减小。在这段时间内，收缩（主动）力增加（From Weiss RM,Bassett AL,Hoffman BF. Dynamic length-tension curves of cat ureter. Am J Physiol 1972；222：388. ）

后长度保持不变，则会发生变化，导致静息力下降或应力松弛（图 2-15）（Weiss et al,1972）。在一定范围内，当输尿管被拉伸到超过压力-长度曲线峰值的长度时，也就是说，当输尿管被拉伸到肌肉长度增加和收缩力下降的长度时，应力松弛程度有可能是，即在增加的长度保持不变的情况下，在一段时间内，发展的力量不再下降（Weiss et al,1972）。因此应力松弛可以被认为是粘弹性结构拉伸的补偿机制。

（二）压力-速度关系

压力-速度曲线描绘了负载和缩短速度之间的关系。正如希尔的肌肉缩短方程所预测的那样，典型的压力-速度曲线具有双曲线形状（图 2-16）（Hill,1938）。从压力-速度曲线，可以推断最大缩短速度（V_{max}），其表示在零负载下（即在等渗条件下）的缩短速度。V_{max} 由压力-速度曲线与纵坐标交叉的水平决定。输尿管中的 V_{max} 值在每秒 0.5 至 0.7 个长度的范围内（Biancani et al,

1984）。压力-速度曲线与横坐标在零缩短处相交，即在负载很大的等距条件下相交。缩短取决于总负载的提升，随着负载较重，输尿管缩短幅度较小。在接近零负载的条件下，即自由缩短条件下（等渗条件）下，体外豚鼠输尿管缩短至其初始长度的 25%～30%（Biancani et al,1984）。

（三）压力-长度-直径关系

由于输尿管肌纤维以纵向、周向和螺旋形排列（Tanagho,1971），输尿管的纵向和径向变形是相互关联的。同时研究长度和直径对管腔内压力负荷的响应是评估管状结构机械性能的另一种方法。在应用腔内压力后，输尿管的长度和直径均增加，这一过程称为蠕变（Biancani et al,1973）。响应于给定的腔内压力负荷的变形在体外比体内

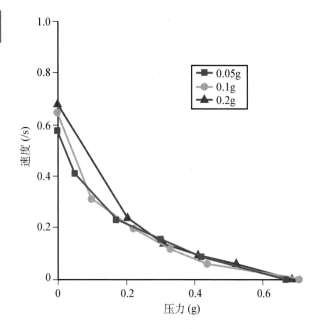

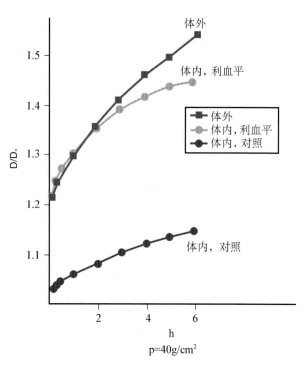

图 2-16　豚鼠输尿管的压力-速度关系。标本通过三种不同的预加载(0.05、0.1 和 0.2 g)拉伸。纵坐标为缩短速度,横坐标为输尿管的载荷。V 最大值是通过外推实验曲线与纵坐标相交而获得的。等距力由速度等于零的数据点得出(From Biancani P,Onyski JH,Zabinski MP,et al. Force − velocity relationships of the pig ureter. J Urol 1984;131:988. Copyright Williams & Wilkins,1984.)

图 2-17　压力-直径关系。对家兔输尿管施加 40g/cm² 的管腔内压力(p)负荷,测量直径(D/D₀)随时间的变化。蓝色方块表示从体外输尿管获得的数据。紫圆表示体内获得的数据。粉红色圆圈表示从利血平的治疗动物体内获得的数据。D. 变形时直径;D₀. 初始直径

更大;如果用利血平预处理体内制剂以抑制肾上腺素能影响(图 2-17),则部分抵消这种差异。这些数据提供了肾上腺素能神经系统在控制输尿管功能中的作用。

六、神经系统在输尿管功能中的作用

有些平滑肌的每条纤维均有特定的神经支配,而其他合胞体型平滑肌则缺乏离散的神经肌肉接头,并且其从一个肌肉细胞向另一个肌肉细胞的兴奋传播取决于来自一束神经的发射体的弥散释放。输尿管就是一种没有离散神经肌肉接头的合胞体型平滑肌(Burnstock,1970)

蠕动可能在移植或去神经支配后持续存在(O'Conor and Dawson-Edwards,1959;Wharton,1932)。因为其自发活动可能发生在孤立的体外输尿管段(Finberg and Peart,1970),并且正常的顺行蠕动在原位输尿管部分逆转后仍在继续

(Melick et al,1961),所以很显然输尿管蠕动可以在没有神经支配的情况下发生。然而,文献中的数据清楚地表明,神经系统在输尿管蠕动过程中至少起着一种调节作用。Morita 及其同事(1987b)提供的证据表明,自主神经系统可通过影响蠕动频率和推注量来影响通过输尿管的尿液运输。儿茶酚胺荧光和乙酰胆碱(ACh)释放的研究表明,人输尿管是受交感神经(含去甲肾上腺素)和副交感神经(含 ACh)神经元调控的(Duarte-Escalante et al,1969;Del Tacca,1978)。

(一)副交感神经系统

尽管副交感神经系统在输尿管蠕动控制中的作用尚未得到很好的界定,但毒蕈碱胆碱能受体已在包括人类在内的许多物种的输尿管中得到证实(Latifpour et al,1989,1990;Hernández et al,1993;Sakamoto et al,2006)。毒蕈碱胆碱能受体有五种亚型,M1 至 M5。兴奋性毒蕈碱受体 M1、M3 和 M5 通过兴奋性 G 蛋白(G q)起作用,并通

过产生 IP3 和 DG 增加细胞内钙。抑制性毒蕈碱受体 M2 和 M4 通过抑制性 G 蛋白(Gi)与抑制腺苷酸环化酶起作用(Wu et al,2000;van Koppen and Kaiser,2003)。卡巴胆碱诱导的收缩反应主要通过 M3 受体亚型介导(Tomiyama et al,2003b),M2 受体活化可抑制由腺苷酸环化酶活化引起的平滑肌松弛(Hegde et al,1997)。在人输尿管中,M2 型毒蕈碱受体比 M3 型的密度更高(Sakamoto et al,2006)。

目前已证实,马输尿管中存在乙酰胆碱酯酶阳性神经纤维(Prieto et al,1994)。胆碱能神经支配在远端和膀胱内输尿管中特别丰富(Hernández et al,1993)。此外,乙酰胆碱已被证明是从孤立的豚鼠、兔子和人体输尿管中释放出来以响应 EFS(Del Tacca,1978),并且这种释放可被神经毒物河豚毒素抑制。这些数据表明,但并不能证明副交感神经系统在控制输尿管活动中至少具有调节作用。

原型胆碱能激动药是 ACh,其在①体细胞运动神经(烟碱性位点)的神经肌肉接头处用作神经递质;②节前副交感神经和交感神经效应连接点(烟碱部位);和③节后副交感神经效应器位点(毒蕈碱位点)。ACh 合成涉及的 CoA 是辅酶 A。ACh 储存在突触末端的囊泡中;它的释放取决于 Ca^{2+} 流入末端,这可能导致囊泡与突触前末梢膜融合,从而将 ACh 排入突触间隙。随后 ACh 被乙酰胆碱酯酶水解。阿托品可阻断胆碱能激动药的毒蕈碱作用。烟酸激动药的作用可以被非去极化神经节阻滞药或高浓度的烟碱激动药本身阻断,这可能在神经节刺激的初始阶段后通过受体部位的脱敏作用引起神经节阻滞。

$$\text{Acetyl CoA} + \text{Choline} \xrightarrow[\text{acetyltransferase}]{\text{choline}} \text{ACh}$$

1. 胆碱能激动药

胆碱能激动药,包括 ACh、醋甲胆碱(Mecholyl)和卡巴胆碱(碳酰胆碱,Urecholine),一般对输尿管和肾盂功能有兴奋作用。也就是说,它们会增加收缩的频率和力度(Vereecken,1973;Longrigg,1974;Rose and Gillenwater,1974;Morita et al,1986,1987b;Maggi and Giuliani,1992;Hernández et al,1993;Prieto et al,1994)。卡巴胆碱对离体犬输尿管的兴奋作用是由兴奋性 M3

受体亚型介导的,卡巴胆碱抑制 KCl 所诱导的犬输尿管的纵向收缩主要是由抑制性 M4 受体亚型介导(Tomiyama et al,2003b)。ACh 也可以增加豚鼠和大鼠输尿管动作电位的持续时间(Prosser et al,1955;Ichikawa and Ikeda,1960)以及豚鼠输尿管动作电位平台期的振荡次数(Ichikawa and Ikeda,1960)。

烟碱激动药,如尼古丁、四甲基铵和二甲基苯基哌嗪,可引起烟碱受体的初始刺激,继而使受体部位脱敏;然后受体对烟碱激动药和内源性 ACh 失去反应导致传播阻滞。正如预期的那样,尼古丁已被证明对输尿管具有兴奋性(Boyarsky et al,1968)、双相性(Satani,1919;Labay and Boyarsky,1967),或抑制作用(Prosser et al,1955;Vereecken,1973)。

2. 抗胆碱酯酶

抗胆碱酯酶可以阻止胆碱酯酶水解 ACh,从而增加 ACh 作用在毒蕈碱和烟碱受体位点的持续时间和强度。随着长期高剂量给药,它们可导致烟碱部位的脱敏阻断。抗胆碱酯酶(如毒扁豆碱和新斯的明)的作用与 ACh 和其他副交感神经药物对输尿管的兴奋作用相类似(Satani,1919;Vereecken,1973)。

3. 副交感神经阻滞药

阿托品是 ACh 毒蕈碱作用的竞争性拮抗药。阿托品的抑制作用可能是先于其对毒蕈碱受体的短暂刺激作用。虽然阿托品已被证明能抑制副交感神经药物(Vereecken,1973;Longrigg,1974)和毒扁豆碱(Macht,1916a)对各种输尿管和肾盏制剂的兴奋作用,但大多数研究表明阿托品本身对包括人在内的大多物种的输尿管活动几乎没有直接作用(Gibbs,1929;Gould et al,1955;Butcher et al,1957;Washizu,1967;Vereecken,1973;Reid et al,1976);(Kiil,1957)。即使可以观察到阿托品对输尿管活动的抑制,其效果通常也极小(Ross et al,1967),因此其用于治疗输尿管绞痛几乎没有理由。

此外,有关甲基苯丙胺(Banthine)和丙胺嘧啶(Pro-Banthine)这两种副交感神经阻滞药对输尿管活动直接影响的报道也不一致(Draper and Zorgniotti,1954;Kiil,1957;Reid et al,1976)。

(二)交感神经系统

输尿管中肾上腺素能受体和儿茶酚胺能神经元(通过标记其标记物酪氨酸羟化酶鉴定)的存在,以及输尿管和肾盏可以释放儿茶酚胺以响应EFS的特点,表明交感神经系统似乎也参与了输尿管活动的调节(Latifpour et al,1989,1990;Morita et al,1994;Edyvane et al,1994;Weiss et al,1978;Longrigg,1975)。

受体结合技术证实输尿管含有兴奋性α肾上腺素能和抑制性β肾上腺素能受体(McLeod et al,1973;Rose and Gillenwater,1974;Weiss et al,1978;Latifpour et al,1989,1990)。在人输尿管、肾盂和肾盏中,α1D和α1A肾上腺素能受体亚型的表达高于α1B肾上腺素能受体亚型(Sigala et al,2005;Itoh et al,2007;Karabacak et al,2013)。α1肾上腺素受体在远端输尿管的表达最高,其中α1D的表达高于α1A,α1A又高于α1B,这与去氧肾上腺素(一种α肾上腺素能激动药)能诱导人远端输尿管产生比近端输尿管更大收缩力的发现相一致(Sasaki et al,2011)。α1肾上腺素能受体的表达具有种属特异性。在小鼠输尿管中α1A肾上腺素能受体的表达较高,而在犬和仓鼠输尿管中则是α1D肾上腺素能受体的表达较高(Tomiyama et al,2007;Kobayashi et al,2009a,2009b)。α1A肾上腺素能受体亚型是参与小鼠、仓鼠和人输尿管收缩的主要受体亚型(Tomiyama et al,2007;Sasaki et al,2008;Kobayashi et al,2009c;Sasaki et al,2011),而且α1A肾上腺素能受体似乎更多地参与输尿管基线张力的维持,而不是增强输尿管蠕动(Morita et al,1987a;Tomiyama et al,2002)。

去甲肾上腺素主要是α肾上腺素能激动药(虽然它也可以刺激β肾上腺素能受体),可以增加电刺激诱导的输尿管收缩力(Weiss et al,1978)。当在α肾上腺素能阻滞药,如酚妥拉明(Regitine)存在时,去甲肾上腺素能降低输尿管的收缩力(Weiss et al,1978)。体内输尿管也可以发生类似的逆转作用(McLeod et al,1973),并且可以通过去甲肾上腺素对兴奋性α肾上腺素能受体被阻断时对抑制性β肾上腺素能受体的主要作用来解释。普萘洛尔(Inderal),一种β肾上腺素能拮抗药,可增强去甲肾上腺素诱导的收缩力

的增加(Weiss et al,1978)。这可以解释为当抑制性β肾上腺素能受体被阻断时,去甲肾上腺素更多地作用于兴奋性α肾上腺素能受体。此外,异丙肾上腺素是一种β-肾上腺素能受体激动药,会降低收缩性(Weiss et al,1978)。这些数据为输尿管中兴奋性α肾上腺素能和抑制性β-肾上腺素能受体提供了证据,并且符合McLeod及其同事(1973)和Rose与Gillenwater(1974)对体内输尿管的观察结果。

输尿管中腺苷酸环化酶活性的证实(Weiss et al,1977;Wheeler et al,1986)以及当给兔输尿管施加给定的腔内压力时,给予利血平可引起比正常、非利血平处理的兔输尿管上施加相同压力负荷导致的更大幅度的变形,进一步证实了输尿管中兴奋性α肾上腺素能受体和抑制性β肾上腺素能受体的存在(见图2-17)(Weiss et al,1974)。最后,高强度、高频率,短时刺激的电刺激已被证明可以诱导可能来自输尿管壁和肾盏的内在神经组织释放神经递质(Weiss et al,1978;Longrigg,1975)。

1.肾上腺素能激动药

负责肾上腺素能传递的化学递质去甲肾上腺素是在神经元中由酪氨酸合成的。从神经末梢释放后,一部分去甲肾上腺素可与效应器官中的受体结合导致生理反应。大部分去甲肾上腺素被主动摄取(再摄取或神经元摄取)到神经元中。神经元再摄取调节去甲肾上腺素与神经支配组织接触的持续时间,从而调节儿茶酚胺诱导的应答的幅度和持续时间。可卡因和丙咪嗪(Tofranil)等抑制神经元摄取的药物可增强对去甲肾上腺素的生理反应。酶单胺氧化酶和儿茶酚-O-甲基转移酶为去甲肾上腺素提供降解途径。

目前的主流观点认为,主要激活α肾上腺素能受体的药物,如去甲肾上腺素和去氧肾上腺素,往往会刺激输尿管和肾盂活动(McLeod et al,1973;Vereecken,1973;Hannappel and Golenhofen,1974;Rose and Gillenwater,1974;Hernández et al,1992;Rivera et al,1992;Danuser et al,2001),以及主要激活β肾上腺素能受体的药物,如异丙肾上腺素和肾上腺素,倾向于抑制输尿管和肾盂活动(Finberg and Peart,1970;Ancill et al,1972;McLeod et al,1973;Vereecken,

1973；Hannappel and Golenhofen，1974；Rose and Gillenwater，1974；Weiss et al，1978；Hernández et al，1992；Rivera et al，1992；Danuser et al，2001）。参与输尿管松弛的 β 肾上腺素亚型具有物种特异性；大鼠主要是 $β_1$ 肾上腺素能受体，兔主要是 $β_2$ 肾上腺素能受体，犬则主要是 $β_3$ 肾上腺素受体，猪和人主要是 $β_2$ 和 $β_3$ 肾上腺素能受体（Tomiyama et al，1998；Park et al，2000；Tomiyama et al，2003a；Wanajo et al，2004）。所有三种 β 肾上腺素能受体亚型都在人输尿管中表达（Park et al，2000；Matsumoto et al，2013）。免疫组织化学研究表明，β 肾上腺素能受体在人输尿管的平滑肌和尿路上皮中都有表达（Matsumoto et al，2013）。相对特异的 $β_3$ 肾上腺素受体激动药 TRK-380 使体外人输尿管段松弛，并且已经表明 $β_3$ 激动药米拉贝隆具有相似的作用（Matsumoto et al，2013）。合成的 $β_2/β_3$ 肾上腺素能受体激动药（KUL-7211）是一种强效的松弛药，比 α 肾上腺素拮抗药（坦索罗辛和哌唑嗪）、钙通道阻滞药（维拉帕米）、PDE 抑制药（罂粟碱）更能有效松弛犬输尿管（Wanajo et al，2005）。KUL-7211 也能强效地松弛猪的输尿管（Wanajo et al，2011）。在行输尿管镜检查术时发现，管腔内的异丙肾上腺素能降低肾盂的压力。据推测，这能降低肾内的回流，并减少了潜在的不良影响（Jung et al，2008；Jakobsen，2013）。在兔的肾盂，$β_2$ 肾上腺素能受体激动药可以抑制远端肾盂的收缩活动（Kondo et al，1989）。酪胺是一种肾上腺素激动药，源于肾上腺素末端释放的去甲肾上腺素，它对上尿道也有刺激效应（Boyarsky and Labay，1969；Finberg and Peart，1970；Longrigg，1974）。有报道显示，可卡因对输尿管具有刺激作用，这可能是可卡因阻碍了去甲肾上腺素的重吸收，使之不能进入肾上腺神经末端，而导致了去甲肾上腺素的量与持续时间都在增加。

2. 肾上腺素拮抗药

α 肾上腺素拮抗药，如酚妥拉明和酚苄明（苯苄胺），可以抑制去甲肾上腺素和其他 α 肾上腺素拮抗药的刺激作用（Finberg and Peart，1970；Gosling and Waas，1971；McLeod et al，1973；Vereecken，1973；Hannappel and Golenhofen，1974；Longrigg，1974；Rose and Gillenwater，1974；

Weiss et al，1978；Hernández et al，1992）。α 肾上腺素拮抗药多沙唑嗪能够轻微降低体外猪输尿管的自发性搏动，并且抑制肾上腺素和去氧肾上腺素的收缩效果（Nakada et al，2007）；坦索罗辛能够抑制体内外人输尿管的收缩（Rajpathy et al，2008；Davenport et al，2007）。西洛多辛是一种 α 受体拮抗药，它抑制 EFS 诱导的人和鼠输尿管的收缩的效果比坦索罗辛或哌唑嗪更加有效。坦索罗辛是一种选择性 $α_{1A/D}$ 受体拮抗药，哌唑嗪是一种非选择性 α 肾上腺素受体拮抗药（Villa et al，2013）。β 肾上腺素拮抗药普萘洛尔能够阻碍或者减弱 β 肾上腺素能激动药（如异丙肾上腺素）的抑制效果（McLeod et al，1973；Vereecken，1973；Longrigg，1974；Rose and Gillenwater，1974；Weiss et al，1978）。

（三）感觉神经支配和肽能药在输尿管功能控制中的作用

感觉神经能在其作用的组织中发挥传入感觉和传出感觉的作用。速激肽和降钙素基因相关肽（CGRP）是感觉神经末梢释放的神经递质（Maggi，1995）。速激肽和降钙素基因相关肽能够刺激或者抑制电传导活动和收缩活动。辣椒素敏感神经位于输尿管，它能够调节速激肽 P、神经激肽 A 和神经肽 K（Hua et al，1985；Sann et al，1992）和 CGRP（Gibbins et al，1985；Sann et al，1992；Tamaki et al，1992）。速激肽和 CGRP 在人体中引起的免疫反应性较在豚鼠的输尿管中少。低剂量的辣椒素能抑制输尿管的活动，据推测，这可能是由于 CGRP 的释放。但是高剂量的辣椒素却能增加输尿管的活性，这可能是因为速激肽 A、神经肽 K 和神经递质 P（Hua and Lundberg，1986）。辣椒素影响新生的大鼠，能使其输尿管中含有降钙素基因相关肽的感觉神经退化，并增强交感神经（去甲肾上腺素）的神经支配（Sann et al，1995）。因为神经生长因子（NGF）对感觉神经和去甲肾上腺素能神经支配都起作用，辣椒素诱导感觉神经的退化，减少了感觉神经细胞对 NGF 的摄入，所以作用于交感神经支配的 NGF 合成数量增加（Schicho et al，1998）。与肾盂相比，速激肽在输尿管中的刺激作用更为显著（Maggi et al，1992b）。在人、猪、豚鼠的输尿管、猪膀胱输尿管和豚鼠肾盂中，速激肽的兴奋作用与 NK-2 受体的兴奋有关(Patacchini et al,1998;Jerde et al,1999;Bustamante et al,2001;Nakada et al,2001)。神经递质 CGRP 的抑制作用涉及多种机制(Maggi and Giuliani,1991;Maggi et al,1994c)。通过开放 ATP 敏感的 K^+ 通道,CGRP 导致膜超极化,从而阻断电压敏感 Ca^{2+} 通道,该 Ca^{2+} 通道影响了输尿管动作电位的产生和输尿管收缩活动(Maggi et al,1994b;Santicioli and Maggi,1994;Meini et al,1995)。CGRP 引起的输尿管松弛也可能是由于腺苷酸环化酶活性的刺激而导致 cAMP 的增加而引起的(Santicioli et al,1995b)。CGRP 在输尿管上的作用可通过降低感觉神经释放的降钙素基因相关肽的肽链内切酶来调节(Maggi and Giuliani,1994)。

组织化学的研究结果表明,速激肽和降钙素基因相关肽共定位于输尿管的同一神经(Hua et al,1987)。含有 NPY 和血管活性肠多肽(VIP)的肽能神经元也存在于输尿管中(Allen et al,1990;Edyvane et al,1992;Prieto et al,1997)。VIP 和垂体腺苷酸环化酶激活多肽(PACAP)能通过 cAMP 依赖性机制的作用来松弛猪膀胱输尿管(Hernández et al,2004)。Edyvane 及其同伴在人输尿管的神经纤维中的至少 4 个甚至 6 个不同的免疫组化检测结果为此提供了证据。主要包括 NPY 去甲肾上腺素神经、含有 NPY 和血管活性多肽的神经元、含有 P 物质和 CGRP 的神经元和含有 CGRP 的神经元。NPY 增强去甲肾上腺素对输尿管的兴奋作用(Prieto et al,1997)。在 CGRP 和血管活性肽,CGRP 和 NPY 以及 CGRP 和酪氨酸羟化酶(一种去甲肾上腺素能神经元的标志物)之间也观察到罕见的共存。这些研究者证实了输尿管神经支配的区域差异,并且发现输尿管下段比上段有更广泛的神经支配。

肾盂感觉神经含有 P 物质和 CGRP。肾盂压力增加可导致 P 物质的释放和随后肾传入神经活动的增加。CGRP 可以通过阻滞 P 物质的代谢增强传入肾神经活动,从而导致 P 物质增加以增强传入肾神经活动(Gontijo et al,1999)。PGs 也能促进感受器激活(Koppet et al,2000)。

NANC 兴奋性神经递质在猪膀胱内输尿管中起作用(Bustamante et al,2000,2001)。在存在阻断肾上腺素能神经传递药(毒蕈碱胆碱受体、

NO 合酶活性、PG 合成、A1/A2 腺苷受体)的情况下,EFS(5 Hz)诱导的收缩被速激肽物质 P 和 NKA 增强,并且被一种感觉神经毒素、辣椒素、NK_2 受体拮抗药(GR94800)抑制。EFS 引起的收缩被河豚毒素所抑制,该证据表明了收缩是神经源性的。从辣椒素敏感的传入神经和激活的 NK_2 受体释放的速激肽(特别是 NKA)参与了 NANC 兴奋性神经传递。

(四)嘌呤能神经系统

Burnstock 和同事(1972)假设了 ATP 可以作为膀胱兴奋药的激发器。随后的研究显示膀胱中神经刺激引起 ATP 与 ACh 释放(Kasakov and Burnstock,1983),并且膀胱中的兴奋反应是由 P2X 受体介导的。ATP 激活 P2X 嘌呤受体促进细胞外 Ca^{2+} 流入肌肉细胞并产生收缩。尽管没有证据表明 ATP 介导了输尿管的收缩,但有证据表明 ATP 参与了疼痛反应过程。P2X 受体存在于输尿管中(Lee et al,2000)。人和豚鼠输尿管的扩张可引起尿路上皮细胞释放 ATP(Knight et al,2002;Calvert et al,2008),继而刺激含有嘌呤能受体的感觉神经(Rong and Burnstock,2004;Calvert et al,2008)。

豚鼠输尿管已被证实存在两种类型的机械敏感传入纤维(Cervero and Sann,1989)。其中一种纤维由对正常输尿管蠕动做出反应的张力受体组成,而另一种纤维则主要参与诸如肾结石和腔内压力增加等有害事件的信号传递。两种纤维都是化学敏感的,可被 K^+、缓激肽和辣椒素激发(Sann,1998)。由于输尿管扩张和外源性 ATP 都可增加传入神经的放电(Rong and Burnstock,2004),ATP 可能参与了内脏疼痛和输尿管的扩张,也就是肾绞痛(Burnstock,2006,2009)。有人提出,输尿管扩张会导致尿路上皮细胞释放 ATP,继而激活远处疼痛感觉神经上的嘌呤受体。与这个假设一致,根据 P2X3 和辣椒素受体的染色结果证实 ATP 可随着分离的人体输尿管扩张而释放(Calvert et al,2008)。

七、尿液运输

(一)肾盂输尿管连接部的生理学

在正常尿流量下,肾盏和肾盂收缩的频率大

于上输尿管,并且肾盂输尿管连接部有相对的电活动阻滞(Morita et al,1981)。在这些流动中,肾盂充盈;最初输尿管处于塌陷状态,随着肾盂压力升高,尿液被挤压入输尿管上段(Griffiths and Notschaele,1983)。移动尿液的输尿管收缩压力高于肾盂压力,闭合的肾盂输尿管连接部可以保护肾从输尿管消散背压。随着流速的增加,肾盂输尿管连接部的阻滞停止,并且起搏器和输尿管收缩之间存在 1:1 的对应关系(Constantinou and Hrynczuk,1976;Constantinou and Yamaguchi,1981)。

由于肾盂输尿管连接部梗阻,可能会出现狭窄或变得像瓣膜一样(Maizels and Stephens,1980)或黏膜褶皱(Takeyama and Sakai,2007)。在其他情况下,肾盂输尿管连接部没有严重缩窄,蠕动脉冲的异常传播是梗阻的一个致病因素。在这些情况下,肾盂输尿管连接部似乎存在功能障碍,因为即使尿液运输不足,大型导管也可以很容易地通过肾盂输尿管连接部。Murnaghan(1958)将功能异常与肾盂输尿管连接部肌束结构的改变相联系,Foote 和同事(1970)观察到肾盂输尿管连接部肌肉组织的减少。Hanna(1978)在重度肾盂输尿管连接部梗阻的电子显微镜研究中指出,在肾盂的肌肉组织异常和肾盂输尿管连接部本身的细胞间关系破坏时,肾盂输尿管连接部的胶原累积增加,并伴有梗阻(Murakumo et al,1997),并且提出在梗阻的肾盂输尿管连接部中Ⅰ型和Ⅲ型胶原的差异可能是年龄依赖性的(Yoon et al,1998)。平滑肌肌球蛋白重链异构体的增加在先天性 UPJ 梗阻中也有描述(Hosgor et al,2005)。研究还发现与对照组相比,肾盂输尿管连接部梗阻标本中的神经和神经生长因子信使 RNA(mRNA)的表达减少(Wang et al,1995;Murakumo et al,1997)。据报道,先天性肾盂输尿管连接部梗阻区域平滑肌细胞凋亡的增加,伴有平滑肌和神经末梢的减少以及胶原和弹性蛋白的增加(Kajbafzadeh et al,2006)。而且,在梗阻的肾盂输尿管连接部,有助于从起搏细胞向典型输尿管平滑肌细胞传播电脉冲的 c-KIT 阳性 ICC 样细胞也随着减少(Solari et al,2003;Yang et al,2009)和增加(Koleda et al,2012)。有研究表明,在肾盂成形术时肾盂输尿管连接部存在收缩性缺损(Pontincasa et al,2006)。穿过肾盂输尿管连接部的血管或粘合带可以增强所有类型肾盂输尿管连接部梗阻的扩张程度。

研究报道的差异表明了一组称为肾盂输尿管连接部梗阻的病例的组织病理学谱。至少在某些情况下,细胞间蠕动活性传递的中断可能导致肾盂输尿管连接部的尿液运输受损。

预测扩张是否会发生时,必须考虑输入和输出;在肾盂和肾盏扩张的发展方面,利尿和梗阻的效果似乎是互补和相加的。有些肾盂输尿管连接部可以不考虑利尿的程度情况而对尿流进行处理,有些甚至在最低流量时也会导致扩张,还有一些可以处理低流量但在高流量时会导致大量扩张(图 2-18)。

(二)尿液的推进

Griffiths 和 Notschaele(1983)详细描述了尿液运输机制的理论;这些在图 2-19 中描述。

在正常的流速下,上段输尿管最初处于塌陷状态,随着肾盂充盈,肾盂压力升高,尿液挤入上段输尿管。收缩波起源于输尿管的最近端部分,并将其前方的尿液向远端方向移动。先前进入输尿管的尿液形成团块。为了有效地推进尿液团,收缩波必须完全接合输尿管壁(Woodburne and D Lapides,1972;Griffiths and Notschaele,1983),并且由这种收缩波产生的压力被腔内压力测量所记录。推挤在收缩波前的尿液团几乎完全位于输尿管的被动非收缩部分(Fung,1971;Weinberg,1974)。

基线或休息时,输尿管压力为 $0 \sim 5 cmH_2O$,并且叠加输尿管收缩每分钟发生 $2 \sim 6$ 次,压力范围为 $20 \sim 80 cmH_2O$(Kiil,1957;Ross et al,1972)。尿液穿过肾进入膀胱;当正常运行时,输尿管膀胱连接部确保尿液的单向运输。推进的收缩波将尿液推入膀胱,然后在输尿管膀胱连接部处消散。

与任何管状结构一样,输尿管每单位时间可输送一组最大量的流体。在团块形成的正常流量下,每单位时间尿液的输送量显著小于输尿管的最大输送量。在灌流研究(Whitaker,1973)使用的极高流量中,输尿管壁不会接合,并且运输的是连续的流体柱,而不是一系列的团块。

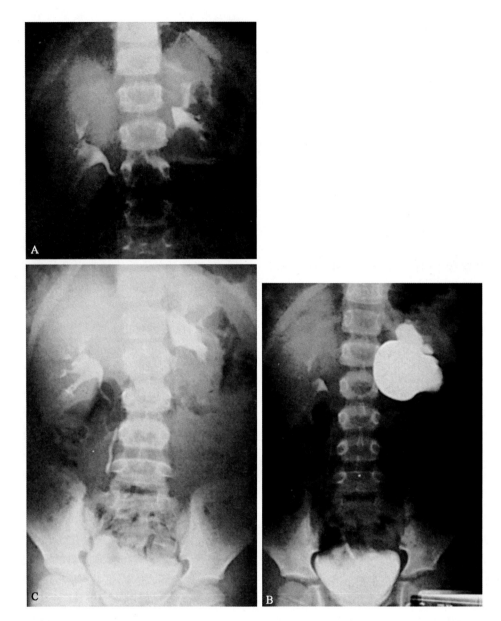

图 2-18　A. 静脉肾盂造影(IVP)显示本质上是正常上尿道。B. 来自同一个孩子的影像,在心脏造影之后立即摄影,产生大量的尿液。C. IVP 后 6 周血管造影(From Weiss RM. Clinical implications of ureter physiology. J Urol 1979; 121:401. Copyright Williams & Wilkins,1979.)

　　当运输不充分时,会发生尿液淤滞并引起输尿管扩张。单位时间内流体输入过多或单位时间流出输尿管的流体过少都会导致输送不足。在预测输尿管扩张是否会发生时,必须考虑输入和输出。例如,小流量的梗阻会导致高流量时比低流量时更多的扩张。即使是正常的无阻碍输尿管,如果流量足够大,也会阻碍尿液运输。

　　即使单个纤维的收缩力不变,输尿管尺寸在病理状态下的变化也可能导致尿液传输效率低

下。拉普拉斯方程表示影响腔内压力的变量之间的关系:

$$压力=\frac{张力\times壁厚}{半径}$$

　　输尿管直径的增加本身会降低腔内压力,导致输尿管运输效率下降。在理论上,这种尺寸变化可能是有害的(Griffiths,1983)。其他因素可能是输尿管的组织学成分,这可以通过I型和III型胶原蛋白的阻滞和回流作用来解释(Lee et al,1998)。

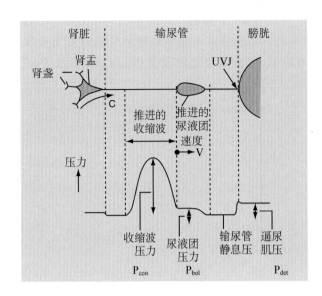

图 2-19 输尿管远离肾盂向膀胱移动的单次推注示意图。箭头 C 表示尿液团运输的方向。下面的曲线显示了泌尿道内相应的压力分布。UVJ. 输尿管连接 (From Griffiths DJ, Notschaele C. The mechanics of urine transport in the upper urinary tract. Neurourol Urodyn 1983; 2: 155.)

(三)利尿药对输尿管功能的影响

随着输尿管流量的增加,输尿管的初始分泌量将增加蠕动频率。在达到最大频率之后,通过增加尿液团的方式,可以进一步增加肌肉收缩 (Morales et al, 1952; Constantinou et al, 1974)。在相对低的流量下,流量的小幅度增加会导致蠕动频率的大幅度增加。在较高的流速下,相对较大的流量增加会导致蠕动频率的小幅度增加。随着流速的不断增加,几个尿液团会聚集在一起,最后输尿管会被充盈和扩张。在这样的高流速下,尿液可通过开放的管道运输。

(四)膀胱充盈和神经源性运动障碍对输尿管结扎术的影响

输尿管扩张可能由于输液量增加或输尿管输出液减少。输尿管压力和膀胱内压力之间的关系对于确定尿液通过输尿管膀胱连接部进入膀胱的功效是非常重要的。在正常输尿管常规的生理性流速下,输尿管收缩压超过了膀胱内压,导致尿流通过膀胱。在扩张且收缩不良的输尿管中,或者极端流速下的正常输尿管中,尿液团不会与输尿管壁接合以形成推注,并且尿道基底部的压力必须超过膀胱内压才能使尿液流过膀胱。

膀胱内的压力大小对于判定尿液输送在输尿管膀胱连接部上的效力至关重要,也是输尿管最长时间内需要克服的压力。在正常膀胱充盈期间,交感神经冲动和膀胱壁的弹性抑制了膀胱内压升高的幅度,即强直性痉挛。充盈后,正常膀胱保持相对低的膀胱内压力 (McGuire, 1983),促进尿液穿过输尿管膀胱连接部并防止输尿管扩张。在无顺应性的纤维化膀胱及某些形式的神经源性膀胱功能障碍中,膀胱是自主的,且膀胱体积增加相对较小而导致膀胱内压的大幅增加,从而使输尿管排空障碍。输尿管最初通过增加其蠕动频率来减少排空能力 (Zimskind et al, 1969; Rosen et al, 1971; Fredericks et al, 1972)。最终,输尿管扩张出现停滞。当膀胱内压力接近 40 cm H_2O 时,输尿管出现失代偿 (McGuire et al, 1981)。

(五)输尿管膀胱连接部的生理学

Griffiths (1983) 分析了输尿管膀胱连接部的尿液运输因素。在正常情况下和正常流速下,梗阻输尿管腔的收缩波也阻碍了尿液团的流动。当推注到达输尿管膀胱连接部时,推注内的压力必须超过膀胱内压力,才能使尿液团块穿过输尿管膀胱连接部进入膀胱。这种情况下,收缩波能够使输尿管壁接合并向远端移动尿液团,收缩波产生的压力也超过了泌尿系统的压力。在输尿管膀胱连接部输尿管口附近,其收缩的输尿管环与抗反流机制有关 (Roshani et al, 1996)。当推注进入膀胱时,远端输尿管在其鞘内缩回;输尿管这种伸缩有助于减少输尿管膀胱连接部对流动的阻力,利于尿液进入膀胱 (Blok et al, 1985)。输尿管膀胱连接部没有松弛 (Weiss and Biancani, 1983) 时,当输尿管膀胱连接部出现梗阻,膀胱内压过高,或者流速太高以致超过正常输尿管膀胱连接部的运输能力时,阻碍了推注穿过输尿管膀胱连接部进入膀胱。这种情况下,尿液团不能自由通过膀胱,推注内的压力增加并且可能超过收缩波的压力。这将导致收缩波不能完全闭塞输尿管,造成尿液逆流,仅小部分尿推注通过输尿管膀胱连接部进入膀胱。Griffiths (1983) 提出的理论证据表明,即使输尿管完全正常,若输尿管很宽或者收缩很小,也可能会出现类似的输尿管输送受损的情况。输尿管收缩越宽和越弱,输尿管膀胱连接部的抵抗必须越小,以不干扰尿液的推注运输。

输尿管膀胱连接部的流动阻力不同归因于三角区内的压力(Tanagho et al,1968)和逼尿肌压力(Coolsaet et al,1982)。

Griffiths(1983)提出的理论具有直接的临床意义。如果输尿管膀胱连接部发生梗阻(即具有异常高的流动阻力)或者逼尿肌压力过高,则在高流量条件下大量推注不会被完全排入膀胱,因为推动推注的收缩波将会被强力打开并且发生输尿管内反流。由 Whitaker(1973)推广的灌注研究(即惠特克测试)可以检测输尿管膀胱连接部上的这种梗阻。另一方面,Griffiths(1983)的理论表明,即使在输尿管膀胱连接部正常且未检测到上述情况下,在高流率下的宽或弱收缩的输尿管中也可能出现类似的团块向膀胱排泄的故障的情况,这是通过惠特克灌注试验检测到的。

有证据表明重力可能有助于尿液运输,并且直立体位可能有助于通过输尿管膀胱连接部的尿液运输,尤其是对于上尿道扩张的患者(Schick and Tanagho,1973)。George 和同事(1984)认为,卧床休息可能对尿潴留和上尿路扩张的患者的肾功能不利。

八、影响输尿管功能的病理过程

(一)梗阻对输尿管功能的影响

1. 总论

梗阻对输尿管功能的影响取决于梗阻的程度和持续时间、尿流率以及是否存在感染。梗阻发作后,在尿液收集系统内发生尿液阻滞,伴随着基线(静止)输尿管腔内压力的增加和输尿管尺寸的增加—即长度和直径的增加(图 2-20)(Rose and Gillenwater,1973;Biancani et al,1976)。腔内压力增加取决于肾继续产生的尿液不能通过梗阻部位;输尿管尺寸的增加是由输尿管腔内压力增加和输尿管内保留的尿量增加引起的。蠕动收缩波的幅度和频率的瞬时增加伴随着这些初始尺寸和输尿管基线(静止)压力变化(Rose and Gillenwater,1978;Hammad et al,2011)。电脉冲的速度也会下降,这与蠕动活性的降低相关(Hammad et al,2011)。随时间的推移,输尿管充满尿液,蠕动收缩波变小,无法接合输尿管壁,尿液运输则依赖

于肾产生的流体静力(Rose and Gillenwater,1973)。重叠感染可能导致梗阻性输尿管完全没有收缩,致使尿液运输受损(Rose and Gillenwater,1973)。

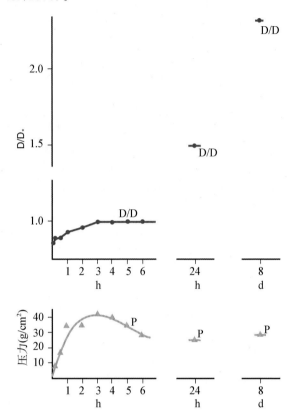

图 2-20 兔输尿管梗阻后腔内压力和直径变化。横坐标表示发生梗阻发生的时间。在上面的纵坐标表示直径变化(D/D_0),下面的纵坐标表示腔内压力。在最初 3h 的梗阻期间,管腔内压力增加到达最大值,并且直径也增加。梗阻发作 3～6h 后,虽然径向持续变形,但压力下降。6h 后,虽然直径继续增加,但压力基本保持不变。每个数据点表示均数±标准误差(SEM)。D. 变形时的直径;D_0. 初始直径;P. 腔内压力(Modified from Biancani P, Zabinski MP, Weiss RM. Time course of ureteral changes with acute and chronic obstruction. Am J Physiol 1976;231:393.)

在梗阻发作后的几小时内,腔内基线输尿管压力达到峰值,然后下降到仅略高于正常基线压力的水平。这发生在尺寸变化保持稳定的时间内(Biancani et al,1976)。输尿管压力下降可归因于肾血流动力学的变化,如肾血流量减少(Vaughan et al,1971),导致肾小球滤过率和管内静水压下降(Gottschalk and Mylle,1956)。静脉和淋巴系统的液体再吸收和壁张力的降低也可能在降低基线输尿管压力方面发挥作用(Rose and Gillenwater,1978)。面对腔内压力下降的尺寸变化的持续性取决于弹性输尿管结构的滞后特性(图 2-21)(Weiss et al,1972;Biancani et al,1973;Vereecken et al,1973;Biancani et al,1976)。

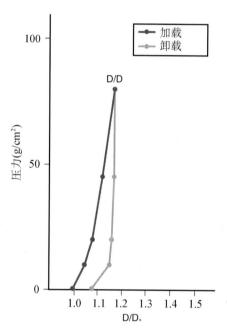

图 2-21 输尿管的滞后特性表明尺寸变化取决于管腔内压力和压力变化的方向。在可比较的压力下,输尿管排空期间的变形比在充填期间变形更大。蓝线显示加载过程中获得的数据;粉红线,卸载时获得的数据。D,直径;D_0,初始直径;P,腔内压力,单位为克每平方厘米(Modified from Biancani P,Zabinski MP,Weiss RM. Time course of ureteral changes with acute and chronic obstruction. Am J Physiol 1976;231:393.)

由于梗阻持续存在,输尿管长度和直径逐渐增大,达到相当大的尺寸。即使输尿管压力保持在相对较低且恒定的水平,也会发生这种情况。在弹性结构中观察到的这一过程被称为蠕变(Biancani et al,1973)。为了不断增加尿道内压力,尿量的持续增加是必需的。这种变化解释了临床观察到的有上尿道大量扩张的慢性梗阻,且其盆内压力相对较低(Backlund et al,1965;Struth-

ers,1969;Vela-Navarrete,1971;Djurhuus and Stage,1976)并且在一些实验中也出现了梗阻(Schweitzer,1973;Koff and Thrall,1981a)。据此推测,在长时间完全梗阻的情况下,最终将会发生尿液总量停滞。而输尿管尺寸的减小将取决于尿液是否被重吸收以及输尿管的机械特性。

为了研究梗阻对输尿管收缩性能的影响,研究者使用了输尿管完全梗阻 2 周的兔子模型(Hausman et al,1979;Biancani et al,1982)。梗阻 2 周后,横截面积增加 250%,输尿管长度增加 24%,输尿管外径增加 100%。除肌肉过度收缩外,来自梗阻输尿管的体外节段在纵向和周向的方向上产生更大的收缩力,甚至比来自输尿管控制的节段更大(图 2-22)。在肾盂输尿管连接部出现实验性梗阻,肾盂自发性机械性搏动的频率和幅度也增加;苯丙氨酸和 5-羟色胺(5-HT)诱发的收缩也增加(Ekinci et al,2004)。应力(肌肉单位面积的力度)提供了一种方法来确定是否由于收缩力的增加或仅由于肌肉质量的增加而引起的发育力增加。力的增加与最大有效循环应力增加有关,但最大有效纵向应力没有变化(图 2-23)。由于体外受压应力增加,纵向应力无变化,所以应力总量(总应力)或整体收缩力在梗阻 2 周后增加。对于这些在梗阻后纵向和周向应力存在差异的情况下,肌束一定会发生旋转。否则,纵向和周向应力会平均增加。旋转可能是由于直径的增加大于梗阻后的长度、肌纤维的重塑或是两者共同作用的结果。除了增强电场刺激能诱导梗阻的输尿管收缩,碳酰胆碱、去氧肾上腺素、氯化钾也能增强梗阻输尿管的收缩。在抑制梗阻的输尿管收缩方面,Rho 激酶抑制药、Y-27632 有较显著的效应(Turna et al,2007)。两种 Rho 激酶抑制药 ROCK-1 和 ROCK-2 的表达在梗阻的输尿管中增加(Turna et al,2007)。

因此,梗阻 2 周后扩张的输尿管没有出现机械失代偿,而是经过一些变化,导致收缩性增加。尽管肌肉肥大和收缩力增加,但临床和实验证明梗阻扩张的输尿管比正常输尿管产生更低的尿液运输所需的收缩压(Rose and Gillenwater,1973)。尽管收缩力增加,但产生腔内压力的能力下降,这是由于梗阻后出现的输尿管直径增加引起的,这可以用拉普拉斯方程来解释:

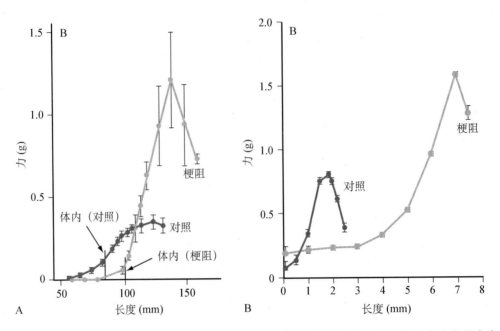

图 2-22   A. 活性的（收缩的）纵向的力-长度关系的控制（蓝圈）和梗阻的（粉红圈）兔输尿管。每个数据点表示均数±
标准差。B. 活性的（收缩的）周向的力-长度关系的梗阻的（粉红圈）的和控制的（蓝圈）输尿管环。垂直的竖
线表示体内控制和梗阻节段的长度（A，From Hausman M，Biancani P，Weiss RM. Obstruction induced changes in
longitudinal force-length relations of rabbit ureter. Invest Urol 1979；17：223. Copyright Williams & Wilkins，1979；
B，from Biancani P，Hausman，M，Weiss RM. Effect of obstruction on ureteral circumferential force-length relation.
Am J Physiol 1982；243：F204.）

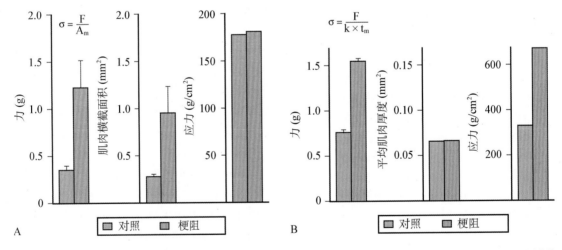

图 2-23   A. 纵向力，肌肉横截面积和纵向应力。B. 周向力，平均肌肉厚度，周向应力。σ. 压力；Am. 肌肉横截面
积；F. 力；tm. 肌肉层的平均厚度，常数（From Weiss RM，Biancani P. A rationale for ureteral tapering. Urolo-
gy 1982；20：482.）

$$压强 = \frac{压力 \times 壁厚}{半径}$$

虽然梗阻 2 周后收缩力（压力）增加，但由于
腔内直径显著增加和肌层变薄导致的壁厚比减

小，导致压强减小。但较长的梗阻持续时间或感
染的存在会改变这些关系。

根据体外环向力-长度数据（图 2-24）（Bianca-
ni et al，1982；Weiss and Biancani，1982）可以计

算腔内压力随直径变化的函数值(压力-直径曲线),从而了解梗阻如何影响尿液运输。这些计算的有效性也得到了相应的体内实际测量结果的支持(Rose and Gillenwater,1973;Biancani et al,1976)。与对照输尿管相比,体内梗阻的输尿管具有更高的静息(基线)压力和更低的收缩(活动)压力。在控制输尿管中,所有直径处产生的总(主动加被动或静止)压力超过由水平虚线标记的被动压力,因此产生的主动或控制压力能够完全接合输尿管腔并推进尿液推注。在输尿管梗阻处直径小于 3.3mm,由水平虚线标出的被动压力超过总压力。因此,收缩环不能收缩到该直径以下,并且整个输尿管中的压力大概保持均衡并且等于被动压力。收缩波在梗阻扩张的输尿管中的主要作用是略微降低输尿管体积,从而略微提高整体静息压力。因此,尽管梗阻输尿管能够产生比对照输尿管更大的周向收缩力,但梗阻输尿管产生的预期腔内压力与基线(静息)压力差异不大,且在蠕动传播过程中发生的收缩波是不能以有效的方式接合输尿管腔并推动尿液推注的。

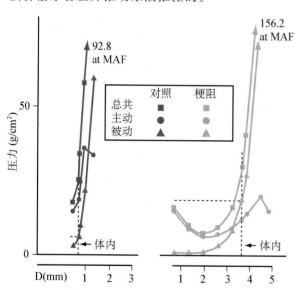

图 2-24　**对照和梗阻输尿管的压力-直径关系。总压力、主动压力和被动压力与管腔内径(D)的关系函数。水平虚线表示体内被动压力,垂直虚线表示体内尺寸**(Modified from Biancani P,Hausman M,Weiss RM. Effect of obstruction on ureteral force-length relations. Am J Physiol 1982; 243:F204.)

应该注意的是,在梗阻输尿管中计算出的主动压力评估了整个输尿管在整个长度上同时并且均匀地收缩,而不是蠕动收缩波的压力,这只涉及了在给定时间内一小段输尿管的收缩。事实上,在梗阻的输尿管上计算的压力轻微高于预期的压力,这进一步支持了梗阻的输尿管无法接合其内腔并有效推进尿液推注的结论。然而,如果从输尿管腔中取出尿液(例如通过缓解梗阻),则梗阻 2 周的输尿管将能够立即接合其内腔并产生与对照输尿管相当的压力。从图 2-24 可以看出,梗阻的输尿管在总压力接近零点直径时的总压力与对照输尿管在相似直径处的总压力相当。因此,梗阻 2 周导致输尿管收缩性增加,但收缩腔内压力降低。这种产生主动腔内压力和合并输尿管腔的能力的降低不利于梗阻输尿管的尿液运输。

胎儿输尿管梗阻还伴有输尿管重量、平滑肌质量、细胞外基质,以及自发性输尿管收缩活动的频率和幅度的增加(Santis et al,2000)。在受阻和回流的扩张输尿管中,Ⅰ型和Ⅲ型胶原增加,胶原与平滑肌的比例也增加(Gearhart et al,1995;Lee et al,1998)。氢化可的松、维拉帕米(钙通道阻滞药)和 D-青霉胺可减少胶原蛋白Ⅲ的产生,其在各种梗阻状态的输尿管和输尿管细胞的培养中都有所增加(Wolf et al,1996)。梗阻也改变了协调蠕动活动的多个耦合起搏的分级组织(Constantinou and Djurhuus,1981;Djurhuus and Constantinou,1982),这种中断导致盆腔收缩不协调和肾盂不完全排空,进而导致上尿路扩张。在实验性梗阻的远端,可以观察到电活动的逆行传播或没有电活动(Hammad et al,2011)。

2. 用于评估的生理学方法

临床梗阻:基于生理学基本原理的各种影像学方法被用于上尿路扩张和梗阻的评估和鉴别。这些检查包括利尿药尿路造影、利尿磁共振尿路造影、利尿超声检查、利尿放射性核素肾图、肾血管阻力的脉冲多普勒超声图形评估,以及胃肠蠕动的超声评估,这些检查超出了本章内容范围。目前区分梗阻性扩张和非梗阻性扩张的最佳方法在于评估尿液运输的效率。当运输不充分时,尿液停滞并发生扩张。扩张取决于系统的顺应性,并且这可能是由于每分钟进入系统的液体太多或者每个单位时间流出系统的液体太少所引起的。

正常工作的上尿路应在生理可能的整个流速范围内输送尿液,而不发生明显的变形变化或对输尿管、肾盂或肾功能有害的腔内压力增加。

基底或者静息腔内压力的测量对区分梗阻性和非梗阻性扩张没有帮助,因为发生梗阻时输尿管内基线压力也可能很低(Backlund et al,1965;Struthers,1969;Vela-Navarrete,1971)。有价值的评估数据包括水化状态、肾功能情况、梗阻严重程度和时间,以及尿路系统的顺应性。灌注方法在判定梗阻引起的尿路扩张中被广泛应用(Backlund and Reuterskiöld,1969a,1969b;Reuterskiöld,1969,1970;Whitaker,1973,1978)。该技术包括向扩张的上尿路逆行插管,并以10ml/min的速度向输尿管内灌注。当液体的流入和流出达到平衡时将形成稳态环境,这时候可进行压力的测量。通过透视监测可以更好地解释数据。灌注方法的基本假设是,如果扩张的上尿路能够输送10ml/min的流量(大于通常生理状态下的流量)而没有异常压力的增加,那么这种程度的梗阻没有临床意义。Whitaker 等从大量临床经验中得出,如果输尿管压力小于15 cmH$_2$O时表明没有梗阻,而大于22 cmH$_2$O时临床上必有明显的梗阻发生(Whitaker,1978;Witherow and Whitaker,1981)。这个定义的局限在于无法检测到轻微的梗阻;然而,如果在高流量下所产生的静水压力都不能对肾产生损伤,那么较低的更符合生理的流量在临床上也是能够耐受的。高流量被用来增加尿路系统的压力,从而检测到最轻微的梗阻改变。有关灌注试验数据的解释可参考图 2-25。

为了获得相关的信息,在灌注实验中需要严格遵守相关说明。操作务必小心以确保在测量压力之前达到平衡状态。获取数据时,必须考虑影响流动阻力的外在因素,如探针的大小、长度及外部管道的顺应性、灌注液的黏滞性、温度和流速(Tuguri and Fournier,1982)。此外,进行实验时,膀胱内的尿液应充分引流,以消除膀胱在尿液传输中的作用。

在对所获数据进行分析时,灌注研究能够对一些病例提供有用的临床相关信息。在解释数据时,基本问题是"临床相关梗阻"的定义上有争议,即如果考虑到系统的顺应性,在一定时间内,需要

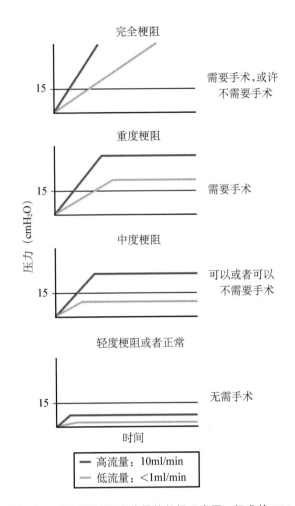

图 2-25　通过灌注研究获得的数据示意图。标准的 Whi-taker 试验采用很高的灌注流量(10ml/min)。低的灌注流量(少于 1ml/min)更接近于生理状态下的流量(From Weiss RM. Clinical implications of ureteral physiology. J Urol 1979; 121: 401. Copyright Williams & Wilkins, 1979.)

多大的尿流阻力或多高的压力才能够对肾功能及解剖结构产生有害的结果(Koff and Thrall, 1981b)。理论上,当输尿管增粗及收缩功能减弱时,尽管 UVJ 部没有功能障碍,其高流量也会对尿液传输产生影响(Griffiths,1983)。在这种情况下,通过尿路灌注试验则难以做出准确的判断。

这些理论和观点为输尿管逐渐变细提供了理论依据(Hendren,1970)。按 Laplace 的关系理论,对输尿管逐渐变细引起的预期功能增强提供了一个合理的解释:随着输尿管逐渐变细,输尿管肌肉增厚,但输尿管肌肉纤维收缩力量不变。输尿管管腔直径变小是由于输尿管逐渐

变细引起的,这可以导致尿液运输过程中更高的管腔内压。因此,尽管输尿管本身没有改变,但这种逐渐变细的输尿管更容易闭合输尿管并产生更高的管内压力(Weiss and Biancani,1982)。尽管"非梗阻性"输尿管扩张对输尿管是否有害仍然存在争议,但通过现有的检测手段对所获数据进行解释梗阻的诊断时,还是应该考虑这种因素存在的可能性。

(二)膀胱输尿管反流与输尿管功能之间的关系

膀胱输尿管反流发生的相关因素包括:①UVJ 的解剖和功能异常;②膀胱内压力过高;③输尿管功能受损。正常膀胱壁内段输尿管长度约为 1.5cm,呈斜形通过膀胱壁层。它由膀胱逼尿肌周围的壁段和直接位于膀胱黏膜下层的黏膜内段组成(Tanagho et al,1968)。输尿管膀胱壁内段的长度和直径之间的关系是防止膀胱输尿管反流的一个重要因素。Paquin 等(1959)指出,输尿管膀胱壁内段的长度与输尿管直径的正常比值为 5:1,Tangho 等(1969)指出,膀胱输尿管反流的儿童两者比例为 1.4:1。5:1 可能是一个高估值,最近的一项研究报道膀胱内输尿管长度与膀胱输尿管直径的比例为 2.23:1(Oswald et al,2003b)。11 周龄和 20 周龄胎儿的输尿管膀胱壁内段的长度与输尿管直径的比值较小,分别为 0.69:1 和 1.23:1(Oswald et al,2003a)。当输尿管膀胱壁内段受损时,可能发生回流。此外,膀胱三角区的功能也是防止膀胱输尿管反流的一个因素。Tanagho 等(1965)通过破坏三角区、交感神经切除及电刺激三角区来提高膀胱壁内段输尿管的压力,或静脉注射肾上腺素等方法可导致猫膀胱输尿管尿液反流的发生。膀胱出口梗阻和神经源性膀胱功能障碍引起的膀胱内压升高为膀胱输尿管反流提供了证据。

随着年龄的增加,膀胱输尿管反流明显有所改善。Jørgensen 等(1984)发现 35% 有膀胱输尿管反流的幼猪随着年龄的增加而反流消失。猪的平滑肌在出生后发生明显的生长同时神经分布也明显增加,这可能与幼年期 UVJ 的成熟和反流自发消失的解剖相关(Pirker et al,2007)。

虽然 UVJ 的异常是大多数反流的病因学因素,但有证据表明输尿管蠕动的减少同样是膀胱

输尿管反流的致病因素。这不仅解释了为什么正常的输尿管未通过黏膜下隧道直接植入膀胱内并不发生尿液反流(DeBuuye et al,1978),而且也解释了当输尿管发生功能障碍处被切断后,尿液反流即能自行消失(Teele et al,1976;Weiss,1979)。同样,当输尿管电刺激后膀胱输尿管反流暂时消失,进一步证明了输尿管功能在抗反流中的作用。

即使是最轻微的膀胱输尿管反流也能降低输尿管蠕动的频率(Kirkland et al,1971;Weiss and Biancani,1983)。虽然这些证据能够说明输尿管蠕动降低可能为膀胱输尿管反流的一个致病因素,但若换一种角度考虑,输尿管蠕动活性和肾功能降低也反映的是尿液反流的结果。因此,在输尿管扩张和输尿管蠕动功能降低的情况下实施抗反流手术,手术治疗成功率非常低。也就是说,蠕动活力的降低可能是导致手术失败的另一个原因。

通过对正常和有轻微反流患者的比较研究发现,在尿反流患者的输尿管远端有一高压区域,当尿液通过 UVJ 处(Weiss and Biancani,1983)时会产生一个压力梯度。尽管产生这种现象的原因还未明确,但膀胱尿液的重量压于输尿管远端可能是其原因之一。换言之,肌源性或神经源性因素导致膀胱和三角区的张力增加可能是产生反流的一种原因。当膀胱充盈时,输尿管远端高压区域的压力上升,在正常情况下,这种压力上升的程度比反流要高,而后者这种压力可能下降或消失(图 2-26)(Weiss and Biancani,1983)。这种压力梯度的降低与反流发生的时间相吻合,可能与膀胱壁内段隧道缩短及输尿管口向侧方移动有关。许多研究显示,与组织改变相关的反流性输尿管在 UVJ 处的静压和最大压力有所降低(Arena et al,2007)。其中的组织学改变包括 UVJ 中平滑肌变性和萎缩、胶原沉积、c-kit 阳性的 ICC 样细胞减少(Oswald et al,2004;Schwentner et al,2005;Arena et al,2007)。反流性输尿管远端中 MMP-1 表达和 CD-68[+] 巨噬细胞的数量增加,而 S-100 阳性的有髓鞘神经减少(Oswald et al,2004;Radmayr et al,2010),其中 CD68[+] 巨噬细胞可吞噬凋亡的细胞。UVJ 的纵向肌收缩也可在主动抗反流机制中发挥作用(Schwentner et al,2005)。

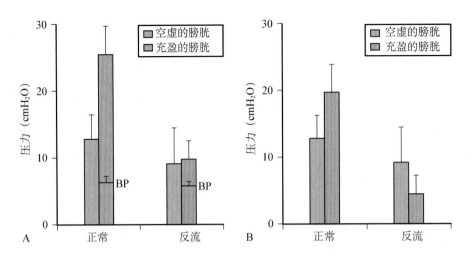

图 2-26　A. 表示膀胱输尿管连接部压力。当膀胱排空时膀胱压力约为 0，当充满尿液时膀胱内压力表示为 BP；B. 表示跨越膀胱输尿管连接部的压力梯度（膀胱输尿管连接部压力减去膀胱内压）（From Weiss RM，Biancani P. Characteristics of normal and refluxing ureterovesical junctions. J Urol 1983；129：858. Copyright Williams & Wilkins，1983.）

（三）感染对输尿管功能的影响

上尿路系统的感染会削弱输尿管输送尿液的能力（Roberts，1975）。猴的肾盂肾炎可以降低输尿管的蠕动能力。此外 Rose 等（1973）证实，感染可以加重梗阻对输尿管功能的损害。1913 年 Primbs 证实，大肠埃希菌和葡萄球菌毒素可以在体外实验中抑制猪的输尿管收缩功能。大量的研究证实，细菌和大肠埃希菌的内毒素能够抑制输尿管的收缩功能（Grana et al，1965；King and Cox，1972），尽管这些结果还没有得到普遍认同（Struthers，1976，Thulesius and Araj，1987）。尿路致病性大肠埃希菌（UPEC）可降低离体人和大鼠输尿管的相动性和高 K 离子诱导的收缩（Floyd et al，2010）。这种抑制性改变是钾离子通道激活的结果，并且通过电压依赖性 L-型钙通道抑制钙离子进入细胞内。UPEC 也能引起尿路上皮屏障功能受损。当细菌入侵时，上皮细胞对 iNOS 的表达增多。iNOS 可诱导 NO 的生成，其可松弛输尿管平滑肌，从而抑制输尿管的收缩性（Poljakovic and Persson，2003）。

当人类泌尿系统感染时，输尿管呈不规则的蠕动并伴随蠕动幅度的下降。如果感染非常严重，则可使输尿管的蠕动能力消失（Ross et al，1972）。此外，继发于阑尾炎、节段性回肠炎、溃疡性结肠炎和腹膜炎等腹膜后感染，亦可引起输尿管的扩张（Makker et al，1972）。当 UVJ 处周围感受性增高时，感染还可以引起膀胱壁内段输尿管的顺应性下降（Cook and King，1979）。

（四）结石对输尿管功能的影响

影响结石自行排出的因素包括：①结石的大小和形状（Uenoetal，1977）；②输尿管狭窄的内在面积；③输尿管的蠕动；④尿液柱在结石近心端的静水压（Sivula and Lehtonen，1967）；⑤结石停留处输尿管的水肿、炎症和痉挛（Holmlund and Hassler，1965）。

为了了解促进或抑制结石排出输尿管的生理过程，Crowley（1990）发明了在狗身上通过腔内气囊导尿管建立急性输尿管梗阻的方法，在急性梗阻位点上下端测量腔内输尿管内压力和输尿管蠕动活动。在梗阻位点的近心端，输尿管蠕动频率和压力的基线值、高峰值及 Δ 值（峰值减去基线值）均增加。与之相反，在梗阻位点的远心端，尽管压力的基线值、高峰值及 Δ 值均下降，但输尿管蠕动频率却没有变化。这表明输尿管蠕动波的传输无法有效地跨越梗阻位点，阻碍了结石的排出。当然，这仍需进一步证实。在近期的研究中，在猫输尿管内植入人工结石后，结果发现输尿管收缩幅度增加，但收缩频率和压力基线值下降（Laird et al，1997）。这些改变在结石自行排出后仍持续一段时间。这说明结石引起的输尿管蠕动增强,会导致在结石排出过程中牵涉内脏疼痛。

促进结石排出最有用的两种因素是结石近心端的静水压增加和结石部位的输尿管松弛。在兔和犬输尿管内植入带孔洞的人工结石要比植入不带孔洞的结石移动速率要慢得多(Sivula and Lehtonen,1967)。此外,将结石的近心端输尿管进行结扎,因尿流输出量减少引起静水压力下降和结石近心端的蠕动能力下降,从而阻碍结石的排出,这些实验进一步证实静水压增加有利于结石排出的理论(Sivula and Lehtonen,1967)。

鉴于输尿管松弛可能促进结石排出,解痉药物如酚妥拉明(一种 α 肾上腺素能受体拮抗药),以及间羟异丙肾上腺素和异丙肾上腺素(两种 β 肾上腺素能受体激动药)能在结石梗阻部位扩张输尿管腔或者降低管壁张力,以使结石上方的尿流量增加(Peters and Eckstein,1975;Miyatake et al,2001)。在肾绞痛患者身上,哌替啶的缓解率为 83%,酚妥拉明的缓解率为 63%,普萘洛尔(一种 β 肾上腺素能拮抗药)的缓解率为 0,原因是可能受到儿茶酚胺 β 肾上腺素能受体抑制作用的干扰(Kubacz and Catchpole,1972)。尽管这些数据表明这些药物具有输尿管解痉作用从而能缓解肾绞痛,并且没有致痉挛作用,但这些药物促进结石排出的疗效尚未进一步评估。

药理学资料可以解释结石部位的输尿管舒张有助于结石的排出。茶碱(Weiss et al,1977;Green et al,1987)对输尿管有很强的舒张效果,可以促进排石。局部使用茶碱有助于输尿管镜检查和经输尿管碎石术(Barzegarnezhad et al,2012),而在使用输尿管软镜时,腔内使用异丙肾上腺素可降低肾盂压力(Jakobsen,2013)。在兔的体内实验模型中发现,咯利普兰(rolipram,一种 cAMP 特异性磷酸二酯酶抑制药,PDE4 抑制药)比非特异性的磷酸二酯酶抑制药(罂粟碱和茶碱)有更好的舒张输尿管作用,并且其对循环系统的不良反应明显减少(Becker et al,1998)。由于在人和兔的体外试验中咯利普兰有相似的作用,因此,咯利普兰被建议用于治疗肾绞痛及促进排石的排出(Becker et al,1998)。咯利普兰同样也能松弛猪输尿管膀胱壁内段(Hernández et al,2004)。除了 PDE4 抑制药之外,PDE5 抑制药(一种 cGMP 特异性磷酸二酯酶抑制药)在体外

试验中也证实能够舒张猪和人的输尿管(Kuhn et al,2000;Al-Aown et al,2011;Liatsikos et al,2013)。PDE4 抑制药和 PDE5 抑制药分别是通过增加 cAMP 和 cGMP 来发挥松弛输尿管的作用。Gratzke 和同事(2007)PDE5 抑制药可逆转 KCl 诱导的离体人输尿管张力的增加,并且伐地那非(Levitra)的效果优于西地那非(伟哥),西地那非优于他达拉非(Cialis)。磷酸二酯酶抑制药的不同亚型可能存在着种属差异。有研究表明非特异性磷酸二酯酶抑制药罂粟碱可以抑制离体猪和人输尿管的蠕动,但是 4 型磷酸二酯酶抑制药咯利普兰被证明没有此作用(Danuser et al,2001)。

联合应用钙通道阻滞药硝苯地平(舒张输尿管)和皮质类固醇地夫可特(减轻水肿)均被证明能够排出 1cm 以下的输尿管末端结石(Borghi et al,1994;Porpiglia et al,2000)。与非手术治疗[结石平均大小(5.5±1.4)mm,排石率为 35%,排石时间平均为 20d]相比,联合应用硝苯地平和地夫可特可以提高结石的排出率[结石平均大小(5.8 ± 1.8)mm,排石率为 79%,排石时间平均为 7d](Porpiglia et al,2000)。在随后的研究中证实,不论是硝苯地平还是坦索罗辛(一种 α-肾上腺素能受体抑制药)与地夫可特联合应用都能够提高下尿路结石的自排率,并且坦索罗辛有缩短结石自行排出的时间(Porpiglia et al,2004,2006)。单独使用坦索罗辛可促进输尿管远端结石的排出,并且类固醇可增强坦索罗辛的作用效果,但类固醇单独使用是无效的。α_1 肾上腺素能受体存在于人的全部输尿管中,并且在远端输尿管中表达最多(Sigala et al,2004,2005)。α_{1D} mRNA 在全部输尿管表达,并且在输尿管近端和远端表达量明显高于 α1A 和 α1B 受体亚型。α1A/1D 肾上腺素能受体在输尿管远端表达。**许多其他研究表明,在给予坦索罗辛和其他 α 肾上腺素能拮抗药后,体外冲击波碎石术(ESWL)之后的自发结石排出率增加,肾绞痛减轻和提高对输尿管支架的耐受性**(Cervenàkov et al,2002;Dellabella et al,2003;Kupeli et al,2004;Autorino et al,2005;Gravina et al,2005;Resim et al,2005;Yilmaz et al,2005;De Sio et al,2006;Gravas et al,2007;Liatsikos et al,2007;Damiano et al,2008；Losek and Mauro,2008；Al-Ansari et al,2010；Yencilek et al,2010；Gurbuz et al,2011；Lu et al,2012b)。虽然大多数的研究发现了坦索罗辛在促进结石排出方面的作用,但 Yilmaz 等(2005)发现,多沙唑嗪和特拉唑嗪在促进结石排出方面也有同样的作用。Dellabella 等(2005)发现,坦索罗辛在排石方面比钙通道阻滞药硝苯地平更有效果。萘哌地尔(一种 α1D 肾上腺素能受体拮抗药)也能促进输尿管结石的排出(Lu et al,2012a)。

(五)糖尿病对输尿管功能影响

在糖尿病患者中,膀胱功能的改变可影响输尿管功能。此外,还有一些证据表明糖尿病对输尿管有直接的影响。在链佐星诱导的大鼠糖尿病模型中,尿团的长度和移动速度均降低(Watanabe and Miyagawa,2002)。虽然链佐星诱导的糖尿病大鼠的肾盂和输尿管的体外节段收缩频率不变,但与对照组蔗糖诱导的利尿药大鼠相比,收缩的幅度明显增加(Davidson and Lang,2007)。辣椒素可从感觉神经中释放速激肽,因此可推测链佐星诱导的糖尿病大鼠上尿路对感觉神经毒素辣椒素、感觉兴奋神经肽 P 物质和神经激肽 A 的超敏反应是由感觉异常引起的(Davidson and Lang,2007)。

九、年龄对输尿管功能的影响

临床上,输尿管对病理条件的反应随年龄不同而变化。**新生儿和儿童输尿管扩张程度明显高于成人。**体外实验中,给予输尿管内相同的压力负荷后输尿管扩张的程度随年龄变化也与临床现象相符。在同样的腔内压力下,新生兔输尿管的变形程度大于成年兔输尿管(Akimoto et al,1977)。此外,去甲肾上腺素可降低因腔内压力升高导致的新生兔输尿管变形程度,但对成年兔的输尿管的变形影响不大(图 2-27)。因此,在体外新生兔输尿管似乎比成年兔输尿管顺应性更好,且对去甲肾上腺素更敏感。

年龄也影响输尿管对 β 肾上腺素能激动药的反应;随着年龄的增长,输尿管对 β 肾上腺素能受体激动药异丙肾上腺素的松弛反应降低(Wheeler et al,1990)。β 肾上腺素能激动药的松弛反应与

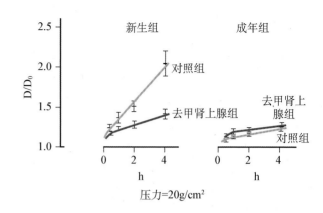

压力=20g/cm²

图 2-27　图示单位时间内给予恒定 20g/cm² 的输尿管管内压时新生兔和成年兔输尿管直径的变化。新生组输尿管直径的变化(D/D₀)比成年对照组变化更大。去甲肾上腺素(10^{-5} M)可以降低腔内压升高时输尿管的变形程度,但是对成年兔却仅有很小的作用。D_0. 起始直径;D. 变形期间的直径 (From Akimoto M, Biancani P, Weiss RM. Comparative pressure＝length-diameter relationships of neonatal and adult rabbit ureters. Invest Urol 1977；14：297.)

cAMP 水平有关。有资料显示,随着年龄的增加,参与合成 cAMP 的酶的活性降低(Wheeler et al,1986)。但是参与 cAMP 降解的酶活性没有变化(Cho et al,1988)。这些数据表明,异丙肾上腺素随着年龄的增加而松弛输尿管的能力降低,是由于异丙肾上腺素激活腺苷酸环化酶的活性减弱,导致 cAMP 合成减少。在不同年龄段,输尿管对代谢抑制物的反应也不同,氰化物能明显降低成年豚鼠输尿管的收缩能力,但对新生鼠输尿管的影响却很小(Bullock and Wray,1998a,1998b)。

豚鼠从 3 周生长到 3 年的过程中,输尿管交叉截面肌肉面积呈递增的方式增加,这与 Cussen(1967)在人类尸检标本中的发现一致,如从 12 周的胚胎到 12 岁的儿童,其输尿管平滑肌细胞数量不断增加,单个平滑肌细胞的体积略有增大;此外,随着年龄的增长,输尿管弹性纤维数目也不规则地增加。

输尿管的收缩功能也受到年龄的影响。离体豚鼠输尿管最大收缩力在 3 周到 3 岁之间是不断增加的(图 2-28)(Hong et al,1980)。从第 3 周到第 3 个月,输尿管收缩力的增加伴随收缩功能的增强,这与单位面积收缩力增加有关。从第 3 个

月到 3 岁期间,输尿管收缩力的增加可以通过肌肉细胞整体增加来解释,因为这个过程中单位面积收缩力没有变化(图 2-28)。

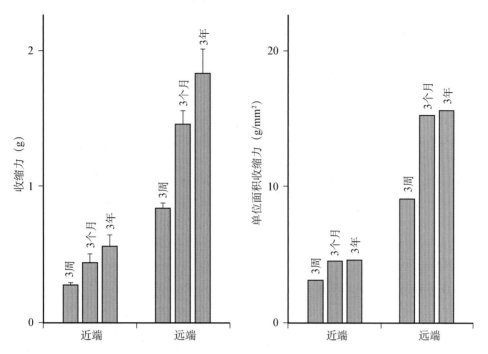

图 2-28　**豚鼠输尿管近端和远端最大收缩力与最大单位面积收缩力与年龄的关系**

尽管豚鼠输尿管张力-长度关系随着年龄的不同而发生变化,但压力-速度关系不随年龄而变化(Biancani et al,1984)。因此,尽管在发育早期输尿管的收缩能力正如单位面积收缩力一样有所提高,但控制着收缩过程的驱动反应效率却没有发生明显变化,即输尿管在长短、速率、做功及功效方面没有发生变化。

十、妊娠对输尿管功能的影响

妊娠输尿管肾盂积水开始于妊娠中期并在分娩后第 1 个月便开始消退,右侧输尿管比左侧严重,在骨盆缘以下不发生输尿管扩张。Roberts(1976)年提出了妊娠时输尿管梗阻是肾盂积水的重要病因,其他的研究者证实妊娠时的激素机制也对输尿管扩张有作用(Van Wagenen and Jenkins,1939)。

Roberts(1976)强调了以下表现:①在妊娠骨盆缘以上可发生输尿管梗阻并伴随输尿管基线(静止)压力的上升,当体位改变使子宫从输尿管上方移开则能够缓解梗阻并使基线压力下降(Sa-

la and Rubi,1967);②在妊娠期间输尿管收缩压力正常,这表明激素诱发的输尿管松弛不是妊娠期间输尿管扩张的主要原因;③如果女性的输尿管没有超过骨盆缘(也就是骨盆异位肾或者回肠膀胱术时)则不产生输尿管肾盂积水;④在四足动物妊娠时通常不发生肾积水,因为这种体位子宫与输尿管是远离的(Traut and Kuder,1938);⑤妊娠猴输尿管的压升高可通过剖腹手术把子宫升高或将胎盘和胎儿移除而恢复正常。

尽管对这些相互矛盾的数据很难进行解释,但可通过激素对输尿管功能影响的方法来解释妊娠时输尿管扩张的激素机制。一些研究表明,黄体酮对输尿管的功能有抑制作用(Kumar,1962)。黄体酮还被发现能在妊娠时提高输尿管扩张的程度,并且能延缓产后输尿管积水消失的速度(Lubinetal,1941)。然而,其他一些研究未能证明黄体酮对动物(McNellis and Sherline,1967)和人类(Lapides,1948)的输尿管有作用,有些资料未能证明当给予雌激素、黄体酮或者两种药物合用时能改变输尿管的活性(Clayton and Roberts,1973;Marchant,1972)。尽管有作者发现雌激素能提高输尿管的运动活性（Hundley et al,1942），但是大多数研究者未能证实雌激素对动物模型（Abramson et al,1953）和人（Kumar,1962）的输尿管的作用。因此，虽然一些证据表明梗阻和激素的联合作用是引起妊娠肾积水的原因，但梗阻仍是引起妊娠肾积水的最主要原因（Fainstat,1963）。

十一、药物对输尿管的影响

本节提供了主要的药物类别对输尿管功能影响的评估。许多研究都是采用动物模型来进行实验，而将这些数据结果推广到人的输尿管上往往是困难的。在临床上，输尿管相对较少的血液供应限制了药物在输尿管中的分布，并且在实验室中得出的药代动力学与临床相比有很大的不同。此外，很多药物在对输尿管的起效浓度具有潜在的较大不良反应。

为了能够评估药物对输尿管的影响，除了了解药物作用机制外，还需了解输尿管的解剖、生理和生化特性。要想使药物能够诱发相应的反应，就必须使其在相应的部位产生有效的维持浓度。许多因素可影响药物在其作用部位的浓度：①给药途径及药物的细胞分布；②给药剂量；③生物转化，包括药物的代谢和排出；④药物与血浆或组织蛋白的结合；⑤年龄和疾病对药物吸收、分布、代谢和清除的影响。

文献中药物对输尿管的作用有许多使人迷惑和矛盾的数据，在某种程度上，可用数据的差异是由于实验过程控制不佳或试图比较特定药物对输尿管功能影响的不同特点。由于篇幅所限，不能对每个药物的药理学、可靠性及文献中差异的合理性进行分析，只能从整体上就一致同意的结论做概括性描述，但是这些结论可能出现个人原因的偏见。一些药物对输尿管神经系统、妊娠及各种病理状态的影响已经在前面的章节中论述过，本节不再赘述。

(一)组胺与其拮抗药

组胺对平滑肌具有双重作用：①使交感神经末梢释放儿茶酚胺类；②直接作用于平滑肌上的受体。此外，**组胺对输尿管同时有抑制和激动作用**，但多数研究资料表明组胺对输尿管有激动作用（Borgstedt et al,1962；Sharkey et al,1965；Ve-reecken,1973；Benedito et al,1991）。一项研究表明，组胺的作用有种属依赖性（Tindall,1972）。组胺对输尿管及 UVJ 的兴奋作用可能是由 H_1 受体介导的，因为受体拮抗药（莫吡拉敏、非尼拉敏和二甲茚定）能够抑制其兴奋作用，而 H_2 受体拮抗药（西咪替丁和雷尼替丁）则无此功能（Benedito et al,1991；Dodel et al,1996；Smita et al,2006）。H_1 受体激动药 2-(2-吡啶基)氨基乙烷能够提高输尿管的收缩功能（Dodel et al,1996）。H_1 抑制药（非尼拉敏）对离体山羊输尿管自发性活动无影响（Smita et al,2006）。组胺对羊 UVJ 的兴奋作用部分可被东莨菪碱阻断，这说明组胺对输尿管壁内副交感神经有间接的刺激作用。H_1 组胺受体在人输尿管的平滑肌和尿路上皮中表达（Floyd et al,2008）。抗组胺药物苯海拉明（Benadryl）和吡苄明可以抑制组胺对输尿管的作用（Borgstedt et al,1962；Sharkey et al,1965）。**H_2 受体介导组胺的抑制作用**。组胺和 H_2 受体激动药（双咪硫胍）可使体外收缩的输尿管松弛，这种效果可被 H_2 受体阻滞药西咪替丁所抑制（Dodel et al,1996）。

(二)5-羟色胺

5-羟色胺（5-HT）对各种输尿管标本有刺激（Vereecken,1973；Dodel et al,1996；Hauser et al,2002；Herndndez et al,2003）、抑制（Mazzella and Schroeder,1960）或者无效（Finberg and Peart,1970）等作用，这些数据来自各种不同的报道。在猪输尿管中，5-HT 的收缩效果与 5-HT_2 受体有关（Hauser et al,2002；Herniindez et al,2003）。Gidener 等（1999）的研究表明，5-HT 可诱发体外人输尿管剂量依赖型的收缩，然而这种效果与 5-HT_2 受体无关。河豚毒素、胍乙啶和酚妥拉明对猪膀胱输尿管壁内段有抑制作用，说明5-HT 对输尿管的收缩作用与间接通过交感神经系统释放去甲肾上腺素有关（Hernández et al,2003）。

(三)激肽

激肽类药物包括胰激肽、章鱼素、缓激肽，能够提高犬输尿管的收缩频率及管腔内基线压力（Boyarsky et al,1966a,1966b；Labay and Boyarsky,1966）；缓激肽能够降低羊输尿管的收缩力（Kaygisiz et al,1995）。

（四）血管紧张素

血管紧张素对输尿管有兴奋作用。 血管紧张素Ⅱ、血管紧张素原的 mRNA、血管紧张素Ⅱ的主要前体物质、肾素、血管紧张素转化酶（ACE）、Ⅰ型血管紧张素受体在人输尿管中均有表达（Santis et al，2003）。氯沙坦（血管紧张素Ⅱ受体阻滞药）能够降低体外人输尿管的自发性收缩频率和幅度。血管紧张素Ⅱ能够诱导鼠体外输尿管期相收缩，可被氯沙坦抑制（Fujinaka et al，2000）。血管紧张素Ⅱ的Ⅰ型受体也在大鼠的输尿管中有表达（Paxton et al，1993）。

（五）麻醉性镇痛药

吗啡能够升高人和动物输尿管试验标本的张力、收缩频率及幅度（Macht，1916b；Gruber，1928；Ockerblad et al，1935；Vereecken，1973）。然而，其他学者未能发现吗啡对输尿管功能的影响（Gould et al，1955；Kiil，1957；Weinberg and Maletta，1961；Ross et al，1967）。

哌替啶（Demerol）能够对犬的输尿管有相似的刺激效果（Sharkey et al，1968），然而 Kiil（1957）未能观察到对人类输尿管的蠕动有任何影响。如果只考虑吗啡和哌替啶对输尿管活动的影响，那么它们在治疗肾绞痛上肯定不是首选药。两者都可能有致痉挛作用，理论上会抵消它们在治疗肾绞痛上的价值。因此，它们在肾绞痛治疗上没有太大的价值。它们只是通过作用于中枢神经系统，引起人体对疼痛敏感度的降低。

（六）前列腺素

前列腺素是由脂肪酸转化而来，它们在机体各系统中有着多种生物学作用。它们的功能与种属、前列腺素的类型、组织的内分泌状态、实验条件及平滑肌的起源有关。"最初"的前列腺素（prostaglandin，PGs）包括 PGE_1、PGE_2、PGE_{2a} 直接由花生四烯酸酶促反应合成，环氧合酶（cyclooxygenase，COX）的两种同种异构体 COX-1 和 COX-2 均参与了该反应（Vane，1998）。绝大多数组织都表达 COX-1，其参与了正常生理过程的调节，而 COX-2 是被诸如炎症和有丝分裂等过程的反应诱导出来的（Mitchell and Warner，1999）。这些酶促反应可被吲哚美辛、阿司匹林及各种 COX-1 和 COX-2 抑制药所抑制。在人的输尿管中已经发现了 COX-1 和 COX-2 受体的存在

（Chaignat et al，2008）。

PGE_2 通过 4 种 G 蛋白偶联受体 $PTGER_1$ 到 $PTGER_4$ 发挥作用，PGE_{2a} 也是通过 PTGER 发挥作用。$PTGER_1$ 通过激活磷脂酰肌醇水解，而 $PTGER_3$ 通过抑制 cAMP 可诱导平滑肌收缩。前列腺素受体 $PTGER_1$ 和 $PTGER_3$ 在人输尿管上皮和肌肉内是高表达的（Oll et al，2012）。$PTGER_2$ 和 $PTGER_4$ 通过激活 cAMP 从而诱导平滑肌的松弛。

PGE_1 可抑制犬（Boyarsky et al，1966b；Wooster，1971；Abrams and Feneley，1976）和豚鼠（Vermue and Den Hertog，1987）的输尿管运动活性。PGE_1 抑制豚鼠输尿管运动与 cAMP 水平的增高有关（Vermue and Den Hertog，1987）。在输尿管内 PGE_1 激活腺苷酸环化酶，从而导致 cAMP 水平的增高（Wheeler et al，1986）。Johns 和 Wooster（1975）证实 PGE_1 的抑制效果与 Ca^{2+} 在细胞内表面被隔离，导致 K^+ 外流使细胞膜超极化有关。

尽管有报道指出 PGE_2 能够舒张输尿管（Vermue and DenHertog，1987），但其他的报道发现它对羊（Thulesius and Angelo-Khattar，1985）和人（Angelo-Khattar et al，1985；Cole et al，1988）的输尿管及肾盂平滑肌有兴奋作用（Lundstam et al，1985）。PGE_2 增加了慢性梗阻性人输尿管的收缩力。虽然它能舒张正常猪的输尿管，但却增加了急性梗阻性猪输尿管的收缩力（Ankem et al，2005；Lowry et al，2005）。与 PGE_1 的抑制效应相反，PGE_2 能够提高犬输尿管蠕动频率（Boyarsky and Labay，1969）。在人类输尿管，PGE_1 和 PGE_2 已被证明能够降低自发性收缩功能，而 PGF_{2a} 作用则相反（Abrams and Feneley，1976）。在人类肾盂及输尿管 PGF_{2a} 浓度高于 PGI_2（Zwergel et al，1991）。PGF_{2a} 可增加猪输尿管的收缩性（Ankem et al，2005）。前列腺素类 PGI_2 是在输尿管上皮细胞内合成的（Ali et al，1998）。环氧化酶抑制药如吲哚美辛能够抑制老鼠（Davidson and Lang，2000）、豚鼠（Davidson and Lang，2000）、羊（Thulesius and Angelo-Khattar，1985）和人的输尿管（Angelo-Khattar et al，1985；Cole et al，1988）及肾盂平滑肌（Lundstam et al，1985；Zhang and Lang，1994；Santicioli et al,1995a；Davidson and Lang,2000）的运动活性。

吲哚美辛已经被用于输尿管绞痛的治疗（Holmlund and Sjöden，1978；Flannigan et al，1983；Jönsson et al,1987）。其作用机制可能是抑制了 PG 介导的血管舒张后导致的梗阻（Allen et al,1978；Sjöden et al,1982）。理论上,血管舒张将导致肾小球毛细血管压力的增加,从而使肾盂输尿管压力的增加。吲哚美辛可通过减少肾盂输尿管压力和肾盂输尿管壁的张力,从而消除一些由于上尿路扩张而导致的肾绞痛。关于 COX-2mRNA 和蛋白的上调表达证明了应用选择性 COX-2 抑制药治疗梗阻性输尿管疾病的潜在价值（Nakada et al,2002）。前列腺素引起的血管舒张可以保护肾功能,所以吲哚美辛治疗肾绞痛的潜在问题是对肾功能的损害（Perlmutter et al,1993；Kristova et al,2000）。

非特异性环氧化酶抑制药双氯芬酸及选择性 COX-2 抑制药 NS-398,在体外试验中能够有效地抑制激动药所诱发的猪及人的输尿管收缩（Mastrangelo et al,2000；Nakada et al,2000）。双氯芬酸也能够抑制氯化钾所诱发的输尿管收缩（Sivrikaya et al,2003）。NS-898 对输尿管收缩性的抑制也可能涉及对电压依赖性钙通道的阻断（Lee et al,2010）。COX-2 选择性抑制药塞来昔布和吲哚美辛可抑制猪输尿管收缩性和肿瘤坏死因子-α（TNF-α）诱导的前列腺素释放（Jerde et al,2005）。双氯芬酸可降低体外实验中电刺激引起的人输尿管的收缩幅度,而 COX-2 选择性抑制药伐地考昔可降低猪体内非梗阻输尿管的收缩性（Chaignat et al,2008）。COX 存在种属特异性,COX-2 在豚鼠的输尿管中是合成前列腺素 PGs 过程中最主要的酶,而 COX-1 在鼠的输尿管中是合成前列腺素 PG 最主要的酶（Davidson and Lang,2000）。

慢性梗阻可上调人输尿管中的 COX-2 活性（Nakada et al,2002）。随着拉伸猪输尿管,尿路上皮和平滑肌层可诱导 COX-2,并且这种诱导作用在尿路上皮比较显著（Jerde et al,2006）。由拉伸引起的梗阻性小鼠输尿管上皮 COX-2 表达升高是通过 PI3K 介导的（Owusu-Ofori et al,2013）。PI3K 也介导了由拉伸诱导的 PKC 激活

（Owusu-Ofori et al,2013）。在正常大鼠输尿管中,可检测到 COX-1 mRNA,但检测不到 COX-2 mRNA,梗阻后 COX-2 mRNA 和蛋白表达增加,但 COX-1 表达无变化（Norregaard et al,2006）。除了梗阻后增加了前列腺素的合成,前列腺素降解也有助于前列腺素的增加。15-羟基前列腺素脱氢酶（PGDH）负责降解前列腺素,并且在梗阻的人输尿管中酶活性受到抑制（Jerde et al,2004）。梗阻导致输尿管扩张后,COX-2、PGE2、TGF-β1、α-SMA 和增殖细胞核抗原（PCNA）的表达量增加,纤维化和凋亡细胞增加（Chuang et al,2007）。COX-2 选择性抑制药塞来昔布可抑制 COX-2 和 PGE2 的表达,降低 TGF-β1 和 α-SMA 的表达,减少细胞凋亡和纤维化,但增加了 PCNA 在扩张的梗阻性输尿管平滑肌中的表达（Chuang et al,2007）。这些研究者得出结论,COX-2 抑制药可能通过抑制 COX-2 和 TGF-β1 的表达,从而改善梗阻引起的输尿管损伤。

（七）强心苷

乌巴因（一种强心苷）对输尿管的兴奋有种属特异性,在鼠的体外输尿管中,乌巴因可引起输尿管的显著收缩,但随后出现迟发的兴奋性降低（Weiss et al,1970）。在豚鼠输尿管中,乌巴因在没有加强收缩的前提下就能抑制输尿管的活动（Washizu,1968；Hendrickx et al,1975）。乌巴因对输尿管的抑制效果伴随动作电位的持续时间缩短,从而降低了豚鼠细胞动作电位振荡的数目并导致静息膜电位（RMP）的降低。

（八）钙拮抗药

Ca^{2+} 是输尿管动作电位发生及收缩必需的阳离子,阻碍 Ca^{2+} 进入细胞的因素必然降低输尿管的收缩功能。电压依赖性 Ca^{2+} 通道拮抗物受体结合位点已经证明在输尿管中存在,并且浓度随着年龄的升高而降低（Yoshida et al,1992）。二氢吡啶（DPH）敏感的 L 型电压依赖性 Ca^{2+} 通道是输尿管平滑肌细胞动作电位的产生及其期相收缩所需 Ca^{2+} 内流的最主要通道（Shuba,1977；Brading et al,1983；Aickin et al,1984；Imaizumi et al,1989；Lang,1989）。K^+ 诱导的输尿管收缩依赖于通过 L 型电压依赖性 Ca^{2+} 通道的 Ca^{2+} 内流（Maggi and Giuliani,1995）。DPH 敏感的电压依赖性 Ca^{2+} 通道激活药"Bay K 8644"对输尿管

活动有激活作用（Maggi et al，1994a），并能够增强 K$^+$ 诱导的收缩。Ca^{2+} 通道阻滞药维拉帕米、D-600（维拉帕米的甲氧基衍生物）、地尔硫草和硝苯地平可以抑制输尿管的活动（Golenhofen and Lammel，1972；Vereecken et al，1975；Hertle and Nawrath，1984；Hong et al，1985；Sakanash et al，1985，1986；Maggi et al，1994a）。这些抑制作用伴随着动作电位持续时间缩短和豚鼠细胞动作电位振荡数目、兴奋性、动作电位上升的频率和幅度的降低。高浓度的维拉帕米和 D-600 可导致输尿管平滑肌细胞的电活动及机械活动的完全停止。

（九）钾通道开放药

钾通道开放药如克罗卡林、尼可地尔、BRL 38227 和 PFK 217-744b 可使平滑肌细胞膜超极化，以抑制肾盂和输尿管的活动（Kontani et al，1993；Maggi et al，1994b；Weiss et al，2002；Smita et al，2006；Floyd et al，2008）。K$^+$-ATP 通道抑制药格列本脲本身对输尿管的收缩性无作用（de Moura and de Lemos Neto，1996）。克罗卡林和尼可地尔的抑制作用可被格列本脲所抵消，这证明 ATP 敏感的钾离子通道药也参与这一过程（Maggi et al，1994b；Smita et al，2006）。K$^+$ 通道的开放降低了电压敏感的 Ca^{2+} 通道开放的概率，抑制了由激动药诱导的 IP$_3$ 增加，或者减少 Ca^{2+} 敏感的收缩元件，而 Ca^{2+} 通道的开放这一过程对输尿管动作电位的产生及收缩反应至关重要（Cook and Quast，1990；Quayle et al，1997）。

已证明抗抑郁药阿米替林（Elavil）可使 K$^+$ 通道开放并引起猪和人离体的输尿管收缩环的舒张（Achar et al，2003）。这种舒张作用可以被 4-氨基吡啶（4-AP，一种电压依赖的钾离子通道阻滞药）所抑制。尼可地尔，是 K$^+$ 通道开放药和 NO 的供体，能够刺激腺苷酸环化酶的激活，从而形成 cGMP 并使输尿管平滑肌超极化，导致兔、豚鼠、人的输尿管松弛（Klaus et al，1989，1990；Weiss et al，2002）。尼可地尔的这种松弛作用可被 K$_{ATP}$ 拮抗药格列本脲及腺苷酸环化酶抑制药亚甲蓝所抑制（Weiss et al，2002）。

（十）内皮素

内皮素是一种强力的血管收缩肽，存在 ET-1、ET-2 和 ET-3 三种亚型。这种肽与其相应的特异性受体 ET$_A$、ET$_B$ 和 ET$_C$ 结合产生功能。已经证实输尿管和肾盂上皮细胞有内皮素结合位点（受体）存在（Eguchi et al，1991；Latifpour et al，1995；Wada et al，2001），主要是 ET$_A$ 受体亚型（Latifpour et al，1995；Wada et al，2001）。实验证明，内皮素可以诱导猪及豚鼠离体输尿管收缩（Eguchi et al，1991；Maggi et al，1992a），以及增加肾盂平滑肌的收缩力（Wada et al，2001）。ET-1 通过作用于 ETA 受体从而增强大鼠肾盂平滑肌收缩力（Grisk et al，2010）。COX-1 和 Rho 激酶（ROCK）活性在 ET-1 对肾盂收缩性的作用上是不可或缺的。ET-1、ET-2 和 ET-3 可增加离体人输尿管段的紧张性收缩和腔内压力。这些作用受到 ETA 受体拮抗药 BQ-123 和 ETB 受体拮抗药 BQ-788 的抑制。ET-1 和 ET-3 可抑制离体人输尿管的自发相活动，并且不被 ETA 或 ETB 受体拮抗药所阻断（Jankovic et al，2011）。糖尿病患者输尿管内皮素受体表达上调（Nakamura et al，1997）。

（十一）抗生素

氨苄西林可以使输尿管舒张并对抗氯化钡（BaCl$_2$）、组胺、5-羟色胺和卡巴胆碱对输尿管的激动作用，这表明氨苄西林有直接作用于平滑肌的功能（Benzi et al，1970b）。氯霉素及异噁唑青霉素和庆大霉素对输尿管也有解痉作用（Benzi et al，1970a，1971，1973）。反之，四环素能加强 BACl$_2$ 对输尿管的收缩作用（Benzi et al，1973）。

参考文献

完整的参考文献列表通过 www.expertconsult.com 在线获取。

推荐阅读

Biancani P，Hausman M，Weiss RM. Effect of obstruction on ureteral circumferential force-length relations. Am J Physiol 1982；243：F204.

Biancani P，Zabinski MP，Weiss RM. Time course of ureteral changes with acute and chronic obstruction. Am J Physiol 1976；231：393.

David SG，Cebrian C，Vaughan ED Jr，et al. C-kit and ureteral peristalsis. J Urol 2005；173：292.

Floyd RV，Borisova L，Bakran A，et al. Morphology，calcium signaling and mechanical activity in human ureter. J Urol 2008；180：398.

Griffiths DJ. The mechanics of urine transport in the upper urinary tract. 2. The discharge of the bolus into the bladder and dynamics at high rates of flow. Neurourol Urodyn 1983;2：167.

Griffiths DJ, Notschaele C. The mechanics of urine transport in the upper urinary tract. I. The dynamics of the isolated bolus. Neurourol Urodyn 1983;2：155.

Klemm MF, Exintaris B, Lang RJ. Identification of the cells underlying pacemaker activity in the guinea pig upper urinary tract. J Physiol 1999;519：867.

Koff SA, Thrall JH. The diagnosis of obstruction in experimental hydroureteronephrosis：mechanism for progressive urinary tract dilation. Invest Urol 1981b;19：85.

Lang RJ, Davidson ME, Exintaris B. Pyeloureteral motility and ureteral peristalsis：essential role of sensory nerves and endogenous prostaglandins. Exp Physiol 2002;87：129.

Lang RJ, Hashitani H, Tonta MA, et al. Spontaneous electrical and Ca^{2+} signals in typical and atypical smooth muscle cells and interstitial cell of Cajal-like cells of mouse renal pelvis. J Physiol 2007a;583；1049.

Lang RJ, Tonta MA, Zoltkowski BZ, et al. Pyeloureteric peristalsis：role of atypical smooth muscle cells and interstitial cells of Cajal-like cells as pacemakers. J Physiol 2006;576：695.

McGuire EJ, Woodside JR, Borden TA, et al. Prognostic value of urodynamic testing in myelodysplastic patients. J Urol 1981;126：205.

Weiss RM. Ureteral function. Urology 1978;12：114.

Weiss RM. Clinical implications of ureteral physiology. J Urol 1979;121：401.

Weiss RM, Tamarkin FJ, Wheeler MA. Pacemaker activity in the upper urinary tract. J Smooth Muscle Res 2006;42：103.

Woolf AS, Davies JA. Cell biology of ureter development. J Am Soc Nephrol 2013;24：19.

（朱　玮　段小鹿　**编译**　曾国华　**审校**）

第3章 肾生理学和病理生理学

Daniel A. Shoskes, MD, MSc, FRCSC, and Alan W. McMahon, MD

肾生理学

肾病理生理学

肾生理学在多方面影响了泌尿系统疾病的治疗及护理,包括多种外科性泌尿系统疾病[肾小管酸中毒(renal tubular acidosis,RTA)和恶性副肿瘤综合征],同时亦对外科技术的改进(缺血-再灌注损伤,肾腔内手术)及医源性并发症(低钠血症和尿流改道引起的代谢性并发症)的处理等具有重要指导意义。本章的目的旨在为泌尿外科医师在诊断和治疗一些特殊疾病时,提供坚实可靠的肾生理学和病理生理学相关基础知识。

一、肾生理学

(一)血管(肾血流量和肾小球滤过率)

1. 肾血流量

肾血流量(renal blood flow,RBF)受各级动脉(包括出球小动脉)血管阻力的调节,而出球小动脉的血管阻力则受到多种神经激素信号的调节(见后文)。

血液通过肾动脉进入肾,并流入各级小动脉(叶间动脉、弓形动脉和小叶间动脉),最终通过入球小动脉进入肾小球毛细血管。进入肾小球的血浆一部分通过肾小球膜滤过,其滤过比例被称为滤过分数。剩余部分则通过出球小动脉流出肾小球的毛细血管。皮质肾单位的毛细血管环绕在肾小管周围,起到调节溶质和水的重吸收作用。在近髓肾单位(位于髓质深处),出球小动脉分支形成直小血管并参与反流机制,通过这一机制,尿液被高度浓缩并使体内水分得到保存。

在静息状态下,肾血流量占心脏总输出量的20%。男性和女性相比,肾总血流量存在差异,女性平均为(982±184)ml/min,男性平均为

(1209±256)ml/min(Dworkin and Brenner,2004)。肾血浆流量(renal plasma flow,RPF)略低于肾血流量,女性平均为592 ml/min,男性平均为659 ml/min,随血细胞比容(hematocrit,Hct)的变化,两者的关系符合公式为:肾血浆流量(RPF)=肾血流量(RBF)×[1-血细胞比容(Hct)]。肾血流量在肾的各个部位不是均匀分布,外层皮质的血流量比内层皮质多2~3倍,而分布到内层皮质的血流量比肾髓质的血流量多2~4倍(Dworkin and Brenner,2004)。

2. 肾小球滤过率的决定因素

肾小球的滤过作用是肾最重要的功能。肾小球滤过膜通过对血浆被动的超滤过程来调节身体内水分含量和电解质的组成,并清除蛋白质代谢的废弃产物。

滤过的过程类似于液体穿过毛细管壁的过程,并遵守 Starling 定律。因此肾小球滤过率(glomerular filtration rate,GFR)取决于肾小球毛细血管和 Bowman 囊之间的静水压、渗透压差和肾小球滤过膜的通透性,并遵守如下公式:

肾小球滤过率=肾小球滤过膜面积×滤过膜通透性×(静水压差-渗透压差)

肾单位滤过率又被称为单个肾小球滤过率(single nephron GFR,SN-GFR),所有肾单位滤过率的总和被称为肾小球滤过率,用 ml/min 来表示。**因此,肾小球滤过率反映的是整体肾功能。**Starling 定律所涉及的任何因素的变化和肾血浆流量的改变都会引起肾小球滤过率的变化。

(1)静水压(transglomerular hydrostatic)pressure(TGP):TGP 是决定肾小球滤过率最重要的因素。尽管全身动脉血压的变化都可能会影

响 TGP,但肾小球毛细血管的独特之处在于它位于入球小动脉与出球小动脉之间,因此机体可以通过改变入球小动脉和出球小动脉的血管阻力来独立调节肾小球毛细血管压力(intraglomerular capillary pressure,IGP),从而使得 IGP 无须经由全身血压改变而进行调控。在正常情况下,Bowman 囊内的压力基本为零,只有在尿路梗阻的情况下,Bowman 囊内的压力上升,此时 TGP＝IGP。

(2)肾血浆流量:肾血浆流量的增加会相应引起肾小球滤过率上升,虽然在正常情况下滤过分数不会超过 20%,但是肾血浆流量的增加将会导致肾小球滤过率的绝对值增加。

(3)肾小球滤过膜:肾小球滤过膜的通透性增大一般不会引起肾小球滤过率的增加,这是由于肾小球对于水和相关溶质的通透性已经达到最大,但肾小球滤过膜的通透性增大会引起大分子物质(例如清蛋白)滤过率增加。肾小球滤过膜的通透性降低或滤过膜面积的减少均可导致肾小球滤过率降低。

(4)胶体渗透压:胶体渗透压是对肾小球滤过率影响最小的变量。在正常情况下,血浆蛋白不能通过肾小球滤过膜,因此 Bowman 囊内的胶体渗透压基本为零。

3. 肾小球滤过率的调节

在正常情况下,尽管全身血压和肾血流量会不断变化,但肾小球滤过率总是维持在一个相对稳定的水平,其主要是通过自身调节和球管反馈调节两种机制来实现。

(1)自身调节:当平均动脉压(mean arterial pressure,MAP)升高时,入球小动脉会发生收缩,尽可能减少肾小球毛细血管内压力的升高。同样,当 MAP 降低时,入球小动脉发生舒张,增加肾小球毛细血管内的血流,维持肾小球毛细血管的压力,从而维持肾小球滤过率。肾小球毛细血管内压力自身调节可有效发挥作用的最低 MAP 值为 70mmHg,当 MAP 低于该值时,肾小球滤过率会随 MAP 的降低而降低,当 MAP 低于 40mmHg 时,肾小球会停止滤过。自身调节的机制目前尚不清楚,可能是由于入球动脉壁上的肌牵张感受器受到牵张刺激的结果,其可能由 ATP 介导(Schnermann and Levine,2003),血管紧张

素原Ⅱ也和该过程有关。

(2)球管反馈调节(tubuloglomerular feedback,TGF):肾小管内超滤液流速受致密斑细胞的监控,当单个肾单位肾小球滤过率增加时,到达远端肾小管的钠离子和氯离子就会相应地增加,氯离子的增加会引起致密斑反应,最终导致入球小动脉的收缩,从而使肾血浆流量减少,这样单个肾单位的肾小球滤过率就会恢复到正常值(Schnermann et al,1998),因此,球管反馈机制可以通过调节肾小球滤过率来减少盐和水分的丢失。尽管这一过程的传导递质尚不清楚,但血管紧张素Ⅱ可能在其中发挥了重要作用,腺嘌呤核苷和血栓素均可引起入球小动脉的收缩,故其亦被认为与球管反馈调节机制有关。当氯化钠摄入量增加时,NO 对降低球管反馈调节发挥了重要作用(Schnermann and Levine,2003)。

在异常情况下,神经激素的调控将发挥更重要的作用。在机体有效循环血量不足时,去甲肾上腺素和血管紧张素Ⅱ使肾小动脉收缩以维持肾小球滤过率,但这是以减少肾血浆流量为代价。值得注意的是,肾内前列腺素和 NO 抵消了入球小动脉的收缩作用,因此,血管的状态是由前面提到的各种激素产生的收缩血管和舒张血管综合作用的结果。应用非甾体类抗炎药抑制前列腺素的合成,特别是在血管紧张素Ⅱ水平较高的情况下,容易引起严重的血管收缩和肾小球滤过率的急剧下降。相反,在血容量增加时,去甲肾上腺素和血管紧张素Ⅱ的水平降低,同时,多巴胺和心房钠尿肽的水平升高,可引起肾血浆流量和尿钠的排泄量增加,使血容量恢复正常。

4. 肾小球滤过率的临床评价

目前尚不能直接测定肾小球滤过率,但我们可以通过多种方法进行间接估计,其中一些方法还是比较精确的。

(1)肾清除率:**该方法通过测定特定物质从血浆中的清除速率,是评价肾小球滤过率的最佳方法。**为使肾小球滤过率的估算更加精确,进行肾清除率测定的特定物质必须符合以下标准:

①能够达到一个稳定的血浆浓度;

②能够通过肾小球自由滤过;

③在肾小管内不分泌、不重吸收、不合成、不代谢分解;

④不受其他从血浆中清除途径的影响。

如果上述标准都满足,则:

滤过的 X＝排泄的 X

这是因为:

滤过的 X＝肾小球滤过率×血浆中 X 的浓度

且:

排泄的 X＝尿液中 X 的浓度×尿量(单位时间内的毫升数)

由以上公式可以得出:

肾小球滤过率×血浆中 X 的浓度＝尿液中 X 的浓度×尿量

肾小球滤过率＝尿液中 X 的浓度×尿量/血浆中 X 的浓度

因此,该特定物质的清除率,反映了单位时间内该物质被完全清除的血浆量。目前已有多种物质可在临床中用于估计肾小球滤过率,包括:

①菊粉:菊粉是一种多聚果糖,它能满足上述标准,并且菊粉清除率被认为是测量肾小球滤过率的最佳方法。然而,菊粉要经静脉注射且难以测定,故临床上已很少应用。

②放射性标记的复合物:包括碘酞酸盐和二乙烯基三胺五乙酸(DTPA),这些物质的清除率也能精确反映肾小球滤过率,但是高昂的费用以及难以获得限制了它们在临床中的应用(Perrone et al,1990)。

③肌酐:**24 小时肌酐清除率(24-hour creatinine clearance,CrCl)是评价肾小球滤过率最常用的指标**(Levey,1990)。该方法利用的是在体内以恒定速率产生的内源性肌酐,在不同个体之间肌酐产生的速率存在差异,但对于同一个体而言,每日产生的肌酐总量差异不超过 10%。采用肌酐清除率估计肾小球滤过率的方法具有无须外源性注入肌酐、相对廉价以及操作实施简单等优点。然而,由于一部分肌酐可从血浆直接分泌至近端小管中,故由肌酐清除率估算的肾小球滤过率将比实际的肾小球滤过率高出 10%～20%,其相较于菊粉清除率估算肾小球滤过率的准确性稍差。在肾小球滤过率降低时,由于血浆中肌酐水平的升高,经肾小管分泌的肌酐会相应增加,当肾小球滤过率只有 40～80ml/min 时,通过肾小管分泌的肌酐可以占到肌酐总清除量的 35%(Shemesh

et al,1985)。**因此,肌酐清除率充其量可以被视为是实际肾小球滤过率的上限。**

(2)血浆标记物:评价肾小球滤过率更简便的方法是测定血浆中替代标志物的水平。目前已有三种血浆标志物应用于临床并符合前面提到的标准。

①血浆肌酐(plasma creatinine,PCr):**是反映肾小球滤过率最常用的血浆标志物**。虽然在同一个体中肌酐每天产生的速率是恒定的,但在不同个体之间肌酐产生的速率却有明显差异。肌酐产生的绝对速率取决于机体的肌肉含量,而肌肉含量又受到个体的年龄、性别、体重等因素影响。因此,没有一个绝对的血浆肌酐"正常值"能够用于反映人体"正常"的肾小球滤过率,只能根据不同个体确定相应的正常值,这个值可以通过数学运算获得。然而,血浆肌酐与肾小球滤过率的关系是相对恒定的(图 3-1),**因此血浆肌酐的变化可以用来预测肾小球滤过率的变化。**一般来说,肾小球滤过率每降低 50%,血浆肌酐水平会升高一倍。在应用血浆肌酐评价肾小球滤过率时,还有一些限制:a. 由于肾小球滤过率降低时肾小管分泌肌酐会随之增加,所以,除非肾小球滤过率明显下降,否则血浆肌酐将可能不会出现显著性变化(Shemesh et al,1985)。b. 在肌肉分解加快(如横纹肌溶解)或蛋白摄入增加时,肌酐的产生速率增加,这可能会导致肾小球滤过率的过低估计。c. 肝硬化时肌酐产生的减少,将导致实际肾小球滤过率估计值偏高。

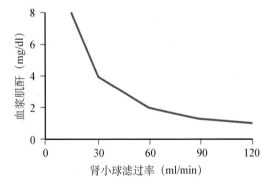

图 3-1　**血浆肌酐与肾小球滤过率之间的关系**

②血浆尿素:血浆尿素是另一个广泛应用的血浆标志物。尿素的产生和分泌变异很大,影响因素众多,诸如脱水、高蛋白饮食和组织分解增加

等因素均可对其产生影响。因此,尿素作为肾小球滤过率的标志物,其可靠性不如血浆肌酐,故不应单独作为决定性指标应用。

③血浆胱抑素 C:血浆胱抑素 C 是一种存在于所有有核细胞中的内源性蛋白。这种蛋白以不受饮食影响的恒定速率产生,且其清除率不受肾小管功能影响(Filler et al,2005)。但其尚未广泛应用于肾小球滤过率的评估。

(3)数学校正:**学者们总结了许多数学公式以提高利用血浆肌酐测定来评估肾小球滤过率的准确性**(National Kidney Foundation,2002)。其中,应用最广泛的是 Cockcroft-Gault 公式、肾疾病饮食校正(MDRD)公式和 CKD-EPI 公式。

①Cockcroft-Gault 公式:该公式是一个采用正常人群数据,经年龄、性别、体重校正后用以评估肌酐清除率(而非肾小球滤过率)的简化公式:

$$肌酐清除率 = \frac{(140 - 年龄) \times 理想体重(kg)}{血浆肌酐(mg/ml) \times 72} \times 0.85(女性)$$

它的优点是简单,但在肾功能受损时,其准确性较其他公式差。

②MDRD 公式:该公式的数据来源于严重肾功能障碍的患者,相较于 Cockcroft-Gault 公式,它更复杂但准确性更高。评估肾小球滤过率最简单的 MDRD 公式是四变量(血浆肌酐、年龄、性别、种族)公式(Manjunath et al,2001):

$$肾小球滤过率[ml/(min \cdot 1.73m^2)] = 186 \times [(血浆肌酐\ mg/dl)]^{-1.154} \times (年龄)^{-0.203} \times 0.742(女性) \times 1.210(美籍非裔)$$

③慢性肾病流行病学合作研究(CKD-EPI)公式:该公式数据源于各级肾功能的人群,对于肾功能正常或轻微降低患者的肾小球滤过率评估更准确。此公式很大程度上取代了 MDRD 公式在临床上的应用(Levey et al,2009):

$$肾小球滤过率 = 141 \times min(血清肌酐/kappa,1)^{alpha} \times max(血清肌酐/kappa,1)^{-1.209} \times 0.993^{年龄} \times 性别 \times 种族$$

其中:

女性:性别 = 1.018,alpha = -0.329,kappa = 0.7;

男性:性别 = 1,alpha = -0.411,kappa = 0.9;

种族:黑人 = 1.159,其他 = 1。

综上,肾小球滤过率能够近似反映肾功能。总肾小球滤过率是所有单个肾小球滤过率的总和,而单个肾小球滤过率由肾小球滤过膜两侧的压力差和滤过膜的通透性决定,且通常是受到严密调控的。**所有肾功能受损的患者都应进行肾小球滤过率的评估,而不仅仅是测定其血清肌酐值。目前推荐使用 CKD-EPI 公式、MDRD 四变量公式和 Cockcroft-Gault 公式来评估肾小球滤过率。**

(二)激素

1. 肾血管紧张度控制

肾血管紧张度及血管收缩力和舒张力的平衡,对维持肾血流量、肾小球滤过率、肾小管功能和全身血压至关重要。**其中多种激素和血管活性物质通过复杂的相互作用,直接或间接地参与肾血管紧张度的控制,形成了一个多效冗杂的系统。**虽然我们通过在动物模型上的研究,已经发现了很多单个分子的一些功能,但整个人体系统的复杂性使得单个途径所产生的药理作用难以预测。目前已知对血管紧张度有影响的药物总结见框图 3-1。

框图 3-1　影响肾动脉紧张度的血管活性物质
缩血管物质
血管紧张素 Ⅱ
去甲肾上腺素
后叶加压素
内皮素
心房利钠肽
扩血管物质
一氧化氮
一氧化碳
前列腺素 E_2
乙酰胆碱
5-羟色胺/缓激肽
糖皮质激素

要点:肾血流量和肾小球滤过率
• 肾小球滤过率反映总肾功能。
• 肌酐清除率可近似反映肾小球滤过率。
• 基于患者年龄、体重和血清肌酐值的公式可以更精确地评估肾小球滤过率。

(1)血管收缩药

①血管紧张素Ⅱ:血管紧张素Ⅱ是一种有效的缩血管激素。在肾中,因为在入球小动脉中血管紧张素Ⅱ的效应被一氧化氮和前列腺素所抑制,所以其收缩效应在出球小动脉较之入球小动脉更为显著(Arima,2003)。在诸如肾动脉狭窄、限制钠摄入等肾血流减少的病理状态下,血管紧张素Ⅱ水平的升高对维持肾小球滤过率有重要作用。血管紧张素Ⅱ作用于 AT1 受体和 AT2 受体。AT1 受体调节血管紧张素Ⅱ的缩血管、促醛固酮释放以及钠潴留作用(Kaschina and Unger,2003)。而 AT2 受体可使肾内血管舒张并对肾缺血性损伤起到保护作用(Carey,2005)。

②去甲肾上腺素:去甲肾上腺素作用于 α_1 受体,使得肾内所有主要小动脉收缩。对于全身血管扩张的患者,应用去甲肾上腺素抑制血管扩张可以达到保护和改善肾功能的作用(Albanese et al,2004)。

③内皮素:**内皮素是目前发现的最有效的缩血管药物。**在它的三种同分异构体中,我们对 ET-1 的认识最充分。ET-1 含 21 个氨基酸,由含 39 个氨基酸的内皮素前体经存在于内皮细胞膜上的内皮素转化酶裂解而来。内皮素受体分为 ET(A)和 ET(B),其中 ET(A)仅有缩血管作用,而 ET(B)既可通过刺激内皮细胞释放一氧化氮从而实现血管舒张,亦可引起血管平滑肌收缩(Fellner and Arendshorst,2004)。血管紧张素Ⅱ、抗利尿激素、凝血酶、细胞因子、活性氧,以及血管内皮张力可刺激 ET-1 释放;而一氧化氮、前列腺环素和心房利钠肽可以抑制 ET-1 的释放。阻断 ET(A)受体可以减少肾血管的收缩,可见于尿路梗阻等引起的肾缺血(Bhangdia et al,2003)等情况。

除了缩血管作用之外,ET-1 还有包括刺激醛固酮分泌、对心脏产生正性肌力作用和正性变时作用、降低肾血流量和肾小球滤过率,以及促进心房利钠肽的释放等许多其他作用。**在 ET-1 减少肾血流量的同时,钠离子的分泌却增加。**这表明 ET 可能在肾素-血管紧张素系统被抑制的情况下参与维持钠的平衡(Perez del Villar et al,2005)。然而在内皮素引起肾内血管收缩的同时,肾髓质血流仍能保持相对稳定,这表明其对肾小管功能

还有其他影响(Evans et al,2004)。

④血管加压素:血管加压素通过血管加压素 V1 受体直接作用于血管,但在低剂量时并不直接改变肾血流量(Malay et al,2004)。血管加压素可以增强去甲肾上腺素的缩血管作用(Segarra et al,2002),并且大剂量应用可以改善肾缺血状况。**在感染中毒性休克时,应用低剂量血管加压素有助于保护肾功能**(Holmes et al,2001)。

⑤心房利钠肽:心房利钠肽(ANP)是心房在受到容量扩张刺激时产生的一种血管活性激素(图 3-2)。**ANP 对肾的主要作用是增加肾小球滤过率和尿钠排泄。**ANP 能够在舒张入球小动脉的同时收缩出球小动脉,从而在不改变肾血流量的情况下提高肾小球滤过率(Sward et al,2005)。另外,ANP 能够拮抗去甲肾上腺素、血管紧张素Ⅱ及血管加压素的缩血管作用。在双侧尿路梗阻时,ANP 的产生会增加。这一反应可能是维持肾小球滤过率的机制之一(Kim et al,2002)。

ANP 主要通过抑制钠在髓质集合管的重吸收来增加尿钠排泄(Zeidel et al,1988),其对减少肾素和醛固酮产生的效应也起了一定作用(Laragh,1985)。在临床上,术中输入低剂量的 ANP 可以增加水和电解质的排泄,但并不会引起全身皮质激素、血管紧张素Ⅱ和醛固酮分泌水平的改变(Koda et al,2005)。因此,这种方法已经在临床上应用于高危心脏手术,以预防肾缺血性损害(Sward et al,2004)。

(2)血管舒张药

①一氧化氮:一氧化氮(NO)是一种化学性质十分活泼的气体,它参与了人体内很多生理与病理生理反应。**精氨酸、NADPH 和氧反应生成瓜氨酸、NADP、水和 NO 的反应是 NO 在人体内生成的主要途径。**该反应由一氧化氮合成酶(NOS)家族催化完成。虽然各型 NOS 都可以催化此反应,但它们的分布、表达和激活剂是不同的。神经元型一氧化氮合酶(nNOS,NOS-1)和内皮型一氧化氮合酶(eNOS,NOS-3)是程序性合成的,而诱导型一氧化氮合酶(iNOS,NOS-2)是受诱导产生的。**其中 eNOS 存在于血管内皮细胞中,通过诱导产生 NO,并在血管的舒张和重构中发挥关键作用**(Rudic et al,1998)。通过激活酪氨酸蛋白激酶 c-SRC(Davis et al,2004)、热休克蛋白 90

（Harris et al,2003）、氧化应激（Cai et al,2001），以及血管介质如缓激肽、5-羟色胺、腺嘌呤核苷、

ADP/ATP、组胺和凝血酶等（Arnal et al,1999）引起的血管壁剪应力刺激表达 eNOS。

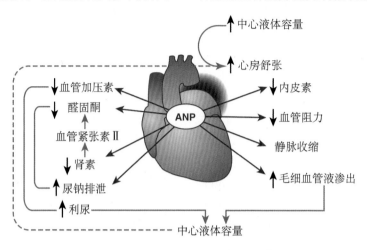

图 3-2　心房利钠肽（ANP）的基本生物学过程

NO 在血管内皮细胞产生后弥散至血管平滑肌细胞并激活可溶性鸟腺苷环化酶（sCG），产生 3′,5′-环鸟苷酸（cGMP）。随后，cGMP 分别激活环鸟苷酸依赖蛋白激酶（PKG）和环腺苷酸依赖蛋白激酶（PKA），引起平滑肌松弛。阻断 eNOS 后会使肾血管的阻力增高，并使肾小球超滤系数降低（Gabbai,2001）。NO 有助于维持血管的完整性，当 NO 生成增加时可减少血管内膜增生和血管中层增厚（Kawashima et al,2001）。事实上，慢性同种异体移植肾病与使用环孢菌素有关的退行性病变在增加 NO 表达后可以减轻（Chander et al,2005）。eNOS 活性的提高与保护肾免受缺血再灌注损伤也有关联（Shoskes et al,1997）。

由 eNOS 催化引起的局部 NO 水平升高对肾功能有保护作用，而炎症细胞诱导的 iNOS 合成和 NO 过表达则是有害的。炎症局部存在氧自由基，而 NO 可与活性氧反应生成过氧亚硝基。过氧亚硝基又可与蛋白质反应生成硝基酪氨酸，从而引起蛋白质破坏。有研究表明，iNOS 的增加与硝基酪氨酸导致肾小球疾病（Trachtman,2004）、狼疮肾炎（Takeda et al,2004）及慢性移植物排斥反应（Albrecht et al,2002）相关。iNOS 活性的增加还具有直接的肾效应，包括提高钠离子和碳酸氢盐在肾小管的转运（Wang,2002）。

②一氧化碳：一氧化碳（CO）是另一种有活性的可弥散气体，它对机体尤其是肾有很丰富的作用。**亚铁血红素氧化酶（HO）是血红素分解代谢中的一个关键酶，它是催化血红素分解代谢的限速酶，该反应合成铁、CO 和胆绿素**（Hill-Kapturczak et al,2002）。而胆绿素进一步被胆绿素还原酶催化还原为胆红素。HO 有机体原有的 HO-2 和诱导产生的 HO-1 两种形式。CO 生成的增加可使肾血管舒张，从而抵消儿茶酚胺的缩血管作用（Mustafa and Johns,2001）。特别是在肾髓质内，HO-1 和 HO-2 的高表达有助于维持髓质血流量（Zou et al,2000）。肝硬化所致肾功能异常与 HO-1 表达降低有关（Miyazono et al,2002）。CO 还能调节钠在 Henle 襻中的转运，阻断 HO-2 可以抑制钠的排泄（Wang et al,2003），而刺激 HO-2 会引起尿钠排泄增加，并增加尿量（Rodriguez et al,2003）。

CO 在肾中的另一重要作用是保护肾免受氧化剂损伤。据文献报道，CO 具有抗炎、抗氧化和保护细胞的作用（Sikorski et al,2004）。事实上，有遗传性 HO-1 缺陷的患者会表现出严重的肾小管和血管内皮损伤（Ohta et al,2000），提高 CO 浓度对自体和移植肾的缺血再灌注损伤有保护作用（Nakao et al,2005），通过生物类黄酮等诱导 HO-1 产生可以保护肾小管并改善移植肾的功能（Shoskes et al,2003）。

要点:激素

- 多种化学物质对肾血管的伸缩性具有调节作用,从而调节肾脏血流。
- 内皮素是最有效的缩血管物质。
- NO 和 CO 是有效的扩血管物质。

（3）红细胞生成:红细胞（RBC）的生成是一个受到严密调控的过程。红细胞产生的基本速率约为 10 个/h,当存在贫血或者低氧血症时,这一速率可以大大提高。肾是参与这一调控过程的主要器官,它负责监测红细胞水平,并通过生产促红细胞生成素来增加红细胞的输出。

①红系祖细胞:成熟红细胞是由一小部分具有多种分化功能的红系祖细胞产生的（Suda et al,1984）,这部分原始细胞来源于胎儿的肝。最早的红系祖细胞是爆发式集落形成单位（BFU-E）,它们在适当的刺激下分化成红细胞集落形成单位（CFU-E）,进一步分化成原始红细胞、网织红细胞,最终（细胞核消失）成为成熟红细胞。整个过程大约需要 2 周的时间。

②促红细胞生成素:红系祖细胞爆发式集落形成单位和红细胞集落形成单位的成熟需要生长因子的参与。促红细胞生成素（EPO）是最重要的生长因子。90% 的促红细胞生成素是由肾产生的,大约 10% 由肝产生。肾源性促红细胞生成素由肾间质成纤维细胞的一个亚群产生,近端肾小管上皮细胞可能也会产生促红细胞生成素,该过程在氧分压降低时被激活。

促红细胞生成素缺乏的小鼠会出现明显的红细胞生成减少,往往在出生前就会死亡（Munugalavadla and Kapur,2005）。另外,一些生长因子如白介素-3、粒细胞-巨噬细胞集落刺激因子、干细胞因子、激活素、胰岛素样生长因子（IGF-I）,以及肝生长因子等,在减少细胞凋亡并促进红细胞增殖中,与促红细胞生成素起着协同作用（Muta and Krantz,1993）。

研究表明,促红细胞生成素在骨髓外也能发挥作用。在肾、大脑、视网膜、心脏、骨骼肌和内皮细胞中均发现促红细胞生成素的受体（Juul et al,1998）。在动物模型中,应用高剂量促红细胞生成素进行预处理可以减轻肾的缺血再灌注损伤,这与促红细胞生成素能够抑制细胞凋亡有关（Patel et al,2004）。

③促红细胞生成素合成和红细胞生成的调控:促红细胞生成素合成和红细胞生成的调控与循环血中的氧分压密切相关。在缺氧的条件下,低氧诱导因子（HIF-1）的 α 亚单位就会暴露（Wang et al,1995）。HIF-1 的 α、β 亚单位、肝核因子 4（HNF-4）,以及 p3000 相结合能够启动促红细胞生成素的表达（Arany et al,1996）。当低氧血症被纠正后,HIF-1 的 α 亚单位被封闭并很快被蛋白酶分解,促红细胞生成素的合成终止。也有体外实验表明,在低氧情况下,HIF-1 引起自分泌运动因子的产生增加,从而使红细胞生成增多并且抑制细胞凋亡（Mikami et al,2005）。

在慢性炎症状态时红细胞的生成减少。这是因为在炎症条件下,巨噬细胞产生的肿瘤相关抗原 RCAS1 会促使红系祖细胞发生凋亡（Suehiro et al,2005）。

在某些恶性肿瘤中,如肾细胞癌,由于 VHL 基因的突变,红细胞生成会增多。因此,在这类患者中,HIF-1 的水平会持续增高,红细胞增多症比例也会升高（Wiesener et al,2002）。

此外,红细胞生成减少在慢性肾衰竭的患者中较为常见,在肾衰竭晚期,贫血是很普遍的。这是因为肾中能够产生促红细胞生成素的细胞减少,从而使促红细胞生成素水平降低。补充重组人促红细胞生成素（rHuEPO）被认为是治疗这种贫血的有效手段。

重组促人红细胞生成素也被用于治疗与恶性肿瘤相关的贫血,但必须慎用,因为其可能增加静脉血栓栓塞形成和死亡的风险（Bennett et al,2008）。

（4）骨矿物质调节:维生素 D、甲状旁腺激素（PTH）和成纤维细胞生长因子 23（FG23）相互作用,通过维持血浆中钙和磷的浓度来调节骨骼的正常矿化。这两种激素在很大程度上要依赖肾才能发挥作用（图 3-3）。

①维生素 D 的调节:肾在调节维生素 D 的活性方面发挥着重要作用。维生素 D 的主要来源是皮肤合成的前体复合物维生素 D_3 和从食物中摄取的维生素 D_3。维生素 D_3 的生物活性很弱,它需要经过两次羟化作用才能变成活性形式。

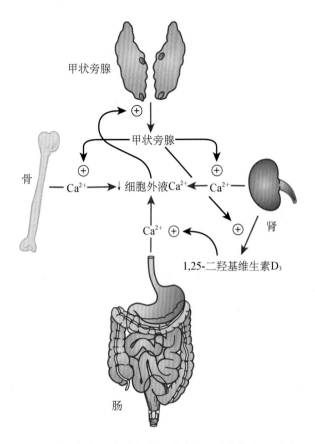

甲状旁腺

甲状旁腺

骨

Ca^{2+} →↓细胞外液Ca^{2+}← Ca^{2+}

肾

Ca^{2+}

1,25-二羟基维生素D_3

肠

图 3-3　维生素 D 和甲状旁腺激素(PTH)在维持钙动态平衡中的作用。(From Yu SLY. Renal transport of calcium, magnesium, and phosphate. In: Brenner BM, editor. Brenner and Rector's the kidney. 7th ed. Philadelphia: Saunders; 2004. p. 536.)

第一次羟化作用发生在肝,由 25-羟化酶催化生成 25-羟基维生素 D_3。25-羟基维生素 D_3 与维生素 D 结合蛋白结合并转运到肾,滤过的 25-羟基维生素 D_3 被肾小管重吸收。25-羟基维生素 D_3 在肾小管上皮细胞内发生第二次羟化作用。由于肾小管上皮细胞中同时存在 1α-羟化酶和 24α-羟化酶,25-羟基维生素 D_3 发生羟化作用后可以有两种产物,即没有活性的 24,25-二羟基维生素 D_3 和活性较高 1,25-二羟基维生素 D_3(骨化三醇),后者的生物活性比 25-羟基维生素 D_3 强 100 倍。1,25-二羟基维生素 D_3 的产生受到体内 25-羟基维生素 D_3 水平和 1α-羟化酶水平的调节,甲状旁腺激素、血磷也参与这一调节过程(Portale et al,1989)。然而,在肉芽肿(如结节病和结核病)的巨噬细胞内、前列腺上皮细胞和前列腺癌细胞中,1,25-二羟基维生素 D_3 的合成不受

调节(Young et al,2004)。

②维生素 D 的活性:1,25-二羟基维生素 D_3 通过细胞内维生素 D 受体(VDR)调控基因转录而发挥功能 (Lowe et al,1992)。它的主要作用是维持血清中钙和磷的水平。1,25-二羟基维生素 D_3 的四个主要作用器官是肠道(增加肠道对钙的吸收,也可较少程度增加磷的吸收)、骨骼(调节成骨细胞活性,与甲状旁腺共同作用,使成骨细胞激活和骨质再吸收)、肾(增加钙的重吸收)和甲状旁腺(抑制甲状旁腺激素的释放)。有证据表明,1,25-二羟基维生素 D_3 和 25-羟基维生素 D_3 可能有抑制细胞增殖的作用。维生素 D 受体(VDR)和维生素 D 能够抑制前列腺上皮细胞和肿瘤细胞的生长,特别是和雄性激素共同作用时该作用更强(Tuohimaa et al,2005)。

总之,维生素 D 通过增加肠道钙磷的吸收和肾钙的重吸收,维持血清正常的钙磷水平,从而保证骨质的正常矿化。

③甲状旁腺激素的调节:血清中的钙通过作用于甲状旁腺细胞的钙敏感受体直接影响甲状旁腺激素的合成、分泌和降解。当存在低钙血症时,甲状旁腺激素的合成和分泌增加而降解减少,存在高钙血症时则产生相反的作用。另外,1,25-二羟基维生素 D_3 通过作用于甲状旁腺细胞表面的维生素 D 受体,而对甲状旁腺激素的合成和甲状旁腺细胞的增殖产生抑制作用。肾功能不全时,血清中磷水平的增高可以直接刺激甲状旁腺激素的释放。最后,其他阳离子,如镁离子和铝离子,对甲状旁腺激素的释放也有轻微的促进作用,这种作用可能也是由钙敏感受体所介导的。

④甲状旁腺激素的活性:甲状旁腺激素主要通过位于肾和骨骼的甲状旁腺激素/甲状旁腺激素释放激素相关蛋白受体发挥作用。

⑤骨骼:甲状旁腺激素对于骨代谢的调节效应取决于刺激方式。如果持续给予甲状旁腺激素,就会刺激骨吸收,增加血清中钙、磷的浓度。如果间断给予甲状旁腺激素,则会促进骨的形成并增加骨密度。

⑥肾脏:甲状旁腺激素对于肾的作用有三种:第一,甲状旁腺激素促进了远端小管对活性钙的重吸收(Friedman and Gesek,1993);第二,甲状旁腺激素

通过对磷转运体的调控来减少近曲小管(也包括远端小管,但作用较小)对磷的重吸收(Pfister et al,1997);第三,甲状旁腺激素通过增加 1α-羟化酶并减少 24α-羟化酶的水平,促进 1,25-二羟基维生素 D_3 的产生(Broadus et al,1980)。

总之,甲状旁腺激素通过刺激骨骼的吸收,增加肾对钙的重吸收和磷的分泌,促进 1,25-二羟基维生素 D_3 的产生,从而维持血清正常的钙、磷水平。

⑦成纤维细胞生长因子 23 的调控:成纤维细胞生长因子 23(FGF-23)是一种缩氨酸,主要由破骨细胞分泌产生。FGF-23 通过作用于肾和甲状旁腺在血磷的调节中发挥重要作用。血磷或 1,25-二羟基维生素 D_3 水平升高可以刺激 FGF-23 的产生,FGF-23 通过其受体 Klotho 蛋白发挥作用(Urakawa et al,2006)。

⑧成纤维细胞生长因子 23(FGF-23)的活性:FGF-23 通过减少近端小管 Na-Pi 共同转运体的表达而增加磷的排泄(Miyamoto et al,2007)。同时,它也抑制了 1α-羟化酶的活性,从而减少 1,25-二羟基维生素 D_3 的产生(Saito et al,2003)。此外,FGF-23 还作用于甲状旁腺,抑制甲状旁腺激素的产生(Ben-Dov et al,2007)。

总之,FGF-23 主要通过调控肾脏对磷的排泄、调节 1,25-二羟基维生素 D_3 和甲状旁腺激素的产生,来维持血清磷水平的稳定。

(5)抗利尿激素:抗利尿激素(ADH),或被称为人精氨酸加压素,是由垂体后叶分泌的多肽,它通过调节肾的自由水排泄来维持血容量和渗透压。

(6)抗利尿激素的作用:抗利尿激素能增加集合管对水的被动重吸收。抗利尿激素通过与 V2 受体结合,促进水通道蛋白 2(AQP-2)插入主细胞膜,这使得管腔中的水能够进入细胞,进而通过肾小管细胞基底膜侧扩散进入体循环(Agre et al,2002)(图 3-4)。抗利尿激素通过尿素转运体增加肾髓质集合管对尿素的重吸收,从而维持水的重吸收所需的间质高渗透压。此外,抗利尿激素还可以与 V1 受体结合,增加全身血管阻力,但这只具有较小的生理学意义。抗利尿激素的其他作用还包括增加钠的重吸收、促进钾的排泄、刺激前列腺素的合成、通过与 V3 受体相互作用促进肾上腺皮质激素的分泌、促进内皮细胞Ⅷ因子和 vonWillebrand 因子的释放等。

①抗利尿激素的分泌调节:抗利尿激素的分泌主要受渗透压和有效血容量(ECV)调节,还有一些不常见的因素(表 3-1)。

表 3-1　影响抗利尿激素释放的生理和病理因素

刺激因素	抑制因素
高血浆渗透压	低血浆渗透压
低血容量	高血容量
应激(如疼痛)	酒精
恶心	苯妥英
妊娠	
低血糖	
尼古丁	
吗啡	
其他药物	

②高渗透压:细胞外液晶体渗透压主要由钠离子贡献,因此,抗利尿激素的释放受血清中钠离子浓度的调控,而血浆渗透压受下丘脑的渗透压感受器监控,当渗透压变化约 1% 时,就可以影响抗利尿激素的释放(Robertson,1987)。

③有效循环血容量减少:有效循环血容量的改变受到颈动脉窦压力感受器的监控,当有效循环血量减少时就会刺激抗利尿激素的释放。压力感受器对抗利尿激素释放的诱发作用不如渗透压感受器敏感。只有在平均动脉压出现显著下降(血容量丢失 10%~15%),其他血管收缩激素(如肾素、去甲肾上腺素激素等)被激活时,抗利尿激素的释放才会增加。

④其他因素:有很多其他因素也能刺激抗利尿激素的分泌(表 3-1)。恶心和疼痛可能是与抗利尿激素分泌增加最相关的两个因素,因此,手术后抗利尿激素的释放增多会引起低钠血症,这种病理生理改变对患者的生命存在潜在的威胁。

当患者血容量减少和低钠血症同时存在时,压力感受器的作用强于渗透压感受器,这保证低钠血症时,机体仍可以分泌抗利尿激素(Baylis,1987)。当患者血容量减少和低钠血症同时出现时(如充血性心力衰竭),尽管此时存在严重的低钠血症,抗利尿激素仍会持续分泌。

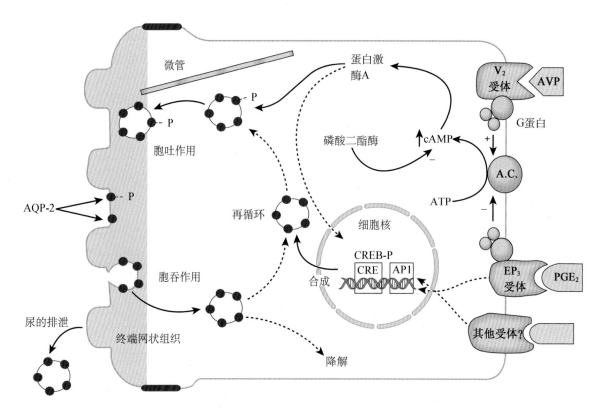

图 3-4 抗利尿激素对于水通道蛋白(AQP)转运的作用。AP1. 转录因子；AVP. 精氨酸加压素；cAMP. 环磷酸腺苷；CRE. cAMP 反应元件；CREB-P. CRE 结合蛋白；EP_3. 前列腺素受体；PGE_2. 前列腺素 E_2 (From Brown D, Nielsen S. The cell biology of vasopressin action. In: Brenner BM, editor. Brenner and Rector's the kidney. 7th ed. Philadelphia: Saunders; 2004. p. 574.)

(三)肾小管功能

1. 基本功能

肾小管有两个基本功能，即重吸收功能(将物质从肾小管管腔转运到血液中)和分泌功能(将物质从血液转运到肾小管管腔内)。转运包括经细胞途径(经过管腔和细胞基底膜)和经细胞旁途径(细胞间途径)(图 3-5)。每一段肾小管(图 3-6)通过不同的转运机制对特定的物质进行吸收和分泌。

2. 近曲小管

近曲小管负责重吸收 60% 的肾小球滤液。在正常生理条件下，近曲小管重吸收滤液中 65% 的钠、钾和钙；80% 的磷、水和碳酸氢盐；100% 的糖和氨基酸(Moe et al, 2004)。近曲小管能够根据肾小球滤过率的改变，通过球管平衡增加或降低重吸收率以维持重吸收分数恒定。球管平衡作用由肾近曲小管的近段(S1 和 S2)实现。近曲小管远段(S3)负责分泌多种因分子量太大而不能

从肾小球滤过的药物和毒性物质或蛋白复合物。同时，近曲小管还能利用谷氨酸盐产氨，而氨是尿液酸化的必要条件。

(1)钠的重吸收：绝大部分钠的重吸收发生在近曲小管中，通过继发性主动重吸收和被动重吸收机制进行(图 3-7)。

①继发性主动重吸收：肾小管管腔内钠离子受到管腔和细胞内渗透压和电化学梯度的驱动，被动进入肾小管细胞，这种驱动力是由位于细胞基底膜上的能量依赖性 Na^+-K^+-ATP 酶建立的。通过 Na^+-K^+-ATP 酶，3 个胞内钠离子和 2 个胞外钾离子主动进行交换，维持细胞内低钠浓度和细胞内相对管腔带负电荷的状态。这个过程被称为继发性被动重吸收。钠离子继而通过与其他物质(见后)偶联转运或通过 Na^+-H^+ 逆向转运体与 H^+ 交换进入细胞内。这种转运体的活性受神经激素的调节，同时也受血管紧张素 Ⅱ、去甲肾上腺素和多巴胺的影响，从而可以根据有效循环

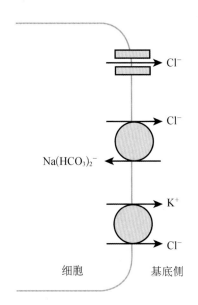

图 3-5　**肾小管细胞和细胞基底膜之间跨细胞转运示例**（From Moe OW,Baum M,Berry CA,Rector FC Jr. Renal transport of glucose,amino acids,sodium,chloride,and water. In:Brenner BM,editor. Brenner and Rector's the kidney. 7th ed. Philadelphia:Saunders;2004. p. 425.）

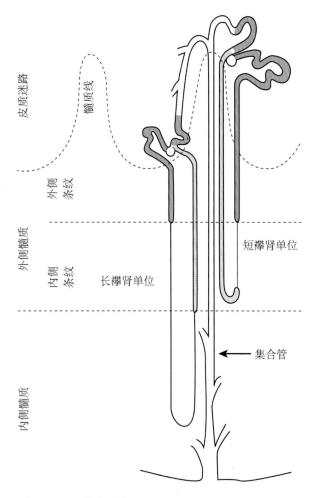

图 3-6　**肾小管的结构**（From Knepper MA,Gamba F. Urine concentration and dilution. In:Brenner BM,editor. Brenner and Rector's the kidney. 7th ed. Philadelphia:Saunders;2004. p. 601.）

血量的变化增加或减少 Na^+ 的重吸收率。

②被动重吸收：被动重吸收发生在 Na^+ 经细胞旁途径进入细胞间隙的过程中。Cl^- 通过细胞旁途径转移到细胞间隙,产生一个电化学梯度,从而推动 Na^+ 从管腔向细胞间隙运动。

总之,钠是近曲小管内最重要的物质,有以下三个原因：a. 它是唯一一种主动重吸收的溶质（通过基底膜上的 Na^+-K^+-ATP 酶）;b. 所有其他溶质都是通过与钠离子偶联进行被动重吸收的;c. 早期 Na^+（以及一些其他物质）的重吸收产生的渗透压梯度促进了水的被动重吸收。

（2）钾的重吸收：绝大部分钾的重吸收通过细胞旁途径进行。该过程在很大程度上依赖于钠离子和液体的转运驱动,因为钾离子是伴随钠和水被重吸收的。

（3）碳酸氢盐的重吸收：滤过液中的绝大部分碳酸氢盐（90%）在近曲小管被重吸收。碳酸氢盐的重吸收没有上限;在血容量不足和近曲小管中 Na^+ 重吸收增加的情况下,碳酸氢盐仍在持续重吸收,即使在机体存在明显的碱血症的情况下也不停止（Moe et al,2004）。碳酸氢盐不在近曲小管跨细胞转运;它的重吸收依赖于 Na^+-H^+ 逆向转运子分泌 H^+。在管腔内,碳酸氢盐与 H^+ 结合生成 H_2O 和 CO_2,后两者可以自由扩散进入细胞内并再次被转变为 H^+ 和碳酸氢根,继而通过 Na^+ 偶连转运体被基底膜分泌到血液循环中。这两个反应由碳酸酐酶催化（图 3-8）。

（4）水的重吸收：水在近曲小管的重吸收是一个被动过程,受其他物质重吸收形成的管腔和细胞内渗透压梯度驱动。绝大部分水的重吸收发生在末段近曲小管。随着 Na^+ 的移动,水也可以经跨细胞或细胞旁路途径重吸收。通过借助特异性水通道蛋白-1（AQP-1）进行跨细胞途径重吸收的水占重吸收总量的 80%,而通过跨细胞间紧密连接的细胞旁途径重吸收的水仅占重吸收总量的 20%。

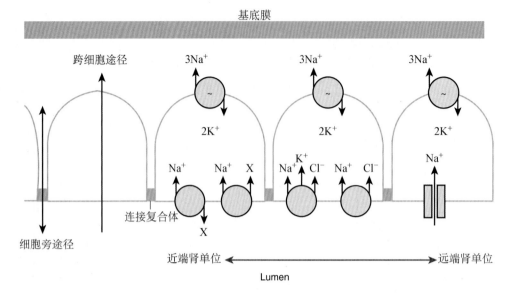

图 3-7 **近曲小管中钠的重吸收机制**(From Moe OW,Baum M,Berry CA,Rector FC Jr.Renal transport of glucose,amino acids,sodium,chloride,and water.In:Brenner BM,editor.Brenner and Rector's the kidney.7th ed.Philadelphia:Saunders;2004.p.414.)

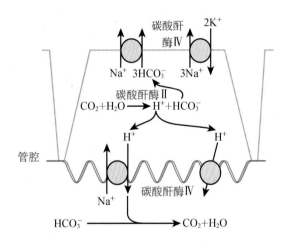

图 3-8 **肾小管内碳酸氢盐的重吸收**(From Hamm LL.Renal acidification mechanisms.In:Brenner BM,editor.Brenner and Rector's the kidney.7th ed.Philadelphia:Saunders;2004.p.500.)

（5）葡萄糖的重吸收：葡萄糖的重吸收是由 Na^+ 的被动重吸收驱动的。在近曲小管的近段（S1 和 S2），葡萄糖的重吸收通过一种被称为 SGLT-2 的高效、低亲和力的 Na^+/葡萄糖转运体来完成（Moe et al,2004）。在近曲小管的 S3 段，葡萄糖的重吸收通过一种被称为 SGLT-1 的低效、高亲和力的 $2Na^+$/葡萄糖转运体（该转运体在肠道内也有发现）来完成。然后细胞内的

葡萄糖通过基底膜上的辅助转运子 GLUT-2 转运到细胞外。在血糖水平正常的情况下，所有滤过液中的葡萄糖都会被重吸收。但是，当血糖水平超出正常水平 200mg% 时，滤过液中的葡萄糖超过了重吸收的阈值，尿液中就会出现葡萄糖（图 3-9）。

（6）蛋白质和氨基酸的重吸收：氨基酸的转运相对复杂。总体来说，碱性、酸性和中性的氨基酸有各自特有的转运体，它们大多数是 Na^+ 依赖性的。有些氨基酸有其专属的转运体，有些氨基酸则不依赖 Na 进行转运。大分子蛋白质通常被刷状缘的肽酶分解并以氨基酸的形式重吸收；而有些蛋白质则通过载体介导的内吞作用进入细胞内。

（7）磷的重吸收：85%～90%滤过液中的磷在近曲小管被重吸收。磷的重吸收主要通过 Na^+/磷共同转运体来完成。血浆磷的水平、甲状旁腺激素和 FGF-23 共同调节着该转运体的活性。

（8）钙的重吸收：大部分钙在近曲小管的 S2 段和 S3 段的起始段被重吸收。这是一个受管腔（正电荷）电位差驱动的被动转运过程。钙通过位于紧密连接处的特异性钙通道蛋白 claudin-2 进行细胞旁途径转运（Amasheh et al,2002）。可能

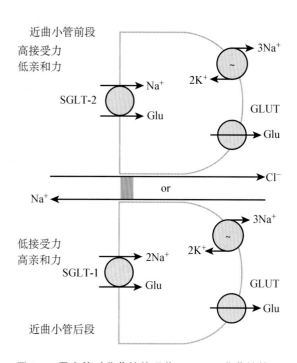

近曲小管前段
高接受力
低亲和力

SGLT-2

低接受力
高亲和力
SGLT-1

近曲小管后段

图 3-9　肾小管对葡萄糖的吸收。GLUT. 葡萄糖转运体；SGLT. 钠葡萄糖共转运体（From Moe OW, Baum M, Berry CA, Rector FC Jr. Renal transport of glucose, amino acids, sodium, chloride, and water. In: Brenner BM, editor. Brenner and Rector's the kidney. 7th ed. Philadelphia: Saunders; 2004. p.417.）

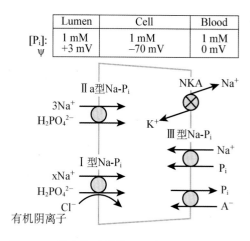

图 3-10　肾小管对磷的重吸收（From Yu SLY. Renal transport of calcium, magnesium, and phosphate. In: Brenner BM, editor. Brenner and Rector's the kidney. 7th ed. Philadelphia: Saunders; 2004. p.555.）

有少量的钙在 S3 段近曲小管被重吸收，但这种方式不典型（图 3-11）。

（9）镁的重吸收：大约 15％滤过液中的镁在近曲小管重吸收，但其机制还未被阐明（Konrad et al, 2004）。

3. Henle 襻

Henle 襻由下列四段组成：降支细段（DLH）、升支细段（ALH）、髓襻升支粗段（mTALH）和皮质升支粗段（cTALH）。它接收 40％未被近曲小管重吸收的超滤液。Henle 襻的每一节段都在液体、电解质和酸碱平衡方面有着其特殊功能，但整体来说，Henle 襻的主要功能是重吸收 25％～30％的滤过 Na⁺，并在水过量的情况下重吸收氯化钠，从而建立高浓度的肾髓质间溶液环境，这是排泌高度浓缩的终末尿的必要条件。Henle 襻和近曲小管相似，也受球管平衡机制调控，以维持恒定的超滤液进入集合管（图 3-12）。

（1）降支细段：降支细段由近曲小管的末端（S3 段）和 Henle 襻底部之间的肾单位节段组成。一般来说，皮质肾单位的降支细段较短，近髓质肾单位的降支细段较长。降支细段缺乏主动转运物质的功能，但由于它具有丰富的水通道蛋白-1，故降支细段对水分子的重吸收具有很高的通透性（Agre et al, 2002）。

（2）升支细段：升支细段始于 Henle 襻并延续至升支粗段起始部。升支细段的长度是可变的，通常皮质肾单位的升支细段较短。升支细段与降支细段的功能相似，缺乏对溶质的主动转运功能。然而与降支细段功能不同的是，升支细段对水分子缺乏通透性，但对氯化钠和尿素具有较高的通透性，水通过降支细段时被大量重吸收，使得降支细段中的氯化钠和尿素的浓度升高，这表明升支细段对这两种物质的重吸收是依赖于渗透压梯度差实现的被动重吸收。

（3）升支粗段：升支粗段对于溶质的重吸收能力远高于降支细段与升支细段。然而由于缺乏水通道蛋白而完全不透水，因此该段对水的重吸收可以忽略不计。

（4）钠、钾、氯的重吸收：升支粗段能够重吸收通过肾小球滤过的 25％～30％钠。这主要是由基底外侧的 Na⁺-K⁺-ATP 酶泵参与的主动转运过程，以维持细胞内的低钠环境。钠离子通过位

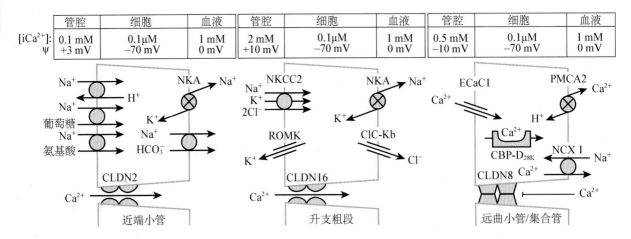

管腔	细胞	血液	管腔	细胞	血液	管腔	细胞	血液
[iCa^{2+}]: 0.1 mM	0.1μM	1 mM	2 mM	0.1μM	1 mM	0.5 mM	0.1μM	1 mM
ψ +3 mV	−70 mV	0 mV	+10 mV	−70 mV	0 mV	−10 mV	−70 mV	0 mV

图 3-11　肾小管对钙的重吸收(From Yu SLY. Renal transport of calcium, magnesium, and phosphate. In: Brenner BM, editor. Brenner and Rector's the kidney. 7th ed. Philadelphia: Saunders; 2004. p. 538.)

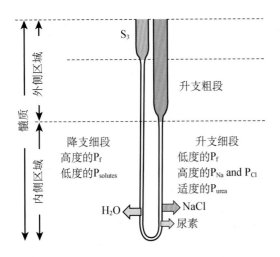

图 3-12　Henle 襻的解剖(From Moe OW, Baum M, Berry CA, Rector FC Jr. Renal transport of glucose, amino acids, sodium, chloride, and water. In: Brenner BM, editor. Brenner and Rector's the kidney. 7th ed. Philadelphia: Saunders; 2004. p. 431.)

于细胞膜顶部的 Na$^+$/K$^+$/2Cl$^-$ 转运蛋白(NKCC2)进行跨膜转运。一旦钠离子进入细胞内,氯离子就被 Cl$^-$/K$^+$ 共转运蛋白转运到细胞外,从而有助于保持细胞内的低氯状态。然而,钾离子会被细胞膜顶部的 ROMK 钾通道优先转运并重新进入肾小管管腔,从而再次与 NKCC2 转运蛋白发生相互作用。钾离子的这种循环作用是重要的,如果没有这个过程,钠离子的重吸收就会受到管腔中钾离子浓度的限制,而肾

小管中钾离子的浓度远远低于钠和氯的浓度。通过钾离子的循环,使钠离子的重吸收不受钾离子浓度的限制,这一过程也有助于小管腔内正电位差的形成,并促进包括钠离子在内的多种阳离子的细胞旁路转运(图 3-13)。

NKCC2 转运蛋白是髓襻利尿药的作用位点,这类药物可与氯离子受体结合并干扰正常的转运行为,从而导致氯化钠重吸收减少并发挥利尿作用。

升支粗段在重吸收钠离子时并不伴随水的重吸收,这种选择性重吸收对形成间质浓度梯度具有重要作用。浓度梯度对于集合管的后续尿液浓缩能力非常关键,也使升支粗段的超滤液渗透压逐渐降低,这对于发挥水的利尿作用是十分重要的(见下文)。

(5)钙、镁的重吸收:约 15% 的滤过钙在升支粗段被重吸收。钙的重吸收由管腔的正电位差被动驱动并经细胞旁路途径进行,而钙通道蛋白 1 (也称 claudin-16)可以促进该过程。镁在升支粗段的重吸收(60%～70%)也以类似的方式进行 (Konrad et al, 2004)。髓襻利尿药通过抑制 NKCC2 转运蛋白可导致管腔内正电位差的降低,从而引起肾钙和镁的丢失。

(6)碳酸氢盐的重吸收:髓襻升支粗段主要通过 Na$^+$/H$^+$ 交换分泌氢离子而重吸收 10%～20% 的滤过碳酸氢盐。降支细段对水的重吸收可以使管腔中碳酸氢盐的浓度升高,重吸收增加。

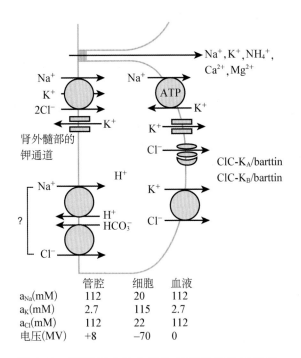

图 3-13　阳离子在升支粗段经旁细胞途径转运. ATP. 三磷腺苷 (From Moe OW, Baum M, Berry CA, Rector FC Jr. Renal transport of glucose, amino acids, sodium, chloride, and water. In: Brenner BM, editor. Brenner and Rector's the kidney. 7th ed. Philadelphia: Saunders; 2004. p. 433.)

（7）反流机制：肾的一个重要功能是保存体内的水分，这是通过从集合管中重吸收水分，并排泄相对于血浆的高渗透压尿液来完成的（见下文）。人的肾能够把尿液浓缩到 1200mOsm/kg。要获得如此高浓度的尿液，肾必须能够产生类似程度的间质渗透梯度。通过反流倍增的过程，Henle 襻能形成外髓 285mOsm/kg（与血浆等渗）到内髓 1200mOsm/kg 的间质渗透梯度。反流倍增的基本步骤如下。

①髓质间液通过对氯化钠的重吸收（在没有水重吸收的情况下）在 Henle 襻上升分支上形成高渗。

②由于髓襻的发夹样（反流）结构，管腔内液的浓度可以逐渐增加（倍增）至高达 1200mOsm/kg（图 3-14），这样间质液渗透压也可以达到类似水平。

③在抗利尿激素存在的情况下，尿素从髓质集合管向组织间隙扩散，进一步升高间质渗透压（Yang and Bankir, 2005）。这有助于增加

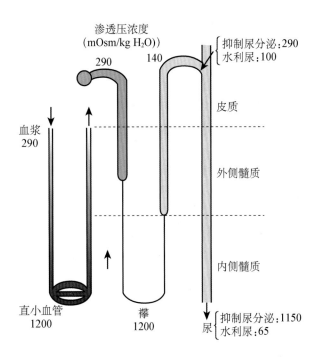

图 3-14　肾小管的反流机制 (From Knepper MA, Gamba F. Urine concentration and dilution. In: Brenner BM, editor. Brenner and Rector's the kidney. 7th ed. Philadelphia: Saunders; 2004. p. 604.)

降支细段对水的重吸收，进而升高升支段管腔中钠和氯的浓度，并且使步骤 1 更加有效进行（图 3-15）。

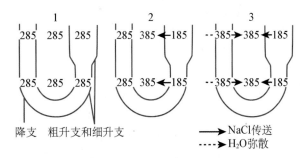

图 3-15　氯化钠的主动转运在启动反流倍增机制中的作用。第一步，在时间零点时，降支、升支中和组织间的液体与血浆是等渗的。第二步，氯化钠从升支中转运到组织间液并形成 200 mOsm/kg 的渗透压梯度。第三步，降支中的水转运到小管外，降支内液与高渗的组织间液达到渗透压的平衡，而从升支不断转运出的氯化钠阻止了组织间液被转运出的水稀释。这样在升支内液和高渗透压的降支及组织间液之间就形成了一个渗透压梯度

④在抗利尿激素存在时,组织间液的高渗透压可以促进水在髓质集合管被动重吸收,而这个过程也能引起组织间液的稀释。为了减小这种影响,肾皮质的集合管会重吸收水分以缩小超滤液的体积。同时,直小血管也会形成类似髓襻的发夹样结构,它可以转移水分但对间液溶质的影响却很小(Pallone et al,2003)。

这种渗透压梯度在某些临床情况下会发生改变。如渗透性利尿时,髓质血流的增加会促进直小血管对间液溶质的清除,并导致间质渗透压降低。此外,长期应用髓襻利尿药会抑制 Henle 襻的升支对氯化钠的转运,而氯化钠对于维持组织间液的高渗状态具有重要作用。因此,在停用髓襻利尿药后会延迟水的利尿作用,直到组织间液的浓度梯度重建完成。

(8)Tamm-Horsfall 黏蛋白:髓质小管升支粗段也是分泌 Tamm-Horsfall 黏蛋白或者尿调节素的部位,该蛋白具有重要的临床价值,因为它可以形成所有类型泌尿系结石的基质。Tamm-Horsfall 黏蛋白对于防止尿路感染具有重要作用(Bates et al,2004),也与铸型肾病、髓质囊性病和家族性青少年高尿酸血症肾病的发生有关。

4. 远端肾小管

远端肾小管的主要功能是钠和钙重吸收,远端小管也具有分泌氢离子和钾离子的能力,但其重要性还不清楚。远端小管又分为远曲小管(DCT)和连接小管两个部分(CNT)。

(1)钠和氯的重吸收:远曲小管可以重吸收 5%～10% 的肾小球滤钠。与在髓襻升支粗段相似,钠的重吸收是由基底侧膜的 Na^+-K^+-ATP 酶的驱动而继发的主动转运过程,在此过程中并不伴有水的重吸收。钠与氯离子通过 Na^+/Cl^- 共转运蛋白以电中性的形式被重吸收,该转运蛋白可以被噻嗪类利尿药所抑制。此外,还有一些钠离子的重吸收通过位于管腔膜的 Na^+/H^+ 交换转运蛋白进行。值得注意的是,远曲小管对钠的重吸收受管腔钠浓度调控,而不受激素影响。因此,所有引起远曲小管内钠离子增加的因素,都会导致该段小管钠离子的重吸收增加。例如在临床上使用髓襻利尿药时,就会发生上述情况。通过抑制升支粗段的 NKCC2 转运蛋白,可增加远曲小管的钠离子传送,同时远曲小管对钠离子的重吸收也会明显增加,这样就能显著缩小髓襻利尿药的利尿作用。如果同时和噻嗪类利尿药使用,就会降低远曲小管的这种作用。连接小管对钠的重吸收受醛固酮的影响,其作用方式与肾皮质集合管的主细胞类似。

(2)钙的重吸收:远曲小管重吸收 10%～15% 的钙,与近曲小管和 Henle 襻不同的是,钙在远曲小管的重吸收不依赖于钠离子的重吸收。钙离子通过管腔 TRPV5 钙通道与胞内钙结合蛋白 D_{28} 结合进入细胞内(Loffing and Kaissling,2003),使细胞内游离钙浓度保持在较低水平,这也有利于钙离子向细胞内流入。钙可以通过 Ca^{2+}/H^+(PMCA)或 Na^+/Ca^{2+}(NCX)交换从基侧膜移出细胞(Loffing and Kaissling,2003)。与近曲小管和 Henle 襻相比,钙通过细胞旁路的运动被能够显著降低紧密连接钙通透性的 claudin8 蛋白所抑制。

甲状旁腺素和 1,25-二羟基维生素 D_3 对远曲小管钙的重吸收均具有调节作用,但 1,25-二羟基维生素 D_3 仅起次要作用。甲状旁腺素可以通过增加基底膜侧的氯离子流,从而改变细胞内的电位以增加钙的重吸收。1,25-二羟基维生素 D_3 可增加 TRPV5 通道的数量和钙结合蛋白的生成,两者都可以增加钙的重吸收(Chamoux et al,2010;Haussler et al,2013)。

(3)镁的重吸收:5%～10% 的滤过镁离子通过远端小管的细胞旁路被主动重吸收。该过程可能是通过管腔镁通道 TRPM6(Voets et al,2004)进行的,并由细胞基侧膜的 Na^+-Mg^{2+} 泵驱动,该泵可以建立有助于镁离子向细胞内转运的镁离子浓度梯度。

5. 集合管

集合管由皮质集合管(CCT)和髓质集合管(MCT)两部分构成。虽然近端肾单位部分负责重吸收大量的滤过液,但是集合管会根据饮食摄入的变化对超滤液的性质进行最后的定性改变。

6. 皮质集合管

皮质集合管由两种具有不同功能的细胞组成。主细胞(65%)主要参与氯化钠的重吸收,闰细胞(35%)主要进行酸的分泌。这两种细胞都参与钾的调节。

（1）主细胞功能

①钠、钾和氯的重吸收：钠的被动重吸收通过管腔钠通道 ENaCl 而不是共转运系统进行（Loffing and Kaissling,2003）。基底膜侧的 Na⁺-K⁺-ATP 酶泵可以保持细胞内低钠浓度状态而有助于钠离子向胞内转运。钠离子向胞内转运的同时阴离子没有进入细胞,这样会在管腔内形成负电位差,从而引起氯离子被动的经细胞旁路向管腔外运动或胞内钾离子向管腔内分泌,以恢复管腔内的电中性状态。皮质肾单位钠离子的重吸收主要受醛固酮调节,醛固酮可以增加 ENaCl 通道的开放数量。用利尿药阿米洛利封闭钠通道会减少钠的重吸收和钾分泌,这是由于管腔内外难以形成电势差而使钾的分泌缺乏驱动力（图 3-16）,前列腺素 E_2（PGE_2）似乎也能抑制钠的重吸收,用非甾体类抗炎药减少前列腺素 E_2 的产生会引起钠潴留。

肾皮质集合管中钾的分泌不仅依赖于醛固酮敏感的钠离子向细胞内的运动,还依靠管腔内的液体流速。当小管内液体流速降低时,腔内局部钾的浓度就会升高,并有利于减小钾分泌电势差从而减少钾的分泌。抗利尿激素（ADH）能够部分中和这种作用,因为它能在管腔细膜上插入新的钾通道或通过增加钠的重吸收来促进钾的分泌（Wang,1995）。**因此,任何导致管腔内液流率降低或增加醛固酮产生的条件都会引起钾的排泄减少。**

②水：水的重吸收在基础状态下,集合管对水的通透性较低。然而,抗利尿激素可明显增加集合管对水的通透性。这是由于管腔细胞膜上预先形成的 AQP-2 水通道插入的结果（Agre et al,2002）,AQP-2 水通道被动地重吸收水,并通过基底外侧 AQP-3 和 AQP-4 通道与皮质组织间液达到平衡。上述过程对于高度浓缩的终尿的形成是至关重要的,因为它浓缩了输送到髓质集合管的超滤液,这也是大部分尿液达到终浓度的部位（Knepper et al,1994）（图 3-17）。

③闰细胞：闰细胞（intercalated cells）分为 A 型和 B 型,两者功能不同。A 型闰细胞主要与氢离子分泌有关,B 型闰细胞主要与碳酸氢盐分泌有关。

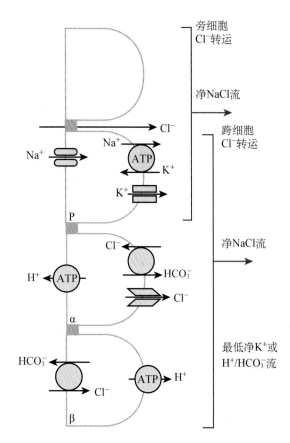

图 3-16　利尿药阿米洛利封闭钠通道后产生的影响。ATP. 三磷腺苷（From Moe OW,Baum M,Berry CA, Rector FC Jr. Renal transport of glucose, amino acids, sodium, chloride, and water. In: Brenner BM, editor. Brenner and Rector's the kidney. 7th ed. Philadelphia:Saunders;2004. p. 439.）

④氢和碳酸氢盐：分泌氢和碳酸氢盐**在两种闰细胞内的 H_2O 在碳酸酐酶的作用下与二氧化碳结合,产生 H^+ 和 HCO_3^-。**两种类型的细胞通过类似的转运子分泌 H^+ 和 HCO_3^-,但转运子的位置不同。

在 A 型闰细胞管腔面的细胞膜上有 H^+-ATP 酶和 H^+-K^+-ATP 酶泵,两者有助于氢离子向管腔分泌。通过细胞基侧面的 HCO_3^-/Cl^- 转运子将碳酸氢盐转入血液循环。该系统的作用是酸化尿液,提高细胞外液的 pH。正如所料,在酸血症时这一反应过程被激活。醛固酮似乎对该过程具有许可作用,这可能是通过其对 H^+-ATP 酶泵的作用实现。因为在醛固酮血症的情况下可见随尿排出过多 H^+ 而发生碱中毒。

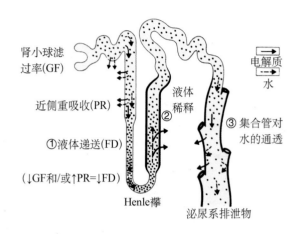

图3-17 正常尿液稀释机制的构成（Redrawn from Berl T, Schrier RW. Water metabolism and the hypo-osmolar syndrome. In：Brenner BM, Stein JH, editors. Sodium and water homeostasis. New York：Churchill Livingstone；1978. p. 1-23.）

B型闰细胞具有与A型闰细胞相似的转运体，但其极性相反。也就是说，H^+-ATP酶泵是位于细胞的基底外侧，而HCO_3^-/Cl^-转运子则位于细胞管腔的细胞膜。该系统的作用是排出碳酸氢盐，降低机体的pH。这一结果在碱血症的状态下是必要的，因此它起到减少体内的碳酸氢盐作用。

⑤钾：虽然皮质集合管通常能够分泌钾，但是皮质集合管也有通过H^+-K^+-ATP酶作用重吸收钾的潜能。钾的消耗可激发H^+-K^+-ATP酶活性。尽管该过程**有助于纠正全身低钾血症，但它往往以增加H^+的分泌为代价，由此可能导致机体碱中毒。**

7. 髓质集合管

髓质集合管分为髓质外带集合管（oMCT）和内带集合管（iMCT）。这两个部分都含有与皮质集合管的主细胞和闰细胞类似的细胞。因此，对钠、钾、氢离子和碳酸氢盐的处理是相似的。主要的功能差异在于髓质集合管对水和尿素通透性，因此它能将尿液浓缩到显著高于血浆水平。

（1）对水和尿素的通透：髓质集合管在基础状态下对水是相对不通透的，但在抗利尿激素的作用下，通过插入水通道AQP-2髓质外带集合管和内带集合管对水的通透性明显增加。这使得水可以从集合管进入集合管外高渗透压的间液，并使尿液得到浓缩。与上述过程同样重要的是尿素。髓质外带集合管无论在基础状态下还是在抗利尿激素刺激下对尿素都是相对不通透的。相反，由于髓质内带集合管细胞基侧膜上存在特异的尿素转运体（UT-A1和UT-A3）以及髓质内带集合管腔的面也含有少量尿素转运体，使得髓质内带集合管在基础状态下对尿素具有很高的通透性。抗利尿激素能够通过增加尿素转运体的数目，并使得尿素的通透性增加4倍，从而达到对尿素吸收的短期调节效应。**蛋白质的摄入可实现对尿素长期的调节。蛋白质摄入可使组织间液的尿素浓度升高并维持较高的渗透压梯度，这对于水的重吸收和尿液的浓缩都有重要的意义**（Yang and Bankir，2005）。

> **要点：肾小管功能**
> - 肾单位有不同的功能段，以维持体内的正常生理平衡。
> - 大部分碳酸氢盐与离子的重吸收发生于近端小管。
> - Henle襻的结构允许高张性组织间液形成，这是最大限度浓缩尿液的关键。

（2）对钠的通透：如前所述，髓质集合管重吸钠与皮质集合管相似，但在容量扩张时髓质集合管对钠离子的重吸收减少。这种结果部分是由于激活心钠素的作用，心钠素降低了内带集合管中的钠重吸收，但不降低外带集合管钠重吸收。这种效应似乎与腔内膜中打开钠通道数量减少相关。

二、肾病理生理学

（一）水钠失衡

尽管已有成熟的机制和适当的治疗方法，临床上对水和钠的失衡管理的处理仍有不足，临床医师往往存在误解。**临床上常把血浆钠的浓度误解为反映全身的钠容量。**钠离子主要在细胞外，血清的钠浓度反映的是水平衡。因此，低钠血症可能发生在全身钠过量的时候,而在全身总体钠缺乏的情况下也可发生高钠血症。对于水、钠平衡失调的发生,必然存在水、钠之间的失衡并且正常的反应机制已经失去了调节作用。**因此,了解血清钠异常的方法是通过确定患者机体中水的状态,然后确定为什么正常的代谢机制会失败**(图 3-18)。

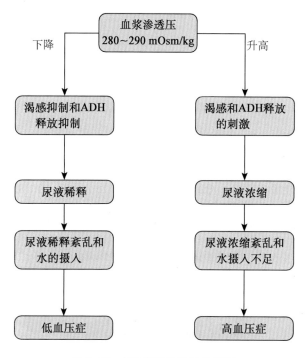

图 3-18　水代谢紊乱发展的流程

1. 低钠血症

根据定义,如果水相对于细胞外钠的比例过多,则存在低钠血症,其尚未通过抑制口渴的正常代偿机制和降低 ADH 的释放来处理,导致血清钠低于 135mEq/L。除非患者的低钠血症很严重(<120mEq/L),否则很少会引起临床症状。当低钠血症很严重或突然发生时,患者可能会出现癫痫发作、精神状态异常、昏迷和死亡。通常大多数低钠血症的发生原因,是由于肾不能排出不含溶质的尿液(Mallie et al,1997)。**为了计算肾排泄或保留的水量,有必要考虑尿液有两种成分:一种包含所有的溶质的等渗性溶液(称为 C_{OSM} 或渗透性清除率);另一种是不含溶质的水(称为 C_{H_2O} 或游离水清除率)。总尿量(V)(L/d)等于 C_{OSM} 与 C_{H_2O} 的和:**

$$V = C_{OSM} + C_{H_2O}$$

当尿液相对于血浆为低渗时,C_{H_2O} 是正值。当不满足这些要求中的一个或多个时,则发生低钠血症,例如当 GFR 减少时,利尿药损害了 NaCl 的重吸收或当加压素过量时(例如,抗利尿激素分泌异常综合征)。如果水的摄入超过了肾形成不含溶质水的能力(>10~20L/d),也会发生低钠血症。低钠血症患者对无溶质水的清除异常,反映在不能最大限度排泄稀释尿液($U_{osm}=100$ mOsm/kg)。

尽管低钠血症的诊断是通过测定血清的电解质水平,但在多种情况下血清钠降低会产生许多误导。通常实验室报告的血清的钠值是以单位体积血清中的钠的形式而不是以水的形式报告的。如果存在大分子物质如脂肪或蛋白质,它们减少了给定容积血清中的水含量,但这些大分子物质对血浆渗透压的影响却很小。**实际上,真正具有重要意义的是单位体积水中渗透压的有效溶质量。**假性低钠血症最常见于血清中的脂肪或葡萄糖的异常升高。三酰甘油每升高 1g/dl,钠的测定值就会降低 2mEq/L。葡萄糖每升高 100mg/dl,钠的测定值就会降低 1.6mEq/L。

因此,对于一个真正低钠血症患者的诊断方法应该从评估其容量状态开始(图 3-19)。低钠血症的临床表现包括皮肤肿胀、体位性低血压、颈静脉充盈、腹水和呼吸爆裂音等特征都有助于临床诊断。符合临床低血容量定义的患者,钠缺乏对机体的影响比水不足更严重。在此种情况下,肾的适当反应时排出含高 C_{H_2O} 的低渗尿。因此,如果尿液渗透压不低,那么病因就与肾相关。测定尿液钠(U_{Na})是一个有用的替代尿渗透压检测方法。U_{Na} 适当降低(<20 mEq/L)的低血容量患者可能有肾外的钠丢失,如创伤、呕吐、腹泻、烧伤或第三间隔。在不适当的高 U_{Na}(>20mEq/L)的低血容量患者中,应当怀疑经肾的途径,如利尿药过剩、渗透性利尿、肾小管酸中毒或盐皮质激素不足。如果低钠患者是高血容量的,那么全身的钠容量可以降低、正常或是升高。如果患者的 U_{Na} 超过 20 mEq/L 则提示肾衰竭,而 U_{Na} 低于 20 mEq/L 则提示患者有心力衰竭、肝硬化或肾病综合征。

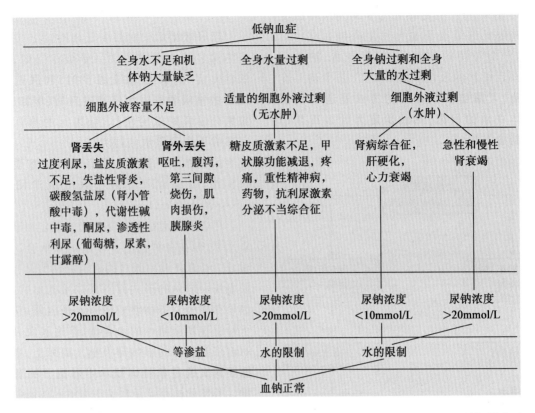

图 3-19　低钠血症患者的临床治疗方法(From Berl T, Anderson RJ, McDonald KM, Schrier RW. Clinical disorders of water metabolism. Kidney Int 1976;10:117-32.)

血容量正常的患者其全身的钠容量可能是偏低或正常的。鉴别诊断包括糖皮质激素不足、甲状腺功能减退、应激反应以及抗利尿激素的分泌异常综合征(SIADH)。**SIADH 是由低血容量或高血浆渗透压以外的机制释放 ADH 引起的综合征,其中一种与肾脏中的表达增加相关**(Kwon et al,2001),SIADH 综合征最常见的原因是脑部感染、手术、肿瘤和药物不良反应(框图 3-2)。可用于治疗 SIADH 患者的药物拮抗药包括锂剂和地美环素。锂剂可抑制加压素在集合管近端和远端 cAMP 的形成作用(Miller,1994)。地美环素在 600～1200mg/d 剂量范围内可诱导加压素性尿崩症,通常在治疗 1～2 周内可纠正血清钠浓度(Goh,2004)。

低钠血症的治疗是针对病因和水失衡(图 3-20)。急性重度低钠血症患者的临床表现是伴有意识混乱、惊厥或昏迷,应该限制入量并给予 3%的高张盐水[约 1ml/(kg·h)]治疗。只要液体摄入受到限制,液体过载就不太可能发生。但如果同时使用一种襻利尿药会使其进一步减轻,如呋

框图 3-2　与抗利尿激素分泌异常综合征相关的疾病	
肿瘤	中枢神经系统病变
支气管	脑炎(细菌、病毒)
十二指肠	脑膜炎(病毒、细菌、结核、真菌)
胰腺	头部外伤
胸腺瘤	格林-巴利综合征
输尿管	蛛网膜下腔出血
淋巴瘤	硬脑膜下血肿
Ewing 肉瘤	小脑或脑萎缩
间皮瘤	海绵窦血栓形成
膀胱	脑积水
前列腺	Shy-Drager 综合征
肺部疾病	落基山斑疹热
肺炎(病毒、细菌)	震颤性谵妄
肺脓肿	嗅神经母细胞瘤
肺结核	下丘脑结节病
曲霉病	多发性硬化症
正压呼吸	
哮喘	
气胸	
囊性纤维化	

Modified from Levi M, Berl T. Water metabolism. In: Gonick HC, editor. Current nephrology (1983-1984), vol. 9. Chicago:Year Book Medical;1986.

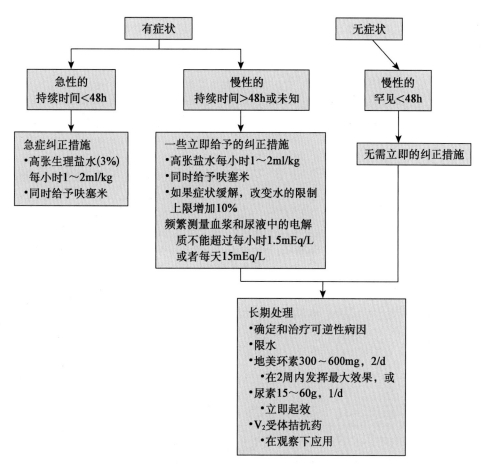

图 3-20 **低钠血症的治疗**(From Halterman R,Berl T. Therapy of dysnatremic disorders. In:Brady H,Wilcox C, editors. Therapy in nephrology and hypertension. Philadelphia:Saunders;1999. p. 261.)

塞米可引起 1/2 张低渗液的排出。血清钠浓度在第一个 48h 内上升不应超过 25mEq/L,速度不应超过每小时 2mEq/L,目标值应当是 120～125 mEq/L。与其相差的总的钠量不足可以通过以下公式计算:

(分布容积)×体重(kg)×(125－血清钠浓度)

此处分布容积男性为 0.5,女性为 0.6。如果严重的低钠血症是慢性的,那么纠正的速度不应超过 8～12mmol/(L・d),否则可能发生脑脱髓鞘综合征(Martin,2004)。因此,纠正的速度应当更慢[0.5～1mEq/(L・h)]。严重的低钠血症患者应紧急处理,需要经常进行电解质测量和患者重新评估。当血清钠浓度上升 10% 或者症状消退时,应停止进行积极治疗。在这一点上,限制水的入量和去除潜在病因就足够了。这也是治疗无症状低钠血症的最好方法。显然,对于低血容量

的患者应给予适量体积的生理盐水进行纠正。

2. 高钠血症

高钠血症的潜在问题是伴随水摄入不足的尿液异常浓缩(Adrogue and Madias,2000)。高钠血症的病因又与水的平衡有关,机体总的钠量可以是升高、正常,甚至降低。

通常临床症状无特殊表现,且与低钠血症的症状有重叠。早期出现烦躁、恶心和呕吐,可进展为震颤、嗜睡和昏迷。事实上,与大多数其他电解质紊乱相比,高钠血症的死亡率更高。**大多数有完整的渴觉机制和自由饮水的患者可以预防高钠血症**,因此,这种情况在极端的年龄更常见。

再次,高钠血症患者的诊断也应从评估体液状态开始(图 3-21)。低血容量常见于肾不能充分浓缩尿液(襻利尿药,梗阻后利尿)或是因烧伤、腹泻、瘘管等造成的大量水丢失。高钠血症患者存

在引起全身水容量过多伴有高钠的原因，包括代谢性或医源性原因，如 Cushing 综合征、原发性醛固酮血症以及外源性钠（口服或静脉）摄入过多。

血容量正常的患者可能有肾性或肾外的丢失，也可能是尿崩症与中枢产物（神经源性）的缺失，导致肾浓缩尿液能力损害或异常的肾源性反应。

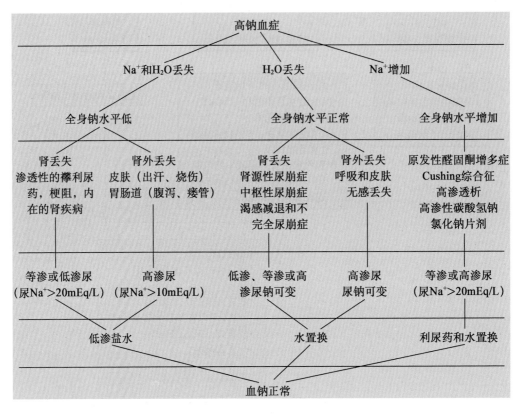

图 3-21   临床治疗高血钠的方法（From Berl T，Anderson RJ，McDonald KM，Schrier RW. Clinical disorders of water metabolism. Kidney Int 1976；10：117-32.）

在神经源性尿崩症中，加压素不足最常见的原因是由于神经垂体破坏所致。产生症状性多尿必须在垂体漏斗部水平或以上的分泌性神经元有 80%～90% 遭到破坏。加压素水平减少会导致肾排出大量的稀释尿。这会导致全身水容量减少、渗透压升高和高钠血症，相关细胞脱水会产生渴觉。代偿性摄入水的调节可使血浆渗透压（Na^+ 浓度）降低或接近正常水平，渴觉阈值的水平稳定或稍高于正常水平。在所有的尿崩症类型中，神经源性尿崩症的肾对加压素的反应降低，浓缩尿液的能力受损。这种浓缩尿液能力的异常改变是由于肾髓质渗透压梯度被高的尿流量减低所致。肾源性尿崩症患者神经垂体分泌的加压素是正常的，但肾对激素的反应性减弱或无反应，尿液浓缩能力受损（Sasaki，2004）。其病因机制已经证实为水通道的几种不同变异所致（Leung et al，2005）。

高钠血症的治疗应重点放在液体量不足、水的补充和去除潜在病因方面。 低血容量应当初始用 1/2 张液体纠正。如果患者清醒且无症状，饮水就足够了。另外，静脉治疗应当以缓慢降低渗透压为目标，开始不超过每小时 2 mOsm/L，以避免发生脑水肿。水量不足的计算公式如下：

分布容积×体重(kg)×［血浆(Na)/140－1］

此处分布容积男性为 0.5，女性为 0.6。

对于中枢性尿崩症的患者可经鼻内给予外源性合成的加压素治疗。对于肾源性尿崩症患者应当治疗潜在的病因（锂剂、高血钙）。如果肾恢复时产生持续性多尿，它的治疗应包括适当限制钠的入量、噻嗪类利尿药和非甾体抗炎药的应用（Pattaragarn and Alon，2003）。

要点:水钠失衡

- 血清钠代表钠浓度,而不是全身钠总量。
- 判断钠异常病因的最好工具是病史、容量状态和尿钠。
- 严重的钠不足和钠过多必须要缓慢纠正。

(二)钾失衡

钾是细胞内主要离子,血清中钾的水平在疾病状态时不能反映全身的钾容量。因为神经肌肉的兴奋性与血钾的水平密切相关,血清中钾水平极低或极高时都会导致心律失常或死亡。**肾对尿液钾的排泄随醛固酮分泌水平升高、远端肾小管钠的高负荷和酸中毒而增加。胰岛素、碳酸氢盐和β对受体阻滞药的作用是促进钾进入细胞内。**

1. 低钾血症

低钾血症最常见的原因是有胃肠道(GI)、尿液的丢失增加和碱中毒时引起钾的细胞内转移增加(记忆方法:碱中毒＝低血钾)。医源性低血钾最常见的原因是利尿药、腹泻药、两性霉素、茶碱药物和梗阻后利尿。代谢性原因包括与醛固酮升高相关的肾上腺瘤、Cushing 综合征和肾上腺癌。患者可无症状或有潜在疾病的症状和体征。严重低钾血症的患者可产生心动过速、心脏阻滞和 ST 段压低。治疗应针对潜在的疾病、口服或胃肠道外补充钾。一般而言,静脉补钾应不超过每小时 40 mEq。

2. 高钾血症

高钾血症是指肾排钾减少或者细胞内钾向细胞外间隙的转换增加(通常由酸中毒引起)。胃肠道出血或溶血可使血钾进一步增高。框图 3-3 列出了高钾血症最常见的原因如肾衰竭、药物(保钾利尿药、锂剂、地高辛、ACEI)、慢性酸中毒(如肾小管酸中毒 4 型)和低醛固酮血症。当抽取的血样发生溶血时可导致血钾假性升高,但患者没有临床症状和心电图(ECG)改变。因此,一次偶然的血钾升高在积极治疗之前应重新抽取血样核实。传统的 ECG 改变包括短 QT 间期延长、尖 T 波和最终的室性心律失常。依据钾升高的程度、是否为急性升高和 ECG 改变的表现作为判断是否需要治疗的依据。如果无 ECG 改变,只有轻度的高钾血症患者,可仅采取饮食限制、去除潜在病

框图 3-3　高钾血症的病因分析
人为因素
实验室错误
假性高钾血症:体外溶血,血小板增多,白细胞增多
输入增加
外源性:饮食,盐代用品
内源性:溶血,胃肠道出血,分解代谢状态,挤压伤,肿瘤溶解
肾衰竭
急性:特别是小管间质性疾病
慢性:肾小球滤过率＜15～20ml/min
肾素-醛固酮轴系受损
Addison 病
先天性肾上腺酶缺陷(如皮质甲基氧化酶缺乏)
药物诱导因素:肝素,前列腺素抑制药,ACEI,喷他脒,β 受体阻滞药
低肾素性低醛固酮症
原发性低醛固酮症(肾素正常)
原发性肾小管钾分泌缺陷
Sickle 细胞病
系统性红斑狼疮
肾移植术后
梗阻性尿路病
小管间质性肾疾病
假性低醛固酮症
高钾性远端肾小管酸中毒
肾小管分泌抑制药
利尿药:阿米洛利,螺内酯,氨苯蝶啶
环孢霉素
锂剂
洋地黄
钾分布异常
胰岛素不足
代谢性酸中毒
高渗性(如高血糖症)
醛固酮不足
β 肾上腺能受体阻滞药
α 肾上腺能受体激动药
运动
周期性瘫痪
洋地黄
琥珀酰胆碱

Modifed from Rastegar A,DeFronzo RA. Disorders of potassium metabolism associated with renal disease. In: Schrier RW,Gottschalk CW,editors. Diseases of the kidney. 5th ed. Boston:Little,Brown;1992. p. 1645-2661.

因的方法。如果 ECG 有典型改变时应需要进行紧急处理:静脉给予葡萄糖酸钙(保护心脏),并给予一组促使钾进入细胞内的药物包括碳酸氢钠、胰岛素(和葡萄糖同时给予,以预防低血糖)及沙丁胺醇喷雾剂(特别是当不能及时开放静脉通道时)。增加细胞内钾的治疗必须联合转移钾贮备的治疗,否则之后高钾血症会复发。钾结合交换树脂(聚磺苯乙烯、聚磺苯乙烯)能通过口服和灌肠达到这个目的。最后,血液透析能快速和彻底清除细胞外的钾。

要点:钾失衡
- 钾主要存在于细胞内。
- 血清钾水平反映了人体全部的钾以及细胞内和细胞外的钾平衡。
- 碱中毒会引起血清钾低。

(三)酸碱平衡

虽然在细胞外液中,氢离子与其他常见的离子相比浓度很小,但机体可以通过多种机制将其浓度控制在一个很小的范围内。H^+ 浓度很小的变化都会对所有电解质的共轭酸碱对产生巨大影响。人体 pH 在中性状态下,大多数生物活性分子处在带电状态,从而可以进入细胞发挥它们的作用。此外,pH 也决定了蛋白质的净电荷,影响蛋白质的构型和酶结构特征。如果血 pH 超出了正常范围(7.35～7.46),机体将会发生严重的代谢问题。

为了维持 pH,机体必须处理每天产生的酸。糖类和脂肪的代谢会产生大量的酸性产物,以 CO_2 为主,每天产生约 15 000mmol。因为 CO_2 不能向碱提供 H^+,在经典的 Brønsted-Lowry 理论(Kildeberg,1983)中,CO_2 并不被认为是一种酸,但 CO_2 很容易转换成 H_2CO_3(碳酸),可以将其看作一种"挥发性"酸:

$$H^+ + HCO_3^- \rightleftharpoons H_2CO_3 \rightleftharpoons H_2O + CO_2$$

一分子碳酸氢盐和一个 H^+ 反应生成一个 CO_2 分子,CO_2 经肺排出,H^+ 则以 H_2O 的形式保存在机体内。蛋白质代谢产生氨基酸也是酸性产物的另一种来源,该途径估计每天生成 50～100mEq H^+(硫酸来自三种含硫氨基酸,磷酸来自含磷蛋白质)。因这些酸不经肺排出,所以这些

酸被认为是由肾排泄的"固定酸"。

机体有三种主要机制来调节生理和病理生理的酸负荷:血液缓冲体系、肺排出 CO_2、肾经 HCO_3^- 代谢排出 H^+(Vasuvattakul et al,1992)。其中,缓冲体系对酸负荷反应迅速。缓冲体系是一种弱酸和其共轭碱的混合物或一种弱碱及其共轭酸的混合物,当另外有酸或碱增加时它们可阻止 pH 的改变。在血液中,代谢酸主要由 HCO_3^- 缓冲,CO_2 主要由血红蛋白缓冲。蛋白质和磷酸在细胞内的浓度高于其在血中的浓度,它们在 pH 的调节中也很重要。在细胞外液,HCO_3^- 承担 80% 的缓冲作用,可通过 Henderson-Hasselbalch 方程计算 pH 的改变。该方程具体如下:

$$pH = pKa + \log(碱/酸)$$

碳酸氢盐缓冲系统公式化表示为:

$$pH = 6.1 + \log HCO_3^- / 0.03 \times pCO_2$$

总的来说,最理想的缓冲发生在 pKa 的 1.0 个 pH 单位内。对于维持机体正常 pH 7.4,pKa 为 6.1 的碳酸氢盐的缓冲能力似乎并非是最有效的。但机体可以调节 pCO_2,尽管碳酸氢盐缓冲系统的 pKa 低,其缓冲能力也是有效的。

肺呼出 CO_2 能够迅速改变血和细胞内的 pH。pCO_2 升高会刺激中枢和外周的化学感受器,从而加快呼吸频率,增加肺泡通气量。单纯代谢性酸中毒引起的呼吸代偿反应不能将 CO_2 降低到 10mmHg 以下。因此,当酸负荷较重时,呼吸代偿则不能够稳定 pH 值。

虽然每天大多数酸性产物是以挥发酸从肺排出,但是肾必须排出固定酸并重吸收滤过的碳酸氢盐来维持细胞外有效的缓冲作用。正常人的 GFR 为 180L/d,血浆 HCO_3^- 浓度为 24mEq/L,从肾小球向近端小管每天约滤过 4300mEq 的 HCO_3^-。在正常情况下,尿液中 HCO_3^- 的量少于滤过量的 0.1%。被滤过的 HCO_3^- 大部分在近端肾单位回收,80% 的 HCO_3^- 在近曲小管内被重吸收。在小管内的尿液中 H^+ 和 HCO_3^- 由碳酸酐酶催化反应形成 CO_2 和 H_2O(Kaunistoetal,2002)。H^+ 通过两种机制返回至小管中的尿液内,即 Na^+-H^+ 泵(反向转运子)和 H^+-ATP 酶质子泵。最终结果是 $NaHCO_3$ 被重吸收到组织间液,H^+ 被分泌到近端集合管内的尿液。因此使用碳酸酐酶抑制药如乙酰

唑胺能减少 HCO_3^- 的重吸收,增加 Na^+ 和水的排出,具有轻度的利尿作用(Puscasetal,1999)。HCO_3^- 的重吸收不会导致 H^+ 从机体的净排出,但是近端小管重吸收 HCO_3^- 是维持酸碱平衡的基础。增加 HCO_3^- 重吸收的主要因素是动脉 pCO_2、腔内的 HCO_3^- 浓度、腔内流速和血管紧张素Ⅱ(de Mello-Airesand Malnic,2002)。

滤过的碳酸氢盐其剩余部分则通过一种不依赖于碳酸酐酶的机制在远端肾单位被重吸收。在远端小管的 H^+ 通过可滴定酸的形式进一步地分泌,并由磷酸缓冲。所谓可滴定酸度是指将尿液酸碱度滴定至与血相同的 pH 7.40 时所需 NaOH 的量。其他缓冲体系如尿酸(pKa 5.75)和肌酐(pKa 4.97)对可滴定酸的贡献很小。H^+ 通过铵离子(NH_4^+)的形式排泄。NH_4^+ 主要在近端小管细胞由谷氨酰胺生成(Michoudet et al,1994)。因为 NH_4^+ 的 pKa 较高(约 9.2),它几乎完全以 NH_4^+ 形式存在。在全身酸中毒时,铵的排出可显著增加,这是分泌过量 H^+ 的关键机制(Nagami,2004),因为当尿 pH 很低时,可滴定酸的增加有限(除非其他离子如酮类阴离子生成)。

H^+ 分泌的调节通过上述系统的多种生化和激素活动。容量减少导致钠潴留、HCO_3^- 吸收增加,并伴有 H^+ 的净丢失。pCO_2 的升高见于慢性呼吸性酸中毒(见下文),会导致肾对 H^+ 的分泌增加。GFR 降低减少 HCO_3^- 的滤过量,导致 H^+ 排出增加。高醛固酮水平通过增加 Na^+ 的吸收间接增加 H^+ 的排出。低血钾和低血氯使 HCO_3^- 重吸收增加,维持慢性代谢性碱中毒。

(四)酸碱紊乱

酸碱紊乱在工作过程中经常会忽略。然而理解了术语和基本的平衡之后,这个过程就变得简单,甚至在许多方面是很机械的(Corey,2005)。常见的误解始于术语的定义。实际上 pH 紊乱是一种"血症",引起它的疾病是一种"中毒"。酸血症严格地说是指动脉血中的 pH 低于 7.36,碱血症是指血 pH 高于 7.44。酸中毒是一种如果不出现其他情况会使得动脉血 pH 更低的异常状态或过程,而碱中毒则是指 pH 会升高的情况。诊断酸碱平衡紊乱的基本要求是病史、查体、血清电解质和动脉血气。如果酸碱紊乱是由呼吸问题引起的,

pCO_2 会向 pH 的相反方向变化(Madiasand Adrogue,2003)。如果由代谢性(肾)紊乱引起的,HCO_3^- 向 pH 的相同方向变化。在每个酸碱紊乱中,应当会有其他的调节机制试图代偿这种变化。例如,碳酸氢盐从肾慢性丢失引起的代谢性酸中毒(低 pH 和低 HCO_3^-)会引起通气的增加来试图从肺排出过多的酸,导致更低的 pCO_2(呼吸代偿)。在单纯性酸碱紊乱中,有一个机制引起酸紊乱就会有一个适当的机制代偿。在混合型酸碱紊乱中,显著的代偿不足或过度代偿为解释它们的机制提供了线索。虽然公式已经发展到能够预测每一种紊乱的适当代偿,但是形象的图表在手头更为实用。

1. 代谢性酸中毒

在代谢性酸中毒中,碳酸氢盐的丢失会导致系统性酸血症并引起低动脉血 pH 和低血清 HCO_3^-。适当的代偿是增加呼吸降低 pCO_2。简言之,pCO_2 降低的期望值计算如下:

pCO_2 的期望值 $= 1.5 \times (HCO_3^-) + 8 \pm 2$

该公式中的碳酸氢盐的丢失可以是直接丢失,或者由其他离子间接导致。在常规的血液检测中不能测定活性离子的存在,但可通过阴离子间隙检测得到。阴离子间隙定义为血中常规测得的阳离子(Na^+)和阴离子(Cl^- 和 CO_2)之间的差值:

阴离子间隙 $= Na^+ - (Cl^- + HCO_3^-) = 140 - (105 + 24) = 11$

阴离子间隙的正常值范围是 $9 \sim 14 mEq/L$。主要测定的阴离子包括清蛋白和磷酸。主要未测定的阳离子包括钙离子、镁离子和 γ 球蛋白。如果代谢性酸中毒患者的阴离子间隙升高,发生这种情况是由于血中存在不含氯离子的酸。最常见的是酮类(糖尿病性酮症酸中毒)、乳酸(乳酸酸中毒)和药物中毒(甲醇和阿司匹林)(Levrautand Grimaud,2003)

代谢性酸中毒伴正常的阴离子间隙可由碳酸氢盐从肠道或肾直接丢失引起,或由碳酸氢盐缓冲的外源性酸增加(框图 3-4)。病史收集能为诊断提供主要线索,包括胃肠道丢失(呕吐、腹泻、瘘)、药物使用(乙酰唑胺)或有回肠导管手术史。血清钾可以为病因提供更多的线索。血清钾的降低与胃肠道的丢失或肾小管酸中毒有关,因为体内容量减少可以刺激肾素分泌增加。严重肾功能不全相关的酸中毒,通常有血钾升高。

框图 3-4 高氯性代谢性酸中毒

酸负荷
　　氯化铵
　　营养过度
　　酮症酸中毒伴肾性酮丢失
碳酸氢盐丢失
　　腹泻
　　胰腺，胆囊或小肠引流
　　输尿管乙状结肠吻合术
　　药物
　　　　考来烯胺
　　　　氯化钙
　　　　硫酸镁
　　低碳酸血症后
肾酸化缺陷
　　近端：吸收减少
　　远端：净的酸分泌减少
　　　　原发性盐皮质激素不足
　　　　高肾素性的醛固酮血症
　　　　盐皮质激素抵抗性高钾血症
稀释性

Modified from Cogan MG, Rector FC Jr. Acid-base disorders. In: Brenner BM, Rector FC, editors. The kidney. 4th ed. Philadelphia: Saunders; 1991. p. 737-804.

2. 肾小管酸中毒

肾小管酸中毒(renal tubular acidosis, RTA)是一种因肾小管 H^+ 分泌和尿液酸化缺陷所引起的家族性代谢性酸中毒综合征。根据缺陷的机制分类，每种肾小管酸中毒类型有着不同的临床表现。

Ⅰ型 RTA 是最常见也是最有临床意义的类型，它也被称为"经典"和远端 RTA。过去分类的Ⅲ型 RTA 现在被认为是Ⅰ型的变异。潜在的问题是远端肾单位失去分泌 H^+ 的能力，它分为先天性和后天获得性两种。相关的疾病包括自身免疫性疾病(甲状腺炎)、中毒性肾病和慢性尿路梗阻。**其特点是高氯性代谢性酸中毒伴有尿 pH>5.5 和持续性血清低 HCO_3^- 的存在**。如果不存在代谢性酸中毒，但仍怀疑该病症，那么随后酸负荷伴氯化铵会降低血清 HCO_3^-，同时维持尿 pH 升高。钠丢失引起的容量减少是较为常见的，可导致继发性醛固酮增多症和低钾血症。这些患者常发生反复的磷酸钙肾结石。最可能的原因是尿液低枸橼酸盐，再加上高尿 pH 和高钙尿症。给予碳酸氢钠治疗可碱化尿液、纠正钠的不足、减少醛

固酮的分泌，以及升高血钾。同时补充枸橼酸钾可以增加尿液枸橼酸盐的水平，从而抑制结石的形成(Domrongkitchaiporn et al, 2002)。

Ⅱ型 RTA 也称近端小管 RTA，是由于近端小管碳酸氢盐重吸收功能障碍所致(Igarashi et al, 2002)，远端小管 H^+ 的分泌机制受抑制，从而导致尿液中 HCO_3^- 的丢失。循环中 Cl^- 替代了碳酸氢盐，故导致高氯血症。远端小管钠的输送增多使得醛固酮分泌增加而导致低钾血症。最终，形成一种新的稳定状态，由于血清 HCO_3^- 降低，因此 HCO_3^- 的滤过量、远端输送量和尿液的排泄量全部减少。酸中毒是一种自限性疾病，因为酸的产生和排出在降低的 pH 之间能达到平衡；血浆 HCO_3^- 保持在 $15\sim20mEq/L$。由于尿枸橼酸盐水平没有降低，尽管尿钙增加，并不会形成结石。由于这种情况在儿童中更常见，故可导致生长迟缓和代谢性骨病(Roth and Chan, 2001)。口服补充碳酸氢钠可以纠正病情，但可能导致进一步的低钾血症，因此在口服补充碳酸氢钠的同时也需要补充钾。顺便谈一段趣闻，据说 Dickens Tiny Tim 的人物原型是一个Ⅱ型 RTA 的儿童(发育迟缓，骨软化症)，而当时 Scrooge 先生付钱为他进行了治疗(采用碳酸氢钠)。

Ⅳ型 RTA 是由于远端小管阳离子交换障碍所致，伴有 H^+ 和 K^+ 的分泌减少。其病因可能是醛固酮的不足或抵抗。**与其他类型相比，Ⅳ型 RTA 独有的特征是高钾血症**。患者常伴有相关的氮质血症和高血压。因为远端小管 H^+ 泵功能正常，所以患者能够将 pH 降低至 5.5 以下来应对酸中毒。尿枸橼酸盐可能正常或降低，但肾功能不全可减少钙和尿酸的分泌，因此不会形成结石(Uribarri et al, 1994)。Ⅳ型 RTA 偶见于阻塞性尿路疾病。经典的治疗是控制高钾血症。

3. 代谢性碱中毒

在代谢性碱中毒中，pH 值升高(碱血症)，HCO_3^- 升高(反映原发性代谢紊乱中的 pH)(Khanna and Kurtzman, 2001)。适当的呼吸补偿是减少通气、增加 pCO_2。呼吸补偿的预期程度可以通过以下公式估算：

pCO_2 期望值 = 6mmHg(HCO_3^- 每升高 10mEq/L)

外源性碱负荷通常由肾迅速排泄到尿液中，因

此要持续这种紊乱需要有其他机制的参与。维持碱中毒需要有这样一个过程,即肾排泄碳酸氢盐的能力严重受损,阻止血浆升高的 pH 水平恢复至正常。氯离子缺乏导致肾比平时重吸收更多的碳酸氢根阴离子,因为没有足够的氯离子来维持电中性。这种情况可以通过补充液体与氯来纠正。因此,代谢性碱中毒可分为氯反应型和氯抵抗型。

氯反应型代谢性碱中毒最常见的病因是胃肠道液途径的丢失(呕吐、鼻胃管引流、滥用泻药)和肾途径的丢失(利尿药)。这些原因加起来占代谢性碱中毒临床病例的 90% 以上(表 3-2)。这些病因下的血容量减少可刺激醛固酮生成和远端小管分泌 H^+ 和 K^+。**因此,在血容量得到补充之前,患者可能会存在持续性的反常性酸性尿。**氯抵抗型代谢性碱中毒与盐皮质激素过多引起的钾丢失及扩容和高尿氯水平有关,后者有助于诊断。常见病因是醛固酮增多症(原发性或继发性)、库欣综合征、利尿药和先天性疾病如 Bartter 综合征(球旁复合体增生)。

4. 呼吸性酸中毒

在呼吸性酸中毒中,由于呼吸不充分,pH 值较低(酸血症),pCO_2 较高(Epstein and Singh,2001)。预期代偿反应是 HCO_3^- 升高:

急性:HCO_3^- 期望值 = 1mEq/L(pCO_2 每 10mmHg)

慢性:HCO_3^- 期望值 = 3.5mEq/L(pCO_2 每 10mmHg)

CO_2 生成增加、通气减少、吸入空气中的 CO_2 增加,均可能导致 pCO_2 升高。由于生成增加通常很快由呼吸增加来调节,除辅助通气患者外,CO_2 并不发生改变,最常见的原因是通气量减少。这可能是呼吸中枢抑制(例如阿片类药物、

创伤、颈髓损伤)、胸腔问题(例如气胸、肺水肿)、上呼吸道阻塞或医源性原因(通气不足)导致的结果。由于 CO_2 容易扩散过所有细胞膜,其显著的升高可严重影响细胞内代谢。与酸中毒本身分开的 pCO_2 升高的临床效应包括颅内压升高、心动过速、中枢抑制,以及最终的昏迷和死亡。

5. 呼吸性碱中毒

在呼吸性碱中毒中,由于 pCO_2 降低,pH 会升高(碱血症)。病因通常是过度通气(Foster et al,2001)。适当的代偿反应是通过以下期望值降低 HCO_3^-:

急性:HCO_3^- 期望值 = 2mEq/L(pCO_2 每 10mmHg)

慢性:HCO_3^- 期望值 = 5mEq/L(pCO_2 每 10mmHg)

导致呼吸性碱中毒过度通气的常见病因包括发热、疼痛、焦虑、败血症、头部创伤、肺栓塞和医源性原因(过度机械通气)。如感觉异常和手足抽搐等神经系统症状可能会出现。针对性治疗旨在改善氧合作用和通气。

要点:酸碱平衡/紊乱

- 生理性的化学反应要求一个较小的血清 pH 范围。
- 酸通过肺和肾排泄。
- Ⅰ 型 RTA(远端)是唯一与肾结石形成有关的 RTA 类型。
- 对于酸碱紊乱,首先需要判别是肾(HCO_3^-)还是肺(pCO_2)引起的原发性异常,然后判断代偿反应是否正常。

表 3-2　代谢性碱中毒的鉴别诊断

检测	盐水反应性	等张:盐水无反应性	高张:盐水无反应性
尿液(Cl^-)	<15 mEq/L	>15 mEq/L	>15 mEq/L
血压	正常	正常	升高
鉴别诊断	呕吐	利尿药	原发性盐皮质激素增多
	鼻胃管吸引	Bartter 镁缺乏症	

Modified from Alpern RJ, Emmett M, Seldin DW. Metabolic alkalosis. In: Seldin DW, Giebisch G, editors. The kidney: physiology and pathophysiology. 2nd ed. New York: Raven; 1992. p. 2733-58.

参考文献

完整的参考文献列表通过 www. expertconsult. com 在线获取。

推荐阅读

VASCULAR

Cockcroft DW,Gault MH. Prediction of creatinine clearance from serum creatinine. Nephron 1976;16;31-41.

Shemesh O,Golbetz H,Kriss JP,et al. Limitations of creatinine as a filtration marker in glomerulopathic patients. Kidney Int 1985;28;830-8.

HORMONAL

Delles C,Klingbeil AU,Schneider MP,et al. The role of nitric oxide in the regulation of glomerular haemodynamics in humans. Nephrol Dial Transplant 2004;19;1392-7.

Hill-Kapturczak N,Chang SH,Agarwal A. Heme oxygenase and the kidney. DNA Cell Biol 2002;21;307-21.

Lariviere R,Lebel M. Endothelin-1 in chronic renal failure and hypertension. Can J Physiol Pharmacol 2003;81;607-21.

Robertson GL. Physiology of ADH secretion. Kidney Int Suppl 1987;21;S20-6.

Shoskes DA,Xie Y,Gonzalez-Cadavid NF. Nitric oxide synthase activity in renal ischemia-reperfusion injury in the rat; implications for renal transplantation. Transplantation 1997;63;495-500.

RENAL TUBULAR FUNCTION

Agre P,King LS,Yasui M,et al. Aquaporin water channels—from atomic structure to clinical medicine. J Physiol 2002;542;3-16.

Schnermann J,Traynor T,Yang T,et al. Tubuloglomerular feedback; new concepts and developments. Kidney Int Suppl 1998;67;S40-5.

Wang T. Role of iNOS and eNOS in modulating proximal tubule transport and acid-base balance. Am J Physiol Renal Physiol 2002;283;F658-62.

SODIUM,WATER,AND POTASSIUM IMBALANCES

Goh KP. Management of hyponatremia. Am Fam Physician 2004;69;2387-94.

Kaschina E,Unger T. Angiotensin AT1/AT2 receptors; regulation, signalling and function. Blood Press 2003;12;70-88.

Miller M. Inappropriate antidiuretic hormone secretion. Curr Ther Endocrinol Metab 1994;5;186-9.

Sasaki S. Nephrogenic diabetes insipidus;update of genetic and clinical aspects. Nephrol Dial Transplant 2004;19;1351-3.

Yeates KE,Singer M,Morton AR. Salt and water; a simple approach to hyponatremia. CMAJ 2004;170;365-9.

ACID-BASE METABOLISM/DISORDERS

Corey HE. Bench-to-bedside review; fundamental principles of acid-base physiology. Crit Care 2005;9;184-92.

Khanna A,Kurtzman NA. Metabolic alkalosis. Respir Care 2001;46;354-65.

Levraut J,Grimaud D. Treatment of metabolic acidosis. Curr Opin Crit Care 2003;9;260-5.

Madias NE,Adrogue HJ. Cross-talk between two organs; how the kidney responds to disruption of acid-base balance by the lung. Nephron Physiol 2003;93;P6136.

Roth KS,Chan JC. Renal tubular acidosis;a new look at an old problem. Clin Pediatr (Phila) 2001;40;533-43.

（寻　阳　王　庆　朱建宁　编译　王少刚　审校）

第4章 肾血管性高压与缺血性肾病

Frederick A. Gulmi, MD, Ira W. Reiser, MD,
and Samuel Spitalewitz, MD

单侧或双侧肾动脉的部分或完全堵塞可导致肾缺血,进而引起"肾血管性"高血压,这是一种最常见的可临床治愈的继发性高血压(Spitalewitz and Reiser,2000;Safian and Textor,2001)。此外,部分患者可进展为缺血性肾病,并最终发展为终末期肾病(ESRD)(Ploth,1995;Ram et al,1995;Spitalewitz and Reiser,2000;Safian and Textor,2001)。虽然仅有5%的高血压患者是由于肾动脉疾病引起的,但有5%~15%的50岁以上肾衰竭患者是由肾血管疾病导致,并占到ESRD人群中的10%~20%(Jacobson,1988;Rimmer and Gennari,1993;Mailloux et al,1994;Greco and Breyer,1997;Middleton,1998;van Ampting et al,2003)。肾血管疾病对人类健康产生了重大影响,其目前的治疗对临床医师仍是巨大的挑战。

一、发病率和病因学

大多数肾血管性高血压表现为重度高血压,只有少数患者为轻度高血压或正常血压。在10%~45%的病例中,肾血管性疾病可导致急进型高血压或恶性高血压(Davis et al,1979;Svetkey et al,1991)。虽然白种人中的肾血管性高血压的诊断比非裔美国人常见,但在一项研究中发现这两个种族群体患病率是相似的。这种差异可能是由于在诊断过程中存在种族偏倚所致(Svetkey et al,1991)。

肾血管性高血压最主要的病理性变化是动脉粥样硬化和纤维肌性发育不良,前者占2/3以上。动脉粥样硬化性肾动脉疾病多见于40岁以上的人群,男性多于女性,通常累及肾动脉的起始部和(或)近端1/3(Wollenweber et al,1968;Ploth,1995)。纤维肌性发育不良多见于年轻白人女性,常累及双侧。与动脉粥样硬化病不同,纤维肌性发育不良主要发生于肾动脉远端(Pohl,1993)。

下列诸项应注意有肾血管性疾病引起高血压可能,如有必要,还需要进一步评估:

①重度或难治性高血压伴Ⅲ、Ⅳ级高血压视网膜病变(特别是高加索人);

②中重度高血压突然发作,尤其是平时血压正常或血压控制良好的患者;

③20岁以下(早发)或50岁以上(晚发)发生的高血压,尤其是无高血压家族史的患者;

④原因不明的肾功能恶化伴或不伴高血压,或服用血管紧张素转换酶抑制药、血管紧张素Ⅱ受体阻滞药以及其他降压药而血压降至可接受的水平;

⑤高血压患者应用利尿药治疗后会使病加重恶化；

⑥不明原因的心力衰竭反复发作——"一过性"肺水肿；

⑦腹部两侧可闻及收缩期和舒张期的双相血管杂音；

⑧伴有弥散性血管疾病和（或）胆固醇栓塞（Rose，1987；Ploth，1995）。

由于大多数肾血管性高血压患者血压控制较好，但是目前对于潜在血管的矫正是否能够长期控制血压以及保护肾功能尚不清楚。因此，只有对于考虑需要进行血管重建的肾血管性高血压患者才需要进行检测。一些检查方法（见后文）可能会对肾功能受损患者构成危险。

要点：发病率和病因

- 虽然肾动脉疾病只影响少数高血压患者，但多达 10%～20% 的 ESRD 患者是由肾动脉疾病导致的。
- 肾血管性高血压患者以中重度高血压为主。
- 这种疾病在白种人和非裔美国人中同样普遍。
- 肾血管性高血压最常见的类型是动脉粥样硬化。
- 潜在血管的矫正是否能够长期控制降压或保护肾功能尚不清楚。

二、肾血管性高血压的病理生理学

1934 年，Goldblatt 等对犬进行了一项经典实验，验证肾缺血是否为高血压性肾硬化的诱因（Goldblatt et al，1934）。他们用钳夹控制肾动脉狭窄（RAS）程度，分别阻断一侧或双侧肾动脉以及在切除一侧肾后阻断另一侧肾动脉，监测犬的血压变化。犬的血压在三种模型中均保持升高，这项研究证实了"犬肾缺血是收缩压持续升高的必要条件"。然而，肾缺血诱导高血压的机制仍有待阐明。随后，两种肾性高血压动物模型成为所有肾血管性高血压实验性研究的标准：①双肾高血压模型，一侧肾动脉被夹闭，保留对侧肾

（2K1C）；②单肾高血压模型，一侧肾动脉被夹闭，对侧肾被切除（1K1C）。这两种模型阐明了调节肾性高血压的血管收缩-容量相互作用的关系。

（一）两肾一夹型

两肾一夹型是最类似于人的肾血管性高血压模型。由于肾动脉狭窄导致肾缺血，患侧肾小球旁器分泌肾素增加，在对侧正常肾中肾素分泌受到抑制。由于肾素-血管紧张素-醛固酮系统（RAAS）的激活和血管紧张素Ⅱ（AⅡ）产生增多，导致外周血管收缩、血压升高（Vaughan and Lagh，1975）。最重要发现是随后发生的高血压是因血管紧张素 AⅡ 介导的，因此被称为血管收缩性高血压模型（图 4-1）（Vaughan and Lagh，1975）。AⅡ 刺激醛固酮的分泌，从而导致钠潴留。然而，对侧正常肾的肾素分泌被抑制，并且在更高的灌注压力下能够排出多余的钠和水。由于钠潴留有限，肾素在狭窄侧的肾中的分泌无明显的反馈抑制作用。因此，狭窄肾继续分泌 AⅡ 并维持血管收缩和高血压。通过对 RAAS 抑制药或阻断药的研究，如 AⅡ 拮抗药（Bumpus et al，1976；Caravaggi et al，1976）、肾素抗体（Romero et al，1973）和 ACE 抑制药（Romero et al，1974），2K1C 模型中高血压的肾素依赖性得到了进一步支持。这种高血压可以通过逆转 RAS（或解除"夹肾"）、ACE 抑制药或血管紧张素受体阻断药来治疗。

（二）一肾一夹型

在 1K1C 模型中，RAAS 的激活类似于 2K1C 模型。然而，与 2K1C 肾相反，对侧正常肾的缺失阻止了随后的钠水排泄。因此，在"夹肾"中肾素的分泌由于反馈抑制而减少。尽管与 RAAS 相关的血管收缩因素减少，但钠水潴留仍导致持续高血压。尽管两种肾性高血压模型的表现有相似之处，但 1K1C 模型是由钠水潴留引起，循环系统中 AⅡ 水平是正常的。这就是所谓的容量性高血压模型（图 4-2）（Vaughan and Laragh，1975）。

三、缺血性肾病的病理生理学

除了高血压外，当血流动力学显著改变时，RAS 还会影响整个肾实质并导致缺血性肾病，这是由于肾小球滤过率（GFR）的减少并伴有多种

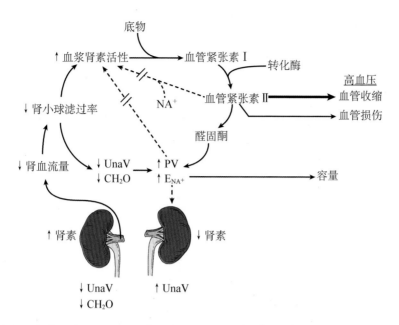

图 4-1　肾素系统在单侧肾动脉狭窄中的特征：①外周肾素活性增高；②对侧肾素释放抑制；③同侧肾血流量（RBF）降低。血管紧张素Ⅱ诱导的血管收缩是导致高血压的重要因素（From Vaughan E，Laragh J. New concepts of the renin system and vasoconstriction-volume mechanisms：diagnosis and treatment of renovascular and renal hypertensions. Urol Clin North Am 1975；2：240-1，figure 2. ）

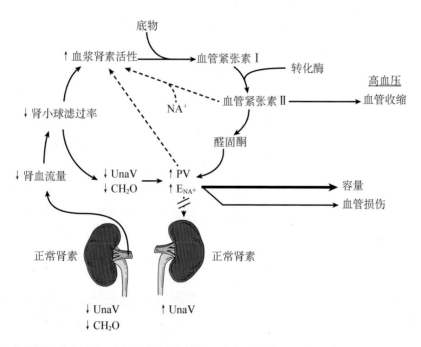

图 4-2　肾素系统在单侧肾动脉狭窄（或实质疾病）伴对侧异常肾中的作用。对侧肾疾病限制了钠排泄，导致钠水潴留，反馈将外周肾素降低至正常值或低于正常值。此外，对侧肾素分泌持续，使对侧肾素抑制不会发生。高血压由血管收缩与容量的不适当相互作用所致，其中容量因素占优势（From Vaughan E，Laragh J. New concepts of the renin system and vasoconstriction-volume mechanisms：diagnosis and treatment of renovascular and renal hypertensions. Urol Clin North Am 1975；2：240-1，figure 2. ）

组织学改变,包括瘢痕、纤维化和肾小管损伤等。RAS 导致的肾损害不太可能是单纯肾血流量(RBF)减少所致(Chonchol and Linas,2006)。正常的肾组织代谢所需的氧气通常仅需正常血流量的 10%(Epstein,1997)。此外,当肾灌注压下降至 40% 时,肾可以通过调节 RBF 自动调节和维持肾小球滤过率不变。因此,RBF 轻度下降不会导致明显的血流动力学改变(Meyrier et al,1998;Chonchol and Linas,2006)。据估计,导致 RBF 降低 40% 以上所需的狭窄程度为 70%~80%,因此该狭窄程度被称为"临界狭窄"。当狭窄灌注超过 80% 时,压力将下降到 70~80mmHg 以下,此时肾不能再自动调节其 GFR 和 RBF(Novick and Fergany,2002)。然而,即使在如此低的肾灌注水平下,肾对氧的需求仍能得到满足,但灌注压力的降低会导致 GFR 的下降。此外,随着肾动脉狭窄的进展,甚至是完全闭塞,侧支肾循环也会出现,以维持肾的活力(图 4-3)(Novick and Fergany,2002)。

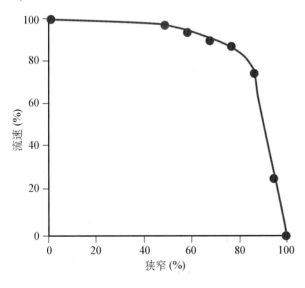

图 4-3　**肾动脉狭窄与肾血流量的关系**(From Novick A,Fergany A. Pathophysiology of ischemic nephropathy. In:Walsh PC,Retik AB,Vaughan ED Jr,et al,editors. Campbell's Urology. 8th ed. Philadelphia:Saunders;2002. p. 239.)

狭窄后肾实质表现为血管硬化、胆固醇结晶、肾小管萎缩、间质纤维化伴炎症细胞浸润、无肾小管的肾小球和局灶性或全肾性肾小球硬化等(Meyrier et al,1998)。最初,还发现了由坏死和

凋亡引起的肾小管间质损伤,然后在慢性期仅发生凋亡(Meyrier et al,1998)。

进行性肾纤维化分为四个阶段:①细胞活化和损伤阶段;②纤维化形成前期阶段;③纤维形成阶段;④破坏阶段(Eddy,2000)。如前所述,仅 RBF 降低不能导致肾功能下降,由于肾动脉狭窄而引起的促炎介质的分泌可能是更重要的原因。这些介质通过吸引炎症细胞继而释放促炎分子或者通过直接刺激促炎细胞因子从而产生纤维化。此外,肾动脉狭窄引起血管紧张素Ⅱ分泌,血管紧张素Ⅱ是一种强大的血管收缩药,但在这种情况下,它更重要的作用是作为一种促进纤维化的肽类。有证据显示,血管紧张素Ⅱ通过各种细胞包括肾小管细胞和成纤维细胞促进转化生长因子-β(TGF-β)的产生(Klahr and Morrissey,2002)。活化的 TGF-β 通过产生基质降解酶抑制药,刺激成纤维细胞和肾小管上皮细胞向肌成纤维细胞的转化,促进纤维化(Eddy,2000)。血管紧张素Ⅱ还可以刺激核因子-κB(NF-κB)的产生,这种核转录因子家族对控制两种自分泌环路是非常重要的,它可以促进继续产生血管紧张素Ⅱ和肿瘤坏死因子-α(TNF-α)(图 4-4)(Klahr and Morrissey,2002)。血管紧张素Ⅱ导致肾动脉狭窄的氧化应激,促进了机体产生黏附分子、趋化复合物和细胞因子,进一步刺激了纤维化进程(Klahr and Morrissey 2002)。这些过程会导致肾小管间质炎症、肾小管细胞间隙内的细胞外蛋白积聚、肾小管周围毛细血管闭塞、肾小管萎缩、肾纤维化,并最终导致肾功能丧失。之前的假设得到了实验的印证,在肾病模型中给予血管紧张素Ⅱ受体拮抗药或 ACE 抑制药,出现 TGF-β 减少和肾间质纤维化减轻(Ishidoya et al,1995;Pimentel et al,

> **要点:缺血性肾病的病理生理学**
> - 至少 70%~80% 的狭窄是有血流动力学意义的。
> - 肾动脉狭窄较肾血流量减少对肾的影响更大。
> - 当肾血流量减少和血压升高时,多种分子和纤维化因素会导致肾实质损伤。

1995)。总之,尽管肾动脉狭窄的始动因素是肾血流量减少和一种强效的血管收缩药(血管紧张素Ⅱ)的显著增加,但这个肽类物质对肾实质的破坏比肾血流量的减少和血压的升高影响更大。

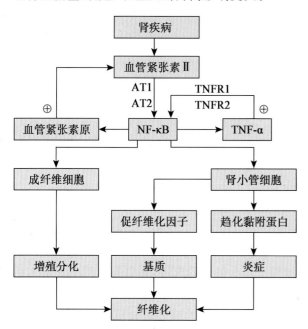

图 4-4　血管紧张素Ⅱ对基因表达的调节通过特异性受体发生,这些受体最终与靶细胞核内转录因子活性的改变有关。特别是,转录因子的核因子-κB(NF-κB)家族的成员被激活,增强至少两个自分泌环路,也可增加血管紧张素Ⅱ和肿瘤坏死因子(TNF)的生成。肿瘤坏死因子受体 1、肿瘤坏死因子受体 2 及肿瘤坏死因子受体(From Novick A, Fergany A. Pathophysiology of ischemic nephropathy. In: Walsh PC, Retik AB, Vaughan ED Jr, et al, editors. Campbell's Urology. 8th ed. Philadelphia:Saunders;2002. p. 239.)

四、筛查方法

一些非侵入性检查常用于肾血管性疾病的筛查。过去静脉肾盂造影(IVP)和血浆肾素活性检测曾用于诊断,现已被敏感度、特异性更高的技术所取代。虽然加入 ACEI 的肾动态显像易于操作,而且不需要停用抗高血压药物(检测前停用 ACE 抑制药和 ARBs 至少 48h),并可预测血压对其干预的反应。但作为初步筛查试验还是受到质疑,因为不同的研究表明肾动态显像的灵敏度和

特异性是可变的。此外,在未患肾血管疾病的中度至重度高血压患者中发现,双侧肾血流量是不一致的,并且该检查对晚期肾功能衰竭(尤其是肌酐清除率<20 ml/min)或双侧疾病的患者诊断精度差,进一步限制了它的应用(Setaro et al,1991;Mann and Pickering, 1992; Pedersen, 1994; van Jaarsveld et al,1997;van Onna et al,2003;Krijnen et al,2004)。因此,肾动态显像不再推荐作为诊断肾缺血性疾病的筛查试验。灵敏度和特异性高的筛查测试包括磁共振血管造影(MRA),螺旋计算机断层扫描(CT)和双重多普勒超声检查。

> **要点:筛查试验**
> - 不推荐肾动态显像为诊断肾动脉狭窄的筛选检查。
> - MRA、螺旋 CT 和双重多普勒超声检查作为诊断肾动脉狭窄的灵敏度和特异性更好。

(一)磁共振血管造影

使用钆对比剂的 MRA 是一种敏感的检测肾血管性疾病的无创筛查技术。由于肾血流量和肾小球滤过率都可以通过 MRA 检查进行测定,其除了可以直观地观察肾动脉,它还提供了对病变肾血管功能的评估。在两项前瞻性研究中,对比 MRA 和数字减影血管造影(DSA)或肾血管造影,显示 MRA 对肾动脉主干病变的检出灵敏度为 100%,特异性为 71%～96%(Postma et al,1997;Rieumont et al,1997)。心脏同步化三维 MRA 可以看到肾主干动脉的长度。然而由于可视性较差,涉及远端、肾内和副动脉的病变(可能具有血流动力学意义的病变)可能会被忽略(Sommer et al,1992;Klatzburg et al,1994;de Haan et al,1996;Schoenberg et al,1998)。最初认为这项检查对于肾功能不全患者是安全的,因担忧钆诱导的肾源性系统性纤维化的可能,已经降低了其在肾功能不稳定或降低(GFR<30ml/min)患者中的应用。在这些患者中,虽然可以使用 MRI 无对比剂血管成像技术,但其敏感度和阳性预测值较钆造影剂增强 MRI 明显下降(Tan et al,2002)。

(二)CT 检查

一些研究显示,螺旋 CT 血管造影和静脉造

影用于检测肾血管病变的灵敏度为 98%，特异性为 94%（Olbricht et al，1995）。与动脉 DSA 相比，在肾功能正常但怀疑有潜在肾血管性病变的供体肾中，CT 血管造影可以发现所有大于肾动脉主干 50% 以上的病变，并发现了 28 条副肾动脉中的 27 支（Kim et al，1998）。由于肾功能不全患者（血清肌酐>1.7 mg/dl）CT 血管造影的灵敏度和特异性均下降（分别为 93% 和 81%），且造影剂肾毒性的风险增加，这种筛查技术在肾功能不全者的应用受到限制。

（三）双重多普勒超声检查

与 MRA 类似，双重多普勒超声检查提供肾解剖和功能信息。通过 B 型超声检查，可以观察到肾动脉主干，并且当与各种血流动力学参数结合，特别是收缩期峰值速度的多普勒测量结合时，可以准确地识别肾病变（Hoffman et al，1991；Kliewer et al，1994；Stavros and Harshfield，1994；Olin et al，1995；Marana et al，1998；Williams et al，2007）。当使用 ACE 抑制药来增强动脉病变远端的波形时，这种技术的敏感度可能会进一步增加（Rene et al，1995）。在双重多普勒扫描期间，让阻力指数[1-（舒张末期末期速度÷收缩期峰值速度）]×100 时，可以通过测量肾动脉远端较小的动脉和小动脉的结构改变，能够预测病变血管重建术后患者血压和（或）肾功能的改善（Stavros and Harshfield，1994；Kaplan-Pavlovcic and Nadja，1998；Marana et al，1998；Radermacher et al，2001）。然而，由于其准确性的不足，将无法确定单个参数异常是否应该或不应该进行血运重建（Zeller et al，2003；Crutchley et al，2009）。

作为筛选检查，双重多普勒超声检查具有很多优点，它可以显示出双侧疾病，不需要停止抗高血压治疗或应用潜在的肾毒性对比剂，并且对于肾功能衰竭患者结果也是准确的。尽管有以上优点，但应用双重多普勒超声检查仍受到很多的限制，包括检查较耗时、高度依赖操作者、操作技术难度大。此外，在肥胖和肠道积气的患者中，肾内血管病变和多个（甚至主要）肾动脉都可能无法充分显现（Hoffman et al，1991；Olin et al，1995；Kaplan-Pavlovcic and Nadja，1998）。

（四）血管造影

即使筛查试验阴性，但肾血管疾病仍可能存在，特别是对于肾动脉的远端或肾内部分血管的病变。传统的肾血管造影和动脉 DSA 仍然是诊断肾血管疾病的金标准，并且如果临床指标高度怀疑病变且考虑介入治疗，不管筛查的结果如何，CT 血管造影及钆增强 MRA 可作为高危患者的替代检查（Mann and Pickering，1992；Canzanello and Textor，1994）。动脉 DSA 相比常规肾血管造影可以使用更少的放射性对比剂（25~50ml：100ml），因此可以使那些潜在肾功能不全的患者获益。尽管静脉 DSA 的侵袭性低于动脉 DSA，并且不会造成胆固醇栓塞风险，但由于所需放射对比度较高（150~200 ml）且对肾血管系统观察效果欠佳，因此其敏感度和特异度较低（<90%）（Working Group on Renovascular Hypertension，1987；Dunnick et al，1989）。使用二氧化碳代替放射造影材料的数字血管造影术可以提供与放射造影术相似的成像（尽管有时远端脉管系统可能未被充分地显现），并且也可避免放射性造影剂诱导肾毒性的可能；然而，这种方法并未普及（Hawkins et al，1994）。

要点：血管造影

- 含钆 MRA 作为无创性检查评估肾血管病变的功能意义。
- 血管造影的敏感度和特异性高。
- 血管造影在肾功能不稳定或肌酸酐清除率低于 30 ml/min 的患者中作用是有限的，因为其导致肾源性系统性纤维化。
- 螺旋 CT 血管造影被认为是一项具有良好敏感度和特异性的检查，但对于肾功能不全的患者，其应用受到限制。
- 虽然双重多普勒超声检查具有许多优点，但其费时、高度依赖操作人员，而且操作技术难度高，这都限制了它的应用。
- 传统的肾血管造影和动脉 DSA 仍然是诊断肾血管疾病的金标准。

五、肾血管性高血压的病理学

肾血管性高血压的两个主要原因是动脉粥

样硬化和纤维肌性发育不良。动脉粥样硬化占所有肾动脉病变的 70%(Novick et al,1996),其余病变是由纤维肌性发育不良造成的,其中女性最常受到影响(表 4-1)(Pohl,1999;Olin et al,2012)。

表 4-1　肾动脉疾病的分类

DISEASE	INCIDENCE(%)[*]
动脉粥样硬化	60~80
纤维肌性发育不良	20~40
中膜纤维组织增生	30
中膜外纤维组织增生	5
内膜纤维组织增生	5

[*] 肾动脉病变的百分比

From Pohl M. Renovascular hypertension and ischemic nephropathy. In: Schrier RW, editor. Atlas of diseases of the kidney: hypertension and the kidney, vol. 3. Hoboken (NJ): Wiley-Blackwell; 1999 (chapter 3, figure 3-7)

动脉粥样硬化性肾动脉疾病好发于 40-70 岁的患者,主要累及肾动脉近端 1/3 处,70%~80% 的患者动脉粥样斑块侵犯肾窦,而其余 30%

的患者表现出非开口处的狭窄,通常在肾动脉远端 1~3cm 处(Pohl,1999)。肾动脉的狭窄程度越重将更有可能且更快形成闭塞。Schreiber 和他的同事(1984)研究了 18 例肾动脉狭窄的患者,在最初的血管造影图上狭窄为 75%~99%,39% 在 13 个月内完全闭塞。将他们与狭窄少于 50% 及狭窄 50%~75% 的患者进行对比,分别在 59 个月和 23 个月内完全闭塞(表 4-2)(Schreiber et al,1984)。

Olin 和同事(2012)招募了美国 9 个不同地点的 447 例纤维肌性发育不良的患者,其中 91% 的患者为女性,平均年龄为 51.9 岁(范围从 5 至 83 岁)。纤维肌性发育不良累及多处动脉,其中肾动脉最为常见,共 294 例(66%),其次是颅外颈动脉病变,共 251 例(56%),椎动脉最少见,共 82 例(18%)。最常见的症状是高血压、头痛和脉动性耳鸣。既往及现患血管疾病病史,19.2% 合并短暂性脑缺血发作或中风,19.7% 合并动脉夹层,17% 合并动脉瘤。这些患者最常见的介入治疗指征为高血压、动脉瘤和动脉夹层(Olin et al,2012)。

表 4-2　动脉粥样硬化性肾动脉疾病的进展(126 例肾动脉[*])

初始血管造影狭窄(%)	序贯数字减影血管造影上的狭窄(%)			
	<50	50~75	75~99	100
<50%(n=78)	54	12	8	4
(平均血管造影时间间隔,个月)	(41±0.58)	(36±1.8)	(51±3.0)	(59±5.4)
50%~75%(n=30)		16	11	3
(平均血管造影时间间隔,个月)		(29±1.2)	(34±1.7)	(23±7.1)
>75%~99%(n=18)			11	7
(平均血管造影时间间隔,个月)			(21±1.5)	(13±0.8)

[*] 所有病变的肾动脉(除外 5 例初始阻塞 100%),持续正常 25 例,新发狭窄 13 例(10 例>50%,3 例<50%)和 1 例先天性肾缺如

From Schreiber M, Pohl M, Novick A. The natural history of atherosclerotic and fibrous renal artery disease. Urol Clin North Am 1984;11:383-92.

纤维肌性发育不良有中膜纤维组织增生、中膜外纤维组织增生、内膜纤维组织增生和纤维肌性增生四种类型。中膜纤维组织增生、中膜外纤维组织增生和内膜纤维组织增生累及肾动脉,分别占所有纤维性肾动脉疾病的 70%~85%、10%~25% 和 10%(表 4-3)(Pohl,1999);纤维肌性增生仅占 2%~3%。

表 4-3 纤维性肾动脉疾病的发生频率和自然史

损害	频率,%[*]	进展风险	对肾功能的威胁
内膜纤维组织增生型和中膜肥厚型	10	++++	++++
中膜外纤维组织增生	10~25	++++	++++
中膜纤维组织增生	70~85	++	-

[*] 频率仅与纤维性肾动脉疾病的频率有关

From Pohl M. Renovascular hypertension and ischemic nephropathy. In: Schrier RW, editor. Atlas of diseases of the kidney: hypertension and the kidney, vol. 3. Hoboken (NJ): Wiley-Blackwell; 1999(chapter 3, figure 3-4).

中膜纤维组织增生最常发生于 25－50 岁的女性。它在血管造影上具有特征性的"串珠"改变,通常累及肾动脉。病变累及肾动脉的远端 1/2,并可能延伸至其他分支。从组织学上来说,病变的特征在于纤维结缔组织覆盖狭窄区域和动脉瘤区域变薄内层组织中成纤维细胞的生长。因此在血管造影中产生"串珠"样改变(图 4-5)(Pohl,1999)。这些患者的肾动脉不太可能完全闭塞或导致整体肾功能下降(Novick and Fergany,2002)。

中膜外纤维组织增生主要发生于女性,但她们更年轻(5－15 岁)(Olin,2007)。尽管狭窄可能累及肾动脉远端及其分支,但其主要发生于肾动脉中段。它与中膜纤维组织增生类似,血管造影也可显示"串珠"样改变。然而,与中膜外纤维组织增生不同,中膜外纤维组织增生的动脉瘤"珠"没有超过正常肾动脉的口径。从组织学上来说,胶原广泛沉积于血管中层外缘。如果不予治疗,中膜外纤维组织增生常常发展为肾动脉闭塞,并出现肾功能丧失(图 4-6)(Pohl,1999;Olin 2007)。

内膜纤维组织增生占纤维肌性发育不良的 10%,主要发生在儿童和年轻成人(Pohl,1999;Novick and Fergany,2002)。从组织学上讲表现为内弹性层被胶原沉积(Olin and Sealove,2011)。这种纤维组织形成可能因内部弹性层的破坏而变得结构复杂,因此可能导致夹层、动脉壁血肿和肾梗死(Olin,2007)。病变通常在肾动脉近端,也可能发生在肾动脉中段或远端,在无干预条件下进展可导致肾功能丧失(图 4-7)(Pohl,1999)。

纤维肌性增生比较罕见,通常其血管造影不能与内膜纤维组织增生相区分。组织学上特点是平滑肌细胞增生并伴有纤维化(Olin,2007)。

要点:肾血管性高血压的病理学

- 纤维肌性发育不良有四种类型:中膜纤维组织增生、中膜外纤维组织增生、内膜纤维组织增生和纤维肌性增生。
- 中膜纤维组织增生是最常见的病变,通常伴有特征性的"串珠"样改变。
- 这些患者不太可能表现出阻塞进展或总肾功能下降。
- 然而,如果不进行治疗,中膜外纤维组织增生和内膜纤维组织增生可能进一步进展,导致肾功能丧失。

六、生理意义

由于并非所有的肾动脉病变都会导致高血压,因此在进行任何治疗性干预以消除或控制高血压之前,应对病变的生理意义做出诊断(Ploth,1995)。当一个或两个肾动脉中狭窄≥70%时,或者 50%狭窄伴狭窄后扩张时,更容易出现肾血管性高血压。病变的临床意义可以通过 ACE 抑制药扫描(参见前面的描述)、肾动脉压力梯度和肾静脉肾素(RVR)测量来确定(Working Group on Renovascular Hypertension,1987;Setaro et al,1991;Mann and Pickering,1992;Canzanello and Textor,1994;Derkxand Schalekamp,1994)。

通过动脉内肾血管造影测量压力梯度证实有显著压力梯度(>10~15 mmHg)的肾动脉病变患者在血管重建术后血压降低是可预测的,而没有显著压力梯度的患者则不能被预测。当病变是

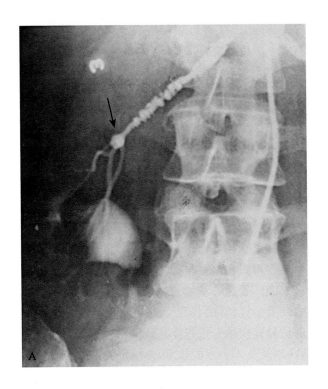

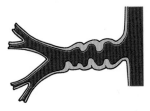

图 4-5 中膜纤维组织增生的动脉造影图和示意图。A. 右肾动脉造影显示网状狭窄,中膜纤维组织增生("串珠"病变)(箭头)的典型中段扩张段(大珠)。B. 中膜纤维组织增生示意图[A, from Novick AC. Renal vascular hypertension in children. In: Kelalis PP, King LR, Belman AB, editors. Clinical pediatric urology. Philadelphia: Saunders; 1984; B, from Pohl M: Renovascular hypertension and ischemic nephropathy. In: Schrier RW, editor. Atlas of diseases of the kidney: hypertension and the kidney, vol. 3. Hoboken (NJ): Wiley-Blackwell; 1999 (chapter 3, figure 3-5).]

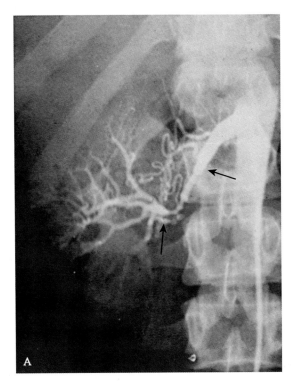

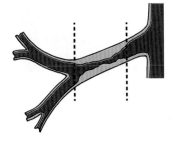

图 4-6 中膜外纤维组形成的动脉造影图和示意图。选择性右肾动脉造影显示肾动脉中段狭窄(箭头),伴有小串珠状,典型的中膜外纤维组织增生。中膜外纤维组织增生示意图[A, from Novick AC. Renal vascular hypertension in children. In: Kelalis PP, King LR, Belman AB, editors. Clinical pediatric urology. Philadelphia: Saunders; 1984; B, from Pohl M. Renovascular hypertension and ischemic nephropathy, In: Schrier RW, editor. Atlas of diseases of the kidney: hypertension and the kidney, vol. 3. Hoboken (NJ): Wiley-Blackwell; 1999 (chapter 3, figure 3-6)].

"肾素依赖性"高血压的病因时,可观察到 RVR 比率≥1.5(受影响/未受影响的一侧)。然而,RVR 比率的临床效用是有限的,因为在多达 60％的患者中,即使在不存在 RVR 偏侧化的情况下血管重建后也可见血压改善;RVR 比率在双侧疾病患者中预测价值较差,它需要使用放射性对比剂进行肾静脉插管,并且需要停用可能改变肾素分泌的抗高血压药物。

因此,如前所述,由于肾动脉病变的生理意义

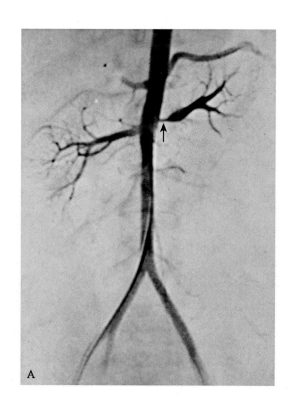

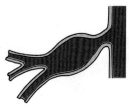

图 4-7　血管造影及内膜纤维增生示意图。A. 选择性右肾动脉造影显示局限性、高度狭窄,光滑的纤维内膜增生病变累及肾远端动脉。B. 内膜纤维增生示意图。A 组一例 6 岁小孩的主动脉造影,提示左肾动脉近端内膜纤维增生性狭窄(箭头)[A, From Novick AC. Renal vascular hypertension in children. In: Kelalis PP, King LR, Belman AB, editors. Clinical pediatric urology. Philadelphia: Saunders; 1984; B, From Pohl M. Renovascular hypertension and ischemic nephropathy, In: Schrier RW, editor. Atlas of diseases of the kidney: hypertension and the kidney, vol. 3. Hoboken (NJ): Wiley-Blackwell; 1999(chapter 3, figure 3-7).]

有时可能不被确切地评估,所以当存在一个或多个临床特征时,临床医师可能经常需要推测病变与高血压之间的因果关系。

> **要点:生理意义**
> - 在干预之前,可能始终无法确切地评估肾动脉病变的重要性。
> - 临床医师因此可能需要推测病变和高血压之间的因果关系。

七、肾血管性高血压的治疗

肾血管性高血压的诊断后,为控制血压,可以单独使用药物治疗和(或)经皮腔内肾血管成形术(PTRA)(放置或不放置支架)及手术治疗。根据病变类型(动脉粥样硬化性的或纤维肌性的)、其部位和肾动脉受累程度、患者的一般状况、内在风险,以及介入手术的技术,来确定最佳治疗方案。

(一)药物治疗

超过 90% 的肾血管性高血压患者可单独接受药物治疗来控制血压。然而,由于高血压的严重性,治疗通常需要多种抗高血压药物。尽管可以使用所有类别的抗高血压药物,但是已经证明抑制 A II 产生(ACE 抑制药)或阻断其受体位点(ARBs)的药物特别有效,因为高血压通常是肾素-血管紧张素系统激活的结果(Franklin and Smith,1985;Hollenberg,1987;Imamura et al,1995;Tullis et al,1999;Dworkin and Cooper,2009)。当单一用药时,ACE 抑制药可以控制 80% 患者的血压,当与利尿药合用时,有效率会增加到近 90%(Franklin and Smith,1985;Hollenberg,1987)。

一些研究表明,尽管应用药物可控制血压,动脉粥样硬化性肾动脉病变可能会随着时间的推移而进展。有研究报道,7 年期间有 40%~60% 的动脉粥样硬化性肾动脉病变患者出现了进展,其中一半进展发生在 2 年内(Schreiber et al,1984;Pohl and Novick,1985;Rimmer and Gennari,1993)。初始段狭窄≥75% 的患者进展速度最快,其中 40% 的病灶出现完全闭塞(Pohl and Novick,1985)。在一项使用双工多普勒超声检查的前瞻性研究中,对平均随访 33 个月的 170 例患者中的 295 条动脉进行了检查(Caps et al,1998a),

在 295 条肾动脉中有 91 条(占 31%)的动脉粥样硬化病变随时间而进展,其发生率与基线病变严重程度成正比。基线狭窄程度≤60% 的患者中有 28% 出现进展,而基线狭窄程度≥60% 的患者中有 49% 产生进展,基线狭窄程度严重(≥60%)的患者中有 9 例出现完全闭塞。

药物治疗可将血压降至临界水平以下,并在动脉病变远端引起持续的肾缺血,导致肾小管萎缩、间质纤维化、肾小球硬化,并使受累肾逐渐丧失功能(参见血管成形术和支架置入术以保留肾功能)(Michel et al,1986;Hricik and Dunn,1990)。使用抑制血管紧张素或阻断其受体的抗高血压药物比其他药物更容易观察到这些变化,然而这一点在临床实践中并未统一(Michel et al,1986;Hricik and Dunn,1990;Strandness,1994;Caps et al,1998b;vande Ven et al,1998)。然而,当肾血管性高血压患者应用这类抗高血压药物时,尤其是当它们与利尿药结合使用时,应密切监测肾功能。除了监测血清肌酐浓度和评估 GFR 或肌酐清除率外,还应评估双侧的肾大小和皮质血流速度,因为这些可以更快地提供不可逆肾单位丢失的证据(Caps et al,1998b)。对于双侧 RAS 或 RAS 导致孤立肾的患者,特别是在体积减小的情况下,应用 ACEI 和 ARBs 药物会可能导致 10%~20% 上述患者出现急性肾功能衰竭(通常是可逆的)(van de Ven et al,1998)。

要点:药物治疗

- 绝大多数肾血管性高血压患者可以仅通过药物治疗来控制血压。
- 研究表明,尽管通过药物治疗来控制血压,动脉粥样硬化性肾动脉病变可能会随着时间的推移而进展。
- 必须保持对肾功能的仔细监测,特别是在使用 ACE 抑制药和 ARBs 时。

内膜纤维组织增生是最常见的纤维肌性发育不良病变,与动脉粥样硬化疾病不同,很少进展。然而,不太常见的纤维肌性发育不良(中膜外纤维组织增生、内膜肥厚和内膜纤维增生)可能会进展并导致肾功能丧失(Schreiber et al,1984;Pohl

and Novick,1985)。因此,也必须密切监测患有这些病变的患者(Pohl and Novick,1985)。

(二)血管成形术和支架置入术治疗高血压

经皮腔内肾动脉血管成形术(PTRA)是一种血管造影技术,其原理主要通过尖头球囊导管来扩张狭窄的肾动脉。PTRA 适用于狭窄长度小于 10 mm、部分闭塞且不涉及起始段的病变(Geyskes,1988;Marshall et al,1990)。在成功进行 PTRA 后,血压最快可在手术后 4~6h 得到改善,但在 48h 后改善更常见,有些病例可能需要几周才能观察到最佳的降压效果(Bonelli et al,1995;Ram et al,1995)。一般来说,如果早期的抗高血压效果不明显,提示高血压的长期改善效果不佳(Bonelli et al,1995)。

无支架置入的 PTRA 已被证明对于潜在的纤维肌性发育不良患者是有效的。在此以前,手术血管重建是唯一的选择。它主要用于新近发生高血压患者、服用药物而血压控制不佳或无法耐受高血压药物治疗,以及缺血性肾病患者(Slovut and Olin,2004)。与血管重建手术相比,它成本更低、侵入性更小、可以在门诊进行,具有较低的并发症发生率,并且如果不成功则可进行血管重建手术。PTRA 在有经验的医师中的技术成功率在 87% 到 100%,据报道,在许多大型研究中,高血压的改善或治愈率接近 90%(Geyskes,1988;Canzanello et al,1989;Ramsay and Waller,1990;Libertino and Beckmann,1994;Aurell and Jensen,1997;Slovut and Olin,2004;Mousa et al,2012)。虽然效果良好,但再狭窄率高达 27%,并且应该用双工多普勒超声定期监测疾病的进展、再狭窄或肾功能的丢失(Slovut and Olin,2004)。

单侧动脉粥样硬化性 RAS 患者行 PTRA 术的成功率不高(技术成功率可能低至 70%),并且治愈率及高血压的长期改善并不一致(Geyskes,1988;Canzanello et al,1989;Ramsay and Waller,1990;Libertino and Beckmann,1994;Aurell and Jensen,1997;Nordmann et al,2003)。虽然有报道称高血压的治愈率或长期改善高达 60% 至 70%,但这些是非对照试验并且对于确定临床结果至关重要的肾动脉病变的部位也不统一。Canzanello 等证实,PTRA 术后有 86% 的单侧非起始段病变患者高血压得以改善,而单侧起始段病变患者只有 46% 有改善（Canzanello et al，1989）。此外，有三项前瞻性研究比较了 PTRA 术与药物治疗对于单侧 RAS 患者的优劣，在血压控制和肾或心血管疾病的发病率和死亡率方面，PTRA 术的益处有限（Plouin et al，1998；Webster et al，1998；van Jaarsveld et al，2000）。行 PTRA 术后，大约 20% 的患者会发生可逆性急性肾衰竭，15% 的患者会出现血栓形成、穿孔或肾动脉夹层和（或）广泛的动脉栓塞，所以 PTRA 术的潜在益处在进一步减少。

双侧 RAS 患者行 PTRA 术后的血压改善效果也令人失望，部分原因是大量的起始段病变或完全闭塞的病变（Canzanello et al，1989；Marshall et al，1990；Ramsay and Waller，1990）。这些病变难以扩张，并且经常与高并发症发生率相关。通常在大多数研究中，对于已经行 PTRA 术的患者，其选择标准和病变类型难以统一。对于双侧 RAS 行 PTRA 术的患者中，可能有多达 60% 的患者操作失败，而成功时，高血压的治愈率可能低至 8%，而改善率仅为 43%（Ramsay and Waller，1990）。此外，由于总体上有 50% 的萎缩性肾会出现肾动脉的完全闭塞，所以很少有高血压被治愈，而对于双侧 RAS 且有一侧萎缩性肾的患者，当尝试 PTRA 术后，只有 14% 的人有血压的长期改善（Geyskes，1988）。

即使技术上成功，PTRA 术后的再狭窄率也很高（非起始段病变达 30%，起始段病变达 50%），并且可能在手术后不久发生（2 年内达 15% 至 30%），并伴有难以控制或快速的高血压复发。

对于动脉粥样硬化性 RAS 的患者，在血管成形术时代就可行血管内支架术，以减少再狭窄的发生率并更好地控制血压。随着多年来的经验增加，接近 100% 的患者可以成功地进行支架置入（Rees et al，1991；van de Ven et al，1995；Iannone et al，1996；Tuttle et al，1998）。尽管手术成功率很高，但再狭窄率仍保持在 15%～25%，再狭窄可能会在放置支架后 5 个月内发生（Kidney and Deutsch，1996；Rocha-Singh et al，2005）。将 PTRA 下支架置入和单独行 PTRA 进行比较，van de Ven 等证实对那些起始段 RAS 的患者（定义为在距主动脉腔的前 10mm 内狭窄＞50%），

行 PTRA 下支架置入术获得肾动脉通畅（定义为残余狭窄＜50%）的成功率为 88%，而单独行 PTRA 的患者成功率为 57%（vande Ven et al，1999）。PTRA 下支架置入组与单独行 PTRA 组相比，在 6 个月时通过血管造影确定的初期通畅率显著增高（75%：29%），并且再狭窄率也较低（14%：48%）。尽管 PTRA 下支架置入术可以实现更好的血运重建，但两组之间的血压改变并无明显的统计学差异。然而，许多入组仅行 PTRA 组的患者（29%），随后因其初始手术的早期或晚期失败而接受了支架置入术。这些患者被纳入在单独行 PTRA 组的分析中，因此实际上 PTRA 下支架置入可能对血压改善更有利。对于动脉粥样硬化性 RAS 的患者，在 PTRA 失败后行支架置入，以及那些进行了初次血管内支架置入（未经 PTRA）的患者，均观察到了血压的改善（Dorros et al，1995，1998a，1998b；Blum et al，1997；Rocha-Singh et al，2005）。Blum（1997）报道了 68 例 PTRA 失败后行起始段病变支架置入的患者，其中有 78% 患者的高血压得以治愈或改善。然而，在本研究中，随访至 12 个月的患者仅占 64%，而随访 60 个月的仅有 9%。在 Rocha-Singh 及其同事的非随机研究中，208 例患有原发性或再狭窄性主动脉起始段的 RAS 患者，有≥70% 的患者在 PTRA 失败后接受了支架置入术，并且均在 9 个月和 24 个月时出现了高血压的改善。Dorros 及其同事（1998a，1998b）在那些因单侧或双侧疾病而接受初次支架置入的患者中观察到，6 个月时有 60% 的患者的高血压得以治愈或改善；然而，在他们的研究中没有指明患有非起始段病变的患者数量，并且随访 1 至 4 年，血压控制的总体改善下降至 42%，仅有 1% 仍达到治愈。

然而，Corriere 及其同事最近的一项回顾性研究显示，他们的 99 例患者中只有 1.1% 的高血压能够治愈，在行初次支架置入的 110 例动脉粥样硬化性肾动脉病变中，其平均狭窄程度为 79.2%±12.9%，在短期随访期间证明只有 20.5% 的患者血压有所改善（Corriere et al，2008）。此外，其他研究表明，在初次或二次支架置入术后，血压的控制无明显改善（Harden et al，1997；Tuttle et al，1998）。

尽管许多早期研究的结果表明，PTRA 支架

置入术可以治愈或改善高血压,但最近的三项随机对照研究提出了关于支架置入后血运重建对治疗高血压的有效性的问题。通过支架置入,降压和降脂来预防由动脉粥样硬化性肾动脉起始段血管狭窄而引起的进行性肾功能不全(STAR)试验招募了 140 例血压控制在 140/90 mmHg 以下的患者,其中肾动脉起始段血管狭窄病变率＞50%,患者随机分为肾动脉支架置入和药物治疗组及单独应用药物治疗组。在随访结束时,血压控制的程度没有差异(Bax et al,2009)。然而,应该注意的是,64 例随机接受支架置入术的患者中有 12 例患者的起始段血管狭窄病变＜50%而没有置入支架,但他们被纳入到了支架组的分析中,因此可能影响了研究结果(Bax et al,2009)。在对肾动脉病变行血管成形术或支架术研究(ASTRAL)的试验中,806 例患有动脉粥样硬化性 RAS 的患者被随机分配接受血运重建和药物治疗或仅接受药物治疗(ASTRAL Investigators et al,2009)。与 STAR 试验一样,因为入组了没有临床显著特点的 RAS 患者及那些没有被中心实验室证实的患者,该研究也遭受批评。尽管单纯药物治疗组所需的抗高血压药物数量略高,中位随访 34 个月后,两组的血压控制无差异。

心血管和肾动脉粥样硬化病变(CORAL)研究在很大程度上克服了先前研究的缺点(Cooper et al,2014)。简而言之,这是一项多中心、开放标签、随机对照试验,比较单独使用药物治疗与药物治疗加肾动脉支架术来治疗动脉粥样硬化性 RAS 及高血压、慢性肾疾病或两者兼而有之。药物治疗包括 ARB,钙通道阻滞药,他汀类药物,利尿药和其他必要的药物。该研究提供了所需的药物(关于方案及其局限性的其他具体细节在为保护肾功能而行血管成形术和支架术中讨论)。严重的 RAS 的定义为血管造影提示狭窄的直径至少＞80%但＜100%,当收缩压梯度至少为 20mmHg 时,狭窄的直径至少＞60%至＜80%。由于受试者纳入的限制,实际平均狭窄百分比为 73%。该研究的主要终点是严重心血管或肾事件的发生。该研究并非专门用来确定支架置入是否能够为控制血压带来额外的益处。入组时平均收缩压为 150 mmHg,参与者平均服用 2.1 种抗高血压药物。总体而言,两组患者的收缩压平均降低 15~16 mmHg,平均应用 3.4 种药物,两组并无差异。然而,支架组的收缩压相比多下降了 2 mmHg,虽不明显但有统计学意义。但这种下降在临床上并没有显著意义。因此,为控制血压而面临支架置入的风险似乎不值。

然而,需要注意,快速进展的高血压、急性肺水肿和恶性高血压不包括在此试验中。因此,无法从该项研究中得出关于这些患者群体的结论。这些患者的治疗方案必须个体化,临床医师必须决定哪些患者可以从干预中受益。

美国心脏病学会/美国心脏协会(ACC/AHA)指南在 CORAL 试验结果公布之前发布。指南写到,PTRA 可适用于以下情况:①具有血流动力学显著改变的 RAS 和快速进展性高血压或恶性高血压的患者;②具有难以解释的单侧肾缩小的高血压;③药物无法耐受的高血压患者;④符合临床干预标准的起始段病变的肾支架置入(Hirsch et al,2006)。

鉴于 CORAL 试验的结果,该小组可能会考虑推荐 2 组及 4 组的治疗方式,因为这些患者对药物治疗具有"等效"反应,而没有面临支架置入术的风险。

要点:血管成形术和支架置入治疗高血压

- 一般而言,PTRA 术后对控制血压的影响令人失望。
- 最近的三项试验显示,药物治疗与经腔内血管成形术治疗相比没有显著差异。
- 最新且效果最好的试验是 CORAL 研究,结果显示两组间血压仅有 2mmHg 的差异。然而,这并没有显著的临床意义,且使患者增加血管造影的潜在风险。
- 本试验未包括快速进展性高血压、肺水肿和恶性高血压患者。因此,无法从这项研究或其他研究中得出关于这些患者的结论。
- 最近证实去肾交感神经术治疗顽固性高血压并不成功(SIMPLICITY 试验)。

之前的非双盲研究表明,基于导管射频消融的肾动脉去肾交感神经术可降低顽固性高血压患者的血压。这种方法直到最近才成为肾血管性高血压患者的药物治疗的替代方案，这些患者对药物治疗反应差从而面临着行经腔内血管成形术。然而，Simplicity试验的结果已经公布（Bhatt et al，2014），共有535例患者接受了随机分组，患者分为两组，以2：1的比例随机分配入去肾交感神经术组或对照组。这项前瞻性研究显示，那些实际接受去肾交感神经术的耐药性高血压患者与对照组患者相比，收缩压并未显著降低。不幸的是，基于这个精心设计的随机对照试验，去肾交感神经术为治疗顽固性高血压的替代方案已不再成立（Bhatt et al，2014）。

虽然通常是安全的，但PTRA术或支架置入术有5％～15％的并发症发生率，其中大多数并发症都并不严重，是穿刺部位血肿形成或肾痉挛的结果。然而，严重的肾动脉痉挛可以导致局部血栓形成和肾梗死，但这通常可以通过动脉内输注硝酸甘油来逆转或预防。主要的并发症，如由造影剂引起的可逆性急性肾衰竭，可在大约20％的病例中出现；肾动脉穿孔、闭塞、夹层和由动脉粥样硬化引起的不可逆急性肾衰竭的发生率较低（<5％）。血管内支架也可产生移位和错位而出现并发症。

（三）血管成形术和支架置入术保护肾功能

动脉粥样硬化性RAS的病变随着时间的推移而进展，但尚不清楚有多少患者最终因血管病变而发生缺血性肾病或ESRD。这些肾并发症的发生率也是未知的。在Baboolal及其同事（1998）的一项回顾性研究中，对51例只接受药物治疗的显著性双侧RAS患者（定义为一肾动脉完全闭塞或≥90％狭窄，对侧动脉狭窄≥50％）进行了分析。由于医师或患者的偏好，这些患者只接受了药物治疗，因为认为病变不适合行PTRA术，或是肾被认为太小没有治疗价值，或者因为认为手术风险太大。总体而言，GFR下降4ml/(min·y)[区间为1～16 ml/(min·y)]，并且在5年多的随访时间内仅12％进展为ESRD。ESRD发生于血管造影时出现严重肾功能损害的患者（平均GFR 25 ml/min，范围15～56 ml/min），GFR下降最快[平均8 ml/(min·y)，范围3～13ml/(min·y)]。因此，尽管所有患者均存在显著的RAS，但大部分肾功能在整个时间内很

少或没有变化，并且88％不需要肾替代疗法。这些研究结果表明，即使存在明显的肾动脉疾病，也可能产生充分的肾侧支循环以维持足够的RBF和肾活力（Meyrier et al，1998）。

然而，在患有动脉粥样硬化RAS的一部分患者中确实发生肾功能的逐渐恶化，并且这种肾功能恶化正在成为老年人出现可逆性肾功能不全的重要原因，同时，它也是10％～20％的ESRD人群中出现肾功能衰竭的主要原因（Jacobson，1988；Rimmer and Gennari，1993；Mailloux et al，1994；Greco and Breyer，1997；Middleton，1998；Textor，1998；van Ampting et al，2003）。

尽管有肾替代治疗，这些个体的3年死亡率仍然>50％，5和10年生存率仅为18％和5％。鉴于这些患者数量的增加以及肾替代治疗的不良预后，无论何时，临床上一旦出现肾功能不全表现，首要任务仍然是重建和恢复肾血运。然而，在患有弥散性血管疾病的患者中，避免肾替代治疗本身并不能保证更长的生存率。

没有支架置入的PTRA已被证明可以改善40％缺血性肾病患者的肾功能，并且在另外30％～40％的患者中可以维持其肾功能的稳定（Canzanello et al，1989；Sos，1991；O'Donovan et al，1992；Rimmer and Gennari，1993；Greco and Breyer，1997）。这些结果资料主要在非肾动脉起始段病变的患者中获得，尽管PTRA的再狭窄率可高达10％～30％，但许多患者可以重复行PTRA术（Greco and Breyer，1997）。在非肾动脉起始段病变的患者中，PTRA显示出了与手术重建相似的成功率和更低的并发症发生率和死亡率。在肾动脉起始段病变的患者中，包括绝大多数（80％～85％）动脉粥样硬化RAS患者，没有支架置入的PTRA远没有那么成功和有效；因此，大多数用于动脉粥样硬化RAS的PTRA需要放置血管内支架。血管内支架通常在PTRA同时放入或只置入血管内（并不先行PTRA术）（Dorros et al，1995，1998a，1998b；Boisclair et al，1997；Harden et al，1997；Rundback et al，1998；Isles et al，1999；Rees，1999；Ives et al，2003；Korsakas et al，2004；Corriere et al，2008）。在这些早期的研究中，支架置入术可以改善30％～40％患者的肾功能，同时使另外的30％～50％患者维持

肾功能的稳定。对于缺血性肾病患者的长期随访研究显示,患者的临床获益与术前肾功能水平呈负相关,在基线血清肌酐浓度为 1.5～2.0 mg/dl 的患者中,可以观察到总体最大获益。然而,大部分研究中既包括肾动脉起始段病变的患者,也包括了非肾动脉起始段病变的患者,包括具有动脉粥样硬化病变和非动脉粥样硬化病变的患者,并且在一些患者中,狭窄≥50%,可能不一定具有血流动力学意义。

一些研究者研究了在仅有肾动脉起始段病变的患者中,支架置入术对肾功能的影响(Rees et al,1991;van de Ven et al,1995;Blum et al,1997;Tuttle et al,1998;Rocha-Singh et al,2005)。在 Rees 和 van de Ven 的早期研究中,大约 1/3 的患者在支架置入术后证实肾功能有所改善,而肾功能稳定率,前者的研究为 36%,后者为 58%(Rees et al,1991;van de Ven et al,1995)。但是,这两项研究仅进行了短期随访(平均随访时间分别为 6.5 和 9 个月)(Rees et al,1991;van de Ven et al,1995)。另外三项研究研究了支架置入术对肾动脉起始段病变患者肾功能保护的长期影响(Blum et al,1997;Tuttle et al,1998;Rocha-Singh et al,2005)。在他们的研究中,Blum 及其同事(1997)对 68 例血管成形术失败后行支架管置入术的肾动脉起始段狭窄的患者进行了 27 个月的随访,这些患者的平均血肌酐浓度为(1.23±0.6)mg/dl(0.5～3.9 mg/dl),结果显示,这 68 例患者的肾功能并没有恶化。此外,30% 的基线肾功能显著不全的患者肾功能仍然可以维持稳定。Tuttle 及其同事(1998)对行一期或二期支架管置入术的 129 例患者进行了平均 24 个月的随访。结果显示患者的肌酐清除率(由 Crockcroft-Gault 公式确定)未发生明显变化,尽管患者基线肾功能水平较低(23±3)～(53±3)ml/min;15% 患者肾功能有改善,另有 81% 患者可以维持肾功能,此外,8 例透析患者中,4 例肾功能恢复显著,在术后(15±6)个月(9～24 个月)时血清肌酐可以达到(2.3±0.5)mg/dl(Tuttle et al,1998)。在 Rocha-Singh 及其同事(2005)的非随机对照研究中,对 208 例肾动脉起始段初始或再狭窄≥70%、PTRA 失败后行支架置入术的患者进行随访,随访 9 个月和 24 个月时,血清肌酐浓度与基线值基

本保持不变。

尽管提示有益,但上述所有研究的局限性都体现在缺乏单独用药物治疗的对照组,以及不清楚是否对肾功能恶化进行了血管内支架置入术。迄今为止,已经进行了三项随机研究以探讨这一问题。在 STAR 试验中,140 例血压控制在 140/90 mmHg 以下并且肾起始段病变>50% 的患者被分配到肾动脉支架置入术和药物治疗或仅用于药物治疗。研究的主要终点定义为两组间肌酐清除率下降≥20%(Bax et al,2009),2 年内两组之间差异无统计学意义。然而,这项研究的局限之一是 64 例随机接受支架置入术的患者中有 12 例患者的起始段病变<50% 并且没有支架,但他们却被纳入支架组的分析中,他们可能对研究结果产生了负面影响(Bax et al,2009)。在 ASTRAL 试验中,806 例动脉粥样硬化 RAS 患者随机接受血运重建和药物治疗或单独进行药物治疗,两组之间 1 年时肾功能下降(中位随访 34 个月)程度无差异(ASTRAL Investigators et al,2009)。此外,根据基线狭窄的严重程度、肾大小、基线估计的 GFR、基线血清肌酐浓度或随机化肾恶化的速度,两组间的结果没有差异(ASTRAL Investigators et al,2009)。与 STAR 试验的结果相似,ASTRAL 试验的结果不太可能从血管内血运重建中获益,因为 25% 的患者入组该研究经历了正常的肾功能,大量患者仅表现出单侧疾病,并且有显著的百分比狭窄病灶<70%,可能血流动力学意义不大。

正如之前所提到的,在关于血压控制的文章中,CORAL 试验的结果已经发表(Cooper et al,2014)。这是一项多中心、前瞻性、随机对照研究,针对患有难以控制的高血压患者(定义为两种或更多种抗高血压药维持下,收缩压仍≥155 mmHg)或用 MDRD 公式计算的肾小球滤过率<60 ml/(min·1.73 m²)的肾功能不全患者,并且 RAS>60% 但<100%。满足上述条件的患者被随机分配到单独的最佳药物治疗组或药物治疗联合肾动脉支架置入术组,并记录他们的不良心血管和肾事件的发生(心血管或肾病死亡、心肌梗死、中风、充血性心力衰竭、进行性肾功能不全或需要肾替代治疗作为观察终点)。在中位时间为 43 个月的随访期内,两组之间在主要终点时的个

体组成比率或全因死亡率方面没有显著差异。因此,在动脉粥样硬化性 RAS 合并高血压或慢性肾病患者中,如果给予全面的药物治疗,肾动脉支架置入术在预防临床事件的发生上并没有明显的临床获益。虽然平均狭窄率总体上为 73%,但研究者无法证明 RAS 超过 80% 的受试者受益(Cooper et al,2014)。

CORAL 试验有多个好的方面。其中之一是研究人员制定了一个规范,通过提供药物及尽量减少交叉治疗来最大限度地促使患者坚持药物治疗。事实上研究人员证明,2 年时主要终点只减少了 20%,为预期的一半(40%)。他们认为高质量的药物治疗对于控制这种疾病至关重要。但是,同时必须注意该研究的局限性:①该研究排除了血肌酐>4 mg/dl 的患者。②该研究排除了单个支架无法治疗的肾动脉病变患者。③该研究的中位狭窄率为 73%。所有>60% 的 RAS 患者均接受了治疗,尽管其中一些可能不具有血流动力学意义。④在入组之前,没有收集关于肾功能不全相关的数据。⑤受试者可能代表一部分患者,这部分患者由于服用了药物会认为药物治疗比一般治疗方法更有效。⑥有一小部分患者可能被医师的选择排除,并根据他们的个体化治疗方案直接给予支架置入术。包括药物治疗无效的难控制高血压或恶性高血压、无法耐受药物治疗或肾功能迅速恶化的患者。

如一篇随刊编辑所述,CORAL 试验在患者招募的实际限制与最适合肾动脉支架术的目标人群之间建立了平衡。为了成功招募足够数量的患者来实现统计学意义,入组标准为狭窄率≥60% 的患者。此外,值得注意的是,狭窄率>80% 的患者作为一个亚分组,其观察结果与那些不太严重的患者相比没有差别。对严重双侧疾病或包括功能性独肾在内的重度狭窄患者的更加严格的试验可能永远无法完成。因此,**如何定义介入治疗有效的目标人群仍然十分重要**。对于血肌酐>4 mg/dl 且在出现症状前存在肾功能迅速恶化的患者,留置支架管保护肾功能的干预措施可能会有效。有报道称缺血性肾病的患者在肾动脉支架置入术后可能会摆脱透析治疗。因此,在一部分患有肾动脉闭塞性疾病的患者中,挽救肾功能和控制血压仍然是重要的。通常,对大多数这类患者

来说,支架置入术是创伤性最小且最合适的治疗方法。然而,这取决于病变的位置和(或)其大小以及它是否与腹主动脉中的病变相关或者是纤维性发育不良的一种亚型,对于这类患者,手术可能是更合适的治疗选择(参见肾动脉狭窄的外科治疗)。

鉴于 CORAL 试验的结果,患者可能有或可能没有稳定的肾功能,ACC/AHA 概述的 PTRA 保留肾功能的适应证仍然合理。根据他们的指南,PTRA 应考虑用于治疗双侧 RAS 或孤立肾 RAS 的 RAS 和进行性慢性肾疾病患者,尤其是那些 3~6 个月之前无明显诱因出现肾功能快速下降的患者(Hirsch et al,2006)。

血肌酐水平在 1.5~3 mg/dl 之间称为"机会窗口",因为大多数干预措施都能获得成功。等到肾功能进一步衰竭后再进行肾血管重建,会降低术后肾功能改善的可能性。同样,肾功能接近正常和高血压控制良好的患者对于介入治疗的获益相对较少。正如 CORAL 试验的作者所总结的那样,在动脉粥样硬化性 RAS 合并高血压或慢性肾病患者中,如果给予全面的药物治疗,肾动脉支架置入术在预防临床事件的发生上似乎并没有明显的临床获益(Cooper et al,2014)。

在进行血运重建保护肾功能之前,应评估肾功能显著恢复的可能性。一般而言,当存在以下情况时,肾功能更可能改善或稳定(Novick et al,

---

要点:血管成形术和支架对肾功能的保护

- 在 CORAL 试验之前,由于缺乏对照组和前瞻性随机设计,缺血性肾病患者行血管成形术后肾功能改善的大多数数据是有局限的。

- CORAL 试验是一项权威的、前瞻性、随机对照试验,将单独行药物治疗组与药物治疗并行支架置入的经腔内血管成形术组进行比较,结果显示两组之间在肾功能恶化率方面没有任何显著差异。

- 有一小部分患者可能从药物治疗基础上行经皮腔内血管成形术(而不是单独的药物治疗)中受益,因为 CORAL 试验确实有一些局限性。

1987）：①在静脉肾盂造影（IVP）检查或在血管造影的肾盂分泌期可见集合系统显影；②肾的长度>9cm；③在血管造影时显示全肾动脉闭塞的一侧，有侧支循环建立填充远端脉管系统的表现；④微动脉肾小球硬化症行肾活检后证实存在功能良好的肾小球。

图 4-8 和图 4-9 中概述了治疗高血压和（或）缺血性肾病的方法。

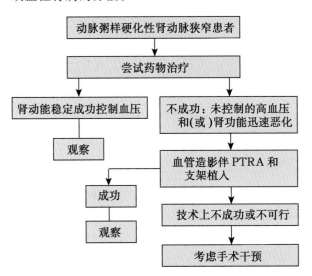

图 4-8　动脉硬化性肾动脉狭窄（RAS）患者的治疗流程。PTRA. 经皮腔内肾血管成形术

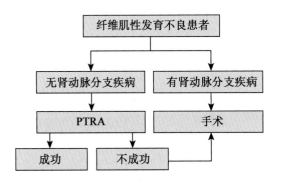

图 4-9　纤维肌性发育不良患者的治疗流程

(四)肾动脉狭窄的外科治疗

随着血管紧张素转换酶抑制药、血管紧张素受体阻断药、他汀类药物和 PTRA 术的出现，对**血管成形和肾动脉重建的手术需求已经减少**。正如本章前面所讨论的，CORAL 试验可能会进一步改变对介入治疗的选择。然而，仍然存在一部分患者具有行外科手术干预的指征。RAS 伴有

动脉瘤或闭塞性主动脉疾病的患者，如果在没有纠正肾闭塞性疾病以及无法修复主动脉疾病的情况下，则可以通过手术干预来矫正两种病变。有些外科医师可能通过手术修复主动脉疾病并随后通过 PTRA 术矫正肾动脉病变来治疗这类患者（Safian and Textor, 2001）。手术治疗也适用于狭窄相关的肾动脉巨大动脉瘤的患者，因为动脉瘤>4 cm 可能会发生破裂（Olin, 2007）。

由于 CORAL 试验从初级医师中招募患者，所以可能不包括恶性、快速进展或难控性高血压的患者，以及不能耐受药物治疗的患者，或那些血清肌酐维持在 1.5～3.0 mg/dl 肾功能快速恶化的患者（在发病前 1 至 6 个月）。这些患者可能已被直接转诊进行治疗。治疗措施将根据病变部位的不同而有所不同。在大多数情况下都会进行 PTRA，但如果存在>10mm 的起始段病变，则患者可能被推荐进行血管重建手术。因此，仍有一部分患者需要手术治疗。

要点：肾动脉狭窄的外科治疗

- 虽然数量减少了，但仍有部分特定患者需要肾动脉血管重建手术。
- 这些患者包括伴有动脉瘤或闭塞性主动脉疾病的患者与狭窄相关的肾动脉巨大动脉瘤患者、药物治疗无效或不能耐受的恶性或快速进展性高血压（有或没有急性肾功能衰竭）的患者，以及技术上无法完成经腔内血管成形术的患者。

确保肾动脉血管重建达到最佳效果的传统标准：①肾的长度>8cm；②在 X 线或核素成像检查中可见通过侧支血管逆行填充远端肾动脉；③远端肾动脉通畅；④同位素肾图检查中患侧肾可显影；⑤肾活检时显示极少量硬化的肾小球及完好的肾小管（Garcia-Donaire and Alcazar, 2005）。

需要进行肾血管手术的患者通常会有并发症，这使他们面临更高的手术风险。这些并发症包括心绞痛（29.9%）、陈旧性心肌梗死（27.0%）、充血性心力衰竭（23.7%）、脑血管疾病（24.8%）、糖尿病（18.1%）和跛行（56.4%）（Pohl, 1999）。术前筛查和矫正冠状动脉和颈动脉疾病，并排除

患有严重主动脉疾病的患者,可以减少手术的并发症。当腹主动脉正常时,动脉粥样硬化性RVH患者首选主动脉肾动脉分流术。然而,当腹主动脉具有动脉粥样硬化斑块时,肾动脉旁路的替代技术包括用于左肾动脉病变的脾肾分流术、用于右肾动脉病变的肝肾分流术、回肠肾脏分流术、病变肾单位的自体移植手术,而使用上腹部腹主动脉或较低的胸主动脉用于分流则较少应用于动脉粥样硬化性疾病。一些外科医师主张在双肾患病的患者中进行单侧血管重建,以尽量减少手术的并发症(Pohl,1999)。

参考文献

完整的参考文献列表通过 www. expertconsult. com 在线获取。

推荐阅读

ASTRAL Investigators,Wheatley K,Ives N,et al. Revascularization versus medical therapy for renal-artery stenosis. N Engl J Med 2009;361:1953-62.

Bax L,Woittiez AJ,Kouwenberg HJ,et al. Stent placement in patients with atherosclerotic renal artery stenosis and impaired renal function:a randomized trial. Ann Intern Med 2009;150:840-8.

Cooper CJ,Murphy TP,Cutlip DE,et al. Stenting and medical therapy for atherosclerosis renal-artery stenosis. N Engl J Med 2014;370:13-22.

Dworkin LD,Cooper CJ. Renal-artery stenosis. N Engl J Med 2009;361:1972-8.

Olin JW,Froehlich J,Gu X,et al. The United States registry for fibromuscular dysplasia:results of the first 447 patients. Circulation 2012;125:3182-90.

Pohl MA. Renovascular hypertension and ischemic nephropathy. In:Schrier RW,editor. Atlas of diseases of the kidney:hypertension and the kidney,vol. 3. Hoboken(NJ):Wiley-Blackwell;1999 [chapter 3].

Slovut DP,Olin JW. Fibromuscular dysplasia. N Engl J Med 2004;350:1862-71.

（王晓庆　胡敬海　**编译**　王春喜　**审校**）

第5章 肾衰竭的病因学、发病机制及治疗

David A. Goldfarb, MD, Emilio D. Poggio, MD, and Sevag Demirjian, MD

当代医学实践过程中,肾功能不全普遍存在。估计美国成年人有 10%～13%受到肾疾病的影响(Coresh et al,2007),肾疾病的诊断和治疗得到美国国家肾基金会和其他健康管理组织的重视。2002 年,美国国家肾基金会发布了《肾病预后质量倡议指南》并设立了肾疾病定义、诊断、分型、治疗的框架(国家肾病基金会,2002)。尽管这个指南在最近已经更新,但仍广泛采用了 2002 年标准将肾疾病划分为急性肾损伤和慢性肾疾病两大类。这种划分在临床实践中常见,泌尿科医师每天会面对肾功能及肾功能不全的问题。本章旨在对当前肾疾病自然转归及治疗进行深入阐述。

一、急性肾损伤

(一)定义

急性肾损伤定义为以快速进展的氮质血症(临床可很好地测量血尿素氮和血清肌酐)为特点肾功能的迅速减退,伴或不伴尿量减少。急剧减退的肾功能发生在数小时至数天之间,伴随着代谢产物累积以及血容量、酸碱平衡、电解质稳态的失调。急性肾损伤可根据患者已知的以前的肾功能状态和已明确减退的肾功能现状做出诊断。根据肾脏疾病:改良全球预后标准给出的临床指南,达到下列标准的任意一个即可确诊急性肾损伤:①48h 内血清肌酐增加超过或等于 0.3mg/L;

②过去 7d 内血清肌酐增加或超过基线的 1.5 倍;③6h 的尿量少于或等于 0.5ml/(kg·h)。

按照急性肾损伤的严重程度制订了一种新的分期系统(表 5-1)。

急性肾损伤最主要的特征是肾小球滤过率的减少。虽然肾小球滤过率可以很满意地通过菊粉或放射性同位素的清除技术测到,但临床常规仍然使用升高的血尿素氮或血清肌酐做出判断。但重要的是了解临床常用生化指标可能受某些因素影响而暴露其局限性。尿素氮、肌酐和肾小球滤过率之间的相关性提示它们进入血清的速度是恒定的。高分解代谢及严重的创伤状态常发生在外科患者并可能影响到肾功能状态的评估。在显著的容量减少、高分解代谢状态、因胃肠出血或完全肠外营养导致蛋白大量丢失的患者,血尿素氮可能不成比例地升高。血清肌酐是肌肉的常见代谢产物,作为一种产量稳定的内生标志物可作为肾小球滤过率的替代指标。某些时候肌酐可能过高地估计了肾功能。这是因为血清肌酐不仅仅是通过肾小球滤过排出体外,也通过肾小管的分泌功能排出体外。另外,在不稳定的内环境,比如急性肾损伤的患者血清肌酐的水平升高可能滞后于肾脏的损伤。在低体重或营养不良的患者,正常或轻度降低的血清肌酐水平又可能低估了肾功能的损害。因此,基于肌酐的肾功能评估方法对于急性肾损伤的评估不够理想。基于定时尿液收集的

表 5-1 急性肾损伤严重程度分期

分期	血肌酐	尿量
1	1.5～1.9 倍基线值 或 升高≥0.3mg/dl(≥26.5μmol/L)	6～12h 尿量<0.5ml/(kg·h)
2	2.0～2.9 倍基线值	≥12h 尿量<0.5ml/(kg·h)
3	3.0 倍基线值 或 升高≥4.0mg/dl(≥353.6μmol/L) 或 开始 RRT 或 <18 岁患者 eGFR 减低至<35ml/(min·1.73m^2)	≥24h 尿量<0.3ml/(kg·h) 或 ≥12h 无尿

eGFR. 估算的肾小球滤过率;KDIGO. 肾疾病:改善全球预后结果;RRT. 肾替代疗法

From Khwaja A. KDIGO Clinical Practice Guidelines for Acute Kidney Injury. Nephron Clin Pract 2012;120(4):c179-84.

方法如尿肌酐清除或者标记物的测量(菊粉、碘肽酸盐等)也因操作烦琐不太实用而导致了检测时间延长(Hoste et al,2005;Levey et al,2007)。有人提倡对重症监护室急性肾损伤的患者使用灌注了放射性同位素的血清清除技术来评估即时肾小球滤过率,但没有得到临床的广泛接受。临床实践中经验丰富的临床医师认为,快速升高的血清肌酐和临床表现可推断出肾小球滤过率的严重损害。

框图 5-1 急性肾损伤的肾前性原因

血容量减少

手术:出血,休克

胃肠道丢失:呕吐,腹泻,瘘

肾:过度利尿,盐消耗紊乱

心脏原因:原发性心力衰竭

急性疾病:心肌梗死,心律失常,恶性高血压,心包填塞,心内膜炎

慢性疾病:心瓣膜病,慢性心肌病(缺血性心肌病,高血压性心脏病)

细胞外液的再分布

低蛋白状态:肾病综合征,晚期肝脏疾病,营养不良

机体原因:腹膜炎,烧伤,挤压伤

周围血管扩张:败血症,抗高血压药物,肾动脉狭窄(双侧)

急性肾损伤在当前泌尿外科和其他临床学科都是比较常见的。前瞻性研究已经发现,2%～5%在综合性医院或者外科专科医院住院患者会进展至急性肾损伤(Nolan and Anderson,1998)。腹部血管或心血管手术患者的急性肾损伤发生率超过了 20%。急性肾损伤发生率和死亡率均较高,它延长了住院时间并增加了医疗费用(Dimick et al,2003)。急性肾损伤的高发率和高死亡率要求有早认识和防治的合理途径,例如快速诊断及并发症的及时处理。

(二)急性肾损伤的流行病学及分类

临床上,按照实际应用将急性肾损伤的病因分为三大类:肾前性、肾性和肾后性。临床实践中面临的挑战是如何区分急性肾损伤的三类基本的致病原因。判断一例患者是哪一类型的致病原因所致的急性肾损伤,往往需要结合临床和实验室检查,有时还需要有创的中心血流动力学检查或者泌尿生殖道影像学检查。正因为早期的评估和治疗是针对病因的,所以必须强调区分急性肾损伤的病因的重要性。由于大部分医院获得性急性肾损伤是继发于急性肾小管坏死,本章我们特别阐述了急性肾小管坏死的诊断、病理生理和治疗。例如,一项来自马德里 13 家三级保健医院的 748 例病例研究报告(Liano and Pascual,1996),急性肾损伤的病因中 45% 为急性肾小管坏死,21% 为肾前性,13% 为急性或慢性肾衰竭,10% 为泌尿道梗阻,4% 为肾小球肾炎/血管炎,2% 为急性间质性肾炎和 1% 的动脉粥样硬化性肾病。急性肾损伤常发

生在外科手术或创伤重症监护室、内科重症监护室和术后病房。美国外科医师协会全国外科质量改进计划研究确认了术前导致肾损伤的独立预测指标包括年龄 56 岁以上、女性、急诊手术、经腹腔手术、糖尿病需要口服药物治疗、糖尿病需要胰岛素治疗、主动充血性心力衰竭、腹水、高血压、轻度及中度术前肾功能不全(Kheterpal et al,2009)。

1. 肾前性氮质血症

肾前性氮质血症是由于一过性肾血流灌注不足导致的肾小球滤过率下降及尿钠排出减少。其特点是经对因治疗后肾前性氮质血症是可逆的及肾的组织结构无损伤。诊断的"金标准"是对适当的补液有反应或者快速恢复肾的血流动力学后可在 24～72h 内肾功能恢复至先前的基线水平。

一般情况下,肾的灌注压力在 55～60 mmHg 可以维持正常的肾血流和肾小球滤过率(Walsh et al,2013)。这种自身调节的现象包括球管反馈和入球小动脉平滑肌的相互作用。慢性肾病、高血压、糖尿病和(或)急性肾损伤的自我调节能力经常受到损害。这种情况下,即使血压维持在正常范围,肾小球的滤过率有可能呈现轻度下降。当肾灌注压下降时,血管紧张素 Ⅱ 和扩血管前列腺素在维持肾小球毛细血管静水压和肾小球滤过率起了重要作用。

决定肾小球滤过率的三个主要因素是肾血浆流量、肾小球毛细血管静水压及肾小球的通透性。血管紧张素 Ⅱ 高选择性作用于肾小球出球小动脉,对出球小动脉的收缩作用大于入球小动脉。而扩血管前列腺素引起入球小动脉的舒张。药物可选择性阻断血管紧张素 Ⅱ 的合成,比如血管紧张素转换酶抑制药和血管紧张素 Ⅱ 受体阻断药,以及抑制扩血管前列腺素合成的非甾体抗炎药(Whelton,1999)可能导致急性肾损伤。这种情况容易发生在早期就有肾小球滤过率损害的患者(Toto et al,1991;Whelton,1999)。

肾前性氮质血症可见于血容量不足和血容量过多的患者(框图 5-1)。真正的血容量不足是因为经肾或肾外途径丢失液体过多引起全身血压降低和肾血流灌注不足。血容量过多的患者常有水肿,例如肝硬化和充血性心力衰竭,因为脉管系统灌注不足(例如动脉血流量不足)所致肾血流不足从而引起肾前性氮质血症。肾前性氮质血症也可能发生在双侧肾动脉严重狭窄或发生脓毒血症时外周血管扩张致细胞外液重新分布引起的肾血流灌注不足。如前面所提到的,血管紧张素受体抑制药和非甾体抗炎药可能改变血管紧张素Ⅱ的缩血管效应和前列腺素的扩血管效应而产生氮质血症。这种情况特别容易发生在肾小球滤过率有损害、轻微的容量不足或隐性肾血管狭窄的高龄患者。

肾前性氮质血症的病理生理与肾血流量减少有关。肾低血流量灌注刺激交感神经系统和肾素血管紧张素系统引起肾血管收缩和钠潴留。同时,低血压可以强烈刺激释放抗利尿激素,导致水的重吸收增加。因此,尿量减少、尿钠降低、尿肌酐升高及尿渗透压增高。显微镜下尿沉渣检查通常是阴性。这种情况下很难发现肾实质损害的证据,肾前性氮质血症的治疗主要是使用等渗的液体补充血容量。对伴有水肿的氮质血症患者,应该特别注意治疗基础性的疾病(例如心力衰竭、肝硬化),改善全身血流动力学状态及肾血流灌注。

肝肾综合征(HRS)是肾前性氮质血症的一种独特的、严重的形式。HRS 是指由肝硬化、肝转移性肿瘤或酒精性肝炎所导致的晚期肝病患者发展成 ARF。肾血流减少可能与由内皮舒张因子一氧化氮介导的内脏血管扩张有关(Martin et al,1998;Gines and Arroyo,1999)。HRS 以少尿、尿检轻微异常、尿钠降低及进行性肌酐升高为特点(Cardenas,2005)。HRS 是肾前性疾病,因为肾组织形态学正常并可成功应用于肾移植(Koppel et al,1969)。HRS 的诊断需排除急性肾小管坏死、急性肾小球肾炎、血管炎或者可逆性的肾血流灌注减少其他疾病。因此,需要在停用有潜在性肾毒性的药物后肾功能无改善和补液试验无效后才能做出 HRS 的诊断。逆转 HRS 最有效的方法是改善肝功能或进行肝移植(Gonwa et al,1991;Cardenas,2005);但并非所有的 HRS 可以用这种方法解决。肝肾联合移植不失为一种有效的方法(Nadim et al,2012)。但很难预测 HRS 在行肝肾联合移植后是否能够恢复肾功能,有些不可逆的肾损伤在肾移植后仍然能够获益。长时间的 HRS 可能导致不可逆的肾功能丢失。联合应用米多君(选择性 a_1-肾上腺受体激动药)和奥曲肽(生长抑素类药物)在一些小型的临床试验中显示出可能改善肾功能及稍微延长患者生存期（Angeli et al,1999；Esrailian et al,2007；Skagen et al,2009）。特立加压素（在欧洲使用的一种垂体加压素），可改善 HRS 的肾功能；但临床证据显示却模棱两可（Gluud et al,2012）。尽管如此，药物治疗对 HRS 的疗效最小，在没有肝移植的情况下治疗前景堪忧，血液透析对等待肝移植或治疗原发肝病的 HRS 的治疗效果有限，因为肝衰竭的严重程度限制了患者的生存时间，血流动力学不稳定导致血透很困难。

2. 肾后性氮质血症

尿路梗阻可导致急性肾损伤，作为急性肾损伤的原因，尿路梗阻必须是双侧，如果一侧肾功能已经有障碍，可以是单侧的梗阻。急性尿路梗阻的患者可能表现为血尿，侧肋部或腹部疼痛及尿毒症的症状。既往有腹部或盆腔手术史、肿瘤形成或放疗史应高度怀疑尿路梗阻。尽管无尿表明完全梗阻，但部分梗阻可能尿量不会减少。无尿是鉴别诊断尿路梗阻的依据，也是伴有肾皮质坏死的急性肾小管坏死或双侧肾血管阻塞的重要线索。造成梗阻的损害的原因可能是泌尿生殖腔内的，也可能是泌尿生殖腔外的。为了诊断尿路梗阻，肾超声检查对确认肾积水的具备较高的敏感度和特异性（90%～95%）。这一检查依赖于检查者的水平，因此影像医师的经验很重要。假阴性结果常见于输尿管周围的转移性疾病或腹膜后纤维化（Somerville et al,1992）。这种情况下，肾的放射性核素扫描或逆行尿路造影具有较大价值。如果要诊断尿路梗阻，肾的超声检查应为首选，因为梗阻是造成急性肾损伤的潜在可逆因素。

虽然泌尿外科医师对各种梗阻后的基本病理改变已经很熟悉，但也要考虑医源性损伤。任何引流装置，如尿管或输尿管支架，都应该保持通畅。出血和淋巴囊肿是罕见的手术后并发症，但仍可能通过外部压迫输尿管引起急性肾损伤。尿外渗或瘘管形成是尿路重建或尿路损伤的常见并发症，并通过重吸收导致血清肌酐和尿素氮的升高，而此时肾小球滤过率正常。尿外渗的诊断需要分析尿路重建部位的周围的液体。将引流液中的肌酐水平与血清肌酐水平进行比较，比率为10:1以上可以确诊。但比率小的仍需观察，因为引流液可能被其他液体稀释。其他确认尿外渗的方法有经静脉注射某种经肾排泄的染料（如靛蓝胭脂或亚甲蓝）或者经瘘管放射显像（同位素肾显像、逆行尿路造影、膀胱 X 线及 CT）。该类型的肾损伤会随着尿液引流通畅和对尿瘘的治疗而缓解。若想加深对梗阻性尿路疾病的理解可参考本书其他章节。

(三)肾源性疾病

引起急性肾损伤的肾源性疾病包括急性肾小球肾炎、肾间质炎和急性肾小管坏死。住院患者发生急性肾损伤最常见的原因是急性肾小管坏死。

1. 急性肾小球肾炎

急性肾小球肾炎表现为蛋白尿、血尿和红细胞管型，但尿检在评估急性肾损伤的患者时的作用不能被高估。医师应该提高自己在分析显微镜下发现异常的能力。这对于认识导致急性肾损伤的急性肾小球肾炎的认识至关重要。因为肾小球肾炎的诊断对于疾病治疗影响巨大。急进性肾小球肾炎可定义为一种 AGN（基于尿液分析）和快速肾功能减退联合表现的临床综合征。RPGN 的鉴别诊断和治疗超出了本章讨论范围（Little and Pusey,2004）。框图 5-2 总结了 RPGN 的简易鉴别诊断方法。通过分析 AGN 显微镜下尿检结果，对这类急性损伤的患者进行评估和治疗非常重要。通常包括肾组织活检和对系统性脉管炎、胶原性脉管炎和感染过程的血清标志物进行检查。RPGN 包含一组数天到数月的表现为肾小球毛细血管外细胞的增殖导致肾功能衰竭的肾小球肾炎（例如大部分肾小球新月体形成）。RPGN 患者根据其免疫学发病机制分为三种类型：Ⅰ 型，抗肾小球基底膜抗体型（AntiGBM），例如 Goodpasture 综合征。Ⅱ 型，免疫复合物沉积疾病，例如系统性红斑狼疮（SLE）、链球菌感染后肾小球肾炎。Ⅲ 型，非免疫型，抗中性粒细胞胞浆抗体阳性疾病（ANCA），例如伴有肉芽肿的脉管炎，以前叫 Wegener 肉芽肿。按肾活检免疫荧光检查结果、抗 GBM 抗体滴度、ANCA 及狼疮病等血清学检查结果将患者进行分类。诊断明确后采取有针对性的特异性治疗方法（包括注射糖皮质激素、环磷酰胺或其他细胞毒药物，以及充分血清置换）。因此，在尿液分析基础上早期发现 RPGN 是关键。

框图 5-2　急进性肾小球肾炎的鉴别诊断

多系统疾病
系统性红斑狼疮
Goodpasture 病
Henoch-Schönlein 紫癜
坏死性血管炎，包括 Wegener 肉芽肿
冷球蛋白血症（乙肝或丙肝相关性）
肿瘤（结肠，肺）
复发性多软骨炎
Behçet 综合征
复发的原发性肾小球疾病
膜性增生性肾小球肾炎（Ⅰ型、Ⅱ型）
膜性肾小球肾炎
IgA 肾病
感染性疾病
链球菌感染后肾小球肾炎
感染性心内膜炎
内脏脓肿
乙型肝炎或丙型肝炎
药物或毒物
别嘌呤醇
D-青霉胺
肼苯达嗪
利福平
原发性
Ⅰ型：抗肾小球基底膜型疾病
Ⅱ型：免疫复合物介导疾病
Ⅲ型：非免疫复合物型（抗中性粒细胞胞浆抗体阳性）

2. 急性肾间质炎

继发于急性肾间质炎的急性肾损伤可以表现为无菌性脓尿、白细胞管型和嗜酸性粒细胞尿（用 Hansel 染色）（Michel and Kelly，1998）。尽管结节病、链球菌、病毒或军团菌感染也可引起 AIN，但 AIN 最常见的还是药物所致。引起 AIN 的药物很多，但最为常见和已经确认的药物如框图 5-3 所示。AIN 主要的组织学变化是间质水肿和间质内 T 细胞和单核细胞浸润（Laberke and Bohle，1980）。亦可见到嗜酸性粒细胞和多形核白细胞。肉芽肿的形成曾一度认为是肾肉瘤样病的独有特点，但现在可以发生在任何形式 AIN 中。

临床表现尽管多种多样，但通常与肾毒性药物有关，表现为尿沉渣异常（早期表现）、发热和血清肌酐升高（Nolan et al，1986）。皮疹可见于大约 25% 的病例。嗜酸性粒细胞增多症和嗜酸性粒细

胞尿见于 75% 的病例，除外 NSAIDs 引起的 AIN，这类患者无发热、皮疹和嗜酸性粒细胞增多症的表现。大多数药物引起的不明显，一般每天不超过 0.5~1 g。肾病范围内的蛋白尿常见于 NSAID（特别是非诺洛芬）引起的 AIN 和一些使用了氨苄西林、利福平、雷尼替丁和干扰素的病例。人们推测肾小球毛细胞血管通透性与浸润的 T 细胞释放的细胞因子有关（Neilson，1989）。AIN 的进展不是剂量依赖性的，在第二次接触同样或相关药物时会引起疾病复发。AIN 可以在使用后 3~5d（特别是第二次接触后），或数周后发生。

框图 5-3　常见引起急性间质性肾炎的药物

非甾体抗炎药（特别是非诺洛芬）
青霉素类和头孢菌素类
利福平
磺胺类（呋塞米，布美他尼，噻嗪类利尿药和复方甲噁唑）
西咪替丁，奥美拉唑
别嘌醇
环丙沙星和其他喹诺酮类药
5-氨基水杨酸

AIN 的诊断主要看尿沉渣是否异常及是否有应用肾毒性药物史，尽管临床表现高度怀疑 AIN，但最终诊断依靠肾活检。在一系列经原位肾穿刺活检确诊为 AIN 的病例中，其尿中嗜酸性粒细胞与其他导致肾疾病的 ATN 没有差异（Muriithi et al，2013）。当怀疑有药物导致可能损伤肾功能时，绝大多数临床医师是停药后观察 3~7d，看肾功能是否能恢复（Baker and Pusey，2004）。如果肾功能能够改善就不需要进一步治疗；如果没反应、严重的急性肾损伤或者不能确定的情况，则需要进行肾穿刺活检。临床尚未看到免疫治疗的有效性和安全性的报道。有些实验研究发现类固醇及细胞毒药物治疗可能有助于加快肾功能恢复和减少肾间质纤维化。

二、急性肾小管坏死

（一）发病率和病因学

总的来说，AKI 可能影响 2%~7% 的三级医院住院患者，在外科或内科 ICU 的患者中发病率超过

25%～35%。多数医院获得性 AKI 继发于 ATN（Myers and Moran,1986；Uchino et al,2005）。尽管各种肾毒性药物日益被人们所认识,肾血流灌注不足和肾缺血仍是 ATN 最常见的原因。

框图 5-4 和框图 5-5 详细列举了外源性和内源性肾毒性物质。

框图 5-4 导致外源毒性 AKI 的因素	
抗生素	**镇痛药**
氨基糖苷类	非甾体抗炎药
头孢菌素类	HIV 酶抑制药
先锋霉素类、复方甲噁唑	茚地那韦
四环素类	利托那韦
两性霉素 B	**有机溶剂**
多年菌素、粘菌素	乙二醇(乙二醇、二乙二醇)
杆菌肽	卤代烃(CCl_4、四氯乙烯、三氯乙烯)
喷他脒	芳香族烃(苯)
万古霉素	脂肪族芳香烃
阿昔洛韦	5-氯胞苷[凡士林(油)、煤油、松节油、联胺]
膦甲酸	**重金属和毒药**
麻醉药	杀虫剂(氯丹)
甲氧氟烷	除草剂(百草枯、敌草快)
异氟烷	灭鼠剂(单质磷)
造影剂	蘑菇
泛影葡胺	蛇咬伤*
碘酞酸盐	蜇伤*
丁碘桂酸	细菌毒素*
碘番酸	化学试剂*
抗溃疡药	苯胺
西咪替丁	异己酮
过量碱剂	甲酚
利尿药	马来酸氯苯那敏
汞制剂	溴酸钾
替尼酸	欣快类药物†
化疗药物和免疫抑制药	海洛因
顺铂	苯丙胺
卡铂	**其他药物**
异环磷酸胺	右旋糖酐
氨甲蝶呤	依地酸(EDTA)
亚硝基脲	辐射
普卡霉素	二甲硅油
环保霉素 A	ε-氨基己酸*
他克莫司	血管紧张素转化酶抑制药(ACEI)
D-青霉胺	口服磷酸钠肠通便
重组白介素-2	羟乙基淀粉
干扰素	

* 直接毒性或全身影响(休克,血管内溶血或凝血)。

† 除非与横纹肌溶解有关,肾衰竭起病缓慢。

From Nally JV. Acute renal failure. In：Stoller JK,Ahmed M,Longworth DL,editors. The Cleveland Clinic intensive review of internal medicine. 2nd ed. Philadelphia：Lippincott Williams & Wilkins；2000. p. 568.

色素性肾病
　　肌红蛋白
　　血红蛋白*
　　高铁血红蛋白*
肾内晶体沉积
　　尿酸
　　钙
　　草酸盐
肿瘤特异性综合征
　　肿瘤溶解综合征
　　浆细胞病（如骨髓瘤肾）

　　* 直接的肾毒性仍有疑问

From Nally JV. Acute renal failure. In：Stoller JK，Ahmed M，Longworth DL，editors. The Cleveland Clinic intensive review of internal medicine. 2nd ed. Philadelphia：Lippincott Williams & Wilkins；2000. p. 567.

（二）色素性肾病/横纹肌溶解症

在适当的临床情况下（中毒后经历创伤或不经历创伤时）由血红蛋白或肌红蛋白引起而拟诊断为色素性肾病。而在血红蛋白尿检测中，存在着通过尿试纸发现血尿而显微镜检查中没有红细胞的情况。在由毒性、创伤、手术损伤或手术体位引起的肌肉分解中，血液中的肌酸磷酸激酶（CPK）通常升高并且可以诊断为横纹肌溶解症。肾灌注不足联合近端小管内肌红蛋白或血红蛋白的肾毒性损伤可导致 ATN。

在泌尿外科，有两种情况被认为与横纹肌溶解有关。这见于延时的过度截石位切开取石术（见于尿道狭窄的病例）（Anema et al，2000；Vijay et al，2011）。臀部肌肉群（臀肌）经常受到影响。关于体位为截石位的机器人辅助根治性前列腺癌根治术后出现显著的横纹肌溶解症而需要进行臀肌筋膜切开术的病例被报道出来（Keene，et al，2010）。其中长时间截石位，大于 5h 是最大的风险因素。因此，注意垫料、体位和任何可以减少过度体位持续时间的操作将有助于防止这种并发症。另一种情况是腹腔镜供肾切取术（Kuang et al，2002；Troppmann and Perez，2003；Reisiger et al，2005；Deane et al，2008）或者是腹腔镜肾切除术（Glassman et al，2007）。这种情况下的病因可能是髂腰肌因长期侧卧位而缺血。确定的风险因素

包括延长手术时间和高体重指数（Glassman et al，2007）。泌尿外科原因的横纹肌溶解症临床上常表现为术后早期严重的肌肉疼痛和茶色尿液。患者可能倾诉肾切除术相关的下腰部疼痛和截石体位相关的臀部疼痛。临床认识对于这类的横纹肌溶解症的诊断是最重要的，因为这种情况非常罕见。横纹肌溶解症可以通过极高的血液 CPK 来证实。早期识别这种疾病是至关重要的，因为早期强力碱化利尿可以将肾毒性降到最低。尽管如此，患者可能需要透析治疗，并且肾功能可能无法恢复。

（三）内源性、外源性肾毒性药物相关的急性肾小管坏死

类似地，高尿酸血症、高尿酸尿和结晶尿是拟诊为肿瘤溶解综合征的指标。强力碱化利尿可以降低本病的肾毒性，故通常在化疗前预防性应用。

表中列举的外源性肾毒性药物十分详细（见框图 5-4）。接受药物治疗而又发展成 ATN 的患者应该回顾其应用的每一种可能有肾毒性的药物。住院患者最常见的肾毒性药物有造影剂、抗生素（特别是氨基糖苷类和两性霉素 B）、化疗药物、NSAID 和 ACEI。

在当代医院用药实践中，免疫缺陷病毒（HIV）感染的患者值得特别注意。由于与未感染患者一样，HIV 感染患者同样可能发生 AKI，但蛋白酶抑制药与 AKI 的发展有关（Izzedine et al，2009）。利托那韦和茚地那韦（还有阿昔洛韦、膦甲酸和磺胺嘧啶）与可逆性 AKI 有关，这种 AKI 被认为继发于尿结晶症和肾内阻塞（Olyaei et al，2000）。除此之外，用茚地那韦治疗的患者可表现为肾绞痛，这与茚地那韦引起肾结石阻塞尿路有关（Kohan et al，1999）。这种药物现在已经很少用了。较新的抗反转录病毒药物也可能对肾有毒，已经有人描述了与 AIN 相关的新形式的 AKI（Izzedine et al，2009）。

（四）自然病史

少尿期一般在诱因出现后 24h 内发生，可持续 1～3 周。每天尿量平均 150～300ml。老年人的少尿期可能会延长。在该时期内，临床医师必须警惕可能发生的并发症，特别是要注意代谢紊乱、胃肠消化道出血和感染。

多尿期以进行性尿量增加为标志，预示肾功能的恢复。但是，SCr 在达到一个稳定的平台和下降之前可能会在 24～48h 内继续升高。现在，

在该期内严重的多尿症已不多见。该期,谨慎的治疗很关键,因为高达25%的AKI患者在该期内死亡,一般认为与水电解质紊乱和感染有关。最后是随之而来的恢复期,肾功能恢复到接近基线水平,但是肾的浓缩和稀释功能异常可能会持续数周到数月。

(五)病理生理学

了解ATN发生发展的过程是理解针对ATN的减轻肾损害和促进肾更快恢复的治疗方案的前提(图5-1)。在临床上,缺血性ATN是最常见的形式。因此,接下来将重点讨论缺血性肾损伤。

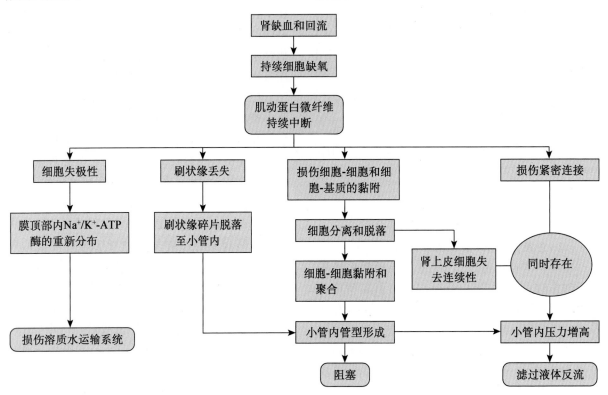

图5-1 急性肾衰竭缺血期的病理生理改变。肾内血流动力学改变和管状上皮细胞损伤所致的管状阻塞及肾小球内超滤液的反流导致了肾缺血,同时肾小球滤过率减少(From Brady HR,Brenner BM, Lieberthal W. Acute renal failure. In: Brenner BM, editor. Brenner & Rector's the kidney. Philadelphia: Saunders; 1996. p. 1200-52.)

在ATN中,发生在缺血和再灌注期间的各种生化变化导致细胞功能失常(Myers et al, 1984;Myers and Moran,1986)。紊乱的微循环和血管收缩是血流动力学改变后的早期表现,其后不久发生炎症反应(Bonventre and Yang, 2011)。在肾缺血时,早期的生化改变是细胞主要能量来源ATP的缺乏。ATP代谢为AMP,随着缺氧时间延长,AMP进一步代谢成腺苷、肌酐和次黄嘌呤。这些复合物从细胞中释放,导致再灌注后合成ATP的底物缺乏(Brady et al,1996)。并且,再灌注阶段次黄嘌呤是氧自由基形成过程中的重要底物。提供外源性的肌酐和腺苷可减少实验过程中肾缺血引起的细胞损伤(Siegel et al,

1980)。

ATP缺乏将会损害对维持细胞正常功能十分重要的细胞膜和细胞内ATP酶的功能。由于Na^+/K^+-ATP酶损伤,细胞质Na^+和K^+浓度发生变化和细胞水肿(Alejandro et al,1995)。细胞膜上的Na^+/Ca^{2+}-ATP酶和细胞内Ca^{2+}-ATP酶功能异常导致细胞内高Ca^{2+}。细胞内高Ca^{2+}与肾细胞损伤的各个方面都有关,包括细胞骨架断裂、激活钙依赖磷脂酶、加速黄嘌呤脱氢酶向黄嘌呤氧化酶转化(将增强再灌注损伤)和解偶联氧化磷酸化(Brady et al,1996)。激活的磷脂酶导致脂质双分子层受损,而脂质双分子层对维持细胞膜和细胞内细胞器如线粒体功能十分关键。磷脂酶的激活导致游离脂肪酸和溶血磷脂蓄积,尽管具体的作用机制还不明确,两者在细胞损伤过程中确实起了关键作用。

缺血后再灌注期间的氧化应激与细胞损伤有关。考虑到 ATP 代谢为次黄嘌呤,高水平的胞内钙离子激活钙激蛋白酶,后者将黄嘌呤脱氢酶转化为黄嘌呤氧化酶。在再灌注过程中次黄嘌呤转化成的黄嘌呤是超氧化物的主要来源,而超氧化物最终转化为氢基(OH—)引起细胞损害。最后,钙激蛋白酶被活化并引起缺血性肾损害(Edelstein et al,1997)。钙激蛋白酶可以调节膜通道、激酶激活及细胞骨架蛋白间相互作用。

正如名称所示,缺血性急性肾小管坏死(ATN)的主要特点是肾小管细胞损伤。肾小管损伤可以是坏死性也可以是非坏死性。由于严重的坏死并非 ATN 主要的组织病理学表现(Racusen et al,1991),所以非致死性损害非常重要。肾功能正常情况下,髓质在组织缺氧边缘的反应是由于氧从低氧区反向弥散到高氧区引起的。在延长的缺血期中,由于髓质缺氧加重以及外部髓质肾单位高代谢需要,所以它们对缺氧极其敏感,尤其是近端小管的 S3 部分,遭受了最大的损伤(Witzgall et al,1994)。其他遭受损伤的结构还包括肾小管髓质升支粗段(mTAL),该段高代谢并富含需能的 Na^+/K^+-ATP 酶。

肾小管细胞中的可逆性损伤可导致肾小管细胞内细胞骨架失常(Molitouis,1991;Sharfuddin and Molitoris,2011)。具体表现为细胞极性消失、刷状缘消失和基底侧的 Na^+/K^+-ATP 酶和整合素的重新分配(Lieberthal,1997)。结果表明,在肾小管细胞膜内正常盐、水单向运输系统被破坏,同时,肾上皮细胞也遭到损害,失去防止溶质和水自由移动的屏障功能;紧密连接的破坏也导致肾小球滤液反流。以上便是急性肾小管坏死(ATN)最显著的病理生理特征(图 5-1)。除了破坏了紧密连接以外,还有细胞基质黏合损伤(Gailit and Clark,1993)。整合素的重分配干扰了正常的肾小管基底膜中的细胞黏合,从而不断形成异常细胞-细胞黏合并促进肾小管阻塞。

可逆性损伤后,肾有惊人的修复能力,而急性肾小管坏死(ATN)的肾损害恢复是一个相对较新的研究方向,所以在临床研究中有着重要的价值。急性肾小管坏死(ATN)的显著特征是有丝分裂活跃和上皮细胞再生(Thadhani et al,1996)。肾修复与肾发育过程中的某些方面类似(Witzgall et al,1994)。许多生长因子在修复过程中有重要作用,如表皮生长因子(EGF)、胰岛素样生长因子-1(IGF-I)。肝细胞生长因子在急性肾小管坏死(ATN)试验中已经被证明有抑制肾损害和加速肾修复的作用(Tadhani et al,1996)。

肾血流量(RBF)在急性肾小管坏死(ATN)缺血期中下降 50% 甚至更多,在外部髓质中灌注障碍更为明显。原因主要有两个:血管收缩和髓质系统充血(淋巴细胞、红细胞及血小板)。缺血性肾损伤的显著特点是肾血管收缩导致内皮细胞损伤。血管收缩是由于内皮素(ET)和内皮细胞源性 NO(EDNO)释放不平衡引起的(Lieberthal et al,1998)。内皮受体阻滞药也已被证明能改善缺血性肾损伤和提高肾功能(Lieberthal et al,1998)。急性肾小管坏死(ATN)时,在生成的一氧化氮合酶的作用下导致 EDNO 生成减少,而其减少又直接使血管收缩,并增加 ET 的生成(Lieberthal et al,1998)。

由于肾髓质血管充血,急性肾小管坏死(ATN)时期异常的血流动力学表现持续存在。目前的证据表明,缺血性肾损害通过激活在白细胞上的黏合分子及正调节位于内皮组织上的受体释放炎性介质(Sharfuddin and Molitoris,2011)。白细胞黏合分子或其内皮细胞配基(即 ICAM-1)的抗体能改善缺血期肾损害(Kelly et al,1996;Dragun and Haller,1999)。中性粒细胞在损伤级联反应中占有重要作用。在应用某种趋化因子的抗体而消除中性粒细胞功能的实验中,肾损伤减轻了(Miura et al,2001)。有趣的是,肾小管上皮组织通过产生某些能促进炎性细胞恢复的细胞因单核细胞趋化蛋白-1(MCP-1)、白介素-8(IL-8)、RANTES、ENA-78 引起炎性反应(Bonventre and Zuk,2004)。除中性粒细胞以上功能外,不断有证据表明,淋巴细胞在缺血再灌注损伤中起非常重要的作用。T 淋巴细胞上 CD4+/CD8+ 细胞黏合分子受体基因敲除的小鼠在缺血性损害试验中受到保护(Rabb et al,2000)。同样,阻断共刺激分子可以改善缺血性损害(Takada et al,1997)。有关治疗肾缺血期早期炎症的新药可以临床实际应用和肾移植的应用,尤其在肾移植时。

三、急性肾损伤的临床鉴别诊断方法

(一)概论

鉴别肾前性、肾性和肾后性 AKI 在临床上有一定困难(图 5-2)。对 AKI 患者,完整的采集病史及体格检查是必要的,这包括评估容量状态、心血管血流动力学、潜在的肾毒性及系统性疾病。AKI 发生前后所有的有创和药物治疗手段都应该和肾

功能变化时间进行分析。电子病历现在可使这项任务更加便捷(Goldstein et al,2013)。因此,了解以前的肾功能也是非常重要的。我们应该识别与 AKI 相关的危险因素,例如高龄、共存疾病(心衰、肝衰、肾功能不全、糖尿病)、放射性物质暴露、氨基糖苷类抗生素的使用、非甾体类抗炎药、ACEI 及动脉粥样硬化等。而明确手术的性质和强度(开放手术或内镜手术)、失血、血流动力学稳定性、尿路完整性和手术期间药物治疗这些问题,对围术期的 AKI 也极为重要。

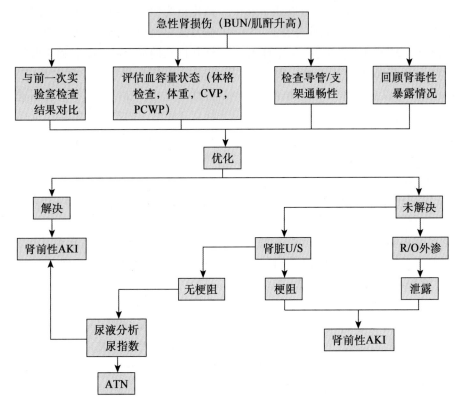

图 5-2　急性肾损功能衰竭的鉴别诊断算法。详细信息见正文。AKI. 急性肾损伤;ATN. 急性肾小管坏死;BUN. 血尿素氮;CVP. 中心静脉压;PCWP. 肺毛细血管楔压;R/O. 排除;U/S. 超声诊断(改编自 Goldfarb DA,O'Hara JF. Etiology, pathogenesis,and management of preoperative acute renal failure. AUA Update Series. 2001;20:lesson 4. p.26-31.)

在检查过程中,生命体征和血流动力学参数需要仔细评估。低血压,特别是体位性低血压提示血容量不足和肾前性肾衰竭。高血压伴随进展性肾功能不全提示容量超负荷,需要利尿或透析治疗。患者的体重是较好的参考指标,日常测量体重对 AKI 诊断和治疗非常重要。较大的泌尿外科手术(例如肾切除术、膀胱切除术及肾移植)之后,中心静脉压和肺动脉楔压是评估血容量最

准确的方法。

尿液检查是 AKI 患者评估的重要指标(Perazella and Parikh,2009)。简单的尿常规可以鉴别多种原因所致的 AKI。表 5-2 提出了各种泌尿系疾病的诊断标准,例如蛋白尿、血尿及红细胞管型是肾小球肾炎的特异性病理表现。ATN 的典型尿沉渣表现是着色的(土褐色)粗颗粒管型和肾小管上皮细胞,这在近 80％的少尿型 AKI 病例中可见。

测定尿电解质对明确 AKI 的病因也十分有益。有必要测量尿钠、肌酐及尿渗透压,也可以测量钠排泄分数或肾衰指数(表 5-2)。低钠排泄分数或低肾衰指数与肾前性氮质血症或肾小球肾炎存在相关性(图 5-3)。这些可以通过尿液检查结果来进行临床区分。肾前性氮质血症的尿液检查结果多是正常的,而蛋白尿、红细胞管型及红细胞都可在急性肾小球肾炎中见到。其他引起 AKI 并伴有低的钠排泄分数的病因包括肝肾综合征和某些特殊疾病,如含碘的造影剂、横纹肌溶解、败血症及多器官功能衰竭引起的 ATN。ATN 和阻塞都能增加钠排泄分数。因此,尿液常规也是重要的鉴别诊断依据。ATN 常表现为典型的色素沉着和粗颗粒管型,但是尿路梗阻患者的尿液分析结果通常是正常的,伴或不伴有镜下血尿。

表 5-2　AKI 患者的尿沉渣

尿沉渣结果	诊断
正常	肾前性、梗阻性
RBC 管型,RBCs	AGN/血管炎
嗜酸性粒细胞	AIN
色素沉着颗粒管型性	ATN

表 5-3　AKI 尿指数的类型

	肾前性/AGN	ATN/梗阻性肾病
尿[Na^+]mEq/L	<20	>40
尿:血浆肌酐	>30	<20
肾衰竭指数	<1	>1
FE_{Na}	<1	>1
尿渗透压	>500	<400

AGN. 急性肾小球肾炎;ATN. 急性肾小管坏死;FE_{Na}. 钠排泄分数

$$尿钠指数\ (FE_{Na}) = \frac{U_{Na} \times V}{\frac{(U_{creat} \times V)}{P_{creat}}} \times P_{Na} \times 100\%$$

$$肾衰指数\ (RFI) = \frac{U_{Na} \times P_{creat}}{U_{creat}}$$

图 5-3　尿液指数

尿量是诊断急性肾衰竭的线索之一,显著性的少尿提示尿路梗阻,肾血管闭塞或皮质坏死。与之相对应,非少尿型急性肾衰竭患者通常有尿频,此时,监测血肌酐水平非常重要。

(二)肾静脉血栓

肾静脉血栓是一种不常见的 AKI,一些肾脏疾病和血栓发生率增高有关,这包括一些伴蛋白尿的肾小球肾炎,特别是肾病蛋白尿范围(Barbano et al,2013)。一种常见的疾病类型是模性肾小球肾炎(MGN)。其他一些泌尿外科医生常见的引起肾静脉血栓的疾病包括肾癌相关的癌栓,肾部分切除术干预肾脏血流引起的术后血栓和肾移植手术,目前尚无肾静脉血栓的系统性综述。在肾病治疗中,发现血栓后的抗凝治疗通常很谨慎,需要先评估其他促凝条件。当肾静脉血栓威胁到肾功能时,抗凝治疗必须使用(Barbano et al,2013),这种情况在肾移植患者上也适用(Fulton et al,2011)。对于肾癌患者,需行肾脏切除术并同时取出瘤栓。

(三)影像学检查

临床上有许多影像学检查能用来评价 AKI,最常用的是肾区超声检查。对于肾盂积水,这种无创性且易行的检查极其敏感。彩色多普勒超声对诊断肾动脉狭窄及肾动脉血栓形成十分有效(Carman et al,2001),动脉中缺乏多普勒信号提示肾动脉血栓形成。

腹平片是另一个普遍应用的影像学检查,可用来对结石进行定性、定位。此外,腹平片对明确引流管和支架的位置特别有效。放射性肾图亦可选用,^{99m}Tc 标记 MAG3 在肾功能不全的情况下比 ^{99m}Tc 标记的 DTPA 更为有效,并且还可以评估肾功能和肾血流(Taylor,1999)。肾图能简单地评估肾流量,特别在肾动脉血栓风险大的时候,如肾部分切除术和肾移植术后。当由于肾功能不全而禁止使用碘化造影剂时,肾图就显得极其重要(Jafri et al,1988)。尿外渗情况下,可以由肾同位素成像来评价。

增强性放射检查(IVP、CT 及血管造影术)对肾有损害,因而在 AKI 中的应用受到限制。血管造影术可以用来确定肾动脉血栓、狭窄或其位置。造影剂相关的检查如尿路造影 CT 和 IVP 在氮质血症患者身上显像不理想,因为患者的排泄功能降低。尽管如此,放射性检查仍然被广泛用于外科领域,且有助于术中诊断围术期 AKI。

四、急性肾损伤的治疗

AKI 的治疗主要是对因治疗(Alkhunaizi and Schrier,1996;Dubose et al,1997)。当急性肾衰竭确诊为肾前性时,纠正诱发因素和恢复肾的再灌注通常就可以缓解病情。肾毒性药物应该禁用,维持正常的血容量也很必要。在术后护理中,要在严密的中心静脉压监测下,正确使用胶体、晶体和血液的替代品。肾后性急性肾衰竭(ARF)的治疗也是对因治疗,任何梗阻都需要适当的引流,尿外渗也需要控制。

ATN 的治疗主要包括预防并发症的出现和提供诱导肾恢复的内环境(框图 5-6)。病情早期请肾内科专家会诊可以改善急性肾衰竭患者的预后。诊疗的延误可以导致更高的死亡率,更长的 ICU 时间和更多系统的衰竭或功能不全(Mehta et al,2002a)。在早期评价时,必须紧急找出可逆性的病因,例如容量缺失、尿路梗阻及血管闭塞。在初期,等渗液体的肠道外补液试验治疗可以纠正肾前性急性肾衰竭(Prowle et al,2014)。然后,液体量必须被监测以便维持足够的水化作用。少尿型 AKI 患者必须特别重视防止过多的水化作用和容量超负荷。否则,会使患者增加透析的可能(Godin et al,2013;Nadeau-Fredette and Bouchard,2013)。一些血容量扩充药如羟乙基淀粉也可能损害肾功能。

药物也可以改变患者的状态,即从少尿型转变为非少尿型。一般情况下,尿量的增加可以使高血钾、代谢性酸中毒及容量超负荷等问题更易解决,增加的尿量也可能为病重患者提供了供应全胃肠外营养所需的容量空间。以往的数据表明,非少尿型急性肾衰竭的死亡率、发病率及透析率要低于 ATN,但是最近的研究结果表明并不是这样(Liangos et al,2005)。

(一)药物干预

药物干预能促使少尿型 ATN 转变为非少尿型 ATN,这很早之前就已经被认为是有益的目标(Townsend and Bagshaw,2008)。之前的研究表明,利尿药、多巴胺、心钠素(ANP)和钙离子拮抗

框图 5-6　急性肾损伤的并发症
液体过负荷
高血压
水肿
急性肺水肿
电解质紊乱
低钠血症
高钾血症
高镁血症
高磷酸盐血症
低钙血症
高钙血症(横纹肌溶解后)
高尿酸血症
代谢性酸中毒
尿毒症体征及症状:胃肠道
恶心
呕吐
上消化道出血
神经系统
精神状态改变性
脑病
昏迷
癫痫
周围神经病变
心脏
心包炎
尿毒症性心肌病
肺
胸膜炎
尿毒症性心肌病
血液学
出血
贫血
免疫系统
粒细胞功能损伤
淋巴细胞功能损伤

药可以使少尿型 AKI 转变为非少尿型 AKI,但这些药物的作用还不确定。随机研究表明,应用甘露醇、呋塞米及多巴胺后尿液增多的患者的预后要优于无反应的患者(Cosentino,1995)。对药物有反应的患者或许起始的病情较轻。尽管非少尿型急性肾衰竭通常被认为死亡率低,但是目前并没有更多的证据支持少尿型向多尿型转变可以减少患者的死亡率。已确诊的 ATN 患者用襻利尿药治疗后可以增加尿量,但对于 AKI 的严重程度或持续时间

没有太大影响（Cosentino et al，1994）。

在缺血性损伤时，袢利尿药和甘露醇都可以减轻肾损害（Hanley and Davidson，1981；Schrier et al，1984；Cosentino，1995），这与利用利尿药治疗明确诊断的 ATN 不同。两种利尿药都能诱导利尿，排出阻塞碎片和管型。袢利尿药（依他尼酸、呋塞米、布美他尼）作用于 Henle 袢引起强烈的溶质性利尿。此外，它们还减少游离氯化钠在 Henle 袢升支细段的转移运输，因而限制了在高代谢节段的能量供应，而该节段经常出现严重的缺血损伤。袢利尿药能够改善 AKI 的机制有多个，例如袢利尿药可以保护 Henle 袢升支粗段细胞免于缺氧损伤，提高管流率以预防管内阻塞，抑制球-管反馈以维持合适的肾小球滤过率，减少肾血管抵抗增加局部血流量（RBF）。目前的临床数据并不支持袢利尿药有效患者的预后得到改善（Shilliday and Allison，1994；Shilliday et al，1997）。一个前瞻性随机安慰剂对照的大样本试验检验袢利尿药能否恢复肾功能、减少透析及 AKI 死亡率，但其结果是否定的（Shilliday et al，1997）。多元分析和倾向分数研究表明 AKI 重症患者使用利尿药会增加死亡率（Mehta et al，2002）。最近的一项前瞻性的多中心流行病学研究发现，使用袢利尿药并不增高死亡率（Uchino et al，2004）。因此，使用逐渐加大剂量的袢利尿药进行试验性治疗是合理的，如果无效，就不再继续施用药物，因为大剂量袢利尿药有耳毒性，而且容量过负荷可以导致肺水肿。

甘露醇（渗透性利尿药）通过以下途径改善 AKI：冲洗小管内管型、增加局部血流量（RBF）、增加尿流率、减少细胞水肿、保护线粒体功能、清除氧自由基。预防性使用甘露醇经常被推荐，因为动物实验证明它对 AKI 有益（Burke et al，1983；Schrier et al，1984）。甘露醇已经在有些 AKI 情况下显示了它的优势（Novick，1983；Weimar et al，1983），特别是在肾毒性及缺血性损伤后，预防性或较短期内使用。对此，最有说服力的临床病例，是在部分肾切除术或者肾移植术中肾动脉夹闭前使用甘露醇。然而，其他人体实验中，甘露醇在缺血性 ARF 或肾毒性 AKI 中的有效性没有得到证实（Burke et al，1983；Shilliday and Allison，1994；Yang et al，2014）。

多巴胺有选择性肾血管舒张的作用，它增加尿钠排泄和尿量。低剂量的多巴胺 [0.4 ～ 2.0μg/（kg·min）]可激活多巴胺-1 受体，诱发肾血管舒张，增加肾血流量（RBF）。但对照实验表明上述疗效仍不能确定（Denton et al，1996；Lassnigg et al，2000）。Bellomo 及其同事报道了 328 例重症 AKI 病例，随机给予安慰剂或低剂量多巴胺[2.0μg/（kg·min）]，结果发现两组 SCr 高峰、浓度、透析需求、住院天数和死亡率没有明显差别（Bellomo et al，2000）。而且，预防性使用低剂量多巴胺也未能有效地防治行冠脉旁路术的患者肾损害（Woo et al，2002）。重症患者使用多巴胺会引起严重的心血管和代谢性并发症，因此应用必须慎重。

非诺多泮是一种选择性多巴胺-1（DA-1）受体激动药，引起 DA-1 受体介导的血管舒张，而不激动 DA-2 受体或 α-或 β-肾上腺素能受体。无论是健康受试者还是高血压患者，非诺多泮都能减少肾血管收缩并增加局部血流量（RBF），提高钠排泄分数和自由水清除率（Mathur et al，1999）。少量的动物实验结果提示 DA-1 受体激动药有可能预防或治疗 AKI（Singer and Epstein，1998；Halpenny et al，2001）。但是，最近一项针对高危人群多中心实验显示，DA-1 特异性激动药甲磺酸非诺多泮对造影剂所致肾功能障碍没有保护性作用（Landoni et al，2007）。一项前瞻性的随机性研究表明，孤立性肾肾部分切术患者应用非诺多泮也没有保护肾的作用（O'Hara et al，2013）。

一些动物实验研究显示，通过肾内动脉注入 ANP 可以使局部缺血的 AKI 病情逆转（Nakamoto et al，1987；Shaw et al，1987），但其他的实验却得出了相反结果，这可能是由于 ANP 的舒血管作用。在急性肾小管坏死模型实验中，ANP 联合多巴胺治疗全身低血压，可以通过舒张微动脉而使肾小球滤过率上升。被治疗的动物也显示，存在少量的肾小管坏死和管型，这也提示其可促进肾小管的恢复。Rahman 等进行了两次实验，以评价 ANP 的对人急性肾小管坏死效用（Rahman et al，1994，Stevens et al，2007）。首先是一个小样本随机实验，证明了 ANP 的作用。最近一个多中心的随机前瞻性研究报道，用 ANP 对急性肾小管坏死(少尿型和非少尿型)的发病率和死亡率无明显的改善作用。但是对于一部分少尿型急性肾小管坏死患者,注入 ANP 有一定的疗效(Lewis et al,2000),针对这些特定人群的进一步研究却没有发现 ANP 的有益作用(Lewis et al,2000)。

钙通道阻滞药能够抑制电压门控钙离子进入细胞内,还可以抑制血管收缩,提高肾小球滤过率,增加肾血流量(Epstein,1993)。一些实验性急性肾衰竭的动物研究支持钙通道阻滞药对 AKI 有保护性作用的观点。广泛研究显示钙通道阻滞药可以改善肾移植患者的肾功能(Alkhu-naizi and Schrier,1996)。

总的说来,对急性肾小管坏死模型的药物治疗方面数据的回顾支持等渗液扩容的方法(Prowle et al,2014)。谨慎应用静脉利尿药可以增加尿排,但这些药物能否提高急性肾衰竭患者的存活率还不确定。同样的,多巴胺"肾剂量"临床数据不足,因而不能支持其广泛应用于急性肾小管坏死。如果考虑实验性应用多巴胺,也应该限制输入量在 24～48h 以内。

(二)治疗管理

一旦确诊为 ATN,非手术治疗管理就要按一定的次序进行(框图 5-7)。这包括减少肾实质的进一步损伤、保持营养供给、维持代谢平衡和促进肾功能恢复。

维持最佳体液状态是必需的,尤其是对于少尿性 AKI 患者(DiBona,1994;Godin et al,2013;Prowle et al,2014)。如果给这种患者大量静注液体或允许患者自由口服液体,则可能导致液体超负荷或者低钠血症。对这种少尿的患者,液体量应限制为总的排出量加上不显失水量。如果有必要可以应用利尿药来增加尿液排出。

补充足够营养对急性危重肾衰竭患者的恢复非常重要(Fiaccadori et al,2008)。已存在的营养不良或医院获得性营养不良是导致急性肾衰竭高死亡率的一个重要因素(Druml,1992)。急性肾衰竭不仅可以影响水、电解质和酸碱代谢,而且可以导致蛋白质和氨基酸、糖类和脂类的特异性变化(Druml,1992)。急性肾衰竭患者的代谢变化由急性肾功能缺失、潜在疾病的发展过程(例如脓毒血症、创伤或多器官衰竭)及肾替代治疗方法(RRT)的类型和强度所决定(Druml,2005)。

急性肾衰竭中代谢改变的标志是蛋白质分解活跃伴随过量氨基酸从骨骼肌中释放出来,而且保持负氮平衡(Druml,1998b;Price et al,1998)。肝对氨基酸的摄取、糖异生和尿素生成都有增加。其他一些促分解代谢的因素(促分解代谢激素的分泌、甲状腺功能亢进、生长因子敏感度抑制和下降、炎症介质的释放)也在急性肾衰竭中起作用。所有这些因素都介导蛋白质的降解(Cianciaruso et al,1991)。

急性肾衰竭通常与胰岛素抵抗所致的高血糖有关(Klouche and Beraud,1998)。当血浆胰岛素浓度升高时,骨骼肌的葡萄糖摄取最大量下降50%。急性肾衰竭还与强化的肝糖异生有关(主要是由蛋白质分解释放的氨基酸异生),而且糖异生不能由外源性注射的葡萄糖抑制(Druml,1992)。急性肾衰竭时血浆脂蛋白中的三酰甘油含量增加,而总胆固醇和高密度脂蛋白却下降(Schneeweiss et al,1990)。脂类异常主要是由于急性肾衰竭时破坏了脂解作用。肾替代疗法在很大程度上影响分解代谢和营养平衡。

框图 5-7　急性肾小管坏死的非手术治疗管理

体液平衡

密切监测液体进出量,限制液体摄入

电解质和酸碱平衡

预防和治疗高钾血症,预防低钠血症

维持血清碳酸氢根离子>15mEq/L

减少高磷血症发生

当出现症状或者需要静脉注射碳酸氢根离子时,治疗低钙血症

尿毒症和营养

给予蛋白质[1.0～1.8g/(kg·d)],保持热量摄入,权衡营养支持方式

保持糖类摄入至少 100g/d,以减少酮症发生和内源性蛋白质分解

分解式代谢

药物

回顾所有的药物疗法

停用含镁药物

针对肾脏调整剂量;根据肾小球滤过率改善情况重新调整

对急性肾衰竭患者适当的营养治疗可以促进恢复(Fiaccadori et al,2008)。应当维持热量吸

收，每天摄入糖类至少 100g，以尽量降低内源性蛋白质的分解和酮症的发生。1.0～1.8g/(kg·d) 的蛋白质摄入可以维持正氮平衡。对持续透析的危重患者，需要 2.5g/(kg·d) 的高蛋白摄入以促进氮平衡，尽管没有发现对生存有好处。因此，应该强调没有必要低蛋白饮食[<0.5g/(kg·d)]，没有必要严格限制蛋白摄入量。就食用的氨基酸类型来说，应根据必需氨基酸和非必需氨基酸的标准比例的推荐方法来食用。食用磷、钾及氯化钠量要限定。对危重患者，营养支持应慎重考虑是肠外营养还是肠内营养。先前的研究证明，对急性肾衰竭人群补充营养可以提高生存率 (Chertow et al，2000)。急性肾衰竭可能发展成严重的电解质紊乱，如高血钾、代谢性酸中毒、高血磷及高血钙。应通过低钾饮食、限制液体摄入和口服磷酸盐结合剂等一些预防措施尽可能减少这些问题的发生。

在急性肾损伤中，高钾血症是最多见和最危险的电解质紊乱 (Hoorn et al，2013；Fordjour et al，2014)。如果血钾水平超过 6 mEq/L，应行心电图检查，根据结果治疗高血钾。高钾血症时，心电图早期变化显示 P-R 间期增宽和 QRS 波宽大，随后 T 波高尖，最后可能发展成无波形式。针对心电图变化，急性高钾血症治疗阶段包括：①稳定心脏传导系统的电生理膜；②将钾转移至细胞内；③最终从身体内清除多余的钾离子。静脉注射钙盐可以稳定心脏传导系统电生理膜，钙盐会立即起效而且作用时间短。联合静脉注射葡萄糖和胰岛素或静脉注射碳酸氢钠可把钾离子转入细胞内。经由胃肠道的阳离子结合树脂可把钾离子从 AKI 患者体内去除。一项研究质疑聚苯乙烯钠 (通常称为 Kayexalate) 的功效，并指出一个与其使用相关的未被充分认识的风险，即结肠坏死 (Sterns et al，2010)。如果是严重的高钾血症，必须透析治疗。

(三)透析干预

1. 概论

尽管有充分的药物治疗，严重的急性肾衰竭患者仍需要透析治疗。开始透析的指征包括容量负荷、严重高钾血症、严重代谢性酸中毒、心包炎、某些中毒及尿毒症。

急性肾损伤患者通常是在出现一个或多个特殊指征后开始透析。由于缺乏良好的随机试验，早期使用肾替代疗法是否能改善发病率和死亡率还存在争议。另一方面，与标准透析强度相比，频繁透析并未改善两项良好的多中心随机试验中 AKI 患者的生存率 (Network et al，2008；AS-TRAL Investigators et al，2009)。因此，AKI 患者透析应该在出现保守治疗或者药物治疗无法控制的严重体液、电解质紊乱或尿毒症情况下进行。理论上，透析治疗本身就对 AKI 到 ATN 的过程有不利影响。这里有三个可能机制：尿量减少；透析所致低血压；血液透析膜相互作用所致的补体激活。去除多余的体液和尿素都会引起尿量的减少。这是否对 ATN 的临床康复有影响还需要继续研究。低血压是 AKI 患者血液透析的一个常见并发症。因为 ATN 患者自身调节被破坏，所以对肾血流灌注不足尤其敏感，这可能是因为内皮组织血管损伤以及内皮的舒血管产物，如前列环素和一氧化氮。因此，很有可能出现再发的缺血性损伤，并延迟肾功能的恢复。透析介导肾损伤的第三个可能的机制是血液透析膜相互作用时补体激活。动物实验暗示血液和铜玢膜 (生物相容性不高的膜) 作用能够导致中性粒细胞进入肾内并延长 AKI 的病程。

2. 透析的形式与方法

肾替代治疗的类型对 AKI 临床转归的影响仍然不确定。对 AKI 的肾替代治疗中的几个因素可能影响临床转归，包括透析方法、透析膜类型。血液透析 (HD) 是血流动力学稳定的 AKI 患者的标准透析方法。血液透析治疗可能引起血流动力学上的应激反应，也可能与高压、低氧、出血相关的抗凝药 (通常是肝素) 和透析失衡等叠加而引起痉挛、头痛甚至癫痫发作和昏迷。

对血流不稳定的患者，可以用持续肾替代治疗 (CRRT) 来缓慢去除液体和溶质。对于血流稳定的患者，CRRT 也可以在 24～48h 中移走溶质，同常规的血液透析一样有效。尽管对一些小的溶质比如尿素的清除速度比较慢，但是 CRRT 的尿素 24h 清除率与标准血液透析的单一间断性操作更接近，而且 48h 以后会有更多的尿素被清除。

腹膜透析 (PD) 是把腹膜作为透析器而移除溶质和液体。这种方法不要求建立循环，而且通常比标准血液透析的血流应激反应少。在这个程序中,透析液通过经皮置入的导管而被注入腹膜间隙。透析液要在腹腔中滞留一段时间然后再放出,尿毒症溶质通过扩散方式被一同带出,液体通过透析液中高葡萄糖浓度形成的渗透压梯度而以超滤过方式被清除。小型随机临床试验表明,PD在疗效和临床结果方面可能与每日 HD 相当(Gabriel et al,2008)。虽然它在美国不普遍,但这种方法仍然是非分解代谢患者的一种选择,使用 PD 可以维持液体和电解质的稳态,同时预防尿毒症(Chionh et al,2013)。

关注 AKI 患者的肾内科医师必须选择一种持续或间断的透析方法。一项对已发表的 9 项研究的分析显示,在两组急性肾衰竭病例中,CRRT与间断性血液透析之间的临床意义没有太大区别(Tonelli et al,2002)。一个对 13 项包括 1400 例患者的 Meta 分析,未发现 CRRT 与间断性血液透析的病死率之间有差别。但是在调整疾病严重度和研究的质量后,似乎 CRRT 组患者的病死率更低些(Kellum et al,2002)。相似地,一项设计很好的针对 80 例严重 AKI 患者的实验研究发现,在持续静脉-静脉血液透析组和间断性血液透析组之间的生存率或肾恢复率没有差别(Augustine et al,2004)。

透析膜可以分为纤维素源性膜和非纤维素源性膜。非纤维素源性膜属于合成高分子物质,生物相容性一般比较高,但价格也比较贵。一项Meta 分析总结了多项比较生物相容性膜和非生物相容性膜的临床试验,发现两组的病死率没有差别(Jaber et al,2002)。假定 AKI 的发病率很高,即使高生存率是得益于生物相容性膜的存在,这种膜的作用也非常小。相似地,高流量的膜也不能证明可以提高生存率、加快肾功能恢复或者降低透析时间(Ponikvar et al,2001)。

(四)急性肾小管坏死预后

急性肾小管坏死(ATN)预后取决于急性肾衰竭的原发病和出现的各种并发症(例如感染、心血管病、胃肠出血或中枢神经系统问题)。**急性肾小管坏死患者的死亡率接近 50%**(Biesenbach et al,1992;Network et al,2008)。**在过去的四十年中,这种悲观的局面几乎没有改变,尽管出现了透析这样有效的方法**(Lewers et al,1970;Di Tullio et al,1996;Liano and Pascual,1996;Uchino et

al,2005)。即使有效地控制了尿毒症,急性肾小管坏死的病死率仍然很高,由于合并有严重并发症的老弱患者人群。在最近几组 ICU 患者中,急性肾小管坏死的病死率高达 75%。高病死率多见于高龄、呼吸衰竭、多器官衰竭、有慢性病和系统性高血压的患者(Obialo et al,1999)。一项针对危重急性肾小管坏死病死率的前瞻性多中心研究显示,早期致死因素包括男性、少尿、机械性通气、急性心肌梗死、脑血管意外、癫痫和慢性免疫抑制(Parker et al,1998)。急性肾小管坏死死亡的主要原因包括支气管感染、脓毒血症、心血管疾病和出血性疾病。存活的急性肾小管坏死患者有近一半肾功能会完全恢复,剩下的患者多数不能完全恢复(图 5-4)(Spurney et al,1991)。只有5%的急性肾衰竭患者需要长期维持透析。

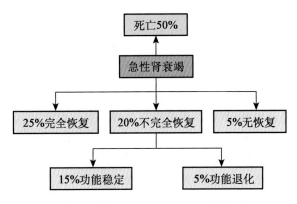

图 5-4　急性肾小管坏死预后

急性肾衰竭的发展是否直接导致死亡?对183 例因静脉造影而导致急性肾衰竭的患者的一项前瞻性研究发现,急性肾衰竭组的院内死亡率明显高于对照组(分别是 34% 和 7%)。在调整了其他并发症的因素后,结果也一样。因此,急性肾衰竭的发展同样也提高了病死率,延长了住院时间,增加了住院费用。

(五)急性肾小管坏死的预防

因为急性肾小管坏死的治疗是一种非手术治疗和支持,所以我们应该特别注意如何防止急性肾功能衰竭。对于高危患者(例如以前存在氮质血症、高龄、体液丢失、糖尿病),我们应该仔细权衡有潜在肾毒性的诊断和治疗措施带来的利弊。对于需要实施心脏导管插入术或需要使用静脉造影剂诊断的高危患者,这一点尤为重要。几个经典研究值得进一步分析。

Solomon 及其同事(1994)的研究证实,对于已存在氮质血症的患者,通过静脉注射盐水进行水化减少冠状动脉造影带来的肾毒性至关重要;另加用静脉注射利尿药或甘露醇并不能改善结果。Rudnick 及其同事(1995)发表了一项前瞻性随机对照实验,对将近 1200 例水化很好的患者实施心导管插入术来检查新的非离子造影剂的影响。患者根据有无氮质血症(SCr≥1.5 mg/dl)或糖尿病进行分组。在无氮质血症(有或没有糖尿病)患者中,离子或非离子造影剂导致的肾功能不全的发生率很低(为<1% 或 2%)。对于已有氮质血症的患者用非离子造影剂,肾功能不全的发生率下降了 50%。这些数据显示,对于已有氮质血症的患者,在行心脏血管造影前实施静脉水化和使用非离子造影剂是很有必要的。另外,一项荟萃分析也显示,对于既往有肾疾病和糖尿病的患者,新型等渗的非离子造影剂比低渗的造影剂更好(McCullough et al,2006)。

除此之外,对高危患者先用 N-乙酰半胱氨酸(600mg 口服,一日 2 次,共 48h)治疗能够减少造影剂导致肾病的风险(Tepel et al,2000)。一项随机临床试验的荟萃分析明确显示,让肾功能低下的患者提前服用 N-乙酰半胱氨酸能降低急性造影损伤的风险(Alonso et al,2004)。相反,同样是用 N-乙酰半胱氨酸来阻止造影剂诱导性肾病的随机对照实验,但对它独立的荟萃分析结果显示,N-乙酰半胱氨酸的临床应用不合理(Kshirsagar et al,2004;O' Sullivan et al,2013)。

有几项实验比较了两种水化方案在降低造影剂诱导性肾病发生率的益处。一项对 1620 例实施了冠状动脉成形术的患者的实验证明,使用等渗液进行水化在阻止肾病发展方面要优于使用低渗液水化。一项小样本独立中心前瞻性研究实验显示,在预防造影剂诱导性肾功能障碍方面,在造影剂使用前 1h 用碳酸氢钠比用氯化钠水化效果更好(Merten et al,2004)。后一个方案有时间优势,因为它是在使用造影剂 1h 前开始的,而不是提前 N-乙酰半胱氨酸治疗 48h。一项多中心实验显示,选择性 D1 样受体激动药非诺多泮并不能预防高危人群造影剂诱导性肾功能障碍的发生(Stone et al,2003)。类似地,一项荟萃分析也显

示茶碱不能(一种腺苷拮抗药)预防造影剂诱导性肾功能不全的发生(Bagshaw and Ghali,2005)。总之,对需要静脉造影的氮质血症患者,在造影前静脉水化以及尽可能应用低剂量的非离子造影剂是很有必要的(Weisbord et al,2008)。使用碳酸氢钠作为等渗液水化可能有好处。而在造影前使用 N-乙酰半胱氨酸没有危险性,但可能预防效果不明显(O' Sullivan et al,2013)。

五、慢性肾疾病

慢性肾疾病(CKD),即多种原因导致的 GFR 持续异常。美国肾基金会制定的肾病治疗质量指南(K/DOQI)描述,"慢性肾疾病"定义为:肾功能持续损害 3 个月以上,并导致肾小球滤过率每个正常人体表面积 1.73m² 低于 60ml/min(National Kidney Foundation,2002)。美国肾基金会在 2012 年对这个定义进行了更新(KDIGO Committee,2013;Levin and Stevens,2014)。现在,新的分类系统包括引起肾疾病的原因(如果已知)、肾小球滤过率估算值和蛋白尿的水平(表 5-4 和表 5-5)。根据预后的不同,将 3 期的 CKD 细分为 3a 期[GFR 45~59 ml/(min·1.73 m²)]和 3b 期[GFR 30~44 ml/(min·1.73 m²)]。这个新的分类体系(图5-5)更好地体现了指导预后和治疗管

表 5-4　慢性肾疾病的 GFR 分期

GFR 分期	GFR[ml/(min·1.73m²)]	定义
1 期	≥90	正常或高值
2 期	60~89	轻度减退*
3a 期	45~59	轻度到中度减退
3b 期	30~44	中度到重度减退
4 期	15~29	重度减退
5 期	<15	肾衰竭

* 相对于年轻成人水平

若没有肾损伤的证据,GFR 为 1 期和 2 期不能诊断为慢性肾疾病

GFR. 肾小管滤过率

From KDIGO Committee. KDIGO 2012 Clinical Practice Guideline for the Evaluation and Management of Chronic Kidney Disease. Kidney Int Suppl 2013;3(1).

理的健康因素（KDIGO Committee,2013）。比如,如果患者一侧肾已被切除,对侧肾功能完好,肾小球滤过率的估算值为 68 ml/(min · 1.73 m²),本身没有导致进行性肾损伤和蛋白尿的原因,其慢性肾疾病的进展是乐观的。相反,患者本身有糖尿病,肾小球滤过率的估计值为 68 ml/(min · 1.73 m²),尿清蛋白/肌酐的比值＞300mg/g,其慢性肾疾病进展的风险将更高(见图

5-5)。这是因为蛋白尿的水平提示糖尿病是引起持续性、慢性肾损伤的原因。2002 年的分类体系则没有区分这种差别。2012 年指南基于引起肾功能障碍的原因(cause,C)、肾小球滤过率的估计值(eGFR,G)和蛋白尿的水平(albuminuria,A),也称为 CGA 体系。这种分类方式对于识别风险和实施转诊/治疗策略很有实用价值。

表 5-5　慢性肾病的尿蛋白分期

分期	白蛋白排泄率（mg/24h）	尿白蛋白/肌酐比值（近似等价）（mg/mmol）	（mg/g）	意义
A1 期	＜30	＜3	＜30	正常或轻度升高
A2 期	30～300	3～30	30～300	中度升高*
A3 期	＞300	＞30	＞300	重度升高†

＊相对于年轻成人水平。

†包括肾病综合征[尿白蛋白分泌量通常＞2200mg/24 h(尿白蛋白/肌酐＞2220mg/g;＞220mg/mmol)]。

From KDIGO Committee. KDIGO 2012 Clinical Practice Guideline for the Evaluation and Management of Chronic Kidney Disease. Kidney Int Suppl 2013;3(1).

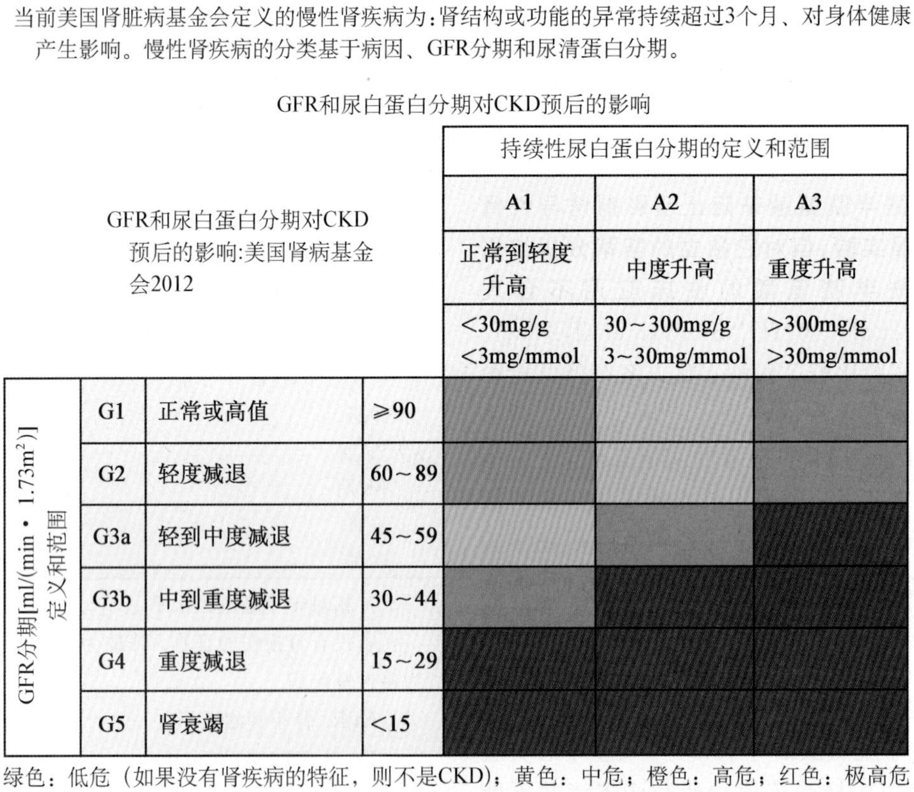

当前美国肾脏病基金会定义的慢性肾疾病为:肾结构或功能的异常持续超过3个月、对身体健康产生影响。慢性肾疾病的分类基于病因、GFR分期和尿清蛋白分期。

GFR和尿白蛋白分期对CKD预后的影响

图 5-5　基于肾疾病的 CKD 风险:2013 年 KDIGO 肾小球滤过率(GFR)和尿清蛋白的指南分类[From KDIGO Committee. KDIGO 2012 Clinical Practice Guideline for the Evaluation and Management of Chronic Kidney Disease. Kidney Int Suppl 2012;3(1).]

要点:急性肾衰竭

- 肌酐作为评定肾功能的指标需要结合患者的临床状态来解释。
- 急性肾功能衰竭根据病理学分为肾前性、肾性及肾后性。病原学和发病机制决定治疗方法。最近已经规定了一种新的定义。
- 肾前性氮质血症是短暂性肾血流灌注不足，补充等渗液治疗效果佳。
- 在考虑急性肾衰竭的肾后性原因时，不要忘记医源性损伤所致的瘘。
- 在急性肾小管坏死的发病机制中炎性反应很重要，并可能成为未来治疗的一个方向。
- 非手术治疗管理是急性肾小管坏死的主要治疗方法。透析和液体管理是防止并发症的必要方式。
- 已发表的药物干预急性肾小管坏死的相关综述支持等渗液扩容的方法。合理地使用襻利尿药可以增加尿液排出，但这些药物是否能改善患者生存质量还不确定。类似地，关于"肾剂量"多巴胺的临床数据并不支持其在急性肾小管坏死中的广泛使用。
- 对需要造影的氮质血症患者，推荐静脉水化并尽量使用低剂量的非离子等渗造影剂。造影前应用 N-乙酰半胱氨酸和(或)使用碳酸氢钠静脉水化也可考虑。

现在，这种改变已经纳入慢性肾疾病(CKD)患病率的报道了。2013 年美国肾脏数据系统的报道中提到，2005－2010 年，肾小球滤过率估计值低于 60ml/(min·m²) 的发生率为 6.1%(U. S. RenalData System,2013)。使用尿清蛋白/肌酐的比值超过 30mg/g 来定义 CKD 的话，CKD 的发病率为 9.1%，这与糖尿病的患病率相似，高于心血管疾病的患病率。当联合低肾小球滤过率和不正常尿清蛋白/肌酐比值作为诊断标准时，CKD 的患病率为 13.1%，高于糖尿病或心血管疾病的患病率。这表明 CKD 已成为一个重要的健康议题，具有显著的患病群体。

如果急性肾损伤没有完全恢复，有功能的肾单位就会持续减少。图 5-6 描述了几个功能退化阶段构成的肾功能持续退化过程。当肾功能大于

60ml/(min·1.73m²) 时，SCr 值很小的变化常意味着 GFR 很大程度的变化。这点可以通过图 5-6 中左边 SCr 纵坐标和贯穿进行性肾疾病的四个不同阶段的 GFR 线的交叉匹配而阐明。但是，当肾功能恶化到低于 60ml/(min·1.73m²) 时，SCr 水平与 GFR 之间的关系就会发生变化。正如图 5-6 右侧所描述，GFR 的变化(虚曲线)很小时，血清 SCr 值也会显著增加。这一点在 GFR 将至 30ml/min 以下的慢性肾衰竭中表现得尤为明显。尽管最初的损害可以降低个体的肾储备，但在"肾功能不全"阶段之前罕有生化指标的异常。一旦严重"肾衰竭"发生，临床症状就会很常见。

每个阶段的适应程度决定了临床和生化异常的范围。当肾功能发生很小损害(≤60%)时，生理上可以完全适应。当肾小球滤过率降到正常的 20% 以下时，就会出现进行性食欲缺乏，伴恶心、水钠潴留、酸中毒、失眠、贫血、肌肉疲劳和恶性高血压。组织层面上，当人肾小球滤过率低于正常值的 50% 时，即使原发病已稳定，也会随即发生进行性的肾功能衰退(Mitch et al,1976)。制定能够识别潜在的肾衰竭并阻止其继续发展的临床公共卫生制度具有重要意义。美国国家肾基金会于 2002 年制定并出版的慢性肾疾病的临床实践指导方针，以实现对慢性肾疾病及其并发症更为一致性的诊断和治疗(National Kidney Foundation,2002;Patel et al,2002;Eknoyan,2003)。这些指南已更新多次，在原有 CKD 分类的基础上加入了更多指标以提供更好的诊断信息(KDIGO Committee,2013;Levin and Stevens,2014)。

如图 5-6 所示，进行性肾疾病的临床过程经历了几个不同的阶段，包括肾储备下降、肾功能不全、肾衰竭和尿毒症。K/DOQI(2002)指南和最近的 KDIGO(2012)指南已经制定出关于慢性肾疾病分期更加统一的分类(见图 5-5)。这些指南将加强医师对患者的教育指导，提高公众对于肾疾病不同发展阶段的理解，并且促进每一阶段专业研究成果的普及。

(一)肾体积减小和慢性肾疾病

有研究表明，肾单位减少可以导致进行性肾病和高血压的发展(Chertow et al,1996)。每个正常肾平均约有 60 万个肾单位，其标准差超过 20 万个(Nyengaard and Bendtsen,1992)。理论上，

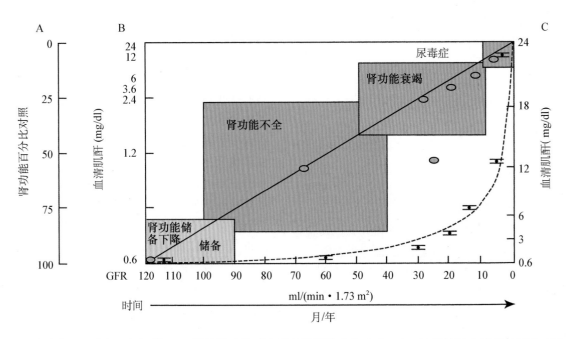

图 5-6　肾病的进展进程。如图所示,正常的肾功能对应的血肌酐浓度为 0.6mg/dl、正常的肾小球滤过率为 120ml/(min·1.73m²)。Y 轴:位于左边的血清肌酐几何纵坐标(B),对应于实线(圆圈)以及描述肾病进展各个阶段的长方形。图右边的血清肌酐纵坐标(C)只对应于虚线。最左边描述肾功能剩余百分比的纵坐标(A)一般情况下都适用。实线:这条线显示的是肾功能从正常的 100% 下降到 9%,对应的肾小球滤过率每 1.73m² 从 120ml/min 降到 0 ml/min。与之相匹配的肌酐水平(A)呈几何递减。虚曲线:因为肾小球滤过率等于每日清除的肌酐/血肌酐浓度,并每日清除的肌酐又与产生的相等,且保持恒定,所以这个等式可以用 y=k/x 表示,即一条抛物线。只要肌酐的产生未发生变化,这种联系对慢性肾疾病进程也有效。这个曲线强调,当整个肾功能接近正常时,肾小球滤过率很大的变化只引起血清肌酐浓度细微变化。相反,当肾小球滤过率水平很低时,轻微的 GFR 变化就可以引起血清肌酐浓度发生很大的变化。贯穿肾病各个阶段的进展速度取决于肾病的原发病、宿主因素、治疗以及对医疗处理的顺应性[From Kimmel PL. Management of the patient with chronic renal disease. In:Greenberg A,editor. Primer on kidney disease. 2nd ed. San Diego (CA):Academic;1998. p. 434.]

由于肾损伤或肾部分切除术去除部分肾后,余下的肾组织会进入进行性肾小球损伤的恶性循环。在这一背景下,损伤常与超滤过、肾小球肥大和系统性高血压有关(Brenner and Mackenzie,1997)。在人体研究中,Novick 及其同事证明肾体积减小大于肾总体积 50% 者,其蛋白尿的程度与随访的持续时间直接相关,而与肾组织的剩余量相反(Novick et al,1991)。这点提示,当肾单位数目降低到某一"设定点"时,便会发生进行性肾损伤。在某些人群中,如果发生胎儿宫内生长迟缓,那么低出生体重就可能成为进行性肾功能不全的危险因素。低出生体重能够导致肾单位总数下降20%(Lopes and Port,1995;Hughson et al,2003;Keller et al,2003)。美国黑人的肾小球比白人的大,这反映了可能其肾单位数量较少(Pesce,

1998),这种现象可能归因于较低的出生体重(Garrett et al,1994)。理论上讲,美国黑人发展成"肾硬化"的风险增大了,这同其低出生体重存在相关性。甚至移植肾的肾单位数目(供体肾的大小与受者的体型相比)可能与人类器官移植中慢性排斥和衰竭相关(Brenner and Mackenzie,1997;Poggio et al,2006)。当供者的体重较轻时,异体移植的肾功能就会受到影响,并且随着时间的推移,出现进行性损伤,最终导致移植肾衰竭。

有趣的是,肾体积减小时的患者年龄影响肾的反应。对于因 Wilms 肿瘤而行单侧肾切除的患者来说,肾的生长在那些较小年纪就接受手术的患者身上表现得最为明显(Di Tullio et al,1996)。这一发现可以运用到先天性孤立肾与单侧肾切手术预后的对照观察实验中。据观察,先天性孤立肾的肾小球体积是正常肾的 5～6 倍(Bhathena et al,1985)。这种体积的增大与肾单位数目的减少有关,这也就解释了与单侧肾切除手术患者相比,先天性孤立肾更容易发生肾实质损伤。相反,移植的肾一开始会因为手术过程出现 GFR 的下降,之后肾小球滤过率似乎会趋于稳定(Goldfarb et al,2001;Ibrahim et al,2009)。**人体对肾体积减小的反应是根据其发生年龄、潜在条件(致病因素、病因学)和体积减小的实际程度而变化的,这些报道支持这一观点。**

(二)进展机制

缺血、毒素或内生的损伤性递质可触发凋亡(即程序性细胞死亡),而凋亡又可引起肾损害。细胞凋亡是在调控蛋白控制下的分子水平的主动过程,它同时具有形态和功能的变化特征。当细胞和微环境中存在促进细胞凋亡的"致命因素"(如肿瘤坏死因子、Fas 配体)或缺乏"生存因素"[如 EGF、IGF-1、IGF-2、碱性成纤维细胞生长因子(bFGF)]时,上述变化通常才发生。致命因素能通过激活特殊的细胞死亡受体或者通过造成受体的失活而损伤细胞(Ortiz,2000)。尽管生长因子调节细胞的肥大和增殖,它们也可以介导细胞的凋亡作为一种保护性反应。

肾体积减小发生在细胞死亡之后。渐进性肾体积减小事件发展的过程中伴随着交感神经系统的激活、肾结构重塑、基因表达与调控的改变等。肾的保护性治疗就是处理那些对肾皮质和间质的不利影响因素。在原发性损害发生后,血流动力学和非血流动力学因素均参与持续性的肾损伤的过程。血流动力学因素促进了单个肾单位肾小球滤过率(SNGFR)的升高,包括剩余肾小球血浆流率增高和毛细管流体静力压的增高。肾体积减小后,升高的肾小球流体静力压是肾损伤的主要因素(Meyer and Rennke,1988)。但是,仅仅因肾体积减小而反应性引起的超过滤并不足以引起肾小球硬化和肾间质纤维化的病理改变。神经因素和高血压在进行性肾损伤中也起了重要作用。血管紧张素Ⅱ和一氧化氮的增加激活了交感神经系统(SNS),而 SNS 在慢性肾病高血压的发病过程中起主导作用(Myers et al,1975)。局部一氧化氮合酶(NOS)mRNA 表达的增加和大脑中白介素-1(IL-1)介导的 NO 产物使中枢交感神经系统活动性增加(Campese,2000)。

肾损伤的非血流动力学机制包括很多复杂的关于重塑的相互作用,如结构改变(损伤模型)、多种生长因子和细胞因子。在肾损伤后的重塑阶段,不正常的肾小球生长伴随着导致硬化的特殊机制的激活,且这也可能是其激活的标志(Fogo,2000)。损伤重塑既包括肾小球过度增生(细胞数量的增多)和肾小球肥大(细胞体积的增大),其可在总肾体积大量减少(肾 5/6 切除术)的 2d 内发生。肾小球可因任何细胞成分的增加而生长。重塑过程中肾小球结构的改变包括细胞外基质产物的增加、肾小球肥大、肾小球增生(细胞数量的增加,包括上皮细胞、内皮细胞、肾小球系膜细胞)和肾小球基底膜(GBM)改变(Ma and Fogo,2009)。

泡沫状细胞经常位于硬化的肾小球片段和病肾间质中。氧化的低密度脂蛋白(LDL)能够刺激炎症和成纤维细胞因子生成,而且能导致细胞凋亡增加,以及内皮素和血栓素产物增加。它也能够使肾小球旁细胞释放肾素增加,以此加剧血管收缩(Keane et al,2000)。

许多疾病都与细胞外基质合成和分解之间的不平衡有关系(Ma and Fogo,2009)。肾小球系膜细胞对增殖的多种生长因子和增加的细胞外基质产物反应。胶原沉积增加和细胞外基质降解减少可以导致肾间质纤维化。在许多动物和人体实验研究中观察到,肾小管间质纤维化程度与肾小球滤过率下降程度紧密联系。血管紧素Ⅱ可以正向调节转化生长因子 β1(TGF-β1),TGF-β1 是在肾间质纤维化过程中起关键作用的强效成纤维因子。肾小球细胞外基质降解的主要生理调节物质是基质金属蛋白酶(MMPs)(Lenz et al,2000),MMPs 是一种特殊的降解基质的酶,如基质降解酶、明胶酶、弹性酶和间质胶原酶。MMPs 的表达或活性变化可以改变细胞外基质的转归,导致肾小球瘢痕化和肾功能下降(Zhao et al,2013)。MMPs 也可以间接调节在细胞外基质转归中起关键作用的特定生长因子。从理论上讲,进行性肾小球硬化可能是由细胞外基质的循环(MMPs 失衡的结果)导致基质积聚增多、滤过面积减少和进行性肾衰竭引起的。

实验模型研究证实,多种情况和物质都可以促进肾内生长和肾小球硬化,包括肾体积减小、高

蛋白和高盐饮食、生长激素、IGF-1、雄性激素、皮质类固醇、血管紧张素、醛固酮和内皮素。醛固酮可以通过几种机制促进纤维化，包括通过 TGF-β1 和活性氧类刺激而导致的纤溶酶原活化因子抑制药 1 的表达，并随之产生血管纤维蛋白溶解。但是越来越多的证据提示，血管紧张素Ⅱ在肾病中起介导作用，最近的证据提示醛固酮通过血流动力学直接和细胞反应，也是导致进行性肾病的一个重要因素。醛固酮可以通过与血管成纤维细胞胞质中的高亲和力、低容量的肾上腺皮质激素受体相互作用，而介导血管纤维化（Lea et al,2009）。

血管紧张素Ⅱ可以正向调节多种生长因子和细胞因子的表达。与血压效应分开的血管紧张素Ⅱ作用可能导致进展性肾疾病，这有助于解释使用 ACE 抑制药和 ARBs 治疗 CKD 患者的基本原理。一些特异性细胞（肾小球细胞、内皮细胞、肾小球内上皮细胞、肾小球系膜细胞）生长反应调节肾小球生长。内皮细胞可以抑制平滑肌细胞迁移、增殖和产生血管内皮生长因子、一氧化氮、内皮素和血小板源性生长因子（PDGF）（Fogo，1999；Ma and Fogo,2009）。血管内皮生长因子刺激血管生成，而内皮素能够促进细胞肥大和系膜细胞基质增多。

(三) 遗传因素

肾病患者的家庭成员都会有不同程度地进行性肾衰竭的可能。在糖尿病、高血压、系统性红斑狼疮和艾滋病相关性肾病中，这种家族聚集性已有报道。有趣的是，比起血压或血糖来说，个人终末期肾病（end-stage renal disease，ESRD）家族史，是一种更好的预测未来肾衰竭危险性的指标（Freedman et al,1997；Satko and Freedman，2004）。新加坡国立肾基金会发起了一项研究，筛查了超过 21 000 例成年肾病患者，证实了家族史与潜在的远期肾衰竭蛋白尿之间存在显著相关性（Ramirez et al,2002）。对曾经捐献并且仍然活着的那些人的 ESRD 观察的研究中，证实了遗传因素在肾病发展中的潜在作用。虽然活体捐献后 ESRD 的绝对率极低，但一项研究确定，长期随访中发生肾衰竭的所有 9 名捐赠者都是来自于一个大家族（Mjoen et al,2014），这表明遗传因素在其中的作用。

自 20 世纪 90 年代初以来，我们对这些涉及硬化症进展有关的机制，理解不断加深，现已明确，遗传特征可能导致体积减小的肾结构和功能的改变。在糖尿病病例中，遗传信号对代谢损伤的反应只能解释近 40% 1 型糖尿病发展到糖尿病肾病。合适控制血压与糖尿病（Appropriate Blood Pressure Control and Diabetic，ABCD）研究中，ACE DD 基因型是肾病存在的最强的预测指标（14.2% 的 DD 纯合子出现肾病，与此相对的是，只有 7.8% 的非纯合子出现肾病）（Jeffers et al,1997）。糖尿病肾病的遗传（The Genetique de la Nephropathie Diabetique）研究证明，D 等位基因的频率与 2 型糖尿病进展期肾病存在显著的相关性（Marre et al,1997）。甚至在非糖尿病性肾小球损伤（IgA 肾病）中，携带有 D 等位基因的患者的肾小球滤过率下降更明显。DD 基因型不仅显著增加疾病进展的风险，而且这种基因型也与更加早期的透析需求密切相关。最近，APOL1 已被确定为肾疾病的遗传病因，尤其是那些非裔美国人背景的患者（Parsa et al,2013）。

学者们希望能够通过一种大样本的共同遗传分析辨别出潜在的糖尿病肾病基因，进而决定这些被识别的片段是否能在前期的小样本的研究中能被复制（Satko and Freedman，2004；Satko and Freedman，2005）。美国国立肾基金会赞助了肾早期评估项目（KEEP）和东南肾理事会/终末期肾病网，通过筛查高危险因素的美国人群来评估家族史与肾病之间的相关性（Brown et al,2003）。

(四) 慢性肾疾病的病因学

通常，进展期慢性肾病与大多数晚期肾病的病因类似。表 5-6 列举了美国 2013 年全年（U.S. Renal Data System,2004）引起晚期肾病的各种病因的比例。糖尿病和高血压加起来占到了病例的最大百分比（63%），紧随其后的是肾小球疾病（14%），泌尿系统疾病仅占整体 ESRD 的 2%。

对于年龄小于 40 岁的患者，CKD 最常见的原因是局灶节段性肾小球硬化（FSGS）、SLE，以及先天性尿路或 MGN 异常。膜增生性肾小球肾炎（MPGN）、硬皮病和常染色体显性多囊肾病（ADPKD）是许多 40－55 岁之间患者发生 CKD 的常见原因。在 55 岁以上的患者队列中，动脉粥样硬化性疾病、病变蛋白血症（多发性骨髓瘤、淀粉样变性）、肾硬化和镇痛性肾病是 CKD 的常见原因。年龄大于 70 岁的慢性肾病的患者数量发展呈指数样增长。值得注意的是,40 岁以上由于糖尿病和高血压引起的 CKD 患者承受着巨大的负担。

原发性肾实质疾病中有最大进展倾向的是 FSGS、RPGN 及 MPGN。儿童及临床治疗中对激素敏感的微小肾病变的患者发展到慢性肾病阶段非常少见。那些对激素治疗无反应或者迟发无应答的患者具有最高危险因素。对未处理 FSGS 常常会进展到 ESRD。儿童和成人由发病到发展为 ESRD 通常需要 5～20 年。恶性 FSGS 在生物学行为上更快,进展为 ESRD 只需要 2～3 年。如果伴随以下这些特征,进展更快:蛋白尿大于 10～15g/d,血清肌酐检测大于 1.5mg/dl,活检时可以发现显著的肾间质纤维化和肾小球硬化。

表 5-6　通过详细的原发肾诊断报告终末期肾病的发病率

诊断	百分比(%)
糖尿病	38
高血压	25
肾小球肾炎	14
囊性肾病	5
泌尿系统	2
未知/缺失/其他	15

数据由美国肾数据系统提供。这些数据的解释和报道权归作者所有,不能作为美国政府的官方政策或解释

From U. S. Renal Data System. USRDS 2013 Annual Data Report: Atlas of Chronic Kidney Disease and End-Stage Renal Disease in the United States. Bethesda (MD): National Institutes of Health, National Institute of Diabetes and Digestive and Kidney Diseases; 2013.

尽管 1 型增生性肾小球肾炎(MPGN)进展缓慢,但 2 型损伤性较大,肾小球硬化的比例更高,更多的新月形结构和更加严重的间质纤维化,这些特征都提示预后不良。进行性肾功能不全可以占患者数量的 20%～25%,这些患者由 MPGN 发展为 ESRD 将超过 20 年。在发病之初,大多数膜性肾病患者与 MPGN 患者相比,很难预测肾的预后。

有 40% 的 IgA 肾病进展为 ESRD 需要接近 20 年。不良预后的指标是,持续性高血压、24h尿蛋白大于 2g、异常血清肌酐值、活检发现严重的硬化改变和间质纤维化。

许多系统性疾病累及肾,并能导致进行性肾功能不全(框图 5-8)。Goodpasture 综合征、肉芽肿性多血管炎(旧称 Wegener 肉芽肿病)、过敏性紫癜,以及有或无丙型肝炎的冷球蛋白血症所引起的全身性血管炎,均可导致肾功能的进行性恶化。血清学试验(冷球蛋白、ANCA 分析、免疫复合标记物、乙型或丙型肝炎抗体、抗链球菌溶血素和溶血补体水平 CHSO 和 C3)和对颞动脉或肾组织活检,对于将各种临床表现归因到正确的血管类别是很有用的。在活检时,明显的肾小球损伤和不佳的治疗反应,意味着患者的肾功能不全将更加恶化,最终可能成为 ESRD。

框图 5-8　进展型慢性肾病的病因

肾小管间质性
造血组织源性:镰状细胞病,淋巴组织增生,异常蛋白血症,肿瘤性
泌尿外科源性:输尿管梗阻、反流,干梅腹综合征,前列腺增生
血管性:放射,高血压,粥样硬化栓子
代谢性:胱氨酸贮积症,草酸盐沉着症,尿酸性肾病,高钙血症
免疫性:肾同种异体移植物排斥反应,干燥综合征
毒理学:镇痛药,非甾体抗炎药,化学疗法
免疫抑制药:他克莫司,环孢霉素
重金属:铅、锂
遗传
镰状细胞病
囊性疾病:常染色体显性遗传多囊肾(ADPKD),肾髓质囊性病
Alport 综合征(先天家族遗传性出血性肾炎)
巨核间质性肾炎
原发肾疾病
肾小球性:特发性肾小球肾炎,微小病变肾病,局灶性节段性肾小球硬化症,膜性肾小球肾炎,IgA 肾病
全身性疾病
糖尿病
感染相关性肾小球肾炎
系统性红斑狼疮,过敏性紫癜,全身性硬皮病
异常蛋白血症/淀粉样变
血栓性微血管病
血管炎:新月形肾小球肾炎,急性弥散性肾小球肾炎,抗中性粒细胞胞浆抗体肾小球肾炎(镜下的小血管炎),肉芽肿性多血管炎,Churg-Strauss 综合征,Goodpasture 综合征,粒细胞动脉炎

1 型糖尿病的患者出现蛋白尿后,一旦蛋白尿加重、肾功能下降,50%的患者将在 7～10 年后发展为 ESRD。由于大多数 2 型糖尿病患者的发病起始时间尚不明确,所以预测肾衰竭的病程是困难的。而且,有相当比例的患者,在有蛋白尿和肾硬变的同时还伴有危险因素(吸烟、高血压及高脂血症),这些都可以加速发展为 ESRD 的进程。

在轻链肾病、淀粉状蛋白和冷球蛋白血症的异常蛋白血症状态下,单克隆免疫球蛋白或轻链在血清和尿中能同时被检测到。患者特征性表现为,不明原因的血清肌酐水平升高、蛋白尿和通常大于 40 岁的年龄。如果他们的血清肌酐值大于 4mg/dl,那么对轻链沉积病(LCDD)的治疗效果欠佳,有相当比例的患者会进展到 ESRD。

胃肠道、乳腺、肾细胞、前列腺、皮肤等部位的恶性肿瘤可以间接形成免疫复合物隐匿性肾病而导致 CKD。泌尿外科源性、妇科源性和淋巴组织增生性恶性肿瘤也能导致肾损伤和进行性慢性肾功能不全。非霍奇金淋巴瘤与膜性肾小球肾炎密切相关,腹膜后肿瘤可以导致尿路梗阻和肾实质浸润或二者皆有。

明确的遗传性疾病(镰状细胞肾病,ADPKD,肾髓质囊性病和后天性囊性病,发育不全的、发育异常的或细胞减少的肾)也能导致 CKD。ADP-KD 是导致 ESRD 的最常见的遗传性肾病。基因连锁有助于从 16 号染色体短臂上定位 ADPKD 的基因位点。这种检测方法可以应用于患者囊肿发展以前的胎儿、儿童和成人。只有大约 50% 的 ADPKD 患者会发展成为肾衰竭,其危险因素包括男性、非洲血统、幼年发病、ADPKD1 基因、高血压和肉眼血尿(Grantham,1997)。憩室病、心瓣膜病和颅内动脉瘤在 ADPKD 患者身上比普通人群更常见,因此也更需要关注。患有 ADPKD 的患者应该与获得性肾囊性疾病(ARCD)患者区分开来。ARCD 在 CKD 和终末期肾病的背景下发展,并且是肾疾病的后果,而不是原因。与 ARCD 相关的重要相关性是肾细胞癌的发病率增加(Denton et al,2002)。从历史上看,ADPKD 与肾癌之间并没有确定的相关性,虽然它可能发生在这种情况下。在 ADPKD 中鉴定出较高的肿瘤发生率的几项病理学研究中,这个概念已经受到质疑(Hajj et al,2009;Jilg et al,2013)。目前,尚不清楚 ADPKD 本身是否有助于癌症发展,或者是否与 CKD/ESRD 相关,与 ARCD 类似。

肾髓质囊性病有时会和良性的髓质海绵肾相混淆。肾髓质囊性病患者童年时在皮质与髓质交界处出现肾小管囊性损害,并且大多数能通过肾活检明确诊断。这种疾病的肾通常较小,而且以不同的速率发展为 ESRD。

肾小管间质性疾病并不是引起 CKD 的常见原因。临床表现主要取决于病变累及程度,包括累及肾小管的部位和没有受累的区域的代偿水平。慢性间质性肾炎的诊断主要依靠尿液分析和临床病史。尿检结果多种多样,也可能出现白细胞。考虑该病的病因之多,采集准确的药物治疗史是必需的。有 3%～20% 的长期使用锂剂的患者发展为 CKD(Baton et al,1987)。慢性铅中毒性肾病是一个长期的逐步的不可逆的过程,这可由萎缩的肾证实。铅中毒性肾病与肾腺癌密切相关。另一种可以进展到 ESRD 的慢性间质性肾炎是镇痛药物性肾病,镇痛药物性肾病的病程长短不一,这取决于应用的药物的剂量(Kuo et al,2010)。

尿路梗阻包括输尿管、膀胱及尿道梗阻,它能够导致进行性肾功能不全。未被检出的肾盂输尿管连接处梗阻和后尿道瓣膜是引起进行性肾衰竭的最常见的先天性病因。新型的螺旋 CT 检查方法可以有效帮助梗阻分型。梗阻解除后,肾功能的恢复取决于梗阻的程度、持续时间(<2 周)和肾小管特殊的酸化能力的储备。

反流性肾病和非反流性肾病是 ESRD 的两个病因,两者在所有病因中所占的百分比随着时间的变化而变化(Craig et al,2000)。澳大利亚和新西兰的一项关于小儿肾衰竭趋势研究中,20 世纪 70 年代反流占人口的比例远高于 2002 年至 2006 年(Orr et al,2009)。相应的,发育不良与发育不全在相应时期增加。关于这是否归因于改变疾病分类或更积极的反流治疗存在争论。最后,当按年龄分层时,大龄儿童反流比发育不良、发育不全更常见,这对成人泌尿科医师来说很重要。患有反流性肾病的女性在怀孕期间,如果血清肌酐值≥2.49mg/dl,那么加速恶化的危险性明显增加。膀胱输尿管反流可以导致肾瘢痕化引起 CKD。膀胱输尿管反流可以是单侧也可以是双侧,肾衰竭的进展与反流严重程度有关。先天性反流,尤其是严重的反流,可能与肾畸形相关,其中瘢痕形成是不可预防的发育不良结果。相反,后天性瘢痕形成是肾盂肾炎的后果。因此针对后天组积极管理反流可能会防止肾损失。当梗阻解除肾功能没有恢复到基线水平时,肾活检既可以诊断梗阻性肾病,也可以判断其预后。北美儿科肾试验协作组(NAPRTC)的一份评论显示,反流伴有 CKD 的患者发展为 ESRD 的概率低于伴有肾发育不良、发育不全的患者(Novak et al,2009)。并且,该研究还发现尿路感染病史,是进展为 ESRD 的危险因素。

随着时间的推移,未经治疗的尿路结石症将最终导致 CKD(Saucier et al,2010)。Gupta 及其同事(1994)回顾了 33 例输尿管结石患者的自然病程,这些患者在手术治疗前血清肌酐大于 2.0mg/dl,术后都放置了输尿管支架管或者经皮肾造瘘管。经过治疗后血清肌酐平均下降 1.2mg/dl。血清肌酐在治疗前 2~2.9mg/dl 的患者和血清肌酐 3mg/dl 以上的患者相比,治疗后肌酐下降的速率没有统计学差异。此外,在 Rule 及其同事(2009)的流行病学研究中,Olmsted 县有肾结石病史的患者 4774 例,在初始诊断后发生 CKD 的可能性高于对照组(Rule et al,2009)。

肾动脉狭窄(RAS)能够导致进行性氮质血症(Piecha et al,2012;Textor et al,2013)。"一过性"的肺水肿伴有少尿和氮质血症提示可能存在双侧肾动脉狭窄,必须进行进一步评估。通常,除了肾动脉狭窄以外,当血清肌酐大于 3mg/dl 时,就可能存在肾实质性异常从而导致肾衰竭,除了 RAS 之外,还有潜在的实质性异常导致肾衰竭。几项大型多中心临床试验表明,干预 RAS 可能不一定会导致肾功能改善(RENAL Replacement Therapy Study Investigators et al,2009;Cooper et al,2014,2009;Cooper et al,2014)。

精确监测残余肾功能下降的速率非常重要,它可以用于判断残余肾功能变化是与潜伏性疾病的自然病程一致,还是急性损伤的结果。如果残余肾功能的下降与潜伏性疾病的自然病程不一致,那么就必须对未发现的可能存在的病因进行评估。CKD 患者发展为急性肾衰竭危险因素是一个宽泛的病因谱。正如框图 5-9 所示,肾毒性介质、感染、血容量不足、低血压、进行性肾动脉狭窄、高钙血症、高尿酸血症均可以导致稳定的 CKD 恶化(框图 5-9)。

框图 5-9　与慢性肾病急性恶化相关的因素
肾毒性
造影剂
药物制剂
氨基糖苷类抗生素
非甾体抗炎药
环氧化酶 2 抑制药
化疗制剂
免疫抑制药(环孢霉素、他克莫司)
麻醉药
自动调节功能障碍
血管紧张素转换酶抑制药
血管紧张素受体阻滞药
解剖/结构
常染色体显性遗传多囊肾和血管紧张素转换酶抑制药
梗阻
进行性肾动脉狭窄
肾静脉血栓
肾石病
血流动力学/灌注功能紊乱
充血性心力衰竭
手术期间的低血压
血容量不足
胃肠道:出血、腹泻、呕吐
过度利尿
败血症伴血管舒张
实质损伤
急性心肌梗死
瓣膜功能障碍
混合的"新"肾小球肾炎
间质性病变
高钙血症
高尿酸血症
动脉粥样硬化栓塞
药物诱发
青霉素类
头孢菌素类
磺胺类药物
利福平
利尿药:噻嗪类、呋塞米
混杂因素
苯妥英
别嘌醇
西咪替丁

(五)CKD 的临床评估(功能、蛋白尿、影像学和活检)

在临床实践中,一旦患者的 GFR 下降到每 1.73m² 低于 60ml/min,并且持续 3 个月或者更长时间,就可以诊断为 CKD(Levin and Stevens,2014)。通过对群体资料中的年龄、蛋白尿、血尿和高血压等方面进行校正,得出的校正后的相关危险性发现,GFR 的改变是发生在最低血清肌酐清除率为女性为 1.2mg/dl(105μmol/L),男性为 1.4mg/dl(125μmol/L)(Couchoud et al,1999)。然而由血清肌酐值推断实际的 GFR,它们之间的关系可能不是线性相关的(见图 5-6)。此外,诸如性别、种族和年龄等因素会影响血清肌酐水平而与 GFR 无关。

其他的一些方法作为血清肌酐值的补充,可以更好地预测潜在的 GFR 的变化。肌酐清除率、肌酐清除率+尿素清除率再除以 2、GFR 测量方法(菊粉或碘酞酸盐)和半胱氨酸蛋白酶抑制药 C 都能为肾功能异常提供有价值的信息。尽管碘酞酸盐 GFR 是测量肾功能的"金标准",但这项检测并不没有广泛的普及。饮食改变肾病(MDRD)(http://www.mdcalc.com/mdrd-gfr-equation/)和 CKD-EPI(http://www.qxmd.com/calculate-online/nephrology/ckd-epi-egfr)公式在全世界广泛用于估算 CrCl(Levey et al,2014)。半胱氨酸蛋白酶抑制药 C 是一种 13kD 非糖基蛋白质,可以由所有组织产生。其测量在反映 GFR 微小变化方面可能有优势(Levey et al,2014)。基于半胱氨酸蛋白酶抑制药 C 的 GFR 测定不需要特定的种族,并且对于肌肉含量低的患者可以更好地评估。

在 2～10 年的时间,多数 CKD 都会进行性不可逆地发展为 ESRD,这主要取决于造成 CKD 的潜在肾损害因素和患者本身的特异性因素。KDIGO 对 CKD 的分级和治疗途径是依靠对 GFR 的判定(功能判定)、蛋白尿水平和临床并发症。美国国立卫生研究院(NIH)1993 年共同会议上推荐肾病学家将 CKD 诊断用于患者时,患者血清肌酐女性须达到 1.5mg/dl,男性须达到 2.0mg/dl 水平(National Institutes of Health,1994)。

(六)肾功能评估

尽管血清肌酐水平被广泛用于作为 RRF 的判定指标,但其测量数值受 GFR 及其他因素影响。在任何相同的 GFR 值时,血清肌酐浓度均是男性显著高于女性,黑人显著高于白人。由于肾小管分泌功能的存在,总的肌酐清除率(TCrCl)常常超过 GFR,然而尿酸清除率由于肾小管重吸收而常常低于 GFR,这就意味着肌酐联合尿酸清除率对 GFR 的评估要比它们单独各自的评估更加精确。肌酐的排泄与很多因素相关(年龄、性别、种族、肾小管肌酐分泌和抑制),这些都可以影响标准血清肌酐检测方法的精确性。临床实践中常用的干扰肾小管排泄肌酐的两种著名药物是甲氧苄啶和西咪替丁,它们可以通过抑制肾小管肌酐排泄来改变血清肌酐依赖性 eGFR。MDRD 方程预测 GFR 的研究公式结合了血清肌酐浓度、人口学特征(年龄、性别、种族)和其他血清学因素(尿酸、血清蛋白)。这个公式要比其他广泛使用的预测公式或参数更加精确。尽管 MDRD 方程优于其他测量 GFR 的标准方法,但是对于那些处于肌酐快速变化状态下的患者而言,使用 MDRD 评估 GFR 会低于实际值。虽然 MDRD 方程已经很普遍应用,但是还出现了一个估算 GFR 的新方法,这个新模型——慢性肾疾病流行病学(CKD-EPI)预计将取代 MDRD 方程,因为它是使用多项研究(其中包括 MDRD 研究)的几项研究的组合来开发的(Levey et al,2014)。这个新模型不仅保持了 MDRD 方程对于 eGFR 小于 60 ml/(min·1.73 m²)优良预测性,同时也降低了 GFR 水平较高的患者 GFR 值的评估偏倚。最近,同时包含血清肌酐而且包含半胱氨酸蛋白酶抑制药 C 的方程也被提出。通过使用这个新方程,可以使得 GFR 的估计更精确和准确,但重要的是,添加半胱氨酸蛋白酶抑制药 C 似乎加强了低 eGFR 与 ESRD 风险和死亡率之间的关联(http://mdrd.com)。

虽然上述介绍的方程优于 GFR 的其他标准测量方法,但对于肌酐平衡不稳定的患者或具有医疗条件干扰肌酐排泄或肌酐测定或二者兼有的患者(如糖尿病酮症酸中毒或用某些头孢菌素)。这些方程在潜在无肾疾病和正常肾功能的活体肾移植供体的使用中仍有疑问。在捐肾者中,他们剩余的肾是正常的,并且没有慢性肾损伤的潜在原因。KDIGO 分级、GFR、蛋白尿代表了一种改进的肾疾病分类方法,更准确地描述了疾病进展风险(KDIGO Committee,2013;Levin and Stevens,2014)。

鉴于 K/DOQI 和新的 KDIGO 对肾功能的分级与 GFR 水平相关联,许多医学中心和商业实验室开始使用由 SCr 估计的 eGFR 作为反映肾功能的主要指标,因为单独使用 SCr 是不完善的。MDRD 研究公式是目前最常用的来估计 GFR 的方法,然而可以预期的是,大多数实验室最终会将 CKD-EPI 方程作为估计 GFR 的主要方法。但是用任何方程得出的 GFR,对于以下患者是不合适的:快速变化的肾功能、处于年龄和身材的极限、明显的营养不良或肥胖症、截瘫或四肢瘫痪、完全素食主义者,或者疾病影响到了骨骼肌的状态的患者。更有甚者,在肾功能缓慢进展恶化的住院患者中,MDRD 方程和 eGFR 在对这一人群估计 GFR 的作用不佳,也不是测量 RRF 的可靠方法(Poggio et al,2005)。

(七)蛋白尿

蛋白尿是肾小球损伤的标志。清蛋白分泌的增加对于由糖尿病、肾小球疾病、间质性疾病、高血压所引起的 CKD 来说是一个敏感的指标。美国糖尿病联合会和美国国立肾基金会推荐用检测蛋白尿的方法对 CKD 进行筛查评估(Levey et al,1998;American Diabetes Association,2001)。最近,KDIGO 修改的 CKD 分级系统建议在 CKD 阶段尤其是 CKD3 期中添加是否存在蛋白尿。研究表明,蛋白尿与 GFR 在预测死亡率和 ESRD 方面同样重要(Astor et al,2011)。成人蛋白尿可以通过以下方法识别:白蛋白检测片、尿白蛋白浓度(UAC)、用晨尿样本检测清蛋白与肌酐比(ACR),或者 24h 尿蛋白总量≥30mg(Gansevoort et al,2005)。标准的尿蛋白检测片对于低浓度清蛋白(<10mg/dl)和一些轻链免疫球蛋白是不敏感的。脱水、血尿、锻炼、感染和过度碱性尿(pH>8)都能引起假阳性结果。另外,随机尿蛋白/肌酐比值也可用于评估和管理已经进入 CKD 的患者(见表 5-5)。这种方法提供了与 24h 尿液收集相媲美的蛋白尿评估;例外情况是在肌肉质量差异较大(低或高)的受试者中,比例可能会不准确。

(八)影像学评估

对慢性肾疾病(CKD)患者影像学评估必须考虑造影剂对残余肾功能的影响。在慢性肾疾病时,影像学技术常常用来检查新发生的急性肾衰竭或者检查非肾部位的潜在问题(例如心脏导管术、周围血管情况及腹部检查)。造影剂可导致潜在的肾疾病的恶化以致需要 RRT。所以,在进行造影之前,必须先权衡造影造成损伤的风险,以便使获益与受损害相平衡。所有 eGFR 低于 30 ml/(min·1.73m^2)的患者都应考虑其他诊断手段,以及预防策略来避免肾功能的恶化。特殊的检测方法可能有助于降低慢性肾疾病患者在进行影像学检查时可能发生的急性肾衰竭的危险性。这些措施包括扩容、静脉输注生理盐水进行水化、用低渗或等渗造影剂和小剂量造影剂。或者,使用非对比成像技术,如 CO_2 血管造影术的使用。延长两次造影之间的时间 也同样对预防肾功能的恶化有帮助(Thomsen,2003;Liss et al,2005)。相关内容见先前针对进行肾小管坏死预防的建议部分。对于肾功能保存较好[>30 ml/(min·1.73 m^2)]的受试者,应考虑使用钆替代碘对比剂,并始终记住肾源性全身纤维化(NSF)的风险(Manjunath and Perazella,2011;Perazella and Reilly,2011)。

在慢性肾疾病和糖尿病患者中,应用生理盐水降低造影剂所致肾病变的重要性以及具体用量已经确定(Solomon et al,1994)。虽然对糖尿病患者进行影像学造影剂检查的过程中使用甘露醇并没有更多的益处;然而,同时注射碳酸氢钠及 N-乙酰半胱氨酸会有所帮助。应用 N-乙酰半胱氨酸作为抗氧化剂(600mg,2/d,于注射造影剂当日及前日口服),同时静脉注射 0.45% 氯化钠溶液进行水化,可以降低进行造影剂检查的患者罹患急性肾衰竭的风险,然而对于这样做的意义还存在争议(O'Sullivan et al,2013)。

尽管钆不是 AKI 的原因或 CKD 进展的触发因素,对于中等至高级 CKD 患者,使用钆进行成像技术(如 MRI)已成为一个重要问题。基于钆的药物对比剂与 NSF 之间的联系已经确立(Perazella,2008;Reiter et al,2012)。NSF 是以几个器官部位的纤维化为特征的全身性病症。已接受钆的 ESRD 患者的 NSF 已被普遍描述为皮肤纤维化。对称性双侧纤维化硬化斑块或皮下结节表现这种情况的特征。脚、脚踝、小腿和手是常见的起始部位，随后伸展到四肢、躯干和背部更近端的区域。所有病例都有皮肤受累，全身器官受累更加多变。NSF 可以波及结缔组织和肌肉，从而限制了这些患者的运动能力，其他内脏器官也可以参与。诊断是结合临床和组织病理学的。NSF 的自然病史表现为渐进性，导致死亡率高，尽管一小部分患者中病情可以稳定而不至于继续进展。

钆是一种非离子型高渗性造影剂，由肾排泄，所以它的半衰期(在肾功能正常的患者中为 $1 \sim 1.5h$)随着肾功能的降低而延长。有几种类型的钆制剂可供使用，NSF 已被证实与目前可用的所有钆制剂相关，但风险可能因种类而异。与碘造影剂相反，钆似乎不具有直接的肾毒性作用，但是它对未经肾排泄其他组织的毒性值得关注。

晚期肾病[<30 ml/$(min \cdot 1.73m^2)$]或透析治疗患者中避免钆是主要的预防进展策略，因目前疾病一旦形成后还没有有效的治疗方法(Perazella,2008;Perazella and Reilly,2011;Reiter et al,2012)。如果绝对需要使用钆(益处大于风险)，那么已经接受透析的患者服用钆后应立即进行血液透析。腹膜透析似乎不能有效地清除，因此如果不得不使用钆，应该考虑进行几个血液透析疗程以清除体内的钆。

(九)尿液分析和肾活检

尿沉渣检查对于诊断 CKD 和鉴别肾病类型很有帮助。所有的 CKD 患者都应当接受尿沉渣检查。沉渣中的细胞可以来自肾或泌尿管道的其他部位。红细胞管型的出现强烈提示肾小球肾炎，特别是出现异型红细胞时。尿路嗜酸性粒细胞的出现常常与变态性肾小管间质性肾炎有关，但有一项研究对这个观点提出质疑(Muriithi et al,2013)。患者有明显的慢性肾疾病征象，如果尿液检查呈阴性，也应当在其他时间再次取尿液标本检查。因为普通尿常规不能检测到肾小管上皮细胞(在尿液中呈管型)、结晶体、真菌或寄生虫，因此应进行尿沉渣检查。

肾活检一般不常用于诊断无症状血尿，但是如果 GFR 降至每 $1.73m^2$ 少于 60ml/min 且尿液分析异常时，就有必要进行肾活检。肾活检的路径无论是微创的(CT 引导，超声引导)还是开放的(标准手术或腹腔镜下)，取决于患者的临床状况、体质、凝血参数和医师的操作经验。肾小球结构损伤的严重程度和疾病的免疫病理分型对预测肾病的预后有帮助。

(十)肾保护策略

无论早期肾损伤的实质是什么，一旦达到临界数量的肾单位损伤，那么幸存的肾单位数目就会逐渐减少，随之肾小球滤过率也呈现稳定下降的趋势。对于患有慢性肾疾病的患者而言，尚无特效延迟肾单位损失的方法(Brenner,2003)。然而，越来越明确的是，有计划地进行肾功能评估及治疗是可行的，而且可以系统性地用于大量慢性肾疾病患者，从而降低进一步恶化的风险。

国际肾病协会 2004 年调查小组关于肾疾病进展的报道(Zandi-Nejad and Brenner,2005)指出许多阻止慢性肾疾病进展的治疗措施，包括改善生活方式、控制血压、减少糖分摄入、改善蛋白尿、严格控制蛋白摄入和控制脂类摄入、避免肾毒性药物使用、尽早咨询肾病医师、纠正贫血、优化钙磷乘积、纠正酸中毒，以及保持液体平衡。

比较不同药物的药理学实验已经表明，对于血压控制较好的患者，其肾功能恶化的速度较其他患者要低。新的指南为慢性肾疾病中高血压的治疗提供了建议(James et al,2014)。对于有慢性肾疾病的患者来说，血压应该控制在 140/90mmHg 以下。用于阻滞肾素-血管紧张素系统的药物，如 ACEI 类或 ARB 类药物，现在是慢性肾疾病患者抗高血压的一线用药。理论上，血管紧张素 II 通过血流动力学和非血流动力学机制在进行性肾疾病中起到关键作用。通过降低肾小球内压和减少尿蛋白、阻滞肾素-血管紧张素系统对保护肾功能起到重要作用。因为蛋白尿在肾纤维化过程中扮演前哨角色，减少尿蛋白含量与延缓疾病进展密切相关。一项随机临床试验的荟萃分析证实了蛋白尿的预测价值，大量患者使用 ACEI 药物，其尿蛋白含量降低，肾功能得到保护(Chiurchiu et al,2005)。临床研究发现，通过血管紧张素阻断保护肾功能的治疗方法无论是对糖尿病肾病还是非糖尿病肾病均有效(Kshirsagar et al,2000b)。在同一血压水平的情况下，ACEI 对于降低尿蛋白比其他任何一种降压药的幅度都要大。多种 ACEI 类药物在慢性肾疾病中的作用已被评估。在"心脏事件预防评估中的微量清蛋白尿、心血管和肾事件研究"(MICRO-HOPE)试验中,35 077 例糖尿病及微清蛋白尿患者亚组给予雷米普利治疗(Mann et al,2001),缓解了 24% 的患者从微量清蛋白尿到严重肾病的进展过程(P=0.027)。在肾功能不全进程中 ACEI 的作用(AIPRI)的研究中,抗高血压或抗蛋白尿的作用只能部分解释 ACEI 组中风险的降低(Maschio et al,1996)。AIPRI 对 11 项随机临床试验进行了荟萃分析,包含了 17 060 例非糖尿病性肾病的患者。研究结果表明,就延缓病程来看,包含 ACEI 的抗高血压疗法比不包含的效果更好。在"雷米普利治疗肾病效果"的研究中,也得到了同样的结论(GISEN Group,1997)。Jafar 及其同事(1999)认为雷米普利除了本身的降血压和抗蛋白尿作用外,还存在其他作用机制(Jafar et al,1999)。

血管紧张素受体阻滞药(ARB)可以阻滞 Ⅰ型血管紧张素 Ⅱ 受体。两项大样本的随机前瞻性研究证实,ARB 可以延缓有明显肾病症状的 2 型糖尿病患者的 CDK 进展(Lewis et al,2001;Parving et al,2001)。厄贝沙坦糖尿病肾病(IDNT)试验通过对 1715 例患有 2 型糖尿病的患者进行试验,比较了 ARB 类药物(厄贝沙坦)和传统疗法或钙通道拮抗药氨氯地平的疗效。血清肌酐增倍的危险度比安慰剂组和氨氯地平组分别低 29%(P=0.009)和 39%(P<0.001)。此外,缬沙坦降低微量蛋白尿的试验(Parving et al,2001)也表明 ARB 类药物能延缓 2 型糖尿病患者 CKD 的病情进展。

联合应用 ACEI 和 ARB 药物可以进一步缓解 CDK 的进程,以及与之相伴的高血压、蛋白尿和微量蛋白尿,但有研究对这种方法的安全性提出质疑(Fried et al,2013)。在这项试验中,服用 ARB 药物的患者被随机分组加服 ACEI 和安慰剂,结果表明,联用药对于延缓肾衰竭的进程有一定益处,但随着时间增长效果递减;联合用药对于降低死亡率或心血管意外风险无明显改善。最后因为担心联合用药会导致高钾血症和急性肾损伤,试验最终中止了。一些服用 ACEI 的 CKD 患者由于脱水、充血性心力衰竭和低血压出现肾低

灌注的情况,导致急性肾功能储备下降。双侧肾动脉狭窄的患者以及肾囊肿大于 10cm 的多囊肾患者,在使用 ACEI 类药物时也会出现肾功能储备下降。在开始应用 ACEI 治疗后 SCr 升高大于 1 mg/dl 应立即进行临床评价以解释基线功能的改变。

在调节血管紧张度的血流动力学因素和调节循环脂质的代谢因素间存在复杂的关系。现在研究表明 3-羟基-3-甲基戊二酸单酰辅酶 A(HMG-CoA)还原酶抑制药可以减少纤维形成,并可减少肾小球系膜和平滑肌细胞的增生,同时减少整合素黏附分子的产生(Keane,2000)。**虽然 HMG-CoA 还原酶抑制药可以作为 CKD 药物治疗的一部分,也能一定程度降低蛋白尿,但并不能引起 GFR 的升高**(Navaneethan et al,2009b)。**这类药物主要的优势还是在于保护心血管系统**(Navaneethan et al,2009b)。

在过去的 25 年中,限制蛋白摄入一直被认为可以改善肾功能不全的症状并延缓其进展(Fouque and Laville,2009)。然而,患者在没有规范的饮食计划的情况下,低蛋白饮食会导致蛋白摄入量过少和其他一些营养参数的下降。许多不同的膳食已经用来帮助延缓 CKD 的进程了,这些膳食组成包括低蛋白[0.6/kg(理想体重)]饮食、极低蛋白(每日蛋白 0.3g/kg,主要为植物蛋白)饮食、极低蛋白并补充必需氨基酸或极低蛋白并补充必需氨基酸和去氮氨基酸类似物(酮酸)(ketoacids)。CKD 患者总的膳食蛋白需求为每天 0.6～0.8g/kg(Fouque et al,2011)。最近一项对"肾病饮食改良(MDRD)"研究结果的深入分析表明,非糖尿病患者每天蛋白摄入每减少 0.2g/kg 就会使肾小球滤过率减少的速率减慢 29%,同时透析间隔时间延长 51%(Mitch,2000)。另外还有几项研究也表明,限制膳食蛋白无论对糖尿病患者还是非糖尿病患者,在延缓 CKD 进程方面都有好处(Pedrini et al,1996;Kasiske et al,1998;Fouque and Laville,2009)。

表 5-7 概括了保护 CKD 患者肾功能的总策略(Jafar et al,1999;Zandi-Nejad and Brenner,2005;James et al,2014)。**这种综合策略包括特殊干预、治疗方法、监控和治疗目标。**

表 5-7 CKD 中保护肾功能的综合策略

焦点	目标	方法
血压控制	<140/90 mmHg	ACEI,ARB,限盐,利尿
减少蛋白尿	<0.5g/d	ACEI,ARB,醛固酮受体阻滞药?
控制血糖	HbA1C<7%	口服降糖药,饮食,胰岛素
限制蛋白摄入	每天 0.6～0.8g/kg	饮食指导
降低血脂	LDL≤70 mg/dl[†]	他汀类降脂药[††],降低三酰甘油药物
纠正贫血	Hb 处于 11～12g/dl	促红细胞生成素,铁剂
改善生活方式	理想体重[*]	减肥计划(饮食控制,手术)
	戒烟	抗抑郁药
	每周 3 次锻炼	
	调节心情	
钙磷乘积	钙磷乘积<55	补充维生素 D
	磷<5.5mg/dl	限制饮食中磷摄入
	全甲状旁腺素水平 70～110pg/ml(CKD4 期),30～70 pg/ml(CKD3 期)	磷结合剂
	25 羟维生素 D>30ng/ml	

[*] 避免营养不良

[†] 考虑测量非常规危险因素:高半胱氨酸、脂蛋白 A、C 反应蛋白、纤维素原

[††] 应用叶酸治疗高半胱氨酸血症

ACEI. 血管紧张素转化酶;ARB. 血管紧张素受体阻滞药;CKD. 慢性肾疾病;Hb.血红蛋白;LDL. 低密度脂蛋白

(十一)慢性肾疾病和终末期肾病的术前评估

对于计划进行择期手术的慢性肾疾病(CKD)或终末期肾病(RSED)的患者来说,对手术风险进行完整的术前评估是很有必要的(Trainor et al,2011)。术前的风险主要可以归为患者风险、手术风险和麻醉风险三类(Bronson,2000)。CKD 患者需要严密的评估,因为他们可能存在影响预后的多种并发症。手术风险与手术本身带来的生理刺激呈正比。美国麻醉医师协会根据体质的情况划分五个等级,这五个等级 7d 死亡率分别从 0.7%(非器质性或精神性疾病)到33.58%(几乎没有生存希望)。然而,这种分级并没有考虑到手术相关风险,并且没有 CKD 特殊的风险评价。通常,高风险手术包括大关节置换、开颅手术、心脏手术、大肠手术及剖腹探查术。麻醉风险重点考虑麻醉药物和术中可能出现出血的情况的生理反应,这些情况包括低血压、高血压、失血、心动过速、缺氧、心肌抑制和急性肾衰竭等。在 CKD 与 ESRD 患者中,预测发生心血管事件的主要指标是存在活动性的心肌缺血、较差的左心室功能,以及室性心律失常等。

对于存在心肌缺血、室性心律失常和左心室射血分数异常的患者,应在术前进行标准的心血管检测。虽然运动平板试验比药物试验更有帮助,但由于运动能力,大多数 CKD 与 ESRD 患者不能达到最大预测心率。多巴酚丁胺负荷超声心动检查可能是筛查 CKD 患者伴随冠状动脉疾病的最好方法(Marwick et al,1998)。多巴酚丁胺负荷超声心动检查阴性提示短期内发生心血管事件的概率较低(Chertow et al,1997)。

高血压也是也是手术的风险因素。血压达到或高于 180/110mmHg 预示着较高的术后心肌缺血风险。若有可能,手术应推迟到血压降至 CKD 患者可接受范围再行手术(James et al,2014)。

合并有慢性阻塞性肺疾病、活动性哮喘或流感的 CKD 患者术后出现肺部并发症的风险较高。上腹部和胸部手术对肺功能造成影响的可能性也较大。若第一秒用力呼气量大于 2L,出现并发症的风险则较低。若第一秒的用力呼气量小于 1L,出现术后并发症的风险则较高。在手术前至少 3

个月开始戒烟能很大程度减少肺部并发症的风险。

合并糖尿病的 CKD 患者在术前应控制好血糖（<200mg/dl）。血糖水平高于 300mg/dl 会增加术后感染的风险。合并糖尿病的 CKD 患者口服降糖药需要密切监测血糖，因为低血糖合并脓毒症或营养不良会增加发病率和死亡率。

CKD 与 ESRD 患者在营养不良时应尽量避免行择期手术。血清清蛋白水平低于 3.5g/dl，清蛋白前体的水平低于 30mg/dl、蛋白氮或蛋白质的分解代谢率低于 0.8g/（kg·d），主观营养评分低于 5 分等代表营养不良。术前应该补充营养（蛋白质、热量）以改善患者的基础营养水平。对于食欲缺乏的患者，所有影响食欲的药物都应停用并考虑应用增进食欲的药物（如甲地孕酮）。

在 CKD 与 ESRD 患者中，应密切监测药物剂量以免发生可逆的和不可逆的肾损伤。其中，首要的是避免应用能加快肾储备减少的药物。不良事件发生的风险可能与患者残存肾的功能失调的程度有关。尿毒症毒素可调节细胞因子 P_{450} 酶的活性，降低肾小球对药物的通透性和改变肾小管的分泌。在 CKD 与 ESRD 患者中较高风险的治疗方案有 ACEI、造影剂、低容量、NSAIDs、环氧化酶-2 抑制药及氨基糖苷类抗生素等。

（十二）医疗管理：预防尿毒症并发症

实现最优化肾护理的综合方案始于肾衰竭的早期检测与干预，以期延缓疾病进展、预防尿毒症并发症，并在必要时进行患者准备，实施肾替代疗法，优化患者生存（Pereira，2000）。

肾小球滤过率（GFR）下降可引起多种器官系统并发症。**最常见的慢性肾病（CKD）相关并发症有高血压、贫血、营养不良、骨疾病、神经疾病，以及生活质量的改变。当患者从 CKD 2 期进展至更高阶时，其发生其他并发症的可能性也更大。**并发症的检测、监测水平也随疾病的进展而升高。糖尿病、高血压、高脂血症、吸烟、运动、心理因素、贫血、动脉僵硬度、血管/瓣膜钙化，以及骨疾病的钙离子与代谢水平等诸多危险因素，可使发生心血管疾病的风险增大。

临床上相当一部分 CKD 患者在达到透析阶段之前便已因心血管事件死亡，因而临床工作者应对这些危险因素予以足够的重视（Chro-nic Kidney Disease et al，2010）。第八届全国高血压预防、检测、评估和治疗联合委员会（JNC8）已对相关指南进行了更新，对于>18 岁的 CKD 患者，基础治疗应包括使用 ACEI/ARB 药物将血压控制在 140/90 以下（James et al，2014）。该类药物在控制血压的同时也能起到保护肾的作用。

传统的动脉粥样硬化危险因素往往与 CKD 相伴行，高密度脂蛋白下降，同型半胱氨酸、低密度脂蛋白及脂蛋白 A 升高，使降低血脂治疗及心血管疾病筛查显得十分必要。2001 年美国国家胆固醇教育计划（NCEP）第三份报告的执行摘要表明，基于心脏保护研究和 PROVE-IT 研究结果，将低密度脂蛋白稳定控制在 100mg/L 以下可使该类尤其是高危患者额外获益（Expert Panel on Detection，Evaluation，and Treatment of High Blood Cholesterol in Adults，2001）。此类药物的使用对象不仅仅局限于 CKD 5 期以前患者，对于接受了肾移植的患者同样适用。一项 Meta 分析对诸多降血脂药物在 PD、HD 以及接受肾移植患者中的疗效进行对比，证明了他汀类药物 3-羟基-3-甲基-戊二酸单酰辅酶 A 还原酶抑制药（HMG-CoA reductase inhibitors）的有效性（Massy and Kasiske，1996）并在一份更新报告中得到了验证（Navaneethan et al，2009b）。虽然因个体差异性需要定期监测空腹血脂及肝功能，但他汀类和纤维酸衍生物类药物均被证实是有效的。对于已进展至透析的患者，最新消息表明他汀类药物治疗方案有所不同。两大多中心随机对照试验研究了两种他汀类药物在 HD 患者中作用，结果均发现他汀类药物治疗组与安慰剂组相比，尽管前者能有效降低 LDL 水平，在预防全因死亡率和心血管因素死亡率方面并无显著差异（Wanner et al，2005；Fellstrom et al，2009）。基于上述结果，使用他汀类药物来降低 HD 患者死亡率没有得到相关认证（Navaneethan et al，2009a）。

吸烟被普遍认为是心血管疾病的独立危险因素，患有该类疾病的患者应当及时予以劝阻。吸烟与心血管结局显著关联进一步强调了戒烟的重要性。

CKD 患者更易发生血管/瓣膜钙化，且对患者生存有影响（Blacher et al，1999）。虽无随机试验证明治疗钙-磷异常或使用钙基磷结合药可以降低 CVD 结局,但 K/DOQI 临床实践指南推荐对发生有严重血管钙化的伴有骨代谢疾病的 CKD 患者使用非钙离子结合药(Malberti,2013)。肾性骨病具体从 CKD 几期开始发生目前没有定论,早期筛查钙磷代谢异常和肾性骨病的可靠方法目前也无一致结论,但明显的是,对于 GFR 低于 60 ml/(min · 1.73 m²)的患者,其发生骨代谢异常的可能性更大。

超重和肥胖可增加患多种心血管并发症的风险和全因死亡率。减肥是超重患者重要的生活调节方式。虽然蛋白质-能量营养不良,以及蛋白-能量消耗在 CKD 患者中常见,但缺乏单一鉴别营养不良的营养指标。CKD 全程瘦体重的减轻可能不仅是尿毒症恶化的信号,也同时是 CVD 风险增加的标志。评估营养状况的特殊方法有,多频生物电阻抗分析法、双能 X 线吸收仪、主观全面营养评价,以及握力的测量。

所有 CKD 糖尿病患者应遵循美国糖尿病协会指南控制血糖。糖化血红蛋白 A1C 目标值应低于 7%,餐前血糖目标值 80～100mg/dl,睡前血糖 100～140mg/dl。

多项观察性研究表明,贫血对 CKD 患者的心血管有不利影响。我们无法确认改善贫血能有效预防 CKD 患者心血管疾病,但有一项研究表明,维持血红蛋白水平在正常或接近正常水平,与更差的心血管结果有关(Singh et al,2006)。具有贫血症状且红细胞比容小于 30% 的 CKD 患者,使用重组人红细胞生成素(rHu-EPO)似乎获益最大。2012 年 KDIGO 指南推荐血红蛋白的治疗目标为 10～11g/dl(KDIGO Committee,2013)。但值得注意的是,当血红蛋白浓度随 EPO 治疗的推进而升高时,对高血压也更难以控制。

心血管疾病可在 CKD 早期发生。CrCl 低于 25～30ml/min 的患者左心室肥厚的发生率为 38%～45%,而伴有 RRF 的 CrCl 较高组为 16%～31%。对肾衰竭尤其是高风险患者行心血管疾病无创检查十分有用。与非肾衰竭患者相比,肾衰竭患者灌注成像诊断的准确性更低。多巴酚丁胺负荷超声心动图作为 CKD/ESRD 患者的重要筛查工具,其诊断冠脉疾病的敏感度和特异性分别为 96% 与 86%(Marwick et al,1998)。

积极应对 CKD 并存病对于延长患者生存时间有至关重要的作用。

(十三)肾替代疗法(RRT)起始治疗

2012 KDIGO 指南建议,当出现以下任一症状时便开始透析治疗:尿毒症症状、不可控的血压或血容量、营养状况进行性恶化或认知损伤(KDIGO Committee,2013)。当 GFR 低于 10 ml/(min · 1.73 m²)时,易发生肾衰竭晚期并发症。较为理想的处理方式是,当 GFR 低于 20 ml/(min · 1.73 m²)时,即开始患者 RRT 初始化治疗评估,且优先考虑肾移植。尽管如此,但相当一部分患者在接受透析之初其肾代偿能力便已小于 10 ml/(min · 1.73 m²)。Obrador 等分析了美国 1995 年 4 月至 1997 年 9 月的 90 897 例开始接受透析患者的数据,发现透析之初的 SCr 为(8.5±3.8)mg/dl,GFR 预测值为(7.1±3.1)ml/(min · 1.73 m²)。总的来说,延误了治疗的患者死亡率远高于及时行 RRT 者。一项由 362 例患者透析前回顾性队列研究表明,延误治疗的预测因素有年龄大于 65 岁、女性,以及充血性心力衰竭(Holland and Lam,2000),而血液透析初始化治疗时死亡率最高(Robinson et al,2014)。

很多来自不同角度的证据是及时启动 RRT 方案的基石。自发的蛋白质摄取限制可随肾功能的下降而发生。肾功能下降与异常的蛋白代谢、营养不良及不良临床结果有关。低血清蛋白水平与 HD、PD 患者高死亡风险相关。

(十四)终末期肾患者人口统计及治疗选择

全世界由 RRT 进展至 ESRD 患者(CKD 5 期)近年来呈一稳定增长趋势。美国 2011 年 ESRD 发病率为 357/100 万(U. S. Renal Data System,2013)。2005－2011 年,ESRD 发病率有所下降,但总的发生例数持续升高(U. S. Renal Data System,2013)。美国 ESRD 患者总例数约为 60 万。接受肾移植例数稳定维持在 16 000～17 000 例/年,其中每年 9500～10 500 例死亡供体移植和 6000～7000 名活体移植。自 2004 年以来,活体移植下降了 13%,供体人口结构发生了变化(Rodrigue et al,2013)。

使 ESRD 患者全面意识到透析治疗可使获益十分必要。透析结果与实践模式研究(DOPPS)是一项由七个国家(法国、德国、意大利、日本、西班牙、英国和美国)大量透析患者组成的前瞻性纵向研究(Young,2000),将 DOPPS 工作范围与 K/DOQI 和现在的 KDIGO 目标相关联将有助于发展持续性改进质量项目,并为全球的透析中心提供直接反馈(Augustine et al,2004)。DOPPS 已收集的信息将影响贫血管理、可修饰的 HD 实践来优化结果、血管通路、死亡率和住院治疗、营养指标、抑郁症评估、处方使用、酸中毒和维生素处方等相关问题(Pisoni et al,2012)。

RRT 患者的死亡率受入选糖尿病患者的百分比、透析剂量、选用的 HD 膜、促红细胞生成素治疗及营养状态影响很大。美国调整后的透析患者死亡率现在正在下降(www. USRDS. org)。

接受了透析或肾移植与美国普通民众的期望剩余寿命相比结果表明,ESRD 患者的长期生存率较差(U. S. Renal Data System,2013)。**透析患者的预期剩余寿命仅为是普通人口的 1/4～1/6,而移植患者的预期寿命是透析患者的 2～3 倍,是当下普通人口的 70%～80%。**对于 ESRD 人群,女性与男性相比结果更差,前者住院、贫血、血管通路问题、营养不良发生率更高,生活质量和获得移植途径较更差(Sehgal,2000)。

多种 RRT 可用于 ESRD 患者的治疗,最常用的是血液透析、腹膜透析和肾移植。其他治疗方法包括血液透滤(间歇性血液滤过与连续性血液透析相结合)和夜间家庭透析(夜间持续低流量透析)。尽管透析治疗方案有其优势,但比较结果表明,对于 ESRD 患者肾移植仍为最佳整体治疗选择。透析时间可能会影响 RTT 的成功,接受血液透析超过 10 年再行肾移植的患者比接受较短透析时间的肾移植患者预后要差(Meier-Kriesche et al,2000)。这一发现可能与慢性透析治疗患者发生固定的血管缺陷有关。有报道证实,透析时间越长越负面影响移植后移植物及患者生存(Meier-Kriesche et al,2000)。该效应与年龄、种族、捐赠者特征及原发病无关。因此,达到 ESRD 的患者应行无透性肾移植或他们进行透析后尽快进行移植。

比较非糖尿病患者的不同 RRT 效果时,必须考虑评估死亡率所用统计模型的类型(Cox 比例风险回归与泊松回归)、分析类型(意向性治疗与已治疗)、研究患者的类型(普遍与事件)。Vonesh 及其同事报道,一些特殊的结果与年龄、形态分层密切相关(Vonesh et al,2004)。适当的患者选择对于优化每例 ESRD 患者的寿命年至关重要。与 HD 相比,PD 可提供早期生存优势,但对于年龄大于 45 岁的糖尿病患者,以 HD 开始治疗更具生存优势(单位:月)。

并非所有患者都能从 RRT 中获益。对于阻止或撤回不理想成人 ESRD 患者行透析治疗的相关推荐已经发表,该结果基于美国肾医师协会(RPA)、美国社会肾病学(ASN)与广泛具有代表性的 ESRD 患者、家庭,以及非肾病学家的反馈(Galla,2000;Fissell et al,2005)。

美国目前有 93% 的透析患者接受血液透析治疗,7% 接受腹膜透析治疗(U. S. Renal Data System,2013)。肾疾病连续谱(图 5-7)显示了透析患者从早期诊断到管理这一整个肾病护理中的关键连接。每个阶段的护理流程均应基于循证医学建议,并与可提供组织或健康护理团队持续反馈的审计工具相连以优化结果。将 RRT 进行综合分配的理念是延长 ESRD 生存时间的关键。结合血液透析、腹膜透析,以及肾移植的综合方法,可能是提供优化生存的最佳途径。综合护理体现在对于先进行腹膜透析治疗,并在腹膜透析或患者相关问题发生时及时转移至血液透析的患者,与始终采用血液透析的患者相比,前者生存时间较后者有所提高(Van Biesen et al,2000)。框图 5-10 表明转移点可刺激一种治疗方案向另一种方案转换。RRF 保留时间在腹膜透析条件下比血液透析更长。腹膜透析的血压控制更好,室性心律失常也更少发。但 3 年后体重增加和透析不充分在接受腹膜透析的患者中更常见。血管通路问题和血流动力学不稳定性是导致从血液透析转移到腹膜透析的最常见原因,其他因素还包括感染(腹膜炎、导管、隧道感染)、透析不充分和导管故障。血液透析充足性、腹膜透析充分性、血管通路、贫血管理、骨代谢和营养质量准则已逐步建立起来。

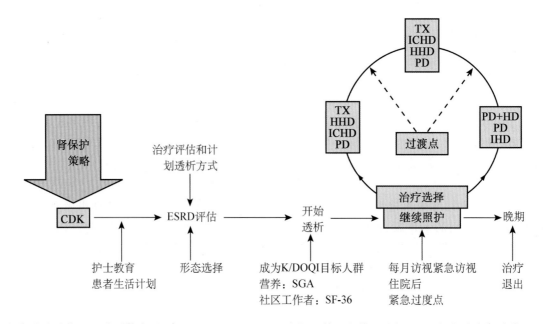

图 5-7　肾病连续体。1. 人群筛查(血清肌酐＞1. 2mg/dl),延迟进展(第 1 和第 2 阶段)。2. 保留残余肾功能(RRF),教育和评估并发症[肾小球滤过率(GFR)分期 3 和 4,以及基于白蛋白尿评分的更高风险]。3. 抢先移植。4. 腹膜透析(PD)/血液透析方式。5. 评估并发症/风险;RRF 15～29ml/(min·1.73m²),准备肾替代疗法。6. 开始透析,避免尿毒症并发症,定义医师问题为基础的护理[GFR 第 5 阶段:＜15ml/(min·1.73m²)]。7. 根据关键时刻整合不同的疗法,以延长生存年限和控制并发症;营养不良,血压不受控制,溶质/水分不足,通道建立失败,RRF 保留。CKD. 慢性肾脏疾病;ESRD. 终末期肾病;HHD. 家庭血液透析;ICHD. 中心血液透析;IHD. 间歇性血液透析;PD. 腹膜透析;SF-36,短型-36;SGA. 主观全局评估;TX. 治疗

框图 5-10　转换治疗方案转折点
腹膜透析转血液透析
反复感染
导管故障
超滤失败
溶质清除不足
心理/认知倦怠
住院/手术
不可控的糖尿病
低血压
血液透析转腹膜透析
反复充血性心力衰竭
血管通路失败
高凝状态
营养不良
透析低血压
家庭护理

(十五)慢性肾脏病/终末期肾脏病住院风险

与非肾衰竭患者相比,CKD 患者住院的可能性高 10 倍,且平均住院时间要多 1d(Thamer et al,1996)。美国 ESRD 入院患者自 1993 年以来维持相对稳定,而住院天数血液透析患者下降 12%,移植下降 16%,PD 下降 19%。继发于糖尿病的 ESRD 患者入院频率最高(U. S. Renal Data System,2013)。住院护理费占 ESRD 总成本的 41%(Bruns et al,1998)。**ESRD 入院的最常见原因包括感染和心血管疾病**(U. S. Renal Data System,2013)。1996 至 1998 年,在美国 ESRD 患者中通用诊断组织(DRG)收取的总入院费用显示了四个最常见的原因,分别为循环(36.4%),肾系统(15.6%),呼吸系统系统(7.4%)和感染(5.7%)(Foley and Collins,2007;Collins et al,2009)。因感染入院的血液透析患者住院率自 1993 年来增加了 43%(U. S. Renal Data System,2013)。血管导管通

路仍然是风险的重要来源。在腹膜透析人群中,住院率和感染率目前保持稳定。接受 RRT 的患者常常因为一般的医疗问题而住院,最常见的原因是并发症。血液透析患者保留时长与其所接受的医疗服务相关,住院的总时间肾内科比内科要少(6.3d:8.1d)(Kshirsagar et al,2000a)。血液透析入院内科比肾内科的总花费要多 2848 美元,而再入院风险二者持平。

Rocco 及其同事通过对网络 VI(北卡罗来纳州、南卡罗来纳州和格鲁吉亚)中 1572 例慢性透析患者进行队列研究,确定了入院的具体风险因素。**每年住院主要风险预测因素包括低血清清蛋白、活动水平下降,糖尿病是 ESRD 的主要原因,外周血管疾病、白种人、年龄增加和充血性心力衰竭**(Rocco et al,1996)。营养状况〔血清清蛋白、肌酐、转铁蛋白、前白蛋白和瘦体重(生物电阻抗)〕和炎症反应(即 C-反应蛋白)是慢性血液透析患者住院治疗的独立预测因子(Ikizler et al,1999)。

Sarnak 和 Jaber 证明,继发于败血症的透析模式(血液透析和腹膜透析)死亡率是一般人群的 1~100 倍(Sarnak and Jaber,2000)。肾移植受体脓毒症相关死亡率高于一般人群,但低于透析患者。感染是 ESRD 患者死亡的第二大原因,伴有获得免疫缺陷尿毒症、高龄,以及广泛的并发症可增加感染风险和肾病患者入院率。

CKD 患者住院期间可能出现急性肾功能恶化。在此建议 RRT 的标准设置在框图 5-11 中列出(Bellomo and Ronco,1998)。对于接受高风险手术的 ESRD 患者,术前应进行连续 3d 的血液透析,并确保稳定的血钾和溶质水平。

框图 5-11　建议的肾替代疗法起始标准
少尿(尿量<200ml/12h)
无尿或极度尿少(尿量<50 ml/12h)
高钾血症($K^+>6.5$ mmol/L)
严重酸血症(pH<7.1)
氮质血症(尿素>30 mmol/L)
临床上显著的器官(特别是肺)水肿
尿毒症性脑病
尿毒症性心包炎
尿毒症性神经病/肌病
严重的钠电解质紊乱(Na>160 或<115 mmol/L)
药物过量与透析毒素

From Bellomo R，Ronco C. Indications and criteria for initiating renal replacement therapy in the intensive care unit. Kidney Int Suppl 1998;66;S106-9.

对于需要 RRT 的患者,容量和溶质波动控制对于达到最佳术后恢复至关重要。门诊患者透析时间安排可能无法达到院内患者的需求。部分患者血流动力学不稳定,可能需要每天或持续强化治疗。对于需行 RRT 的危重患者有不同疗法可用于治疗(表 5-8)。血流动力学不稳定的患者可能无法耐受间歇性 HD 并需要连续静脉血液透析。

表 5-8　慢性肾病患者急性肾功能衰竭的治疗方法

治疗	定义	指征	方式选择
血液透析	通过半透膜的对流过程	去除溶质/水,高钾血症	IHD,DHD,CAVHD,CVVHD
血液滤过	用高渗透膜过滤等离子体水来去除基于对流的溶质	体积控制,酸碱失调,氮质血症,充血性心力衰竭,多器官衰竭	IHD,CVVHD,CAVH
血液透析过滤法	通过半透膜的对流和扩散过程,增加了小分子和大分子的去除	酸中毒,可能的多器官衰竭,ARDS,透析不稳定	IHDF,CAVHDF,CVVHDF
超滤	等离子除水,2~5L/24h	液体清除,充血性心力衰竭,全身水肿,插管或再插管风险	SCUF,CVVUF,IUF
持续低效透析	缓慢的通过半透膜的对流过程	因低血压或 SLED 清除不足引起的 IHD 治疗失败	SLED

（续　表）

治疗	定义	指征	方式选择
腹膜透析	腹膜扩散和对流转运	氮质血症,体积控制,低血压,无法进行持续血液透析治疗	CAPD,CCPD(APD)

APD. 自动腹膜透析；ARDS. 急性呼吸窘迫综合征；CAPD. 持续不卧床腹膜透析；CAVH. 持续动静脉血液滤过；CAVHD. 持续动静脉血液透析；CAVHDF. 持续动静脉血液透析滤过；CCPD. 连续循环腹膜透析；CVVHD. 持续静脉血液透析；CVVHDF. 持续静脉血液透析；CVVUF. 连续静脉超滤；DHD. 日常血液透析；IHD. 间歇性血液透析；IHDF. 间歇性血液透析；IUF. 间歇超滤；SCUF. 缓慢连续超滤；SLED. 持续低效透析

血清清蛋白低于 3 g/dl 且对应的低前清蛋白值低于 25 g/dl 的患者,进行肠内营养或积极口服补充。胃肠道无功能时需使用 TPN。应积极实施单独或联合常规血液透析的超滤来控制水肿并降低插管或再插管,充血性心力衰竭和感染相关并发症的风险。

CKD 患者呼吸机控制系统响应性能不佳可妨碍及时撤机(Seki et al,1993),因此再插管在 CKD 中的发病率和死亡率显著较高,应该避免。其他预防策略包括接种疫苗(肺炎球菌、流感、肝炎)、控制高血压、鉴别充血性心力衰竭高危患者、早期治疗上呼吸道感染与支气管炎,并优化功能状态(视力评估、锻炼、认知稳定性)。确定可导致患者住院治疗的风险特征,同时设计一个可改变风险因素的管理计划是必不可少并有待进一步研究的。

要点:慢性肾功能衰竭

- NKF 于 2002 年制定并公布了 CKD 的临床实践指南,以更一致地诊断和治疗 CKD 及其并发症。该指南由 KDIGO 更新(KDIGO Committee,2013)。现在 CKD 的分类除纳入 GFR 评估外,还包括了清蛋白尿评估,这更好地反映了肾病对健康的影响。
- 当达到某一设定点时(通常 GFR 降低≥50%),即使最初的损伤变得无效,肾功能依旧会进行性减退,即过度滤过学说。
- 肾功能不全的进展涉及血流动力学和非血流动力学机制。
- ACEI 和 ARB 是通过血流动力学和非血流动力学机制减缓肾疾病进展的最有效的药物。
- CKD 最常见的病因是糖尿病和高血压。
- CKD 相关的并发症需要治疗以优化生存并降低发病率,包括管理高血压、血脂,戒烟,目标体重、贫血和血糖控制。
- 严重的不良问题 NSF 与钆造影剂有关。
- 主要手术干预要求彻底的医学评估,特别是心血管健康。

参考文献

完整的参考文献列表通过 www. expertconsult. com 在线获取。

推荐阅读

Bellomo R,Chapman M,Finfer S,et al. Low-dose dopamine in patients with early renal dysfunction:a placebo-controlled randomised trial. Australian and New Zealand Intensive Care Society (ANZICS) Clinical Trials Group. Lancet 2000;356 (9248):2139-43.

Bonventre JV,Zuk A. Ischemic acute renal failure:an inflammatory disease? Kidney Int 2004;66 (2):480-5.

Brenner BM,Mackenzie HS. Nephron mass as a risk factor for progression of renal disease. Kidney Int Suppl 1997;63:S124-7.

Chiurchiu C,Remuzzi G,Ruggenenti P. Angiotensin-converting enzyme inhibition and renal protection in nondiabetic patients:the data of the meta-analyses. J Am Soc Nephrol 2005;16 (Suppl. 1):S58-63.

Fogo AB. Glomerular hypertension,abnormal glomerular growth,and progression of renal diseases. Kidney Int

Suppl 2000;75:S15-21.

Goldfarb DA,O'Hara J. Etiology,pathogenesis,and management of preoperative acute renal failure. AUA Update Series 2001;20:26-31,lesson 4.

KDIGO Committee. KDIGO 2012 Clinical Practice Guideline for the Evaluation and Management of Chronic Kidney Disease. Kidney Int Suppl 2013;3 (1).

Khwaja A. KDIGO Clinical Practice Guidelines for Acute Kidney Injury. Nephron Clin Pract 2012; 120 (4): c179-84.

Levey AS,Inker LA,Coresh J. GFR estimation:from physiology to public health. Am J Kidney Dis 2014;63 (5):820-34.

Levin A,Stevens PE. Summary of KDIGO 2012 CKD guideline:behind the scenes,need for guidance,and a framework for moving forward. Kidney Int 2014; 85 (1):49-61.

Perazella MA,Reilly RF. Imaging patients with kidney disease:how do we approach contrast-related toxicity? Am J Med Sci 2011;341 (3):215-21.

Sharfuddin AA,Molitoris BA. Pathophysiology of ischemic acute kidney injury. Nat Rev Nephrol 2011;7 (4): 189-200.

Shilliday IR,Quinn KJ,Allison ME. Loop diuretics in the management of acute renal failure:a prospective,double-blind, placebo-controlled, randomized study. Nephrol Dial Transplant 1997;12 (12):2592-6.

Solomon R,Werner C,Mann D,et al. Effects of saline, mannitol,and furosemide to prevent acute decreases in renal function induced by radiocontrast agents [see comments]. N Engl J Med 1994;331 (21):1416-20.

Trainor D,Borthwick E,Ferguson A. Perioperative management of the hemodialysis patient. Semin Dial 2011; 24 (3):314-26.

U. S. Renal Data System. USRDS 2013 Annual Data Report:Atlas of Chronic Kidney Disease and End-Stage Renal Disease in the United States. Bethesda (MD): National Institutes of Health,National Institute of Diabetes and Digestive and Kidney Diseases;2013.

（周益红　编译　戴英波　审校）

第6章　肾移植

Hans Albin Gritsch, MD, and Jeremy Matthew Blumberg, MD

一、泌尿外科医师在肾移植中的作用

肾替代疗法的发明是 20 世纪医学的重大进展之一。透析治疗最初仅适用于急性肾损伤患者。20 世纪上半叶,肾移植仅取得短期成功和存在许多技术上的失败。通过动物模型的移植实验,阐明了免疫学的许多基本原理。在第二次世界大战期间,烧伤的治疗激发了对植皮的浓厚兴趣。Peter Medawar 教授开始于 1944 年的一系列论文清楚地阐述了移植物排斥的过程,以及身体能够接受来自同一个体或同一双胞胎的组织。此外,大量精彩的实验表明,通过在新生儿期从供体向受体移植细胞可以防止排斥反应(Billingham et al,1953)。血管外科技术和诱导耐受的进展再次引起对器官移植的兴趣。法国的泌尿科医师为许多技术障碍提供了解决方案。1954 年 12 月,由 Peter Bent Brigham 医院的 John P. Merrill(肾病学)、Joseph E. Murray(整形外科)和 J. Hartwell Harrison(泌尿外科)领导的基础科学和临床医学专家团队成功地进行了第一次在同卵双胞胎上实施肾移植手术(Terasaki ,1991;Starzl,1992)。

二、终末期肾病

(一)发病率和患病率

在 20 世纪 60 年代,只有少数几个医疗中心提供透析治疗,并被商业保险公司认为是实验性的。但在随后的几十年中,肾衰竭患者的治疗方案显著改善。1972 年医疗保险法的通过为肾替代治疗(RRT)提供了保障,包括维持透析和肾移植。2011 年终末期肾病(end-stage renal disease,ESRD)接受治疗的患者达 615 899 例,达到了新的高峰。发生透析事件患者的数量是 112 788,2855 例患者接受了优先性移植作为他们的第一种 ESRD 治疗模式;因此,2011 年共有 115 643 例患者开始 ESRD 治疗,低于前两年的水平。血液透析患者开始治疗的发病率在 3 年多来首次下降。首选腹膜透析的 ESRD 患者占 6.6%。ESRD 的患病总数包括 430 273 例透析患者和 185 626 例功能正常的肾移植患者,其中 1 年增长 3.4%,为 615 899 例,是 30 年来最少的(United States Renal DataSystem,2013)。

(二)治疗方式

血液透析通常在诊疗中心进行每次 2.5~5h,1 周 3 次。通过中心静脉置管或大孔径针插入动静脉瘘或移植物中过滤血液。溶质通过扩散穿过半透膜除去;流体清除,也被称为超滤,是通过调节跨膜静水压来控制的。患者经常主诉恶心、肌肉痉挛、低血压和疲劳,需要增加每周治疗次数和降低液体去除率可缓解症状,但通常仅限于那些有专业的护理人员在家中实施治疗的患者。通过动静脉瘘进行永久透析通畅率最高,并降低血源性感染的风险。静脉狭窄并最终缺乏血管通路是通过中心静脉置管进行长期透析日益认识到的并发症。如果可以的话,应在透析治疗的预期开始前至少6个月建立瘘管。腹膜透析利用腹膜的液体和溶质转运的特性作为内源性透析膜。通过外科手术将硅胶导管置入腹腔,并且出口部位由嵌入在皮肤下面尼龙卡球的固定。几周以后,将1500~3000ml无菌高渗溶液注射腹腔,并停留一段时间,以实现适当的溶质去除和超滤,然后再将液体排出,通常在葡萄糖浓度为1.5%~4.25%时获得液体的高渗性。但这会导致明显的热量负荷并增加感染风险。为了减少这个问题,已经引入了含有葡萄糖聚合物(例如艾考糊精)的溶液,以减少溶质的吸收并且增加超滤的时间。不幸的是,艾考糊精和麦芽糖都可能导致定点护理设备错误地升高葡萄糖,可能导致不适当的治疗(Floré and Delanghe,2009)。该过程通常在家中通过机器完成,该机器在患者睡眠(连续循环腹膜透析)或白天定时交换(持续性非卧床腹膜透析),通过液体流量进行调节。与血液透析相比的优点,包括更稳定的血压、溶质去除和提高患者独立性。腹膜透析的主要并发症是细菌性腹膜炎和腹膜纤维化。

(三)透析的长期并发症

根据肾基金会指南(见本卷第5章),长期肾小球滤过率(GFR)小于15 ml/min的患者被归类为第5期慢性肾病。大多数GFR低于10 ml/min的患者是有症状的并且受益于RRT(肾替代治疗)。开始治疗的决定必须根据患者偏好个体化,得以给患者提供最高质量的寿命。随着尸体肾移植的等待时间增加,透析的长期并发症可能对选择肾移植作为合适的治疗方式产生重大影响。延长透析时间增加了移植后并发症的发生率和死亡率的风险。

心血管疾病在该人群中普遍存在,因为高血压和糖尿病是成人ESRD的两个最常见原因。在透析开始时,50%~80%的患者具有左心室肥大,并且冠状动脉疾病的发生率比一般人群高10~20倍。50岁以上的患者在透析的第一年中有20%的死亡率,并且该年龄患有糖尿病的患者中大约一半将在5年后死于透析(United States Renal Data System,2013)。肾功能不全

的患者血压可能难以控制。建议少尿患者限制液体摄入,但会导致慢性口渴。促红细胞生成素的使用显著减少了输血治疗,但贫血仍然是常见问题。透析消除磷效果不佳,可导致严重的瘙痒、结膜刺激症状和骨代谢异常。因此,必须通过饮食限制和磷酸盐结合剂来调节高磷血症。继发性甲状旁腺功能亢进可导致高钙血症。如果血清钙×磷产物大于$60mg^2/dl^2$,则可能发生以血管钙化、血栓形成和称为钙化的坏死为特征的症候群。不应给予ESRD患者磷酸盐灌肠以避免发生该并发症。

高钾血症在ESRD中也更常见,需要限制饮食。如果需要快速矫正,透析是最佳选择。使用山梨糖醇的聚磺苯乙烯口服或肛门给药可引起肠坏死。由于术后阿片类药物或肠梗阻引起的肠功能受损,这种并发症的风险可能会增加(Gerstman et al,1992)。

肾移植通常被认为是肾替代疗法的最佳形式。然而,选择最合适的治疗方法必须根据患者的优先级别和风险评估进行个性化治疗。肾移植应被视为ESRD的另一种治疗选择,而不是治愈方法。每年美国肾移植结果的详细概述会被及时更新(Organ Procurement and Transplantation Network/Scientific Registry of Transplant Recipients,2012)。与患有ESRD的成年人相比,儿童更有可能接受慢性腹膜透析,并且他们更易于进行肾移植(United States Renal Data System,2013)。这方面父母肾捐献者的可用性相对较高,并且当他们被列入尸体肾移植时,儿童具有优先获得权。ESRD患儿的特殊问题包括透析通路受限、生长障碍、营养不良和精神问题。

(四)治疗效果

来自美国肾数据系统(2013)的数据表明,肾移植后的存活率明显优于透析治疗的患者。虽然这可能意味着更健康的患者更有可能接受移植,但更多的对照分析表明,与等待透析的可接受的移植候选者相比,肾移植受者的死亡风险显著降低(Meier-Kriesche et al,2001)。无论治疗方式是透析还是肾移植,死亡的主要原因依次是心脏病、败血症和脑卒中(United States Renal Data System,2013)。

三、肾移植受者的选择

肾移植的目标是提高患者的生存率和生活质量。评估过程旨在评估各种治疗方案的风险和益处。必须对患者进行有关其肾衰竭原因和现有并发症的风险的教育，以及交代手术程序和免疫抑制的风险。应积极探讨各种不同供体对患者和移植物存活率的评估，用现实期望保持对美好未来的希望。

(一)初步筛选

美国的所有透析中心都被授权与移植中心建立联系，所有医疗保险患者都有权接受移植评估。初步筛选过程应确定移植的绝对禁忌证和可控的危险因素(图 6-1)。GFR 小于 20ml/min 的任何患者应有机会请移植小组会诊，以评估移植的风险和潜在的供体选择。移植评估能提供劝告患者的机会，提倡生活方式的改变来保证其身体健康。病态肥胖被定义为体重指数大于 35，在透析人群中更为普遍，并且是一个重要的整体风险因素(Srinivas and Meier-Kriesche，2013)。当增加运动和单纯减少热量摄入失败时，应考虑手术减肥的治疗方案。坚持服用药物、控制饮食和定期随诊是肾移植成功的重要因素。在透析期间遗漏透析治疗，血清磷或钾水平大于 6 mg/dl、吸毒或使用烟草，以及体重增加超过 3 kg 等情况出现时，应开始与医师、社会工作者和营养师进行适当的咨询。抑郁症和其他精神疾病可以通过适当的治疗得到改善，并不是移植的绝对禁忌证。同时必须确定移植后可以作为看护者的人，并将其纳入整个移植过程。

(二)引起肾疾病的原因

当肾功能恶化时，活组织检查可提供最明确的诊断。然而，如果患者在肾超声检查中提示肾萎缩，那么活组织检查很可能显示出原因不明的晚期纤维化。儿童遗尿症或尿路感染(UTI)的病史可能表明未被认识到的先天性疾病。患有原发性局灶性节段性肾小球硬化、溶血性尿毒症综合征、膜增生性肾小球肾炎和原发性草酸盐沉积症的患者，应被告知同种异体移植后疾病复发的重大风险。在移植前，血清肌酐和蛋白尿的进展速度可能有助于预测复发风险。患有原发性草酸盐沉积症和其他代谢疾病的患者可以从肾和肝移植联合中受益。镰状细胞病、淀粉样变性和 Fabry 病的患者移植也增加了疾病复发的风险，但与透析相比，移植仍可受益。免疫球蛋白 A(IgA)肾病是一种常见于移植肾疾病，但很少导致移植失败。高血压和糖尿病是成人肾功能衰竭的最常见原因，但通常需要很多年才能显示移植肾中的疾病证据。常染色体显性遗传性多囊肾病(ADP-KD)、囊虫病、肾发育不全和无抗肾小球基底膜抗体的 Alport 综合征是移植肾中不复发肾病的例子。

(三)围术期并发症高发生率或死亡率情况

冠状动脉疾病在 50% 以上的 ESRD 患者中存在，可能不伴有典型症状。因为接受尸体供肾的患者等待时间较长，定期重新评估疾病的进展很重要(Lentine et al，2012)。50 岁以上患有冠心病、脑血管病、充血性心力衰竭、糖尿病和肾衰竭的患者发生并发症的风险约为 25%(Hoftman et al，2013)。缺乏活动是重要的危险因素，简单地与患者一起步行 100 码(1 码=0.9144m)就可以提供和其他心脏负荷测试一样的评估(McAdams-DeMarco et al，2015)。大多数患者通过药理核医学心脏成像或超声心动图进行筛选，以评估心肌灌注、射血分数和瓣膜功能。心脏检查结果异常的患者应转诊至心脏病专家行进一步评估。吸烟与不良结果密切有关，必须禁烟。任何需要家庭氧气供应的呼吸道疾病都是肾移植的相对禁忌。ADPKD 患者有脑卒中或反复头痛史，或者有脑卒中或脑动脉瘤家族史，应筛查是否存在颅内小动脉瘤。任何严重感染病史的患者都应该被评估调查。除梅毒和结核病外，还应对患者进行筛查，以确定其是否接触过人类免疫缺陷病毒(HIV)、乙型肝炎和丙型肝炎、EB 病毒(EBV)和巨细胞病毒(CMV)。不同国家和地区的地方性传染病筛查方法不同。感染应通过免疫接种治疗或预防，但在大多数情况下不影响移植。从抗反转录病毒联合疗法发展以来，HIV 感染已经发展成慢性疾病。如果他们没有机会性感染的迹象、病毒负荷低，并保持充足的 T 淋巴细胞数量，可以选择 HIV 感染的 ESRD 患者作为肾移植候选者(Stock et al，2010)。

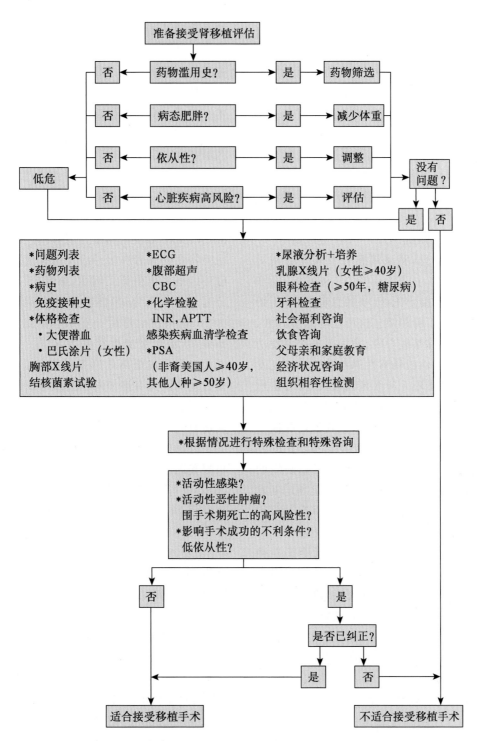

图 6-1　肾移植候选者评估算法。不同情况可能会改变获取数据的顺序。APTT. 部分活化凝血活酶时间；CBC. 全血细胞计数；ECG. 心电图；INR. 国际标准化比率；PSA. 前列腺特异性抗原。＊表示对于泌尿科医师特别重要的项目（Modified from Barry JM. Current status of renal transplantation: patient evaluations and outcomes. Urol Clin North Am 2001;28:788.)

（四）依从性差

任何复杂的外科手术的成功很大程度上取决于患者的动机。解除患者理解的障碍和遵循术后指导对于移植器官的长期存活至关重要。口译员、财务顾问、社会工作者、营养师、药剂师和精神病医师是重要的团队成员。患者和家属必须积极参与改善健康状况的过程。慢性病患者可能发展为异常的应对机制，包括暴饮暴食、缺乏锻炼、抑郁和药物依赖。如果可能的话，应该识别和纠正这些因素。像许多其他与肾功能衰竭相关的疾病一样，它们应该被视为危险因素，而不是移植的绝对禁忌证。

（五）受体恶性肿瘤

与一般人群相比，肾衰竭患者患癌症的相对风险约为 1.18（Maisonneuve et al，1999）。癌症发病率最高的是年龄小于 35 岁的患者，随着年龄的增长，发病率呈下降趋势。这可能与遗传因素、环境暴露、无法清除某些毒素、病毒感染或免疫功能下降有关。侵袭性或转移性恶性肿瘤患者复发的风险极大，一般推荐 5 年无疾病进展，再开始行移植所需的免疫抑制治疗。黑色素瘤的复发风险很高，建议至少等待 5 年，而大多数其他皮肤癌不是禁忌证。随着越来越多的诊断技术和治疗的发展，许多癌症治疗的预后不断提高。根据肿瘤的病理分级和分期，应进行肿瘤学咨询，以确定复发的风险、推荐的随访方案和长期预后情况。分子标记物可改善许多癌症的分类从而优化治疗。

除了超声检查之外，在移植候选者中恶性肿瘤的筛选检查方式与一般人群相同。腹部超声检查用于肾功能衰竭的评估，应该在移植评估期间进行复查，以评估可能提示泌尿系统疾病的情况。获得性囊性疾病的发病率随着透析时间的延长而逐渐增加，由于透析的影响在透析 10 年后高达80%（Ishikawa et al，2010）。因为移植后急性胆囊炎的发病率增加，对于直径>1cm 的胆囊息肉患者及糖尿病和胆囊结石的患者，推荐实施胆囊切除术（Benjamin et al，2009）。如果择期胆囊切除术的风险高，可以不需要对移植候选者行该手术。

（六）移植受者的泌尿系统恶性肿瘤

前列腺癌的最佳治疗是通过肿瘤分级、分期、预估寿命和患者偏好来确定的。低危前列腺癌不

应被视为移植的禁忌证，因为在大多数情况下，ESRD 的发病率和死亡率更高。那些被认为能够接受主动监测的低危前列腺癌患者应该被考虑为肾移植的候选者，只要他们能够坚持主动监测的方案。诊断为中危或高危前列腺癌的移植候选者需要接受明确的治疗后，可以考虑接受肾移植手术。接受了典型的根治性前列腺切除术或放疗的患者，一旦从治疗中康复，就可以进行移植评估。前列腺癌治疗后的等待时间应由治疗前列腺癌治疗后的预期存活率和复发率决定。列线图是由 Kattan 及其同事开发的，对于预测这些参数是有用的，并且易于在线访问 http://nomogram.mskcc.org/Prostate/index.aspx。重要的是要注意，即使是具有相对高风险特点的患者在治疗后疾病有复发或死于前列腺癌的概率也很低。例如，患者 55 岁 Gleason 评分为 4+4＝8 分，术前前列腺特异性抗原（PSA）为 20，如果在治疗后 2 年未检测到 PSA，则可以预期 10 年无进展生存率为 82%。因此，我们发现大多数中危至高危患者在移植前等待 1～2 年是合理的。具有诸如淋巴结阳性或精囊受累等病理学不利因素的患者预期存活率低，需要更长的随访时间，通常为 5 年。

肾功能衰竭患者出现无症状的镜下血尿，应根据美国泌尿学协会（AUA）的指南（Davis et al，2012）进行评估。双肾[标准化发病率（SIR）3.6；可信区间（CI）3.5～3.8]和膀胱（SIR 1.5，CI 1.4～1.6）癌症的风险随着肾衰竭而增加（Stewart et al，2003）。慢性肾病患者的肾囊肿可能会感染、出血或发生恶变。如果尿量有限，复杂囊肿应通过连续影像学检查进行监测，并可作为移植前肾切除术的指征。小的、低级别的浅表（Ta）尿路上皮癌进展风险低，并且能够接受适当监测的情况下不作为肾移植禁忌证。马兜铃酸，一种用来治疗分娩疼痛的中草药，在一些减肥药中也被发现，它与 ESRD、上尿路尿路上皮癌有关联，这也可能是 Balkan 肾病的重要因素（Olivier et al，2012）。有接触溶剂、烟草、环磷酰胺、慢性感染或刺激性排尿症状的患者，应该进行膀胱冲洗液脱落细胞学检查，因为此类患者的尿路上皮癌的风险增加。脱落细胞学检查阳性、高级别或浸润性肿瘤的患者应在 5 年无瘤进展后开始免疫抑制治疗，以降低肿瘤复发和进展的风险。膀胱原位癌和所有非

浸润性乳头状肿瘤不需要等待(Penn,1993)。无症状的肾肿块通常通过影像学检查来评估肾功能不全的问题。直径小于 3 cm 的肾肿块约 20% 是良性的,转移的风险很低。这些肿瘤不应限制移植的机会。临床 1 分期肾肿瘤的治疗应按照 AUA 指南推荐的个体化治疗。对泌尿系恶性肿瘤进行积极的监测或局部治疗,并根据合适的适应证和患者依从性,移植前应接受适当治疗。

(七)手术评估

肾移植患者的准备,需要仔细评估外周血管系统。应重视跛行或静息痛等症状,以及血管疾病的危险因素。必须详细记录任何血管手术史,特别是血管内手术,这种手术正变得越来越普遍。应记录脉搏的特征,尤其是在股动脉部位。除非存在广泛的血管钙化或血管杂音的证据,否则很少需要额外的血管系统检查。然而,多普勒血流超声、CT、MRI 或血管造影可能是评估血流阻塞病变或广泛钙化所必需的。碘类造影剂可能具有肾毒性,必须谨慎应用于边缘肾功能不全的患者。水化和利尿药可能是降低肾损伤风险的最有效方法。在一些边缘肾功能不全患者中,钆造影剂可能导致肾源性系统性纤维化(Chang et al,2013),透析患者的这种风险最大。在某些情况下,可以使用二氧化碳气体或具有静脉内(IV)铁对比的MRI 的选择性血管造影来避免肾毒性。

肾病综合征由于抗凝血酶Ⅲ抗凝血药、C 蛋白和 S 蛋白减少导致血液高凝状态。肾移植受者若有透析通路失败、流产、抗磷脂抗体综合征或高同型半胱氨酸血症病史,具有较高的发生深静脉血栓和移植器官血栓形成的风险。亚甲基四氢叶酸还原酶(MTHFR)基因的纯合突变可导致叶酸代谢障碍和高同型半胱氨酸血症,增加动脉粥样硬化风险。通过检查凝血因子,包括血小板计数、凝血酶原时间、部分促凝血酶原激酶时间和 C 活化蛋白抗性比(因子 V Leiden 突变),可以筛查患者的血栓形成倾向。

(八)肾移植受者的泌尿外科手术

在肾移植评估过程中,潜在的受者可能被诊断患有许多需要干预的泌尿系疾病,许多 ESRD 患者的尿量很少,可能掩盖膀胱功能异常。术前病史的询问应包括 UTI、血尿、尿石症、遗尿、尿失禁、尿潴留和排尿功能障碍。既往腹部或盆腔手术史可能影响同种异体肾移植的移植器官放置的最佳部位。既往骨盆放疗史可能影响膀胱功能和伤口愈合。体格检查应包括瘢痕、导尿管和吻合口的描述。也可能需要进行额外的泌尿系统检查,以评估尿路的解剖结构、膀胱功能和恶性肿瘤风险(表 6-1)。在腹膜透析患者中,盆腔积液可能被误解为残留的尿液。如果患者具有带腹腔储液器的可膨胀阴茎假体,则可能被误认为是膀胱,影响手术中膀胱的游离。

表 6-1　肾移植患者额外泌尿外科检查的建议

检查	适应证
排尿 膀胱尿道造影± 尿动力学	排尿功能障碍,肾盂肾炎或反流病史,超声检查无法确定
膀胱镜	可疑下尿路肿瘤或计划的侵入性前列腺疗法
逆行肾盂造影术	计划的原位肾移植或超声检查无法确定
腹部 CT	超声检查无法确定是否存在结石或肿块,常染色体显性多囊肾病超声无法准确地确定肾的大小
尿液或膀胱脱离细胞检查	既往环磷酰胺治疗史或显著的排尿刺激症状
膀胱活检	疑似膀胱纤维化或肿瘤
逆行肠襻造影	尿流改道
逆行造影	肠管或胃部储蓄囊

Modified from Barry JM. Current staus of renal lransplantation: pentient evaluation and outcomes. Urol Cin North Am 2001;28:677.

(九)原肾切除的适应证和时机

残留的肾功能可以缓解透析患者液体和饮食的限制,还可以改善高血压的管理,并降低心脏并发症的风险(Shemin et al,2001),因此必须权衡风险评估情况和原肾切除术的适应证。框图 6-1 概述了原肾切除术的最常见适应证。

如果潜在受者有活体供肾,则在预计肾移植前至少 6 周进行肾切除术是理想的。然而,如果患者进行透析,则会使患者暴露于透析的感染风险和其他并发症。一些外科医师喜欢在肾移植时进行肾切除术,但这可能增加移植肾并发症的风险。对于没有活体捐献者的患者,移植前肾切除术的时机应权衡手术适应证、残留尿量和累积等待时间等因素。患有成人多囊肾病(PKD)的患者如果担心恶性肿瘤、反复感染、难治性肉眼血尿或持续对囊肿大小的不安,可能需要在移植前进行单侧或双侧原肾切除术。在透析开始前接受移植的患者可能比移植后再原肾切除术的患者更有益处。肾严重增大的无症状患者需要行原肾切除术,便于同种异体移植肾提供空间。通常可以通过体格检查和腹平片来评估髂窝是否有足够的空间。如果肿大的肾在髂前上棘上方不可触及,则通常有足够的同种异体移植肾的空间,但这最终需要由移植外科医师决定。原肾切除术可与肾移植手术同时进行,但这可能会增加围术期并发症和发病率(Fuller et al,2005)。慢性感染的肾应被切除,但无感染的无症状尿路结石不需要治疗。具有膀胱输尿管反流(VUR)病史的移植候选者仅在 VUR 与复发性泌尿系感染相关时才需要进行原肾切除术。

框图 6-1 移植前原肾切除的推荐

有症状的肾结石未经微创手术或碎石术清除

高级别实体肾肿瘤伴或不伴获得性肾囊性疾病

有症状的多囊肾,延伸至髂峰下方,感染或有实体瘤

持续抗肾小球基底膜抗体水平高

肾切除或血管消融治疗不能控制的显著蛋白尿

反复的肾盂肾炎

膀胱输尿管反流 4 级或 5 级伴尿路感染

(十)膀胱出口梗阻的治疗

首选使用 α-肾上腺素能阻滞药和 5α-还原酶抑制药对潜在肾移植受者的前列腺肥大进行治疗。在某些情况下,非选择性的 α 受体阻滞药也有利于治疗高血压。非手术治疗失败的残余尿量较多的患者可采用经尿道前列腺电切术(TURP)或激光汽化等方式进行治疗(Volpe et al,2013)。由于膀胱颈挛缩或前列腺窝狭窄的风险高,建议在无尿患者中进行经尿道切除术时要谨慎对待。

(十一)尿流改道和膀胱扩大术

肾移植受者应该建立泌尿引流系统,因为输尿管皮肤造口术有很高的狭窄和感染的风

险。由于越来越多的耐药病原体,长时间的经皮肾造瘘通路容易引起反复感染。理想情况下,尿液储存器应具有至少 200 ml 的容量,应具备低储存压力、抗反流输尿管吻合以及完全排空的能力。

长期无尿的患者可能会失去膀胱容量,但即使是小的去功能化膀胱也会在移植后数周内恢复正常体积(Wu et al,2008)。膀胱手术的时机必须与移植手术相协调,通常涉及肠道的重建手术不是同时进行的,因为会增加免疫抑制药相关感染风险和伤口愈合不良风险。然而,使用肠道引流同时进行胰肾联合移植的经验表明,肠道手术并非绝对禁忌。下尿路重建最好通过充足的尿量降低狭窄、结石、感染和依从性丧失的风险。因为黏液不需要定期从贮液器中冲洗出来,尿路上皮化是推荐的。如果贮液器没有完全排空,则必须教导患者采用清洁间歇导尿技术。至关重要的是,患者及其护理人员应了解肾移植不会改善膀胱功能。他们必须意识到与膀胱功能异常相关的潜在并发症,但不应该阻止其接受移植,因为移植可以显著改善寿命和生活质量(Sager et al,2011)。

四、肾移植供者的选择

一旦患者被认为是可接受的肾移植候选者,就可以开始寻找合适的肾源。鼓励接受者对潜在的活体肾捐赠者推荐并使其接受相关的术前教育研讨会。与尸体捐献者相比,活体供肾肾移植效果显著改善。肾供体与受体的最终配对是一个涉及免疫和非免疫因素的复杂过程。

(一)尸肾的分配和选择

在评估潜在的活肾捐献者时,合适的候选人也应该同意接受来源于已故捐献者的肾。器官获取和移植网络(OPTN)由美国国会根据 1984 年的国家器官移植法案建立。该法案要求该网络由一个私人非营利组织根据联邦合同运营。所有美国移植中心和器官采购组织(OPO)必须是 OPTN 的成员,才能通过医保获得资金。OPTN 的其他成员包括独立的组织相容性实验室和相关的医学、科学和专业组织机构。OPTN 的成员必须向移植接受者科学登记处(SRTR)报告相关数

据。OPTN 的主要目标是：①提高国家器官分配系统中器官共享和公平的有效性和效率；②增加可供移植的捐献器官的供应。联合国器官共享网络（UNOS）根据与美国卫生和公共服务部卫生资源和服务管理局的合同管理 OPTN。

（二）捐献者死亡声明

作为参加医疗保险的要求，所有医院都必须向当地 OPO 报告潜在的死亡情况。器官采购人员筛选所有符合条件的捐赠者，并指派一名工作人员与最近的亲属讨论器官捐赠。现在许多州都有电子捐赠登记处，并且可以选择通过驾驶执照同意器官捐赠。通过获得广泛的问卷、临床病史、体格检查和实验室检查，包括梅毒、肝炎、HIV 和人类 T 淋巴细胞增殖病毒的检测，评估传染性疾病传播和恶性肿瘤的风险。捐献者死亡的声明必须由不属于器官康复或移植团队的两名医师做出，以避免任何利益冲突。捐献者根据神经系统标准或心肺标准宣布死亡。脑死亡的神经学标准包括昏迷、不可逆性或已知的脑损伤、脑干反射的缺失（框图 6-2）。不需要脑电图或脑血流成像，但可以根据临床医师的判断来确认诊断。在被宣布为脑死亡的捐赠者中，可通过器官恢复过程支持心肺功能，以减低潜在同种异体移植器官的热缺血损伤。

循环死亡（DCD）后的捐赠通常发生在潜在供体不符合脑死亡标准，但处于昏迷和呼吸机依赖的情况下。在这种情况下，只有当通过停止心肺功能确定死亡时，个人或家庭才可以同意捐赠。当决定放弃治疗时，在重症监护室或手术室停止呼吸机支持。器官回收开始前，需要根据没有自发呼吸和持续停搏 5min 后宣布死亡。根据器官恢复的具体情况，所有 DCD 供体器官都经历可变的热缺血期。

大多数已故捐献者适合多器官捐献。为了优化胸部和腹部器官的恢复，胸骨正中切口和中线切口用于广泛暴露视野。迅速检查器官以发现疾病的征兆。在器官上方和下方阻断血管供应。将用于保存溶液给药的插管插入主动脉，夹闭，排出静脉中血液，冲洗器官，立即用冰冷的盐水冷却，仔细游离，检查并包装以便运输。切除脾和淋巴结用于组织相容性检测，切除髂血管用于胰腺和肝移植物的血管重建。

框图 6-2　神经系统死亡判定标准

Ⅰ. 所有脑和脑干功能完全停止
　　A. 昏迷，无法睁眼，无除脊髓反射以外的疼痛做出反应
　　B. 脑干反射缺失
　　　　1. 瞳孔反射
　　　　2. 眼球反射（"玩偶的眼睛"）
　　　　3. 眼球后反射
　　　　4. 角膜反射
　　　　5. 口咽反射（呕吐和咳嗽）
　　　　6. 呼吸（呼吸暂停）障碍

Ⅱ. 呼吸暂停
　　A. 用 100% 预充氧给患者约 10min，并使 $PaCO_2$ 调整至 40 mmHg
　　B. 断开呼吸机并通过大口径导管气管插管，以提供 100% 的氧气或 100%O_2 持续气道正压通气
　　C. 观察患者自发呼吸约 10min
　　　　1. 当时获取动脉血气（ABG）样本并继续检测
　　　　2. 如果没有自发呼吸且 $PaCO_2$ 低于患者基线的 60 mmHg 或 20 mmHg，则重复 ABG 检查直至 $PaCO_2$ 符合标准
　　D. 阳性试验：没有自发呼吸，动脉 $PaCO_2$ 60 mmHg 或更高，或低于 20 mmHg 的患者的基线证实脑死亡的诊断

Ⅲ. 完全丧失大脑和脑干功能，且不可逆
　　A. 确定昏迷原因
　　B. 排除复杂情况
　　　　1. 药理学和代谢性的中毒
　　　　2. 体温过低
　　　　3. 休克
　　C. 二次临床检查前的适当的观察时间
　　　　1. 2 个月以下婴儿 48h
　　　　2. 2 个月至 1 岁之间 24h
　　　　3. 1 岁以上儿童 6～12h
　　　　4. 年龄超过 18 岁的成人 6h

Ⅳ. 验证试验（脑电图，脑血管造影，核医学脑扫描）
　　A. 如果无法满足标准或存在任何疑问，则必须提供
　　B. 可缩短观察期，特别是儿童和青年人
　　C. 可以帮助家人理解并接受诊断

From Morenski JD, OroJJ, Tobias JD, et al. Meurologic criteria for death. J intensive Care Med 2003; 18:211.

(三)肾脏保存

较高的细胞内钾浓度可维持肾小管内的钠-钾泵。该泵依赖于三磷腺苷(ATP)并使用氧化磷酸化来防止水被动扩散到细胞中。缺血导致ATP耗尽、细胞钾和镁的损失、钙的增加、酸中毒的无氧糖酵解和溶酶体酶的激活,这些导致细胞肿胀和急性肾小管坏死。

肾移植再灌注后,氧气输送恢复。次黄嘌呤是ATP代谢的产物,被氧化成黄嘌呤,形成自由基,进一步导致细胞损伤。细胞肿胀减少灌注,这导致同种异体移植物的功能延迟恢复和免疫原性增加。

器官保存的目标是维持细胞内生理学。由于细胞内水的增多,厚度超过几毫米的组织不能安全地冷冻。低温(4℃)可降低细胞能量需求,保存溶液可用于维持细胞内电解质成分(表6-2)。简单的冷藏是经济的并且便于供体肾的运输。脉动保存泵可以减少血管痉挛,延长保存时间,并减少移植后透析的需要(Opelz and Döhler,2007)。通常应尽量减少热缺血和冷缺血时间,以促进同种异体移植物的恢复。

表 6-2　威斯康星大学保存液成分

乳糖酸钾	100mM
磷酸二氢钾	25mM
硫酸镁	5mM
棉籽糖	30mM
腺苷	5mM
谷胱甘肽	3mM
胰岛素	100 U/L
地塞米松	8 mg/L
别嘌醇	1mM
羟乙基淀粉	50 g/L
青霉素	200 000 U/L
pH	7.45
钾浓度	120±5mM
钠浓度	30±5mM
渗透压	320±5mOsm/L

(四)分配

每年需要接受肾移植的患者数量继续不成比例地增长,与每年进行的肾移植的数量相比。目前有超过99 000例患者在等待尸体供体肾移植,并且每年进行约11 000例尸体供体肾移植手术,其中ESRD等待的患者数量是未来一年可供使用的肾捐献肾数量的9倍(United Network for Organ Sharing,2014a)。尸体供体肾供应不足是过去十年中增加使用“边缘”尸体器官和活体肾数量的因素之一。广泛采用微创供肾切取技术,接受活体、生物学上无关的肾供体,以及跨同种抗体障碍的移植方案的发展,包括ABO血型不合移植,这些技术的发展进一步促进了活体肾捐赠数量的增加。

根据SRTR收集的数据分析和UNOS学会的批准,器官分配政策得到不断修订。SRTR网站(United Network for Organ Sharing,2014c)提供了当前UNOS分配政策的示意图。2013年,分配系统有四类肾捐献者:①35岁以下的标准捐献者(SCD),②35岁以上的SCD,③扩大标准捐献者(ECD),④循环死亡(DCD)后的捐赠。多器官移植受者、儿科候选者和既往活体供肾者具有优先权。然而,对于大多数肾移植候选者而言,接受器官提供的最重要因素是在等待名单上花费的时间。可能给予潜在接受者更多分数的其他因素包括人白细胞抗原(HLA)-DR匹配的质量和高水平的HLA抗体[>80%群体反应性抗体(PRA)]。

由于在年龄、健康状况、死亡诊断和社会关系方面存在广泛的潜在肾供体,因此在添加到候补名单时需要与潜在接受者讨论不同类别的尸体供体肾。任何接受者愿意接受的供体器官类别必须由患者和移植医师来决定。

SCD年龄小于60岁,不符合任何ECD标准。ECD捐献者指年龄超过60岁或者年龄在50—59岁之间且有两个或更多风险因素的人,例如脑卒中、高血压或器官恢复前肌酐升高(1.5 mg/dl)导致死亡的。ECD器官的2年移植物存活率为80%,而SCD器官为88%(Pascual et al,2008)。DCD肾受到不同热缺血时间的影响,因此易发生移植物功能延迟恢复,但长期移植物存活率与SCD肾相当(Snoeijs et al,2010)。根据大小、儿科供体肾可以整体移植,或者如果足够大,可以分开并分配给两个受者。

小儿供体肾的接受者理想体重应该低于80kg,并且一些医院不喜欢在高度敏感的患者中使用小的肾,但是策略因计划而异。如果认为特定供体的肾移植到两个受体中是不理想的,则它们双重整体作为成人受体提供肾。被认为适合 ECD 器官的患者可能是双肾成人肾移植的良好候选者。2014 年 12 月,UNOS 对死亡的捐赠者肾实施了一项新政策,目标是将肾供体概况指数(KDPI)估计的最长预期移植物存活率分配给移植后存活时间估计最长的患者,并增加在抗 HLA 抗体水平升高的患者中进行移植(United Network for Organ Sharing,2014b)。KDPI 超过 85% 大致相当于之前的 ECD 肾。

患有丙型肝炎病毒(HCV)感染的 ESRD 患者可以移植来自 HCV 阳性的供体的肾。这些接受者应该具有可检测的 HCV 病毒复制但是没有肝硬化的证据。疾病控制和预防中心审查器官移植传播病毒性疾病的风险(Centers for Disease Control and Prevention,1994)。值得注意的是所有捐献器官,即使是疾病控制和预防中心不认为风险较高的器官都有可能传播疾病。公共卫生服务(PHS)制定了指导方针,以教育患者注意这些风险。患者必须提供书面许可,以接收被认为风险较高的捐赠者的器官(例如,在过去 5 年内同性恋性生活、非医疗 IV 药物的使用者,5 年内性交易者,以及惩教设施的囚犯)(公共卫生报告,2013)。在大多数情况下,ESRD 的风险远大于感染风险。

(五)ABO 血型

ABO 血型系统描述了抗原,其是在红细胞表面上表达的糖类。在生命的前 2 年内,大多数个体暴露于非遗传抗原(可能通过消化道途径)(Auf der Maur et al,1993)。例如,血型 B 的个体已经产生抗 A 抗体,因此将对 A 型血起反应。血型 O 患者同时具有抗 A 和抗 B 抗体,并且通常只能接受血液和(或)来自血型 O 供体的同种异体移植物。如果肾被移植到 ABO 不相容的个体之间,则抗体将与内皮细胞上表达的非遗传性糖类抗原结合,致使补体级联激活凝血系统,导致血栓形成和移植物快速丢失。然而,如果这些抗体在移植时具有低滴度并且抗体的产生可以用免疫抑制药物限制,那么实现了 ABO 不相容的肾移植(Toki et al,2009)。尽管存在持续的供体特异性血型抗体,但大多数这些受体对供体抗原产生适应性,移植物内皮抗原表达被下调,并且慢性补体激活被限制在最低水平。

(六)组织相容性

人类主要组织相容性复合体(MHC)是 6p21.31 染色体上的 200 多个基因簇,为肾移植物上的人类白细胞抗原,是表达在细胞表面的蛋白分子。正是这些糖蛋白 HLA 分子被受体的白细胞识别,从而诱发免疫反应。虽然 MHC 是移植的主要免疫屏障,但它起到保护宿主免受病原体侵害的重要作用。一系列的国际研讨会达成共识对高度多态性 HLA 抗原进行命名。它们被分为Ⅰ类(HLA-A、HLA-B 和 HLA-C)、Ⅱ类(HLADR、HLA-DQ 和 HLA-DP)和 HLA-Ⅲ类,但是目前只有Ⅰ类和Ⅱ类用于肾源分配中。HLAⅠ类基因由所有有核细胞表达。HLA Ⅱ类基因由抗原呈递细胞(树突状细胞、单核细胞、巨噬细胞和 B 淋巴细胞)和炎症组织(包括内皮细胞)表达。

供体中具有错配(非共享)HLA 抗原的受体有发展为抗体和细胞排斥的风险。怀孕、既往移植史、输血,以及可能的一些感染导致受体在移植前形成 HLA 抗体。携带抗体的人群中 20% 的抗体被认为是致敏的;80% 抗体被认为是高度敏感的。致敏的移植候选人,特别是那些高度敏感的候选人,可能在寻找他们与之产生交叉配对阴性的捐赠者时面临极大的困难。

(七)交叉配型技术

在不同基因个体之间移植的器官将在没有免疫抑制的情况下被排斥。预测特定受者排斥特定供者肾的风险非常重要。交叉匹配阳性的检测技术可追溯到 20 世纪 60 年代 Terasaki 的工作(Terasaki and McClelland,1964,Patel and Terasaki,1969)。最不敏感的试验是补体依赖性淋巴细胞毒性(CDC)测定,其中供体 T 淋巴细胞(Ⅰ类抗原)或 B 淋巴细胞(Ⅰ类和Ⅱ类抗原)与受体血清结合,激活刺激补体,并通过细胞培养一段时间后染料检测细胞裂解情况。CDC 交叉配型仅检测高水平的 HLA 抗体,因此通常认为阳性 CDC 交叉配型是用该特定供体移植的禁忌证。

最敏感的交叉配型技术能够检测较低水平的 HLA 抗体,包括流式细胞术交叉配型(FCXM)和固相单抗原珠试验(SAB)也被采用。对于 T 细胞和 B 细胞分别进行 FCXM,并且每个组织相容性实验室设置他们认为是阳性的通道转移水平。因为 FCXM 检测到低水平的循环抗体,正交叉配型通常不与超急性排斥相关,如 CDC 阳性所见,但可能与较高的早期排斥率和较低的移植物存活率相关。尽管 FCXM 阳性,一些中心使用更高水平的免疫抑制进行移植,特别是在广泛致敏的患者中。FCXM 可以检测自身免疫性疾病患者常见的非 HLA 抗体。这些抗体与同种异体移植物排斥无关,并且可以通过用链霉蛋白酶(一种去除非 HLA 表面肽的蛋白水解酶)简单地培养供体细胞来消除假阳性测试结果。

上述检测可用于术前确定受体可能对潜在供体发生阳性交叉配对的百分比。对于 CDC 或 FCXM,用包括代表性供体淋巴细胞的一组靶细胞检测潜在受体的血清。引起阳性交叉配型的捐献者的百分比称为 PRA。例如,PRA 为 80% 的潜在受体可能与 80% 的供体群体有正交叉配型。

使用纯化的 HLA-SABs 的固相分析检测技术可以特异性识别循环的 HLA 抗体。受者血清与抗原簇一起培养,并加入抗人 IgG,通常可以通过流式细胞检测结合的抗体。检测报告荧光的强度反应特定抗体的数量。SAB 检测的结果可以用来执行所谓的虚拟交叉配型。因为特定供体的 HLA 分型是已知的,所以受体的 SAB 试验可用于识别任何供体特异性抗体(DSA),而无须供体细胞。例如,如果发现潜在的受体具有对 HLA-A2 和 HLA-DR17 的强 DSA,医疗中心可以选择认为 UNOS 数据库中的 A2 和 DR17 为不可接受的,并且来自具有这种 HLA 表型的供体的肾源将不能提供给患者。记录供者群体中 HLA 抗原的频率和民族分布,根据特异性 HLA 抗体的结果,可以计算 PRA(cPRA)(Cecka et al,2011;Health Resources and Services Administration,2014)。对常见抗原反应的抗体可以显著延长找到合适供体的等待时间。在活体肾移植中,当供者与受者经常处于不同的移植中心时,虚拟交叉配型变得非常重要。

(八)活体供体评估

有捐赠意愿的供者个体必须经过多学科团队的深入评估才能被视为合适的捐赠者(Delmonico,2005)(图 6-2)。推荐独立于移植团队的医师是潜在捐赠者的倡导者。医疗评估是对患者病史

的评估,包括医疗、手术、家庭和社会史。捐赠者的年龄没有上限,但在年轻(小于 25 岁)的捐赠者中应该慎重。特别关注糖尿病、高血压和肾疾病的家族史对年轻捐赠者来说至关重要,因为他们在捐赠之后会有更多的时间可能发展成这类疾病。潜在的捐赠者应健康状况良好,无恶性肿瘤或感染的证据。近年来,一些移植中心已经接受通过单一抗高血压药物控制良好的高血压供体(Karpinski et al,2006)。理想情况下,活体捐献者的体重指数(BMI)应该小于 30,但是一些移植中心也的确存在接受 BMI 大于 30 的供体的情况。至关重要的是,建议所有捐赠者保持健康的体重,以此作为预防措施,预防糖尿病和(或)高血压等疾病。因为这些疾病可能导致继发性肾损害。检查评估保证心肺功能正常、无糖尿病,以及肾功能正常。

对于活体的供肾,超滤损伤不是一个重要问题。内源性肌酐清除率迅速接近术前水平的 70%～80%,并且可维持超过 10 年(Najarian et al,1992;Ibrahim et al,2009b)。晚期高血压的发生率与一般人群几乎相同,蛋白尿的进展可忽略不计(Steckler et al,1990;Kasiske et al,1995)。供体年龄较大和 BMI 较大与高血压和 GFR 低于 $60 ml/(min \cdot 1.73 m^2)$ 的发展有关(Ibrahim et al,2009b)。肾供体的死亡率估计为 0.03%(Matas et al,2003),可能危及生命或永久性衰竭的并发症的发生率估计为 0.23%,并且有单独的报告供体发展为肾 ESRD(Rosenblatt et al,2008;Tong et al,2013;Schold et al,2014)。活体供者肾切除术后的短期和长期风险通常被认为足够低,并且移植成功率也足够高,使完全知情的供者可接受相应的风险。

泌尿系统评估始于全面的病史,重点是反复性尿路感染、肾结石、泌尿生殖系统恶性肿瘤、膀胱输尿管反流等先天性疾病和血尿。通过腹部和盆腔 CT 血管造影评估肾解剖结构,并应包括排泄期以评估肾集合系统和输尿管。既往尿路结石病史的潜在受者应该进行全面的结石代谢评估,多次结石发作或存在多个尿路结石的受体,通常被认为是受体的禁忌证。如果他们的代谢评估正常,可以考虑使用单个小结石的患者进行捐赠。

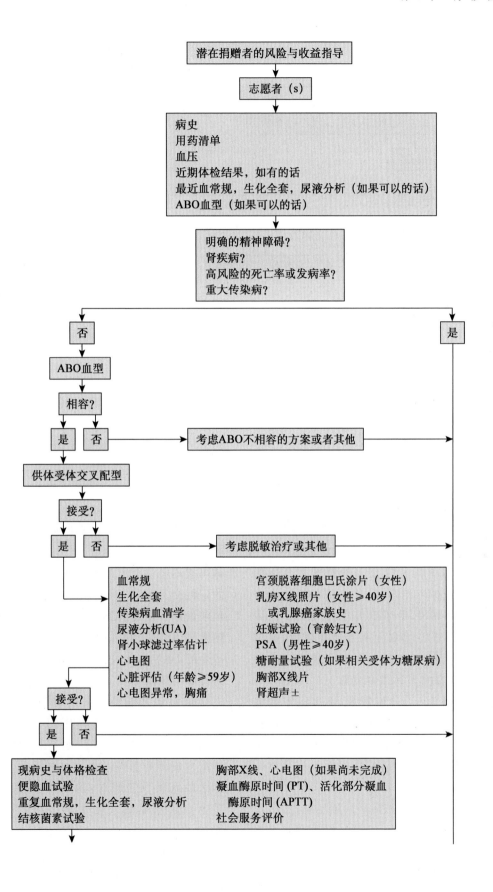

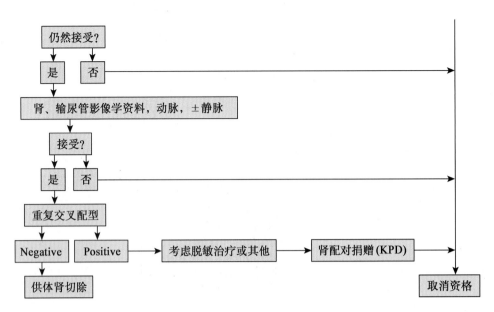

图 6-2　活体供肾评估算法

应告知育龄妇女肾捐赠后的妊娠结局与一般人群中的妊娠结局相似,但不如捐赠前妊娠结果(Ibrahim et al,2009a)。建议在捐献后将妊娠延迟至少 2 个月以评估受孕前的肾代偿能力(Delmonico,2005)。怀孕期间肾积水以右侧更为常见,但迄今为止没有报道证明左侧供肾切除术有更多并发症。我们建议捐肾后的女性在怀孕期间需要产科医师密切监测。

(九)管理不相容的活体供者和受体配对

由于血型不相容大约 35% 的医学上合适的供体与其预期受体不相容,而且 30% 的受体由于输血史、既往移植史或怀孕而携带 HLA 抗体(Segev et al,2005)。传统上为了避免排斥,在这种情况下不相容的患者被告知不要进行活体移植,而是等待相容的尸体供肾器官。尸体供体等候名单上有超过 100 000 例患者,许多国家和地区的患者在移植前必须等待近 10 年或更长时间。等待名单上每年大约有 4000 例患者死亡。由于这些原因,现在采用多种策略来提倡不相容对的活体供体肾移植。

ABO 血型不相容移植已经开始实施,已实现了满意的移植物和患者存活时间,但长期结果并不等同于血型兼容的活体供体移植(Montgomery et al,2012)。这种移植方案在不同程序中差异很大,包括血浆置换、IV 免疫球蛋白(IVIG)、利妥昔单抗和(或)脾切除术,以使抗 ABO 滴度达到可接受的水平等。通常 ABO 不相容的受体也需要更强的免疫抑制方案。

尽管抗体介导的排斥风险较高,具有已知 HLA DSA 的肾移植是可以实施的。根据由 HLA 抗体引起的交叉配型阳性的强度,患者在进行移植前可能需要诸如 IVIG 和(或)血浆去除疗法。与 ABO 血型不兼容的移植一样,不同的中心之间方案的差异性很大。较弱的供体特异性抗体可能不会引起通过流式细胞学或细胞毒性检测的阳性交叉配型,而且在一些中心选择不进行移植前治疗。接受已知 DSA 肾移植的患者需要定期检测,以确定既往已知的强抗体复发或是重新产生的 DSA 抗体,这两者都使患者处于抗体介导的排斥的风险中。

KPD 包括连锁和交换,其作为促进供体和受体不相容的活体肾移植的第三种模式。不相容的配对被放置到其他不相容的供体和受体配对的数据库中,然后通过匹配软件的特定算法找到相容的配对,包括不相容配对的大型多中心数据库最大化了为参与者找到相容匹配的机会(e.g,Alliance for Paired Donation,2009;National Kidney Registry,2014;United Network for Organ Sharing,2014a)。最初,KPD 包括两个不相容的供体和受体之间的简单、单向交换（图 6-3）。配对捐赠链可以通过"好撒玛利亚人"供体开始，也称为非定向捐赠者（nondirected donors，NDDs），他们是寻求向需要的完全陌生人捐献肾的杰出个体。

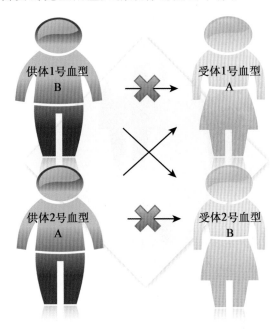

图 6-3　肾配对捐赠（KPD）简单双向交换。KPD 中两个 ABO 血型不相容供体和受体配对的例子。KPD 是在这种情况下作为一个简单的交换，促成两个血型兼容的活体移植

当 KPD 链以 NDD 启动时，活体供体移植的数量在理论上是不受限制的；供应链通常终止于给已故供体等待列表中的患者提供活体供肾（图 6-4）。最成功的 KPD 计划涉及美国各地的移植中心，通过商业航空公司的活体供肾跨州运输，在保证实效性同时，极大地促进了更多的 KPD 移植（Melter et al，2012）。UNOS 已经认识到 KPD 作为增加活体供者移植数量的方法的重要性，并且目前正在进一步评估最大化配对交换的最佳方式（Organ Procurement and Transpl-antation Network，2013）。

如果相容的活体供者-受者组合参与了肾交换计划，则受体可能受益于年轻的肾源或获得更好的组织相容性。新型的计算机软件能够模拟虚拟配对测试，从而可以持续提高 KPD 的效率。

（十）活体肾移植手术

腹腔镜供肾切除术（LDN）已成为对活体供

者的标准治疗。LDN 有非常低的并发症发生率（6% 轻微，<2% 严重）及非常低的死亡率 0.03%（Harper et al，2010；Segev et al，2010）。LDN 的技术要领与腹腔镜标准肾切除术的技术大致相同。许多中心采用腹腔镜（图 6-5A）、手助腹腔镜（图 6-5B）或机器人辅助技术。目前已经很少进行开放供体肾切除术，经典方法经侧卧位腹膜外方法完成。中转开放肾切除术不被视为腹腔镜手术的并发症，捐赠前应该向供者充分告知此项风险并获得其同意。

特别要注意为受者手术保留足够长的肾血管和输尿管。尽管大多数 LDN 是左侧的（因为左肾静脉较长），但是当提示需要为供体保留"更好"的肾时，也可以行右侧 LDN。供体静脉应用肝素是非必需的（Perry et al，2002），术中需要将输尿管游离至与髂血管交叉的水平。游离时也不需要将性腺静脉与输尿管一并保留，并且应该尽可能地为供者保留性腺动脉（Breda et al，2006）。使用钉仓闭合血管是结扎肾血管的最安全方式，钉仓的使用不会影响受者手术的血管长度。在 LDN 中禁止使用 Hem-o-lock 夹，因为当用于夹闭近心端动脉时，可能导致供者死亡。取出肾后，立即对肾动脉进行插管，并用冰的肝素化（5000 U/L）的乳酸林格液或器官保存液（如果需要远距离运输的话）给肾进行灌洗。

五、肾移植手术

（一）术前准备

肾移植术前进行完善的准备是必不可少的。应当准确辨认肾血管及输尿管，然后将肾周的脂肪组织小心地从血管表面剔除。应当结扎汇入肾静脉的属支，例如肾上腺静脉。较小的属支静脉应当游离并结扎，以获得足够长的肾静脉主干。在结扎中等粗细的附属静脉的时候需要格外小心，因为既往已经观察到静脉瘀血的情况发生。目前已经有许多技术可以用于延长肾静脉长度（图 6-6），应当尽可能保留直径大于 0.5mm 的动脉分支（Shapiro，1997）。肾门周围的淋巴管应当结扎处理，因为里面通常含有淋巴管通道，不结扎可能导致术后淋巴囊肿形成。

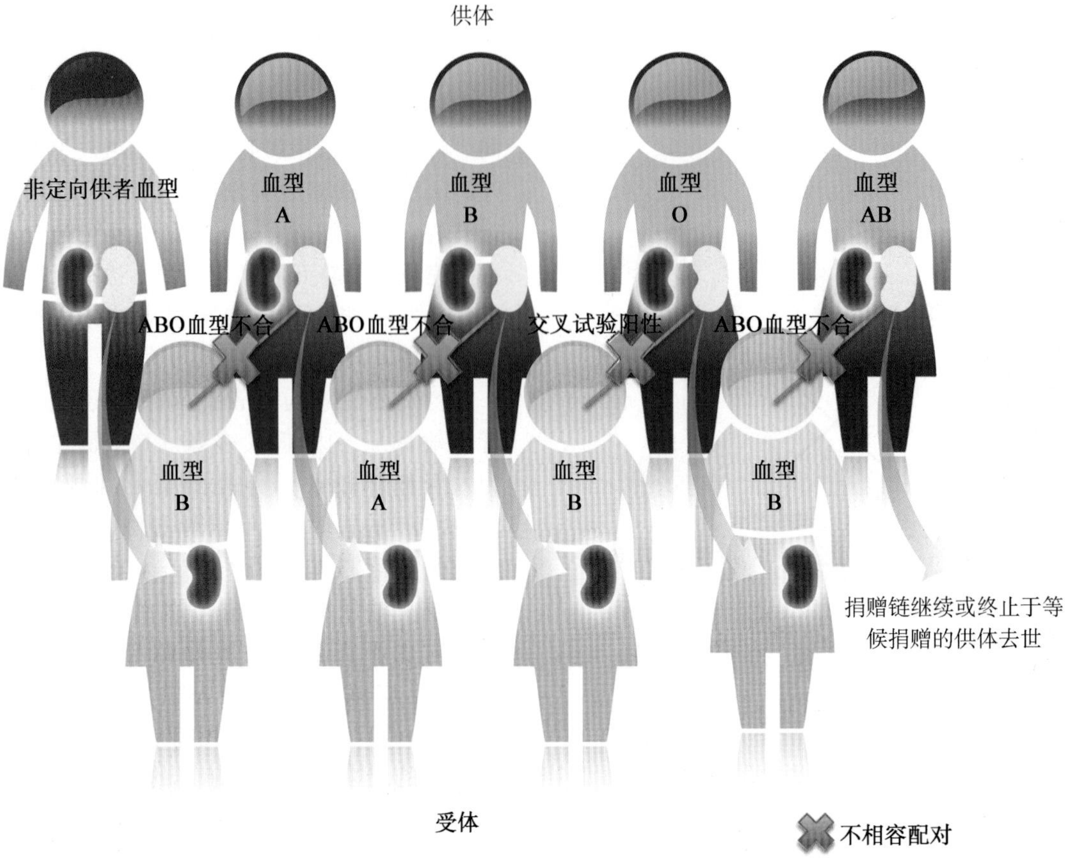

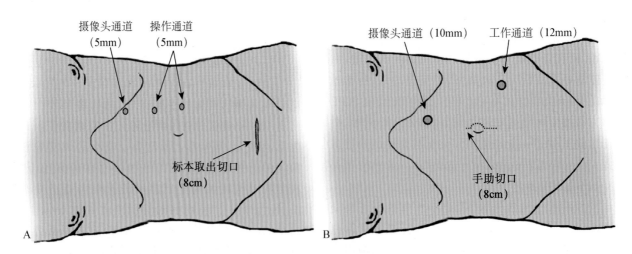

供体

非定向供者血型　　血型A　　血型B　　血型O　　血型AB

ABO血型不合　ABO血型不合　交叉试验阳性　ABO血型不合

血型B　　血型A　　血型B　　血型B

捐赠链继续或终止于等候捐赠的供体去世

受体　　　　　　不相容配对

图 6-4　配对肾捐赠(KPD)链。理论上,一个非定向供者能够启动无限的 KPD 链。在上述描绘的链中,由于交叉配型阳性可以通过 KPD 克服,因此链中同时涵盖了血型相容和血型不相容病例,从而允许多个活体供肾-移植手术得以开展。供者和受者通常在不同的移植中心,通过商业航空公司进行的活体供肾跨大陆运输已经被广泛接受,并取得了良好的成果

摄像头通道　操作通道
(5mm)　　(5mm)

标本取出切口
(8cm)

A

摄像头通道(10mm)　工作通道(12mm)

手助切口
(8cm)

B

图 6-5　单纯腹腔镜和手助腹腔镜左侧供肾切取术。A. 腹腔镜左侧供肾切除术的切口位置和套管针分布。B. 手助腹腔镜左侧供肾切除术。单孔腹腔镜手术,所有套管针通过脐部切口置入

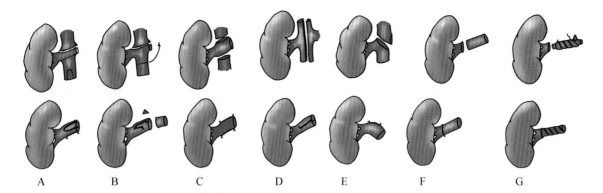

A   B   C   D   E   F   G

图 6-6 右肾静脉延长的方法,包括下腔静脉的裁剪和供体髂外静脉的游离体移植。当肝移植物与肾移植物分离时,右肾静脉的头部部分受到影响时,前两种方法是非常有价值的(A and B, From Barry JM, Lemmers MJ. Patch and flap techniques to repair right renal vein defects caused by cadaver liver retrieval for transplantation. J Urol 1995;153:1803;C,from Barry JM,Fuchs EF. Right renal vein extension in deceased kidney transplantation. Arch Surg 1978;113:300;D and F, from Barry JM, hefty TR,Sasaki T. Clam-shell technique for right renal vein extension in cadaver kidney transplantation. J urol 1988;140:1479;E, from Corry RJ, Kelley SE. Technic for lengthening the right renal vein of cadaver donor kidneys. Am J Surg 1978;135:867;G,from Nghiem DD. Spiral gonadal vein graft extension of right renal vein in living renal transplantation. J Urol 1989;142:1525.)

(二)肾移植受者手术

受者取仰卧位并正确固定,吸入诱导全身麻醉。静脉预防性应用抗生素,并放置中心静脉导管。经尿道置入三腔尿管,可在术中引流尿液或进行膀胱灌注,这在行输尿管膀胱再植术时很有帮助(图 6-7)。膀胱灌注优先选择广谱抗生素,例如枯草杆菌抗生素或新霉素-多粘菌素 B。术前应当用该溶液充分灌洗膀胱。如果准备使用肠道进行尿流改道,所有肠道黏膜也应当彻底灌洗。

为了确保移植肾再灌注,需要保证维持适当的血压,中心静脉压应保持在 $10\sim15$ cmH$_2$O,可以静脉使用晶体和胶体溶液,使平均动脉压大于 80 mmHg 的理想水平。对于仅使用静脉输液而不能达到上述理想血压的患者,可以考虑适当应用多巴胺。围术期诱导免疫抑制方案需要告知麻醉团队并充分沟通。

肾移植手术切口有多种选择,但充分显露以方便进行血管处理,是最重要的。理想的方式是将血管吻合至髂血管,并将肾放置于腹膜外。腹膜外入路有利于降低潜在的肠道并发症和术后肠梗阻发生率。在右侧或左侧髂窝上行 Gibson 切口能为髂血管和膀胱提供良好的显露。当目标血管是腹主动脉或下腔静脉时,腹部正中切口尤其有用。在极少数情况下,目标血管也可能要包括脾或门静脉。

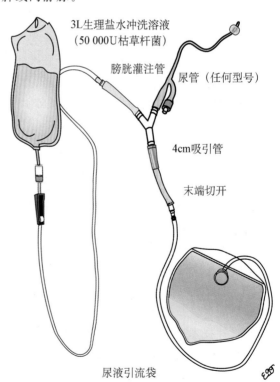

图 6-7 膀胱冲洗装置,这套管路系统与所有尿管均兼容。术中可以不用接触会阴部而可以反复使膀胱充盈或排空

当使用 Gibson 切口时,腹膜向正中侧回缩,使用钝性分离和点凝组合的技术显露髂血管上方的潜在腹膜后间隙。腹壁下血管通常可以牵拉至一旁保留,但如果影响手术野显露的话,也应当离断。在女性中,子宫圆形韧带也可以适当保留。放置自动拉钩时,注意不要压迫股管,而髂血管通过电凝暴露。覆盖血管的淋巴组织应当结扎或电凝封闭断端。注意避免损伤位于髂外动脉侧面和腰大肌前缘的生殖股神经。在吻合术之前,可以用冰无菌盐水纱布包裹肾,以保持低温直至再灌注。

对于血管吻合而言,最优的选择位置是髂外动静脉。在供肾血管较短时,经常使用髂总动脉。通常首先进行静脉吻合以控制腿部缺血时间。根据外科医师的偏好,可以选择使用血管夹或 Rummel 阻断带阻断静脉。推荐使用弯头手术刀行静脉切开,并从切口注入肝素盐水溶液以清除血液或血块。然后使用不可吸收的单乔线进行端侧连续吻合。然后以类似的方式进行动脉吻合。对于终末期肾病患者和长期患有糖尿病的患者,通常会发现有明显的动脉硬化,因此需要特别注意辨认内膜,并尽可能避免内膜撕裂,否则可能导致动脉夹层。如果没有供体动脉补片,打直径 2.7～6mm 的孔有利于受体动脉切开术。在再灌注之前,静脉推注呋塞米和甘露醇可以促进利尿并清除自由基。当完成血管吻合后,先解除静脉阻断,再解除动脉阻断,移植肾开始再灌注。充分止血后,用大量 37℃ 盐水对肾复温。然后将移植肾放置在髂窝中,并保证移植血管不扭曲(图 6-8)。

推荐使用移植肾输尿管恢复尿路连续性的技术是制作抗反流、膀胱外的、内含支架的输尿管膀胱吻合(Lich et al,1961;Gregoir,1962)。这种技术在正常体积或挛缩的膀胱中都很容易操作,需要的输尿管长度较少,并且通常比膀胱内造口技术更快。做好抗反流隧道是至关重要的,这可以防止感染的尿液反流至移植肾,诱发肾盂肾炎。其他膀胱外技术也有人采用,例如 Barry 技术和单针技术。熟悉所有技术是非常有用的,这样可以根据外科医师的偏好选择使用(Gibbons et al,1992;Veale et al,2007)(图 6-9)。输尿管应该从精索下方通过,予以切开从而做到无张力吻合,并保留输尿管周围组织以最大化保证远端血供。如果移植肾输尿管不够长,则可以选择做腰大肌悬

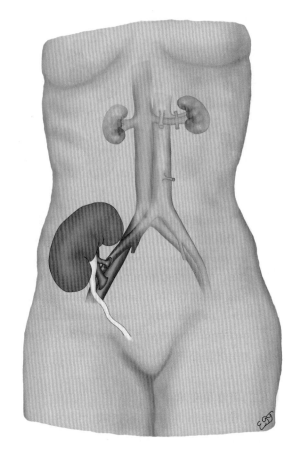

图 6-8　标准肾移植解剖关系。肾静脉与髂外静脉的吻合口,通常与髂外动脉的中间相邻。当受者髂动脉纤曲时,静脉吻合最好在髂外动脉弓的外侧进行。在受体没有显著的动脉硬化的情况下,通常用 5-0 或 6-0 不可吸收的单乔线进行吻合。如果存在显著的髂动脉硬化或血管较短,则可选择髂总动脉或主动脉作为吻合的目标血管

吊术(psoas hitch),或行 Boari 皮瓣,或使用同侧原肾输尿管替代。在大多数情况下,都应该使用双猪尾输尿管支架,这能显著降低泌尿系并发症的发生率(Wilson et al,2013)。另外,应当在输尿管吻合口周围或血管吻合口周围放置闭式引流。输尿管尿流改道手术,同样需要使用输尿管支架,同时应当向代膀胱内留置尿管。

虽然留置尿管和输尿管支架可以降低泌尿系统并发症的发生率,但长期使用可能会使受者的尿路感染风险更高,这可能使他们更容易发生排斥反应。因此,建议尽快拔除导尿管、闭式引流管或输尿管支架。对于膀胱容量正常的患者,可以在术后第 3 天拔除导尿管,并且如果引流物持续不多,可以当日相继拔除闭式引流。

来自幼儿的捐赠肾可以整体移植,或者如果认为体积足够大,可以作为单个肾移植。当肾整体移植时,整个供体的主动脉和下腔静脉通常与髂血管进行端侧吻合。由于供肾体积小、输尿管血供不足、尿漏和输尿管吻合口狭窄等泌尿系统并发症更为常见(Hobart et al,1998)。推荐使用幼儿型支架管,并且应该对两条输尿管分别植入,这样可以避免并发症影响到双侧肾。来自边缘供体的成对肾通常不进行整体移植,并且可以一起放置在同侧的髂窝或双侧两个髂窝中(Gill et al,2008)。

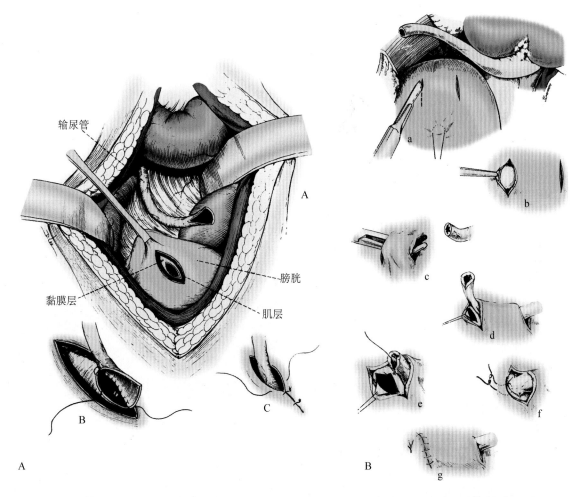

图 6-9　两例膀胱外输尿管膀胱造口术。A. Lich-Gregoir:行膀胱前外侧浆肌层切口,扩张至膀胱黏膜。将膀胱排空,黏膜切开,输尿管与膀胱吻合(如图所示),并用可吸收的缝线缝合。将输尿管远端固定一针,以防止向近端回缩。然后松弛地关闭缝合浆肌层。B. Barry:步骤 a 至 c 完成,膀胱灌注抗生素溶液。麻醉师在切开黏膜之前松开导尿管,步骤 d 到 g,可使用可吸收细缝线完成(A,From Konnak JW,Herwig KR,Finkbeiner A,et al. Extravesical ureteroneocystostomy in 170 renal transplant patients. J Urol 1975;113:299-301;B,from Barry JM. Unstented extravesical ureteroneocystostomy in kidney transplantation. J Urol 1983;129:918-9.)

已经有关于机器人辅助的胰肾联合移植的报道(Giulianotti et al,2010;Abaza et al,2014)。潜在的优势包括切口更小,疼痛更少,恢复更快。随着机器人技术和术者技能的提高,这些优点能超越机器人技术附带的复杂性增加、时间延长及高成本等缺点。

六、移植后护理

(一)抗凝

尿毒症会抑制血小板聚集并促进出血倾向。冠心病患者,尤其是置入了冠状动脉支架的患者,可能会服用阿司匹林或其他抗血小板药物。肝疾病或长期应用抗生素，可导致凝血因子缺乏。华法林等抗凝药会用于预防静脉血栓形成，或用于心房颤动患者。

如果由于动脉粥样硬化、易碎的内膜、血管纤细或儿童受者，导致血管吻合困难，术中则需要静脉应用 500 至 2000 U 肝素进行抗凝治疗。

围术期抗凝必须考虑各种因素后进行个性化应用。如果移植肾不能立即起作用，则可能需要进行经皮移植肾穿刺活检。而一旦肾功能稳定，则通常会开始应用长效抗凝制剂。低分子肝素经肾代谢，因此在不可预知移植肾功能的情况下需谨慎使用，以尽量减少出血并发症。当血栓形成风险增加时，在术后即刻使用极低剂量的静脉肝素（100U/h），如果出血量少，则可适当增加剂量或转为应用抗血小板治疗。

（二）手术并发症

肾移植最常见的早期并发症包括感染、出血、血管栓塞、尿漏和淋巴漏。应该指出的是，手术并发症的症状、体征与移植肾功能障碍情况相似。因此，需要考虑免疫方面的因素。

术后出血通常是因生命体征异常或血细胞比容数值降低而发现，应当及时检查凝血参数。大的血肿可压迫移植肾，对肾功能有负面影响（图 6-10）。在短期内需要多次输血的患者，应被重新送回手术室清理血块并查找出血点。移植肾动脉血栓形成通常与移植肾功能延迟恢复或高凝状态有关，而对有血栓形成倾向的患者应给予抗凝治疗。肾动脉血栓形成通常发生在移植后的 3d 内，表现为突然停止排尿。多普勒超声会提示移植肾没有血流灌注，这种移植肾很难挽救。移植肾静脉血栓也与高凝状态、静脉扭结或狭窄、急性排斥反应或低血压相关。多普勒超声可显示静脉内的血块，并可见移植肾灌注减低。与肾动脉血栓形成一样，应尝试急诊溶栓或抗血栓治疗，但很少取得成功。

尿漏通常发生在输尿管膀胱吻合处，并与移植肾远端输尿管缺血性坏死相关。尿漏在移植术后早期发生，表现为导尿管尿量减少，伤口闭式引流量增加。如果引流液中的肌酐是血清肌酐的两倍以上，或行核素成像，可以确定为尿漏。如果尿漏发生在拔除导尿管后，则应立即重新留置导尿。在留置输尿管支架管和留置导尿管的情况下，许多吻合口漏均可自愈。当非手术治疗下尿漏无法自愈时，可以行经皮肾造口或进行开放手术修补。

淋巴囊肿可能来源于移植肾或髂血管周围的淋巴管。许多淋巴囊肿体积小，并没有实际临床影响，但大的淋巴囊肿可引起疼痛、感染或压迫移植肾，并导致功能障碍。通常淋巴囊肿在超声上显示良好，并且可以在超声引导下行抽吸治疗。复发的淋巴囊肿，则需要留置闭式引流。少数情况下，需要使用硬化剂治疗复发性淋巴漏，或行腹膜开窗以促进回吸收（Chin et al，2003）。常规留置闭式引流可以减少淋巴囊肿的发生，当每天的输出量小于 50ml 时，可以拔管。

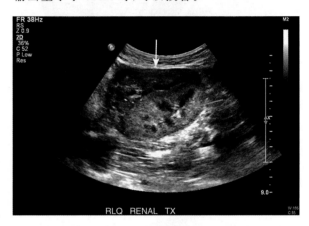

图 6-10　被膜下血肿。肾被膜下的出血形成血肿（白色箭头），血肿压迫肾实质（绿色箭头）导致超声多普勒舒张期血流可逆性下降

（三）排斥反应

免疫系统的主要功能是防止感染。宿主防御的基本特点包括区分自身和非自身抗原的能力，以及在重复暴露于外源抗原时扩增免疫应答的能力。研究移植物排斥反应的细胞和分子机制对我们了解免疫系统有重要意义。

同一个体的组织，从一处移动到同一个体的另一处，称为自体移植物，只要有适当的血液供应和微环境，自体移植物就能存活。来自相同基因的移植物能被接受，称为同基因移植；而来自同一物种的不同基因个体的移植物称为同种异体移植，通常在数周内会发生排斥。来自不同物种的移植物，称为异种移植，则会很快发生排斥。

肾移植排斥可以根据移植物功能丢失发生的

时间进行分类。超急性排斥反应发生在移植肾再灌注后不久。受体细胞毒性抗体、补体与供体血管内皮抗原反应,导致凝血机制快速激活,形成血栓。随着敏感交叉配型试验检测 DSA 的应用,目前这种类型的"体液"排斥在临床上已经很少见。

典型的急性排斥反应发生在同种异体器官移植后约 5d,免疫没有被抑制所致。目前的免疫抑制方案将活检证实的急性细胞排斥率降低至 10%～15%。最常见的表现是血清肌酐升高或尿量减少;常见的症状可能包括疼痛、移植肾肿胀、乏力或发热,但这些情况均罕见。尿液分析可能显示蛋白尿、血尿或脓尿。影像学检查可提示皮质血流量减少和肾小管功能下降,但是,这些特征都不是特异性的,因此针穿刺活检是目前的诊断金标准。组织学分型的诊断标准是经过系列 Banff 会议提出的(Solez,2010)。急性细胞排斥反应的典型特征是肾小管和血管的单核细胞浸润。肾小管周围毛细血管中的补体片段(C4d)沉积,目前被认为与供者特异性抗体相关。

慢性排斥的特征表现为肾功能的进行性恶化。组织学特点包括间质纤维化、肾小动脉硬化和肾小管萎缩,这些特征很少随免疫抑制的增强而改善,反而在某些情况下是药物毒性的结果。

(四)肾移植的免疫抑制方案

器官移植的成功需要能调节受体对移植物表达的非自身抗原的免疫应答。供体特异性免疫耐受的诱导是移植的基石,这种免疫耐受将允许免疫系统接受供体器官,而同时不损害对传染性抗原或恶性抗原的正常反应。在许多动物研究中均已经实现了免疫耐受,但在人类中依然很难实现,这表明从动物模型到人类应用的过渡依然困难重重(Sykes,2009)。在成功的造血干细胞移植案例中,宿主抗移植物和移植物抗宿主反应之间的平衡允许来自供体和受体的细胞共存。供体器官和受体之间的这种共生通常需要 MHC 抗原相匹配,但是这种共生体也能在一些配型不好的,但具有长期功能的固体器官移植受者中被观察到(Starzl,2004)。免疫抑制药物的进展提高了移植物的早期存活率,这些进步避免了一些并发症的同时,也阻止了慢性排斥反应。

由 B 淋巴细胞产生的抗体可以直接识别外来抗原,并且这是体液免疫应答的主要成分。

MHC 在通过细胞免疫应答识别外来抗原的过程中起重要作用(图 6-11)。Ⅰ 类抗原将内源性蛋白质的肽链呈递给 CD8$^+$ 淋巴细胞。Ⅱ 类分子将外源性蛋白质的肽链呈递给 CD4$^+$ 淋巴细胞。

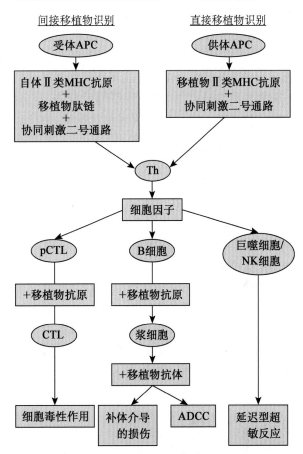

图 6-11 肾移植排斥反应中的细胞相互作用。CD4$^+$ 辅助 T 细胞(Th)被表达不相容的主要组织相容性复合物(MHC)Ⅱ 类抗原的抗原呈递细胞(APC)激活,并提供共刺激的第二信号。Th 细胞产生促进 B 细胞增殖的淋巴因子,促进 CD8$^+$ 细胞毒性 T 淋巴细胞(CTL)的成熟,巨噬细胞和自然杀伤(NK)细胞的活化,以及肾细胞上 MHC Ⅱ 类抗原的诱导。ADCC,抗体依赖的细胞介导的细胞毒性作用;pCTL. 前体细胞毒性 T 细胞

参与淋巴细胞活化和增殖的分子机制是免疫抑制阻断的主要目标。目前已经在 T 淋巴细胞中分辨出三种信号。信号 1 是与抗原呈递细胞(APC)上的肽链结合的 MHC 复合物,与特异性 T 细胞受体之间的相互作用。信号 2 是 APC 和 T 细胞之间的抗原非依赖性共刺激相互作用,其介导细胞内通路,刺激生成白细胞介素-2(IL-2)

和其他细胞因子以及细胞因子受体的表达。信号3是IL-2受体的刺激,其导致哺乳动物西罗莫司靶标(mTOR)的活化,从而诱发细胞增殖。

随着免疫抑制药物的进步和我们对免疫应答病生理机制的认识的深入,肾移植的免疫抑制方案在持续地进步中。抗生素,包括抗真菌和抗病毒药物,同样能在更高强度的免疫抑制患者中应用。几乎所有的免疫抑制方案都在实体器官移植的动物模型中进行了测试,然后用于人体。一些方案是通过精心设计的临床试验开发的,但许多方案则经由先前医师和患者早期应用后再引入的。在20世纪50年代,第一个方案包括全身放疗和皮质类固醇。在第一次成功的同卵双胎移植后不久,硫唑嘌呤用在一部分亲属移植病例中,能让移植肾存活。更多的试验选择将T淋巴细胞群数量减少并维持缓慢增殖,从而获得了更优异的结果。诱导免疫抑制的概念,起源于应用暴露于人免疫组织(抗胸腺细胞球蛋白)和(抗淋巴细胞球蛋白)的动物多克隆血清。随后,人们还发现高剂量的皮质醇和淋巴细胞耗竭可以逆转急性细胞排斥反应。不幸的是,1年期移植物存活率仅为50%,在那个时代,感染性并发症的相关死亡率高达20%。

在20世纪80年代早期,引入了钙调神经磷酸酶抑制药环孢素,环孢素联合硫唑嘌呤和泼尼松龙(三联疗法)进行维持性免疫抑制,将1年移植物存活率提高到80%以上,包括死亡和活体供肾。临床上第一种单克隆抗体OKT3-抗小鼠CD3,于1985年被批准用于治疗类固醇抵抗排斥反应。固体器官移植的成功以及这些药物的不良反应,刺激了制药工业开发更多选择性药物用于移植特异性的免疫应答。免疫抑制方案用于降低排斥风险(包括供者和受者因素),使长期不良反应最小化和降低成本。免疫抑制药的作用机制和毒性列于表6-3和表6-4中。目前,最常见的方案包括用静脉应用抗胸腺细胞球蛋白或巴利昔单抗进行诱导,以及用他克莫司、霉酚酸酯和低剂量类固醇进行维持性免疫抑制(美国肾数据系统,2013)。在使用这些药物的情况下,活检证实的第1年移植物排斥率约为10%,随着时间的推移,死亡率逐年升高,此外,约40%的成年受者进展为糖尿病。许多这些药物需要持续监测血液浓度,因为药物相互作用会影响代谢(见框图6-3)。

表6-3   免疫抑制药的作用机制

免疫抑制药	作用机制	作用途径
糖皮质激素	降低细胞因子基因的转录	细胞内信号通路
硫唑嘌呤	抑制嘌呤代谢	淋巴细胞增殖
霉酚酸酯	抑制嘌呤代谢	淋巴细胞增殖
西罗莫司	抑制细胞周期进程	淋巴细胞增殖
依维莫司	抑制细胞周期进程	淋巴细胞增殖
他克莫司	抑制钙调磷酸酶和IL-2的产生	细胞内信号通路
环孢素	抑制钙调磷酸酶和IL-2的产生	细胞内信号通路
兔抗胸腺细胞球蛋白	消耗T淋巴细胞	抗原识别
阿仑单抗(未批准)	消耗T和B淋巴细胞	抗原识别和抗体生成
利妥昔单抗(未批准)	消耗B细胞	抗体生成
硼替佐米(未批准)	蛋白酶体抑制药	抗体生成
巴利昔单抗	阻断IL-2受体	细胞内信号通路
贝拉西普	阻断协同刺激通路	淋巴细胞火花
依库珠单抗(未批准)	补体抑制药	抗体介导排斥反应

IL-2. 白细胞介素-2

表 6-4　免疫抑制药的共同靶器官毒性

器官系统	泼尼松	环孢素	他克莫司	西罗莫司	硫唑嘌呤	霉酚酸酯
中枢神经系统	+	−	+	−	−	−
胃肠道系统	+	+	+	−	+	+
肾	−	+	+	−	−	−
造血系统	−	−	−	+	+	+
皮肤	+	+	−	−	−	−
内分泌系统	+	+	+	+	−	−
血脂	−	−	−	+	−	−
伤口愈合	+	−	−	+	−	−

框图 6-3　与环孢素和他克莫司相关的潜在药物相互作用

影响血浆或全血药物浓度

降低

利福平

利福布汀

异烟肼

苯巴比妥

苯妥英钠

卡马西平

增加

地尔硫䓬

维拉帕米

尼卡地平

红霉素

克拉霉素

酮康唑

氟康唑

伊曲康唑

增加—cont'd

克霉唑

溴隐亭

达纳佐尔

西咪替丁

甲泼尼龙

甲氧氯普胺

具有协同肾毒性作用的药物

庆大霉素

妥布霉素

万古霉素

阿扎丙酮

两性霉素 B

顺铂

美法仑

西咪替丁

雷尼替丁

双氯芬酸

移植新药的研发着眼于降低肾毒性、糖尿病发生率，以及因纤维化引起的慢性移植肾功能丧失。尽管没有细胞排斥发生，但许多患者仍然会产生针对移植肾抗原的抗体，这被认为是慢性移植排斥反应的重要危险因素。许多年轻患者在第一次移植最终失败时需要再次移植手术。目前正在研究新的技术，以监测移植后免疫应答，预防DSA 和体液排斥反应。

（五）感染

移植后感染的时机对于适当的诊断和管理至关重要。在第一个月内，生物体往往是那些在其他主要泌尿外科手术患者的机构中引起感染的生物。最常见的感染与手术和侵入性医疗设备的技术并发症有关，并且最常见的涉及泌尿生殖道。患者的医疗状况，例如糖尿病、营养不良、肥胖、异常泌尿道和先前的感染，增加了风险。仔细准备供体移植物、最小的失血量、短的缺血时间、患者的动员，以及迅速移除导管和引流管降低了感染的风险。一个例外是供体衍生的移植物或保存液的感染。所有感染都应该用经验性抗生素治疗，并根据培养生物的敏感度进行调整。

在手术后的 1 至 6 个月，由细胞免疫控制的感染更为普遍。这些机会性感染包括真菌如念珠菌、肺囊肿、曲霉菌和隐球菌；细菌类，包括单核细胞增生李斯特菌、诺卡菌和弓形虫病；以及病毒，如 CMV、EBV、多瘤病毒、肝炎病毒和疱疹病毒等。这些感染的发生率受到供者和受者术前暴露和免疫抑制调控的共同影响（见表6-5）。预防性治疗能显著降低免疫抑制条件下的感染率（见表6-6）。

表6-5　巨细胞病毒血清学检查决定感染和患病的风险

巨细胞病毒血清学发现			感染率(%)	患病率(%)	肺炎发生率(%)
供体	受体				
+	−	原发感染	70～88	56～80	30
−	+	再次激活	0～20	0～27	Rare
+	+	再次激活或超级感染	70	27～39	3～14
−	−		Rare		
±	+	抗胸腺球蛋白诱导或大剂量激素	65		

Data from Davis CL. The prevention of cytomegalovirus disease in renal transplantation. Am J Kidney Dis 1990;16:175-88;and Hartmann A et al. The natural course of cytomegalovirus infection and disease in renal transplant recipients. Transplantation 2006;82;S15-7.

表6-6　术后感染和消化性溃疡的预防

问题	常规的预防性用药	替代用药
尿路感染	复方新诺明×3个月	呋喃妥因
肺孢子虫肺炎	复方新诺明×3个月	喷他脒吸入剂
口腔念珠菌感染	制霉菌素混悬剂×1～3个月	克霉唑含片
阴道念珠菌感染	克霉唑栓剂阴道按需使用	制霉菌素栓剂
单纯疱疹病毒	阿昔洛韦×3个月如果未提示使用伐昔洛韦	更昔洛韦、伐昔洛韦、泛昔洛韦
初始巨细胞病毒感染	伐昔洛韦	更昔洛韦
复发性巨细胞病毒感染	伐昔洛韦×3个月或在排斥治疗期持续应用	更昔洛韦
消化性溃疡	H_2受体拮抗药＋抑酸药（如果有症状）	

移植术后超过6个月发生的感染受移植物功能、排斥风险和既往感染的影响。在肾移植术后的前两年，尿路感染占再入院率的15%以上。治疗应基于完整的泌尿系统检查和尿培养药敏结果。对于复发性尿路感染，应评估其解剖学诱因，如窦道形成、尿失禁、尿潴留、尿液反流或异物等。对于一些患有移植前排尿减少的患者，需要鼓励其增加液体摄入量，并提高排尿频率。排尿日记和对残余尿的评估有助于患者教育。如果感染很少发生，患者应在症状出现时服用抗生素。长期应用抗生素能使一部分患者获益，但应尽量减少抗生素耐药或不良反应的发生。移植后膀胱输尿管反流并发反复的肾盂肾炎，则可能需要行输尿管膀胱再植术。

大多数尿路感染不会随着免疫抑制的减弱而改善，但一些病毒性感染，如表现为出血性膀胱炎的腺病毒感染和多瘤病毒感染例外。腺病毒感染通常是自限性的，并可以经水化后缓解。BK多瘤病毒性肾病可通过尿细胞学检测确诊，但更常见的是通过血液或尿液样品的聚合酶链反应分析检测确诊，其治疗包括减弱免疫抑制以及密切监测肾功能。

（六）移植肾切除

摘除无功能的肾移植的适应证，主要基于免疫抑制戒断后引起的体征和症状，包括压痛、移植物增大、肉眼血尿和全身性流感症状，如发热和乏力。如果患者能再次接受肾移植，则持续地维持低水平免疫抑制，可以避免移植肾摘除，并能减少

HLA 抗体的产生。在移植后第一年内丧失功能的移植肾通常需要摘除。因慢性排斥而失败的情况则一般不需要摘除并保留于原位。有症状的患者可以尝试高剂量类固醇治疗,观察其症状是否消失,从而避免移除移植肾。

移植肾切除在技术上具有挑战性,建议转诊给具有此类手术经验的外科医师。在最初的 6 周内,切除所有移植的组织通常是一个简单的过程。有症状的慢性排斥移植肾通常行被膜下切除,因为肾被膜可能与周围结构粘连。该手术存在着显著的围术期并发症风险,包括急性出血、淋巴漏、肠损伤和脓肿形成等。移植肾区域的髂血管可能被二次感染,导致败血症或血管破裂。

(七)移植后恶变

慢性免疫抑制会增加发生恶性肿瘤的风险。皮肤癌是固体器官移植后最常见的。与病毒感染有关的恶性肿瘤,包括卡波西肉瘤(人类疱疹病毒 8),非霍奇金淋巴瘤(EBV),外阴(人乳头瘤病毒)或肝细胞癌(HCV),其标准化发病率(SIR)比一般人群大 5 例。肾(SIR 4.7)、膀胱和阴茎癌的发病率也增加,而乳腺癌的发病率则显著下降(SIR 0.85)。

令人惊讶的是,前列腺癌的风险实际上在移植受者中降低了(SIR 0.92)(Engels et al,2011)。因此,肾移植对前列腺癌几乎没有负面影响,因此对前列腺癌最好的治疗方法应根据分级、分期、预期寿命和患者偏好来确定。鉴于许多终末期肾病患者的死亡率是增加的,所以应该考虑在这个人群中行 PSA 筛查的风险和益处。如果原肾因长期透析而进展为获得性肾囊肿,则应每年进行肾超声监测(Moudouni et al,2006)。如果原肾长有实性肿物,则应行原肾肾切除术。

尿液与肠道的相互作用可能增加免疫抑制情况下的恶变风险。行结肠代膀胱或输尿管乙状结肠造口术的患者,应定期检测癌变情况。对于浅表性移行细胞癌的一线辅助化疗是丝裂霉素,而塞替哌可能具有骨髓抑制不良反应。卡介苗(Bacillus Calmette-Guérin)是一种减毒活细菌,已被用于移植受者,但可能导致全身感染(Sun and Singh,2010)。应当对移植肾进行穿刺活检。降低免疫抑制可能有助于改善淋巴瘤病情,淋巴瘤也被称为移植后淋巴组织增生疾病。肾部分切除

术可以用于治疗一些来源于供肾的肿瘤。

(八)怀孕和哺育孩童

肾移植成功后,尿促卵泡素、促黄体激素和睾酮的水平通常会变得正常,精子生成也会改善(Akbari et al,2003;Kheradmand and Javadneia,2003)。在有子女的男性受者中,后代的先天性异常概率并没有增加。然而,建议在移植手术至少 1 年后再进行怀孕(Armenti et al,1998)。

成功的肾移植通常可以恢复绝经前妇女的生育能力。在一份基于数千例肾移植受者怀孕的报道中,Davison 和 Milne(1997)报道了以下情况:94%的早孕后移植妇女成功妊娠;50%的分娩是早产;30%的女性患有高血压或先兆子痫;宫内生长受限发生率约为 20%;排斥危象约为 10%。婴儿没有显著或主要的异常,移植的肾很少引起难产,移植的肾在阴道分娩过程中不会受伤。一项针对 16 195 例女性肾移植受者的观察性研究显示,与同期美国一般人群相比,其报道的妊娠率和胎儿丢失率显著降低(Gill et al,2009)。表 6-7 列

表 6-7　妊娠安全和免疫抑制药

免疫抑制药	妊娠安全分级
糖皮质激素	C
硫唑嘌呤	D
霉酚酸酯	D
西罗莫司	C
环孢素	C
他克莫司	C
Monomurab CD3	C
抗胸腺球蛋白	C
利妥昔单抗	C
硼替佐米	D
阿仑单抗	C
达克珠单抗	C
巴利昔单抗	C

C. 致命伤害不能除外;D. 有证据显示存在致命伤害
Data from Physician's Desk Reference. 63rd ed. Montvale (NJ): Thomson PDR; 2009. p. 439, 625, 762, 1226, 2313, 2389, 2625, 3264; and U. S. Food and Drug Administration. <www. fda. gov>[accessed 03.09.09].

出了免疫抑制药物的妊娠安全信息。成功怀孕指南建议再移植后 2 年保持良好的一般健康状况、最小化蛋白尿、无高血压、无排斥反应、无尿路梗阻、几乎正常的肾功能,以及维持低剂量免疫抑制药应用。

七、自体肾移植

自体肾移植最早报道用于治疗近端输尿管损伤(Hardy et al,1967)。相比于肠道重建手术,这种技术最好的优势包括制造抗反流吻合口、减少黏膜漏尿,以及减少肠道相关发热并发症。然而,这是一种更复杂的手术,其出血、血管并发症和输尿管缺血的风险更大。以前,该技术用于复杂的肾部分切除术或广泛的血管重建术中,但现在,这些手术可以通过腹腔镜或机器人完成。如果诊断为肾血管损伤,且热缺血时间小于 90min,并保证患者血流动力学稳定的情况下,此手术有可能挽救肾。术中应立刻取出肾和输尿管,并放入冰盐水中。动脉应用肝素盐水冲洗。闭塞动脉可通过尿激酶、链激酶或组织纤溶酶原激活药(Nakayama et al,2006)行溶栓治疗。这种技术的优点之一是完全去除肾周围神经。当其他形式的疼痛治疗失败时,自体肾移植可以作为最后一种尝试。将自体肾移植至盆腔,并行肾盂膀胱吻合术,被用于严重的复发性结石患者;在这种情况下自体移植可促进结石排出,并可以用软膀胱镜探查(Flechner et al,2011)。

参考文献

完整的参考文献列表通过 www. expertconsult. com 在线获取。

推荐阅读

Barry JM. Renal transplant: recipient surgery. BJUI Int 2007;99: 701-17.

Belzer FO, Southard JH. Principles of solid—organ preservation by cold storage. Transplantation 1988;45: 673-6.

Danovitch GM. Handbook of kidney transplantation. 5th ed. Philadelphia: Wolters Kluwer/Lippincott Williams & Wilkins Health;2010.

Halloran PF. Immunosuppressive drugs for kidney transplantation. N Engl J Med 2004;351: 2715-29.

Murray JE, Merrill JP, Harrison JH. Renal homotransplantations in identical twins. Surg Forum 1955;6: 432-6.

Organ Procurement and Transplantation Network/Scientifi c Registry of Transplant Recipients. Annual data report, < http://srtr. transplant. hrsa. gov/default. aspx >;2012[accessed 02.02.15].

Shapiro R, Simmons RL, Starzl TE. Renal transplantation. Stamford (CT):Appleton & Lange;1997.

Starzl TE. The puzzle people: memoirs of a transplant surgeon. Pittsburgh: University of Pittsburgh Press;1992.

United Network for Organ Sharing. Data, < http://www. unos. org/donation/index. php? topic = data >; 2014a[accessed 02.02.15].

United Network for Organ Sharing. Organ allocation, < http://www. srtr. org/allocationcharts/Default. aspx >;2014b[accessed 02.02.15].

United States Renal Data System. Annual data report, < http://www. usrds. org >;2013[accessed 02.02.15].

> **要点**
>
> - 除前列腺癌外,ESRD 的发病率高于任何泌尿系统恶性肿瘤。
> - 每年 ESRD 死亡的患者数量超过任何泌尿系统恶性肿瘤。
> - 人类肾移植的第一次长期成功发生在 1954 年。
> - 共同医疗保险是 ESRD 患者治疗最重要的进展之一。
> - 对肾移植的 ESRD 患者进行评估十分重要,这有助于预防将移植物置入不合适的受体而造成浪费。
> - 新的方法可用于 ABO 血型不相容的或交叉配型阳性的供体与受体之间。
> - 腹腔镜供肾切除术能为活体肾供者带来益处。
> - 泌尿科医师必须了解可能妨碍或损害肾移植技术成功的泌尿系问题。
> - 泌尿科医师必须了解受者潜在的泌尿生殖问题。

（郝一昌　颜　野　**编译**　侯小飞　肖春雷　**审校**）

第二篇

尿路梗阻和创伤

第7章　尿路梗阻的病理生理学

Kirstan K. Meldrum, MD

尿路梗阻是一个可以导致成人及儿童永久性肾功能损害的重要的临床问题。肾损害的程度以及对肾功能的影响取决于梗阻的严重程度（单侧、双侧、部分、完全梗阻），梗阻的时间（急性、慢性），肾功能基线水平，以及其他因素比如泌尿系感染等。尿路梗阻的病因可为先天性或后天性，良性或恶性等。框图 7-1 提供了可能的病因因素列表。与阻塞相关的组织学紊乱主要位于肾的间质区，包括大量肾小管扩张、进行性间质纤维化和继发于凋亡细胞死亡的肾质量损失（Misseri et al, 2004）。这些变化和对肾功能的任何影响统称为梗阻性肾病。尽管尿路梗阻通常导致肾积水，或肾盂和（或）肾盏的扩张，但在没有阻塞的情况下也可以存在肾积水。因此，尿路梗阻的诊断需要其他临床和影像学检查结果，而不是单独存在肾积水就可以诊断。

一、流行病学

梗阻性肾病大约占所有肾衰竭患者的 10%。从新生儿到老年受试者的 59 064 例的尸检中，梗阻性肾病的患病率为 3.1%（Bell,1950）。研究发现，肾积水在 20−60 岁的女性中更为普遍，这归因于妊娠和妇科恶性肿瘤的发展。相反，由于前列腺疾病的进展，60 岁以后男性肾积水更为普遍。在一项连续 12 年尸检的 3172 例死产、婴儿和儿童的研究中，78 例（2.5%）患者发现尿路畸形。肾积水和（或）输尿管积水占泌尿道异常的 35.9%（Tan et al,1994）。Campbell（1970）报道了儿童肾积水（2%）的尸检发生率略高。在儿童中，肾积水似乎在男孩中更为普遍，大多数病例发生在 1 岁以下的受试者中。

二、诊断及影像学检查

(一)临床表现

根据梗阻的部位、程度和时间，尿路梗阻的临床表现可以变化很大。继发于集合系统牵扯的侧腹疼痛是急性梗阻患者最常见的症状；通常是一种难以忍受的疼痛，可以辐射到受影响的一侧的下腹部和睾丸或阴唇；并且通常伴有恶心呕吐。相反，慢性尿路梗阻通常是一种相对无痛的现象，患者可能完全无症状。膀胱出口的阻塞通常与频率、尿急、尿等待、夜尿、尿流不畅和不完全排空感的排尿症状相关。无尿是一种罕见但具有戏剧性和相当特异性的尿路梗阻征兆。

对于新发高血压患者和无肾病、糖尿病或高血压病史的肾功能衰竭患者，应考虑到梗阻性尿路病。此外还应将尿路梗阻作为复发性尿路感染患者的可能因素。由于梗阻性尿路病的临床症状和体征是多变的,因此诊断依赖于及时和适当的影像学检查。

(二)实验室检查

怀疑患有尿路梗阻的患者的初步检查应该从尿液分析和显微镜分析开始。应进行肾功能评估和血清电解质测量,对于急性肾功能衰竭患者,应进行尿液诊断指标评估,包括钠的排泄分数(FENa)。

1. 尿液分析

尿液分析和显微镜分析对于怀疑患有尿路梗阻和(或)肾功能衰竭的患者的完整评估是必要的。尿液分析可以提供重量摩尔渗透压浓度的估计、UTI 的证据、基于尿液中可能存在的晶体对结石形成的判断,以及有蛋白质和(或)细胞管型的潜在肾疾病。

框图 7-1 梗阻性肾病的可能病因

肾	狭窄	创伤
先天性疾病	输尿管口囊肿	尿性囊肿
多囊肾	梗阻性巨输尿管	妊娠
肾囊肿	腔静脉后输尿管	射频消融
肾盂旁囊肿	Prune-Belly 综合征	膀胱与尿道疾病
肾盂输尿管连接部梗阻	**肿瘤性疾病**	**先天性疾病**
肿瘤性疾病	原发性输尿管癌	后尿道瓣膜
Wilms 瘤	转移性输尿管癌	包茎
肾细胞癌	输尿管相关性疾病	阴道积水
肾盂移行细胞癌	**炎症性疾病**	**肿瘤性疾病**
多发性骨髓瘤	结核	膀胱肿瘤
炎症性疾病	淀粉样变	尿道肿瘤
结核	血吸虫	前列腺肿瘤
棘球绦虫感染	脓肿	阴茎肿瘤
代谢性疾病	囊性输尿管炎	**炎症**
结石	子宫内膜异位症	前列腺炎
混合型疾病	**混合型疾病**	尿道旁脓肿
肾乳头糜烂	腹膜后纤维化	**混合型疾病**
创伤	盆腔脂肪增多症	良性前列腺增生
肾动脉瘤	主动脉瘤	神经源性膀胱
输尿管	放射疗治	尿道狭窄
先天性疾病	淋巴囊肿	

2. 钠的排泄分数

钠的排泄分数计算常常用来判断三种类型的急性肾损伤:肾前性、肾性及肾后性。

$$FE_{Na} = (P_{Cr} \times U_{Na})/(P_{Na} \times U_{Cr})$$

其中 P_{Cr} 定义为血清肌酐水平,U_{Na} 是尿钠水平,P_{Na} 是血清钠水平,U_{Cr} 是尿肌酐水平。FE_{Na} 小于 1% 表明肾前性急性肾功能衰竭(即血容量不足,充血性心力衰竭,肾动脉狭窄,败血症)。FE_{Na} 大于 1% 将表明急性肾衰竭的内在原因(即急性肾小管坏死,肾小球肾炎,急性间质性肾炎),FE_{Na} 大于 4% 表明肾后性急性肾功能衰竭(即良性前列腺增生,BPH,膀胱结石,双侧输尿管梗阻,BUO)。

3. 肾功能的评估

肾小球滤过率(GFR)的测量被认为是鉴定肾功能不全或肾衰竭患者的金标准。正常情况下 GFR 是变化的,并且通常随着年龄而降低。真实 GFR 的测量可能是间接且不切实际的;因此,使用各种测试来估计 GFR,最常见的是血清肌酐。然而,由于年龄、性别、种族和与肌肉质量的关系的变化,肌酐仍然不精确。目前已经开发了许多公式均使用血清肌酐、年龄和性别来估计 GFR,包括 Cockcroft-Gault 公式(见下文)、肾病方程中饮食的改变,以及较新的慢性肾病流行病学协作方程。

估算 GFR(eGFR)= (140 − 年龄)× 体重(kg)×(0.85 女性)

72×血清肌酐(以 mg/dl 计)

一般来说,GFR 大于 90 ml/(min · 1.73 m^2)被认为是正常的,60 ~ 90 ml/(min · 1.73 m^2)被认为是轻度的肾功能下降,30 ~ 60 ml/(min · 1.73 m^2)为肾功能中度下降,15 ~ 30 ml/(min · 1.73 m^2)为肾功能严重下降,且小于 15 ml/(min · 1.73 m^2)被认为是肾功能衰竭(Siddiqui and McDougal,2011)。

(三)诊断性影像

由于尿路梗阻患者的临床表现可以变化多样,因此对梗阻的及时准确诊断取决于适当的影像学检查。以下部分介绍了目前可用的检查手段及其优点和局限性。

1. 超声

肾超声检查因其可用性,成本低和无辐射仍然是评估怀疑患有尿路梗阻的患者的一线检查方式。它不需要给予碘化造影剂,因此可以安全地在肾功能不全或对造影剂过敏的患者中进行。肾超声波主要提供有关肾的解剖信息,包括肾脏大小、皮质厚度、皮质髓质分化和收集系统扩张等级。尽管肾积水的存在提示潜在的梗阻,但重要的是要认识到肾积水是一种解剖学发现,而不是功能性诊断,并且仅肾积水并不表示尿路梗阻。在没有梗阻的情况下(例如在膀胱输尿管反流的患者中)可以存在显著的肾积水,并且在没有严重肾积水的情况下可以存在显著的梗阻,这在急性肾梗阻的过程中很早就是这种情况。肾实质变薄和肾体积变小可以作为慢性肾梗阻的证据,与积水相关的膀胱膨胀可能提示膀胱出口梗阻。50%的急性尿路梗阻患者肾超声检查可能正常,并且梗阻与非梗阻性集合系统扩张的区别可能很困难,特别是当导致梗阻的因素不可见时(Platt et al,1989;Mostbeck et al,2001)。

双源多普勒超声检查仪的引入可作为提高超声检查及诊断患者肾梗阻能力的手段。在 20 世纪 90 年代早期,肾内动脉波形的变化显示与尿路梗阻相关,并且电阻指数(RI)(定义为收缩期峰值速度−舒张末期速度/收缩期峰值速度)被提前作为一种改善超声检查中对尿路梗阻诊断的技术。研究表明,在短时间的前列腺素介导的血管舒张后,肾血流减少并且肾血管阻力因梗阻而增加。一般来说,0.70 的 RI 被认为是成人正常的上限(Tublin et al,2003),尽管已经报道了该值的特例。平均 RI 在出生后的第一年中超过 0.70,并且至少在前 4 年内可超过 0.70。在没有肾功能不全的老年患者中,RI 也可超过 0.70。初步临床研究评估阻塞诊断的 RI 阈值为 0.70,92%的敏感度和 88%的特异性是令人鼓舞的。当发现受影响的肾和对侧肾之间的 RI(δRI)差异大于 0.1 时,梗阻的诊断进一步增加(Platt et al,1989)。尽管已经报道了对 RI 进行评估的一些令人鼓舞的研究,但随后的临床试验和动物研究在检测肾梗阻方面的 RI 研究令人沮丧。Chen 及其同事(1993)证实,在大多数部分或轻度阻塞的患者中,RI 是正常的。同样,当梗阻的判别阈值(平均 RI≥0.7,δRI≥0.1)用于检测急性肾绞痛患者时,多普勒检查的敏感度和特异性仅为 44%和 82%(Tublin et al,1994)。随后证实,放射性对比可以在多普勒超声检查中诱导血管收缩和增加 RI(Hetzel et al,2001),并且非甾体类抗炎药(NSAID)可以显著降低急性梗阻肾的 RI(Shokeir et al,1999)两者都可能是影响 RI 诊断肾梗阻的临床研究结果的因素。然而,尽管有这些观察结果,对 RI 检测肾梗阻的效用的怀疑已经增加,并且随着非对比计算机断层扫描(CT)扫描作为肾结石检测的金标准的广泛接受,常规使用 RI 分析对可能的肾梗阻的评估已经下降。

彩色多普勒超声显示可以可靠地检测膀胱中的输尿管射流动力学,并且这已经发展成为区分梗阻性和非梗阻性肾积水的另一种诊断工具。Burge 及其同事(1991)证实,与正常输尿管相比,输尿管结石梗阻患者的输尿管射流频率显著下降。最近,Jandaghi 及其同事(2013)证明,与对侧相比,输尿管梗阻侧的尿液射流的频率、持续时间和峰值速度显著下降,差异分别为 1.5 喷射/min,2.5s 和 19.5cm/s,以此作为输尿管和正常输尿管之间的分界点。de Bessa 及其同事(2008)

评估了梗阻性与非梗阻性肾积水患儿尿液射流的频率,并证实了相对射流频率(RJF=5min 肾积水侧的射流频率除以两种输尿管射流的总和)小于 25% 具有 87% 的敏感度和 96% 的特异性。虽然输尿管喷射的分析很容易在常规超声检查中应用,并且可能对阻塞的存在提供一些有价值的见解,但它确实需要患者良好的水合作用,并且受到正常对侧集合系统的限制。

尿路梗阻的最常见原因之一是肾或输尿管结石的存在。尽管超声检查在检测结石时没有 CT 敏感,但它可以避免 CT 的累积辐射剂量,并且可以揭示尿石症的次要影响,包括肾积水、感染或脓肿形成。它还具有检测射线阴性结石的优点。超声可以在特殊条件下检测小至 0.5mm 的结石,结石在集合系统中的超声显示为强回声焦点及声影。然而,在最近的汇总分析中,与非造影 CT 相比,超声被证明在检测输尿管结石时仅具有 45% 的灵敏度和 94% 的特异性,在检测肾结石时具有 45% 的灵敏度和 88% 的特异性(Ray et al,2010)。还有研究表明,与 CT 相比,超声高估了肾结石的大小,特别是对于 5 mm 或更小的结石。由于存在上覆肠气和骨盆内输尿管的相对深度较深,超声波比较困难能直接观察到结石,并且在腹部脂肪较多的肥胖患者中可能观察更为困难(Cheng et al,2012)。由于这些限制,超声主要用于儿科和孕妇患者的一线检查手段,但它可用于所有尿石症患者的常规随访。

2. 肾核素显像

核医学在评估患有可能的尿路梗阻的患者中起着关键作用,因为它是唯一能够提供关于动态肾功能的非侵入性的检查方式。在集合系统梗阻的评估中可以选择的核素检查是利尿肾图,最常使用放射性药物锝-99m-巯基乙酰基三甘氨酸(^{99m}Tc-MAG3)。^{99m}Tc-MAG3 对于利尿肾图效果更佳,因为它具有肾的高摄取、快速清除、低辐射剂量和肾小管分泌特点。^{99m}Tc-MAG3 的肾吸收率为 55%,而另一种用于利尿肾图形检查放射性药物^{99m}Tc-二乙烯三胺五乙酸(^{99m}Tc-DTPA)吸收率为 20%,从而为定性和定量分析提供了更好的皮质成像(He and Fischman,2008)。与通过肾小管主动分泌的^{99m}Tc-MAG3 相反,^{99m}Tc-DTPA 几乎仅通过肾小球滤过除去,因此是最适合测量 GFR 的药剂。然而,集合系统的充分成像是 GFR 依赖于 DTPA,并且由于肾功能的不成熟而在肾功能不全和 6 个月以下的患者中非常有限。正常的肾图曲线有三个不同的阶段。初始阶段的特征在于肾快速摄取放射性药物,反映肾灌注。第二阶段的特征是随着时间的推移逐渐增加摄取,通常在 2~5min 后达到峰值,并且在第二阶段期间主要评估肾功能。尿路梗阻可以降低第二阶段期间放射性示踪剂的摄取速率,因此可以改变肾功能差异的评估。第三阶段是排泄期,其特征在于肾计数随时间逐渐减少。第三阶段通常通过给予利尿药(利尿药肾图)来增强,以诱导高尿流量并防止可能由扩张的集合系统中的尿液停滞引起的假阳性结果。按照惯例,如果一半示踪剂撤离集合系统($T_{1/2}$)的时间少于 10min,则认为尿路通畅,如果 $T_{1/2}$ 为 10~20min,则是中界值,如果 $T_{1/2}$ 大于 20min 那么就是存在梗阻。在脱水的情况下可以看到假阳性结果,因为对利尿药的反应不理想、肾功能差、高度反流,并且存在大量集合系统扩张伴尿淤滞也可能出现假阳性(Goldfarb et al,2006)。新生儿的肾不成熟也可能产生假阳性结果(Karam et al,2003)。为了提高利尿药肾图的准确性并减少假阳性结果,患者应该在检查前充分补充水分。良好的回声图最初是在 1992 年为儿童描述的,作为在研究过程前和研究过程中通过静脉注射(IV)液体给药来确保标准水化的手段(Conway and Maizels,1992)。膀胱充盈和膀胱压力升高会限制上尿路排出的能力,并可能人为地延长研究的排泄期。因此建议对任何无法自愿排尿的患者进行常规导管置入,也应考虑任何有明显反流,膀胱病变(即神经性膀胱)或低位盆腔肾的患者膀胱充盈会遮挡。研究期间的患者体位似乎也影响结果,并且当患者仰卧时尿流可能是缓慢的并且类似于梗阻。因此建议在 $T_{1/2}$ 延长的患者采取直立位(重力辅助)获得较晚的静态图像(Wong et al,2000)。

利尿药给药的时间在某种程度上存在争议,并且已经建立了多种不同的方案。传统上,呋塞米在放射性药物给药后 20min 注射(F+20),尽管利尿药可在示踪剂注射前 15min(F-15)或示踪剂注射时给药(F+0)。F+20 技术的优点是可以观察到由呋塞米引起的对引流曲线的改变,并且如果在基本肾图中发生了足够的肾冲洗,则可以避免使用呋塞米(Piepsz,2011)。随着早期使用呋塞米(F-15,F ＋ 0),整个研究中尿流量急剧增加,Turkolmez 及其同事(2004)发现,这些方案可以澄清 F ＋ 20 研究模棱两可的病例。F ＋ 0 方案的缺点是早期呋塞米注射可导致肾转运加速,并且在短时间内低估肾功能(Donoso et al,2003)。最近的一项研究表明,当患者处于坐姿并且在放射性药物(F ＋ 10)后 10min 给予呋塞米时,结果得到了改善(Tartaglione et al,2013)。重要的是要记住,差异肾功能和示踪剂冲洗的测量将根据所使用的方案和放射性药物而变化,并且如果使用不同方案或放射性药物进行比较研究,则在解释结果时应当小心。

3. CT

CT 提供的横断面成像比超声检查产生更大的解剖学定义,并且由于其快速、安全性和准确性,非对比螺旋 CT(NHCT)已成为怀疑患有输尿管梗阻的患者的首选影像学检查方式。在一项具有里程碑意义的研究中,Smith 和他的同事(1995)证明了与排泄性尿路造影相比,未增强螺旋 CT 在评估可能的输尿管梗阻方面有优越性。未增强的螺旋 CT 提供有关梗阻和非梗阻结石的信息,并且即使在结石通过后也可以显示与输尿管梗阻相关的体征,包括肾积水、肾周围纤维条索和"组织边缘征"。这些继发性体征据报道在急性输尿管梗阻的阳性预测值大于 90％(Smith et al,1996;Heneghan et al,1997)。CT 报告对于结石诊断的检测灵敏度为 96％,特异性和阳性预测值为 100％(Worster et al,2002),除蛋白酶抑制药结石(即硫酸茚地那韦)和黏液基质外,可检测大多数射线可透性结石。此外,10％的肾绞痛患者可以通过 NHCT 获得更多的信息从而更正诊断(Katz et al,2000)。

尽管未增强的螺旋 CT 是评估急性肾绞痛患者的首选方式,但它评估慢性尿路梗阻和除结石以外的各种梗阻原因的能力有限。在过去十年中,多排螺旋 CT 尿路造影(CTU)已成为尿路综合评估的首选成像模式(Washburn et al,2009)。传统的 CTU 技术涉及使用单次静脉注射造影剂的三个成像阶段。首先是未增强的时相,然后在造影剂注射后 100～120s 获得肾实质相,并且在

更长的时间延迟之后是排泄期以评估尿路上皮。随着软件的改良和高分辨率薄层 CT 扫描的出现,可以进行泌尿道的三维重建,并且有助于发现许多泌尿道的梗阻性病变。除了结石、肾盏憩室、导致输尿管肾盂交界处阻塞的交叉血管,非功能性系统中的重复畸形,输尿管囊肿和异位输尿管等都可以准确地发现。

广泛使用 CT 的主要问题是其相关的高辐射暴露。据报道,对于多探测器 CT、单个未增强 CT 的平均有效剂量为 8.5mSv(Poletti et al,2007),单探测器 CT 为 6.5 mSv,排泄尿路系列为 1.5 mSv(Katz et al,2006)。如果 CT 有多个阶段或患者反复出现,则该剂量可迅速累积。据估计,对于 10 mSv 的电离辐射,致命癌症的风险为 0.05％(Brenner et al,2001)。儿童的风险更大,因为它们对辐射诱发的致癌物更敏感,并且癌症发展的时间更长。最近的一项研究表明,CT 对脑组织累积辐射剂量达到或超过 50mGy,儿童发生脑癌的风险增加 2.8 倍,骨髓组织累积辐射剂量达到或超过 30mGy 的儿童发生白血病的风险增加 3.2 倍(Pearce et al,2012;Miglioretti et al,2013)。由于这些风险,出现了低剂量方案,诊断准确性几乎没有损失(Poletti et al,2007)。然而,小于 3mm 的石头,在输尿管膀胱连接处的嵌顿以及患者肥胖已被证明会降低低剂量 CT 的诊断准确性(Kennish et al,2010)。

4. 磁共振尿路成像

磁共振尿路成像(MRU)作为一种影像学手段,良好地整合了泌尿系统的解剖和功能信息,同时避免了电离辐射。由于 MRU 检查成本较高且使用时会受到一些限制,目前该检查尚不是评估尿路梗阻的一线方法,但考虑到 MRU 和传统影像学方法相比所具有的主要优势,在将来 MRU 有可能会成为评估尿路疾病的首选方法。MRU 检查首先对腹部和盆腔进行无对比的标准 T_1 和 T_2 加权成像,随后静脉注射钆对比剂(Gd-DTPA)及呋塞米,再进行 T_1 加权成像,从而可以显示肾的浓缩和排泄功能。研究表明,MRU 测量不同分肾功能及对比剂排泄功能的结果与 DTPA 核素显像的测量结果相比具有很好的一致性(Perez-Brayfield et al,2003),但 MRU 的优势在于可以清楚地显示解剖结构,即使是对于无功能

的部分肾。MRU 测量对比剂排泄功能的指标是肾通过时间,后者被定义为对比剂从肾皮质排泄到近端输尿管所经历的时间,该时间小于等于 4min 为正常,大于 4min 但小于 8min 为可疑梗阻,大于 等于 8min 则表明存在梗阻(Jones et al,2004)。El-Nahas 等(2007)报道,MRU 诊断上尿路梗阻的敏感度为 100%,当传统影像学方法不能明确诊断时,MRU 对尿路疾病的诊断显现出重要价值(Payabvash et al,2008)。遗憾的是,MRU 诊断肾和输尿管结石的敏感度低于 CT,因为在 T_1 和 T_2 加权成像中结石表现为无信号。MRU 对泌尿系结石的敏感度为 68.9%~81.0%(Blandino et al,2001;Shokeir et al,2004),但随着钆对比剂的应用,MRU 诊断泌尿系结石的准确性也有了大幅提高,敏感度接近 90%~100%(Cerwinka and Kirsch,2010)。磁共振检查所带来的最大的问题便是肾源性系统性纤维化,后者于 2006 年被证实与钆对比剂的使用有关,并且该病似乎仅发生于严重肾功能不全的患者(Thomsen,2006)。研究显示,在存在相关危险因素的患者中,肾源性系统性纤维化的发生率为 3%,新的临床指南也对肾功能不全患者使用钆对比剂做出了限制(Cerwinka and Kirsch,2010)。

5. 排泄性尿路造影

排泄性尿路造影(excretory urography)曾被认为是用于评估可疑尿石症和(或)尿路梗阻患者的首选影像学方法。虽然排泄性尿路造影大部分已被 CTU 所取代,但该方法可以同时提供解剖和功能两方面的信息,在某些临床情境下应用是有意义的。排泄性尿路造影成像依赖于碘对比剂经肾小球滤过并通过肾排泄,因此该方法在肾功能不全的患者中应用受限。肾功能越差,对比剂肾病的发病风险也就越高。对于有对比剂过敏史或不能接受电离辐射的患者(如孕妇),该方法为禁忌。

对比剂从摄取到排泄出现延迟(排泄延迟)提示存在尿路梗阻,而对比剂在集合系统的显影有助于判断梗阻的程度及来源。肾体积小、肾实质变薄、肾盏杆状变形,以及输尿管严重扩张纡曲,均提示慢性尿路梗阻。

6. 肾盂内压测定

肾盂内压测定(Whitaker 试验)于 1973 年由 Whitaker 首先介绍,是一种针对上尿路的尿动力学检查,有利于鉴别集合系统梗阻与非梗阻性肾积水。当集合系统严重扩张或肾功能较差时,肾动态显像可能会出现假阳性,因为此时在呋塞米的作用下集合系统持续充盈而非排空,导致计算出的清除时间显著延长。肾盂内压测定需经皮穿刺肾盂,在集合系统内置入一根测压导管,并以 10ml/min 的速率向肾盂内灌注对比剂;同时经尿道插入一根测压导管至膀胱内监测膀胱内压;当对比剂首次通过肾盂输尿管连接部以及输尿管膀胱连接部时,记录下此时的肾盂内压,用此时的肾盂内压减去膀胱内压即为肾盂灌注时的相对压力。该指标小于 15cmH$_2$O 为正常,大于 22cmH$_2$O 提示存在梗阻,15~22cmH$_2$O 之间则不能确定。尽管肾盂内压测定的可重复性和临床实用性曾受到质疑(Djurhuus et al,1985),但近期研究结果提示有 84% 的怀疑梗阻的病例通过肾盂内压测定得以接受进一步治疗,该方法在 77% 的病例中准确判断出是否存在梗阻(Lupton and George,2010)。Veenboer 和 de Jong 在 2011 年的研究得出肾盂内压测定对非梗阻病例的阴性预测值为 100%。尽管肾盂内压测定在临床上的实用性有限,但对于不能确定的上尿路梗阻,特别是当非侵入性检查结果不明确时,该方法具有一定的价值。

7. 逆行肾盂造影

逆行肾盂造影(retrograde pyelography)指通过膀胱镜向一侧或双侧输尿管内插入输尿管导管至肾盂内,经导管注入对比剂使集合系统显影的方法。该方法可以精确显示输尿管和集合系统的解剖形态以及具体的梗阻部位。当其他影像学方法无法清楚显示集合系统的解剖形态或患者静脉应用碘对比剂存在风险时,临床上常使用逆行肾盂造影检查。由于逆行肾盂造影涉及向输尿管内插入导管,操作过程中有将细菌带入上尿路的可能性。因此,当存在尿路梗阻时,如果行逆行肾盂造影检查后集合系统排空不良,发生尿路感染或脓毒症的风险将会升高。

8. 顺行肾盂造影

当逆行肾盂造影在技术上不可行,抑或是其他影像学方法不能清楚显示集合系统时,可使用顺行肾盂造影(antegrade pyelography)。

三、尿路梗阻的血流动力学改变

(一)肾小球滤过与肾血流

梗阻性尿路疾病对肾的血流动力学产生影响,引起许多肾功能的改变。想要了解梗阻时以及梗阻解除后肾血流动力学改变与肾小球滤过率(glomerular filtration rate,GFR)改变的相互关系,了解 GFR 的影响因素很重要。影响 GFR 的因素在以下公式中表达:

$$GFR = K_f(P_{GC} - P_T - \pi_{GC})$$

K_f 指肾小球超滤系数,与毛细血管膜的表面积和通透性有关。P_{GC} 指肾小球毛细血管压,其变化取决于肾血浆流量(renal plasma flow,RPF)和入球出球小动脉阻力。促使液体进入 Bowman 囊的静水压被肾小管内压(P_T)以及由存在于肾小球毛细血管和出球小动脉内的蛋白所产生的胶体渗透压(π_{GC})所抵抗。P_{GC} 除了受到肾小管内压及毛细血管内蛋白所产生的胶体渗透压的影响,还受 RPF 的影响,公式如下:

$$RPF = (主动脉压 - 肾静脉压)/肾血管阻力$$

(二)肾血管阻力

肾血管阻力主要取决于肾入球小动脉和出球小动脉的阻力,入球小动脉收缩导致 P_{GC} 与 GFR 下降,而出球小动脉收缩将导致 P_{GC} 升高。尿路梗阻可瞬时或永久地对 GFR 的部分或全部决定因素产生影响,梗阻的时长和程度不同,所产生的影响也不同。

(三)单侧输尿管梗阻

单侧输尿管梗阻(unilateral ureteral obstruction,UUO)和双侧输尿管梗阻(bilateral ureteral obstruction,BUO)所产生的血流动力学改变有所不同。**动物实验表明,单侧输尿管梗阻时肾血流量(renal blood flow,RBF)和输尿管压力的改变呈现三个时期**(图 7-1)。首先,梗阻后受累肾肾小管内压力继发性升高,进而导致 GFR 下降。肾为了代偿 GFR 的下降,通过释放前列腺素 E_2(PGE₂)(Allen et al,1978)、**一氧化氮(NO)**(Lanzone et al,1995)**等血管舒张因子来增加肾血流量**;这一时期持续 1～2h。第二时期中输尿管内压力仍保持在升高水平,但肾血流量开始下降;这一时期持续 3～4h。而在第三时期,输尿管内压

力和肾血流量均逐渐下降,导致肾功能逐渐受损(Vaughan et al,1970;Moody et al,1975)。最后一个时期内肾血流量和输尿管内压力的下降似乎是由于入球小动脉阻力升高所致。除了导致肾血流量下降,研究还发现入球小动脉阻力升高会导致有效肾小球毛细血管压力下降,进而导致肾小管内压力的下降(Arendshorst et al,1974)。在梗阻后期,肾血流从外层皮质转移至髓质旁区域,大部分的皮质血管床出现无灌注或低灌注状态(Yarger and Griffith,1974)。**因此,此时期 GRF 的下降不仅是由于入球小动脉阻力升高导致的单个肾小球 P_{GC} 下降,同时也由于许多肾小球在整体上缺乏灌注。**

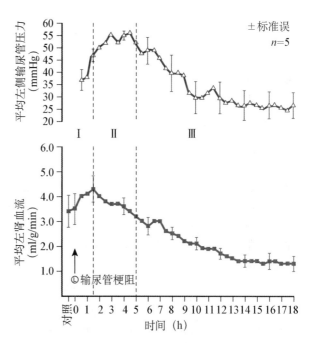

图 7-1　左侧输尿管梗阻 18h 内同侧肾血流量和输尿管压力的三期变化。三期通过罗马数字标识,在图中用垂直的虚线分开。一期肾血流量和输尿管压力同时上升;二期肾血流量开始下降,而输尿管压力仍高于正常,继续升高;第三期,肾血流量和输尿管压力均下降(From Moody TE,Vaughan ED Jr,Gillenwater JY. Relationship between RBF and ureteral pressure during 18 hours of total ureteral occlusion:implications for changing sites of increased renal resistance. Invest Urol 1975;13:246-51.)

起初人们认为梗阻诱导入球小动脉阻力升高的机制是肾素-血管紧张素系统上调或血栓素 A_2 增多,但后续的研究并没有发现上述因子与梗阻

时肾的血流动力学改变显著相关(Vaughan et al, 2004)。最新研究发现 NO 与单侧输尿管梗阻后期肾血流动力学改变有关。NO 是一种血管舒张因子,由精氨酸在一氧化氮合酶(NOS)的作用下所产生,而 NOS 存在于肾,当梗阻时肾中的诱导型 NOS(iNOS)表达上调(Miyajima et al, 2001b)。Felsen 等在 2003 年的一项研究显示,给予 L-精氨酸的动物在梗阻时肾血流量和输尿管内压力升高,而在对照组中未观察到这一现象,提示生成 NO 所需的底物缺乏可能是梗阻后期肾血流量和输尿管内压力下降的发生机制(Felsen et al,2003)。

(四)双侧输尿管梗阻或孤立肾梗阻

双侧输尿管梗阻(或孤立肾梗阻)早期肾血流量只有一定程度的增加,持续约 90min,接着便是双侧肾血流量的下降(Gulmi et al,1995)。单侧输尿管梗阻时输尿管内压力早期升高后便在 24h 内迅速下降至梗阻前水平,而双侧输尿管梗阻与之不同,输尿管内压力至少在 24h 内仍会升高。这种肾小管内压力的持续升高会造成 GFR 的下降。然而动物实验发现,单侧输尿管梗阻时 GFR 和肾血流量的下降比双侧输尿管梗阻时更为显著(Siegel et al,1977)。造成上述血流动力学差异的机制,可能在于单侧和双侧输尿管梗阻时肾小球内血管收缩的位置不同。单侧输尿管梗阻时,早期入球小动脉扩张之后是更加持久的入球小动脉收缩,这一入球小动脉的阻力升高导致 P_{GC} 降低,进而导致 P_T 降低。与之相反,双侧输尿管梗阻时早期入球小动脉扩张之后是更加持久的出球小动脉收缩,这一出球小动脉的阻力升高导致 P_{GC} 升高,进而导致 P_T 升高,即使此时肾血流量是降低的。P_{GC} 升高虽对 GFR 有利,但被长时间的 P_T 升高所抵消。对于单侧输尿管梗阻,NO 可能在入球小动脉的早期扩张中起重要作用(Reyes and Klahr,1992),而在双侧输尿管梗阻中,许多其他的血管活性因子与血流动力学改变有关。动物实验中双侧输尿管梗阻时抑制血小板活化因子(一种强效的血管舒张因子)会显著降低 GFR 及有效肾血浆流量(Reyes and Klahr,1991),而抑制内皮素(一种血管收缩因子)会减弱 GFR 及有效肾血浆流量的下降(Reyes and Klahr,1992)。虽然许多不同的血管活性因子都可能与双侧输尿管梗阻时的血流动力学改变有关,但**心房钠尿肽(atrial natriuretic peptide,ANP)似乎在双侧输尿管梗阻中具有特殊意义,并且很有可能与单侧及双侧输尿管梗阻时的血流动力学差异有关**。双侧输尿管梗阻时排泄功能丧失,血容量增加,刺激 ANP 的分泌。ANP 使入球小动脉扩张和出球小动脉收缩,从而引起 P_{GC} 和 P_T 升高(Maack et al,1996)。ANP 同样降低了球管反射的敏感度,抑制肾素的释放,增加 K_f 值。动物实验也确实发现双侧输尿管梗阻时血浆 ANP 浓度较对照组或单侧输尿管梗阻时要高(Purkerson et al,1989;Kim et al,2001b)。有研究者认为,双侧输尿管梗阻时 ANP 水平升高对 GFR 起到保护作用,而在单侧输尿管梗阻中则未观察到这一现象。

单侧和双侧输尿管梗阻时肾内的血流分布也有很大区别。**动物实验发现,双侧输尿管梗阻时肾血流从髓质旁区域转移至外层皮质,与单侧输尿管梗阻时正相反**(Jaenike,1972;Solez et al, 1976)。这种肾皮质血流分布的不同,同样可能与单侧和双侧输尿管梗阻时 GFR 的差异有关。

综上所述,不论是单侧还是双侧输尿管梗阻,其血流动力学改变均为肾血管阻力及输尿管内压力升高,但不同情况下这些变化的时间和调节机制是不同的(图 7-2)。单侧输尿管梗阻早期肾血管舒张,随后是持续的入球小动脉收缩及输尿管内压力正常化。与之相反,双侧输尿管梗阻早期血管短暂舒张,随后是持续的出球小动脉收缩及输尿管内压力升高。

(五)部分输尿管梗阻

虽然大多数输尿管梗阻模型研究的是不同时间段内的完全性梗阻,但临床上许多病例为部分梗阻。不同情况下部分输尿管梗阻(partial ureteral obstruction,PUO)对肾的血流动力学和 GFR 影响差异很大,与梗阻的程度和时间有关。部分输尿管梗阻一般会造成同侧肾血流量及 GFR 降低(Wen et al,1999;Wen,2002)。研究显示慢性部分输尿管梗阻时肾血流量会降至正常水平的 25%,肾皮质血流从外层皮质转移至内层皮质(Yarger et al,1980)。肾血流量下降的程度可能与梗阻的严重程度有关(Chevalier,1984;Chevalier and Kaiser,1984)。虽然目前对部分输尿管梗阻的研究不如单侧输尿管梗阻广泛,但研究

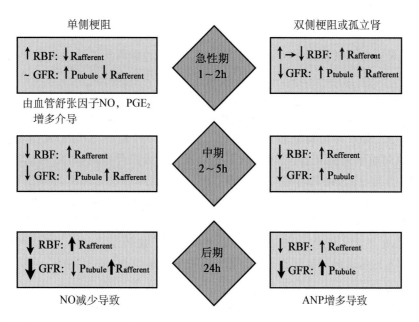

图 7-2　输尿管梗阻时功能改变的总结。～. 变化很小；ANP. 心房钠尿肽；GFR. 肾小球滤过率；NO. 一氧化氮；PGE₂. 前列腺素 E₂；P_{tubule}. 肾小管静水压；RBF. 肾血流量；$R_{afferent}$. 入球小动脉阻力；$R_{efferent}$. 出球小动脉阻力

者已发现了一系列与部分输尿管梗阻时入球小动脉阻力升高相关的血管活性物质，包括前列腺素（Ichikawa and Brenner，1979）和肾素-血管紧张素系统等（Beharrie et al，2004）。部分梗阻研究的一个主要问题就是如何准确地复制出相同程度的梗阻模型。Thornhill 和同事（2005）描述了一种方法，即用一个直径经过校准的金属圈结扎输尿管，随后取下形成部分梗阻。他们发现当输尿管直径减少 70%～75% 时，单侧部分梗阻 28d 后 GFR 下降 80%。

四、尿液的排出

虽然肾经输尿管的正常尿流在梗阻时受影响，但肾中尿液仍会不停流出。急性梗阻可能会导致肾盏穹隆破裂尿液外溢，典型的情况是输尿管结石（Stenberg et al，1988），也可见于一些先天性疾病例如后尿道瓣膜症。梗阻时尿液也可能外溢至静脉或淋巴系统。慢性梗阻时，尿液主要进入肾静脉系统。

五、梗阻对肾小管功能的影响

单侧或双侧肾梗阻对肾尿液浓缩功能以及钠、钾、氢的排泄具有重要影响。梗阻解除后肾恢复正常排泄功能的能力取决于梗阻的严重程度。**梗阻后多尿多见于双侧输尿管梗阻解除后，而很少出现于单侧输尿管梗阻解除后，可能是因为对侧有功能肾的代偿作用。**最终肾小管功能异常的纠正取决于梗阻的程度和时间。

（一）尿液浓缩功能

正常尿液浓缩功能需要髓质间质的高渗梯度，该梯度建立的机制是反流倍增效应。尿液浓缩功能还取决于肾小管对水的通透性，由水通道蛋白（aquaporin，AQP）构成的水通道来调节。梗阻性肾病会影响全部或部分上述机制，导致尿液浓缩功能受损。

AQP 在肾小管细胞膜上形成孔穴，可选择性使水分子进出细胞，对尿液浓缩功能具有重要意义。**AQP2 仅在集合小管和集合管的主细胞上表达，受血管加压素的调控。**当血浆渗透压升高或循环血量下降时，血管加压素由垂体后叶分泌入血。血管加压素与集合小管细胞表面受体结合后，含有 AQP2 的囊泡与细胞顶部细胞膜融合，促使水分子向集合管外移动并被重吸收。

双侧输尿管梗阻 24h 后肾中 AQP2 的表达显著下降（Frøkiaer et al，1996；Stodkilde et al，2011），即使在梗阻解除后，肾重吸收水的功能仍然受损。研究显示,梗阻解除 7d 后肾 AQP2 的表达仅为正常水平的 50%。同样地,AQP1、AQP3 和 AQP4 的表达在双侧输尿管梗阻时也均有所下调(Li et al,2001;Nielsen et al,2007)。AQP2 和 AQP3 的表达在梗阻解除后 30d 恢复正常,但 AQP1 的表达仍会下降,这可能是造成梗阻性肾病患者长期多尿、肾浓缩功能受损的原因。AQP 下调也见于单侧输尿管梗阻,但临床症状不及双侧输尿管梗阻明显,因为健侧肾可以调节液体平衡。单侧输尿管梗阻 24h 后,患侧肾 AQP2 表达水平显著下降(仅为正常水平的 23%),健侧肾 AQP2 表达水平轻度下降(正常水平的 75%)(Frøkiaer et al,1997),提示从肾局部到整个人体系统对 AQP 的表达均有调节作用。血管紧张素与梗阻导致的 AQP2 下调有关。研究发现,封阻血管紧张素I受体可以防止 AQP2 表达下调(Jensen et al,2006),而抗氧化药如 N-乙酰半胱氨酸可以上调 AQP2 的表达,并对梗阻性损伤引起的尿液浓缩功能受损起保护作用(Shimizu et al,2008)。

(二)钠的转运

梗阻解除后肾单位对钠的转运减少,钠盐的丢失也会造成肾浓缩功能受损。早先研究发现,肾小管钠盐重吸收受损主要发生在肾单位中的远曲小管(Li et al,2003;Jensen et al,2006)。单侧输尿管梗阻 24h 后肾单位中主要的钠离子转运体显著下调,而不论是在患侧还是健侧肾;同样,双侧输尿管梗阻时主要的钠离子转运体也显著下调。单侧或双侧梗阻所造成的钠离子转运体下调均被证实与尿钠增多有关(Li et al,2003;Jensen et al,2006)。**双侧输尿管梗阻时水钠及尿素氮出现潴留,ANP 产生增加,这些均会刺激梗阻解除后钠盐排泄增加。因此,双侧输尿管梗阻解除后的尿钠增多比单侧梗阻更为严重。**

PGE_2 在肾小管水盐转运以及肾血流动力学调节方面起重要作用(Harris and Breyer,2001)。研究发现,PGE_2 能够在 Henle 襻的粗升支抑制 NaCl 的重吸收,还能抑制血管加压素介导的集合管对水的通透性增加(Torikai and Kurokawa,1983;Aarab et al,1999)。环氧化酶是(Cyclooxygenase,COX)花生四烯酸合成前列腺素的限速酶,Norregaard 等(2005)报道,双侧输尿管梗阻 24h 后 COX-2 和 PGE_2 的合成均有增加,抑制

COX-2 可以阻止 PGE_2 的释放,并阻止因梗阻导致的 AQP2 和主要钠离子通道表达的下调。

(三)氢离子的转运与尿液酸化

梗阻会造成尿液酸化的障碍,这一点在人类和动物模型中都得到了证实。尿液酸化障碍指的是肾在全身酸血症的刺激下无法最大限度地降低尿液的 pH 值(<5.5)。证据表明,酸化障碍主要发生于远端肾单位,可能与远端小管和集合管泌 H^+ 功能障碍及近髓质肾单位重吸收碳酸氢盐减少有关。梗阻会显著降低肾中多种转运体的表达,包括钠氢交换蛋白 3 亚型、生电型 Na^+/HCO_3^- 共转运体、Na^+-K^+(NH_4^+)-$2Cl^-$ 同向转运体、电中性 Na^+/HCO_3^- 共转运体以及 H^+-ATP 酶等(Wang et al,2009)。Valles 和 Manucha(2000)证明,单侧输尿管梗阻中 H^+-ATP 酶减少源于 iNOS 的增加,而 iNOS 似乎是被血管紧张素 II 所调控的。

梗阻解除后,近端小管中谷氨酰胺的摄取及氨类物质的生成将减少,导致 H^+ 比例增加。这些 H^+ 与磷酸盐、肌酐和其他成分相结合,作为可滴定酸而被缓冲。可滴定酸最主要的成分是磷酸盐,因为梗阻时磷酸盐的分泌可能会减少,所以尽管氢离子的总体分泌是减少的,但由于未结合的质子增多,最终的结果可能会是尿液的 pH 降低。

(四)其他阳离子的转运

梗阻对其他阳离子的转运同样有影响。单侧输尿管梗阻 24h 后解除梗阻,钾离子的分泌减少程度与 GFR 下降程度成一定比例(Harris and Yarger,1975)。这可能与钠离子到达远端肾单位减少,以及低流量状态有关,但也有研究认为可能钾离子的分泌本身就存在缺陷(Thirakomen et al,1976)。与此相反,双侧输尿管梗阻解除后钾和钠的排泄均增加,且似乎近端小管重吸收钾正常而集合管分泌钾增多。这可能与通过集合管的水和钠离子增多有关,也可能与 ANP 水平升高有关,ANP 可以促进远端肾单位分泌钾离子(Sonnenberg and Wilson,1976)。**单侧或双侧输尿管梗阻解除后镁离子的排泄也有显著增加,**这种增加很有可能与 Henle 襻粗支转运功能受损有关。梗阻解除对磷酸盐的重吸收影响各异,取决于是单侧还是双侧梗阻。双侧输尿管梗阻解除后,积存的磷酸盐和钠离子成比例地快速排出

（Beck，1979）。相反，单侧输尿管梗阻解除后磷酸盐排出会减少并发生潴留。

六、梗阻引起的病理改变

（一）大体病理改变

早先研究已对梗阻后肾的大体病理改变特点进行了详尽描述，动物模型和人类的改变相类似。在梗阻后的 42h，肾会出现集合系统扩张及肾乳头变钝，并且梗阻侧肾的重量会增加。梗阻 7d 后，集合系统进一步扩张，肾重量进一步增加，肾实质出现水肿。梗阻 12d 后，集合系统扩张进一步加重，而在梗阻 21～28d 后，梗阻侧肾的皮质和髓质广泛变薄。Ladefoged 和 Djurhuus（1976）发现，在肾梗阻 6 周后，梗阻侧肾将会变大并出现囊性变，但与对侧肾相比重量减轻。

（二）显微镜下病理改变

尿路梗阻会导致肾功能逐渐受损，最终造成永久性肾功能损失。梗阻早期的组织学异常主要

为小管间质部分的为局部改变，包括大量的肾小管扩张、进展性的小管间质纤维化、炎症细胞浸润及肾小管细胞凋亡。虽然此时肾小球相对完好，但小管间质部分的组织已破坏相当严重（Nagle et al，1973；Sharma et al，1993；Misseri et al，2004）。梗阻早期即出现炎症细胞浸润（Diamond et al，1994，1998），导致一系列细胞因子和生长因子的释放。这些因子会刺激成纤维细胞的激活、增殖，造成细胞外基质（extracellular matrix，ECM）合成、沉积及降解的失衡，导致细胞间隙增宽、细胞间通信障碍（图 7-3）。常年有肾小管 C 的死亡伴随着进展性间质纤维化，**长时间的梗阻最终导致肾小球硬化（图 7-4、图 7-5），而肾小球硬化很可能是慢性炎症**（Steinhardt et al，1988）**和（或）超滤损伤**（Pascual et al，1998）**的结果**。梗阻患者中肾小球广泛硬化与肾功能下降明显相关，但在 25% 的梗阻患者中可见到轻度的纤维化和肾小球硬化，放射性同位素显像提示这些患者的部分肾功能是正常的（Elder et al，1995）。

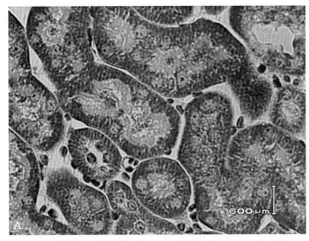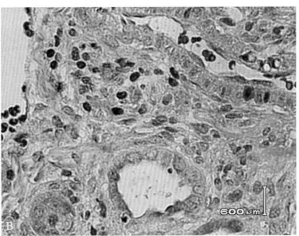

图 7-3 Masson 三色染色小鼠肾脏组织切片。A. 假手术组；B. 单侧输尿管梗阻 2 周，可见明显胶原沉积（蓝色），细胞间隙增宽

七、肾小管间质纤维化的分子机制

（一）炎症细胞浸润

肾小管间质纤维化是梗阻性肾损伤的主要病理变化，它的存在加重了梗阻性肾功能障碍。事实上，渐进型的肾小管间质纤维化是最终导致慢性肾功能衰竭的所有肾疾病的共同原因（Zeisber

and Neilsen，2010）。梗阻性肾中最早的组织学变化之一便是浸润到肾小管间质区域的炎症细胞增多。早在肾梗阻发生后 4h 就已记录到巨噬细胞浸润（Schreiner et al，1988）。趋化因子的产生来介导的介导巨噬细胞及其他炎症细胞向肾间质的聚集。所有类型的肾细胞都可以表达趋化因子，以应对免疫性、毒性、缺血性的或机械性的损伤，趋化因子与免疫细胞（趋化因子受体）上表达的特

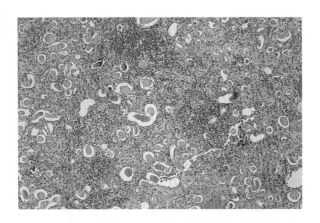

图 7-4　慢性梗阻性尿路疾病患者的深层皮质和外层髓质的切片。小管存在甲状腺型的萎缩,伴单核细胞浸润。HE 染色,×25(Courtesy Dr. Sami Iskandar.)

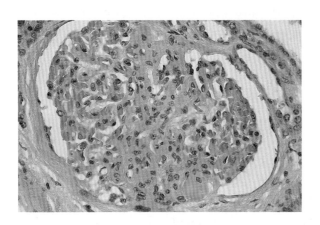

图 7-5　慢性梗阻性尿路疾病患者的深层皮质和外层髓质的切片。肾小球节段性硬化(中央)并可见细胞透明样变性。HE 染色,× 100 (Courtesy Dr. Sami Iskandar.)

异性受体的相互作用促进白细胞和巨噬细胞在内皮细胞间的迁移(Anders et al,2003)。一旦这些炎症细胞进入肾间质,它们就开始生成大量的促炎细胞因子和生长因子,这些细胞因子和生长因子会引起肾损伤,包括肿瘤坏死因子-α(TNF-α)和转化生长因子-β1(TGF-β1)(Klahr and Morrissey,2002;Misseri et al,2004)。作为对梗阻的反应,趋化因子表达的增加已被证实,包括单核细胞趋化蛋白-1[MCP-1 或趋化因子配体 2 (CCL2)]、巨噬细胞炎症蛋白-1α(MIP-1α 或 CCL3)、巨噬细胞炎症蛋白-1β(MIP-1β 或 CCL4)和 CCL7。CCL2 和 CCL7 的阻塞进一步显示可改善梗阻引起的肾小管间质纤维化(Wa-

da et al,2004;Bani-Hani et al,2009;Gonzalez et al,2013)。实际上,最近已将 MCP-1 作为儿童梗阻性肾积水的潜在泌尿系生物标志物(Madsen et al,2013)。尽管这种炎症细胞浸润对尿路梗阻的病理学的确至关重要,但细胞因子和促炎介质也可由未被巨噬细胞浸润的肾小管上皮细胞产生(Kaneto et al,1996;Misseri et al,2004;Franke et al,2012)。

(二)成纤维细胞和细胞外基质的产生

肾间质中的成纤维细胞被认为是 ECM 的主要来源,而肾小管间质纤维化与产生基质的成纤维细胞的大量积累相关。作为对细胞因子和生长因子刺激的反应,成纤维细胞将会分泌胶原蛋白、弹性蛋白、蛋白多糖和纤连蛋白到肾间质内(图 7-6)。该过程通常由基质金属蛋白酶(MMPs)严格调节(基质金属蛋白酶是一类负责组织重塑和降解 ECM 中胶原和非胶原成分的酶)。MMPs 由成纤维细胞、内皮细胞、巨噬细胞和淋巴细胞等多种细胞分泌,呈无活性形式,需要进一步加工才能变得活跃。对 MMPs 活性的控制发生在潜伏酶的活化和活性酶的直接抑制中(Ronco et al,2007)。MMPs 的组织抑制剂(TIMPs)在肾中由肾小管细胞和间质细胞共同产生,它们起到抑制 MMPs 活性的作用。已证实 TIMP 表达会因梗阻显著增加(Engelmyer et al,1995;Kim et al,2001a),并且假定在梗阻性损伤期间增加的 ECM 沉积是由于 MMPs 的 TIMP 抑制增加。然而,MMPs 在肾纤维化中的作用似乎比原本推理的复杂得多。MMP-2 和 MMP-9 一直是众多肾疾病研究的重点。虽然一些研究表明肾纤维化的加速与 MMP-2 和 MMP-9 的药理学抑制有关(Zeisberg et al,2006),但对于小鼠 MMP-9 基因敲除的研究表明,肾梗阻导致肾小管间质纤维化显著减少(Wang et al,2010),转基因小鼠的 MMP-2 表达(即过表达)证明在没有叠加损伤的情况下出现间质纤维化、肾小球硬化、肾小管萎缩和肾衰竭(Cheng et al,2006)。似乎除了对 ECM 的降解作用外,MMPs 还可以破坏管状基底膜的完整性并引发上皮-间质化,这一过程通过扩大间质中产生基质的成纤维细胞的数量而促成纤维化。

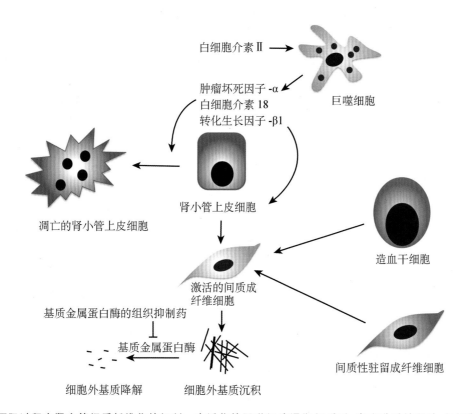

图 7-6 肾梗阻过程中肾小管间质纤维化的机制。在活化的巨噬细胞浸润间质后,炎症递质被释放,包括转化生长因子-β1(TGF-β1)、肿瘤坏死因子-α(TNF-α)和引发肾小管细胞凋亡的白细胞介素-18(IL-18),将肾小管细胞转化为产生基质的成纤维细胞,增进炎症细胞的浸润。更多的成纤维细胞从骨髓中汇集,而肾脏间质中的成纤维细胞被刺激分泌细胞外基质。血管紧张素Ⅱ因梗阻相关的肾血流减少反应性生成,它进一步刺激巨噬细胞浸润和细胞因子产生(TNF-α 和 TGF-β1)。由此导致的细胞外基质沉积的失衡引起间质的扩张和更多的肾小管间质纤维化。ECM. 细胞外基质;MMPs. 基质金属蛋白酶;TIMPs. MMPs 的组织抑制药

(三)上皮-间质化

尽管成纤维细胞在肾纤维化中的作用是公认的,但它们的起源和活化过程仍存在争议。驻留的间质成纤维细胞、骨髓成纤维细胞、迁移的白细胞和血管内皮细胞都是肾间质成纤维细胞的潜在来源。越来越多的证据表明,在病理条件下,肾小管上皮细胞也可以通过上皮-间质化(EMT)的过程进行表型转化成为产生基质的肌成纤维细胞(Strutz et al,1995;Healy and Brady,1998;Bani-Hani et al,2008)。这些活化的成纤维细胞获得间充质细胞的标记,跨越受损的管状基底膜迁移到间质间,从而可以产生 ECM。EMT 似乎是梗阻肾中肾小管间质纤维化的主要因素。Iwano 及其研究团队(2002)已经证明,大量间质成纤维细胞在肾梗阻期间起源于肾小管上皮。事实上,动物模型中对 EMT 的选择性阻断明显减少了阻塞

性损伤后的纤维化,强调了 EMT 在肾纤维化中的重要性(Iwano et al,2002;Yang and Liu,2002)。许多生长因子、细胞因子和 ECM 化合物调节 EMT,其中 TGF-β1 是主要且被研究最多的介质。白细胞介素-18(IL-18)已被发现在肾小管上皮细胞中启动并完成整个 EMT 过程,而与 TGF-β1 活性无关(Bani-Hani et al,2009)。由于 EMT 是一种基因导向过程,因此它特别适用于药物操作,这一点可能在处理纤维化肾病患者方面具有很大的治疗性潜力。

(四)细胞因子和血管活性递质的纤维化性

1. TGF-β

TGF-β1 长期以来被认为是梗阻性肾损伤的最关键递质之一。梗阻发生后肾的 TGF-β1 表达逐步增加(Kaneto et al,1993),并且有证据表明 TGF-β1 通过刺激 EMT 和成纤维细胞增殖

(Postlethwaite et al,1987;Fan et al,1999;Zeis-berg et al,2003)、ECM 合成(Roberts et al,1992),以及同时抑制胶原酶和降解性 MMPs(Chandrasekhar and Harvey,1988;Border and Noble,1994)而成为纤维化的主要调节因子。TGF-β1 由巨噬细胞和肾小管上皮细胞表达,在激活后,TGF-β1 将与其受体结合并刺激 Smad 蛋白家族多聚化为转录调节复合物,易位至细胞核并发挥 TGF-β1 的生物学效应(Massague and Chen,2000)。

成骨蛋白-7(BMP-7)是 TGF-β 超家族成员,能够抑制 TGF-β 的自主性生物功能(Meng et al,2013),但 BMP-7 抵抗 TGF-β 活性的机制仍然不明确。一些研究表明,外源性 BMP-7 不仅可以抑制 TGF-β1 诱导的 EMT 和肾纤维化,而且实际上诱导成纤维细胞中的间质-上皮细胞转化并促进受损肾的再生(Patel and Dressler,2005;Zeis-berg et al,2005)。在肾梗阻缓解后 BMP-7 途径被激活,而在肾功能恢复期间 BMP-7 的激活促进纤维化的消退和正常肾结构的修复(Manson et al,2011)。虽然有助于 BMP-7 介导的肾修复的下游机制仍不明确,但 BMP-7 具有治疗梗阻性肾损伤的潜力。

2. TNF-α

TNF-α 是一种有效的促炎细胞因子,在广泛肾病的病理生理学中有所提及(Klahr and Morrissey,1998;Donnahoo et al,1999;Guo et al,2001)。TNF-α 能够上调其自身及其他炎症递质(即 IL-1、NO、细胞黏附分子、类花生酸)的表达,并且可以聚集和刺激免疫系统中的各种细胞。TNF-α 由肾小管细胞和浸润性巨噬细胞产生,其在肾中产生的数量因梗阻而显著增加(Kaneto et al,1996;Misseri et al,2004)。TNF-α 不仅对纤维化肾损伤起作用,还刺激 ECM 的积累,抑制 ECM 的降解,上调参与肾小管间质纤维化的许多细胞因子和转录因子,包括 TGF-β1。TNF-α 受体的基因缺失和对 TNF-α 的药理学抑制均导致梗阻性肾纤维化的显著减少(Guo et al,1999,2001;Meldrum et al,2007),并且已表明,TNF-α 的抑制会减少肾小管间质纤维化,即使在肾损伤过程中的后期也是如此(Khan et al,2005)。

3. IL-18

IL-18 是最近发现的促炎细胞因子,肾小管损伤的早期敏感标志物,同时,尿液 IL-18 水平可在肌酐水平和尿量变化前预测急性肾小管损伤(Parikh et al,2005)。Liang 和他的研究团队(2007)也证明,慢性肾病患者的循环 IL-18 水平和肾小管 IL-18 受体表达明显增加。IL-18 表达由于梗阻而大量增加,并且已表明,IL-18 直接刺激体外肾小管细胞中的 EMT、体内炎症细胞浸润和纤维化损伤。对 IL-18 活性的抑制可防止梗阻诱导的 EMT,成纤维细胞增殖以及 TGF-β1 和 TNF-α 自主纤维化,表示 IL-18 是梗阻性肾损伤中一种经由交替信号传导机制的重要介质(Bani-Hani et al,2009)。

4. 血管紧张素Ⅱ

在肾梗阻期间可观察到肾血管床的血管显著收缩,因此肾素-血管紧张素在系统阻塞性尿路疾病的病理生理学中有所涉及。血管紧张素Ⅱ(AT2)是一种有效的血管收缩药,是在血管紧张素转换酶(ACE)将 AT1 转化为 AT2 后产生的。肾梗阻发作后 AT2 被迅速刺激产生,并且与阻塞相关的许多病理生理过程有关,包括血流动力学的改变和肾纤维化。AT2 在肾梗阻期间上调 TGF-β1 和 TNF-α 的表达(Ishidoya et al,1995;Guo et al,2001),而抑制 ACE 和 AT2 受体抑制已显示可降低 TGF-β 表达、ECM 沉积、巨噬细胞募集和阻塞性肾纤维化程度(Klahr and Morrissey,1997;Morrissey and Klahr,1998;Guo et al,2001)。AT2 还与在纤维化肾病中发生的间质毛细血管循环的变化有关,导致慢性肾缺氧及对 EMT 和细胞因子产生的进一步刺激(Norman et al,2003;Zeisberg and Neilson,2010)。的确,血管紧张素抑制目前代表了延缓或预防多种肾疾病进展的主要临床治疗方法(Chevalier et al,2009)。

5. 细胞凋亡

细胞凋亡或程序性细胞死亡是肾梗阻后发生肾小管细胞死亡和肾体积减小的主要机制(Gobe and Axelsen,1987;Truong et al,1998)。细胞凋亡存在于正常和疾病状态,并且可以由死亡受体信号传导途径(即,TNF-α 与其受体结合)或涉及线粒体膜中的紊乱和细胞色素 c 释放的内在途径触发。在这些信号传导途径中的任一种被激活后,半胱天冬酶(半胱氨酸天冬氨酸特异性蛋白酶)作为 12 种充当细胞凋亡效应分子酶的一员被激活。半胱天冬酶用于裂解各种细胞质底物,导致核碎裂。细胞继而被分解成为称作"凋亡小体"的多个膜结合的球体,被邻近的健康细胞吞噬。与坏死相比,这种独特的细胞死亡机制可维持细胞膜的完整性,从而最大限度地减少炎症清道夫细胞的侵入和整体炎症反应(Wyllie et al,1980)。肾小管和间质细胞在肾梗阻期间最易受凋亡调控的影响(Truong et al,1998)。Choi 及其团队(2000)证实了肾小管细胞凋亡在肾梗阻 4d 后开始并且在 15d 时达到峰值,而间质细胞凋亡在肾梗阻期间逐渐增加。另一方面,肾小球细胞似乎对梗阻导致的细胞凋亡具有很强的抵抗力。在肾梗阻 90d 后,没有肾小球细胞凋亡的证据(Truong et al,1998)。

涉及 EMT 和肾小管间质纤维化的许多细胞因子和血管活性因子也似乎参与了肾梗阻而介导的细胞凋亡,而这个过程部分是通过增加半胱天冬酶的表达和激活。TGF-β1 在体外直接刺激肾小管细胞凋亡(Schuster and Krieglstein,2002;Yang et al,2006),而 TGF-β1 的抑制已被证明可预防梗阻诱导和牵拉诱导的肾小管细胞凋亡(Miyajima et al,2000,2001a)。TNF-α 是一种直接细胞毒性细胞因子,通过与其膜结合受体 TN-FR1 和 Fas 的相互作用,在许多细胞(包括肾小管细胞)中诱导细胞凋亡。TNF 相关的凋亡分子(即 TNFR1 和 Fas)的表达与观察到的梗阻诱导的肾小管细胞凋亡并行增加(Choi et al,2000),而 TNF-α 的中和已被证明可改善梗阻诱导的细胞凋亡和促凋亡信号的传导(Misseri et al,2005)。同样 IL-18 也被证明在体外和反馈 UUO 时都是肾小管细胞凋亡的重要递质(Zhang et al,2011)。而 AT2 对梗阻性细胞凋亡的作用尚不明确。Morrissey 和 Klahr(1999)证明 AT2 二型受体拮抗药可抑制梗阻诱导的细胞凋亡,但其他研究人员未发现 ACE 抑制药或 AT2 二型受体拮抗药可预防梗阻诱导的细胞凋亡(Chevalier et al,1999a;Radovic et al,2008)。这些对单一刺激的不同细胞反应显示,肾小管上皮细胞可能会通过适应性反应(EMT)对抗死亡(细胞凋亡),这取决于刺激的程度或持续时间。

八、肾梗阻的临床影响

1. 高血压

高血压可因尿路梗阻而发展,并且在 BUO 存在下比在 UUO 存在时更常见。Vaughan 和 Gillenwater(1973)注意到,22 例患有可逆性 BUO 的患者中有 17 例患有高血压,这些患者中除 2 例外,所有患者的梗阻均有缓解。BUO 患者被记录下 ANP 水平和血管内容量的增加,并提示这些患者具有对高血压的容量调节机制。高血压在 UUO 患者中相对少见(Vaughan and Sosa,1990),并且似乎与体积超负荷无关,因为正常的对侧肾能够消除过多的液体量和溶质。肾素-血管紧张素系统在 UUO 情况下出现上调,并且已被报道与这些患者的高血压机制相关。先前的研究已经证明,用氯沙坦阻断 AT2 二型受体可防止与 UUO 相关的收缩压升高并使慢性高血压的 UUO 大鼠的收缩压正常化(el-Dahr et al,1993)。因此,与 UUO 患者相比,BUO 患者更容易发生高血压,其高血压也更可能在梗阻缓解后逆转。

2. 肾代偿性增大

肾代偿性增大最初在 1943 年由 Hinman 记述,指的是对侧肾体积由于 UUO 或肾发育不全而增大的发展过程(Taki et al,1983;Peters et al,1993)。对侧肾生长的发展受年龄和梗阻程度及持续时间的影响。对接受过肾切除术患者的研究表明,随着年龄的增长,肾代偿性生长减缓(Edgren et al,1976)。肾代偿性增大似乎与梗阻的持续时间呈正比,而在部分 UUO 中不如在全部 UUO 中突出(Chevalier and Kaiser,1984;Chevalier et al,1987,1999b;Eskild-Jensen et al,2001)。有趣的是,最近的一项研究还表明,与雌性大鼠或性腺切除组相比,雄性大鼠单侧肾切除术后出现肾代偿性生长、肾增大和 GFR 升高(Azurmendi et al,2013),提示性激素在这种适应性反应中也有一定作用。当肾增大时,肾单位或肾小球的数量不会增加,这表明肾体积的增加主要是细胞肥大而不是增生的结果(Peters et al,1993)。然而,最近对胎羊的研究表明,与接受

1/2 肾切除术的动物相比,接受 5/6 肾切除术的动物具有增加的皮质厚度、肾小管肥大和较低的肾小球密度,但肾小球数量显著增加。此外,再生过程的幅度似乎更多地取决于肾减少的严重程度而不是肾减少的时间(Sammut et al,2013)。这种适应性反应使得剩余的肾得以确保内环境稳定并补偿功能缺乏的对侧肾组织;然而,对于肾代偿性增大背后的机制,仍然知之甚少。

类胰岛素生长因子(IGF-1)似乎是肾代偿性增大的重要介质(Cleper,2012)。IGF-1 是一种生长因子,在肾发育、生长和功能运转中起关键作用(Kamenicky et al,2014)。有研究显示,外源性 IGF-1 可增加正常人的 GFR(Guler et al,1989),并减轻动物由梗阻引起的肾损伤(Chevalier et al,2000)。单侧肾切除或 UUO 后,对侧肾中 IGF-1 水平显著升高(Serel et al,2000),并且有证据表明,单侧肾切除术后,IGF-1 在未成熟肾的表达相比于成熟肾可能有所增加(Mulroney et al,1992)。供体肾切除术后,人体内血清 IGF-1 水平也被证实有显著升高,并且 IGF-1 水平与供体肾切除之后的术后影像学显示的肾体积增加呈正相关(Nam et al,1999)。其他生长因子被认为是该过程的效应物(如 TGF-β1、肝细胞生长因子)。肾质量的减少刺激性造成肾代偿性增大的作用机制依然未知。

九、肾梗阻的治疗

(一)疼痛管理

对于患有肾绞痛的患者,一线方法是给予镇痛药。阿片类药物具有快速镇痛作用,但可能促进恶心和呕吐,引起过度镇静,并有被滥用的可能。NSAIDs 是非阿片类镇痛药,与阿片类药物不同,这类药物针对的是疼痛的炎症基础。肾绞痛被认为是由于集合系统压力增加和急剧扩张引起的(Holmlund,1983),而 NSAIDs 已被证明可以降低集合系统的压力。吲哚美辛和其他 NSAIDs 能够降低由 RBF 的减少导致梗阻引起肾盂内压力(Sjodin et al,1982;Gasparich and Mayo,1986;Frøkiaer et al,1993)。Perlmutter 及其同伴(1993)证明,酮咯酸可以在合并 UUO 的犬科动物体内引起 RBF 和肾盂内压力的迅速降低。COX-2 抑制药是一种能够阻断花生四烯酸合成前列腺素 NSAID。之前已经表明,COX-2 抑制药可以阻止 PGE 介导的 AQP 通道和主要钠通道的下调以缓解梗阻(Norregaard et al,2005),由此导致的小管内流体静压的降低可以为 NSAID 介导的肾盂内压力降低提供额外的机制。

在临床试验中,NSAIDs 在治疗肾绞痛方面已被证明优于阿片类药物,并且与阿片类药物相比,其疼痛评分降低更多、对"抢救"镇痛的需求减少、呕吐减少(Holdgate and Pollock,2004)。然而,NSAID 不能用于肾功能不全患者,因为 NSAIDs 诱导的 RBF 减少会加剧肾功能障碍。COX-1 抑制药也不能用于有胃肠道出血风险的患者或需要最优血小板功能的患者,并且由于其对血管的不利影响,COX-2 抑制药与心肌梗死和中风风险的增加有关(Cannon and Cannon,2012)。尽管阿片类药物具有不良反应,但它们仍然提供了极好的镇痛作用,并且仍然是处理肾绞痛患者的重要药物。α1 受体阻滞药 Flomax 已被用于药物排石治疗,并且研究已证明 α1 受体阻滞药促进结石排出并减少对镇痛药的需求(Wang et al,2008)。

(二)肾引流

及时解除肾梗阻对缓解疼痛和防止功能衰退很重要。微创腔内泌尿外科学和介入放射学技术允许临时引流,直到可以执行明确的手术——在某些情况下,这可能是不变的管理选择。在怀疑感染时,应在梗阻缓解时从阻塞的肾组织内获得尿培养,并开始抗生素治疗。输尿管梗阻中有症状的,伴有发热,因引流不畅造成的感染而变得复杂的,或被确定为高等级的、双侧或诱发肾功能衰竭的,需要立即引流。

经皮肾造瘘管和内支架已被证明在缓解具有相似并发症发生率的梗阻集合系统方面同样有效(Regalado,2006)。经皮肾造瘘管具有更大的口径,并且具有提供更有效引流的优点,尤其是脓性尿液的情况下。可以冲洗导管以防止堵塞,可以测量肾的尿量,并且可以避免过度的输尿管操作,降低败血症或破裂的风险。该过程也可以在局部麻醉和清醒镇静下使用超声引导,无须麻醉师,也避免了辐射暴露。内部支架管具有提升患者舒适度的优点,并且出血并发症的潜在风险较低。因此,对于凝血病患者,应首先考虑放置输尿管支架管。如果在输尿管支架植入时从肾引流出浓稠的脓性液体,建议放置较大直径的支架管和(或)放置可以冲洗与监测的导管支架。内置支架管放置通常比经皮肾造口术放置需要更多地暴露在 X 射线下,这可能是怀孕患者关注的问题(Mokhmalji et al,2001;McAleer and Loughlin,2004),并且由于钙排泄增加导致该患者群体支架钙化附着的加速,可能有降低支架管寿命的风险(Goldfarb et al,1989)。

从历史观点来看,输尿管支架治疗对于腔外因素导致的输尿管梗阻的患者并不十分有效。据 Docimo 和 Dewolf(1989)报道,针对腔外压迫性梗阻放置的支架失败率为 43%,其中大部分与恶性肿瘤有关。Chung 及研究同伴(2004)同样确定了这些患者的支架失败率为 42%,支架留置失败的预测因子为癌症、需要化学性疗法或放射性疗法的肿瘤转移性疾病,以及肾功能不全。**由特殊的连续性无孔非磁性合金线圈组成的新型金属支架已被证实对有输尿管外在压迫的患者安全有效,并可提供更长的留置时间(3.5 至 11 个月)。**年龄和术前血清肌酐水平已被确定为导致金属支架留置失败的独立危险因素,与泌尿生殖系统癌症相比,下消化道肿瘤的金属支架持续时间更长(Chow et al,2014)。

(三)梗阻后的肾恢复

梗阻的持续时间和严重程度对肾功能恢复有显著影响。当急性完全性输尿管梗阻得到迅速缓解时,总体 GFR 得到完全恢复,但是较长时期的完全性输尿管梗阻与 GFR 恢复的减少有关。梗阻缓解后,GFR 和 RBF 的持续减少是由于入球小动脉的持续血管收缩。Vaughan 和 Gillenwater(1971)进行了一些对梗阻后肾功能恢复的初步研究。他们注意到,在 UUO 的犬模型中,UUO 7d 后肾功能完全恢复,而 UUO 14d 后仅有 70% 的 GFR 恢复,UUO 4 周后有 30% 恢复,UUO 6 周后无。最近的研究表明,尽管肾功能恢复,肾损害仍持续存在。在大鼠梗阻模型中 UUO 3d 后,GFR 和 RBF 在之前梗阻的肾脏中 14d 内恢复至基线水平(Ito et al,2004),但在梗阻缓解后间质纤维化和肾小管细胞凋亡继续增加。对小鼠的研究表明,梗阻 7d 后,正常的肾功能即使在 30d 恢复期之后也未复原,GFR 和 RBF

降低 40%,尿清蛋白与蛋白比增加 2.8 倍。剩余未受损伤的肾单位肥大,有证据表明肾小球受到严重损伤(Chaabane et al,2013)。对人体来说,梗阻缓解的延迟(>2 周)已被证明可降低肾功能并增加患高血压的风险(Lucarelli et al,2013)。

梗阻缓解后,影响肾功能恢复的其他因素包括梗阻程度较小、集合系统依从性较好,以及肾盂淋巴回流的出现(Shokeir et al,2002)。相反,年龄较大和皮质厚度减少是梗阻缓解后肾功能恢复减缓的预测因子(Lutaif et al,2003)。进行肾盂成形术时,肾实质中胶原沉积的增加已显示对肾功能恢复有负面影响,因为它呈现出更为晚期的肾纤维化状态(Kim et al,2005;Kiratli et al,2008)。BUO 的梗阻缓解也与 UUO 不同。由于体积膨胀加速,与 UUO 相对,BUO 的缓解伴随着尿素和其他渗透物的积累、ANP 水平的提高、深度利尿和尿钠排泄。此外,患有 BUO 或孤立肾梗阻的患者存在慢性尿酸化和浓缩功能障碍(Berlyne,1961)。

Thompson 和 Gough(2001)证明二巯基琥珀酸(DMSA)在检测梗阻肾的功能和预测手术干预的最终结果方面优于 MAG3 和 DTPA。MAG3 被认为低估了肾恢复的潜力,并且与准确性的巨大差异有关。在这些情况下,DMSA 在评估功能方面的优势似乎与其肾皮质的存留并且延时清除有关。在利尿肾图显示肾功能显著降低且考虑肾切除术的情况下,术前 DMSA 扫描在手术计划中可能格外具有价值。

(四)手术干预的选择

尿路梗阻的最终管理是基于梗阻的原因、对侧肾的状态、患侧肾的功能,以及患者的年龄和整体医疗状况。有许多不同的内镜、开放式、腹腔镜和机器人辅助消融与重建方式可供选择,本文其他地方也有讨论。一般而言,对于梗阻性肾,如果其对患者的整体肾功能的贡献小于 10%,应考虑肾切除术。然而,只有在肾充分引流足够长的时间后才能做出去除肾的决定,以便最大限度地恢复肾,并准确评估肾功能(Kerr,1954)。在全部肾小球功能不全的情况下,这种决定往往更棘手,患者可选择使用长期留置支架或肾造瘘管进行治疗,以防止更快速地进入到透析的地步。

(五)梗阻后利尿

梗阻后利尿的机制:在尿路梗阻缓解后,可以发展为梗阻后利尿,定义为显著多尿的一段时期,可能遇到 200ml/h 或更高的尿液排泄。虽然这主要发生在 BUO 纠正后,但在正常的对侧肾存在时很少发生(Schlossberg and Vaughan,1984)。利尿通常是对梗阻期间发生的累积溶质和体液量增多的生理反应。消除了过多的钠、尿素和游离水,实现了体内水电解质平衡(Loo and Vaughan,1985)。

病理性的梗阻性利尿可能随之发生,其特征在于对水和(或)溶质的调节不当。钠运输通道的下调(Li et al,2003)、AQP 通道的下调(Li et al,2001)、集合管对血管加压素的反应性差,以及 ANP 的调节改变(Kim et al,2001b)可导致髓质间质溶质梯度的破坏和过度利尿和尿钠排泄。

(六)梗阻后利尿的临床处理

大多数患者在缓解尿路梗阻后没有表现出临床上显著的梗阻性利尿,而那些易感的患者通常表现出体液超负荷的迹象,包括水肿、充血性心力衰竭和高血压(Loo and Vaughan,1985)。最常见的是,在尿潴留导尿后发生术后性利尿,膀胱排出的速度尚未显示对于梗阻性利尿或血尿的发生有任何影响(Nyman et al,1997)。

缓解梗阻后,应监测 BUO 患者或孤立性肾受阻,以发生梗阻性利尿。肾功能正常、电解质正常、无液体超负荷和精神状态正常的患者,应定期监测其生命体征和尿量,建议患者口服补液。如果出现梗阻性利尿的证据,应更频繁地监测生命体征、尿量和电解质,患者应继续口服补液。一般来说,精神状态正常的患者不应给予静脉输液,因为这可能会延长利尿时间。这是一种生理性利尿,在大多数情况下,当游离水和过量溶质被消除时,它会消失。在肾功能受损,精神状态改变和体液超负荷症状的患者中,需要进行更严格的监测。应检查尿渗透压,并应经常检查生命体征和尿量。如有必要,应每 12 小时或更频繁地监测电解质。认知功能差的患者应给予静脉输液,但速度低于维持率。如果发生病理性利尿,患者可能因水分过多而失去血容量,并且由于盐或钾的消耗可能会导致电解质异常。对这些患者,应进行严密监测和仔细的液体和电解质替代。尿液通常最初是等渗的,建议以低于尿量的速率静脉补充(Frøkiaer and Zeidel,2007)。静脉输液给药的类型和数量的变化取决于患者的临床状态、血清和尿液电解质。

(七)梗阻性利尿的实验调节

实验数据表明,药物可能会操控梗阻性利尿。然而,尚不清楚药物在临床实践中可能起什么作用。如前所述,BUO 与 COX-2 表达增加有关,选择性 COX-2 抑制可阻止 AQP2 通道响应阻塞而下调(Norregaard et al,2005)。Norregaard 及其同事(2007)证实,COX-2 活性在梗阻期增加,这有助于多尿和尿液浓缩能力受损。在施用选择性 COX-2 抑制药后,作者证实尿液排出减少但是在 BUO 释放后 24h 钠排泄和 GFR 保持不变。还有证据表明,枸橼酸西地那非(伟哥)可通过激活由环鸟苷-磷酸介导的平行途径,在体外诱导 AQP2 通道在体外收集导管细胞中的积累,而不受血管加压素刺激(Bouley et al,2005)。显然,需要进一步研究以确定有效的梗阻性利尿管理策略,并确定哪些患者将从药物操作中受益。

参考文献

完整的参考文献列表通过 www.expertconsult.com 在线获取。

推荐阅读

Bani-Hani AH,Campbell MT,Meldrum DR,et al. Cytokines in epithelial-mesenchymal transition:a new insight into obstructive nephropathy. J Urol 2008;180;461-8.

Battaglia M. Delayed relief of ureteral obstruction is implicated in the longterm development of renal damage and arterial hypertension in patients with unilateral ureteral injury. J Urol 2013;189;960-5.

Cerwinka WH,Kirsch AJ. Magnetic resonance urography in pediatric urology. Curr Opin Urol 2010;20;323-9.

Cheng PM,Moin P,Dunn MD,et al. What the radiologist needs to know about urolithiasis. I. Pathogenesis,types,assessment,and variant anatomy. AJR Am J Roentgenol 2012;198;W540-7.

Chevalier RL,Forbes MS,Thornhill BA. Ureteral obstruction as a model of renal interstitial fibrosis and obstructive nephropathy. Kidney Int 2009;75;1145-52.

Feigelson HS,Roblin D,Flynn MJ,et al. The use of computed tomography in pediatrics and the associated radiation exposure and estimated cancer risk. JAMA Pediatr 2013;167;700-7.

Kennish SJ，Wah TM，Irving HC．Unenhanced CT for the evaluation of acute ureteric colic；the essential pictorial guide．Postgrad Med J 2010；86；428-36．

Kerr WS Jr．Effect of complete ureteral obstruction for one week on kidney function．J Appl Physiol 1954；6；762-72．

Klahr S，Morrissey J．Obstructive nephropathy and renal fi brosis．Am J Physiol Renal Physiol 2002；283；F861-75．

Li C，Wang W，Kwon TH，et al．Altered expression of major renal Na transporters in rats with bilateral ureteral obstruction and release of obstruction．Am J Physiol Renal Physiol 2003；285；F889-901．

Lucarelli G，Ditonno P，Bettocchi C，et al．Role of the TGF-β/BMP-7/Smad pathways in renal diseases．Clin Sci 2013；124；243-54．

Miglioretti DL，Johnson E，Williams A，et al．The use of computed tomography in pediatrics and the associated radiation exposure and estimated cancer risk．JAMA Pediatr 2013；167；700-7．

Misseri R，Rink RC，Meldrum DR，et al．Inflammatory mediators and growth factors in obstructive renal injury．J Surg Res 2004；119；149-59．

Nielsen S，Kwon T-H，Frøkiaer J，et al．Regulation and dysregulation of aquaporins in water balance disorders．J Intern Med 2007；261；53-64．

Piepsz A．Antenatal detection of pelviureteric junction stenosis；maincontroversies．Semin Nucl Med 2011；41；11-9．

Vaughan ED Jr，Gillenwater JY．Recovery following complete chronic unilateral ureteral occlusion；functional，radiographic and pathologic alterations．J Urol 1971；106；27-35．

Vaughan ED Jr，Marion D，Poppas DP，et al．Pathophysiology of unilateral ureteral obstruction；studies from Charlottesville to New York．J Urol 2004；172；2563-9．

（付　猛　苏博兴　唐宇哲　**编译**　胡卫国　**审校**）

第 8 章　上尿路梗阻的处理

Stephen Y. Nakada, MD, FACS, and Sara L. Best, MD

　　随着技术的进步,上尿路梗阻的诊断及治疗方法逐渐增多。梗阻的原因有很多,如内源性、外源性、先天性、医源性等因素,但有时候梗阻原因并不明确。因此,正确诊断尿路梗阻极其关键。

　　治疗上尿路梗阻的方式也多种多样,从简单的内支架留置到复杂的回肠代输尿管或自体肾移植术,对于上尿路梗阻的治疗需要很高的手术技术要求。腔内治疗、腹腔镜或机器人仍是上尿路梗阻最主要的治疗方式。鉴于治疗方式的多样性,泌尿外科医师必须理解不同治疗方式的适应证及潜在的风险。

　　本章主要介绍了上尿路梗阻的最新的诊断及治疗策略。章节组织按梗阻的解剖部位进行排序,对上尿路梗阻的病因学、诊断、手术指征、风险及治疗方案选择(包括腔内、腹腔镜、机器人及开放手术等方式)进行了详尽的阐述。

一、上尿路梗阻的评估

　　随着 CT 在急诊及一般疾病筛查中的广泛应用,越来越多的上尿路梗阻疑似病例在临床中被发现(Davis,2012)。由于低剂量 CT 扫描分辨率不高,需要进一步的影像学检查(Zagoria and Dixon,2009)。低剂量 CT 扫描后,泌尿外科医师可通过超声、排泄性尿路造影、利尿肾图、CT 尿路造影、逆行肾盂造影、Whitaker 试验、输尿管镜检来寻找上尿路梗阻的病因及制定治疗策略。下

面的内容,将针对不同部位的上尿路梗阻,探讨不同的治疗方式。

二、肾盂输尿管连接部梗阻

　　肾盂输尿管连接部梗阻(UPJO)使得尿液从肾盂输送到输尿管的功能明显受损,尽管多数患者的病因是先天性的,但是他们大多是在出生后很久才有临床表现(Jacobs et al,1979)。临床上也可见到由于 UPJ 位置存在结石、医源性或炎性,以及尿路上皮肿瘤等后天因素导致的。另外,肾盂输尿管外的病变压迫也可造成梗阻。本节的重点是先天性 UPJ 梗阻的诊断和治疗,但是这些方法也可以应用于其他原因所造成的梗阻,特别是结石的治疗。

(一)发病机制

　　先天性 UPJ 梗阻通常是由于 UPJ 本身疾病造成的。一个常见的原因是部分输尿管存在异常蠕动,这与原发性梗阻性巨输尿管有些类似。病理学的研究发现,在这些病例中正常的输尿管螺旋形走行的肌肉组织被异常的纵行肌束或纤维组织所代替(Allen,1970;Foote et al,1970;Hanna et al,1976;Gosling and Dixon,1978)(图 8-1)。这使得输尿管正常的蠕动波消失,尿液从肾盂到输尿管的传输受阻,这一结果的发现有很重要的临床意义,因为手术当中部分异常的输尿管肉眼看起来通常是正常的,而且这部分输尿管的直径

通常在 14Fr 或更粗。深入研究发现在儿童 UPJ 狭窄时，UPJ 的 Cajal 间质细胞减少（Solari et al，2003）。另外，由尿路上皮细胞分泌的细胞因子会加重 UPJ 的梗阻（Chiou et al，2005）。其他一些研究也提示了转化生长因子 β（TGF-β）、表皮生长因子、一氧化氮和神经多肽 Y 在 UPJ 梗阻发生中的作用（Knerr et al，2001；Yang et al，2003）。另外一类相对少见的先天性 UPJ 梗阻的原因是输尿管真性狭窄。这种输尿管的先天性真性狭窄可以存在于输尿管腰段的任何部位，但是在 UPJ 最为常见。UPJ 狭窄部位的肌束排列异常在电子显微镜下证实是有过多的胶原沉积（Hanna et al，1976）。

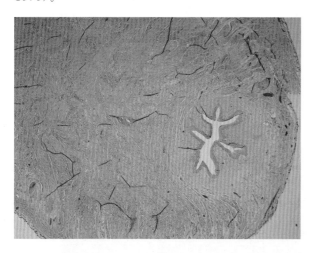

图 8-1　输尿管肾盂连接部的显微照片。平滑肌明显减少，平滑肌混乱和尿道内膜周围肥大

先天性 UPJ 梗阻的另一个可能原因是，输尿管的黏膜及肌肉向内折叠，从而引起输尿管痉挛或产生一种活瓣作用，最终造成梗阻（Maizels and Stephens，1980）。在这种情况下，梗阻可能实际上是位于近端输尿管。这可能是由于胎儿发育过程中本身常见的输尿管皱褶持续存在或加重而形成的。在某些病例中，缺陷部位的输尿管腔被输尿管外膜覆盖。此时从肉眼上看来似乎是输尿管外的束带或粘连导致其梗阻。事实上，1977 年 Johnston 及同事发现对输尿管外的粘连松解有时便可解除梗阻，恢复尿液排空，而无须进行肾盂成形术。但在多数患者中，这些束带或粘连是继发于 UPJ 梗阻本身的，因此肾盂成形术通常是最为有效的治疗手段。这些病变输尿管的痉挛、活

瓣或输尿管外的束带或粘连可导致肾盂向下方扩张，进一步造成输尿管进入肾盂的位置相对提高，形成一定夹角。在这些病例中输尿管高位连接是一种继发现象（Kelalis，1976）。在另外一些病例中，输尿管高位连接是输尿管梗阻的原发病变，例如在异位肾或融合肾的时候（Zincke et al，1974；Das and Amar，1984）。因此是否合并高位连接会对治疗方式的选择有一定的影响，特别是对于使用腔内的治疗方式。

异位血管对于 UPJ 梗阻的病因学影像仍存在争议。63% UPJO 病例存在异位横跨的血管，而在正常的人群中 20% 具有这种异位血管（Quillin et al，1996；Zeltser et al，2004）。这些下极的异位血管可能是来自肾动脉的分支或直接发自主动脉（Stephens，1982）。通常这只是一种正常的变异，但是一些血管在输尿管后方跨过，造成一些病理性的改变。然而，这些异位血管本身似乎并不是造成梗阻的原发病变（Hanna，1978）。事实上是由于 UPJ 或输尿管本身的病变导致肾盂在异位血管以上水平扩张。通过三维 CT 扫描可以发现异位血管的位置与梗阻所在位置并不相符（Lawler et al，2005）。但是与之相反的是，一些研究发现将异位血管处理后 UPJ 的梗阻可以改善（Keeley et al，1996）。Richstone 及同事回顾了 95 例患者的病理组织学，发现有异位血管的 65 例患者中 43% 的病理学检查未发现内在病变（Richstone et al，2009）。无论如何，异位血管的存在对 UPJ 梗阻的微创治疗，尤其是对于使用内镜进行 UPJ 内切开术是一个不利的因素（Van Cangh et al，1994；Nakada et al，1998）。在马蹄肾或异位盆腔肾同时合并 UPJ 梗阻时，治疗将更加棘手。由于腹腔镜及机器人肾盂成形术的地位日渐重要，因此不再像以往那样过分强调术前对异位血管的评估，因为术中如果发现会一并处理掉异位血管。

UPJ 梗阻也可能由于其他一些获得性病变因素继发导致。在儿童膀胱输尿管反流时，上尿路的扩张会继发输尿管的延长扭曲或痉挛。有时这种病变在影像学上很像是真正的原发性 UPJ 梗阻。当然有时原发性 UPJ 梗阻会和膀胱输尿管反流并存，此时在临床上很难鉴别是反流引起的 UPJ 梗阻还是两者偶然的并存关系（Lebowitz and Johan,1982)。此时利尿肾图对于鉴别 UPJ 梗阻和反流有重要意义。其他可能造成梗阻的原因包括 UPJ 部位的良性肿瘤,例如纤维上皮息肉(Berger et al,1982;Macksood et al,1985)、尿路上皮恶性肿瘤、结石、炎症或手术后的狭窄或缺血。对于这些可继发 UPJ 的疾病,本节所介绍的治疗方式也是很有帮助的,例如可以采用输尿管镜和钬激光技术治疗纤维上皮息肉(Lam et al,2003a)。

(二)临床表现及诊断

尽管多数 UPJ 梗阻是一个先天性疾病,但是患者可以在任何年龄出现临床症状。传统上讲在新生儿时最常见的临床表现是发现腰部的包块。但是由于现今怀孕期间超声检查的广泛应用,使得大量的无症状的新生儿肾积水患者被发现,这其中很多病例进一步检查发现存在 UPJ 梗阻(Bernstein et al,1988;Wolpert et al,1989)。部分患者是由于双侧梗阻或孤立肾梗阻后造成肾功能不全而被发现;有些患者是由于其他的疾病(例

如先天性心脏病)检查时偶然发现 UPJ 梗阻(Roth and Gonzales,1983)。在儿童或成人,间歇性的腰痛是常见的症状,有时合并恶心呕吐。有些患者会出现自发性的血尿或是在轻微受伤后出现血尿。有些患者会合并上尿路感染。有时患者会出现镜下血尿或脓尿。很少数的情况下患者会出现高血压(Riehle and Vaughan,1981)。在这些情况下,应采用影像学检查了解可能存在的解剖上的梗阻以及梗阻对功能的影响。静脉肾盂造影应作为首选。典型的影像学表现包括显影延迟以及肾盂扩张(见图 8-1)。此时如果输尿管能够显影,输尿管的直径应该是正常的。在一些情况下,患者的症状是间歇性出现的,在间歇期的静脉肾盂造影结果可能是正常的。此时可以在患者出现的症状时重复检查(Nesbit,1956),或者使用利尿药加速尿液排泄进行刺激再行静脉肾盂造影,就可能做出准确的诊断。此时患者体内需要有足够的液体容量,在静脉肾盂造影的同时使用呋塞米 0.3～0.5mg/kg(Malek,1983)(图 8-2)。

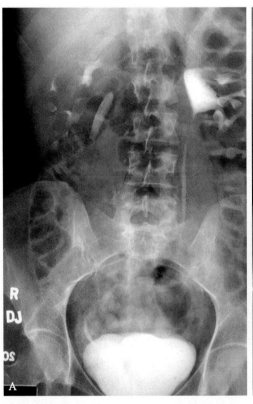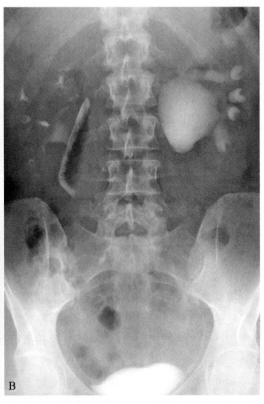

图 8-2 A.1 例间歇性左侧疼痛患者的静脉尿路造影图片。两侧的肾盏是尖锐的,没有阻塞迹象。但是,左侧有一个"盒子形态"的肾盂,可能与间歇性梗阻有关。B. 同一患者进行静脉尿路造影时同时静脉注射呋塞米,可见明显的左侧输尿管肾盂交界处阻塞。该患者的症状随后通过左肾盂成形术缓解

超声检查在诊断中也有重要的价值。超声适用于任何情况,比如当肾功能不适于血管内注射造影剂作为最初诊断手段时,或静脉肾盂造影不显影时需要区分是由尿路梗阻还是其他原因引起的。尽管如此,CT 目前仍常作为急性腰痛患者的首选检查项目(Fielding et al,1997;Dalrymple et al,1998;Vieweg et al,1998)(图 8-3、图 8-4)。超声和 CT 检查也都可以发现一些其他可造成梗阻的原因,例如透光的结石或肾盂内的肿瘤。在婴幼儿中,UPJ 梗阻多是由于孕期超声检查或出生后发现腰部肿物而发现,在这些情况下超声检查都是首选的检查。理想的情况下,超声可以鉴别 UPJ 梗阻和多囊肾,并确定梗阻的分级。事实上,多数情况下 UPJ 梗阻和多囊肾可以仅通过超声检查进行鉴别。UPJ 梗阻时超声下是一个中央低回声区(扩张的肾盂)伴周围一些稍小的低回声区(扩张的肾盏),有时可以看到肾盏和肾盂之间的通路(图 8-5)。

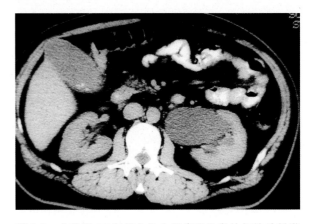

图 8-3　非增强 CT 扫描作为左侧疼痛患者的初始放射学研究,显示肾积水至输尿管肾盂交界处(UPJ)。没有观察到结石,并且考虑了 UPJ 阻塞的假定诊断。这证明在随后的放射学研究是正确的

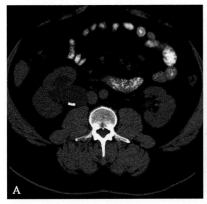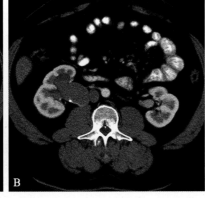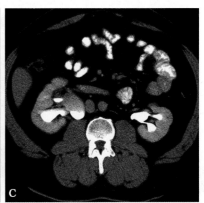

图 8-4　A. 增强 CT 扫描早期相位成像中的典型输尿管肾盂连接部(UPJ)外观。B. 早期图像显示正常的肾图和阻塞的延迟填充,扩张的 UPJ。C. 延迟图像显示右侧的造影剂排泄与正常左侧比较

环绕透声区或扩张的肾盏周围偶尔可以在超声下看到肾皮质的实质成分。与此形成对比,多囊肾的囊肿多数时候大小不等,而且随机分布,尽管有很少的囊肿间可能相通,但超声检查几乎不能看到。在囊肿间有不同大小的肾组织分布。只在极少数情况下当肾中央有一个大的囊肿时可能使超声的诊断变得困难(King et al,1984a)。此时核素标记的 DTPA(锝^{99m}DTPA)肾动态扫描会对鉴别有所帮助。在核素检查时多囊肾的囊肿本身并不显影,表现为冷区,而囊肿之间的正常肾组织会有显影。而 UPJ 梗阻时扩张的肾盂肾盏会有显影。即便梗阻非常严重,肾皮质变得很薄的情况下显影也只存在于外周的皮质(King et al,1984a),有助于与多囊肾鉴别。

当静脉肾盂造影不显影时,利尿剂肾图可以帮助预测患者解除梗阻后肾功能恢复的程度。利尿剂肾图还可帮助进行梗阻程度的分级。现今 ^{99m}Tc 标记的 MAG3 (^{99m}Tc-MAG3)是比 ^{99m}TcDTPA 更为理想的核素,它的显影更好,而且放射剂量更小。现在利尿剂肾图是诊断 UPJ 或输尿管梗阻的一种常用检查方法,它可以定量地评价肾功能和梗阻情况,即使在肾积水存在的情况下也可以。利尿剂肾图是无创性检查,它可以用来随访患者的肾功能情况,尤其需要遵循、标准检查方

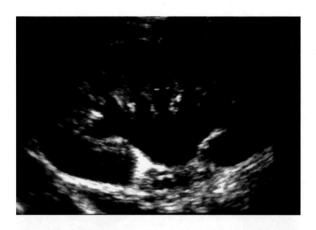

图 8-5 输尿管肾盂连接部阻塞的经典超声图像，伴有扩张的肾盂、漏斗部和肾盏。输尿管在该图像中不可见

式时更加有效。在 20min 时给予利尿药，确保尿能充满肾集合系统。有一个研究发现，利尿剂肾图可以有效地鉴别儿童 UPJ 梗阻和重度的输尿管反流（Stauss et al，2003）。还有研究发现，^{99m}Tc-MAG3 利尿剂肾图能更准确地判断治疗后 UPJ 梗阻情况（Niemczyk et al，1999）（图 8-6）。

结合患者的临床症状以及以上一项或多项影像学检查的结果，即可做出 UPJ 梗阻的诊断。但是为了更好地制定手术的方式，最好结合解剖学检查和功能检查的结果，例如，逆行肾盂造影及利尿剂肾图。逆行肾盂造影能够在手术前确定梗阻的诊断、梗阻的部位及特征。多数情况下，这一检查应在术前进行，以避免由于检查带来的肾盂内感染。但是如果梗阻同时合并明显肾功能损害或者合并感染时，则是进行急诊逆行肾盂造影并放置内引流管的适应证。当通过膀胱镜逆行置管不能成功或检查风险较大时，特别是在新生儿 UPJ 梗阻时，经皮肾穿刺造瘘便成为其良好的替代选择。造瘘后可以进行顺行造影检查以了解梗阻的部位以及特征。造瘘可以引流肾盂内尿液，降低肾盂内压力，改善由梗阻继发的肾盂内的感染或肾功能的损害，还可以了解减压后肾功能恢复的情况。当遇到集合系统扩张但不能确定是否有梗阻的情况下，还可以通过肾造瘘管进行灌注试验以了解肾盂内的压力及动力学情况。这一试验是 1973 年由 Whitaker 提出的，使用生理盐水或透视下使用稀释的造影剂以 10ml/min 的速度向肾盂内灌注，测定肾

盂内的压力以及 UPJ 部位的压力。灌注期间始终监测肾盂内压力，UPJ 部位的压力梯度也同时记录。检查前膀胱内放置导尿管以保持稳定的压力。如果在灌注过程中肾盂内压力在 $12\sim15cmH_2O$ 则提示无梗阻，如果压力超过 $22cmH_2O$ 则高度怀疑梗阻的存在，压力在 $15\sim22cmH_2O$ 之间无诊断意义（O'Reilly，1986）。

尽管这种灌注试验可以提供有用的信息，但是有时此项检查并不准确。这可能是由于有些患者肾盂解剖或顺应性的异常而造成的（Koff et al，1986），也可能是由于位置的异常造成的（Ellis et al，1995）。尽管如此，这一检查仍然可以帮助泌尿外科医师判断患者的临床症状与影像学结果之间的关系。

（三）适应证和治疗选择

目前 UPJ 梗阻的治疗适应证包括梗阻产生症状、梗阻影响肾功能、梗阻继发结石或感染，以及很少见的梗阻继发高血压。治疗的基本目标是改善症状及肾功能。传统上来讲治疗主要是通过手术进行重建以恢复尿液的输送。尤其是新生儿或婴幼儿，应尽早进行重建以解除梗阻，这样有助于肾功能的保护和恢复（Bejjani and Belman，1982；Roth and Gonzales，1983；Wolpert et al，1989）。但是对于新生儿的治疗时机仍有一定的争议（DiSandro and Kogan，1998；Koff，1998，2000；Hanna，2000；Shokeir and Nijman，2000），这主要是由于有时很难确定新生儿的肾是否存在功能性的梗阻。在一项前瞻性研究中，对 104 例单侧肾积水怀疑有原发 UPJ 梗阻存在的新生儿进行平均 21 个月的随访，只有 7% 的患者发现有肾积水的加重或超过 10% 的肾小球滤过率降低，只有这部分患者接受了肾盂成形术（Koff and Campbell，1994）。术后患者的肾功能都恢复到了最初的水平，这说明对于新生儿肾积水有选择性地采用非手术处理、暂时观察等待是可行的。

很多先天性的 UPJ 梗阻直到中年或老年才变得明显起来（Jacobs et al，1979）。有时如果患者没有任何症状，梗阻是否影响肾功能也不确定，观察等待也是一个很好的选择，这时复查通常是使用利尿剂肾图。但是他们中多数最终仍需要通过手术干预进行治疗（Jacobs et al，1979；Clark and Malek，1987；O'Reilly，1989）。传统上讲，开

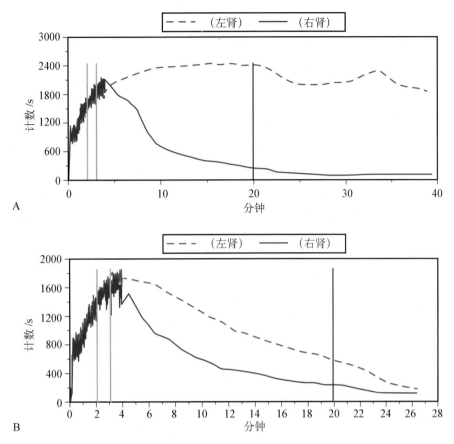

图 8-6 A. ^{99m}Tc-巯基乙酰基三甘氨酸(MAG3)利尿肾图显示左肾功能性输尿管肾盂连接部梗阻,$T_{1/2}$ 大于 40min。在研究第 20 分钟施用呋塞米(垂直紫色线)。B. 随访研究显示机器人肾盂成形术后可形成自发排泄,显示肾正常引流,无须使用呋塞米

放手术是肾盂成形术经典的治疗方式,通常采用狭窄段切除再吻合术。但现今,在许多医院中把微创的内镜技术作为治疗的首选(Brannen et al,1988;Motola et al,1993a;Kletscher et al,1995;Cohen et al,1996;Nadler et al,1996;Thomas et al,1996;Tawfiek et al,1998;Lechevallier et al,1999;Gerber and Kim,2000;Nakada,2000;Conlin,2002)。在一些有腹腔镜经验的医院中腹腔镜下的肾盂成形术成为治疗的选择(DiMarco et al,2006;Rassweiler et al,2007)。

尽管多数报道认为内镜治疗的疗效尚不能和开放手术相比,但是严格的病例选择可以使治疗的成功率显著提高。Ban Cangh 等(1994)报道,使用输尿管镜内切开术治疗的总成功率为 73%,但是他们发现异位血管的存在与否是决定手术成功的关键(有异位血管存在时成功率为 42%,否则成功率为 81%)。严重梗阻时的成功率为 60%,而梗阻程度较轻时成功率为 81%。如果把严重梗阻或存在异位血管的患者除外,其余患者的手术成功率为 95%,这一成功率与开放手术的成功率相似。但是其他研究的结果显示这些因素对手术成功率的影响并不明显(Gupta et al,1997;Danuser et al,1998;Nakada et al,1998)。

虽然不同治疗方式的适应证是相似的,但是在做出治疗选择的时候仍需仔细评估治疗的收益以及可能带来的风险,因此在术前应仔细评价每个患者的 UPJ 解剖和功能情况。许多患者会倾向于选择微创治疗方式,尽管其成功率比开放手术低,而且需要二次治疗的可能性更高。由于有些报道显示异位血管会影响内镜治疗的疗效,因此更多的医师愿意选择腹腔镜或开放手术治疗这类患者(Conlin,2002)。对内镜治疗失败而且考虑 UPJ 梗阻可能为继发性病变时,开放或腹腔镜手术应被推荐作为接下来治疗的选择。而对于初

次治疗采用腹腔镜或者开放手术失败的患者，接下来应推荐采用内镜治疗，通常这时内镜治疗的疗效令人满意（Jabbour et al，1998；Canes et al，2008；Patel et al，2011）。

在极个别的情况下，肾切除可能作为治疗的选择。肾切除的适应证为患侧肾功能严重受损或无功能，且对侧肾功能正常。这些患者可能会合并疼痛症状或合并泌尿系统感染。这时术前需要进行超声或 CT 检查，通常肾实质已变得非常薄。肾动态扫描可以定量地测量肾功能，如果成人分肾功能低于 15% 则被认为是不可挽救的。如果对于患侧的肾功能是否还能够有所恢复仍有疑问，可以通过放置输尿管内支架管或行经皮肾穿刺造口以暂时缓解梗阻，观察肾功能的变化。如果梗阻肾继发大量结石，同时伴有慢性感染以及明显的肾功能损害，而对侧肾功能正常时，也可以考虑行患肾的切除手术。有些患者经反复治疗梗阻仍未能解除，进一步治疗难度极高时，也可以考虑行患肾切除手术，当然此时对侧的肾功能必须是正常的。

1. 治疗选择

（1）内镜治疗：传统的开放手术已经被证实对 UPJ 梗阻能够取得良好的治疗效果，它的成功率可以达到 95%，开放手术还可以减小肾盂的体积。但现今，一些微创的治疗方式正在逐渐出现（Clarkand Malek，1987；Elabd et al，2009）。内镜治疗的优势包括可以缩短住院和术后恢复时间，但是它的成功率并不能达到传统开放手术的水平。而且腹腔镜或者开放手术可以应用于几乎所有的 UPJ 梗阻患者，而内镜治疗前医师则需要仔细考虑肾积水的程度、对侧肾功能、是否同时伴发结石以及是否存在异位血管，这些都有可能影响其手术成功率。2004 年 Albani 等报道了经内镜 UPJ 梗阻内切开术的长期随访疗效，总的成功率为 67%，而多数失败的病例发生在刚开展此技术的前 32 个月中。

内镜治疗 UPJ 梗阻最初是由 Ramsay 等在 1984 年首先开展的，当时的技术被称为经皮穿刺肾盂松解术。其后 1986 年 Badlani 等在美国广泛应用此技术，被称为 UPJ 梗阻内切开术。之后尽管不同学者报道的手术方式略有差异，但是其基本原则都包括全层切开梗阻的近端输尿管（从黏膜至肾周脂肪）（Korth et al，1988；Van Cangh et al，1989；Ono et al，1992），然后放置一根内引流管（这种留置内引流管的方式是 Davis 在 1943 年首先采用的）。再之后经输尿管逆行治疗 UPJ 梗阻的技术逐渐出现。目前逆行治疗的技术包括 X 线监视下 UPJ 梗阻内切开，通常是使用输尿管镜，应用钬激光在直视下进行 UPJ 梗阻的内切开。另外，几种技术如经皮穿刺成形术的报道也有出现，但这些技术在疗效上并没有显著差异，只是在技术应用和并发症方面有差别。

（2）经皮肾镜 UPJ 梗阻内切开术

①适应证和禁忌证：适应证包括 UPJ 梗阻合并症状、合并肾功能损害、合并上尿路结石或感染，或很少见的梗阻后继发高血压。最初经皮肾镜治疗 UPJ 梗阻只适用于那些合并结石的患者，或者既往开放肾盂成形术失败的患者。但后来由于经皮肾镜令人振奋的治疗效果使得许多医院将其作为所有 UPJ 梗阻患者治疗的首选。即便是在现今阶段，虽然已经出现了许多其他的微创治疗方式，但是对于合并结石的 UPJ 梗阻患者来讲，经皮肾镜仍是最佳的治疗方案，因为它可以有效地同时处理这两个病变。经皮肾镜治疗 UPJ 梗阻的禁忌证与其他内镜方式的禁忌证相似，包括梗阻段较长（>2cm）、伴活动性感染，或未经治疗的凝血系统异常。尽管异位血管对于此治疗的影响尚有争议，但单纯异位血管的存在并不作为治疗的禁忌证（Motola et al，1993a；Nakada et al，1998；Lam et al，2003b）。如果由于异位血管导致 UPJ 严重成角时，易造成内镜治疗的失败。因此在静脉肾盂造影或逆行肾盂造影提示有这种成角存在时，三维螺旋 CT 扫描会有所帮助（Kumon et al，1997）（图 8-7）。

②患者的准备：经皮肾镜下 UPJ 梗阻内切开的患者术前准备与一般的经皮肾镜手术、腹腔镜手术或开放手术的术前准备是相同的。术前检查主要是为了判断是否有其他全身系统疾病、评估麻醉和手术的风险。术前应尽量消除尿液中存在的感染，如果术前由于梗阻的原因感染不能控制，则需要预先放置输尿管支架管或行经皮肾穿刺造瘘引流。术前应充分告知患者治疗可能带来的益处以及风险，特别是任何一种内镜手术的疗效都还不能和开放手术相比。围术期可能存在的风险

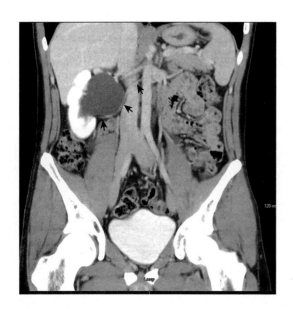

图 8-7　增强计算机断层扫描显示右侧腰痛患者右侧输尿管肾盂连接处阻塞。在该冠状切面上可见下极动脉穿过

还包括出血(甚至需要输血)、漏尿、引流相关的并发症、胸水(特别是肾上极入路时)。

③技术:任何 UPJ 梗阻内切开手术成功的关键都是如何成功跨过梗阻的部位,如果不能做到这一点,则不能保证手术的安全性。这既可以通过经皮肾镜顺行放置导丝,也可以使用膀胱镜逆行放置导丝。在逆行途径中,通常先将一根导丝通过梗阻段放入肾盂中,然后将输尿管导管通过导丝放入肾盂,撤出导丝后行逆行造影检查,以引导接下来的经皮穿刺过程。

手术过程中患者采取俯卧位,穿刺通道的选择最好能够直对 UPJ,通常选择中后盏或上外盏,有时也会选择外下盏。如果是在透视下进行穿刺,可以在透视引导下先尝试将导管顺行插过梗阻段。当然,也可以在放入经皮肾镜后从下方通过膀胱镜逆行放置导管。如果导丝能够通过梗阻段,最好使用两根导丝,一根作为工作导丝,另外一根作为安全导丝。至此,经皮穿刺的途径已经完全建立,可以进行下一步的内切开术了。

在这项技术最初出现的时候,术者一般使用一到两根导丝穿过梗阻部位作为引导,然后在直视下用冷刀行内切开术(Ramsay et al,1984;Badlani et al,1986)。冷刀的形状是钩形的,切开梗阻部位要做全层的切开,直至输尿管或肾盂周围

脂肪(见图 8-6)。通过对解剖学的研究发现,行外侧方的切开可以避免损伤到异位血管(Sampaio,1993)。但是当输尿管高位进入肾盂时,则应该做前方或后方的切口(见图 8-7)。此时可能会发现异位血管的存在,应避免损伤。除冷刀外,钬激光或者带切割的气囊导管都可以用来完成此手术。

当梗阻部位被全层切开后,应放置支架管。关于支架管的直径或放置的时间并没有统一的意见,可以使用 14/7Fr 的内切开专用支架管,这种支架管的一端较粗,将其放置在梗阻切开的部位。如果较粗的支架管不能放入,也可以采用 10/7Fr 的专用支架管或 8Fr 的普通支架管,这样并不会影响手术的效果。通过透视证实支架管的位置合适后即可撤出导丝。一项在猪体内进行的研究发现使用标准的支架管或更粗的支架管并没有什么差异(Moon et al,1995)。但另一项近两年的随访研究中,Danuser 等(2001)发现使用一种改良的 27Fr 支架管可以改善患者的预后。

尽管有些人认为在经皮肾穿刺术后不需留置肾造瘘管(Bellman et al,1997),但是作者仍然主张术后留置肾造瘘管 24~48h,造瘘管放置后可通过造影来确定管的位置是否合适,拔管前可先尝试夹闭造瘘管(但并不是必需的)(图 8-8)。

有些学者对以上的技术进行了一些改进,包括在切开前预先置管以及采用"热刀"切开(Savageand Streem,2000)。预先置管可以避免切开后置管时导管可能穿出输尿管外的情况发生。另外,置管后有助于更准确地辨认 UPJ,此时 UPJ 和近端输尿管通常向肾盂内突出,使得切开位置更为准确。

导管放置后,即可使用冷刀、"热刀"或钬激光切开梗阻的 UPJ。当 UPJ 位置较高时,切开的部位应同时包括相应的肾盂。手术结束后放置肾造瘘管 24~48h。

即时经皮肾镜碎石/肾盂内切开术,当 UPJ 梗阻同时合并肾盂或肾盏结石时,经皮肾镜是有优势的,因为它可以同时行经皮肾镜碎石以及 UPJ 梗阻内切开。此时建立肾造口通道后将导丝越过 UPJ,先行碎石或取石术。如果先行梗阻切开手术,则碎石过程中结石碎屑可能通过切开部位进入到肾盂或输尿管周围组织中,术后可能形成纤维化或肉芽肿,再次造成梗阻(Giddens et al,2000；Streem,2000）。术者应当确定 UPJ 梗阻并不是由于结石继发的水肿引起的（尤其是肾盂结石更容易造成 UPJ 部位的水肿）。在这种情况下，最好先行结石清除，然后再进行造影检查。另外，还可以通过造瘘管进行 Whitaker 试验以检测是否存在持续的梗阻。反过来，对于 UPJ 水肿而言，UPJ 梗阻与孤立的肾下极结石并不意味着难以治疗，经皮方式依然是最有效的方式。对于这些患者，腹腔镜肾盂成形术加取石也是一种有效的替代治疗方式。

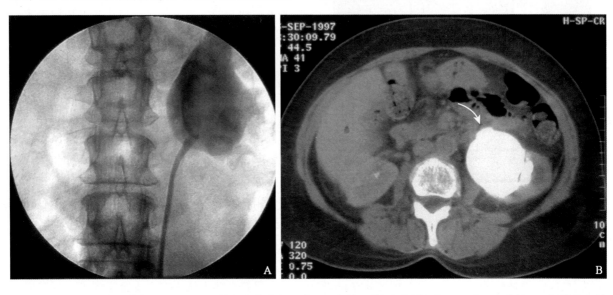

图 8-8　A. 患有左输尿管肾盂交界处梗阻的患者的逆行显影显示左输尿管"高位插入"。B. 同一患者的 CT 扫描显示输尿管插入肾盂的解剖学前部。必须在从输尿管进入肾盂的真正后部方向上进行袋面切口

④术后护理：术后 8～10d 应避免剧烈的活动。术后何时拔除内支架管为最佳尚无定论，至少术后 2～4 周是安全有效的（Mandhani et al,2003）。尽管尚无证据证明在留置内引流管期间需要预防性应用抗生素，但作者仍习惯对这些患者采用抑菌剂量的抗生素。在内支架管拔除后的 1 个月对患者进行随诊，内容应包括询问症状、物理检查、尿液常规利尿性肾图检查。如果结果正常，下次复查应在之后半年，此后每年进行一次复查，直到术后 3 年。多数资料显示，内镜下 UPJ 梗阻内切开术后失败的病例多出现在术后 24 个月内，但也有在术后 32 个月梗阻复发的病例（Nadler et al,1996；Albani et al,2004）。

⑤结果：关于经皮肾镜内切开治疗 UPJ 梗阻的近期及远期随访结果已经有很多的报道，它在术后疼痛、术后住院时间以及恢复正常活动的时间上较开放手术具有优越性（Karlin et al,1988；Brooks et al,1995），而在这些方面经输尿管镜逆行治疗以及腹腔镜手术同样具有优势。

1994 年，Gerber 和 Lyon 总结了 12 个中心的 672 例经皮肾镜内切开治疗 UPJ 梗阻的病例，随访时间 2～96 个月，报道的成功率 57％～100％（平均 73.5％）。目前一些有经验的单位报道的成功率在 85％～90％，原发性或继发性 UPJ 梗阻的治疗疗效相似（Motola et al,1993a；Kletscher et al,1995；Shalhav et al,1998）。而 2004 年 Knudsen 等报道了 80 例使用冷刀和钬激光治疗的病例，平均随访 55 个月，成功率为 67％，比其他的报道略低。有趣的是，DiMarco 及其同事（2006）报道了 182 例顺行肾盂切开术，单中心 10 年无复发生存率低于 41％。值得注意的是，Schumacher 及其同事（2006）报道了 2006 年移植肾的 3 次成功的顺行肾盂切开术。

如果初次经皮肾镜内切开术失败，之后的选择包括行输尿管镜内切开术或重复经皮肾镜内切开术，或选择进行腹腔镜或开放性肾盂成形术。这些失败的患者应行三维螺旋 CT 检查以除外异位血管，如果有明显的异位血管存在，一般不建议重复内切开术（Nakada,2000），而腹腔镜或开放性肾盂成形术则是较合适的选择，此时肾盂成形

术的疗效并未受影响(Motola et al,1993b;Gupta et al,1997;Conlin,2002)。

⑥并发症:经皮肾镜 UPJ 梗阻内切开术的并发症与经皮肾镜碎石术的并发症相似(Badlani et al,1988;Weiss et al,1988;Cassis et al,1991;Malden et al,1992;Bellman,1996),其中出血是任何经皮肾镜治疗都可能遇到的风险。但是由于通常 UPJ 梗阻的患者肾盂都有一定的扩张积水,且肾皮质较薄,出血的风险高。应该先选择非手术治疗,包括卧床休息、补液,以及必要时输血。一般不应冲洗肾造瘘管,反而希望肾盂肾盏中血块填塞,阻止进一步出血。当非手术治疗无效时应当采用选择性的肾血管造影及栓塞治疗。一般来讲,泌尿外科医师应适当早一点采取选择性肾血管造影及栓塞治疗,这样可以减少输血或手术探查的可能。成功的肾血管栓塞可以避免开放手术探查以及肾切除手术。

感染是任何泌尿系统操作都可能存在的风险,应当在术前消除泌尿系统的感染。如果术前检查尿液是无菌的,是否需要预防性应用抗生素尚有争议,但是多数医师仍选择在术前给予一次二代头孢类抗生素。术后留置内支架管期间应考虑预防性应用抗生素,特别是女性患者,她们更易发生泌尿系统感染。

术后早期由于内支架管的存在,一般不会遇到梗阻复发的问题。但是偶尔由于血凝块堵塞支架管可能造成梗阻,术后保留几天肾造瘘管有助于解决这个问题。

(3)经皮肾盂成形术:经皮肾盂成形术是由经皮肾通道入路实施的一种内腔镜混合 Heineke-Mikulicz 修复技术,换言之,这种技术融合了内镜肾盂成形术及经皮肾盂成形术及内腔镜下冯氏修补术。Stein 及同事报道了应用此种技术 55 例患者短期的手术成功率超过 90%(Stein et al,2007)。但腔内肾盂成形不适用于继发性 UPJO,因为周围组织瘢痕会影响内镜下重建。目前还有一种基于此种技术的改良技术应用于 10 例患者的报道,无须特殊设备要求(腹腔镜持针器及肾镜)(Lezrek et al,2012)。无论如何,此种技术目前还不是主流。

(4)同期行经皮肾镜取石术及腔内肾盂成形术:对于 UPJO 合并上尿路结石的病例经皮肾镜腔内治疗能够同期处理结石及 UPJO,此类患者选择腔内治疗十分适宜。皮肾通道建立时导丝仍应越过 UPJ 的位置,并且首先要清除腔内的结石,以防止成形术后结石移位至肾盂输尿管管腔外。此外,局部梗阻也可能由纤维化或炎性肉芽肿造成(Giddens et al,2000;Streem,2000)。泌尿外科医师一定注意确定 UPJO 不是由于长期结石刺激导致黏膜水肿造成,特别是有肾盂结石的患者。对于此类患者,首先通过经皮肾镜取出结石,然后再通过影像学评估 UPJ 部位。如果患者保留肾造瘘管,那么后续通过 Whitaker 检验进一步明确是否存在持续梗阻。相反,UPJO 合并孤立的下盏结石,此时对于治疗策略的选择比较明确,PCNL 及腔内 UPJ 成形术。此外,先行腹腔镜或机器人肾盂成形术,择期腔内处理结石对于此类患者也是很好的选择。对于手术方式的选择主要决定因素是结石的负荷以及术者的经验(Sutherland and Jarrett,2009)。

(5)输尿管镜内切开术:1985 年 Bagler 等最先报道了联合使用经皮肾镜和软性输尿管镜治疗 UPJ 梗阻的病例。接下来 Inglis 等(1986)报道了输尿管镜 UPJ 梗阻松解术。1990 年 Clayman 等最先报道了 16 例输尿管镜内切开术治疗 UPJ 梗阻的早期经验。当时的输尿管镜较粗,其中放入 3Fr 或 5Fr 的切割导线。然而,在这个系列中,一根 8Fr 的造瘘管被放置在手术的开始处,并留置至少 48h,因此那时的技术还有一些联合治疗的"影子"。支架管常规留置 6~8 周。平均随访 1 年,成功率为 81%,2 例患者出现输尿管远端的狭窄,这可能是由于当时使用的输尿管镜的直径较粗的原因。

Thomas 等在 1996 年报道了输尿管镜内切开的经验,由于他们使用的输尿管镜直径仍然较粗,因此常规在术前一段时间给患者放置输尿管内支架管,使得输尿管口有一定程度的扩张。有些男性患者甚至需要行尿道会阴造口才能完成手术。内切开时采用冷刀或电刀切开。总的手术成功率为 90%,但有 2 例患者最终需要行肾切除手术,其中 1 例是由于出血行急诊肾切除术。此后,由于器械和技术的改善,使得输尿管镜内切开术成为一种可靠的治疗方式(Conlin and Bagley,1998)。输尿管镜的优势在于可以在直视下看到

UPJ 部位,进行精确的定位以及直视下进行全层的切开。如果已经具备腹腔镜、电切设备、钬激光等设施,则与带气囊的电导线内切开术相比,腹腔镜的费用更低。Gettman 等在 1998 年报道,当把治疗的成功率考虑进去时,输尿管镜技术比带球囊的电导线内切开术、经皮肾镜切开术,以及肾盂成形术的费用更低。

①适应证和禁忌证:适应证包括明显的功能性梗阻,同前所述。禁忌证包括梗阻段较长;如果 UPJ 梗阻同时合并肾盂或肾盏结石时,最好采用经皮肾镜技术或腹腔镜手术。另外,如果患者的积水非常严重,有证据表明经皮肾镜技术更为有效(Lam et al,2003b)。

②技术:目前一种直径较小(<7Fr)的半硬性输尿管镜既可以提供有效的工作通道,也可以较容易地逆行放至 UPJ 位置。女性患者中 6.9Fr 的输尿管镜可以达到 UPJ,而男性中可以使用小直径(<7.5Fr)的软性输尿管镜。由于输尿管镜鞘的出现使得软输尿管镜进入输尿管开口更为容易,而且软输尿管镜本身也有很大的改进,因此这一手术也可在软镜下进行。

手术在全麻下进行,这样可以减少在进镜以及切割过程中患者的活动。手术开始时先行逆行肾盂造影检查,然后通过膀胱镜将一根导丝放入肾盂。将膀胱镜撤出,放置输尿管镜,输尿管镜沿导丝到达 UPJ 水平。如果输尿管开口过于狭窄,输尿管镜不能进入,则可以使用 5mm 气囊或 9Fr 或 10Fr 导管将输尿管口进行扩张。如果输尿管镜仍不能进入,则放置一根内支架管,过 5~10d 后再次手术,此时输尿管会有一定程度的被动扩张(图 8-9、图 8-10)。

当输尿管镜到达 UPJ 后,将肾盂内尿液放出以利于输尿管镜通过 UPJ。当使用半硬性输尿管镜时,将输尿管镜放置在 UPJ 近端或肾盂处,然后从工作通道中放入 $200\mu m$ 或 $365\mu m$ 钬激光光纤,使用 0.8~1.2J、10~15Hz 频率,将 UPJ 切开(通常在后外侧方向切开,因为输尿管镜从 UPJ 后方取出)。重复以上操作,切口深度应逐步到达肾盂和输尿管周围组织。由于切开过程是直视下进行的,因此如果存在可见的血管,通常可以被发现以避免可能的严重出血。

切口的下方应当到达正常输尿管水平,切开后 UPJ 明显扩张。如果通过输尿管镜注入造影剂,透视下可见到造影剂外渗,则可以证实 UPJ 被切开到合适的深度,然而造影并非是必需的,因为整个手术过程是在直视下完成的。UPJ 切开后也可使用直径达 24Fr 的球囊扩张。如果镜下见到小的出血点,可以用钬激光止血。同样也可用球囊压迫 10min 进行止血。输尿管镜撤出后通过导丝放置内支架管。另外,有研究表明单纯使用 36Fr 球囊扩张也可在 UPJ 位置产生与切开效果相似的切割线(Pearle et al,1994)。尽管有单纯逆行球囊扩张治疗 UPJ 梗阻的报道,但是长期的随访发现,随着时间的延长,手术的成功率逐渐下降,甚至可以低到 42%(McClinton et al,1993;Webber et al,1997)。

软镜撤出后在荧光镜引导下通过导丝放置内支架管。膀胱内留置尿管以减少尿液反流以及从切开部位外渗的风险,而且有助于尽早发现明显的出血。术后 4 周将支架管取出,并进行利尿剂肾图检查。之后的 2~3 年中,临床和影像随访每 6~12 个月 1 次。

③结果:Biyani 等在 1997 年报道了他们使用输尿管镜钬激光治疗 UPJ 梗阻的早期经验,平均随访在 12 个月以上,手术成功率为 87.5%。当然,他们的病例并不多,1 例患者尿漏因出现假性尿囊肿,通过非手术治疗好转。1998 年,Renner 等报道了一个更大规模的关于输尿管镜钬激光治疗 UPJ 梗阻的研究结果。在半硬性输尿管镜下,将 UPJ 的后外侧切开,如果此处发现异位血管,则在对侧切开。Tawfiek 等在 1998 年的报道中,介绍了杰斐逊医学院使用输尿管镜肾盂内切开术治疗 UPJO 的经验。他们联合使用输尿管镜和腔内超声辨认异位血管以及肾盂输尿管隔膜的经验,这种隔膜可能存在于输尿管高位进入肾盂的患者中。他们认为这两种技术的联合使用有助于准确地判断切开的位置。在他们的研究中,既有电切的病例,也有使用钬激光的病例,总共 32 例患者,手术成功率为 87.5%。该研究中没有明显的出血病例,所有患者均在术后 24h 内出院。

不少的研究者在之后的 5 年后报道了输尿管镜钬激光治疗 UPJ 梗阻的成功率为 70%~80%(Gerber and Kim,2000;Matin et al,2003;Elabd et al,2009)。Yanke 报道了 20 个月以内的 128

例患者中,逆行输尿管镜肾盂内切开术的成功率为 60%；Rassweiler 等报道了 63 个月以内的 113 例患者中,逆行输尿管镜肾盂内切开术的成功率为 73%（Rassweiler et al 2007；Yanke et al, 2008）。Conlin 在 2002 年的报道中术前行超声检查,将异位血管直径超过 4mm 的病例剔除,最终逆行肾盂内切开手术成功率为 91%。Giddens 等

在 2000 年也报道了术前使用腔内超声将有异位血管的病例剔除后,输尿管镜逆行肾盂内切开术的手术成功率非常令人满意。目前腔内超声较少应用于发现异位血管,因为其侵入性损伤小且能达到同样的效果。尽管有这些辅助的方法,内镜治疗 UPJ 梗阻的疗效仍落后于开放或腹腔镜手术。

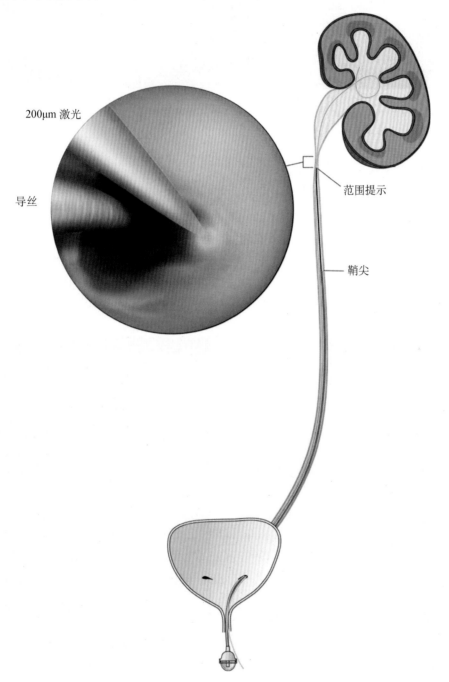

图 8-9 使用钬激光进行输尿管软镜下输尿管内切开,显示的是输尿管肾盂连接处的内镜视图（插图）。放置安全导丝,输尿管镜通过输尿管鞘进入护套,然后在内镜下使用钬激光进行侧切。使用这种直接可视化技术,正确的位置、完整地切开很简单

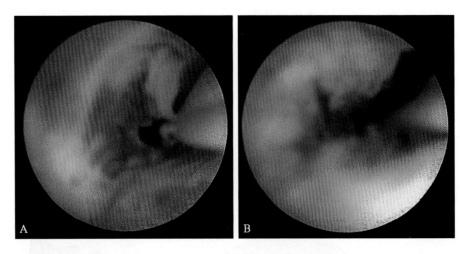

图 8-10　A. 内镜观察下使用安全导丝和激光纤维切开输尿管肾盂连接(UPJ)狭窄。B. 切开后,可见全层切口、最小出血和扩大的 UPJ

④并发症:随着输尿管镜器械的改善以及小口径钬激光光纤的出现,此手术的并发症的发生率和严重性已经明显降低。术后输尿管狭窄的病例明显减少,而因为出血需要行动脉栓塞或行肾切除手术的病例已经非常少见了。多数的并发症是轻微的,其中主要包括尿外渗、支架管移位,以及感染等(Tawfiek et al,1998;Gerber and Kim,2000)。Castle 等报道了逆行激光肾盂切开术 2周后出现输尿管动脉瘘,它可以用电气灼烧治疗(Castle et al,2009)。

(6)逆行球囊电切开术:1993 年 Chandhoke 等首先报道了使用球囊的电导线内切开术治疗 UPJ 梗阻。异位血管存在时是否适合行此项治疗尚有争议,因为这一治疗是在透视下而不是直视下进行的,在切开过程中有可能损伤异位的血管导致出血(Wagner et al,1996)。因此,有些学者建议在术前进行 CT 或三维螺旋 CT 血管造影,以了解异位血管的情况(Streem and Geisinger,1995;Quillin et al,1996;Helts et al,1999;Nakada,2000)。Nadler 等对 28 例行此治疗 2 年以上的患者进行了再分析,平均随访 32.5 个月,症状改善率为 61%,而利尿剂肾图或 Whitaker 试验发现 81% 的患者有改善。近些年来有一些成功率相对较低的报道(32%～63%),可能重度肾积水是影响治疗疗效的一个重要因素(Albani et al,2004;Sofras et al,2004)。El-Nahas 及同事(2006)报道了 40 例患者的小型前瞻性随机对照

研究,对比了逆行输尿管镜内切开术与逆行球囊电切开术。尽管结果无统计学差异,但输尿管镜内切开组的成功率要比逆行球囊电切开术要高(85%∶65%),且并发症发生率更低。Ponsky and Streem(2006)报道了 64 例接受输尿管镜内切开及球囊电切术的病例,两组间成功率相当,但球囊电切术组并发症发生率更高,尤其是出血及栓塞。

要点:肾盂输尿管连接处梗阻的内镜治疗

- UPJO 需进行干预的适应证包括:存在与梗阻相关的症状,整体肾功能受损或同侧肾有进行性损害,结石或感染进一步恶化,或者较为罕见的梗阻相关高血压。
- 内镜治疗的优点是避免从腹腔内入路;但是,其成功率相对于腹腔镜或机器人肾盂成形术仍偏低。
- 尽管开放式、腹腔镜或机器人手术等方法均适用于存在任何解剖变异的 UPJO,但是,当术者在选择某种侵入性较小的替代方案时应考虑肾积水程度,同侧肾功能,结石形成情况,以及可能的存在的交叉血管。
- 一般来说,泌尿科医生对于内镜切除术后疑似出血的患者行血管造影的指征要尽量放宽,以此减少需要行输血和手术探查的可能。有的血管造影栓塞术可避免手术探查和进一步的肾脏切除。

Elabd 及同事(2009)报道球囊电切开术较激光切开术有着更高的出血风险。总之,改良的输尿管器械、激光技术及直视下的腔内操作,使逆行输尿管镜下肾盂内切开术的开展更为普遍。

2. 手术干预

(1)历史发展:UPJ 手术修复的最早记录可追溯至 Kay (1989) 和 Schaeffer 及 Grayhack (1986)。第一次重建术是由 Trendelenburg 于 1886 年实施,然而,患者死于术后并发症。1891 年,Kuster 将输尿管离断,并将其再吻合至肾盂,从此真正意义上的成功实施了第一例离断式肾盂成形术 (Kuster,1892)。然而,Kuster 技术容易导致狭窄和复发。1892 年,Fenzer 将 Heinke-Mikulicz 原则应用到 UPJ 修复上,此种手术技术采用纵向切口的横向缝合。然而,这种技术可能会导致缝合的一侧长度缩短,从而造成连接部皱曲或扭转,从而反复出现梗阻。1916 年 Schwyzer 发明了 Y-V 肾盂成形术,后来由 Foley 在 1937 年进行了改良(Foley,1937),然而,这种技术最好用于输尿管高位连接,而对于 UPJ 本身处于低位的病例并不适用。后来随着翻瓣技术的发展,此种技术更具有普适性,如 Culp 和 DeWeerd (1951)发明的螺旋翻瓣技术,Scardino 和 Prince (1953)发明的垂直翻瓣技术。Thompson 及其同事(1969)报道了对于肾盂黏膜不足的病例应用肾背膜替代翻瓣技术。

1949 年 Nesbit 遵循了 Kuster 的离断原则,并进一步改良,通过椭圆形吻合术降低吻合部位再狭窄的发生。1949 年,Anderson 和 Hynes 描述了他们的改良的离断成形技术,肾盂充分裁剪后将修剪的叶状输尿管再吻合至肾盂最低点 (Anderson and Hynes,1949)。在相同时期,吻合口的愈合也被重视起来。留置插管的输尿管切开术是由 Davis 在 1943 年普及,但此种技术早先由 Fiori 于 1905 年、Albarran 于 1909 以及 Keyes 于 1915 分别进行了描述。

随着微创技术的发展使腹腔镜及机器人技术广泛应用于 UPJ 重建的治疗(Jacobs et al,2013)。无论何种手术方式,都应遵循几点最基本的原则以提高手术成功率。吻合应该宽大并且无张力,应用连续锁边缝合防止漏尿。此外,重建的 UPJ 应该呈漏斗状并处于低位,使肾盂输尿管逐渐过渡达到充分引流的目的。因为微创手术的目的和开放手术一样,因此本章将一并讨论不同术式的差别及基本原则。

在一些特殊情况下在肾盂成形术之前需先行引流,例如因孤立肾或双侧肾梗阻引起的感染、合并肾功能异常或氮质血症时。在因梗阻引起的严重且持续的疼痛,患者难以忍受,亟须解除梗阻缓解疼痛的情况下,需行急诊术前引流。对于以上这些情况,引流既可以留置输尿管支架管进行内引流,也可以采用经皮穿刺留置肾造瘘管。手术中留置支架管或肾造瘘管的临床适应证尚有争论。对于成人,我们推荐常规留置一种柔软、惰性并可自固定的输尿管支架管,术后 4~6 周拔除。这种支架管对于成人患者易于拔除,门诊局麻手术即可完成。常规使用输尿管内支架管有很多优点,尤其在术后早期。它可以降低术区尿外渗的量及持续时间,从而降低继发纤维化的风险,另外也有助于术后尽早拔除外引流管。对于成人较简单的肾盂成形术,同时留置肾造瘘管和输尿管内支架管并没有体现出更多的优势,反而会增加住院时间及感染风险 (Wollin et al,1989)。而对于复杂病情的患者,如需二次手术或继发急性感染的患者,可以考虑放置肾造瘘管。然而,如果术前已放置了经皮肾造瘘管,通常会在手术后保留该管,便于尿液近端引流,并可在术后行顺行造影检查。

尽管在应用内支架管和肾造瘘管的问题上仍存在部分争议,但手术修补区域的充分引流是必不可少的。伤口引流可用潘氏(Penrose)引流管或闭合式负压吸引引流管置于术区,但不要靠近吻合口缝合线,并单独进行穿孔引出体外。这种处理方法可大大降低术后尿性囊肿的形成风险,从而降低因尿性囊肿可能引起的吻合口缝线断裂、瘢痕形成及脓毒血症的发生概率。

(2)离断式肾盂成形术

①适应证:目前多数泌尿科医师在 UPJO 手术修复中首选离断式肾盂成形术,因为它适用于各种 UPJ 梗阻患者,不论 UPJ 位置高低均可采用。它可以对多余的肾盂进行剪裁,还可以对扭曲的近端输尿管进行矫正。此外,当下极的副血管或异位血管造成梗阻时,此手术可以通过对 UPJ 的前或后转位改变肾盂和异位血管间的关系(Boylu et al,

2009)。另外,与转瓣术不同的是,只有离断式肾盂成形术完全切除了解剖或功能上异常的 UPJ。但该术式不适合输尿管近端狭窄部分较长或多发狭窄的患者,此外对于小的、难以游离的肾内型肾盂合患者,该术式亦不适用。离断式肾盂成形术在开放或微创的条件下均可进行操作,这两种情况下 UPJ 的重建过程基本上是相同的。

②技术:从后腹膜沿近端输尿管向上,找到 UPJ,然后继续向上游离至肾盂。应尽可能保留大量输尿管周围组织,以保留输尿管血供。在梗阻下方近端输尿管侧面缝牵引线用于标记定向,便于随后的修复。将梗阻段 UPJ 切除,将近端输尿管外侧向下纵行切开,使输尿管末端成铲状。将输尿管纵行切开的末端最低点和肾盂的最低点缝合,将输尿管内侧的最高点和肾盂的最高点缝合(图 8-11B)。然后用细的可吸收缝线间断或连续行全层缝合,以无尿液外渗的方式做输尿管-肾盂吻合(图 8-11C)。如前所述,对于成人,我们倾向于输尿管内常规留置内支架管。

如果肾盂扩张明显,可将肾盂多余部分切除后以完成肾盂成形,但这通常是不必要的(Stein et al,1996;Morsi et al,2013)(图 8-12)。裁剪后肾盂切口的上部用可吸收线连续缝合关闭,下部与输尿管吻合。当存在异位或副下极血管时,此手术方式可以改变 UPJ 和这些血管之间的关系(图 8-13)。

3. 肾盂成形术的手术方法

(1)开放手术:在 UPJO 的手术治疗中,有几种切口可以用于肾盂成形术,前方经腹膜外途径可以尽量少地游离肾盂和近端输尿管。另外,后方经背侧切口可以直接显露 UPJ,并尽可能少地游离周围组织。以上两类手术适合较瘦的且无同侧手术史的患者。对于多数初次行 UPJO 重建的患者,我们倾向于经腰切口的侧方入路。这种腰切口可以是肋下切口,但通常是经 12 肋切口。这一手术入路的优点是大多数泌尿外科医师熟悉此入路,且患者的胖瘦对手术影响不大。当患者同时合并其他泌尿系畸形时(如马蹄肾、盆腔异位肾等),通常选择前方经腹膜外途径,同时也可采用腹腔镜手术。

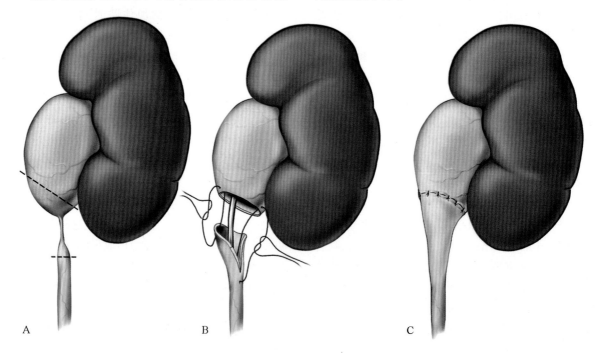

图 8-11 A. 牵引缝合线放置在肾盂的依赖部分的内侧和外侧方向,以准备肾盂成形术。牵引缝合线也放置在近端输尿管的外侧面上,低于阻塞水平。这将有助于为后续修复保持正确的方向。B. 输尿管肾盂交界处被切除。近端输尿管在其外侧面上被刮除。这个横向的顶点,然后将输尿管带到肾盂的下缘,同时将输尿管的内侧带到肾盂的上缘。C. 然后以精细间断或运行的可吸收缝线进行吻合术,所述缝合线以水密方式穿过输尿管和肾盂壁全层放置。一般而言,我们更倾向于为成年患者留下留置内支架,4～6 周后取出

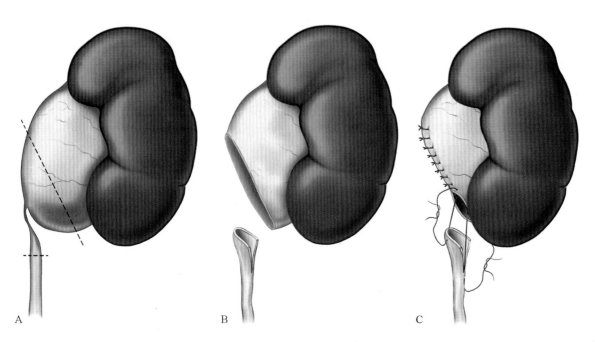

图 8-12 A. 对于大的或累赘的肾盂,通过切除牵引缝线之间的多余部分来进行缩小肾盂成形术。B. 然后用可吸收的可缝合线缝合肾盂的头侧面向下至依靠面。C. 最后将肾盂的依靠面与近端输尿管吻合

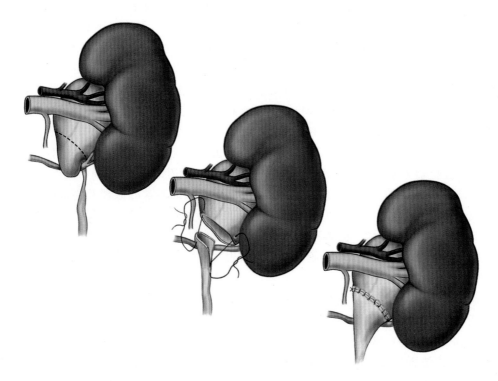

图 8-13 当发现与输尿管肾盂连接(UPJ)阻塞相关的异常或附属下极血管时,分解的肾盂成形术允许 UPJ 相对于血管转位

（2）腹腔镜手术和机器人手术：腹腔镜肾盂成形术于1993年由Schuessler及其同事（1993）首次完成，并在世界范围内发展成为一种可行的微创手术方式，可以替代开放性肾盂成形术和肾盂内切开。相对于前两种手术方式，腹腔镜手术要求的技术更复杂，学习难度更大（Calvert et al，2008）。**对于有经验的腹腔镜手术医师来说，腹腔镜手术降低了患者的死亡率，缩短了住院时间，术后恢复更快，手术成功率与开放手术相当（90%以上）。**Autorino及其同事针对肾盂成形术的开放手术及腹腔镜手术之间的对比研究进行了荟萃分析，结果发现两者具有相似的UPJO修复成功率和并发症发生率，腹腔镜手术患者与开放手术患者相比较，住院日缩短，平均差异为2.68d（Autorino et al，2014）。采用与开放手术同样的解剖和修复的外科原则，腹腔镜肾盂成形术的成功率比肾盂内切开的成功率高10%～30%（Simforoosh et al，2004）。

手术机器人平台与腹腔镜手术相比，缩短了学习曲线，其腕关节设备使体内缝合更加容易，在肾盂成形术中的应用受到广泛认可。Gettman及其同事报道了首例机器人辅助腹腔镜肾盂成形术（Gettman et al，2002）。据Jacobs及其同事报道（2013），2001－2009年，手术机器人在微创肾盂成形术中的使用率增加了360%，这一增长被认为至少部分与机器人手术在多中心开展有关。同样，Sukumar及其同事（2012）发现，在美国微创肾盂成形术应用在机器人手术的带动下，从1998年的2.4%增加到2009年的55.3%，而机器人辅助下的肾盂成形术的手术数量占2009年全年开展的肾盂成形术总量的45.1%。机器人手术在手术技巧和围术期的患者管理方面与传统腹腔镜手术相似，因此接下来将二者进行合并介绍。

①适应证和禁忌证：**腹腔镜肾盂成形术的适应证和禁忌证与开放手术或腔内切开术相似。适应证包括存在UPJ梗阻的症状、肾功能进行性受损，以及同侧上尿路结石的形成或感染；异位血管压迫造成的UPJ梗阻及明显扩张的肾盂，也适合腹腔镜手术。绝对禁忌证包括未纠正的凝血异常、无合适治疗方案的急性泌尿系统感染、心肺功能异常。腹腔镜手术的要求是达到无张力缝合及无尿漏的修复，使肾盂形成漏斗状引流，从而缓解**临床症状，保护肾功能。

②技术：文献报道了标准经腹腔入路（包括经肠系膜）、腹膜后入路、前腹膜外入路、腹腔镜单孔手术（laparoendoscopicsingle-site surgery，LESS）及机器人手术五种手术方式。大多数外科医师采用的是离断式Anderson-Hynes肾盂成形术，也可不离断行YV成形术，或者采用肾盂瓣肾盂成形术，操作技术同开放手术。

a.经腹腔入路：第一例腹腔镜下肾盂成形术是由Schuessler和他的同事以及Kavoussi、Peters在1993年完成的。**这种入路因为其较大的操作空间及熟悉的解剖结构而被广为使用。**在腹腔镜手术前，应行膀胱镜行逆行肾盂造影以确认诊断并明确解剖和疾病诊断，之后放置输尿管支架和尿管，也可以在切开UPJ后以顺行方式在腹腔镜下放置支架。术中，患者取45°侧卧位，通过气腹针或Hassan法建立腹膜腔隙。建立气腹后，放置3～5个trocar，肚脐处的trocar用来放置腹腔镜。尽管有报道认为若通过降结肠肠系膜容易识别肾盂或输尿管，则无须游离结肠（Romero et al，2006），但一般还是将结肠游离，显露腹膜后组织作为腹腔镜手术的第一步。向内侧游离结肠后，找到输尿管，并向头端游离，直到看见同侧的近端输尿管、肾盂输尿管交界处和肾盂（图8-14A）。应该避免过分地游离和电凝近端输尿管，以减少损伤输尿管的血供。在游离近端输尿管、肾盂输尿管交界处及肾盂时应仔细检查，找到引起UPJ梗阻的原因，选择恰当的手术方式。腹腔镜下肾盂成形术的原理及要求与开放手术相同。如果存在横跨的异位血管造成压迫，则适合采用离断肾盂成形术，将肾盂在UPJ以上环形切开，近端输尿管的外侧呈匙形（图8-14B）。肾盂及输尿管移到异位血管的对侧，然后在镜下体内缝合肾盂及输尿管（图8-14C和D）。若顺行放置输尿管支架，可通过上象限的Trocar或肋下穿刺14号的血管导管置入导丝。在放置导丝前，可夹闭导尿管使膀胱充盈有助于导丝置入。在导丝引导下，利用推管使输尿管支架远端到达膀胱，观察到尿液通过支架侧孔流出是用以输尿管支架远端定位的有用信号，这也是在放置支架过程中夹闭尿管的另一个原因。如果肾盂较大，则可以剪裁部分肾盂后再缝合剩余的肾盂组织，之后将输尿管与其吻合。腹腔镜下的缝合可以采用手动缝合或半自动缝合器械缝合（Endo Stitch，Covidien，Norwalk，CT）。在腹腔镜离断肾盂成形中，一般可以使用 4-0 可吸收缝线连续或间断缝合。术后需放置引流管，一般从一个 trocar 的位置放置引流管。

b. 经肠系膜的腹腔改良入路：在特定的情况下，经腹腔入路的腹腔镜肾盂成形术可跳过最初的游离结肠的步骤，直接小心切开 UPJ 上方覆盖的结肠系膜，精细操作避免损伤肠系膜的分支血供。切开肠系膜后的游离及重建 UPJ 的过程与前文所述的常规经腹腔入路手术的过程一致。经肠系膜的入路需建立在扩张的肾盂便于可视的前提下，该入路比较适合年轻且身材较瘦的患者，因其肠系膜中的脂肪含量偏少。若术前置入输尿管支架，积水扩张的肾盂变小，则可能影响经肠系膜入路时肾盂的可视性。由于结肠未被翻折，经肠系膜入路可缩短手术时长（Romero et al，2006；Castillo et al，2007；Shadpour et al，2012）。有报

道认为，该入路也可缩短住院时间，与肠道受手术操作刺激少而能早期功能恢复相关（Romero et al，2006；Porpiglia et al，2008；Shadpour et al，2012）。

c. 血管转位：血管转位的手术方式通常用于治疗肾下极异位血管导致的梗阻，术中游离肾下极异位血管，改变它与肾盂的位置关系，即血管悬吊，使异位血管移动到头侧，且覆盖肾盂，而不是切断重建 UPJ 结构本身（Meng and Stoller，2003；Simforoosh et al，2005；Masood et al，2009；Sakoda et al，2011）。尽管根据描述该手术方式的大多数文献报道，共计 42 例年龄分布于 7－69 岁的患者，手术的成功率达到 90％，但这种手术方式还是更常见用于小儿手术（Nouralizadeh et al，2010）。Gundeti 及其同事（2008）对 20 例儿童进行了血管转位手术，成功率为 95％，平均随访 22 个月。然而，Nerli 等（2009）指出，若异位血管不是导致梗阻的唯一原因，则血管转位后手术可能失败，这也是他们报道的 9 岁患儿手术失败的可能原因。

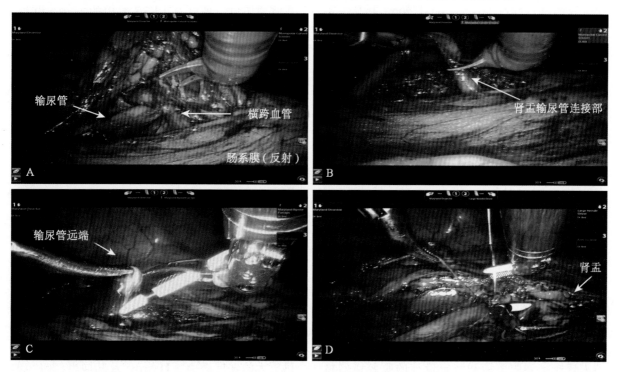

图 8-14　腹腔镜观察正在进行右侧机器人腹腔镜单点肾盂成形术的患者。患者的头部位于图像的右侧。A. 下极交叉血管正从输尿管肾盂交界处（UPJ）的前表面移动。B. 在近端输尿管和 UPJ 完全动员后，右侧近端输尿管被快速切断。C. 通过肋下区域（未示出）中的小穿孔经皮顺行放置双 J 输尿管支架。D. 完成输尿管肾盂吻合术的前部

d. 腹腔镜腹膜后入路：第一例腹膜后入路的肾盂成形术由 Janetschek 及其同事在 1996 年完成。术前行膀胱镜逆行造影，并留置输尿管支架管，具体如前述。患者完全侧卧位，腰部抬高，增加操作空间。通过 Hassan 法进入腹膜后，用气囊扩张建立腹膜后间隙，充入 CO_2，气腹建立后放置 3～4 个 trocar。首先找到输尿管，然后游离、切开、移动并重建 UPJ，操作方案同经腹腔入路。

e. 腹腔镜前腹膜外入路：Hsu 和他的同事在 2003 年第一次完成前腹膜外入路腹腔镜肾盂成形术。术前行膀胱镜逆行造影并留置输尿管支架管，如前述。对于前腹膜外入路，将含肠道在内的腹膜腔整体推向内侧，充分显露包括同侧肾和输尿管在内的腹膜后结构。找到近端输尿管、UPJ 和肾盂，并予以游离及修复。操作方法同经腹腔入路。整个操作在腹膜外进行，术后放置引流。

f. 机器人辅助腹腔镜手术：首例机器人辅助腹腔镜肾盂成形术在 1999 年由 Sung 及其同事报道，近年全世界范围的机器人辅助腹腔镜手术证实了它的可行性（Gettman et al，2002；Palese et al，2005；Mufarrij et al，2007；Schwentner et al，2007；Yanke et al，2008）。近年来，临床上应用最广泛的机器人系统是达芬奇机器人系统（Intuitive Surgical，Sunnyvale，CA），机器人系统的优势在于增强了 3D 视觉、操作更为精细、减少了操作中的抖动、增加了操作的灵活性及活动范围。尽管经腹膜后入路的可行性已被证实（Kaouk et al，2008；Cestari et al，2010），但经腹入路仍是最经典的入路，因为该入路操作空间大，为机器臂提供了足够的空间。输尿管支架可以以膀胱镜逆行或腹腔镜顺行方式放置。在经腹腔或腹膜后入路的方法中，机器人手术至少需要四个 trocar，其中三个用于放置机器臂（包括一个镜头），助手则借助另一个 trocar 完成吸引、牵拉、冲洗、更换手术器械、缝合等任务。腹腔镜进镜并放置 trocar 后，将机器人系统放置在靠近手术台的位置，并将机器人臂连接到腹腔镜和特定设计的腹腔镜器械上。控制台上的主刀医师通过控制机械臂来操作，而助手位于床旁负责吸引、牵拉或更换腹腔镜器械、安装或移除缝合针等。手术步骤同前面所述的无机器人辅助的腹腔镜肾盂成形术。

g. 单孔腹腔镜手术入路（laparoendoscopic single-site surgery，LESS）：自从采用腹腔镜和机器人技术以来，LESS 的开发旨在进一步降低手术侵袭性并改善手术并发症的发生率（Kaouk et al，2011）。LESS 的支持者认为，LESS 可以通过将 trocar 数目由 3 个、4 个或 5 个减少至单个脐周切口，从而改善术后的美观程度（图 8-15）。但这种入路抛弃了腹腔镜传统的 3 个 trocar 的操作模式，导致器械可能在有限的空间内发生操作冲突，是人机工程学方面的一项挑战。尽管这种方法增加了手术的复杂程度，但在经验丰富的泌尿外科医师手中，LESS 肾盂成形术的并发症发生率与其他微创入路相似（Rais-Bahrami et al，2013；Tugcu et al，2013）。肾盂成形术适合用 LESS 开展手术，因为手术标本不大，故切口可以保持很小。然而，腹腔镜缝合在 LESS 中可能非常具有挑战性，并且有报道认为，使用辅助肋下穿刺设备及通道可帮助实现吻合口缝合。

通常，使用 Hasson 技术取 2.5～3cm 的脐内或脐周切口。现已有 LESS 专用的 trocar 设备，也可以在脐内放置 3 个独立的 5mm trocar。LESS 入路通常使用 5mm 腹腔镜以减少手术器械间的操作冲突，而直角光源转换器也可以帮助减少其他操作器械的体外碰撞。各种可弯曲和带关节的器械可用于帮助减少腹腔内的器械碰撞（"击剑"）。一些外科医师发现，一种可改变方向的腹腔镜也可用于改善 LESS 手术操作。

LESS 缝合技术带来的挑战使一些泌尿科医师将机器人平台应用于 LESS 肾盂成形术。正如标准机器人辅助肾盂成形术可以缩短医师的学习曲线并使吻合重建变得更容易，一些报道认为机器人辅助 LESS 具有超过标准 LESS 的人体工程学优势（Desai et al，2009；Stein et al，2010；Cestari et al，2012；Olweny et al，2012；Tobis et al，2013）。目前专用的机器人 LESS 设备仍然具有局限性，但未来的技术进步，会为机器人 LESS 提供更大的发展潜力。Harrow 及其同事（2013）的数据显示，无论是标准 LESS 还是机器人 LESS 入路的肾盂成形术，术后患者肾功能恢复良好，结合影像学及患者症状改善情况联合评估，手术成功率约为 93%。

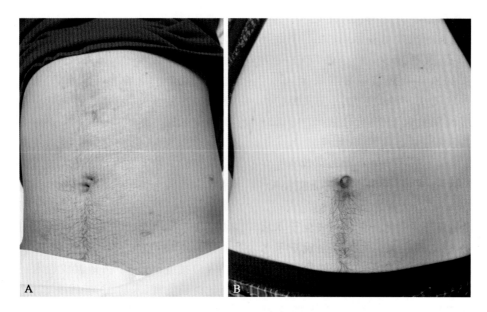

图 8-15　A. 左侧腹腔镜下分解肾盂成形术患者腹部术后照片。可见注意腹腔镜手术中的 4 个小伤疤。B. 右侧机器人腹腔镜单面肾盂成形术后瘢痕的术后外观,通过脐部单个切口进行

③术后护理及并发症的处理:通常,术后第 1 天即开始清流饮食,若患者接受的是微创治疗,则可由清流饮食尽快恢复正常饮食。围术期需维持预防性抗生素的应用。尿管通常于术后 24~36h 拔除,若术后引流管持续有少量的引流液流出,可于出院前拔除尿管。若尿管拔除后,引流液持续性增多,需重新留置尿管 7d,以减轻沿输尿管支架反流的尿液引起的输尿管肾盂吻合口处的尿外渗。术后 4~6 周门诊移除留置的输尿管支架并进行随访,包括开放性肾盂成形术后的利尿性肾动态显像等。腹腔镜肾盂成形术的大多数并发症与一般腹腔镜手术相似,包括结肠损伤、出血、肠梗阻、肺炎、充血性心力衰竭、血栓性静脉炎、尿性囊肿等。Johns Hopkins 医疗中心完成的前 100 例腹腔镜肾盂成形术中,上述并发症发生率为 12%。另一项包括 189 例腹腔镜肾盂成形术的并发症相关数据的分析发现,术中并发症的发生率为 2%~2.3%,术后并发症的发生率为 12.9%~15.8%(Rassweiler et al,2008)。

④结果

a. 开放手术:根据文献报道,肾盂成形术中开放手术的手术成功率最高。Persky 及其同事(1977)在一项包含 109 例患者的回顾性研究中发现,没有一例 UPJO 患者行离断肾盂成形术之后需要行肾切除术。在另一个的回顾性研究中,Clark 和 Malek(1987)对 111 例行开放手术治疗 UPJO 的患者进行了 15 年的随访,发现经一次手术后 95% 的患者临床症状缓解,91% 的患者在复查尿道造影时发现肾盂肾盏压力降低。在这 111 例患者中,有 95 例(86%)行离断肾盂成形术。通过对比 26 例连续收治的 UPJO 患者术前术后肾图的分肾功能,O'Reilly(1989)发现开放手术下行 Anderson-Hynes 离断技术可以阻止几乎所有患者的肾功能进一步恶化,纳入研究的所有患者的肾功能都在术后获得明显改善。

b. 微创手术:多数已发表的关于腹腔镜肾盂成形术的文献使用的是经典的 Anderson-Hynes 离断技术,因为大多数医师愿意使用开放手术中已经成型的技术(Bauer et al,1999;Janetschek et al,2000;Eden et al,2001;Soulie et al,2001;Jarrett et al,2002;Turk et al,2002;Inagaki et al,2005;Bachmann et al,2006;Rassweiler et al,2008)。在上述这些研究中,绝大多数患者接受的是腹腔镜肾盂成形术,平均手术时间为 119~252min。腹腔镜技术熟练的医师可在 3.5h 内完成手术(Jarrett et al,2002),这种熟练度表现在体内缝合和打结方面具有足够的自信。腹腔镜术后并发症发生率较低,为 2%~15.8%,证明了腹腔

镜手术的安全性。转开放率也很低,为 0～5.5％。此外,输血的风险也较低,仅限于个案报道。术后镇痛药用量减少,平均住院时间为2.6～4.5d,自 2000 年有报道以来降低至 3.8d。平均随访 14～26 个月,手术成功率[定义为持续的临床症状缓解和(或)影像学评估缓解]达到87％～99％,近期文献报道的手术成功率高于95％。腹腔镜肾盂成形术的安全性和有效性也在包括 1 岁以下婴儿的儿科手术中得到证实(Metzelder et al,2006)。

腹腔镜肾盂成形术手术失败大多发生于术后2 年内,仅有约 30％的病例手术失败出现于手术2 年后(Madi et al,2008)。**对于腹腔镜肾盂成形术失败的患者,可再行开放手术进行二次重建,成功率约为 86％**(Thomas et al,2005)。**此外,多数患者可以通过内镜治疗获得较好的效果,例如腔内肾盂切开术,手术成功率约为 70％**(Varkarakis et al,2004)。

最近文献报道了关于机器人辅助腹腔镜肾盂成形术的更多数据(表 8-1)(Palese et al,2005;Mufarrij et al,2007;Schwentner et al,2007;Yanke et al,2008)。与传统的腹腔镜研究一样,这些研究中的大部分患者初次手术采用了机器人辅助的腹腔镜手术,平均手术时间 100～299min;围术期并发症发生率较低(3％～24％),中转开放率低于 6.8％。术后多无须镇痛,平均住院日为2.2～2.8d。平均随访 11～39.1 个月,患者的手术成功率[定义为持续的临床症状缓解和(或)影像学评估缓解]为 94.7％～100％。以上结果与既往腹腔镜手术相关研究的文献中报道的结果相似。机器人手术在儿科患者中开展的可行性也同样得到证实(Atug et al,2005b;Lee et al,2006)。据文献报道,机器人手术的优点还包括较腹腔镜更优质的 3D 放大,增大可操作范围,便于解剖及缝合。然而,关于机器人辅助腔镜肾盂成形术应用价值仍存在争议,并且通过近期的一项研究得到了回答(Link et al,2006)。在这项通过比较机器人辅助与经典腹腔镜肾盂成形术的前瞻性研究中,发现机器人辅助手术的平均手术时间和总时间比腹腔镜手术时间分别长 19.5min 和 39min。由于机器人手术时间较长、耗材较多,以及机器人系统本身的使用折损,机器人辅助手术的成本明显增高(约 2.7 倍)。对于经验丰富的腹腔镜外科医师来说,与传统的腹腔镜手术相比,机器人辅助手术似乎没有表现出显著的临床疗效及手术成本方面的优势。除成本因素外,机器人辅助肾盂成形术的其他争议,还包括需要特定的仪器和需要有经验的床旁腹腔镜助手(Peschel et al,2004)。

迄今为止,没有前瞻性的随机研究对比腹腔镜及开放肾盂成形术的数据。由于患者认为不同治疗方式创伤性不同,从而不愿接受随机分组,这是使这些研究不能顺利完成的重要原因。尽管肾盂成形术的成功率一般很高,但也可能会出现后期的失败,而且需长期随访。DiMarco 及其同事(2006)报道,对 175 例肾盂成形术的患者进行长期随访后发现,术后 10 年的手术成功率从术后 3年时的 85％下降到 75％,低于他们的预期。

马蹄肾和异位肾引起肾功能异常的 UPJ 梗阻患者也可以用腹腔镜的方法安全有效地处理(Janetschek et al,1996;Hsu et al,2003;Bovie et al,2004)。继发的 UPJ 梗阻患者用腹腔镜的方法处理同样有效。Sundaram 及其同事(2003)的回顾性研究中,36 例继发 UPJ 梗阻的患者接受了经腹腔入路的腹腔镜肾盂成形术,其 UPJ 梗阻大多继发于逆行或顺行肾盂内切开术失败后。平均手术时间为 6.2h,高于原发的 UPJ 梗阻患者的手术时间。1 例患者转为开放手术,术后 8 例患者出现并发症。平均随访 21.8 个月,手术成功率＞50％,疼痛缓解、UPJ 通畅且肾功能稳定或改善的患者占 83％(30/36)。Shapiro 及其同事(2009)统计了 9 例开放手术治疗失败的继发性UPJO 经腹腔镜二次手术行肾盂成形术的病例,平均手术时间为 204min,中位随访时间 66 个月。其中,89％(8/9)的患者术后获得临床或影像学上 UPJO 的缓解,肾功能稳定,无术后疼痛且 UPJ 通畅。

4. 腹腔镜手术或机器人辅助腹腔镜手术治疗肾盂输尿管梗阻的特殊情况

(1)腹腔镜或机器人辅助腹腔镜输尿管-肾盏吻合术:腹腔镜输尿管-肾盏吻合术及机器人辅助腹腔镜输尿管-肾盏吻合术均有成功手术案例的报道。Gill 及其同事(2004)成功完成了 2 例输尿管-肾盏吻合术。这 2 例患者均为小肾盂,且有下极肾盏的扩张。2 例患者术前膀胱镜下患侧放置

表 8-1　机器人肾盂成形术与经皮肾镜肾盂成形术比较

作者,年		例数	平均年龄(岁)	估计失血量(ml)	手术时间(min)	随访时间(月)	住院时间(d)	并发症	成功率
Link et al. 2006	LP	10	38.0	NSD	80.7±21.9*	5.6		无	100%（作者注意到短期随访限制了成功的意义）
	RAP	10	46.5	NSD	100.2±9.1*	5.6		10%（1例迟发性尿漏）	100%
Weise and Winfield. 2006	LP	14	24.5	271	10	2	0	100%（64%"严格"成功率；核扫描无疼痛和无障碍）	
	RAP	31	26	299	6	2	0	97%（66%"严格"成功率）率	
Kim et al. 2008	LP	58	Peds	196±38		0.9±0.23	3.4%	97%	
	RAP	84	Peds	188±45.8		1.5±0.55	0	99%	
Hemal et al. 2010	LP	30	28.1	100	145±44	18	5.5±3.8	10%	97%
	RAP	30	24.9	40	99±29	18	2.5±0.8	3.3%	93%
García-Galisteo et al. 2011	LP	33	NR	NR	152.1±23.3	42.5	4.5±1.5	51.5%	93.9%
	RAP	17	NR	NR	121.6±13.3	20.6	2.4±0.5	23.5%	94.1%
Olweny et al. 2012†	LP (LESS)	10	35.8	42	188	10	2.6	20	88%
	RAP(LESS)	10	40.3	56	226	3	2.6	10	100%
Kumar and Nayak. 2013	LP	11	25	46	150(11~200)	NR	2.9	None	100%
	RAP	19	21	54	129(70~180)	NR	2.8	None	100%

* 显著差异,P=0.018。

† LESS LP 与 LESS RAP 相比。

LESS. 腹腔镜单点手术；NR. 未报告；NSD. 没有显著差异；OR. 手术室；Peds. 只要儿科病例；RAP. 机器人辅助肾盂成形术；I.P. 腹腔镜肾盂成形术。

双 J 管,取 45°或 60°侧卧位。经腹入路,放置 3～4 个 trocar,腹腔镜下显露患侧肾,可以看到肾下极皮质变薄,切除肾下极的圆形边缘,横断 UPJ,然后结扎肾盂开口处。将输尿管侧面劈开,腹腔镜下手工缝合,将预先留置双 J 管的输尿管与肾下盏端进行黏膜面对黏膜面的端-端吻合。手术的原则与开放手术相同,包括无张力缝合、防止漏尿、放置引流。

目前病例数目最多的病例报道中,6 例腹腔镜下输尿管-肾盏吻合术患者术后平均随访 30 个月,经影像学复查,均取得了手术的成功,所有病例均未出现明显术后并发症(Arap et al,2014)。

Casale 及其同事(2008)报道了 9 例通过机器人辅助腹腔镜成功完成的输尿管-肾盏吻合术的儿科病例,手术原则与传统腹腔镜手术相同。平均手术时长 168min,充分证实了机器人辅助手术的可行性。术后随访 12 个月,所有患者经利尿肾动态显像复查证实无梗阻。

(2)腹腔镜及机器人辅助肾盂成形术伴肾盂结石的治疗:UPJO 合并结石可以通过腹腔镜成功治疗。Ramakumar 及其同事(2002)进行了一项回顾性研究,报道了 20 例 UPJ 梗阻伴有结石的患者。在腹腔镜行肾盂成形术同时经肾盂切口在腹腔镜引导下取出肾结石。肾盏结石则经 10～12mm 的 trocar 放入膀胱软镜取出。平均随访 3 个月,90% 的患者结石无复发,影像学证实 UPJ 保持通畅。在另一项回顾性研究中,Stein 及其同事(2008)报道了 15 例腹腔镜下同时行肾盂成形术及肾盂切开取石术的病例,术中应用了腹腔镜抓钳、输尿管软镜和(或)腹腔镜灌洗,整体无石率达 80%。机器人辅助腹腔镜下肾盂成形术联合肾盂取石也使用包括腹腔镜抓钳在内的类似器械,该手术的可行性也已在 8 例患者中得到证实(Atug et al,2005a)。为了完成肾盂结石取石过程,需要暂时卸去机器人的一个机械臂,利用可弯曲肾镜借该机械臂的通道进行可视化地取石碎石,这一小样本中,所有纳入该研究的患者术后均无结石残留。

(3)腹腔镜离断式管状化皮瓣肾盂成形术:UPJ 狭窄切除后上段输尿管缺损较多的患者,应用腹腔镜亦可得到成功治疗。Kaouk 及其同事(2002)报道了 1 例腹腔镜下治疗继发性 UPJO 的

个案,切断长的狭窄段后,上段输尿管有 3cm 的缺损,通过 4 个 trocar 通道操作,腹腔镜下取宽底肾盂皮瓣,管状化后桥接上段输尿管弥补缺损,做腹腔镜下缝合。术后 2 个月随访,排泄性尿路造影及利尿肾图均显示输尿管通畅。

(4)腹腔镜下肾盏-膀胱吻合术:膀胱容量大且 UPJO 所致肾梗阻位置较低时有利于完成这个非常规重建手术。Hsu 及其同事(2006)报道了这样一个病例:马蹄肾患者,**一侧肾积水但肾下极有功能,同侧重复输尿管畸形且高位分叉,伴肾血管系统复杂变异**。他们没有采用常规的手术方式,而是在肾下极积水的最低位置切开肾实质,在膀胱顶部造口,腹腔镜下将切开的肾实质与膀胱造口吻合。随访 4 个月,内镜及临床检查提示肾盏膀胱吻合部位通畅。

要点:腹腔镜和机器人辅助手术

- 经腹入路腹腔镜肾盂成形术因为其操作空间大,解剖结构清晰而被广为采用。
- 腹膜后和前腹膜外入路需要手工或用气囊建立操作空间。
- 腹腔镜手术治疗 UPJO,对于有经验的医师来说,术后并发症发生率低,住院时间缩短,成功率高于 95%。

---

5. 其他涉及输尿管肾盂连接部的重建手术(非 Anderson-Hynes)

尽管 Anderson-Hynes 离断肾盂成形术是 UPJ 重建最常用的技术,但当患者存在特定解剖结构时,也可以采用其他重建技术。这些重建方法可以通过开放手术或微创手术来实现,具体的选择取决于手术医师的技术水平。

(1)转肾盂瓣技术

①Foley Y-V 成形术

a. 适应证:Foley Y-V 成形术最初是为了治疗**继发于肾盂输尿管高位连接**的 UPJO 患者,但同其他的转肾盂瓣技术一样,这项技术通常被更加方便实用的离断肾盂成形术所代替。当需要肾下极异位血管转位时,不应采用此手术方式。若肾盂需要剪裁时,此手术方式的应用价值也不高。

b. 技术:在 Foley Y-V 成形术中,首先显露

肾盂和近端输尿管,然后用亚甲蓝或**细的标记缝线**标记出**宽基底的三角形**或 V 形肾盂瓣。V 形基底在同侧肾盂底部的内侧,V 形的尖部在 UPJ。然后,在其尖部向下沿近端输尿管外侧面切开(Y 的柄)。此输尿管的纵向切口应该足够长,以完全跨过输尿管的狭窄段,并延伸至正常口径的输尿管下方几毫米的位置(图 8-16A)。然后剪裁肾盂瓣**并切开输尿管**,先用细的尖刀片切开

肾盂后,然后用 Potts 或 fien Metzenbaum 剪刀完成其余剪裁(图 8-16B)。放置输尿管支架并在其上进行吻合。首先,使用细的可吸收缝线将肾盂瓣的尖端与输尿管切开部的尖端缝合,再间断或连续缝合后壁(图 8-16C)。间断缝合可以减少吻合口扭曲或成皱褶样改变的风险,还可降低局部组织缺血的风险。最后,吻合前壁,从而完成重建(图 8-16D)。

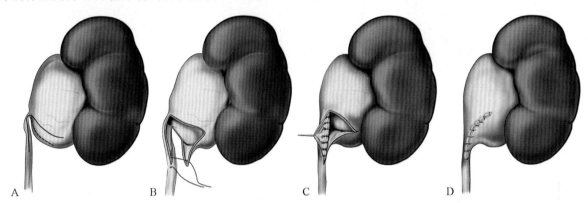

图 8-16　A. Foley Y-V 成形术最适用于与输尿管高位插入相关的输尿管肾盂交界处(UPJ)梗阻。皮瓣用组织标记或留置缝合线。V 的基部位于肾盂的依赖性内侧面和 UPJ 的顶点上。然后从瓣的顶点切开,其代表 Y 的茎,沿着近端输尿管的外侧面进入正常口径的区域。B. 皮瓣用细剪刀开发。而后将肾盂的顶点带到输尿管切开术的最下方。C. 而后使用间断或连续的可吸收缝线来近似处理。D. 吻合完成时近似于骨盆的前壁和输尿管切开术

②Culp-DeWeerd 螺旋形肾盂瓣

a. 适应证:Culp-DeWeerd 螺旋形肾盂瓣主要适合于大的肾外型肾盂积水,输尿管斜形进入肾盂底部。虽然多数患者也适合行标准离断式肾盂成形术或同时行肾盂裁剪,**但当 UPJO 合并同侧近端输尿管狭窄段较长时,Culp-DeWeerd 螺旋形肾盂瓣技术就有着重要的价值。**

b. 技术:首先在肾盂上标记出螺旋形瓣的形状,皮瓣的宽基底倾斜定位在肾盂的下垂部。为了最大限度地保留血供,瓣的基底应位于 UPJ 的外侧,即输尿管肾盂入口和肾实质之间。肾盂瓣本身可以向前或向后旋转,但不论何种旋转方向,切口的中线(远离肾实质)都应延伸入近端输尿管,并完全穿过梗阻段(图 8-17A)。肾盂瓣顶点位置的确定即肾盂瓣取材的长度取决于输尿管梗阻段的长度,所需的皮瓣越长,瓣的顶点离基底的距离就越远。然而,为了保证其血供,肾盂瓣的长宽比不能超过 3∶1。一般情况下,瓣的取材应比预想的长一些,因为当肾盂被切开后瓣会一定程度地萎缩。如果发现取材瓣过

长,可以修剪顶点处的组织,从而保证肾盂瓣的血供。当肾盂瓣裁剪完成后,将瓣的顶点翻向下方,与输尿管切口的最低点进行缝合(图 8-17B)。然后用可吸收线吻合,内置输尿管支架(图 8-17C)。

③Scardino-Prince 垂直形肾盂瓣

a. 适应证:一般来说,Scardino-Prince 垂直形肾盂瓣技术的临床应用范围并不广,仅在大的方形肾外型肾盂积水时("盒形"外观),UPJ 位于积水肾盂的内侧病例(图 8-18A)。多数情况下,此类患者可以采用标准的离断式肾盂成形术治疗,只有近端输尿管狭窄段较长时才采用这种技术。值得注意的是,通常垂直形肾盂瓣技术提供的瓣比螺旋形肾盂瓣要短。

b. 技术:Scardino-Prince 垂直形肾盂瓣与螺旋形肾盂瓣很相似,只是它基底较平,位于扩张肾盂的下垂部,UPJ 和肾实质之间。从基底向上垂直裁剪瓣膜,可以在肾盂的前方或后方。瓣的长度及尖端部位取决于近端输尿管连接的长度。用精细的剪刀将近端输尿管纵行剖开,切口完全穿

过狭窄区并到达正常输尿管的区域(图 8-18B)。
肾盂瓣膜顶点向下翻转,大约翻转至输尿管切口

的最低点,最后用细的可吸收缝线间断或连续缝
合完成吻合(图 8-18C)。

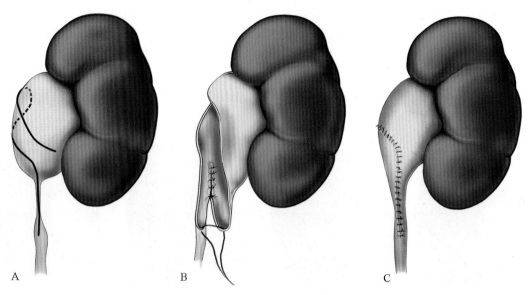

图 8-17　A. 当输尿管肾盂交界处(UPJ)已经处于依靠位置时,可以针对输尿管近端梗阻的相对长的区域指示螺旋瓣。
螺旋瓣的轮廓是基部倾斜地位于肾盂的依靠方面。瓣的基部在解剖学上位于 UPJ 的侧面,在输尿管插入物和
肾实质之间。皮瓣向后螺旋向前或向后螺旋。解剖学上内侧切口线完全通过阻塞的输尿管近端段进入正常
口径输尿管。襟翼顶点的位置由桥接障碍物所需的襟翼长度决定。输尿管近端梗阻段越长,距离越远,因为
这将使皮瓣更长。然而,为了保持皮瓣的血管完整性,皮瓣长度与宽度的比率不应超过 3:1。B. 一旦皮瓣发
展,顶点向下旋转到输尿管切开术的最下部。C. 然后通常在内部支架上完成吻合,再次使用可吸收的细缝线

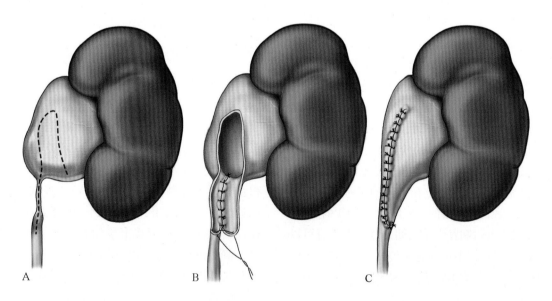

图 8-18　A. 当依赖性输尿管肾盂连接处(UPJ)位于大的箱形肾外骨盆的内侧边缘时,可以使用垂直方法。与螺旋瓣相
比,垂直瓣的基部更加水平地位于肾盂的依赖性方面,在 UPJ 和肾实质之间。皮瓣本身是由两个直的切口形
成的,这两个切口从基部垂直向上汇聚到肾盂的前部或后部的顶点。至于螺旋瓣,顶点的位置决定了瓣的长
度,这应该是要桥接的近端输尿管的长度的函数。皮瓣内侧切口沿近端输尿管完全通过狭窄区域进入正常口
径输尿管。B. 皮瓣的顶点向下旋转到输尿管切开术的最下部。C. 然后通过用间断或运行的细小可吸收缝线
近似边缘来关闭瓣

④输尿管内切开术

a. 适应证：Davis 输尿管内切开术如今已鲜少使用，以前主要用于输尿管狭窄段较长或输尿管多处狭窄的患者的外科治疗中。如果狭窄段合并 UPJO，则在行输尿管内切开术的同时可能需加用任意一种标准的肾盂成形术；在这种情况下，肾盂螺旋瓣最适合与输尿管内切开术联合使用。与垂直瓣相比，螺旋瓣可以被修剪得更长，从而可以桥接更长的狭窄区域，使得所残留的需要行"二次修补"的狭窄段更短。事实上，**在这种特殊临床情况下**，任何一种肾盂瓣技术**至少在保留血供和术后愈合方面都优于离断式修补。**

b. 技术：如前所述**剪裁肾盂瓣**，在做输尿管切开时，应完全纵行切开狭窄区域（图 8-19A），并尽可能地减少对输尿管的剥离以保护其血供。与简单的肾盂成形术不同的是：输尿管切开术后需要常规放置肾造瘘管，以免术后形成尿性囊肿。术后还可以通过肾造瘘管进行顺行造影以评估手术效果。

如前述，**输尿管置管是将输尿管支架通过狭窄**段放置到远端的输尿管和膀胱，近端沿着肾造瘘管旁边穿出肾皮质。目前大部分泌尿外科医师应用的是一种可自固定的、柔软的、惰性的输尿管**内支架**。行输尿管切开术时，活瓣的顶点尽可能地向远端牵拉，覆盖到输尿管支架上（图 8-19B）。用可吸收线间断或连续缝合活瓣，切开的输尿管远端**保持开放**，待输尿管黏膜再生后二期愈合（图 8-19C）。

术后 6 周经肾造瘘管行顺行肾盂输尿管造影，如果没有造影剂外渗，可在膀胱镜下拔除输尿管支架，拔管后重复行肾盂输尿管顺行造影，若输尿管通畅，没有造影剂外渗，则可夹闭肾造瘘管，观察无异常后可拔管。

⑤输尿管-肾盏吻合术

a. 适应证：输尿管-肾盏吻合术，在 UPJO 或近端输尿管狭窄伴有相对较小的肾内型肾盂时，是一种主要的重建手术方式（图 8-20A）。在 UPJ 有旋转性畸形如马蹄肾的情况下（Levitt et al, 1981），输尿管-肾盏吻合术可以提供良好的尿液引流。另外在肾盂成形术失败后，输尿管-肾盏吻合术还是一个公认的挽救性手术（Ross et al, 1990）。

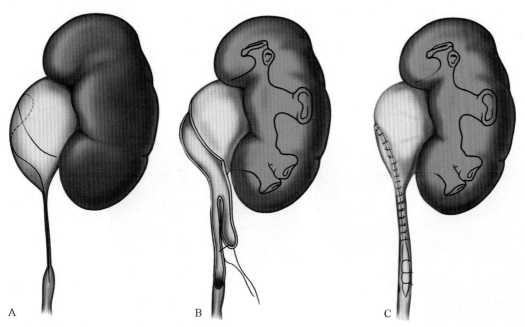

图 8-19　A. 当输尿管肾盂交界处梗阻与极长或多个输尿管狭窄相关时，插管输尿管切开术可能有价值。螺旋平面图如图 8-20 所示，输尿管切开口将完全通过狭长狭窄区域或通过多个狭窄区。B. 皮瓣发达，注意使用输尿管最小的解剖来保持其血液供应。与简单的修复相反，常规使用肾造瘘管引流。而后将自保持的柔软惰性内部输尿管支架置于肾盂或下漏斗的近端并在膀胱中向远端定位。然后将瓣的顶点尽可能远地放在输尿管切开术上的支架上，并且用中断或运行的可吸收缝合线闭合瓣。C. 输尿管切开术的远端方面保持开放以通过输尿管再生继发愈合。可以松散地放置一些细小的可吸收缝合线以保持输尿管的侧面与支架并置

b. 技术：先在腹膜后腔识别并从近端游离输尿管，尽可能保留输尿管周围组织。**然而对于二次手术的病例，过多的瘢痕会妨碍肾盂的辨认和分离（图 8-20B）。继续游离肾达肾下极。**其中手术的关键点是：要将覆盖着肾下极的肾实质切除，而不是简单地切开肾实质，因为单纯行肾实质切开术可能会导致继发性狭窄（Couvelaire et al，1964）。

先将近端输尿管侧面切开成匙状，然后在输尿管内支架的支持下吻合输尿管和肾盏，术中可考虑留置肾造瘘管。第一针应缝合输尿管侧切口的最下端和肾盏的外侧壁，第二针则缝在正对面，即距离第一针 180° 的位置。之后采用间断开放缝合技术对其余部分进行吻合，即每缝完一针，先不打结，直到缝完最后一针再逐个打结（图 8-20C）。这种方法能够在直视下更准确地吻合。当整圈缝合线留置完毕时，可以将缝合线固定在一起（图 8-20D）。如果可能的话，应缝合肾被膜以覆盖肾实质的切面，但注意不要对吻合口形成外在压迫，而是应当用肾周脂肪或腹膜、大网膜覆盖吻合口（图 8-20E）。术后 1 个月随访，拔除输尿管支架，并行尿路造影（图 8-20F）。

亦有关于腹腔镜下和机器人辅助腹腔镜下输尿管-肾盏吻合术的报道（Gill et al，2004；Korets et al，2007；Casale et al，2008）。据 Arap 及其同事（2014）的报道，6 例患者在腹腔镜输尿管造口

术后平均随访 30 个月，手术成功率为 100%。

⑥挽救性手术：开放式肾盂成形术一期手术失败是一个具有挑战性的问题，通常首选腔内泌尿外科技术进行挽救性治疗。但有时部分患者不适合行腔内治疗，此时，采用前述的**转瓣或离断技术**有实现二期成功重建的可能。放置输尿管支架对二期开放手术有很大的帮助，有利于术中识别并游离输尿管及肾盂。对于再次手术的患者，通常需要修复相当长的近段输尿管狭窄段，而且充分游离肾和输尿管通常是必要的，因为这样有利于桥接狭窄处以及无张力的二期肾盂成形术的实现。

亦有其他的几种手术方式可选择用于这些二次成形且手术复杂度较高的患者，这些备选方式包括那些通常被用于处理大面积输尿管病变的术式，例如回肠输尿管替代术以及采用 Boari 瓣行肾盂膀胱吻合的自体肾移植术。若患侧肾功能已经明显受损，而对侧肾功能正常，则可以考虑行患侧肾切除术。

⑦术后护理及并发症的处理：通常，在术后引流量为零后的 24～48h 内拔除外引流管。输尿管支架需要留置 4～6 周，后可于门诊拔除。若留置肾造瘘管，则可在术后至少 7～10d 后行经肾造瘘管尿路造影，排除吻合口梗阻及尿液外渗后可夹闭肾造瘘管，若手术复杂则可根据情况延迟造影。

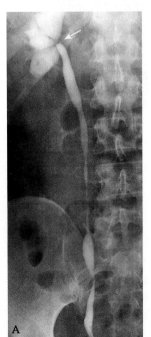

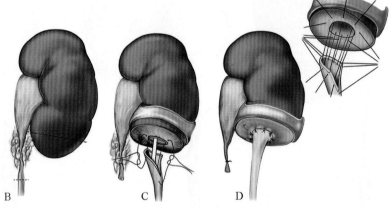

图 8-20　A. 该患者主诉进行性右侧腰腹痛，逆行造影发现与肾内肾盂相关的肾盂输尿管连接处梗阻（箭头所示），此种病例最适于采用输尿管与肾下盏吻合术处理。B. 在腹膜后腔找到输尿管并尽可能在其近端切开，尽可能游离肾使输尿管在肾下极无张力吻合。切除肾下极时，尽可能去除薄壁组织以更好地显露扩张的肾下盏。C. 近端输尿管横面向上，在其内部置入输尿管支架并行吻合，同时应考虑留置肾造瘘管。缝合起点为输尿管横断面的顶点，以此点为准，其在肾盏上的 180° 位置为第二缝合点。D. 随后以开放的方式完成缝合，将每根缝合线沿管壁方向（见插图）放置，但勿结扎，直到缝合完成后方可进行结扎吻合。

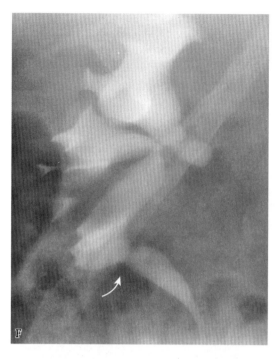

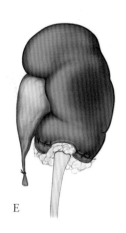

图 8-20　（续）E. 尽可能将肾包膜关闭在肾实质的切面上。但是,肾包膜不要在吻合口处闭合,因为这样可能形成外压压迫肾内空腔。相反,吻合口应尽可能用肾周脂肪、腹膜或网膜瓣来保护。F. 输尿管肾下盏吻合术后 2 月行静脉尿路造影显示肾下极出现明显宽大的输尿管肾盏下吻合口(箭头所示)

夹闭 12～24h,期间患者没有腰腹部疼痛,没有发热或造瘘口周围漏尿,则可拔除肾造瘘管。

三、腔静脉后输尿管

(一)病因与诊断

　　腔静脉后输尿管是一种罕见的先天性泌尿系统畸形。胚胎发育过程中后主静脉的持续存在造成了这种畸形(Considine,1966)。在静脉或逆行肾盂造影上发现输尿管呈特征性 S 形畸形时,应考虑这种情况(图 8-21A)。如今,这种畸形可以通过非侵入性的三维 CT 成像检查而确诊(图 8-21B)(Pienkny et al,1999)。若存在明显的功能性输尿管梗阻,导致局部疼痛或肾功能受损,则需要手术干预。

(二)手术治疗

1. 开放手术

治疗腔静脉后输尿管的标准开放手术术式是肾盂-输尿管吻合术。术中采用标准开放手术技巧识别并游离输尿管、扩张的肾盂及下腔静脉。然后,横断扩张的肾盂,再将输尿管转移至下腔静脉前方的正常解剖位置进行吻合(图 8-22)。之后采用可吸收缝线沿周边无张力缝合,避免渗漏,术后留置引流管和输尿管支架。

2. 腹腔镜手术

已有一系列文献报道了应用腹腔镜技术成功治疗腔静脉后输尿管的病例(Baba et al,1994;Matsuda et al,1996;Polascik and Chen,1998;Salomon et al,1999;Gupta et al,2001;Rama-lingam;Selvarajan,2003),选择经腹腔入路或腹膜后入路均可。术前需先用膀胱镜于患侧放置双 J 输尿管支架。经腹腔或腹膜后入路建立操作空间后,辨认患侧输尿管,并且分离输尿管与下腔静脉,游离扩张的输尿管最远端,将存在的输尿管狭窄段及冗余的近端输尿管扩张部分一并切除。将输尿管末端置于下腔静脉前外侧,将对侧管壁切开 1.5～2cm,使末端成匙状,用可吸收缝线在输尿管支架支持下体内无张力缝合,需保证不漏尿。手术留置引流管,术后几天内就可拔除引流管,输尿管支架于手术 4～6 周后再移除。

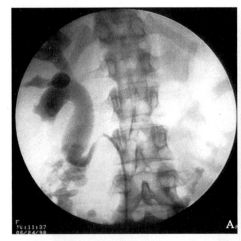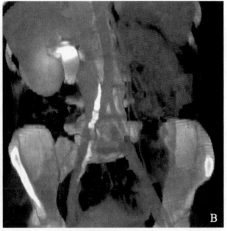

图 8-21　A. 右肾积水患者,逆行造影显示输尿管走行自外侧向中线方向延伸到下腔静脉的后方,继发典型的输尿管 S 形畸形。B. 三维螺旋 CT 显示为下腔静脉后输尿管

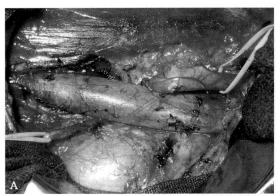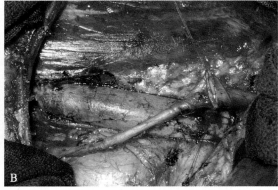

图 8-22　A. 腹膜后入路手术修补腔静脉后输尿管的术中照片。图片右侧为患者的头端,可见近段扩张的右侧输尿管延伸到下腔静脉后方。B. 在右侧肾盂处离断输尿管,将其移至下腔静脉前方,然后将肾盂和输尿管吻合

近期,据报道机器人辅助技术成功用于腔静脉后输尿管的手术治疗(Mufarrij et al,2007;Hemal et al,2008;Smith et al,2009)。机器人手术通常选择经腹腔入路,因为该入路方式可提供更大的操作空间,其术中的输尿管游离、切除、移位和吻合的手术原则与上述常规腹腔镜中的方法相同。但机器人辅助手术需要 4 个 trocar,其中 3 个供机械臂操作使用,另一个则为助手所使用,用来进行术中吸引、冲洗、缝线放入和取出的操作。

据文献报道,腹腔镜手术或机器人辅助下腹腔镜手术治疗腔静脉后输尿管的手术整体临床效果较好,术后并发症少,恢复快,短期随访显示吻合口通畅。

要点:腔静脉后输尿管

- 腔静脉后输尿管是由于后主静脉持续存在而不萎缩造成的。
- 腔静脉后输尿管可以通过静脉肾盂造影、逆行肾盂造影或三维 CT 检查明确诊断。
- 手术适应证为输尿管存在明显的梗阻影响肾功能,手术方式可以选择开放或腹腔镜手术。

四、输尿管狭窄性疾病

(一)病因学

引起输尿管狭窄的常见原因包括缺血、手术

或非手术创伤,输尿管周围纤维化、恶性肿瘤以及先天性畸形(框图 8-1)。

框图 8-1　输尿管狭窄的病因学
恶性疾病(例如移行细胞癌、宫颈癌)
输尿管结石
放射损伤
手术分离时引起的缺血和创伤
腹主动脉瘤或子宫内膜异位症引起的输尿管周围纤维化
内镜器械损伤
肾切除引起的损伤
感染(如泌尿系统结核)
特发性狭窄

对输尿管狭窄进行恰当的病情评估和治疗,对保护肾功能以及排除恶性肿瘤的可能有着十分重要的意义。尽管输尿管尿路上皮癌的典型 X 线造影表现为输尿管管腔内充盈缺损或典型的酒杯征,但上述表现亦见于良性狭窄。此外,诸如宫颈癌、前列腺癌、卵巢癌、乳腺癌和结肠癌等的远处转移也可出现输尿管的狭窄(Lau et al,1998)。虽然我们并不清楚输尿管狭窄在一般人群中的发病率,但是明确输尿管结石的存在以及结石相关的治疗是导致输尿管狭窄的危险因素。Roberts 及其同事(1998)对 21 例嵌顿性输尿管结石的患者进行评估,发现结石嵌顿时间大于 2 个月的患者发生输尿管狭窄的概率为 24%。任何经输尿管的内镜操作都有可能造成输尿管狭窄的发生。随着输尿管腔镜技术的发展,体积更小、主动弯曲能力更强、带有数字光学器件的内镜设备不断涌现,使得输尿管镜操作的创伤不断减小,并且长期并发症的发生率已降至 5% 以下(Harmon et al,1997;Delvecchio et al,2003;Ambani et al,2013)。并且,越来越多的泌尿外科医师已经适应了内镜下切开治疗。其他造成输尿管良性狭窄的原因包括放射损伤、腹主动脉瘤、感染(如结核及血吸虫病)、子宫内膜异位症,以及医源性损伤,包括经腹、经会阴手术或肾切除术后损伤(ElAbd et al,1996;Lacquet et al 1997;Ramanathan et al,1998;Oh et al,2000;Johnson et al,2004)。原因不明的输尿管狭窄患者应当进行 CT 检查,以排除输尿管内恶性肿瘤或者对输尿管造成外部压迫的病变的可能。

(二)诊断方法和干预指征

标准的 CT 扫描显示梗阻可以明确输尿管狭窄性疾病的存在,但是输尿管狭窄的具体长度及位置需要做顺行或逆行肾盂造影,CT 尿路造影(CTU)或诊断性输尿管镜检才能明确。对于任何原因不明的输尿管狭窄患者,输尿管镜下活检或冲洗液细胞学检查是必需的。利尿肾图能够了解分肾功能及评价功能性梗阻时肾单位情况。治疗前肾单位的功能评估是非常重要的,因为一般情况下腔内泌尿外科操作要获得理论上的成功率至少需要同侧肾有 25% 的功能性肾单位(Wolf et al,1997)。输尿管狭窄的诊断一旦成立,干预的指征包括恶性疾病待排除、持续加重的梗阻、反复发作的肾盂肾炎,以及与功能性梗阻有关的疼痛。

(三)腔内治疗方式的选择

1. 输尿管支架管

放置输尿管支架管对治疗大多数输尿管狭窄疗效确切,尤其是对腔内狭窄。Wenzler 及其同事报道了支架管治疗输尿管腔内梗阻 26 个月成功率为 88%(Wenzler et al,2008)。虽然腔内输尿管狭窄可以使用输尿管支架管进行治疗或缓解,对于腔外压迫的患者最终需选择经皮穿刺引流或手术治疗(Docimo and Dewolf,1989;Chung et al,2004)。

对于不适合做输尿管完全修复成形或预后较差的患者,可考虑长期带管并且定期更换。另外,对于恶性肿瘤行全身治疗的患者亦可采取定期更换支架管。长期留置支架管的患者必须密切监测,特别是输尿管外压性狭窄的患者,因为这类患者引流通畅的效果往往不能持久(Docimo and Dewolf,1989;Chung et al,2004)。对这类患者必须密切监测上尿路情况及患者症状。Rosevear 及其同事(2007)在其研究中报道使用输尿管支架管 16 个月时成功率为 84%,其中 68% 的患者合并恶性病变,其余患者合并腹膜后纤维化(RPF)及其他良性外压性病变。有研究认为,在良性或恶性外压性输尿管狭窄的患者身上使用两根并行的输尿管支架管是有效的(Yohannes and Smith,2001;Elsamra et al,2013)。Elsamra 及其同事的研究报道了 66 例使用两根并行支架管的患者,在恶性病变梗阻的患者中失败率为 12%,在良性病变所致的梗阻患者中失败率为 0。另外,放置两根并行支架管对于单根支架管引流失败的患者来说可能是一个非常好的选择。

在 2006 年首次报道之后,在恶性输尿管梗阻患者身上使用金属支架管开始变得普及(Borin et al,2006)。Liatsikos 及其同事报道了 50 例使用全金属支架管的患者,虽然存在支架管更换困难以及支架管表面结壳和结石附着的问题,但是总的来说研究结果仍支持间隔为 12 个月的金属支架管使用(Liatsikos et al,2010)。Kadlec 及其同事报道的 5 年随访数据显示,使用全金属支架管获得很好的效果,对于一部分特定的良性及恶性梗阻患者,金属支架管最长可留置引流 3 年(Kadlec et al,2013)。金属网状自扩张支架能允许周围组织会向支架网格内部生长,有研究显示,该支架存在表面容易成壳或结石附着、周围组织增生性病变及肿瘤向支架网格内生长的问题(Liatsikos et al,2009)。

另外,Papatsoris 报道使用非网状温控可扩张金属支架管可同时有引流和治疗作用,虽然也观察到泌尿系感染、支架管移位、结石附着及梗阻(Papatso-

ris et al,2010)。Goldsmith 及其团队报道了 25 例因恶性病变梗阻放置金属支架管的患者,其治疗失败率为 35%,失败原因包括持续梗阻、支架管向远端移位及被膜下血肿,目前对于金属支架管的优势没有明确共识(Goldsmith et al,2012)。

2. 球囊扩张

(1)逆行球囊扩张:逆行输尿管狭窄段扩张有史以来一直是泌尿外科治疗的手术方式之一。这一技术疗效并不明确,而且往往需要定期反复扩张。20 世纪 80 年代初期,血管造影和血管球囊技术被引入泌尿外科领域,球囊扩张联合临时腔内支架技术成为一种被认可的治疗方式(Banner et al,1983;Finnerty et al,1984)。

对于任何一位输尿管狭窄的患者,影响肾功能的严重梗阻是干预治疗的适应证,禁忌证包括活动性感染或狭窄长度超过 2cm,因为单纯球囊扩张在这些情况下成功率低。不仅如此,超过 2cm 的输尿管狭窄时应用任何内镜下治疗方法,失败率都很高(图 8-23)。

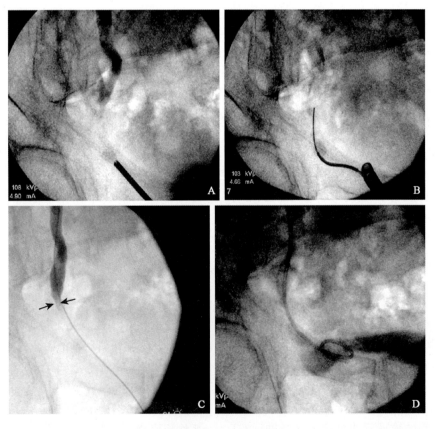

图 8-23　A. 顺逆行造影显示输尿管镜碎石手术损伤继发远端输尿管狭窄。B. 导丝通过复杂的长段、细的狭窄段,近段仍有残留结石。C. 狭窄段长度超过 2cm,极少量造影剂顺行通过狭窄段。D. 输尿管支架管放置后图片。该患者需行输尿管再植及取石手术

经尿道逆行途径可以轻松通过的输尿管狭窄是应用逆行球囊扩张的适应证。一般而言，首先在 X 线透视下行逆行肾盂造影以明确狭窄段的位置和长度，再将软头导丝逆行通过狭窄段置入集合系统，且近段在集合系统内卷曲。此时可以应用头端开口的导管逆行置入狭窄段位置引导亲水导丝或软头导丝上行，大部分情况可以比较容易地通过狭窄段。然后在导丝引导下推送头端开口的导管通过狭窄段，这样有利于进一步放置球囊导管。绕过输尿管阻塞严重处放置导丝的技术已有详细描述（Mata et al，1994）。

然后，撤出头端开口的导管，将其替换为 4cm 长、5～8mm 直径的高压球囊，在 X 线透视下，推送球囊导管通过狭窄段，通过透视下观察球囊尖端的不透射线标记确保球囊导管放置在合适位置。然后开始充盈球囊，此时狭窄段可见"蜂腰征"，随着球囊逐渐充盈"蜂腰征"逐渐消失（图 8-24）。扩张的球囊填塞狭窄段 10min 以后，抽空气囊并将其撤出。保持丝位置不动并借此引导放置输尿管内支架管，支架管留置 2～4 周。支架管取出 1 个月后随访进行利尿肾图检查，之后每 6～12 个月复查一次。

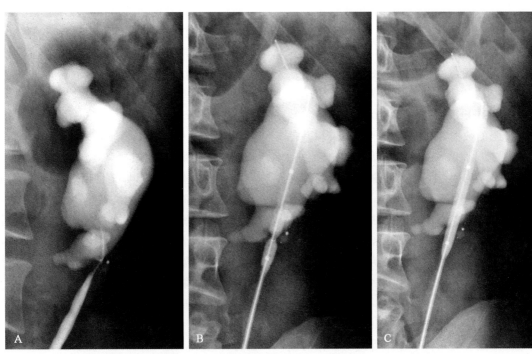

图 8-24　A. 1 例马蹄肾合并肾盂输尿管连接部嵌顿结石，输尿管镜取石不成功之后逆行肾盂造影显示 UPJ 水平存在短段狭窄。B. 导丝通过狭窄段后，沿导丝置入高压球囊。球囊扩张初始时可见狭窄部位有明显的蜂腰征。C. 充盈球囊扩张狭窄段直至蜂腰征消失

偶尔会出现在单纯 X 线透视下不能通过狭窄段的情况，此时输尿管镜直视下操作有助于放置导丝通过狭窄段继而完成后续的手术操作。或者，也可将排空的球囊导管通过输尿管镜体，在镜下直视进行球囊扩张。

（2）顺行球囊扩张：有些时候，逆行的方式不能通过狭窄段。此时，可在 X 线透视下通过顺行方式通过狭窄段（Mitty et al，1983；Banner and Pollack，1984），且可据实际情况选择是否应用顺行输尿管镜直视下操作（de Jonge et al，1986）。合并感染和肾功

能减退的患者需要经皮肾造口引流，有助于控制感染，改善肾功能使恢复到基线水平。之后，经皮肾通道可以作为 X 线透视或输尿管镜直视下操作的通路。其后的球囊扩张操作与经逆行途径类似。X 线透视下顺行应用造影剂确定狭窄段的位置和长度。软头导丝或超滑导丝顺行通过狭窄段，导丝引导下置入球囊导管，逐渐充盈球囊直至蜂腰征消失。撤出球囊导管，导丝引导下置入输尿管内支架管，同时保留肾造瘘管引流。24～48h 内行经肾造口顺行造影确认输尿管内支架管位置无误引流通畅后，可以

拔除肾造瘘管。也可以使用内一外联通的支架管,这样可以保留皮肾通道,同时可以通过封堵外引流管来进行内引流。

结果:最初应用逆行或顺行途径球囊扩张治疗输尿管狭窄的报道结果显示,吻合继发狭窄时间不长或长度较短的狭窄,球囊扩张效果更好(King et al,1984b;Chang et al,1987;Netto et al,1990)。Goldfischer 和 Gerber(1997)回顾分析了应用球囊扩张技术治疗输尿管狭窄的文献,数据显示成功率为 50%~76%。综述的结果还发现,成功率最高的是医源性狭窄和非吻合性狭窄的患者,例如输尿管镜下操作继发的狭窄。在此类病例中,手术的成功率为 85%,相比之下吻合口狭窄患者的成功率仅为 50%。另外,Ravery 及其同事研究发现,逆行球囊扩张治疗炎性输尿管狭窄,随访 16 个月后其成功率为 40%(Ravery et al,1998)。Richter 及其同事(2000)回顾了 114 例行球囊扩张的数据,随访至少 2 年,结果和其他研究类似,狭窄段相对较短的患者成功率更高。除此之外,研究者还注意到保留输尿管良好的血供对手术的成功有重要意义。Koukouras 报道了顺行经皮球囊扩张治疗医源性输尿管狭窄,随访 1 年的成功率为 72%(Koukouras et al,2010)。一项关于移植肾输尿管狭窄的研究中,14 例移植患者应用经皮球囊扩张,随访 29 个月,成功率为 79%。值得注意的是,这些患者都服用免疫抑制药并且是长度较短的吻合口狭窄(Voegeli et al,1988)。另外,还有应用镜下输尿管内切开作为主要治疗方法的报道(Duty et al,2013)。值得一提的是,在试验模型中,球囊扩张可以产生纵向的组织裂口,这和腔镜下输尿管内切开的效果类似,可以解释球囊扩张术成功治疗一部分输尿管狭窄的现象(Nakada et al,1996)。

3. 腔镜下内切开术

腔镜下输尿管内切开术是球囊扩张手术的扩展应用,是治疗输尿管狭窄的微创方式。和球囊扩张类似,此术可经顺行或逆行的方式到达并穿过狭窄处,但是逆行方式因其侵入性更少而更受欢迎。如果已经有皮肾通道,那么就可以选择顺行途径。输尿管内切开可以在输尿管镜直视下进行,也可以应用剪掉头端的球囊导管在射线透视下完成。通常,需要通过利尿肾图来进行影像学随访,随访时间直至术后 2 年,这样才能获得最大的远期失败率(Wolf et al,1997)。

(1)逆行输尿管镜途径:首先,我们在 X 线透视下开始操作,尽可能按照前面介绍的方法把软头导丝或亲水超滑导丝通过狭窄段。如果单用 X 线透视导丝不能通过狭窄段,那么可用输尿管软镜到达狭窄段平面,直视下将导丝通过镜体推送通过狭窄段,随后撤出输尿管镜,原位保留安全导丝。然后从导丝的侧方并行再次置入输尿管镜,到达狭窄部位。

选择输尿管内切开的位置需要考虑所涉及输尿管段的功能。一般情况下,下段输尿管狭窄选择前内侧切开,避免损伤髂血管。相反,上段输尿管狭窄选择从侧方或侧后方切开,以避免损伤大血管(Meretyk et al,1992)(图 8-25)。

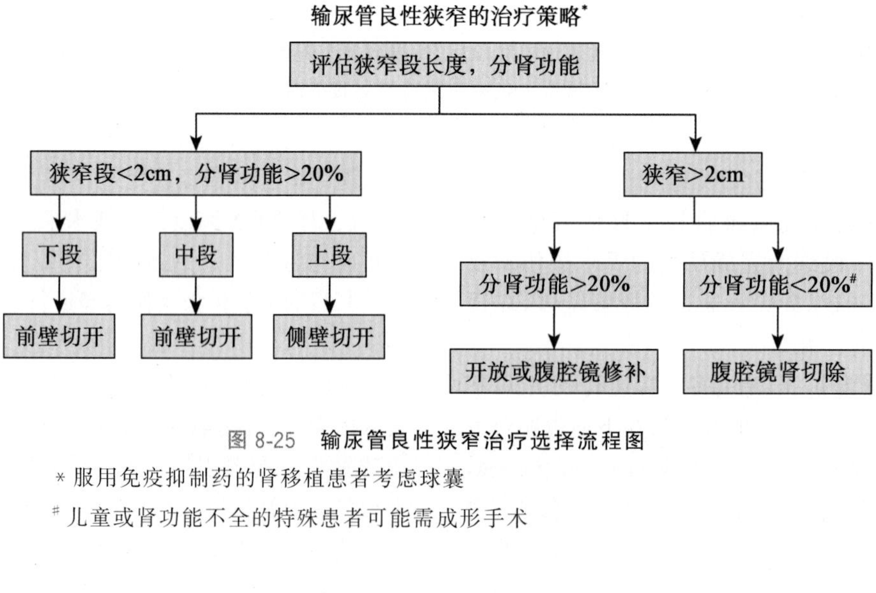

输尿管良性狭窄的治疗策略*

图 8-25 **输尿管良性狭窄治疗选择流程图**

* 服用免疫抑制药的肾移植患者考虑球囊

\# 儿童或肾功能不全的特殊患者可能需成形手术

输尿管狭窄段内切开的工具包括冷刀(Schneider et al,1991;Yamada et al,1995)、电切电极(Conlin et al,1996)和钬激光。目前钬激光是内镜下切开的主要工具。不管采用何种切开方式,都是从输尿管管腔切开到输尿管周围脂肪组织,由内向外全层切开。内镜下输尿管切开必须包括狭窄段近端和远端 2~3mm 长度的正常输尿管组织。有的特殊病例,必须球囊扩张之后才能通过狭窄段(图 8-26)。同样,镜下内切开后,也可以再应用球囊扩张来扩大切口。内切开完成之后,保留导丝引导放置支架管。通常,管径大的内支架管(8~12Fr)效果更佳(Hwang et al,1996;Wolf et al,1997),所以一般情况下,术中需要留置管腔较大的内支架管。Wolf 及其同事(1997)发现,腔内输尿管内切开后输尿管镜下注射曲安奈德也有作用。未来,肾上腺皮质激素和其他的生物反应调节药可能会在一些特定的输尿管狭窄病例发挥作用。

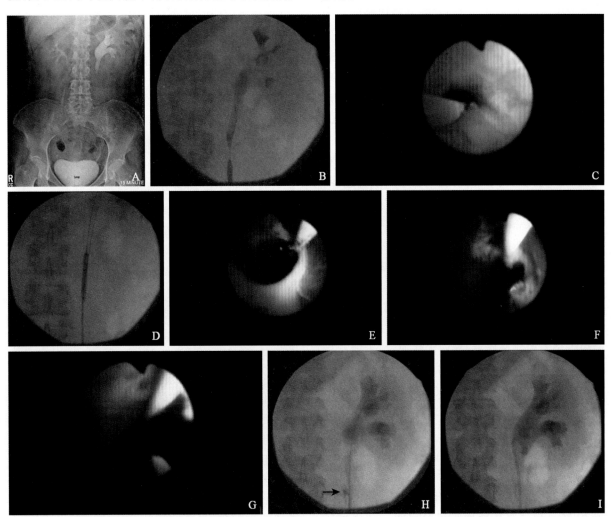

图 8-26 A. 术前排泄性尿路造影显示输尿管损伤后输尿管近段狭窄。B. X 线透视下输尿管软镜位于狭窄段位置。C. 对应的内镜下狭窄处图像。D. X 线透视下球囊扩张狭窄段以便内切开。E. 球囊扩张后狭窄段的内镜下图像(注意行全层侧方切口)。F. 内镜下行狭窄段激光内切开。G. 全层内切开后的内镜所见。H. X 线下显示造影剂外溢(箭头位置)。I. X 线透视下放置输尿管支架管后

结果:在几项包含 10 例以上患者,随访时间超过 1 年的研究中(Lane et al,2006;Hibi et al,2007;Gdor et al,2008b),钬激光输尿管内切开的成功率为 66%~83%。早期研究证据显示,因结石嵌顿及结石治疗继发的输尿管狭窄治疗成功率(56%)比典型的输尿管良性狭窄(Gdor et al,

2008a)成功率低。值得注意的是,随着输尿管镜及激光碎石技术的普及,势必会遇到更多的嵌顿结石相关性输尿管狭窄,并逐渐成为一个不断增长的临床问题。Gdor 及其同事报道了采用钬激光内切开术治疗移植肾输尿管狭窄的研究,随访 58 个月后,成功率为 67%。最近,Mano 及其同事报道了一项包含 26 例移植肾患者的研究显示,随访 44 个月后,成功率为 83%,其中 67% 的患者术前接受过经皮肾通道球囊扩张治疗(Gdor et al,2008b;Mano et al,2012)。随着输尿管镜技术的发展及钬激光的相对普及,逆行输尿管钬激光内切开术成为治疗小于 2cm 输尿管狭窄的理想首选治疗方式。对于超过 2cm 的输尿管狭窄,Meretyk 及 Razdan 都报道过应用逆行方式治疗效果不佳(Meretyk et al,1992;Razdan et al,2005)。

(2)顺行治疗方式:如果逆行应用输尿管镜在直视下不能到达狭窄部位,就应当采用顺行途径。首先要行肾造口并置管引流,从而可以在做内切开手术之前改善可能合并的感染和肾功能受损。经皮肾通道扩张至输尿管软镜工作鞘可以通过的大小,随后的操作与逆行途径手术类似。全程手术中都必须保留安全导丝,安全导丝与输尿管镜并行通过狭窄段后,末端卷曲置入膀胱内。

(3)顺行和逆行联合途径:极罕见的情况下,输尿管狭窄段完全堵塞,导丝无法通过,不能行后续的球囊扩张或输尿管内切开术。针对此类病例,有采用顺行和逆行联合入路的报道(Cardella et al,1985;Conlin et al,1996;Beaghler et al,1997;Knowles et al,2001)。射线透视下同时行顺行和逆行造影明确堵塞部位。内镜同时经顺行和逆行途径置入,射线透视下明确输尿管狭窄部位的远端和近段位置。然后在射线透视和内镜直视下,将一根导丝从输尿管狭窄段的一端逐渐穿通到达另一端的管腔。对于完全闭塞的输尿管狭窄段,用导丝的硬头通过输尿管硬镜逆行推送一般较容易通过。如果无法置入输尿管硬镜,可以使用输尿管软镜甚至末端有开口的输尿管导管来从顺行或逆行方向操作而稳定导丝。此时应当采用"循光切开"技术。在内镜和透视引导下尽可能近地将输尿管远、近段对齐,将一端的输尿管镜光源关闭,借助对侧输尿管镜的光源引导切开阻塞

处,恢复输尿管的通畅性。然后用导丝硬头、小的电凝电极或钬激光将狭窄段再通。管腔通畅后,留置输尿管内支架管保留 8~10 周。治疗成功率与狭窄段长度呈负相关,这一点和其他输尿管狭窄腔内治疗类似,**尽管成功率不确定,但是如果能够恢复输尿管内尿液排泄,即使需要长期留置内支架管,对于特定的高危患者仍然能获益于生活质量的提高。**Knowles 及其同事(2001)报道了用带电极的球囊行内切开治疗输尿管远段闭锁的 10 例患者,随访 36 个月,通畅率 90%;其中 3 例患者需要应用顺行和逆行联合途径完成手术。Bach 及其同事应用 X 线透视下非镜下直视逆行输尿管内切开,治疗管腔不全梗阻的输尿管狭窄患者,成功率为 61%(Bach et al,2008)。

要点:输尿管狭窄的腔内治疗

- 必须对输尿管狭窄进行合理的评估和治疗,这有助于保护肾功能和排除恶性病变。开始治疗前对肾单位功能进行评估非常重要,因为至少需要有 25% 的分肾功能才有腔内治疗的价值。
- 对外源性压迫造成的梗阻,长期留置内支架管必须谨慎,因为此时引流作用往往有限。支架管的研发及支架管技术的发展使其在特定的恶性梗阻患者中获得了长期带管存活的成功。
- 对输尿管狭窄进行干预治疗的适应证包括有临床症状以及影响肾功能的严重梗阻。活动性禁忌证包括活动性感染或狭窄段长度大于 2cm。
- 目前研究结果的支持输尿管镜技术的成熟及钬激光的普及,使得逆行钬激光输尿管内切开成为治疗较短的输尿管狭窄首选治疗方式。
- 选择输尿管内切开的位置需要考虑所涉及输尿管段的功能。一般情况下,下段输尿管狭窄选择前内侧切开,避免损伤髂血管。相反,上段的输尿管狭窄选择从侧方或侧后方切开,以避免损伤大血管。

(四)外科修复

在进行任何外科修复手术前,必须对输尿管狭窄的性质、位置和长度进行仔细评估。由于狭窄段的位置和长度对治疗方式的选择有重要意义,所以术前需要做的检查通常包括静脉肾盂造影(或顺行肾盂造影)和逆行肾盂造影(如有适应证)。其他的检查根据个体情况选择,如核素肾图评估肾功能,输尿管镜检、输尿管冲洗和(或)活检刷细胞学检查排除恶性肿瘤等。然后根据这些检查结果,选择合适的外科治疗方法(表8-2)。

表 8-2　根据输尿管病变长度选择不同的外科修复技术

技术	输尿管病变长度(cm)
输尿管吻合术	2～3
输尿管膀胱吻合术	4～5
腰大肌悬吊	6～10
膀胱翻瓣	12～15
肾脏下移	5～8

1. 输尿管吻合术

输尿管吻合术适用于上段或中段输尿管比较短的病变,包括输尿管狭窄或近期输尿管损伤所致的病变。另一方面,输尿管下段狭窄最好的治疗方式通常是输尿管膀胱吻合术,可以应用或不应用腰大肌悬吊或膀胱肌瓣技术。肾移植供肾的输尿管狭窄可以与受体正常的输尿管行输尿管吻合术。吻合口张力高通常会导致吻合口狭窄,所以只有长度较短的病变才适合输尿管端-端吻合术。输尿管是否有足够的活动度做无张力的输尿管端-端吻合,经常在手术当中才能做出判断,因此泌尿外科医师必须提前准备好其他手术方案。

(1)开放手术:开放手术切口的选择取决于输尿管狭窄段的位置。侧腹切口适合上段输尿管;Gibson切口或下腹正中切口适合中段和下段输尿管。如果患者是因为之前经腹部横切口外科手术导致的医源性输尿管损伤,那么可以经原手术切口进行输尿管重建手术。这种情况下,经腹部横切口入口进行输尿管近心段的解剖可能会有困难,需要将切口的侧端向头侧延长,类似"曲棍球棒"形状。除了经腹腔手术导致的输尿管损伤以外,通常都采用经腹膜外入路手术。

切开进入后腹膜,向中间牵拉腹膜建立腹膜后间隙。因为输尿管横跨髂血管,所以很容易辨认。在输尿管周围放置Penrose引流或血管环有助于无创操作。应尽量减少对输尿管的直接钳夹操作。输尿管血供汇入输尿管外层组织,连接疏松,所以需要注意保护输尿管外膜避免影响血供。

通过解剖和游离输尿管,使其有足够的游离度,避免切除输尿管病变段后输尿管断端张力过高。火器伤输尿管狭窄,需要切除失活组织及看似正常的邻近输尿管部分,避免爆炸效应导致的远期缺血和狭窄形成。充分修剪输尿管两端直至正常输尿管并调整至正确方向后,两个断端分别修剪成铲形,修剪长度为5～6mm。两个输尿管断端都修剪为180°斜面,如一侧输尿管明显扩张,可将其斜行切断即可,而不需要为了与不扩张的输尿管段匹配再做铲形修剪。输尿管断端的底角与对侧断端的尖部用细的可吸收线缝合,吻合线在输尿管腔外打结。同法缝合输尿管对侧两断端的底角和尖部,使输尿管断端并拢。然后用这两根缝线分别做连续缝合,最后打结系在一起完成吻合,也可以应用间断缝合的方式做吻合(图8-27)。在吻合完成之前放置D-J管。放置支架管时,从支架管中间的侧孔中插入导丝可以使其变硬变直,从而有利于通过输尿管。通过观察膀胱内的亚甲蓝溶液向输尿管断端处反流,可以验证支架管远端是否正确置入膀胱内。可以用腹膜后脂肪或网膜组织覆盖输尿管吻合口处。

(2)腹腔镜或机器人途径:腹腔镜或机器人手术也可以用于治疗输尿管狭窄。Nezhat及其同事(1992)首次报道了腹腔镜治疗子宫内膜异位症引起的输尿管梗阻。这个手术先切除了输尿管狭窄(梗阻)段,然后在输尿管支架管支撑下进行腹腔镜输尿管端-端吻合。从那时起的研究多为个案报道或病例较少的报道。腹腔镜下输尿管端-端吻合术来解除儿童重复肾输尿管畸形所致梗阻也有几例报道(Piaggio and Gonzalez,2007;Smith et al,2009)。最近,机器人辅助腹腔镜下输尿管端端吻合术也被应用于一些患者(Mufarrij et al,2007;Passerotti et al,2008;Lee et al,2010)。Lee及其同事报道了3例机器人输尿管端端吻合术的病例,平均随访24个月,患者症状及肾核扫描动态检查均提示手术成功。虽然世界范围内微创输尿管端端吻合术的总体临床经验报道有限,但是对于有经验的外科医师,这种手术方法几乎对所有长度较短的输尿管梗阻均是一种可行的微创治疗方式。

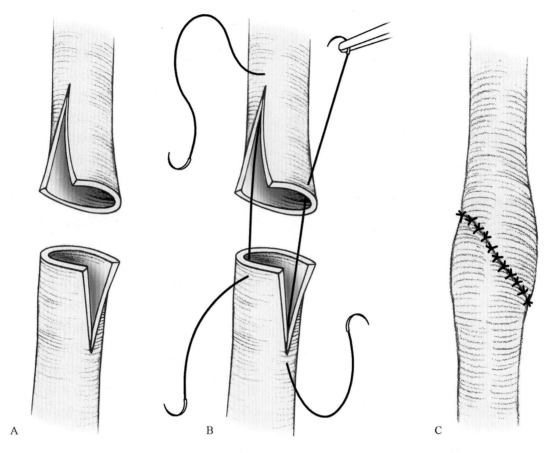

图 8-27 A. 输尿管断端的铲状剪裁方式。B. 缝合线的位置。C. 输尿管端-端吻合术

(3)术后护理:对于不同手术方式,输尿管端-端吻合术后的护理均是相似的。放置外科引流,气囊导尿管通常留置 1~2d。如持续 24~48h 引流量都非常少,则可拔除引流管。如果手术不是完全通过腹膜后途径完成的,那么判断引流液的性质就很重要,这可以通过检验引流液的肌酐水平来确定。如果不存在尿外渗,就可以拔除引流管。D-J 管通常在术后 4~6 周通过内镜方法拔除。

无张力、无尿瘘的输尿管吻合术成功率很高,超过 90%(Carlton et al,1969;Guiter et al,1985)。如果怀疑有尿漏,应首先行腹部平片检查双 J 管的位置是否合适。另外,吻合口周围的引流情况也要进行检查,因为引流不当也有可能加重尿漏。如果留置的是负压引流装置,需要关闭负压引流功能,因为无负压直接引流有利于输尿管渗漏口闭合。排尿时或膀胱痉挛所致的尿液反流也可能延长尿渗漏时间,Foley 导管引流和抗胆碱药物能解决此类问题。吻合口长期尿漏需要留置肾造瘘管用于近端尿流分流。

2. 输尿管膀胱吻合术

采用输尿管膀胱吻合术治疗膀胱输尿管反流在本书的其他章节已作介绍。成年人远端输尿管损伤或梗阻的长度若在 3~4cm,适合行输尿管膀胱吻合术,不需要腰大肌悬吊术(psoas hitch)或膀胱翻瓣输尿管成形术(Boari)。开放手术可以使用下腹正中切口、腹部横切口、Gibson 切口,通常腹膜外途径更为适合。一般输尿管在穿过髂血管处通常被识别,向远端游离并在梗阻水平切断输尿管。输尿管近心段游离足够长度后,如果张力不高能够做无张力吻合,则直接行输尿管膀胱吻合术,否则还应该考虑采用腰大肌悬吊术或膀胱瓣输尿管成形术。如果可以接受术后膀胱反流，可行非隧道式直接吻合术，否则需要行黏膜下隧道式抗反流吻合。和前面章节内容一样输尿管膀胱吻合术后需要留置 DJ 管内引流和外科引流（参见前述内容）。

关于成人输尿管膀胱吻合术中非抗流和抗反流吻合的问题早期已进行了研究。在一项回顾性综述中，成年人行输尿管膀胱吻合术时是否做抗反流吻合，在肾功能保护以及吻合口狭窄概率方面没有显著性差异（Stefanovic et al，1991）。然而，非抗反流吻合是否能减少成人肾盂肾炎的风险还不明确。

微创输尿管膀胱吻合术：已有不同的研究报道了成功应用腹腔镜进行输尿管膀胱吻合术（Ehrlich et al，1993；Reddy and Evans，1994；Yohannes et al，2001，Gözen et al，2010）。在输尿管远端狭窄治疗中，腹腔镜输尿管膀胱吻合术常采用经腹膜途径，腹腔内缝合，因为腹腔操作空间大。像开放手术一样，术后留置输尿管支架管。虽然这种手术方式需要腹腔镜下缝合，但随时间推移，腹腔镜

下治疗输尿管远端狭窄的总体临床经验在不断增加。Abraham 及其同事报道了他们在 36 例患者中行腹腔镜输尿管再植术的经验，平均随访 16 个月后全部成功（Abraham et al，2011）。总的来说，临床疗效的报道是肯定的，并且与开放手术效果相当，但是术后并发症更少，就像其他泌尿外科腹腔镜手术一样。单孔腹腔镜（LESS）输尿管膀胱吻合术也有报道（Khanna et al，2012）。

如同许多泌尿外科重建手术一样，泌尿外科医师报道了机器人平台在输尿管膀胱吻合术中有效应用（图 8-28）（Mufarrij et al，2007；Laungani et al，2008；Williams and Levillee，2009）。机器人手术可使用四个机械臂方式，工作通道建立位置与机器人前列腺切除相似或轻微偏向头侧。Isac 及其同事报道了机器人手术与开放手术成功率相似，机器人手术住院天数短（3∶5，$P=0.0004$），镇痛药物使用少（吗啡当量，104.6∶290，$P=0.0001$）（Isac et al，2013）。Musch 及其同事报道了机器人手术效果良好，即使在需要腰大肌悬吊或膀胱翻瓣时，同样高效（Musch et al，2013）。

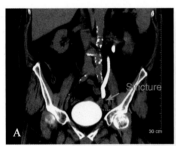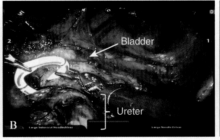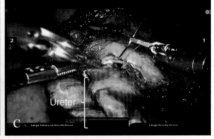

图 8-28　因远端输尿管狭窄行机器人右输尿管膀胱吻合术患者的术中照片及术前 CT 尿路造影检查（A）。B. 输尿管膀胱吻合一半后，将输尿管支架管远端弯曲部分通过膀胱开口放入膀胱。C. 完成输尿管膀胱吻合

3. 开放腰大肌悬吊术（Psoas hitch）

腰大肌悬吊术是桥接输尿管远端三分之一病变的有效治疗方法。但是如果输尿管狭窄向近心端延伸到骨盆上缘，仅仅做腰大肌悬吊术就不够了。腰大肌悬吊术的手术适应证包括远端输尿管狭窄、损伤、输尿管膀胱吻合术失败（Prout and Koontz，1970；Ehrlich et al，1978；Rodo Salas et al，1991）。腰大肌悬吊也可与其他术式联用，例如在更为复杂的尿路重建中与输尿管-输尿管吻合术联用。一般来说，顺应性差小的挛缩的膀胱视为手术禁忌。除之前提到的术前影像学和内镜

评估外，尿动力学检查能提供术前逼尿肌能力和顺应性的信息。如果预先存在膀胱出口梗阻或神经源性功能障碍，应在术前治疗。

为了显露远端输尿管，通常采用下腹正中切口或腹部横切口，尽可能行腹膜外途径。这样可以显露腹膜后 Retzius 空间，能游离膀胱的腹膜粘连、离断输精管和圆韧带后游离膀胱。牵拉后能显露同侧膀胱顶部到髂血管近端，分离对侧的膀胱上动脉能使膀胱更多地游离。同侧输尿管能在其与髂血管交叉处辨识，在病变段输尿管表面游离后离断。膀胱前壁切开通常采用垂直或斜行

切口,这样就可以牵拉膀胱更接近同侧输尿管。在膀胱顶壁外上方拖入输尿管,与膀胱黏膜行无张力吻合,可以应用隧道包埋抗反流,也可以不用(无论有没有黏膜下通道均与膀胱黏膜行无张力吻合)。同侧膀胱顶部用可吸收线缝合几针固定到腰小肌肌腱或腰大肌肌腱。缝合时小心避免损伤生殖股神经和邻近的股神经。另外,可在输尿管-膀胱吻合之前进行腰大肌固定。可吸收线缝合膀胱之前放置 DJ 管(图 8-29)。

与单纯输尿管膀胱再吻合术相比,腰大肌悬吊术输尿管膀胱再吻合能多提供 5cm 长度的输尿管。相对于波亚里皮瓣术(Boari flap),腰大肌悬吊术操作更简单且发生血管损伤和排尿困难的风险低。有研究报道(Mathews and Marshall,1997;Ahn and Loughlin,2001),成人和儿童行腰大肌悬吊术的成功率大于 85%。并发症包括尿瘘、输尿管梗阻、神经损伤、肠道损伤、髂血管损伤和尿源性脓毒症,但是都很少见(图 8-30)。

4. 腹腔镜下输尿管膀胱再吻合术:腰大肌悬吊术

腹腔镜下(Nezhat et al,2004)及机器人辅助下(Mufarrij et al,2007;Patil,et al,2008;Schimpf and Wagner,2009)成功行腰大肌悬吊术已有报道。术前常规放置输尿管支架,手术通常选择经典的经腹膜入路。总的说来,此类手术在文献中报道的临床经验很有限。然而迄今为止,中短期的随访数据显示,手术由经验丰富的医师实施临床效果令人满意,和其他术式疗效等同。

5. 开放膀胱瓣输尿管成形术(开放 Boari Flap 术)

当病变输尿管太长或输尿管活动性受限不能行无张力的输尿管吻合术时,膀胱瓣输尿管成形术可能是另一种有效方式。1894 年 Boari 第一次报道在犬科类动物中使用了这种技术。膀胱瓣能重建桥接 10～15cm 长度的输尿管缺损,某些情况下,尤其是右侧,应用螺旋膀胱瓣能到达肾盂。同腰大肌悬吊术一样,除需术前进行输尿管评估,还需评估膀胱功能及容量。如存在膀胱出口梗阻和神经源性功能障碍,应在术前进行治疗。若膀胱容积偏小,膀胱瓣成形会比较困难或没有足够的膀胱壁进行翻瓣成形术,此时术前需考虑其他治疗方案。

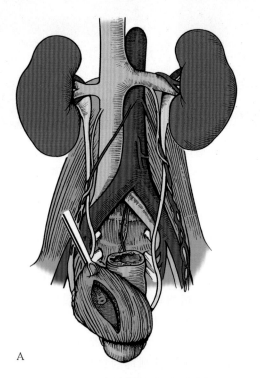
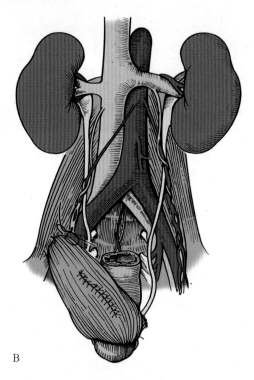

A   B

图 8-29　A. Psoas Hitch 术,先游离膀胱,然后切开膀胱前壁。B. 将膀胱的顶部固定在同侧的腰大肌腱上,这样就可以在无张力的情况下完成输尿管再植术

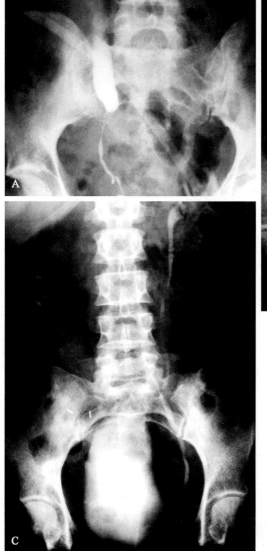
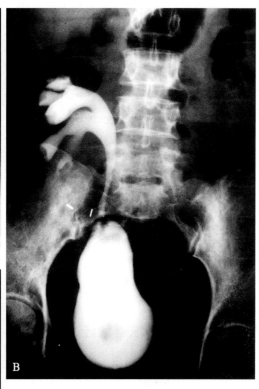

图 8-30 女性患者,右侧输尿管远端狭窄。A. 术前逆行肾盂造影显示狭窄近端输尿管扩张。B 和 C. 腰大肌悬吊术后的排泄尿路造影及静脉肾盂造影

做膀胱瓣成形手术,正中切口比较适合,能较容易地探及输尿管上段,但是也可以行 Pfannenstiel 切口(下腹部横切口)。膀胱从腹膜附件中被游离出来,对侧的膀胱蒂离断和结扎,能使膀胱获得向同侧输尿管更大的移动度,包括膀胱上动脉的同侧的膀胱蒂能保留。病变累及的输尿管需要仔细游离,注意保护其血运,然后切除病变的节段。膀胱后外侧壁肌瓣血供来自于同侧膀胱上动脉及其分支,需要分辨清楚,于膀胱前壁斜行裁剪

成膀胱瓣,瓣的基底宽度至少需要大于 4cm,瓣的尖端宽度至少需要大于 3cm。

如果要做抗反流吻合,膀胱瓣的长度必须等于估计的输尿管病变长度加上 3～4cm。而且膀胱瓣长度和基底宽度的比例不应大于 3:1,以帮助减少瓣缺血。

建立膀胱瓣后,用可吸收线缝合几针将膀胱瓣的远端固定在腰小肌或腰大肌肌腱上。膀胱瓣的后壁做小切口将输尿管拖入其内,输尿管末端

铲状裁剪后与膀胱瓣行黏膜对黏膜无张力反流吻合。另外,还可以行抗反流隧道包埋法吻合。膀胱瓣向前翻转用可吸收线缝合成管状。此外,输尿管外膜可缝合固定在膀胱瓣的远端,而膀胱瓣的基底缝合固定在腰大肌上(图 8-31)。

应用膀胱瓣输尿管成形术治疗的报道病例较少,但如果膀胱瓣血运保护得好,手术效果很好(Ockerblad,1947;Scott and Greenberg,1972;Thompson and Ross,1974;Middleron,1980;Benson et al,1990;Motiwala et al,1990)(图 8-32)。

很显然,最常见的并发症是由于缺血或吻合口张力过大而导致的吻合口狭窄。少见的并发症假性憩室也有报道(Berzeg et al,2003)。Mauck

及其同事报道了 10 例输尿管近段狭窄应用膀胱瓣成形手术的患者,有的同时行肾下移固定,平均随访时间 12.8 个月,9 例成功(Mauck et al,2011)。

6. 腹腔镜下膀胱瓣输尿管成形术(腹腔镜 Boari Flap 术)

腹腔镜膀胱瓣成形并不常见,但是也有临床成功报道。Kavoussi 及同事曾报道过 3 例经腹腔入路远端输尿管狭窄成形术的成功案例(Fugita et al,2001)。按照与开放手术相同的方法,膀胱瓣裁剪成形后,在输尿管支架管支撑下与输尿管断端做无张力、无尿漏的吻合。手术时间为 120~330min,失血量为 400~600ml。

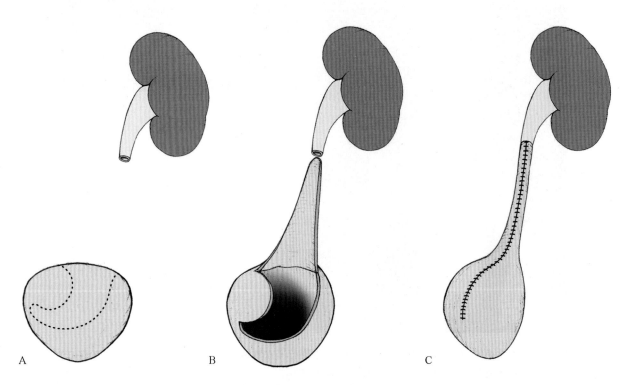

图 8-31　A. 膀胱瓣输尿管成形术(Boari 成形术)中,首先在游离的膀胱的前壁及侧壁标记需要的成形片。B. 在确保血运的前提下做出皮瓣片。C. 应用垂直管状吻合的方式完成输尿管-膀胱吻合术

其中 2 例患者在术后 3d 内出院,另 1 例患者因梭状芽孢杆菌性结肠炎住院时间 13d。术后随访 6 个月以上,影像学提示吻合口畅通。这篇报道并未提供输尿管远端狭窄段长度的数据。最近,机器人辅助下的腹腔镜膀胱瓣成形术也有成功报道(Schimpf and Wagner,2009;Allaparthi et al,2010;Yang et al,2011;Kozinn et al,2012;

Musch et al,2013)。迄今为止,所有已报道的病例均为经腹腔入路。

7. 肾下移

肾下移最早由 Popescu 于 1964 年报道,这种术式可为缺损的输尿管上段提供更多长度以利吻合,也可以减少输尿管吻合时的张力(Harada et al,1964;Popescu,1964;Passerini-Glazel et al,

1994）。可以经腹腔入路通过肋缘下切口、正中切口或旁正中切口,以显露肾和合适的输尿管。打开 Gerota 筋膜,完全游离肾,以肾蒂为轴,向下内方旋转肾。然后将肾下极用可吸收线缝合固定在腹膜后的肌肉上。应用这种方法,可额外增加近8cm 的长度。肾下移手术中限制肾移动范围的是

肾血管,特别是肾静脉。为解决这个问题,可以切断肾静脉后在更低的位置与下腔静脉再吻合,但这种方法临床很少应用。肾下移也可联合其他重建技术治疗输尿管狭窄,如膀胱瓣输尿管成形术治疗全长输尿管狭窄。此外,腹腔镜手术也有类似报道(Sutherland et al,2011)。

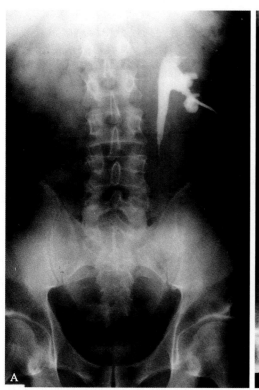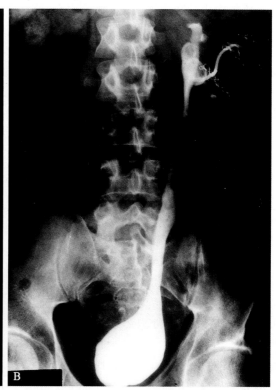

图 8-32　A. 双侧主动脉旁路术后左侧近端输尿管损伤患者术前肾造口摄片。B. 膀胱瓣成形术后患者的排尿期膀胱尿道造影

8. 导管辅助的输尿管切开术

Davis 导管辅助的输尿管切开术在本章前面已有叙述。由于更加有效的外科方法的发展,这种术式仅作为历史而加以描述。导管辅助的输尿管切开术常用于狭窄段太长而不能行传统输尿管-输尿管吻合或输尿管-新膀胱吻合的患者,狭窄段的长度可达 10～12cm。在此术式基础上有新的改良术式,小样本病例报道同时应用颊黏膜移植修补效果较好(Naude,1999)。

9. 开放下输尿管-输尿管吻合术

Higgins 在 1934 年最早描述了双侧输尿管再植吻合术(TUU)。在输尿管狭窄治疗中,当输尿管长度不足以与膀胱进行吻合的病例,可以应用这种方式(Brannan,1975)。唯一的绝对禁忌证

是供侧输尿管长度不足,不能与对侧的输尿管做无张力吻合。另外,任何可能同时影响双侧输尿管的疾病都属于相对禁忌证。绝对禁忌还包括狭窄段输尿管病变或者对侧输尿管病变导致输尿管长度不足。相对禁忌证包括肾结石、后腹膜纤维化、尿路恶性肿瘤、慢性肾盂肾炎、腹盆腔放射治疗等病史。受侧输尿管如果存在反流应该确定病因并同时治疗。因此,手术之前除了以前介绍的各种影像学及内镜检查外,还应行膀胱排泄造影,以全面评估两个输尿管。

在进行 TUU 时,应用经腹正中切口便于同时处理两侧输尿管。游离结肠后,再游离病变输尿管,注意保留含供血血管的输尿管外膜,分离到梗阻段近端水平。对侧结肠向中线方向游离。受

侧输尿管只游离显露需要吻合的部分，一般游离到做输尿管吻合位置（离断位置）近心侧5cm。在乙状结肠系膜的肠系膜下动脉近心侧分离穿孔，以防止血管牵拉输尿管。供侧输尿管从这个通道拉到对侧。受侧输尿管的游离应尽量最小化，这样可以尽量保留它血运的完整。受侧输尿管前内侧切开，与供侧输尿管修整成铲形的断端吻合，吻合可以用可吸收线做无张力、无渗漏的间断或连续缝合。双J管从供侧肾盂通过吻合口放置到膀胱，如果受侧输尿管管径足够大，可以在受侧输尿管放置第二个双J管。

TUU在临床的成功实施已经被多个研究者证实，Hendren和Hensle（1980）报道了75例小儿经输尿管-输尿管吻合术，没有一例出现受侧肾损害。Hodges和同事（1980）报道了一组大宗成人和儿童病例，成功率接近，有2例患者因为输尿管与肠系膜下动脉交叉压迫做了再次修复。TUU手术成功应用进一步被Pesce及其同事（2001）证实，在最近另两项研究认为，肾切除治疗输尿管狭窄几乎是不必要的（Mure et al，2000；Sugarbaker et al，2003）。

10. 腹腔镜下输尿管-输尿管吻合术

腹腔镜下TUU也有一些成功的报道，对于熟练的医师这或许是一个可行的选择，但还没有支持这一技术的长期临床数据（Piaggio and Gonzalez，2007；Kaiho et al，2011）。

11. 开放性回肠代输尿管术

对于长段输尿管病变或缺失，尤其是近段输尿管的外科处理非常有挑战性（Benson et al，1990）。应用带有尿路上皮的组织重建尿路是最好的，因为尿路上皮不会被吸收，而且对尿液易感染性和潜在致癌性有免疫作用（Harzmann et al，1986）。如果应用其他方法不能重建输尿管或膀胱不适合重建成形时，可以联合应用其他组织做输尿管成形。在这种情况下，回肠被证实是重建复杂输尿管的满意材料。相反，阑尾和输卵管被认为用作输尿管替代并不可靠。

Shoemaker在1909年报道了第一例应用回肠代输尿管的女性泌尿系统结核患者（Moore et al，1956）。随后研究报道了狗的模型回肠代输尿管术对生理和代谢的影响（Hinman and Oppenheimer，1958；Martinez et al，1965）。一段同向

蠕动回肠襻直接与膀胱吻合，大多只在排尿时才存在反流和肾盂压力增高。膀胱内压的反向传导决定于替代的回肠襻长度和膀胱排尿的压力。Waldner及其同事（1999）研究发现，回肠襻长度超过15cm时不会发生尿液进入肾盂，他们的研究包括19个回肠代输尿管病例，做的都是非抗反流（回肠代）输尿管膀胱吻合。Waters及其同事（1981）对比研究狗模型中应用缩窄管腔的回肠襻和不做缩窄的回肠襻，发现它们的肾灌注压和代谢紊乱发生率没有差别。

Boxer及其同事（1979）报道了一项89例回肠代输尿管的大型临床研究。术前肾功能正常的患者中只有12%术后出现了比较明显的代谢问题。研究还认为，术前肾功能是判断预后的重要因素。在另一个研究中，大约一半的血清肌酐高于2mg/dl的患者出现了高氯性代谢性酸中毒，需要重新做尿流改道（Koch and McDougal，1985）。在同一项试验中，膀胱功能障碍的患者出现并发症的机会比较多。并没有足够的临床数据表明缩窄肠道、抗反流吻合或较短的回肠襻优于标准的回肠代输尿管术（Waters et al，1981）。所以，回肠代输尿管术的禁忌证包括基础肾功能不全、血清肌酐大于2mg/dl、膀胱功能障碍或膀胱出口梗阻、炎性肠病或放射性小肠炎。

在手术之前，经常要做全肠道的动力和抗生素肠道准备，开腹选取正中长切口。同侧结肠向内侧游离，在正常的输尿管远侧切断病变输尿管。如果整个上段输尿管都有病变，近侧吻合口可选在肾盂水平。根据测量的病变输尿管的长度，选取适合的远端回肠。选取的回肠节段应至少距离回盲瓣15cm，在截取肠襻前要确保良好血供。与普通的回肠膀胱术相比，通常需要游离更大范围的肠系膜，以保证肠襻充分的游离度。有时结肠比回肠更适合做输尿管替代，手术原则两者类似。如果有肾盂瘢痕或肾内型肾盂，需要行回肠-肾盏吻合术（McQuitty et al，1995）。在这种情况下，切除一部分肾下极实质对预防典型的输尿管-肾盏吻合手术常见的吻合口狭窄有帮助。肠襻截取之后，肠襻远端做标记以便分辨走行方向，然后肠道做端端吻合恢复肠道连续性。在结肠系膜上分离开窗，将回肠襻穿过结肠系膜移到外侧。做右侧输尿管重建时，可以通过向上方掀起盲肠和升

结肠以避免在肠系膜上开窗。检查肠襻的蠕动方向以确保同向蠕动,吻合口选在肾盂或肾下盏以及膀胱(图 8-33)。双侧输尿管替代需要应用一个更长的肠襻,从一侧肾通过腹膜后移行到对侧肾,然后再到膀胱。也可以利用两段独立的肠襻分别做输尿管替代。

回肠代输尿管术的围术期并发症包括早期尿外渗、尿性囊肿形成,以及由于水肿、黏液栓子或肠襻扭曲打结引起的梗阻。回肠襻缺血坏死也有可能发生,患者有急腹症表现时应当考虑到这种可能性。

如果术前肾功能正常,术后很少发生严重电解质紊乱和肾功能不全。患者出现日益加重的代谢紊乱伴有回肠襻的不断扩张,应评估是否有膀胱尿道功能障碍。另外,文献报道了 4 例回肠代输尿管的肠襻原发恶性肿瘤的病例(Austen and Kalble,2004),建议手术后第 3 年开始定期内镜检查以早期发现此类恶性肿瘤。但是 Bonfig 及其同事(2004)所做的包括 43 例患者平均随访40.8 个月的研究证实了回肠代输尿管治疗复杂输尿管狭窄或缺损的安全性和可行性。更近的报道是 Wolff 及其同事(2011)报道了 17 例回肠代输尿管患者(中位随访 174 个月)的长期随访结果,发现 15 例患者在研究结束时仍保留回肠输尿管,但有 3 例患者接受透析治疗。末次随访患者的平均肌酐值为(1.8±0.6)mg/dl。

12. 腹腔镜回肠代输尿管术

世界范围,腹腔镜回肠代输尿管术的报道不多,但是这个术式看起来被寄予很大的希望。Gill 及其同事(2000a)报道了 1 例采用经腹膜三点入路腹腔镜回肠代输尿管术,取得成功。整个手术过程,包括缝合、打结,完全在体内腹腔镜技术下完成。Stein 及其同事(2009)对比进行了开放及腹腔镜下回肠代输尿管术的研究(各 7 例),这项回顾性研究发现腹腔镜组的麻药用量及康复时间更占优势(麻药用量:38.9mg:322.2 mg,$P=0.035$;康复时间:4 周:5.5 周,$P=0.003$)。尽管研究随访时间较短,尤其腹腔镜组(13 周,范围 2~79 周)(13 个月,范围 2~79 周),但是作者通过影像检查及症状评分认为手术全部成功。这项报道之后更多的研究,腹腔镜回肠代输尿管术的可行性在最近的一份出版物中得到证实。

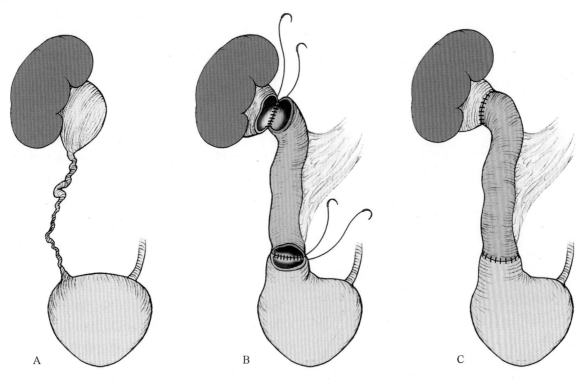

图 8-33　A. 回肠代输尿管术中,确定病变输尿管后,予以切断,并去除病变部分。B. 一段回肠通过结肠系膜两端分别与肾盂和膀胱吻合。C. 远端和近端的吻合口都以全层、无渗漏的无张力吻合方式完成

此外,机器人辅助腹腔镜下回肠代输尿管术有成功报道,采用的是经腹腔路径,建立四孔方式(Wagner,et al,2008)。整个手术时间 9h 左右,住院时间 5d。

13. 自体移植

1963 年,Hardy 为一例近端输尿管损伤患者做了第一例自体移植。从那开始,临床自体肾移植被用于解决各种问题,包括严重的输尿管狭窄或缺损(Hardy,1963;Novick and Stewart,1981;Chuang,et al,1999;Wotkowicz and Libertino,2004)。总体上,当对侧肾缺失或功能较差,或者其他方法修复或替代输尿管不可行时,考虑应用自体移植。与一般的活体异体肾移植取供体肾一样,摘取肾时要尽量留取较长的血管。肾血管与髂血管吻合,重建肾的灌注(Bodie et al,1986)。近端正常的输尿管与膀胱吻合。有时要选择同侧肾盂与膀胱直接吻合(Kennelly et al,1993)。

要点:输尿管狭窄的外科修补

- 只有较短的输尿管缺损才能用输尿管端—端吻合术。
- 远端输尿管狭窄可以联合腰大肌固定或者膀胱瓣成形术做输尿管膀胱吻合术。
- 膀胱瓣可用来连接 10～15cm 的输尿管缺损。膀胱容量小是这种膀胱瓣术的禁忌证。应该注意保存膀胱瓣的血供良好。
- 输尿管-输尿管吻合术的禁忌证包括任何同时影响两个输尿管的疾病,供侧输尿管过短不足以与受侧输尿管做无张力吻合也同样是禁忌证。
- 治疗较重的输尿管缺失时回肠代输尿管术比较有效。基础肾功能不全、血清肌酐高于2mg/dl、膀胱功能不足或膀胱出口梗阻、炎症性肠病或放射性膀胱炎都是禁忌证。
- 自体移植适用于当对侧肾缺失或功能较差时,或者其他方法修复替代输尿管不可行时。
- 手术娴熟的泌尿外科医师可选择腹腔镜或者机器人辅助行输尿管狭窄外科操作,可以使患者获得更好更快的恢复。

最近,腹腔镜技术也被成功应用于几例自体肾移植治疗输尿管严重缺损的病例中。腹腔镜下肾切除步骤同其他任何典型的腹腔镜下供体肾切除一样,之后取出移植肾,修肾,手术台上准备,再经标准开放技术的 Gibson 切口行同侧髂窝自体移植(Fabrizio et al,2000;Meng et al,2003;Bluebond-Langne et al,2004)。腹腔镜自体肾移植被证明可以减少镇痛药的使用并能缩短恢复期,因为取肾不需要开腹手术那么大的上腹部或侧腹部切口。腹腔镜自体肾移植多采用经腹腔途径入路肾切除,但是 Gill 及其同事(2000)也成功采用了经后腹膜途径的方式。

五、输尿管-肠吻合口狭窄

(一)发病率及病因

尿路改道术后输尿管与肠吻合口狭窄的形成有几个决定因素。可得到的随访时间最长的研究发现,泌尿系管道有 4%～8% 的狭窄率,左侧更常见(Schmidt,et al,1973;Skinner et al,1980,Mattei,et al,2008)。影响这一研究结果的潜在因素包括输尿管切除的技术、尿路改道选取的肠道节段,以及吻合的形式。因为输尿管缺血是输尿管—肠吻合狭窄形成的主要原因,所以切除输尿管时要加倍小心,以避免并发症发生。

输尿管的血供与输尿管平行并走行在其外膜中。虽然游离输尿管以使输尿管和肠道相互靠近来防止吻合张力过高是必需的,但是剥离输尿管周围的外膜,可能导致远端输尿管缺血和狭窄形成。回肠肠管切开技术同样是一个重要考虑因素。Cheng 等在回顾性研究中发现,回肠盾形切开(shield-shaped)较裂隙状(slit-shaped)切开有较低的狭窄率,分别为 4.3% 和 8.3%(Cheng et al,2011)。

Barbieri 等研究发现,118 例内镜下输尿管回肠吻合 15 个月后约有 4.2% 发生吻合口狭窄,全部发生在左侧(Barbieri,et al,2010)。利用这种方式,在所取肠管肠系膜对侧边缘开口以便于直视下行输尿管-肠吻合。此外,Mattei 和同事还报道了常规支架管置入在输尿管肠吻合中的诸多优点(Mattei et al,2008)。取肠管时,左侧输尿管被带到乙状结肠系膜下,刚好靠近主动脉。左侧输尿管需要较长,同时需要分离得更多。由于与肠系膜下动脉周围成角的可能性导致左侧更高的狭窄发生率(Mansson et al,1989;Barbieri et al,2010)。

关于应选择什么样的肠道做尿路改道存在很多的争论。理论上选取结肠的优势是可以做到抗反流吻合,但是报道的肾功能损害恶化发生率,在抗反流和无抗反流的吻合中相近。对于肾功能和移植成功率来说,无抗反流与抗反流相比并没有明显的优势。在可控性尿流改道术中影响狭窄形成的因素更多,因为重建中用到的肠襻的选择和膀胱的功能,还有吻合的方式也很多样。可控尿流改道术后输尿管-肠吻合狭窄发生率据报道为3%～25%,大部分在最初 2 年发生(Lugagne,et al,1997;Weijerman,et al,1998;Kouba,et al,2007)。尽管缺少随机研究,但是文献显示抗反流吻合发生梗阻的风险要远高于无抗反流吻合。Pantuck 及其同事(2000)比较了 60 例抗反流吻合与 56 例直接、非抗反流吻合,发现远期狭窄发生率分别为 13% 和 1.7%。在平均 41 个月的随访后发现在肾积水、肾盂肾炎、肾结石或肾功能不全方面两者没有差别。与此类似,Roth 及其同事(1996)发现做了抗反流吻合的患者组输尿管狭窄率增加了 5 倍。他们的数据还提示梗阻的风险与手术技术无关。

Studer 及其同事(1995)报道了一项随机研究,将一段同向蠕动的输入段肠道做抗反流和非抗反流吻合进行比较。**结果 13% 的抗反流吻合发生了狭窄,而非抗反流吻合只有 3%。尽管没有明确的证据证实反流对成人的肾有损害,但梗阻对肾功能是肯定有损害的。这些研究和其他的研究都支持在低张力可控性贮尿囊做非抗反流吻合。**

Kouba 等比较了 186 例输尿管-回肠吻合术中 Wallace 和 Bricker 两种可控和非可控吻合技术,发现只有 0～3% 的吻合口狭窄率,随访时间 34 个月。值得注意的是,Wallace 技术(并行后的输尿管)没有发现狭窄,相比之下,Bricker 技术(分开的输尿管)3.7% 的患者出现狭窄。同样引人注意的是,应用 Bricker 技术吻合组具有比 Wallace 技术吻合组更高的 BMI(Kouba et al,2007)。

(二)评估

任何尿流改道术后上尿路评估的方法包括肾超声、CT 及 MRI。如果怀疑有结石或复发肿瘤,有必要应用 CT 或 MRI 进行更详细的分析。另外,肾绞痛、反复泌尿系感染或肾功能下降的患者也需要评估;有肾积水的患者需要行 CT 尿路成像、静脉肾盂造影、贮尿囊造影、肾造口顺行造影,以明确狭窄的位置、长度。利尿肾图适用于肾积水患者,评估分肾功能,以及明确有无功能性梗阻。出现肾积水时,如果肾功能不全无法行静脉尿路造影或肾动态检查,肾造口引流进行顺行尿路造影既是诊断手段也是治疗手段。该方法在内镜干预治疗前很有用,可清晰显示狭窄长度,帮助制订手术计划。

(三)干预指征

不是所有尿流改道伴有肾积水的患者都需要干预。大部分长期尿流改道的患者都会出现慢性肾积水,但并非继发于梗阻。对于这种患者,肾功能下降或常规贮尿囊造影没有反流应行利尿肾图检查定量评估是否有功能性梗阻。尿流改道后肾积水患者,手术治疗的适应证包括功能性梗阻引起的疼痛、感染、肾功能不全。虽然尿路上皮癌在吻合口复发很少见,但是如果影像检查发现狭窄段位置有不规则肿块或者发展迅速的梗阻及肾功能下降,提示应进一步检查和治疗(Tsuji et al,1996)。

有一类复杂患者是因妇科肿瘤行全盆腔清扫术而行的尿流改道术。Penalver 及其同事(1998)报道了 66 例患者,他们当中 95% 做了术前盆腔放疗。输尿管-肠吻合口早期和远期并发症分别为 22% 和 10%。85% 的术后并发症经非手术治疗如经皮肾造口取得成功。

腔内泌尿外科处理输尿管-肠吻合口狭窄的发展类似于处理输尿管狭窄疾病。然而,开始的方法包括简单的球囊扩张和支架置入,因效果不满意导致相应的电刀内切开技术发展;近期激光技术在放射线引导和内镜直视下应用于手术中。目前,最先进的内镜下输尿管内切开技术包括小口径输尿管软镜设备联合钬激光内切开技术(Siegel et al,1982;Muench et al,1987;Cornud et al,1992;Delvecchio et al,2000;Laven et al,2001,2003,Schöndorf et al,2013)。

腔内泌尿外科处理输尿管-肠或输尿管-结肠吻合口狭窄与处理输尿管狭窄不同,更倾向于顺行治疗,比如腔内处理一般先从经皮穿刺入手。简单的经皮穿刺引流可以持续地引流缓解任何相关感染或梗阻引起的肾功能下降。一旦患者临床状况稳定了,可在透视下顺行放置导丝通过狭窄处,沿导丝再放入球囊导管到狭窄处,通过扩张球囊来使狭窄消失。放置支架也是一种常规的腔内处理方法,一般也是同样顺行放入。但是,因为这种情况下会产生支架黏液栓子,许多治疗中心都使用可以简单冲洗或通过导丝更换的内部、外部支架。另外,逆行腔镜可以与经皮穿刺顺行导丝联合应用。在完全监控下,吻合口可以通过透视,或者最好在输尿管镜直视下经输出道或者经造瘘口观察。通过任何一个方法都可以进行狭窄扩张,包括单独的球囊扩张、通过电或热导丝球囊或者钬激光切开。在所有情况下,一般都要放置支架4~8周。

球囊扩张是腔内泌尿外科治疗输尿管-肠吻合口狭窄应用最早的方法之一,而且幸运的是有长期的研究结果保留下来。值得注意的是,有短期报道证明用高压球囊治疗的成功率高达61%(Ravery et al,1998)。另一方面,Shapiro 及其同事(1988)报道了用球囊治疗29 例患者的37 处良性输尿管-肠吻合口狭窄,只有6 例(16%)患者在至少1 年的治疗后被认为取得了成功,而且他们经常需要反复扩张以保持输尿管通畅。Kwak 及其同事(1995)为输尿管-肠吻合口狭窄患者做了9个月的顺行球囊扩张,整体得到了不到30%的成功率。随后 DiMarco 和助手(2001)报道了3 年来52 例球囊扩张治疗输尿管-肠吻合口狭窄患者,他们取得了5%的成功率。近期 Schöndorf 团队报道了74 例输尿管-肠吻合口狭窄患者,29 个月后腔内治疗成功率为26%,开放治疗成功率则为91%。对于狭窄长度大于1cm 的患者,成功率约为6%;而狭窄长度小于1cm 的患者成功率则为50%。内镜治疗左侧与右侧成功率分别为19%和41%,对比开放手术则没有左右侧差异。(Schöndorf et al,2013)。

输尿管金属支架管置入也被用于输尿管-肠吻合口狭窄,短期结果可接受。研究中共30 例患者在随访6~22 周时,狭窄通畅率大于80%(Kurzer and Leveillee,2005)。使用金属支架治疗输尿管肠吻合口狭窄不仅有组织内生、梗阻复发和支架移位的风险,而且支架管结痂和结石形成的发生率较高(Kurzer and Leveillee,2005;Gorin et al,2011;Ng et al,2013)。这也解释关于金属支架管置入这种方法治疗输尿管-肠吻合口狭窄的文献报道数量有限。

用电极球囊切开治疗输尿管-肠吻合口狭窄患者的结果也有报道(Lin et al,1999;Schöndorf et al,2013)。对于良性的狭窄,不放支架长期通畅率只有30%。Meretyk 及其同事(1991)回顾了在华盛顿大学应用腔内泌尿外科技术治疗输尿管-肠吻合口狭窄的长期结果。在这项研究中,15 例患有19 处输尿管-肠吻合口狭窄患者,平均随访2.5 年。最多使用的是顺行方法,而且经常联合电极切开。长期无支架的通畅率为57%,即便超过2 年的随访也是同样。因为大部分内镜治疗方法的长期通畅率在50%左右,所以内镜治疗对于合适患者可作为首选治疗,手术治疗则被当成是内镜治疗失败患者和狭窄段大于1cm的治疗的方案(Kramolowsky et al,1987,1988;Schöndorf et al,2013)。

Cornud 和助手(1996)报道了他们进行的经皮肾通道内切开治疗输尿管-肠吻合口狭窄的远期结果,还特别比较了放射线引导和内镜引导的不同。27 例患者在移去支架后随访观察了1 年以上,总体有71%的通畅率。研究还发现内镜操作联合放射线引导结果优于单独的放射线引导。在该报道中,1 例单独应用放射线引导的患者在电极切开中损伤了右髂总动脉。因此,治疗输尿管-肠或输尿管-结肠吻合口狭窄,直视下操作更受欢迎。而且钬激光被证明是一种很好的治疗手段。输尿管内切开治疗多采用顺行方法,成功率据报道为50%~80%(Singal et al,1997;Laven,et al,2001;Watterson,et al,2002)。这些报道认为左侧操作难度更大,因为大部分的失败病例都发生在左侧(Laven et al,2003;Schöndorf et al,2013)。当用腔内治疗左侧输尿管-肠吻合口狭窄时要考虑到出血可能,因为乙状结肠距离很近。考虑到内镜治疗左侧狭窄总体成功率不高,因此是否选用内镜治疗作为左侧狭窄的首选方式需要认真考虑(图8-34)。尽管如此,Lovaco

等报道了进行输尿管内切开治疗 25 例输尿管-肠吻合口狭窄病例,在超过 50 周的随访后,发现成功率超过 80%。值得注意的是,这种腔内切开技术增加了切开部位与周围血管和脏器之间的距离,左或右侧狭窄都不构成不利因素(Lovaco et al,2005)。

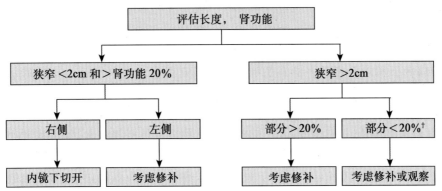

图 8-34　输尿管吻合口狭窄病的管理流程

* 如果移植免疫抑制,则考虑气囊。

† 小儿患者和选择肾功能不全的患者可能需要修复

要点:输尿管-肠吻合口狭窄

- 虽然大部分微创手段治疗输尿管肠吻合口狭窄的长期通畅率在 50% 左右,这些方法仍被用于首选治疗,内镜治疗失败患者改为手术治疗。
- 当用腔内切开治疗左侧输尿管-肠吻合口狭窄时要考虑到出血可能,因为乙状结肠系膜距离很近。考虑到这种情况下内镜途径的成功率低,上述患者最好采用彻底手术治疗。
- 开放修补或者机器人辅助治疗输尿管-肠吻合口狭窄有较好的远期成功率。同预期一样,长度超过 1cm 的狭窄复发率高,左侧成功率低。

六、腹膜后纤维化

(一)临床表现与病因学

腹膜后纤维化(RPF)典型特征是腹膜后腔存在的炎症和纤维化过程压迫包括输尿管在内的后腹膜组织。RPF 最常见于 40-60 岁的患者。但是,报道有超过 30 例小于 18 岁的患者(van Bommel,2002)。

RPF 多见于男性,男女比例为 2:1~3:1。具体的发病率并不清楚,但据估计为每年 1:50 万~1:20 万。

后腹膜纤维性肿物一般多发在 L_4-L_5 水平远端大动脉附近,并包绕输尿管,通过外压输尿管或影响输尿管蠕动引起肾积水(Lepor and Walsh,1979;Koep and Zuidema,1987)。大部分患者表现的症状是后背和(或)腰痛。疼痛多为钝痛而不是绞痛,不随体位变化,而且会放射至下腹部或腹股沟。还有,这种疼痛往往可用阿司匹林而不是麻醉药缓解。其他症状包括体重下降、食欲缺乏、恶心、全身不适、发热、高血压和少尿或无尿。肿物可能压迫下腔静脉,引起肾静脉血栓和下肢水肿(Rhee et al,1994)。肿物可能扩散到肾门,包绕肾静脉,引起肾静脉高压,继发肉眼血尿(Powell et al,2000)。很少出现动脉梗阻,对纵隔、胆道系统、肠系膜和肾自身的影响也很少(Tripodi et al,1998;Azuma et al,1999;Dejaco et al,1999;Klisnick et al,1999)。远处发生范围可到髂血管分叉处,也有报道可至精索影响阴囊(Palmer and Rosenthal,1999;Schulte-Baukloh,et al,1999)。被诊断前,症状往往持续 4~6 个月,大约有 50% 的患者可造成严重的输尿管梗阻以及继发于尿毒症的症状。大约 70% 的 RPF 病例是特发性的。最近研究认为,特发性 RPF 是慢性主动脉周炎、大血管炎疾病谱的一个阶段(Pipitone et al,2012)。在动脉粥样硬化斑块上发现的一种蜡样氧化脂和蛋白质复合物被认为是引起炎性反应的抗原(Parums et al,1991)。实际上,最近 RPF 患者被发现有很高的主动脉瘤发病率(Breems et al,2000)。RPF 经常表现为单发疾病。但是,它也有可能是多灶性纤维硬化综合征的一部分,这种综合征特点是累及多器官系统的纤维化。在这种情况下,临床表现可能包括RPF、硬化性纵隔炎、硬化性胆管炎、假眶瘤、Riedel 甲 状 腺 炎 (Dehner and Coffin,1998;Özgen and Cila,2000)。该病的病理发展过程并不清楚,但是可能与自身免疫有关。

在 30% 病因明确的 RPF 患者中,像二甲麦角新碱(马来酸美西麦角)和其他麦角碱类药物常与之相关。肾上腺素能受体阻断药和非那西汀也常用于治疗。目前还不清楚药物引起的 RPF 的病理生理原因。其他 RPF 的病因包括一些恶性肿瘤,如淋巴瘤(最常见的 RPF 恶性病因)、多发性骨髓瘤、类癌、胰腺癌、前列腺癌和肉瘤(Webb and Dawson-Edwards,1967;Usher et al,1977)。后腹膜恶性肿瘤放疗后会留下残留的纤维性肿物,引起继发输尿管梗阻。在芬兰,发现一些患有 RPF 工人与石棉暴露有关,通过胃肠道及肺的淋巴引流引起(Scheel and Feeley,2013)。另外,感染性疾病,如结核、放线菌、淋病、血吸虫病也被认为可能是 RPF 的发病机制。

也有文献证明 RPF 与膜性肾小球肾炎相关(Mercadal et al,2000;Shirota et al,2002)。明确的病因还不清楚,但是推测这种相关性与引起RPF 的某种激发免疫系统反应的未知抗原有关。RPF 与强直性脊柱炎、Wegener 肉芽肿的相关性也有报道,更进一步支持一些患者潜在的免疫病因(Izzedine et al,2002;LeBlanc et al,2002)。

典型的 RPF 病理表现是一种光滑、扁平、褐色致密的肿物包绕在后腹膜组织的周围,可累及输尿管或腰大肌。RPF 的组织学表现是一种非特异性炎症,因病期不同而表现多样。疾病早期,受累组织主要由胶原束伴毛细血管增生和炎性细胞(包括淋巴细胞、浆细胞、成纤维细胞)。疾病晚期,肿物变得相对无血管无细胞,由大片少细胞胶原组成。继发于恶性肿瘤的 RPF 在组织学上与

特发性 RPF 往往不能区别,只能通过在纤维肿块中发现小的癌岛来区别。

(二)评估

大部分 RPF 患者临床表现并不特异,查体也通常没有发现。实验室检查可能发现红细胞沉降率 ESR 增加、CRP 增高、中性白细胞增多、贫血、不同程度的肾功能不全伴电解质紊乱。特发性RPF 患者中的 1/3 ～ 2/3 ESR 及 CRP 可升高(Pipitone et al,2012)。如果整体肾功能正常,可能需行静脉肾盂造影(IVP)或 CT 尿路造影。典型的表现包括肾积水,伴近段和中段输尿管向中线移位,在梗阻水平能发现光滑的缩窄输尿管。尿路梗阻多为双侧,但也有单侧报道。不常见的是,有些患者有尿路梗阻的症状,但是影像学积水相关表现很少。

CT 典型表现是肾积水伴边界清楚的后腹膜软组织包绕大血管和输尿管(图 8-35)。如果患者肾功能损害较重,应行逆行肾盂造影,可以发现与

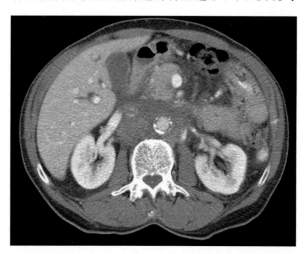

图 8-35 典型腹膜后纤维化的计算机断层扫描结果。这项研究表明,存在一个巨大物体遮挡了腰部输尿管的轮廓

IVP 一样的表现。RPF 影像学检查中,MRI 也很有用,因为肿物有特征性的 T_1 加权和 T_2 加权像表现。RPF 的特征是 T_1 加权像上的漫低信号强度,尽管 T_2 信号不尽相同,但高信号强度与疾病活动性一致(图 8-36)。随着治疗,T_2 信号往往降低,从而提供了治疗效果评估的措施。此外,含钆对比剂强化也被证明在评估治疗反应方面有一定价值,因为在适当治疗后含钆对比剂同预期一样

相应地在组织蓄积减少(Cronin et al,2008)。同样,增强 CT 也可用于监测治疗,正电子发射断层

扫描(PET)也可以。事实上,PET 似乎是最敏感的检测疾病活动的影像学手段。

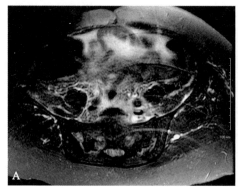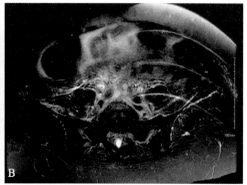

图 8-36　A. 有症状患者表现出腹膜后纤维增生,从而加重疾病的 T_2 加权磁共振图像。B. 同一患者接受 1 个月的药物治疗后;注意这个 T_2 加权图像的增强减少

如果怀疑一侧肾没有功能,应行放射性核素肾图来检查分肾功能,因为结果可能影响手术计划。应行经皮穿刺活检或是开腹或腹腔镜下活检,以除外恶性肿瘤,然后才能继续 RPF 治疗。

(三)治疗

1. 初步治疗

RPF 的初步治疗取决于患者的临床情况,有肾积水和尿毒症的患者应立即通过经皮穿刺肾造口术或内置输尿管支架来减压。放置输尿管支架的优点包括可以行逆行肾盂造影检查解剖,而且内引流很方便。有趣的是,RPF 患者放置输尿管支架往往并不困难。对电解质紊乱、少尿或无尿的严重患者,可行床旁局部麻醉下肾盂造口置管。在肾减压后,患者需要密切监测,观察有无梗阻后多尿和肾功能水平,还要适当补充水和电解质。

在初步治疗后,应该试着找出 RPF 的病因。二甲麦角新碱或其他可能潜在的诱发药物一旦确定,应立即停药。尽管恶性 RPF 患者多有原发肿瘤史,但全身仔细的影像学检查对发现隐蔽肿瘤还是必需的。需要考虑应用经皮穿刺活检或在为解除远期梗阻行输尿管松解术时取活检来除外肿瘤。但是有观点认为,如果患者没有原发恶性肿瘤史,没有典型的 MRI 或 CT 影像学表现,没有淋巴结肿大,药物治疗前活检并不是必需的。

2. 药物治疗

确诊特发性 RPF 后,最常用的主要治疗是皮质醇疗法。文献报道约 170 例特发性 RPF 应用

皮质醇治疗,临床有效率 80%,包括体积缩小和输尿管梗阻或下腔静脉受压改善(Kearney et al,1976;Baker et al,1987;Adam et al,1998;Higgins et al,1998,van Bommel,2002;Fry et al,2008)。皮质醇治疗特征性的不良反应包括疼痛和全身症状,在治疗后几天内缓解,还有红细胞沉降率快速下降以及尿量增多。文献中皮质醇的用量和用药时间差异很大,但大部分的治疗从起始剂量每天 60mg 逐渐减到每天 5mg。皮质醇长期治疗达两年的研究显示,临床症状显著改善,后腹膜病变范围显著性缩小(Kardar et al,2002),虽然在药物减量后有 25%~50% 的复发率(Pipitone et al,2012)。有活动性炎症(红细胞沉降率、白细胞增多或是活检发现有活动性炎症)的患者对皮质醇疗法效果更好。

除了皮质醇,还有一些其他的免疫抑制药被认为对特发性 RPF 有效果,包括硫唑嘌呤、环磷酰胺、环孢霉素、秋水仙碱、霉酚酸酯(Wagenknecht and Hardy,1981;McDougall and MacDonell,1991;Grotz et al,1998;Marzano et al,2001,Vega et al,2009)。研究发现醋酸甲羟孕酮、黄体酮特别是他莫昔芬对 RPF 有效果(Clark et al,1991;Benson and Baum,1993;Al-Musawi et al,1998;Dedeoglu et al,2000;Puce et al,2000,Pipitone et al,2012)。药物确切治疗机制还不清楚,但是人们认为这些药物可以抑制成纤维细胞的增殖产生治疗效果。皮质醇治疗减量后复发率

高达 50％，所以免疫抑制药是皮质醇治疗失败后的治疗选择。

3. 外科治疗

（1）开放的输尿管松解术：输尿管松解术可以经开放手术也可用腹腔镜手术，但是开放手术被认为是标准手术模式（Lindell and Lehtonen，1988；Elashry et al，1996）。那些初步治疗诊断不明或药物治疗失败的患者，手术的同时行病理检查。做开放手术，选取正中经腹切口探查双侧输尿管。开腹之前放置输尿管导管或支架可以帮助辨认输尿管解剖位置。尽管术前检查可能发现肾积水是单侧的，但是病变进展往往是双侧的，需要行双侧输尿管松解术。在游离了升结肠和降结肠后，需行肿物深部活检，做冰冻和石蜡病理检查，以除外恶性肿瘤。应从远端没有扩张的输尿管开始游离，以免损伤近侧扩张变薄的输尿管。在输尿管和沿输尿管走行的后腹膜肿物之间放置一个直角钳，在直角钳上方切开纤维组织。重复这个操作，钝性或锐性分离整个受累包裹的输尿管，使其与纤维床分离。输尿管壁这时可能会很薄，如不小心损伤输尿管，应用可吸收线缝合受损的管壁，通常情况不需要切除输尿管做端端吻合。

双侧输尿管松解后，需要移位保护输尿管使其不被远期纤维化再次受累。有一些可行的外科办法，一种方法是将输尿管向侧方牵拉，在其内侧用腹膜覆盖并固定于腰大肌；另一种方法是将腹膜在输尿管后关闭，这样输尿管将被前移至腹腔（Tresidder et al，1972）。重要的是，在输尿管间隙关闭腹膜时不要压迫输尿管引起梗阻。在一组特发性 RPF 的研究中，对比以上两种方法，发现临床和影像的结果没有显著差异（Barbalias and Liatsikos，1999）。对广泛 RPF 患者，有一种更确定的方法，就是将输尿管用网膜包绕并移入腹腔（Carini et al，1982）。应用网膜包裹，首先要从横结肠上游离网膜，将其从中切断，结扎网膜血管，一直游离到胃的附着处。胃短血管在胃壁水平切断结扎，然后两边网膜可以沿左右胃网膜动脉向两侧牵拉。网膜包绕输尿管全长，用可吸收线固定（图 8-37）。网膜可以保护输尿管不受外源性压迫和为有缺血可能的输尿管提供血供。术后可以应用皮质醇预防复发引起上尿路和静脉血管再次受压。如果输尿管松解过程中没有切开输尿管，术前放置的支架可以在术后短期内取出。

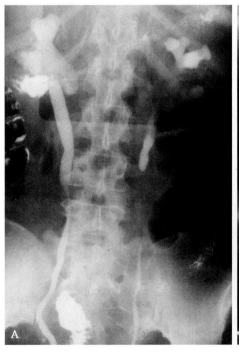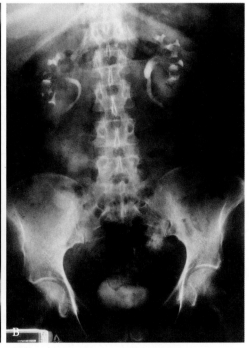

图 8-37　A. 1 例特发性腹膜后纤维化患者术前 IVP 显示双侧肾积水伴输尿管内偏。B. 同一例患者用腹腔内网膜包绕的输尿管松解术后的 IVP

如果因为输尿管周围广泛纤维化不能行松解术，而同侧肾功能良好，可以行肾自体移植（Penalver et al，2001）。如果在足够时间的接触压迫后，肾功能没有明显好转，而对侧肾功能满意，可以考虑行肾切除术。

（2）腹腔镜输尿管松解术：最早的腹腔镜输尿管松解术由 Kavoussi 和 Clayman 在 1992 年报道。随后其他人也有成功病例（Puppo et al，1994）。另一组报道介绍了他们用腹腔镜治疗 13 例患者的经验，其中包括 7 例双侧患者，6 例单侧患者（Fugita et al，2001）。术前所有患者都放置了支架，每个输尿管手术都采用了经腹膜腔途径 4 孔入路。切开后腹膜，游离结肠后，受累输尿管从后腹膜纤维组织中游离出来。输尿管旁组织多处取活检冰冻病理，以除外恶性肿瘤。在输尿管下方将后腹膜与侧腹壁闭合以使输尿管腹膜内化。11 例（85%）患者的输尿管松解术成功，另 2 例（15%）因为髂静脉损伤（1 例）和纤维化严重（1 例）转为开放手术。平均手术时间双侧为 381 min，单侧为 192 min；平均的镇痛药使用相当于 59mg 硫酸吗啡；平均住院时间为 4d。术后并发症有 4 例（30%），包括附睾炎、脐部穿刺通道瘀血、迁延的肠梗阻和尿潴留。所有患者病理都有纤维组织伴淋巴细胞、浆细胞、巨噬细胞和成纤维细胞增生。平均随访 30 个月，上尿路影像学检查，如静脉尿路造影或肾图发现有 92%（12 例）的患者梗阻消失。一项包括 17 个研究中心的多中心研究显示，有专业培训的腹腔镜手术医师的中心行腹腔镜输尿管松解术，59% 的中心的泌尿外科医师应用药物治疗，腹腔镜手术成功率达到 83%（Duchene et al，2007）。

最近的一项回顾性研究对比了腹腔镜和开放手术两种输尿管松解方式，结论是微创手术的住院时间更短（平均 2.1d 和 5.9d，$P=0.004$），但是成功率和并发症发生率二者相近（Styn et al，2011）。

机器人输尿管松解术治疗腹膜后纤维化也有报道。Keehn 等（2011）应用机器人对 17 例患者 21 侧肾行输尿管松解术和网膜覆盖，平均随访 20.5 个月，其中有 14% 复发并且需要再次手术，而 86% 无复发。研究人员报道了 1 例出现围术期并发症，为术中未发现的热损伤导致肠瘘，需要

行肠管切除。

要点：腹膜后纤维化

- 一般多发生在 L_4-L_5 水平远端大动脉附近，包裹输尿管，通过外压输尿管或影响输尿管蠕动引起肾积水。大部分患者是特发性，与慢性动脉炎有相关性。

- 大部分 RPF 患者的症状和体征无特异性。实验室检查可能发现红细胞沉降率增加，白细胞增多、贫血、不同程度的肾功能不全伴电解质紊乱。

- 有肾积水和尿毒症的 RPF 患者早期处理是经皮肾造口术或留置输尿管支架管引流紧急减压，引流减压后需要密切监测以防梗阻后多尿。

- 最常用的治疗特发性 RPF 的基本药物是皮质醇，二线药物是免疫抑制药。

- 外科手术行双侧输尿管松解时需要将输尿管置于腹膜内或者网膜包裹。开放和腹腔镜技术均可成功采用。如果无法行输尿管松解术，应行肾自体移植。

请访问 www.expertconsult.com 查看本章相关的视频。

参考文献

完整的参考文献列表通过 www.expertconsult.com 在线获取。

推荐阅读

Boxer RJ，Fritzsche P，Skinner DG，et al. Replacement of the ureter by small intestine：clinical application and results of the ileal ureter in 89 patients. J Urol 1979；121：728.

Canes D，Berger A，Gettman MT，et al. Minimally invasive approaches to ureteropelvic junction obstruction. Urol Clin North Am 2008；35：25.

Carini M，Selli C，Rizzo M，et al. Surgical treatment of retroperitoneal fi brosis with omentoplasty. Surgery 1982；91：137.

DiMarco DS，Gettman MT，McGee SM，et al. Long-term success of antegrade endopyelotomy compared with pyeloplasty at a single institution. J Endourol 2006；20：707.

Foley FEB. New plastic operation for stricture at the ureteropelvic junction. J Urol 1937;38;643.

Jarrett TW,Chan DY,Charambura TC,et al. Laparoscopic pyeloplasty:the first 100 cases. J Urol 2002;167:1253.

Khanna R,Isac W,Laydner H,et al. Laparoendoscopic single site reconstructive procedures in urology:medium term results. J Urol 2012;187:1702.

Link RE,Bhayani SB,Kavoussi LR. A prospective comparison of robotic and laparoscopic pyeloplasty. Ann Surg 2006;243;486.

Mufarrij PW,Woods M,Shah OD,et al. Robotic dismembered pyeloplasty:a 6-year,multi-institutional experience. J Urol 2008;180;1391.

Ockerblad NF. Reimplantation of the ureter into the bladder by a fl ap method. J Urol 1947;57:845.

Pipitone N,Vaglio A,Salvarani C. Retroperitoneal fibrosis. Best Pract Res Clin Rheumatol 2012;26;439.

Razdan S,Silberstein IK,Bagley DH. Ureteroscopic endoureterotomy. BJU Int 2005;95（Suppl. 2）:94.

Richstone L,Seideman CA,Reggio E,et al. Pathologic findings in patients with ureteropelvic junction obstruction and crossing vessels. Urology 2009;73;716.

Schöndorf D,Meierhans-Ruf S,Kiss B,et al. Ureteroileal strictures after urinary diversion with an ileal segment-is there a place for endourological treatment at all? J Urol 2013;190;585.

Turner-Warwick RT,Worth PH. The psoas bladder-hitch procedure for the replacement of the lower third of the ureter. Br J Urol 1969;41;701.

（肖　博　陈　松　刘宇保　**编译**　李建兴　**审校**）

第9章 上尿路损伤

Richard A. Santucci, MD, FACS, and Mang L. Chen, MD

肾损伤

输尿管损伤

一、肾损伤

肾是最常因外部创伤而受损的泌尿生殖器官。放射影像分期的进展、血流动力学监测的改进,以及血管栓塞的广泛应用提高了肾保留率并减少了相关不必要的手术。肾的大多数钝性伤和许多穿透性损伤不再需要开放式手术干预。对这些患者进行密切的随访、及时对非手术处理所致失败或并发症进行治疗仍然是十分必要的。

(一)背景

机动车事故、从高处跌落,以及斗殴是导致肾钝性损伤的主要原因。动能的直接传递和快速减速力会使肾处于危险之中。**在钝性肾损伤病史中,或许应该获取的最重要的信息是高速撞击创伤过程中的减速程度。**显著的加速或减速会导致罕见但致命的肾血管损伤。这些情况见于肾在腹膜后固定点如肾门或输尿管肾盂交界处发生撕裂,进而导致肾动脉血栓形成、肾静脉破裂和肾蒂撕脱。明确具体的损伤机制和病史对疾病诊治可能会有所帮助。例如,汽车事故后的大部分肾损伤是由于无保护措施的驾驶员直接撞击方向盘或侧面撞击车门造成的,通常伴有车门变形向车内挤压 30cm 或以上(Kuan et al,2007)。向现场急救人员了解事故细节可以增加对肾损伤的怀疑程度。

穿透性肾损伤通常来自枪伤和刀刺伤。其中枪伤占绝大部分,而刀刺伤居第二位,远少于枪伤(86%:14%)。穿透伤更可能会导致显著的和持续性的肾出血,需要进行肾缝合修补或肾切除术,非手术治疗导致并发症的发生率更高。在大型城市遭受肾损伤的患者中,肾枪弹伤发生率约为 4%(McAninch et al,1993)。

斗殴或自伤造成的刺伤可能导致肾血管和肾实质损伤。常见刺伤部位包括上腹部、侧腹部和下胸部,面对这些部位的刺伤临床医师应警惕可能的肾损伤。**腋前线上的刺伤更容易损伤肾的重要结构,例如肾门和肾蒂,而腋后线上的刺伤更加容易导致肾实质损伤。**如果要取出利器,应注意其尺寸,因为利器的长度和宽度可提供有关其穿透性和破坏性特征等有价值的信息。

针对所有身体系统的体格检查必须详细完整。对于有意识的患者,应在检查期间进行彻底的病史记录。根据美国创伤外科协会(AAST)指南的要求,多发伤后的患者应迅速进行急救复苏。对于钝性损伤,颈椎固定是必需的,直到通过放射线检查确认颈椎完整。必须进行腹部、胸部和背部的检查。侧腹部血肿、腹部或侧腹部压痛、肋骨骨折,以及下胸部或侧腹部的穿透性损伤,表明可能伴有肾损伤。**同侧肋骨骨折可使显著肾创伤的发生率增加 3 倍。**

枪伤可能会产生误导,因为较小的伤口可能会低估体内较大的组织破坏。子弹出口通常更大,但并不一定如此。软组织和骨骼可以改变子弹的轨迹,因此,弹体可能不会从入口到出口沿直线通过。子弹碎片可以产生次级"子弹",导致出现多个伤道。当拍摄胸部和腹部的 X 线片时,可在入口和出口处放置一个小金属物体以帮助在胶片上确定这些位置。

血尿:**显著的泌尿系统损伤的最佳判断指标包括肉眼和显微镜下血尿[>5 红细胞/高倍视野(RBCs/HPF)或试纸阳性],尤其是与加速或减速**

损伤、穿透性创伤,以及在事故现场或急诊室内出现的低血压(在收缩压<90 mmHg)相关时。

血尿程度和肾损伤的严重程度有时并不一致。在轻度肾挫伤中可观察到肉眼血尿,而在一些严重肾损伤中只观察到镜下血尿。最近的一项研究显示,420 例Ⅳ级肾损伤患者中有 7% 没有血尿(Shariat et al,2008a),而 36% 的钝性创伤引起的肾血管损伤在尿液中没有发现红细胞(Cass,1989)。此外,大约 50% 的输尿管肾盂连接处的损伤没有镜下或肉眼血尿。在钝性创伤患者中,镜下血尿合并休克显著增加了严重肾损伤的发生率(Nicolaisen et al,1985;Mee and McAninch,1989;Mee et al,1989;Miller and McAninch,1995)。

通过插管或排出尿获得的第一份尿液可用于确定是否存在血尿。之后的尿液样本会因急救输液而被稀释,导致血尿程度被低估或没有血尿。尿液中存在任何程度可以见到的血液都被认为是肉眼血尿。镜下血尿可通过试纸分析或微量分析进行检测。试纸法检测快速,并且检测微血尿的敏感度和特异性超过 97%,尽管在一项研究中发现试纸法与实际尿液分析结果的相关性较差(Chandhoke and McAninch,1988)。**尽管血尿的存在与否对创伤性尿路损伤的初始评估十分重要,但其不应成为评估疑似肾损伤患者的唯一决定因素。**由于血尿的严重程度因钝性伤和穿透伤而异,因此必须强调用适宜的方法(通常为计算机断层扫描)对肾损伤进行检测和分级的重要性。

(二)分类

AAST 器官损伤定级委员会(Moore et al,1989)提供了临床最广泛使用和接受的肾损伤分类方法(表 9-1,图 9-1)。基于造影剂增强 CT 所实现的精确分级,AAST 损伤严重程度量表是评估肾损伤患者临床预后的强有力的预测工具(Santucci et al,2001)。

表 9-1　美国创伤外科协会肾损伤分级

分级[*]	类型	描述
Ⅰ	挫伤	镜下或肉眼血尿,泌尿系统检查正常
	血肿	包膜下血肿,无实质损伤
Ⅱ	血肿	局限于腹膜后肾区的肾周血肿
	裂伤	肾实质裂伤深度<1cm,无尿外渗
Ⅲ	裂伤	肾实质裂伤深度>1cm,无集合系统破裂或尿外渗
Ⅳ	裂伤	肾实质裂伤贯穿皮质、髓质和集合系统
	血管损伤	肾动脉或静脉主要分支损伤合并出血
Ⅴ	裂伤	完全破裂的肾
	血管损伤	肾门血管撕裂、离断伴肾无血供

[*] 对于Ⅲ级损伤,如双侧肾损伤,应评为Ⅳ级

Data fromMoore EE,Shackford SR,Pachter HL,et al. Organ injury scaling:spleen,liver,and kidney. J Trauma 1989;29:1664-6.

1. 肾影像检查的适应证

放射性影像检查的标准包括以下几条。

(1)所有可能伴有肾损伤的穿透性创伤(腹部、侧腹或下胸部入口/出口伤口),且血流动力学稳定到足以进行 CT 检查(而不是直接进入手术室或导管室)。

(2)所有伴有明显的加速/减速损伤的钝性创伤,特别是在高速机动车事故中发生的迅速减速或从高处跌落。

(3)所有伴有肉眼血尿的钝性创伤。

(4)所有伴有镜下血尿和低血压(定义为在评估和急救复苏期间的任何阶段出现收缩压<90 mmHg)的钝性创伤。

(5)超过 5 个红细胞/高倍视野的儿科患者。

一项评估放射性影像检查适应证的大规模前瞻性研究已经在旧金山总医院持续进行了超过 25 年。研究结果已在三份报告中更新(Nicolaisen et al,1985;Mee and McAninch,1989;Miller and McAninch,1995)(图 9-2)。根据该研究提供的信息,所有伴肉眼血尿的钝性创伤患者,以及镜

下血尿伴休克（评估和复苏期间任一时间收缩压<90 mmHg）的患者都应进行肾影像检查，通常采用静脉注射（IV）造影剂 CT 检查以及延迟显像来评估尿外渗。

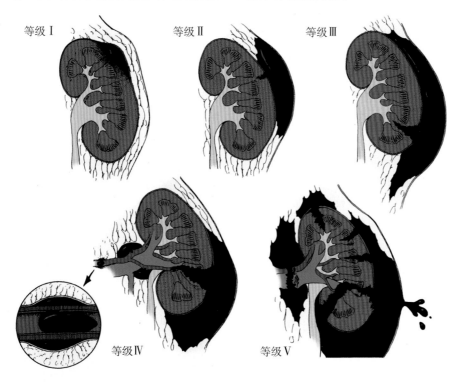

图 9-1　肾损伤分级[根据美国创伤外科协会的器官损伤量表（based on Moore EE，Shackford SR，Pachter HL，et al. Organ injury scaling：spleen，liver，and kidney. J Trauma 1989；29：1664-6. ）]

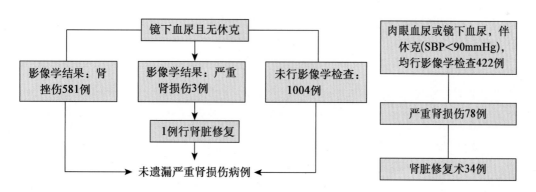

图 9-2　图中展示了影像学检查评估肾损伤的研究结果。在受到钝性肾创伤的成人中，可以选择性地进行影像检查（From Miller KS，McAninch JW. Radiographic assessment of renal trauma：our 15-year experience. J Urol 1995；154：352-5. ）

镜下血尿患者若不伴有低血压或加速/减速损伤，可选择临床观察而无须影像成像。该观点由 Miller 和 McAninch（1995）首先提出，并被随后的几项研究证实，这些患者很少有明显的肾损伤（<0.0016％）。但如果基于病史、查体或患者随后的临床过程而怀疑肾损伤，则应进行影像检查。还有一点十分重要，钝性快速减速伤，例如高速机动车事故或从高处跌落，会导致肾血管蒂或输尿管损伤的风险增加。

应该对伴有任何程度的血尿的穿透性损伤进行肾影像检查。在 Carroll 和 McAninch（1985）的一篇报道中，50 例穿透性肾外伤患者中仅有 27

例发现镜下血尿,其中 3 例几乎检测不到微血尿(0 至 3 个 RBCs/HPF),而其中有 1 例存在肾蒂损伤。

患有钝性肾损伤的儿科患者(年龄小于 18 岁)通常可以像成人一样进行评估(Santucci et al,2004a),但需要注意下列事项。

(1)已知儿童在腹部钝性损伤后患肾损伤的风险高于成人(Brown et al,1998a),这可能是因为儿童肾的尺寸相对较大,且相对肋骨覆盖较少(Buckley and McAninch,2004)。

(2)需要注意的是,儿童通常不会因严重失血而变得低血压,并且在没有这种症状的情况下仍然可能有明显的出血性肾损伤,对这样的患者应做好随时进行肾影像学检查的准备。儿童在创伤后具有较高的儿茶酚胺释放,其在失血量达到约 50% 的情况下仍可维持血压稳定。

(3)儿童肾异常的比例较高,如严重肾积水或肾母细胞瘤,这可能导致肾创伤看起来并不明显,但实际上肾受损非常严重。

2. 影像学检查

造影剂增强 CT 是肾损伤中泌尿生殖成像的金标准(Bretan et al,1986;Federle et al,1987)。快速、高敏感度和特异性的 CT 可提供最明确的

分期信息——肾实质撕裂可以很明确识别,可以很容易地检测出造影剂尿液外渗(图 9-3),可以确定肠管、胰腺、肝、脾和其他器官的相关损伤,而且可以通过腹膜后血肿的大小来评估腹膜后出血的程度。肾实质对造影剂的摄取不良表明动脉血栓形成(图 9-4)或横断。检测最严重损伤(尿外渗、活动性动脉出血和严重的实质/血管损伤)的精细解剖细节,可增强我们判断哪些损伤可以进行非手术治疗的能力和信心。

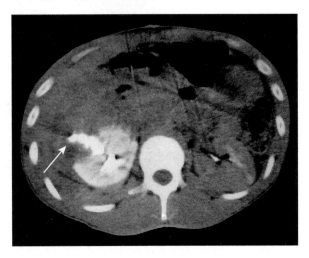

图 9-3　右肾刺伤(Ⅳ级)的 CT 扫描(箭头),显示广泛的尿外渗与较大的腹膜后血肿

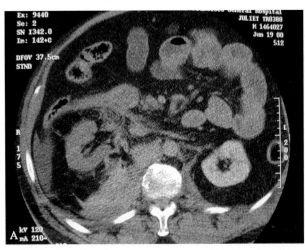 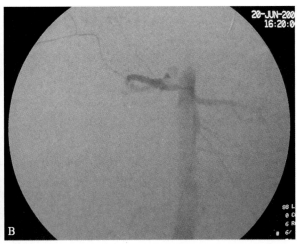

图 9-4　A. CT 扫描显示挤压伤后右肾动脉血栓形成。注意右肾造影剂摄取低于左肾,右肾内侧动脉区域的弥散性软组织损伤。B. 血管造影显示挤压伤后右肾动脉血栓形成

目前,螺旋 CT 正在许多临床中心用于评估肾损伤(Brown et al,1998b)。动静脉扫描(通常在造影剂施用后 80s)实现了造影剂肾内排泄阶段的可视化,并且是检测动脉外渗的必要条件。

如果造影剂没有足够的时间充分排泄到肾实质和集合系统,则可能会错过肾集合系统损伤的检测。注射造影剂 10min 后的重复/延迟扫描能准确可靠地识别实质撕裂伤和尿外渗。专家观点认为,

当肾被认为正常,并且肾周、腹膜后、盆腔以及膀胱周围不存在液体时,则可省略延迟成像步骤(Santucci et al,2004b)。CT 上观察到的可能提示严重损伤的表现包括:①内侧血肿,提示血管损伤;②内侧尿外渗,提示肾盂或肾盂输尿管连接部撕脱伤;③全肾实质缺乏造影剂增强显像,提示肾动脉闭塞;④同时出现以下两种或两种以上>3.5cm 的大血肿、内侧肾裂伤和血管造影剂外渗(表明活跃的活动性出血)。

具有上述最后特征(前一段中的第 4 项)中的两个或三个的患者需要行开放手术或血管栓塞的比率比没有这些特征或具有这些特征之一的患者要高 9 倍(Dugi et al,2010)。此外,CT 上可见的血管内造影剂活动性外渗(例如患者出血十分凶猛,以至于可在血管相 CT 扫描中检测到)与随后所需的血管栓塞治疗密切相关(Nuss et al,2009)(图 9-5)。CT 成像的广泛使用和其呈现的解剖学细节已取代了用于分级目的但敏感度、特异度均较低的排泄性尿路造影(静脉肾盂造影术,IVP)。

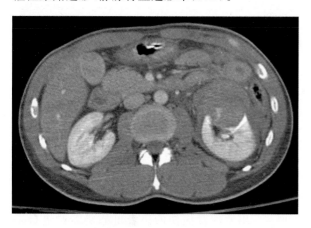

图 9-5　CT 扫描显示钝性肾损伤后左肾窝血肿,高亮造影剂喷射表明血管内造影剂活动性外渗,提示活跃的活动性出血

CT 的一个主要限制是不能充分识别肾静脉损伤。有正常的动脉灌注,肾实质看起来正常,并且集合系统可能包含造影剂,伴随上述特征的肾内侧血肿提示有静脉损伤。大多数静脉损伤要么流血太多以至于必须去手术室,要么填塞后出血停止而不需要进一步治疗。目前,CT 对肾静脉损伤不敏感的临床意义尚不明确。

术中进行"单次"IVP 的持续作用有限。其应用指征并不常见,但是当外科医师在对患者进行腹部探查期间意外遇到肾周围的腹膜后血肿而又没有术前 CT 时,该检查方法可以提供重要信息。单次 IVP 的主要目的是评估对侧肾功能,并对损伤侧肾进行影像学分期。了解患者是否只有一个肾至关重要,必须避免任何可能危及仅存单个肾的不必要的操作。IVP 技术有助于在获取重要信息同时减少所需时间,静脉推注 2ml/kg 造影剂后 10min 仅进行单次造影。该检查特别有助于确定是否存在尿外渗。如果未发现异常,可以避免对患肾的探查,而如果发现不正常或接近正常,则需探查肾和完成损伤分期,并修复任何异常发现。

Morey 及其同事(1999)报道了他们在术中单次应用 IVP 治疗肾损伤方面的经验。在 50 例患者中,造影结果足以避免 32% 的肾探查。该报道支持这种术中成像技术的价值。

超声检查常用于腹部损伤的快速评估(创伤重点超声评估,FAST),但该方法对成人肾损伤的诊断特异性较差。如有必要,超声检查可用于确认两个肾的存在,并可检测腹膜后血肿。

3. 血管栓塞

肾动脉造影和栓塞术是肾创伤中越来越常用的诊疗方式,正确运用该术式可阻止明显的肾出血,而无须剖腹手术。大多数血管造影的文献,包括病例报告和数据库中发现的患者单一研究报告显示,该诊疗模式在临床上较为常用。尤为重要的是,若使用血管栓塞,血管造影团队应具有丰富的经验,可以毫不拖延地完成手术,并可在患者到达导管室期间对其进行监测甚至进行复苏。用于肾损伤的超选择性栓塞治疗,有效且侵入性较小,可以避免不必要的手术探查乃至进一步的肾切除术。最初的失败较为常见,失败率在 13%~88%(Breyer et al,2008;Sugihara et al,2012),但随后的栓塞至少在一项研究报告中非常成功(Hotaling et al,2011)。

创伤性假性动脉瘤和动静脉瘘通常可通过血管造影及栓塞进行治疗,具有较高的预期成功率(图 9-6)。在特殊的临床情况下,血管内支架可用于血管造影期间内膜瓣发生肾动脉血栓形成的患者(Goodman et al,1998)。需要更长期的随访和更多的病例来确定这是否是一种成功的方法,特别是考虑到大多数支架在放置后需要抗凝治疗,这在创伤患者中或许是不可能的。

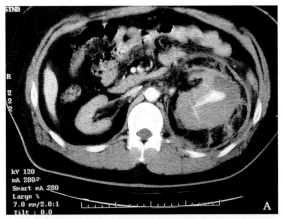

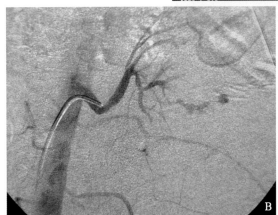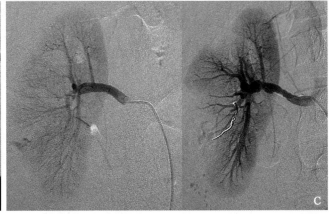

图 9-6　A. CT 扫描显示左肾创伤后动静脉瘘。B. 血管造影显示左肾创伤后动静脉瘘。C. 右肾裂伤的血管栓塞,动脉造影显示活动性动脉出血。线圈栓塞用于控制出血。注意线圈的存在和较大的三角形梗死区域

(三)非手术治疗

仅有约 5% 的肾创伤患者被发现有明显的肾损伤(Ⅱ至Ⅴ级)(Miller and McAninch,1995)。无论发生的机制如何,非手术治疗已成为血流动力学稳定且创伤分期良好的 AAST Ⅰ～Ⅲ级肾损伤患者的标准治疗(Santucci et al,2004b)。大多数专家认为Ⅳ级和Ⅴ级损伤患者更需要手术探查,但如果仔细进行分期和选择,即使是这些高级别损伤也可以在不实施肾手术的情况下进行治疗(图 9-7)(Santucci and McAninch,2000;Santucci et al,2004b;Buckley and McAninch,2006;Umbreit et al,2009;Van der Wilden et al,2013)。

曾有学者提出一项针对大多数成人的钝性肾实质损伤、许多肾刺伤和经筛选的肾枪击伤患者进行期待治疗的临床试验。研究发现,即使在有尿外渗与组织坏死的情况下,经非手术治疗钝性肾损伤通常预后良好。总体而言,98% 的患者可以成功非手术治疗而无须开腹探查,即使非常高级别的损伤有时也可以进行非手术治疗。在一组 6 例血流动力学稳定的Ⅴ级钝性肾损伤的患者中,均未经手术而得以成功治疗(Altman et al,2000)。出血性肾损伤的患者可能仍需要进行手术探查和随后的肾切除术或肾缝合术,但血流动力学稳定的患者通常无须手术即可成功治疗(Moolman et al,2012)。延迟出血,通常适合血管栓塞处理,发生率约为 9%。

枪伤或刺伤所致的肾穿透性创伤,在稳定的患者中也可进行非手术治疗。在一个大型研究中,经仔细筛选具有良好损伤分级的患者,55% 的肾刺伤和 24% 的枪伤患者接受了合理的非手术治疗(McAninch et al,1991)。与过去所教授的相反,强制性手术探查已不再适用于肾枪伤患者。Serafetinides 及其同事(2004)对 40 例低速枪伤患者(54%)进行了非手术治疗,并发症非常少。

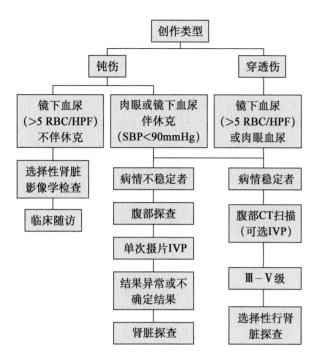

图 9-7 成人肾损伤决策指导流程图。CT. 计算机断层扫描；IVP. 静脉肾盂造影；RBC/HPF. 每个高倍视野的红细胞；SBP. 收缩压

在肾刺伤患者中，甚至有更多的证据支持非手术治疗。一项队列研究中，108 例血流动力学稳定的肾刺伤患者非手术治疗获得成功，没有患者进行延迟肾切除术（Armenakas et al，1999）。由于伴发非泌尿系损伤，一些钝性和穿透性腹部创伤可能需要剖腹手术，但即使在这些情况下也没有必要额外探查肾（Shariat et al，2008b）。肾探查的唯一绝对指征是逐渐扩大的搏动性腹膜后血肿，提示有肾动脉撕裂，这在临床上十分罕见。

选择非手术治疗的所有高级别损伤患者应密切观察连续血细胞比容数值和生命体征。虽然缺乏相关数据支持，但我们经验性地规定此类患者需卧床休息直到肉眼血尿消失。无症状（发热、腰痛、血细胞比容下降、血尿增加等）的患者无须常规 CT 成像（Davis et al，2010）。尽管大多数 II 至 IV 级损伤可以顺利完成治疗，但有时也可能会发生延迟性肾出血（Wessells et al，1997）。如果发生持续性或延迟性出血，血管造影及选择性栓塞出血血管可以有效避免手术干预。应密切观察患者病情并告知可能出现急性或延迟的肾血管性高血压。出院后延迟出血的情况很少见，但确实也会发生。

非手术治疗的失败率高达 20%（平均 10%），但绝大多数患者仅需要支架或血管栓塞即可。非手术治疗并发症的发生率远低于侵袭性手术探查，并使得重症监护病房（ICU）住院时间缩短、总住院时间缩短、死亡率降低、输血量减少（Bjurlin et al，2011）。然而，对于活动性肾出血的患者，需要进行快速开放性手术或在某些情况下快速且专业的血管栓塞以避免死亡，这一点怎么强调都不过分。

在伴有持续尿外渗的严重肾损伤中，放置输尿管内支架进行引流，可以缩短尿外渗持续时间并减少肾周尿液形成尿性囊肿的机会。有时，输尿管支架的逆行放置是不可行的，例如骨盆骨折伴随的尿道牵张力缺损、严重的生殖器创伤无法进入尿道、完全输尿管横断，以及骨折后禁止截石位。在这些情况下，经皮肾造口引流及顺行输尿管支架置入是可行的选择，支架和引流将促进肾愈合。

在肾损伤连续影像成像中看到的液体聚集物是血肿、尿性囊肿或脓肿。尿性囊肿可通过其放射学特征与血肿区分开来。Hounsfield 单位（HU）下尿性囊肿的密度范围为 0～20；血肿密度几乎总是＞30（Federle and Jeffrey，1983）。此外，在延迟期成像期间（静脉注射造影剂后 5～20min），尿性囊肿依赖性地增强对比度。在增强成像中，脓肿表现为边缘强化和高密度（HU＞20）（Allen et al，2012）。如果放置输尿管支架或行经皮肾造口引流术后肾周积液仍然持续存在，经皮引流管的放置可促进愈合并预防或治疗脓肿。

（四）手术治疗

创伤后肾探查或快速血管栓塞的适应证可分为绝对和相对两种（Voelzke and McAninch，2008）。**绝对适应证包括**：①血流动力学不稳定伴休克；②扩大/搏动性肾血肿（通常提示肾动脉裂伤）；③疑似肾血管蒂撕脱（5 级）；④肾盂输尿管连接部破裂。相对适应证是：①尿外渗伴有明显的肾实质血供阻断（早先数据表明非手术治疗并发症的发生率高于平均值，但也可以密切观察）；②肾损伤合并结肠/胰腺损伤（这些患者如果在结肠/胰腺损伤时未修复肾损伤，并发症发生率较高，但肾损伤也可在肠损伤修复后密切观察）；③动脉损伤的延迟诊断（很可能是需要延迟性肾切除术）。最近的数据表明,肾血供阻断和尿漏的患者实际上有很好的结果,18 例患者中只有 1 例（6%）需要在节段性肾动脉损伤的非手术治疗中进行后续性干预(Elliott et al,2007)。

Ⅳ级肾实质裂伤或穹隆破裂所致的单纯性尿外渗可以进行非手术治疗,预期自发消退超过 90%。如果肾实质裂伤、尿外渗或两者共同相关的坏死组织占比超过 25%,则并发症的可能性会大大增加,可以考虑手术治疗(Alsikafi et al,2006)。

1. 肾探查

急性肾损伤的手术探查最好通过经腹的方式进行,该方法可以全面检查腹腔内器官和肠管。在一些穿透伤的报道中,非肾器官损伤率被发现高达 94%(McAninch et al,1993)。如果需要,在肾探查之前,可以先识别并控制大血管、肝、脾、胰腺和肠管的损伤。

肾探查的手术方法如图 9-8 所示(McAninch and Carroll,1989)。在探查之前将肾血管分离,一旦打开 Gerota 筋膜后发生大出血,可迅速夹闭肾血管(Scott and Selzman,1966)。将小肠与内脏分离并从手术区域抬起,这将显露后腹膜。在腹膜后主动脉上方切口,直到肠系膜下动脉,切口向上延伸至 Treitz 韧带,完成主动脉前表面的显露并且优先显露左肾静脉,其向前穿过主动脉,必要时可将血管止血带放置在右肾静脉或左肾静脉上。静脉通常需向头侧牵开,可能需要使用 Deaver 牵开器,并在下方找到左右肾动脉,动脉用血管止血带固定。右肾静脉也可以通过这个切口处理,但如果这么做较为困难,通过折转十二指肠的第二部分可以很好地显露静脉。

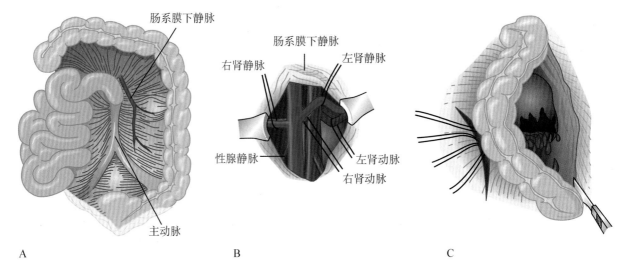

A　　　　　　　　　　　B　　　　　　　　　　　C

图 9-8　肾血管和肾的手术方法。A. 腹主动脉切口在主动脉上方肠系膜下静脉内侧。B. 肾血管的解剖关系。C. 腹膜后切口在结肠侧面,显露肾

大的血肿可能会延伸到主动脉上,并使初步计划的腹膜后切口标志模糊不清。在这种情况下,肠系膜下静脉可以作为选择适当切口时的解剖学标志。在肠系膜下静脉内侧做腹膜后切口并穿过血肿,可以识别主动脉的前表面,进而找到其上穿行的左肾静脉。

然后通过在结肠侧面切开腹膜显露肾,然后分离出 Gerota 筋膜。这种操作通常需要分离结肠的脾曲（左）或肝曲（右）。然后打开 Gerota 筋膜,从周围的血肿中完全分离损伤的肾。如果出血加重,先前分离的血管可以用血管钳或血管止血带暂时止血。

早期分离血管是否必要？肾出血是肾外伤肾切除术的主要原因。**在打开 Gerota 筋膜之前,先处理肾血管可以减少肾损失。**通过一组比较数据我们发现,当获得血管控制时,总的肾切除率从 56% 降低至 18%(McAninch and Carroll,1982)。Carroll 及其同事（1989）证实,肾探查中只有 2% 放置了止血带的血管需要暂时夹闭。McAninch 及其同事（1991）在一组 133 个肾样本的研究中发现,术中在打开 Gerota 筋膜之前进行早期血管分离和控制,可实现 89% 的肾挽救率。

Corriere 及其同事(1991)的研究报道,如果在打开 Gerota 筋膜后必要时才进行血管控制,肾切除率为 37%。Atala 及其同事(1991)报道了一组类似的研究,肾切除率为 36%。总体而言,目前可获得的数据证实早期血管控制可提高肾挽救率,因为在肾探查之前并不能准确识别哪些患者需要暂时夹闭血管。在那些得出血管控制并非必需的研究中,肾损失率几乎比那些常规进行血管控制的研究要高 3 倍。

2. 肾重建

创伤后肾重建的原则包括:完全显露肾、临时血管控制措施、无活力组织清创、缝合结扎出血血管、必要或可行的集合系统无漏缝合、重新对合肾实质缺损、可行的情况下用附近的筋膜皮瓣(Gerota 筋膜或网膜)进行覆盖、放置引流管(图 9-9)。

肾缝合如图 9-10 所示。注意裂伤的边缘要对合好(3-0Vicryl 或类似的缝合线),在肾包膜下垫衬可吸收的止血材料,例如可吸收明胶海绵(Pfizer,New York,NY)。

当无法修复肾一极损伤时,可以进行肾部分切除术。应尽可能通过蒂状网膜瓣覆盖开放的肾实质(见图 9-9)。由于其丰富的血管和淋巴供应,网膜可促进伤口愈合,并降低延迟出血和尿外渗的风险。如果不能用网膜的话,可吸收网片、腹膜移植物或腹膜后脂肪的使用也是可行的。

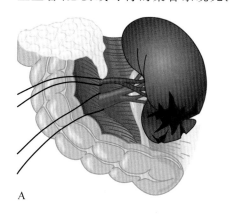
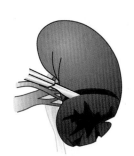
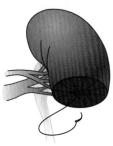
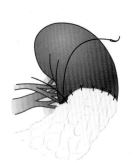

A

B 部分肾极切除术　　C 关闭集合系统　　D 带蒂网膜瓣覆盖

图 9-9　肾部分切除术的技术。A. 显露全肾;B. 锐性切除无活力的组织;C. 止血并关闭集合系统;D. 缺损覆盖

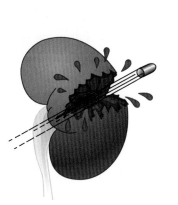
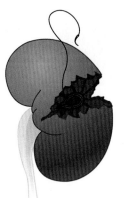
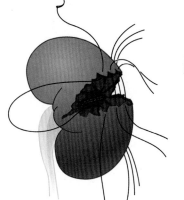
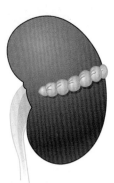

A 肾中段深及肾盂的裂伤　　B 关闭肾盂及结扎血管　　C 关闭缺损处　　D 缝线绑于可吸收明胶海绵垫

图 9-10　肾缝合技术。A. 肾中段的典型损伤;B. 清创,止血和收集系统关闭;C. 实质边缘对合;D. 缝线绑在可吸收明胶海绵垫上

诸如 Floseal(Baxter,Deerfield,IL)这一类的止血药,疗效明确,并且在泌尿生殖器创伤的处理中具有越来越大的作用(图 9-11)。根据保留肾单位手术的经验,将明胶基质应用于复杂肾损伤的猪模型中,显示出比常规缝合处理更少的平均失血量(Hick et al,2005)。

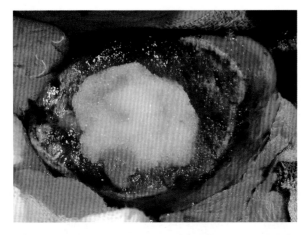

图 9-11 肾部分切除术中 Floseal 表现出极佳的止血效果

以肾损伤为主的患者中,很高比例同时合并腹腔内其他组织结构的受损,其中肝和脾的损伤是最常见的,结肠、胰腺和胃的损伤也时常发生。在早年的临床实践中全肾切除术是较为提倡的方式,因为尝试保留肾的并发症发生率高。然而,研究发现在这些损伤中,肾修复是成功的,且相关并发症很少(Rosen and McAninch,1994;Wessells and McAninch,1996;Master and McAninch,2006)。修复后应常规放置引流管。

肾血管损伤:创伤后的肾血管损伤并不常见,并且通常伴有需要手术干预的其他相关损伤。对于没有肾缺如的主要肾血管损伤的患者,提倡快速肾切除术。在极少数情况下,血管修复在技术上是可行的,但肾挽救率非常低,例如,即使在最专业的术者操作下,肾主要动脉重建的挽救率仅有 33%(Elliott et al,2007)。血管修复需要使用血管钳夹闭所涉及的血管,撕裂的主要肾血管可以用 5-0 不可吸收的血管缝合线进行修复(图 9-12)。

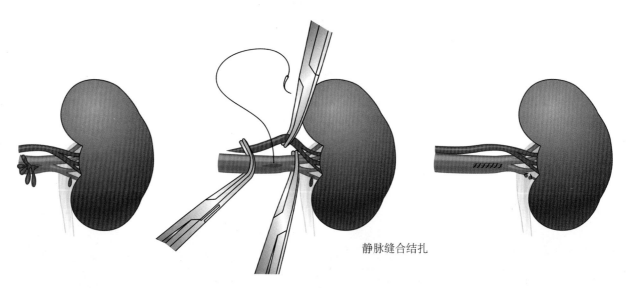

静脉缝合结扎

图 9-12 血管损伤。左.静脉损伤可能发生在主肾静脉或节段分支;中.主肾静脉修复;右.节段分支的结扎可以安全地完成

钝性创伤引起的肾动脉血栓形成通常继发于减速性损伤。肾的移动导致肾动脉被牵拉,进而导致弹性纤维含量较低的动脉内膜破裂。随后的血栓阻塞血管,导致肾缺血(图 9-13)。通过 CT 或血管造影进行快速诊断,可对潜在的患者进行甄别并立即进行肾探查以挽救肾,但成功率仍非常低,并且几乎总是需要切除肾(Knudson et al,2000)。

在血管造影期间通过使用血管内支架成功进行肾血运重建的病例报告提供了一种新的且有前景的方法,来解决由钝性创伤引起的肾动脉内膜瓣血栓形成的问题(Inoue et al,2004;Memon and Cheung,2005)。这种方法的最大缺点是无法在患有多发伤的患者中安全地进行支架后抗凝治疗。

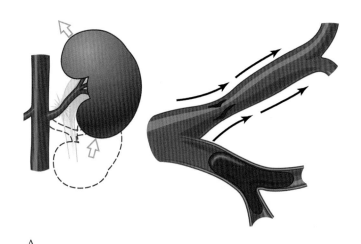

A

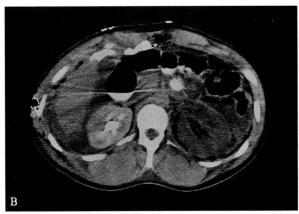

B

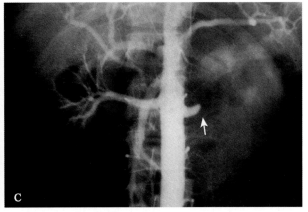

C

图 9-13 A. 肾受钝性创伤(减速损伤)而产生的位移造成肾动脉受到牵拉,导致动脉内膜破裂和血栓形成;B. CT 显示左肾的肾动脉血栓形成,表现为肾造影剂灌注减少;C. 动脉造影显示继发于血栓形成的左肾动脉(箭头)的完全闭塞

外科血运重建在肾动脉血栓形成中很少可以成功,并且至少 43% 的修复患者会继发高血压(Haas et al,1998)。许多肾血管损伤的患者伤势严重,伴有其他多器官损伤,因此,有限的救援时间限制了肾血管修复的进行,而必须进行肾切除术。在非手术治疗的肾损伤患者中也可能出现高血压,随后几乎总是或早或晚需要行肾切除术(Knudson et al,2000)。

肾静脉损伤需要用细的血管缝合线(5-0)进行修复(见图 9-12)。理想情况下应在修复期间使静脉局部闭塞,但在某些情况下,可能需要使用血管钳使其暂时完全性闭塞。

3. 损伤控制

Coburn(2002)和 Pursifull 及其同事(2006)指出,损伤控制有益于提高多发复合伤后的肾挽救率。在受损肾的周围区域放置棉垫可以控制出血,并按计划在大约 24h 内取下以进一步探查和评估受损伤的程度。这使得出现酸中毒和凝血功能障碍的患者,在尝试进行任何可能长时间的肾重建手术之前,能在 ICU 中病情趋于稳定。损伤控制可以使复杂性肾损伤的患者避免不必要的肾切除。这种方法通常被创伤外科医师用于非肾性损伤的患者。

4. 肾切除适应证

重建受损伤肾的能力取决于许多因素。在病情不稳定的患者中,如果不进行损伤控制,当患者的生命安全与肾修复发生冲突时,则需要立即进行全肾切除。Nash 及其同事(1995)调查了肾损伤患者肾切除术的原因,77% 是基于肾实质、血管或二者联合损伤的严重程度;而由于血流动力学的不稳定,剩余的 23% 原本可以进行肾重建的患者,却需要进行肾切除术,这本应该是可以避免的。

(五)并发症

持续性尿外渗可导致尿性囊肿、肾周感染,罕见情况下肾无法保住。尽管没有明确的数据支持,这些患者最初均使用全身性抗生素进行治疗。尿外渗有很大概率会自行消退(Matthews et al,1997),如果它持续存在,通过放置输尿管内支架往往可以解决问题。对于通过输尿管支架置入未能治愈的患者,可能需要额外行经皮肾造口术或经皮放置尿性囊肿引流管。

延迟性肾出血最晚可在伤后数周发生,但通常在21d内出现。初始的处理措施是卧床休息和补液,如果出血持续存在,运用血管造影常常可以定位出血血管并进行栓塞,通常可以获得有效控制。

要点:肾外伤

- 肾损伤的期待治疗策略可以最大限度提高肾保留率。
- 血尿程度和肾损伤的严重程度并不一致。
- 造影剂增强CT是肾损伤泌尿生殖系统成像的金标准。
- 有镜下血尿但不伴休克的患者可以临床观察,无须影像学检查。
- 血流动力学稳定、分级良好的肾损伤(甚至一些高级别损伤)可以非手术治疗。
- 选择性肾动脉栓塞提供了一种有效且微创的治疗手段,可以阻止肾实质撕裂和节段性动脉损伤引起的活动性出血。
- 可疑显著肾损伤的CT表现:①内侧血肿(血管蒂损伤);②内侧尿外渗(肾盂或输尿管肾盂连接处损伤);③实质缺乏对比增强(主要肾动脉损伤);④活动性血管内造影剂外渗(动脉损伤伴快速出血)。
- 术中单次IVP可确认存在对侧功能性肾,并可能有助于确定尿液外渗。
- 再次出血期间,在打开Gerota筋膜之前进行早期血管控制可以减少肾损失。

肾损伤后很少会发生肾周脓肿,持续性尿外渗与尿性囊肿是典型的前兆表现。伴或不伴有经皮肾造口术的输尿管支架引流术,以及随后的经皮脓肿引流,是良好的初始治疗方法,如有必要可进行手术引流(很少)。

在肾损伤后的早期很少会出现高血压症状

(Monstrey et al,1989),但可以在后期发生。动脉高血压作为创伤并发症的基本机制是:①肾血管损伤,导致主要肾动脉或其中一个分支的狭窄或闭塞(Goldblatt肾);②外渗的血液或尿液压迫肾实质(Page肾);③创伤后肾动静脉瘘。在这些情况下,肾素-血管紧张素轴受到部分肾缺血的刺激,导致高血压(Goldblatt et al,1934;Cosgrove et al,1973)。

二、输尿管损伤

(一)病因

急性输尿管损伤多源于外伤,以及开放手术、腹腔镜手术、内镜手术的术中损伤。术中缝合、结扎,锐性切开、横断、撕脱损伤、血运阻断、热损伤(例如微波、电、振动)或冷冻损伤(冷冻消融术)均可造成输尿管损伤。另外,高速钝性伤、穿刺伤,以及枪伤等外源暴力也导致输尿管损伤的总发病率提升。输尿管损伤若未被及时发现或处理不当,会造成严重的并发症,包括尿性囊肿、脓肿形成、输尿管狭窄、尿瘘和潜在的同侧肾单位丢失。肾切除率的升高和住院日的延长,都与输尿管贯穿性创伤的延迟诊断或漏诊相关(Kunkle et al,2006)。输尿管损伤通常比较易被忽略,临床医师必须对此保持高度警惕,进而阻止并发症的产生。

1. 外源性创伤

外源暴力导致输尿管损伤相当罕见,在所有的贯穿伤中只占不到4%,钝性伤中占比不到1%(表9-2)。在20世纪的战争时期,3%~15%的泌尿系统损伤涉及输尿管损伤,在第二次世界大战至现代战争冲突的报告中,平均比例约为5%(Busch et al,1967;Selikowitz et al,1977;Marekovic et al,1997)。非军事冲突情况下,2%~3%的输尿管损伤由民间枪伤造成。**这些患者通常都有严重的复合伤和近1/3的高死亡率**(Medina et al,1998)。伴随脏器损伤常见,以小肠穿孔(39%~65%)和大肠穿孔(28%~33%)为主(Presti et al,1989;Campbell et al,1992;Medina et al,1998)。较高比例(10%~28%)的输尿管损伤患者同时合并肾损伤(Presti et al,1989;Medina et al,1998)。5%的输尿管损伤患者同时合并膀胱损伤(Medina et al,1998)。

表9-2　美国外伤器官损伤学会输尿管损伤严重程度

等级	类型	说明
I	血肿	无挫伤或血肿断流术
II	撕裂伤	断面<50%
III	撕裂伤	断面≥50%
IV	撕裂伤	完全横断<2cm断流术
V	撕裂伤	撕脱伤>2cm断流术

　　子弹导致输尿管损伤的机制与其损伤诸如血管等类似结构的机制相接近,不仅包括直接横断损伤,还通过破坏输尿管壁内的微血管血液供应而损伤输尿管。在实验模型中,这种微血管损害在距离横断面远至 2cm 仍可被观察到(Amato et al,1970)。输尿管损伤很少需要大范围的清创,通常情况下仅在出血创缘小程度清创。一些作者主张通过静脉注射荧光剂并用 Wood 灯检查的方法来确定输尿管存活能力(Gill and McRoberts,1992);但目前并没有已发表的文献作为证据支持这项技术。

　　贯穿损伤会在很小的范围内传递巨大的能量(例如子弹造成穿透伤的过程中),而钝性伤伴随输尿管损伤的患者全身均受到巨大的冲击力,例如从高处坠落或高速状态下的机动车事故。患者所遭受的巨大能量冲击通常与一些罕见的损伤相关,例如腰椎骨折(Evans and Smith,1976)和胸腰椎脱位(Campbell et al,1992)。巨大暴力冲击下的钝性伤患者通常要警惕输尿管损伤。

　　贯穿伤患者如果伴随任何程度的血尿或提示可能存在泌尿生殖器损伤的伤口都需要行影像学检查。钝性伤患者如存在肉眼或镜下血尿伴低血压,或有明显的减速过程,或存在明显的相关损伤也需要行影像学检查(Mee and McAninch,1989)。诊断过程中必须考虑损伤机制和体格检查结果,例如,一项小规模的研究报道肾盂输尿管连接部(UPJ)损伤的患者中 100% 存在快速减速的过程(Boone et al,1993)。

　　2. 手术损伤

　　无论是在妇科、产科、普通外科或泌尿外科,任何腹盆腔手术都有可能损伤输尿管。这类输尿管损伤总发病率为 0.5%～10%(Al-Awadi et al,2005)。根据 13 项已发表的研究报道,总结出医源性输尿管损伤由以下手术造成:子宫切除术(54%)、结直肠手术(14%)、盆腔手术如卵巢肿瘤切除术(8%)、经腹尿道固定术(8%),以及腹部血管手术(6%)(St. Lezin and Stoller,1991)。一项研究报道,输尿管损伤中有较大比例系重复行剖宫产术导致,该研究中单家医院高达 23% 的输尿管损伤由此造成(Ghali et al,1999)。产科术后的输尿管损伤总发病率为 0.5%～1.5%,经腹会阴的结肠切除术术后输尿管损伤发病率在 0.3%～5.7%(St. Lezin and Stoller,1991)。早先泌尿外科开放手术操作范围经常涉及输尿管,输尿管损伤的发生率高达 21%(Selzman and Spirnak,1996),但随着输尿管镜技术及设备的发展,目前泌尿外科手术引起的输尿管损伤已经非常罕见。

　　(1)血管手术:**主动脉髂动脉和主动脉股动脉旁路手术术中对输尿管的操作经常会导致术后肾积水(12%～20%),但这种病变转归大部分是良好的**(St. Lezin and Stoller,1991)。这些病中仅有 1%～2% 由于术后血运障碍或炎症粘连导致有症状表现的输尿管狭窄,且临床症状经常会延迟数月才表现出来(St. Lezin and Stoller,1991;Adams et al,1992)。

　　对行腹腔内血管手术的患者而言,输尿管损伤的风险因素包括再次手术、将人工血管置于输尿管前方(Adams et al,1992),以及会导致腹膜后炎症并累及输尿管的巨大扩张动脉瘤。绝大部分(高达 85%)血管手术后的输尿管损伤并不会立刻被发现(Adams et al,1992)。被忽略的输尿管损伤的术后临床表现包括腰痛(36%～90%)、发热、肠梗阻、腹胀,以及尿瘘(St. Lezin and Stoller,1991;Adams et al,1992)。

　　在此需特别提及输尿管动脉瘘。这种罕见且潜在致命的情况可能会造成危及生命的血尿,需要尽早诊断并立即治疗。大部分输尿管动脉瘘发生在输尿管和髂动脉之间,可能与早期的盆腔手术、放疗、输尿管支架长期置入、感染、血管基础疾病及妊娠相关。自从 Kerns 与他的团队(1996)第一次采取置入血管内支架的方式成功紧急处理了输尿管动脉瘘这一灾难性的情况,这种方法此后被应用得越来越多,但许多患者还是需要对输尿管动脉瘘进行修补。

　　(2)机器人和腹腔镜手术:腹腔镜手术和机器

人手术分别诞生于 20 世纪 60 年代和 90 年代,相关的输尿管损伤也随之出现(Grainger et al,1990)。腹腔镜手术和机器人手术在其他外科领域的迅速发展也意味着输尿管损伤在微创手术的围术期发生率急剧上升。有医学中心报道,腹腔镜手术引起输尿管损伤发病率在 20 世纪 80 年代早期为 0.5,年后上升到了 25%(Assimos et al,1994)。随着腹腔镜手术经验累积,一项 1300 例腹腔镜手术的回顾性分析显示输尿管损伤的发病率在逐步降低并基本维持在 0.8%(Vallancien et al,2002)。目前报道的腹腔镜下子宫切除术致输尿管损伤的发生率为 0.5%(经验丰富的外科医师)~14%(经验不足的外科医师)(Harkki-Siren et al,1999;Cosson et al,2001;Leonard et al,2007)。机器人辅助外科手术导致泌尿系损伤的发病率尽管仍是未知的,但与上个十年相比,机器人手术例数增长率超过了 1000%。现今,媒体和法律机构均认为机器人术后并发症的增多主要与手术学习曲线相关。

很多腹腔镜妇科手术导致的输尿管损伤发生在电刀或激光烧灼子宫内膜异位症病灶的过程中(Grainger et al,1990)。原因可能有以下三种:①子宫腺肌瘤可累及输尿管;②长期的子宫内膜异位症会引起腹腔粘连,导致输尿管显露困难(Ribeiro et al,1999);③该疾病可能会使输尿管向内侧偏离正常的人体解剖位置(Nackley and Yeko,2000)。即使使用双极烧灼,仍有相当数量输尿管损伤发生在输卵管结扎过程中(Grainger et al,1990)。

1999 年,一项纳入 118 例的研究报道腹腔镜下子宫切除术后继发梗阻性输尿管损伤的发病率达 3.4%(Ribeiro et al,1999)。然而,最近一项来自六个中心的研究纳入了更多的病例数且外科医师的经验可能更为丰富,该研究得出术后输尿管损伤的发病率为 1%,这个数据更为合理(Leonard et al,2007)。对于子宫切除术中出现的输尿管损伤,50% 并没有明确的危险因素,另外的 50% 可能与恶性肿瘤、子宫内膜异位症、既往手术史及脱垂手术相关(Vakili et al,2005)。

技术的进步使热消融治疗肾肿瘤成为可能,但也同时成为导致输尿管损伤的因素。消融肾内侧或下极瘤体是导致输尿管狭窄的潜在高危因素。在猪模型中,针对正常肾结构的靶向消融揭示了输尿管肾盂瘘及损伤与射频消融术之间的关系(Brashears et al,2005)。随着经验的逐渐积累,实际临床中输尿管损伤的风险已经有所降低。最近一项多中心研究回顾了 271 例射频消融治疗肾肿瘤的病例,仅 1 例出现输尿管损伤(Johnson et al,2004)。

在开放手术中,至少 1/3 左右的输尿管损伤可以立即被发现(Rodriguez and Payne,2001),而与开放手术不同,腹腔镜手术很少能及时发现输尿管损伤(Grainger et al,1990;Parpala-Sparman et al,2008)。因此,在腹腔镜和机器人手术中必须对输尿管损伤保持高度警惕。根据损伤机制的不同,临床症状可能表现为急性,也可能是隐匿的。术后必须监测患者是否有发热、腹膜炎表现,以及白细胞升高等提示可能存在遗漏的输尿管损伤的症状(Grainger et al,1990;Parpala-Sparman et al,2008)。少数漏诊的输尿管损伤可能表现为血尿或尿性囊肿的盆腔包块(Grainger et al,1990)。术后影像学检查常常十分必要,尤其是伴随上述症状的患者。

(3)避免以及检测输尿管损伤:**避免输尿管损伤最基本的是要了解其解剖位置,尤其是在子宫切除术中需要结扎子宫、卵巢动脉,因此理清输尿管与子宫、卵巢动脉的解剖关系尤为重要**(图 9-14)。在子宫骶骨韧带区域显露输尿管十分困难,因此在这一区域操作必须特别小心防止损伤输尿管(Grainger et al,1990)。在出血难以控制的情况下输尿管损伤更易发生,因此术中充分的止血及术野显露能够进一步降低损伤的发生率,即使是在高风险手术中(Cosson et al,2001;Liapis et al,2001)。术中补液或运用利尿药被认为能加强输尿管的显露从而降低损伤风险,尽管并没有文献数据支持这一理念。在高风险病例中,可以通过置入输尿管支架的方法明确辨别输尿管,然而有关文献显示,在接受妇科手术以及结肠切除术的患者中,输尿管支架的置入能够加强术中对输尿管损伤的认识,但实际上并没有减少损伤的发生(Leff et al,1982;Bothwell et al,1994;Kuno et al,1998)。输尿管支架置入并非没有并发症,双侧预防性输尿管支架置入后无尿的发生率在 1%~5%(Leff et al,1982;Sheikh and Khubchandani,1990;

Kyzer and Gordon,1994),输尿管支架置入术中医源性输尿管损伤达 1%(Bothwell et al,1994)。也有研究显示,输尿管支架的置入甚至会增加输尿管损伤的概率(Dowling et al,1986)。输尿管支架置入并不一定确保 100%成功,13%的案例有一侧支架置入不成功,2%的案例则双侧均难以置入支架(Bothwell et al,1994)。输尿管纤维软镜(Ben-Hur and Phipps,2000)的运用能取得良好的效果。目前文献报道,与较大直径的输尿管支架相比,更新、更小型的 5Fr 型号支架管能避免输尿管水肿、梗阻等并发症(Chahin et al,2002)。

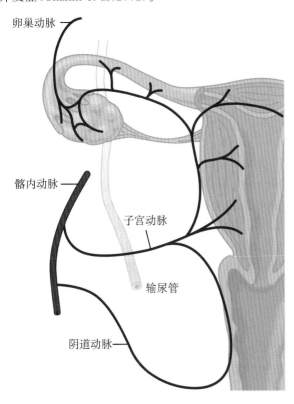

卵巢动脉

髂内动脉

子宫动脉

输尿管

阴道动脉

图 9-14　输尿管与输卵管和子宫动脉的解剖关系

一些学者主张,应该在一些经常造成输尿管损伤的手术(如子宫切除术)后检查输尿管是否通畅。不使用靛蓝胭脂红或亚甲蓝的膀胱镜检查,用以明确无血尿或证实双侧输尿管喷尿,以此对输尿管损伤进行判断,其效用有限。在一项长达十年的研究中,遗漏的输尿管损伤比检测出的更多(Dandolu et al,2003)。而另一项研究的结果显示,该方法可将损伤的检出率从 30%提高至 96%(Vakili et al,2005)。为了避免输尿管损伤或至少为了术中可以发现损伤,目前提倡在子宫

切除术的术前或术后有意识地打开后腹膜。主流学者支持这种做法(Cruikshank,1986;Neuman et al,1991;Cosson et al,2001;Liapis et al,2001);但也有学者认为这种方法可能会不小心破坏远端输尿管的血供(Nezhat et al,1995)。单纯隔着未打开的后腹膜而点触输尿管来明确输尿管损伤是无效的(Symmonds,1976)。一些非泌尿外科医师主张运用钳夹输尿管而引起蠕动的方法来明确输尿管无损伤,事实上这种方法是相当无效且根本不应依赖的。还有一些学者建议在子宫切除术后静脉注射 5~10ml 靛蓝胭脂红,再配合膀胱镜检查以明确输尿管是否通畅。这种方法运用到 118 例患者中,共 4 例输尿管梗阻(大部分由缝合结扎造成)立即被诊断出,并得到及时的修复处理,且均无并发症发生(Ribeiro et al,1999)。

需要注意的是,绝大部分泌尿外科医师认为静脉注射用亚甲蓝和靛蓝胭脂红的不良反应较小,但有报道这些染料运用于孕妇时会导致孕妇及胎儿的死亡。当患者为孕妇或服用选择性 5-羟色胺再摄取抑制药(如帕罗西汀、舍曲林、氟西汀、氟伏沙明、西酞普兰)或非选择性 5-羟色胺再摄取抑制药(如丙米嗪)时,必须避免使用这些染料。亚甲蓝是一种强效的单胺氧化酶抑制药,如果患者口服可提高血清中 5-羟色胺水平,应用亚甲蓝后会造成 5-羟色胺中毒而导致死亡。静脉注射亚甲蓝也应避免用于葡萄糖-6-磷酸脱氢酶缺乏的患者,因为它会导致高铁血红蛋白症和血细胞溶解。静脉注射靛蓝胭脂红则可能导致罕见却严重的支气管痉挛、心动过缓、高血压、低血压(最常见)和过敏反应(Jeon et al,2012)。

(4)输尿管血供贫乏:输尿管远端血供是多变的(Daniel and Shackman,1952)。通过对尸体解剖研究发现,大约 10%的女性通过子宫动脉分支为远端输尿管提供血供。当子宫动脉在子宫切除术中结扎时,这些分支必然被切断。尸体实验证明,40%的女性在结扎子宫动脉后输尿管血流灌注相应减少。根据实验结果不难假想,对一小部分女性而言,子宫切除术后输尿管血供中断是不可避免的(Michaels,1948)。输尿管血供中断与其他输尿管损伤的表现往往不同,患者的症状表现得较晚(超过术后 1 周甚至可达 1~2 个月),往往伴随输尿管狭窄、尿性囊

肿甚至输尿管-阴道瘘这些在术中或术后早期没有出现的并发症。

3. 输尿管镜损伤

自从 Kaufman(1984)首次报道了输尿管硬镜检查后出现输尿管损伤,该操作已导致了不可计数输尿管损伤不良事件。事实上,输尿管镜损伤是当代医源性输尿管损伤最常见的原因(Johnson et al,2004)。在 20 世纪 80 年代后期,随着输尿管镜的广泛应用,输尿管镜损伤数量呈爆发式增长(Huffman,1989)。随着设备的改进和术者经验的积累,输尿管穿孔的发生率也相应下降,并在 20 世纪 90 年代基本维持在 7% 左右(0~28%)(Huffman,1989)。更新的研究显示穿孔发生率在 1%~5%(Schuster et al,2001),其中 0.2% 需要通过开放性手术加以修复,5% 存在迟发性输尿管狭窄(Schuster et al,2001)。

输尿管镜导致输尿管损伤的一个重要原因在于发现输尿管撕裂后仍继续使用取石篮尝试取石。目前的建议是,在发现输尿管穿孔时即刻停止手术并放置输尿管支架管(Chang and Marshall,1987)。在操作取石篮之前,使用钬:钇-铝石榴石(Ho:YAG)激光碎裂较大的石头能够进一步降低这一并发症发生的风险(Bagley et al,2004)。激光碎石过程中结石的挤压以及取石篮的取石操作仅造成微小的并发症,并且极少导致输尿管狭窄(Kriegmair and Schmeller,1995)。

推荐输尿管镜操作前放置一根导丝至肾盂以作引导(Chang and Marshall,1987;Flam et al,1988),尽管一些专家在常规操作输尿管软镜时已不再使用安全导丝(Bratslavsky and Moran,2004)。这种导丝不仅提高输尿管镜的安全系数,同时也能在必要时利于输尿管支架的置入。**输尿管镜操作中发生并发症的高危因素包括手术时间长、处理肾结石、外科医师经验欠缺,以及先前的放疗史**(Huffman,1989;Schuster et al,2001;Fuganti et al,2008)。在碎石过程中,液电碎石(现在几乎不再使用)引发输尿管损伤的风险最高,其次是钕:YAG(Nd:YAG)激光,最后是 Ho:YAG激光(Johnson and Pearle,2004)。能够预防输尿管损伤的方法就是运用更细(Flam et al,1988;Huffman,1989)、更软的输尿管镜进行操作(Huffman,1989)。输尿管镜的镜鞘可以保护输尿管,但有时镜鞘本身也会造成输尿管壁的损伤,特别是当患者术前未放置输尿管支架的情况下(Traxer and Thomas,2013)。较小直径的镜鞘(≤14Fr)是无输尿管支架患者的首选。

(二)诊断

1. 枪击伤和刺伤

(1)血尿:血尿是泌尿系统损伤的非特异性指标。在没有血尿的情况下也会发生严重的输尿管损伤(Elliott and McAninch,2006)。很多案例(25%~40%)中,患者遭受暴力外伤后出现输尿管损伤,但甚至连镜下血尿的表现都没有(Presti et al,1989;Campbell et al,1992;Brandes et al,1994;Palmer et al,1999),因此对遭受穿透伤的患者需要高度警惕是否存在潜在性的输尿管损伤。

(2)术中识别输尿管损伤:在对之前发表的关于外源暴力损伤输尿管的报道的分析中,Armenakas 及其同事指出约 93% 的输尿管损伤可以被及时发现,其中 57% 是术中发现的。我们和其他医师都努力尝试在手术探查过程中诊断出输尿管损伤(Brandes et al,1994;Medina et al,1998)。若想在术中识别输尿管损伤,就要求术者对此保持高度警惕,有证据表明对输尿管损伤的特别警惕可能会降低漏诊的发生率(McGinty and Mendez,1977)。剖腹探查及检查输尿管时必须对刀或子弹经过的轨迹仔细探查,以防止遗漏潜在的输尿管损伤。**在紧急情况下,创伤的部位可能是唯一识别输尿管损伤的线索,其判断敏感度约为 75%**(Elliott and McAninch,2003)。灵活使用手术前的诊断工具(尿液分析,IVP,CT),即使存在着瑕疵,也是有帮助的。术中应用小号注射器将 1~2 ml 亚甲蓝(10 mg/ml)直接注射到肾盂,可辅助诊断输尿管或肾盂损伤。必须注意的是,不要注射过量的染料,因为它会溢出并使周围组织染色,进而影响识别染料漏出的源头。

多发伤患者输尿管损伤漏诊的原因,通常是探查不足或警惕性不够。目前最大的荟萃分析研究统计分析了 16 个创伤中心的数据、429 例输尿管损伤的患者,剖腹探查时输尿管损伤总的漏诊率为 11%(Kunkle et al,2006)。这项研究中,输尿管损伤的延迟诊断与住院时间延长及肾切除率的增加相关。未被发现或治疗不足的输尿管损伤可导致其他严重并发症,包括尿性囊肿、脓肿、输尿管狭窄和尿瘘。

对输尿管损伤的迟发表现保持警惕,可以发现最初未被发现的损伤。发热、白细胞增多和局部腹膜刺激症状是输尿管损伤漏诊后最常见的症状和体征,应及时行 CT 检查。与急性损伤不同,48h 之后才被发现的遗漏损伤应尽可能行逆行性输尿管造影完善诊断。这项检查的好处在于能够立即在术中尝试放置输尿管支架以帮助引流、避免或治疗尿性囊肿,并且在极少数情况下可以使患者免于进一步行手术治疗。

(3)影像学检查

①排泄性尿路造影:与肾损伤不同,外源性暴力导致输尿管损伤很难用常规的诊断工具来检测,如术前尿液分析、CT 扫描和术中单次 IVP。IVP 通常是没有帮助的,在 33%～100% 的时间里被证明是没有诊断价值的(Palmer et al,1983;Presti et al,1989;Campbell et al,1992;Brandes et al,1994;Azimuddin et al,1998;Elliott and McAninch,2003)。然而,在没有更好的检测方法的情况下,我们仍建议术中探查结合单次 IVP 以检测输尿管损伤,并且评估对侧泌尿系的功能状态。当术中行单次 IVP 发现异常时,有时可见明显的造影剂外溢(图 9-15)。然而,IVP 的结果往往是不易察觉的和非特异性的(例如功能延迟、输尿管扩张和输尿管偏移)。这些常规诊断工具的不敏感度和较高的假阴性率是导致 8%～20% 的病例出现延迟诊断的原因(Presti et al,1989;Brandes et al,1994;Palmer et al,1999)。

②CT:CT 在外伤患者病情评估中运用越来越多。尽管 CT 在诊断输尿管损伤方面应用前景较好(Kawashima et al,2001),但仅有少量的文献进行了相关报道(Kenney et al,1987;Townsend and DeFalco,1995)。输尿管损伤在 CT 上有时难以诊断。如果上段输尿管损伤而外渗的尿液被 Gerota 筋膜包裹,则内侧渗漏的范围可能会很小,从而影响诊断(Kenney et al,1987)。输尿管损伤在影像学上表现为延迟相输尿管腔内无强化,这也凸显了对双侧输尿管进行全部时相的 CT 扫描以评估泌尿生殖系统损伤的绝对必要性(Townsend and DeFalco,1995)。**由于现代螺旋 CT 可以快速获得图像,必须在造影剂排泄进**

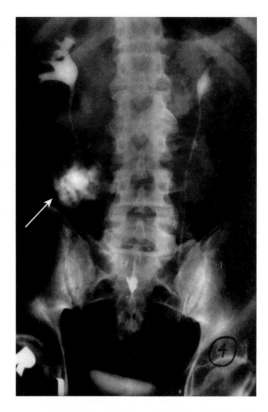

图 9-15　排泄性尿路造影显示由刺伤导致的右侧输尿管上段造影剂外渗。注意在受伤部位下方无造影剂显影(箭头),表明输尿管完全横断

尿液之前获得延迟图像(造影剂注射后 5～20min),以使造影剂从受损的集合系统、肾盂或输尿管中渗出(Brown et al,1998b;Mulligan et al,1998;Kawashima et al,2001)。因为输尿管损伤经常诊断延迟,因此在延迟 CT 扫描上发现输尿管周围尿性囊肿可能具有诊断意义(Gayer et al,2002)。

在已经报道的系列研究中,所有肾盂输尿管严重裂伤的患者在 CT 上可表现为造影剂内侧外渗,或患侧输尿管腔内无对比剂显影(Kenney et al,1987;Kawashima et al,2001)(图 9-16),或"肾周围"造影剂外渗(Kawashima et al,1997)。

③逆行性输尿管造影:逆行性输尿管造影是诊断输尿管损伤最敏感的放射学检查,一些医学中心运用其作为诊断急性输尿管损伤的主要诊断手段(Campbell et al,1992)。然而,在情况允许时我们更倾向于采用诸如单次 IVP、CT 扫描等无创的方法进行术中诊断。当 CT 扫描或 IVP 明确存在输尿管损伤且需要进一步获知更为详细的信息时,可以采用逆行性输尿管造影评估损伤的

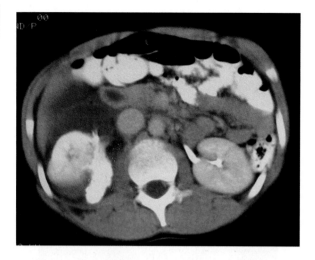

图 9-16 CT 扫描显示右侧肾盂裂伤患者造影剂
自内侧渗出

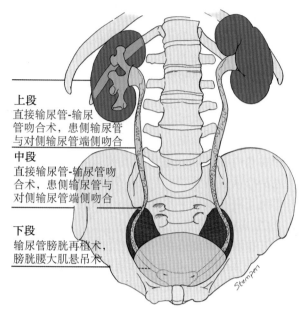

上段
直接输尿管-输尿
管吻合术，患侧输尿管
与对侧输尿管端侧吻合

中段
直接输尿管-输尿管吻
合术，患侧输尿管与
对侧输尿管端侧吻合

下段
输尿管膀胱再植术，
膀胱腰大肌悬吊术

图 9-17 不同位置输尿管损伤的处理建议

程度。该项检查运用最多的是诊断早期漏诊的输尿管损伤，条件允许的话可以在检查的同时放置输尿管支架。

④顺行输尿管造影：顺行输尿管造影在临床实际中很少应用。如果发现了输尿管损伤，我们通常行逆行输尿管造影并放置支架或行开放手术加以修复。如果逆行置入输尿管支架难以实现（多数由于横断的输尿管两断端之间存在较大间隙），才会尝试在行经皮肾造口的同时行顺行输尿管造影并放置支架（Toporoff et al，1992）。

（三）治疗

见图 9-17。

1. 基本原则

在输尿管手术中遵循以下基本原则可提高手术的成功率。修补输尿管必须特别小心谨慎（图9-18）。输尿管血供稀少，修复不完全可能造成漏尿、肾切除等后遗症，极少数情况下甚至可能死亡。治疗输尿管损伤的原则如下：

（1）仔细游离受损的输尿管，大面积保留输尿管外膜，避免输尿管血供断流。

（2）小心谨慎而合理地清除输尿管创面直到边缘出血的程度，尤其是对高速子弹枪伤引起的输尿管损伤。

（3）修复输尿管时输尿管断端呈药匙状，留置支架，采用无张力（Palmer et al，1983）密封吻合。缝线用细的可吸收单丝线，如 5-0 聚对二氧环己酮线，术后留置腹膜后引流。如果需要，使用光学放大镜。

（4）如果可能的话，输尿管修补后应关闭腹膜。

（5）不要行隧道式输尿管膀胱吻合术，而是将输尿管断端修剪成较宽的药匙状再进行吻合。

（6）如果伴有严重的输尿管损伤、冲击伤效应、血管手术，以及其他复杂情况，可以考虑用带蒂大网膜包裹需要修补的部位。

（7）如果不能立即修复，可用长丝线结扎输尿管，并计划稍后修复（损伤控制）。通过经皮留置单 J 管或肾造瘘管，可以实现同侧引流。

2. 外源性创伤

（1）挫伤：输尿管挫伤虽然是最轻微的输尿管损伤，但如果微血管损伤导致输尿管坏死，则可能在愈合后出现狭窄或破裂，其发生率目前尚不清楚。**对于严重或大面积的挫伤应行损伤区切除及输尿管-输尿管吻合术、输尿管-膀胱吻合术。**如果输尿管挫伤尚不需切除、吻合处理，最安全的方法是放置输尿管支架。只有真正轻微的损伤才不需要治疗，但仍需观察患者的症状以防后期出现尿漏。

输尿管渗漏的治疗方法是经皮肾造口术，并且置入输尿管导管至少 6 周，治疗的成功率高达83%～88%（Toporoff et al，1992；Lang，1984）。还有一些学者建议输尿管支架留置时间可以更长一些，可达 8 周（Steers et al，1985）。

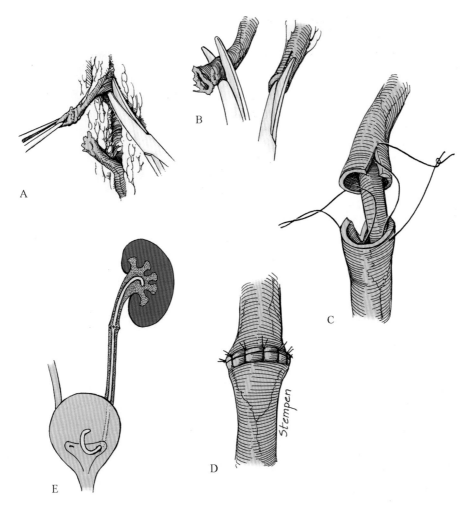

图 9-18　创伤后输尿管-输尿管吻合术。A. 游离输尿管确定损伤部位；B. 损伤边缘清创，修剪成药匙状；
C. 支架置入；D. 5-0 可吸收缝线对合两断端；E. 最终效果

（2）上段输尿管损伤

①输尿管-输尿管吻合术：肾盂输尿管撕脱，甚至是非常靠近近端的输尿管损伤，都可以通过将输尿管直接重新植入肾盂的方式进行治疗（图9-19）。这些治疗可通过开放手术、腹腔镜手术或机器人手术实现（Mufarrij et al，2007）。输尿管-输尿管吻合术，或所谓的端-端吻合术，可用于输尿管上 2/3 段损伤的修补。该方法往往是必需的，大宗数据研究（Presti et al，1989；Elliott and McAninch，2003）显示，高达 32％ 的输尿管损伤需应用该方法来处理，且成功率高达 90％（Carlton et al，1971）。术后的并发症以尿漏多见，发生率在 10％～24％（Bright and Peters，1977a；Pitts and Peterson，1981；Presti et al，1989；Campbell

et al，1992；Velmahos et al，1996；Medina et al，1998）。其他的急性并发症包括脓肿、输尿管瘘。慢性并发症如输尿管狭窄相对比较少见，发生率在 5％（Palmer et al，1999）～12％（Velmahos et al，1996）。有趣的是，一些研究发现，外源暴力输尿管损伤的患者在接受修补治疗后，漏尿的时间会延长，但其他方面表现良好。Steers 和同事（1985）报道大多数患者在修补输尿管损伤后腹膜后引流持续较多（平均 12d）。这并不是我们的经验，但该研究结果提示对术后持续尿漏的患者可行严密观察。常规行后腹膜修补可减少术后漏尿时间或严重程度。

还有一种术式很少用到，即输尿管-肾盏吻合术，将输尿管残端通过端-侧吻合植入显露的肾盏

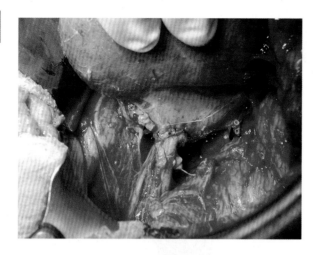

图 9-19 近端输尿管被剪裁成匙形并缝合至肾盂

中,这种术式也可以用于肾盂及 UPJ 区严重受损的病例(Matlaga et al,2005)。这在技术上是很有挑战性的方法,有时找到一个合适的肾下盏是比较困难的,手术难度相当于肾部分切除术,而且将孔径较小、中间位置的输尿管缝合至宽大的侧位肾盏是困难甚至不可能的。随着技术的进步,机器人技术可以成功、安全地用于各种各样的上尿路重建,包括肾盂成形术、输尿管-输尿管吻合术和输尿管-肾盏吻合术。

②自体移植术:自体肾移植可用于输尿管严重缺失或多种方法尝试修补输尿管失败后。这个手术方法是肾切除术前的最后选择。两项研究(Bodie et al,1986;Eisenberg et al,2008)报道,在付出巨大的努力后 39 例患者中仍有 4 例在自体肾移植术后未能保住肾,尽管拥有丰富器官移植经验的临床中心都报道了良好的结果。

③肠道的应用:延迟输尿管修复,特别是有一段较长的输尿管遭受损伤时,可以截取回肠的一段肠管替代输尿管,就像膀胱切除术后利用回肠替代膀胱一样。回肠代输尿管术的成功率可以达到 81%(Boxer et al,1979;Verduyckt et al,2002)~100%(Matlaga et al,2003;Bonfig et al,2004)。近期一项包含 99 个肾单位的术后长期并发症回顾研究显示,约 3% 出现吻合口狭窄,6% 出现管道瘘(Armatys et al,2009)。有些人采用 Monti 术式,即在输尿管重建中成功利用小肠或大肠构造出长而细的管道(Ubrig et al,2001;Ali-el-Dein and Ghoneim,2003)。有 2 例患者接受了

腔镜辅助下回肠代输尿管术(Castillo et al,2008);也有文献报道在开放手术(Jang et al,2002)或腔镜下(Reggio et al,2008)利用阑尾替代输尿管的方法。尽管大部分临床医师利用较粗的、会反流的回肠替代输尿管,但在临床上严重的反流似乎并不是一个问题(Waldner et al,1999)(图 9-20)。我们通常更喜欢回肠代输尿管术这一标准术式,而不在回肠襻末端做能抗反流的乳头或使用阑尾,因为患者更重视修复的可靠性,根据我们的经验,回肠代输尿管术是非常可靠的。急性输尿管损伤并不推荐行回肠替代术,该术式适用于延迟或分期修补。

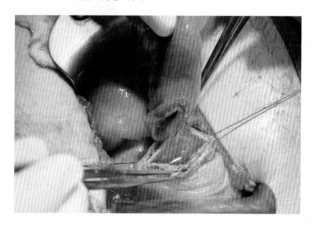

图 9-20 回肠段远端以宽吻合口的方式与膀胱吻合

④输尿管修补术后监测:输尿管修补后的病情监测依据医师个人习惯。我们倾向于将支架管放置 6 周。在取出支架时,通常行逆行性输尿管造影,记录愈合情况,明确没有输尿管渗漏或狭窄。术后 1 个月,我们通过利尿剂肾图检查来判断输尿管是否通畅。术后 4 个月行肾超声检查,检查有无肾积水,这可能是后期梗阻的表现。输尿管损伤修补时通常伴有输尿管血供中断,后期可能会出现狭窄。

⑤肾切除术:极少数情况下,外源性暴力引起的输尿管损伤需要急诊行肾切除术。其原因包括严重的内脏损伤(尽管损伤控制而非肾切除几乎总是更好的选择)或同侧肾严重损伤而难以行肾修补术(McGinty and Mendez,1977;Gill and McRoberts,1992)。有时由于患者肾功能太差而需要后期行肾切除术(这种情况可见于输尿管梗阻性损伤的延迟诊断);如果存在严重的输尿管广

泛损伤而不能行回肠代输尿管术及其他重建手术,或存在先前处理无效的持续性输尿管瘘(尤其是输尿管血管瘘),也都需要后期行肾切除术(Ghali et al,1999)。总而言之,需想尽一切办法尽可能避免肾切除。

(3)中段输尿管损伤

患侧输尿管与对侧输尿管端侧吻合术:这种手术虽很少应用(Presti et al,1989),但在成人患者中成功率较高(90%～97%)(Rainwater et al,1991;Sugarbaker et al,2003);儿童患者成功率稍低,约 70%(Mure et al,2000)。这种修补形式将受损的输尿管越过中线与正常输尿管做端-侧吻合,经常作为次要方案或在后期治疗中运用。该术式还可用于某些不能行输尿管-输尿管吻合或膀胱翻瓣修补的中、远段输尿管损伤(多由于严重的膀胱瘢痕、先天性小膀胱或输尿管缺失段偏长)。目前该术式在腹腔镜下已运用于儿童(Piaggio and González,2007)。

然而,该术式也会在术后给患者和泌尿外科医师带来棘手的问题。术后受损的输尿管行输尿管镜检查,经膀胱入镜、成像都有困难,为保证输尿管通路需要在患侧行肾造口。一些作者认为,这种手术在患有尿路上皮癌或结石病史的患者中是禁忌的,尽管这一信息很少被创伤外科医师获知。在进行这个手术时需要谨慎,因为它涉及未受伤的对侧输尿管,理论上有将单侧输尿管损伤转化为双侧输尿管损伤的风险(医源性)。同该术式相比,我们更倾向于行回肠代输尿管术或输尿管-输尿管吻合术(必要时移动肾)。

(4)下段输尿管损伤

①输尿管-膀胱吻合术:输尿管-膀胱吻合术用于修补远端输尿管损伤,由于受损部位十分接近膀胱而不需要行腰大肌悬吊或 Boari 术即可将膀胱与输尿管残端吻合。输尿管膀胱吻合术的标准原则,包括长段、非隧道式、留置支架、匙状吻合。非抗反流性输尿管膀胱吻合(Minervini et al,2005)及输尿管回肠襻吻合(Wiesner and Thuroff,2004)并不会增加尿液反流相关并发症,但这些患者与一般的创伤人群不同,而且研究报告也没有涉及输尿管植入原膀胱是否同样的安全。更多的研究需要来解决这个问题,但是我们倾向于无隧道吻合,因为相比于隧道式吻合导致输尿

管梗阻的较高风险,我们宁愿选择风险较低的明显反流。

②膀胱腰大肌悬吊术:腰大肌膀胱悬吊术(图9-21)是治疗下 1/3 段输尿管损伤的主要手术方法,并且成功率高达 95%～100%(Middleton,1980;Riedmiller et al,1984;Ahn and Loughlin,2001)。相比输尿管-输尿管吻合术,我们更倾向运用膀胱腰大肌悬吊术治疗下段输尿管损伤,因为横断可能会造成输尿管血供不良。如果输尿管远端得以保留,一些学者也倾向使用端-端吻合治疗修补下段输尿管损伤(Paick et al,2006)。

③膀胱瓣输尿管成形术:下 2/3 段的输尿管损伤如果缺失段过长(缺失段过长以至于难以通过膀胱腰大肌悬吊的方法进行桥接),可以行膀胱瓣输尿管成形术或患侧输尿管与对侧输尿管端侧吻合术(图 9-22)。在这种情况下,膀胱瓣向头侧掀起并缝成管状以桥接至输尿管损伤部位。然而,这项手术耗时很长,不适合大部分的急性损伤。该术式不经常运用,却有着比较高的成功率(Benson et al,1990)。

④微创技术:最近,腹腔镜及机器人修补远端输尿管损伤已成为除了开放性手术之外的另一种选择(Mufarrij et al,2007)。目前已有关于腹腔镜下直接行输尿管-膀胱吻合术、膀胱腰大肌悬吊术,以及膀胱瓣输尿管成形术的报道(Fugita et al,2001;Schimpf and Wagner,2008)。早期数据显示,腹腔镜下输尿管再植术与开放性手术疗效相当(Ogan et al,2008)。近期的一项研究表明,45 例腹腔镜下输尿管膀胱吻合术的总体成功率为 96%,这里的成功被定义为影像学检查提示无术后梗阻、症状消失、无肾功能恶化或需要后续追加手术(Seideman et al,2009)。虽然现阶段临床数据结果比较有限,还需要更为长远的证据支持,但许多医学中心已经将腹腔镜甚至机器人手术作为主要治疗手段。腹腔镜或机器人手术可能将成为输尿管损伤的标准治疗手段。

⑤部分横断:对于大部分输尿管损伤病例,输尿管部分横断可行一期修补,在一项大样本研究中,58% 的案例用到了这种治疗方法(Presti et al,1989)。一期修补的原则要求匙状、密封缝合,用 5-0 或 6-0 可吸收单丝线如 Maxon 缝合线(聚葡糖酸酯)或 Dexon 缝合线(聚乙醇酸)间断或连

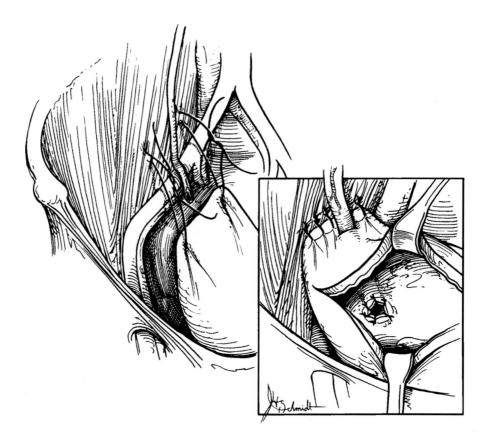

图 9-21 膀胱腰大肌悬吊术。打开膀胱并将其悬吊固定至腰大肌上以利于输尿管吻合[From Hohenfellner M, Santucci RA. Emergencies in urology. Heidelberg（Germany）：Springer；2007.© Copyright, 2007 Dr. Markus Hohenfellner, with permission.]

续缝合。通过将纵向裂伤转化为横向的方式来闭合输尿管损伤，以避免输尿管管腔狭窄（Heineke-Mikulicz 狭窄成形术）。修复后尽可能关闭腹膜，手术还必须放置输尿管支架及腹膜后引流管。

（5）损伤控制：对于一些外源暴力引起的输尿管损伤，有时需要推迟行确定性治疗。这通常是由于患者病情不稳定，无法耐受长时间手术来完成修补过程（Cass，1983）。有些人认为，当患者存在严重失血性休克、术中出血难以控制或严重的结肠损伤（尤其是需要结肠切除手术）时，应避免行输尿管修补术，此时更应考虑肾切除术或做分期修补（Velmahos et al，1996）。

输尿管损伤中做到损伤控制有 4 种选择方案：①不做任何处理，但 24h 内患者病情稳定后再手术治疗；②单纯内置或外置输尿管支架，其余无处理；③行输尿管外置术；④结扎输尿管，计划后期行经皮肾造口（Hirshberg et al，1994）。

对于大部分计划行分期修补的病例，我们首先结扎受损的输尿管，应用长线结可以帮助我们在二期修补时分离输尿管残端。然后行经皮肾引流。我们提倡经皮放置肾造瘘管（非术中或自腹腔内），该操作可以术后由外科医师或后期由介入放射科医师完成。我们发现，在术中开放做肾造口对一些病情不稳定的患者而言手术时间太长不能耐受。另一种选择则是在输尿管中置入单 J 管，受损的输尿管远端结扎在支架管上，并将支架管的末端经腹壁外置（Gill and McRoberts，1992；Ball et al，2005）。如果条件允许，应在患者完善影像学检查明确肾输尿管功能和解剖结构后后合理安排输尿管重建术。

3. 外科手术性损伤

（1）修补时机：理想的手术治疗时机是有争议的。专家建议应立即修补术中发现的损伤。即使术中及时发现输尿管损伤，也不能保证一定能修补成功。在小样本研究中，术中立即修补输尿管损伤的患者仍会出现漏尿、输尿管瘘甚至需行肾

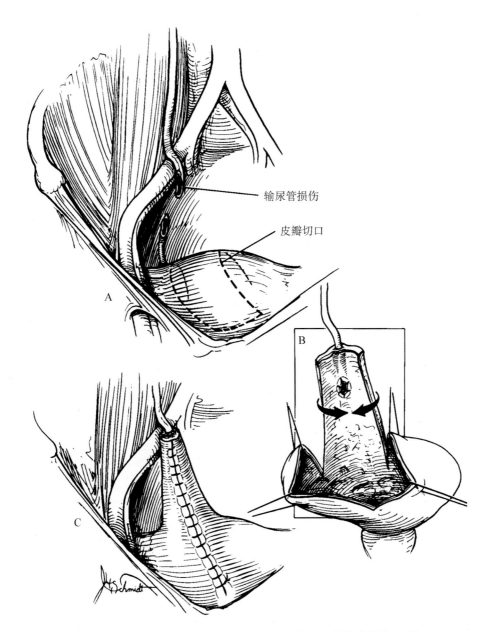

图 9-22　膀胱瓣输尿管成形术。给膀胱瓣做好标记(A),充分游离(B),缝合成管状(C)[From Hohenfellner M, Santucci RA. Emergencies in urology. Heidelberg (Germany): Springer; 2007.© Copyright, 2007 Dr. Markus Hohenfellner, with permission.]

切除术 (Grainger et al, 1990; Mandal et al, 1990)。有专家建议,术后 72h 内发现的损伤应当立即进行修补,3d 后发现的输尿管损伤应当放置支架管并行经皮肾造口,最终修补时间应推迟到 6 周之后。这种做法可以避开炎症期,因为炎症期时输尿管修补不可靠。也有些人建议,一旦发现输尿管损伤就立即修补,即使是在应当避开手术的 3~42d 的窗口期。他们指出,该做法的并发

症发生率并不高,与即刻发现的输尿管损伤修补相当(Witters et al,1986;Ghali et al,1999)。然而,输尿管损伤的延迟诊断可能会显著增加修补的并发症发生率(Selzman and Spirnak,1996),在一项研究中,并发症发生率从 10% 增加到 40%(Campbell et al,1992)。因此有些人建议推迟修补的时机(6 周时间),以避开这些风险(Cangiano and deKernion,1988)。

在输尿管受损的 3~42d 内，发现损伤的"早"（比如 1 周内）和"晚"（比如 1 个月之后）并不影响临床结果。事实上，大部分损伤都是在这段时期内发现的（Oh et al，2000；Hatch et al，1984）。一项小样本研究中，大约一半的输尿管损伤都是在术后 6 周左右发现的（Badenoch et al，1987）。损伤的治愈率在发现得早和发现得晚两组中相近

（Brandt et al，2001；Liapis et al，2001）。

（2）结扎：结扎的输尿管应通过去除结扎物和观察输尿管的存活状态来处理。如果输尿管存活有碍，应进行输尿管-输尿管吻合术或输尿管再植术（Assimos et al，1994；Brandes et al，2004）（图 9-23）。强烈推荐打开膀胱或立即行膀胱镜放置输尿管支架。

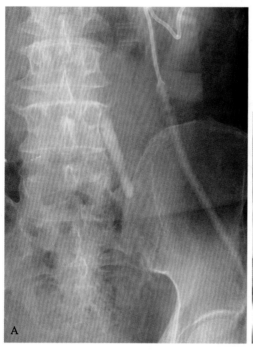
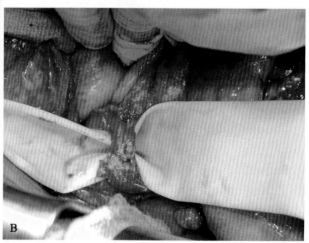

图 9-23 A. 左侧肾造瘘 X 线片显示中段输尿管的突然中断与（无意中）缝合结扎的部位一致；B. 术中所见左侧中段输尿管被缝合结扎

（3）离断

①立即识别诊断：非主动脉外科手术后立即发现的输尿管损伤，处理方式主要与外部暴力后输尿管损伤相同。大多数撕裂可以通过输尿管-输尿管吻合术来治疗，尽管有人提出可增加一些额外的操作，例如网膜包裹或同侧肾造口，以减少漏尿或修补部位破裂的可能性（Adams et al，1992）。随着腹腔镜技术和机器人技术的日益普及，这些损伤修补手术可正常在腔镜下进行治疗，而不需要中转开放手术（Dinlenc et al，2004；Ou et al，2005）。运用输尿管镜（Tsai et al，2000）行输尿管-输尿管吻合手术也有报道，尽管我们没有直接的经验。

发生在血管移植手术中的输尿管损伤是一种特殊情况。术中处理这种损伤应该一期行输尿

管-输尿管吻合术，并游离网膜包裹分隔修补部位（Adams et al，1992）。输尿管损伤应避免肾切除术。虽然肾切除术可避免主动脉或髂血管移植物（Schapira et al，1981）周围的尿漏，但它增加了死亡率。在动脉瘤破裂的患者中，死亡率可以增加 4 倍，从 3% 增加到 12%（Schapira et al，1981）。我们建议对输尿管损伤进行细致的修复，对于术后出现尿漏的患者备肾切除术。

②延迟诊断：开放性手术的患者仅有 34% 在术中诊断出输尿管损伤（Ghali et al，1999），而腹腔镜手术术中能够诊断出输尿管损伤的比例为 0（Grainger et al，1999）。延迟诊断更为多见，发生率为 66%（Ghali et al，1999）~76%（Grainger et al，1990），主要依靠 CT 扫描、IVP 或逆行输尿管造影术进行诊断。在一项包含 35 例输尿管损伤

的研究中,临床症状有多种表现,无尿(14%,多伴随双侧损伤)、泌尿系瘘(11%)、持续疼痛或发热(9%)、尿液自伤口漏出(9%)、肾积水(3%)及血尿(3%)(Ghali et al,1999)。一些学者认为,发热、白细胞增多和全腹的腹膜刺激症状是提示漏诊输尿管损伤的最具有诊断价值的指标(Medina et al,1998)。如何修补这些延迟发现的损伤是有争议的。有些人主张立即尝试放置双J管(Bright and Peters,1977b),但该做法并不是每次都可行,报道的成功率也参差不齐:5%~10%(Dowling et al,1986;Hoch et al,1975)、20%(Ghali et al,1999;Oh et al,2000)、50%(Cormio et al,1993)。当置入输尿管支架后,有报道称输尿管自行愈合率高达73%(Dowling et al,1986),但也有报道输尿管自行愈合率低至0(Oh et al,2000)。放置支架管失败的原因多由于输尿管完全梗阻或缺损段过长。一些作者认为,有多次盆腔手术史、放疗史或输尿管手术史的患者,单纯放置输尿管支架治疗的失败率最高(Chang and Marshall,1987)。放置支架管的时间长短目前还没有前瞻性随机双盲对照研究的证据支持,但有学者建议至少放置6周(Selzman and Spirnak,1996)。有些人提出若放置时间达到3个月,治愈率会有所提高,但我们中心目前还没有观察到这一点。大多数学者报道单纯放置支架治疗输尿管损伤的自愈性较低。在一项研究中,对于发现较迟(术后3~33d)的腹腔镜术后的输尿管损伤,最终都需要行开放性手术加以修补(Oh et al,2000)。文献和我们的临床经验表明,大多数患者无论能否置入输尿管支架,明显的输尿管损伤最终都需要进行修补。如果不能放置支架,必须行经皮肾造口术将尿液引流出来。

对于大多数延迟诊断的输尿管损伤,我们首先尝试逆行放置输尿管支架。如果成功置入支架,只有持续存在尿漏或输尿管严重狭窄的患者才需要行开放性手术修补输尿管(Dowling et al,1986;Cormio et al,1993)。如果不能逆行置入输尿管支架,则通常需行肾造口,再立即或推迟行顺行输尿管支架植入术。如果初次顺行支架植入失败,则放置肾造瘘管后7~14d再次尝试顺行支架置入。条件允许的情况下,医师和患者都更倾向

内置双J管而不是经皮肾造口。如果单纯支架置入不能解决尿漏或尿性囊肿等相关问题,我们建议放置输尿管球囊导管以阻止尿液沿输尿管向下流动,尽管有时发现它们是无效的。如果最终不能置入输尿管支架,则行经皮肾造口术。我们认为最安全的方法是至少给予6周的时间愈合,然后再尝试开放性修补术。甚至在一些特殊的情况下,需要更长的时间以使输尿管充分引流,例如存在输尿管肠瘘的时候(Bright and Peters,1977b)。也有一些专家发现输尿管损伤后立即加以修补,似乎也能取得良好的效果(Bright and Peters,1977b;Flynn et al,1979;Blandy et al,1991;Oh et al,2000)。

要点:输尿管损伤

- 必须仔细探查输尿管损伤,否则会遗漏。
- 患者遭受穿透伤后,有针对性地行CT扫描及术中单次肾盂造影。
- 患者遭受穿透伤后,确定刀或子弹的轨迹以明确输尿管是否存在损伤风险。
- 如果怀疑漏诊输尿管损伤,应积极行CT扫描及逆行性输尿管造影。
- 应遵循安全的输尿管镜操作,包括使用声音技术、限制输尿管镜次数、使用安全导丝、导丝引导下进镜,以及在任何输尿管损伤的情况下立即停止输尿管镜操作。
- 腹膜后入路手术应注意输尿管的位置,术中必要时需显露、检查输尿管。
- 见图9-24。

一些学者主张采用内镜下球囊扩张术(Richter et al,2000)或激光切开术(Singal et al,1997;Patel and Newman,2004)治疗输尿管损伤后狭窄。还可以运用内置支架的方法治疗损伤后输尿管狭窄,这在部分有限的患者中取得了良好的效果(Yohannes et al,2001;Wenzler et al,2008)。但在临床实际中,大多数情况下内镜下球囊扩张术或激光切除术对缺失段较长、血供不佳、损伤后或术后的输尿管狭窄似乎疗效欠佳,尽管我们可以在修补一些狭窄段较短、非复杂性的输尿管狭窄之前尝试一下。除非有大样

本研究证据支持,金属内置支架的使用都是试验性的。

4. 输尿管镜损伤

(1)输尿管撕裂伤:输尿管镜操作中造成的输

尿管撕裂伤的处理方法与开放性或腹腔镜手术后输尿管损伤一样,具体内容参考输尿管横断部分章节。

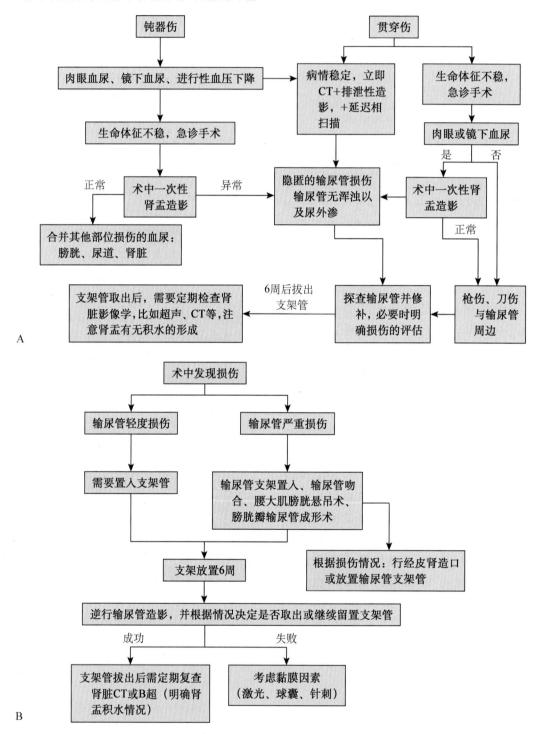

图 9-24 输尿管损伤的诊断和治疗流程。A. 外源暴力引起的输尿管损伤;B. 术中发现的输尿管损伤

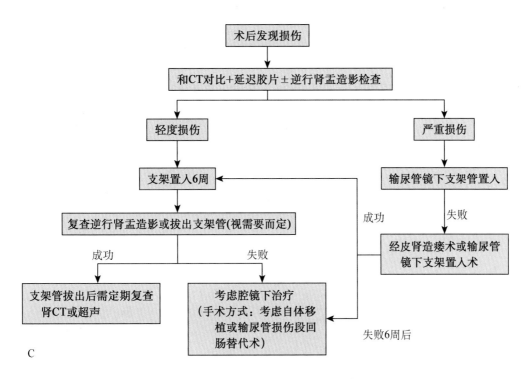

图 9-24　(接上图)C. 术后发现的输尿管损伤

（2）输尿管穿孔：输尿管镜操作中造成的输尿管穿孔可以放置输尿管支架，且通常没有继发的并发症（Flam et al，1988；Huffman，1989）。避免损伤的最安全的方法就是在放置输尿管导丝后进镜，并在检查中置入第二根安全导丝，这样一旦出现问题，方便置入输尿管支架。我们发现一些专科中心在操作输尿管镜过程中不使用引导导丝，一部分甚至不使用安全导丝（Bratslavsky and Moran，2004），但我们认为在绝大部分临床实际工作中至少使用安全导丝规避损伤是最为谨慎的办法。

参考文献

完整的参考文献列表通过 www. expertconsult. com 在线获取。

推荐阅读

Brandes S，Coburn M，Armenakas N，et al. Diagnosis and management of ureteric injury：an evidence-based analysis. BJU Int 2004；94：277-89.

Bretan PN Jr，McAninch JW，Federle MP，et al. Computerized tomographic staging of renal trauma：85 consecutive cases. J Urol 1986；136：561-5.

Broghammer JA，Fisher MB，Santucci RA. Conservative

management of renal trauma：a review. Urology 2007；70：623-9.

Buckley JC，McAninch JW. Pediatric renal injuries：management guidelines from a 25-year experience. J Urol 2004；172：687-90，discussion 690.

Carroll PR，Klosterman P，McAninch JW. Early vascular control for renal trauma：a critical review. J Urol 1989；141：826-9.

Chandhoke PS，McAninch JW. Detection and signifi cance of microscopic hematuria in patients with blunt renal trauma. J Urol 1988；140：16-8.

Miller KS，McAninch JW. Radiographic assessment of renal trauma：our 15-year experience. J Urol 1995；154：352-5.

Moore EE，Shackford SR，Pachter HL，et al. Organ injury scaling：spleen，liver，and kidney. J Trauma 1989；29：1664-6.

Morey AF，McAninch JW，Tiller BK，et al. Single shot intraoperative excretory urography for the immediate evaluation of renal trauma. J Urol 1999；161：1088-92.

Presti JC Jr，Carroll PR，McAninch JW. Ureteral and renal pelvic injuries from external trauma：diagnosis and management. J Trauma 1989；29：370-4.

Santucci RA，Wessells H，Bartsch G，et al. Evaluation and

management of renal injuries: consensus statement of the renal trauma subcommittee. BJU Int 2004; 93: 937-54.

Selzman AA, Spirnak JP. Iatrogenic ureteral injuries: a 20-year experience in treating 165 injuries. J Urol 1996;

155:878-81.

Voelzke BB, McAninch JW. The current management of renal injuries. Am Surg 2008;74:667-78.

（徐玉峰　葛于正　**编译**　孙宏斌　**审校**）

第 10 章　生殖器与下尿路损伤

Allen F. Morey, MD, FACS, and Lee C. Zhao, MD, MS

外生殖器损伤

膀胱损伤

尿道损伤

下尿路可能由于多种机械因素而发生持续损伤，尽管绝大多数的损伤并不危及生命，但对这些损伤的不恰当处理可能会导致长期并发症的产生。通过适当的影像技术以及确定临床干预的最佳时机和方法，可以取得最佳的治疗效果。

在急诊情况下，应区别何时需要行急诊修复手术(如睾丸破裂)、何时需要延迟修复(如骨盆骨折尿道损伤)，这在临床上至关重要。在受伤时进行及时和适当的处理，比如在尿道损伤时留置大号的耻骨上造瘘管将使后尿路尿道成形术更加容易进行。

影像学技术的进步及广泛应用在尿路损伤的诊断中发挥了重要作用——可以更加及时以及精确的诊断。对于损伤部位的精确定位，临床医师能够以更加直接及微创的方法在损伤部位进行手术。超声检查常规用于阴囊损伤，目前被更广泛地用于阴茎折断的诊断。位于阴茎海绵体腹侧的阴茎损伤可以通过阴茎阴囊切口，在充分显露的情况下进行修复。高分辨率 CT 膀胱造影能够准确定位膀胱破裂以便于行腹腔镜下膀胱修复手术。逆行尿道造影可以诊断骨盆骨折尿道损伤，并为选择一期尿道重建手术抑或是先行耻骨上膀胱造口后行二期手术提供依据。

一、外生殖器损伤

(一)阴茎

由于阴茎与阴囊的活动性、生殖器创伤并不常见。阴茎的钝性创伤往往发生在其勃起状态下，此时通常发生白膜断裂。一般而言，对于大多

数阴茎损伤迅速施行外科修复可以得到令人满意的外观以及功能。

1. 阴茎折断

(1)病因：阴茎折断是指白膜和阴茎海绵体的破裂。典型的折断通常发生于暴力性交过程中，当勃起的阴茎从阴道中滑出撞击到会阴或耻骨上，就会引起弯曲性损伤。

白膜是由胶原和弹力蛋白组成的双层结构(内环而外纵)。在阴茎体的不同部位，白膜的强度与厚度并不一致，这由外层白膜决定(Hsu et al,1994;Brock et al,1997)。白膜的弹性强度非常大，只有当海绵窦内压超过 1500 mmHg 时才会破裂(Bitsch et al,1990)。当勃起的阴茎发生异常弯曲，海绵窦内突然增高的压力超过了白膜的最大弹性强度时，近端白膜会出现横行撕裂。

据报道，阴茎折断在绝大多数情况下发生于性交过程中，但亦可在手淫、阴茎勃起状态时翻滚或坠落和多种其他情形下发生(Al Ansari et al, 2013)。在"压力情况下"，如婚外性行为，阴茎折断的发生率可能会更高(Kramer,2011)。在中东地区，自我造成的阴茎折断占绝大多数，多是在手淫过程中或为使阴茎迅速疲软而用力弯曲勃起的阴茎所造成(Zargooshi,2009)。

Mydlo(2001)报道，在美国宾夕法尼亚州费城地区,94% 的阴茎折断发生于性交过程中；而 Zargooshi(2009)指出在伊朗克尔曼肖地区,76% 的阴茎折断是由于手淫造成。白膜撕裂通常为横向，长度多为 1～2 cm(Asgari et al,1996;Mydlo, 2001)。阴茎损伤多为单侧，但也有报道 10% 为

双侧海绵体同时折断（Mydlo,2001；El-Taher et al,2004）。阴茎海绵体的双侧损伤多伴随有尿道损伤（Koifman et al,2010）。尽管阴茎折断可以发生在阴茎体的各个部位，但绝大多数损伤位于阴茎悬韧带以远的部位。与性交有关的受伤通常是腹侧或侧面（Mydlo,2001；Lee et al,2007），那是白膜最薄的部位（Hsu et al,1994）。

（2）诊断与影像：阴茎折断在大多数情况下可依靠病史和查体直接做出可靠诊断。患者多会描述白膜撕裂时有爆鸣声，随之出现疼痛，阴茎勃起迅速消退，皮肤呈青紫色，阴茎体肿胀。如果Buck筋膜完整，阴茎血肿局限于皮肤和白膜之间，会出现典型的"茄子"样畸形。若Buck筋膜破裂，血肿会沿阴囊、会阴及耻骨上区域延伸（图10-1，见 Expert Consult 网站图 101-1）。由于血肿的影响，肿胀和瘀血的阴茎通常弯向白膜撕裂的对侧。白膜上的断裂线有可能触摸得到。由于患者常常对这种损伤感到害怕和难为情，因而大大延误了去急诊和门诊救治的时间。

阴茎折断时尿道损伤的发生率在美国和欧洲（20％）明显高于亚洲和中东地区以及地中海地区（3％），这可能是因为发病的原因不同，即性交损伤或手淫造成的损伤（Eke,2002；Zargooshi,2009；Jack et al,2004；Derouiche et al,2008）。大多数情况下，尿道损伤伴有肉眼血尿、尿道口出血（图 10-2，见 Expert Consult 网站，原图 101-2）或者无法排尿，但缺乏上述症状时亦不能排除尿道损伤（Tsang and Demby,1992；Mydlo,2001；Jack et al,2004,Koifman et al,2010）。由于尿道损伤时有发生，当临床医师怀疑患者存在尿道损伤时，有必要行尿道造影检查。然而，尿道造影有时费时且不准确（Kamdar et al,2008），临床医师通常会在阴茎探查并置管前行软性膀胱镜检查。

由于阴茎折断患者具有典型的病史和临床表现，辅助的影像学检查并非必须进行。然而，当对阴茎折断的病史以及体格检查模棱两可的时候，超声检查有助于明确诊断（Koifman et al,2010）。超声检查（图 10-3）已成为评估阴茎折断的首选影像学检查，它快速、易于使用、无创、价格低廉且准确。阴茎超声对于排除低度可疑阴茎折断的患者非常具有诊断价值，并能定位白膜撕裂的部位从而指导手术切口的选择（El-Assmy et al,2011）。

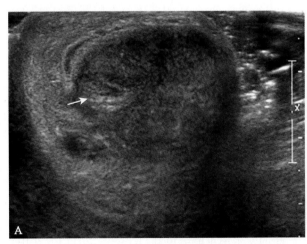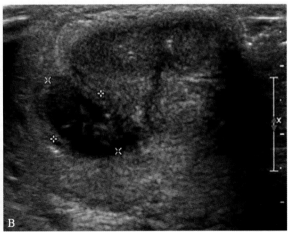

图 10-3　A. 超声检查提示疑似阴茎折断患者白膜破裂（箭头）。B. 破裂白膜旁的血肿

MRI是一种无创且对白膜损伤有很高的判定率的检查方法（Fedel et al,1996；Uder et al,2002），但其价格较为昂贵、设备不能普及且检查消耗时间，并没有广泛地用于诊断具有典型病史和临床表现的阴茎折断患者。不推荐海绵体造影术用于阴茎折断患者的诊断，因为它对大多数泌尿科医师和放射学家来说是耗时且不熟悉的

（Beysel et al,2002；Morey et al,2004）。

有报道，一部分患者易被误诊为阴茎假性折断，这部分患者表现为阴茎肿胀和瘀血，甚至描述有受伤时的响声、阴茎勃起迅速消退等典型的与折断相关的症状（Feki et al,2007）。在这种情况下，查体也很难判断有无海绵体的撕裂（Shah et al,2003），应该考虑外科探查（图10-4，见 Expert

Consult 网站图 101-4) 或 MRI(El-Assmy et al, 2010)。另一种与阴茎折断非常相似的损伤是阴茎背动脉或静脉在性交过程中发生破裂(Armenakas et al,2001;Bar-Yosef et al,2007)。

(3)治疗:目前的多种文献均建议,对疑诊为阴茎折断的患者应该立即进行外科探查和手术修补。由于大多数阴茎折断发生在腹侧或者侧面,阴茎阴囊的腹侧垂直切口通常是显露折断部位的首选(图10-5)(Mazaris et al,2009)。此外,小的侧切口可用于治疗局部的血肿或者可触及的白膜损伤(El-Bahnasawy and Gomha,2000;Nasser and Mostafa,2008)。对于折断位置无法明确的患者可选择远侧环行切口,因为这样可以同时显露阴茎的三条海绵体。推荐用 2-0 或 3-0 的可吸收线间断缝合破裂的白膜,同时应避免结扎深部的海绵体血管或过多地清除有潜在勃起功能的阴茎组织。

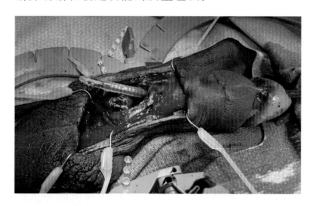

图 10-5　通过腹侧垂直切口进行手术探查,显示出明显的撕裂位置和相关的尿道损伤

应用生理盐水或有色染料诱导人工勃起可能有助于阴茎裂伤的定位(Shaeer,2006)。对于不完全性尿道损伤,可留置导尿管,并应用细的可吸收线缝合损伤处;对于完全性尿道损伤,应彻底清创、充分游离、无张力修复及留置导尿管(图10-6),同时应用广谱抗生素,并在 1 个月内避免性生活。对于未行包皮环切的患者,远端环形切口可能会使远端包皮处于局部缺血的风险。尽管腹侧垂直切口是优选,但如果需要远端环形切口,则应强烈考虑在修复结束时进行恰当的包皮环切术。

(4)预后和并发症:早期的重建手术可以使患者迅速康复,避免并发症的发生以及降低远期阴茎弯曲畸形的发生率(Nicolaisen et al,1983;Or-

vis and McAninch,1989;Hinev,2002;El-Taher et al,2004;Muentener et al,2004)。由于修复而导致阴茎弯曲畸形的发生率少于 5%(El Atat et al,2008),而在阴茎折断的非手术治疗中有超过10%的患者会出现阴茎弯曲畸形,25%~30%的患者会出现脓肿或瘀斑,并明显延长住院时间和康复时间(Meares,1971;Nicolaisen et al,1983;Kalash and Young,1984;Orvis and McAninch,1989)。Zargooshi(2009)报道了一组 352 例患者的外科研究,所有接受外科手术治疗的患者均保留有勃起功能。尽管手术治疗优于非手术治疗,但延迟手术最多不应超过伤后 7d,否则会对修复结果产生不利影响(El-Assmy et al,2011;Kozacioglu et al,2011)。

2. 枪弹伤和穿透伤

(1)枪弹伤:大多数生殖器穿透伤是由枪弹伤造成的(Mohr et al,2003;Phonsombat et al,2008;Bjurlin et al,2013),而且几乎均需外科探查。治疗原则包括立即外科探查、充分冲洗伤口、去除异物、预防性应用抗生素及手术缝合。阴茎的枪弹伤极少是孤立伤,几乎所有的患者都有明显的伴发损伤,包括腹部、盆腔、下肢、血管,以及其他泌尿生殖器损伤(Bandi and Santucci,2004;Kunkle et al,2008;Najibi et al,2010)。如创伤后立即接受外科修复,有望获得良好的外观形态和功能(Gomez et al,1993;Cavalcanti et al,2006)。人工诱导勃起可以确保阴茎保持直线,折叠式缝合技术可以用来校正因较大组织损伤后闭合而导致的任何阴茎弯曲(Kunkle et al,2008)。

据报道,在阴茎的枪伤中有 15%~50%合并尿道损伤(Miles et al,1990;Goldman et al,1996;Mohr et al,2003;Cinman et al,2013)。在阴茎穿透伤患者的诊治中,逆行尿道造影是急需考虑的,特别是那些被高速发射物击中、尿道口流血、排尿困难,以及子弹的弹道接近尿道的患者(Goldman et al,1996;Mohr et al,2003;Bandi and Santucci,2004,Phonsombat et al,2008;Cerwinka and Block,2009)。另外,亦可在手术中经尿道逆行注射亚甲蓝或靛胭脂红以明确尿道损伤的准确位置,并确保手术缝合的严密性。对于已经成功留置导管的患者,导管周围注射有助于确认尿道的完整性。

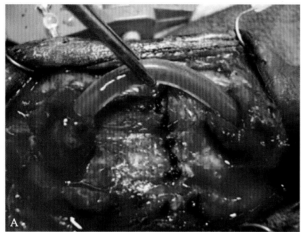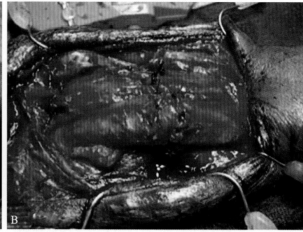

图 10-6 A. 双侧白膜断裂修复后,可见继发于阴茎折断而完全横断的尿道。B. 尿道吻合修复

尽可能采用标准的尿道成形术原则来关闭由穿透伤引起的尿道损伤,其手术效果多令人满意(Miles et al,1990;Bandi and Santucci,2004)。如果尿道损伤是由于高速武器造成的冲击伤效应或者近距离枪伤导致过多的组织损伤(Bandi and Santucci,2004),尤其是损伤位于阴茎尿道部,经常需行分期修复及进行尿流改道手术(Cavalcanti et al,2006)。

(2)动物和人咬伤:动物咬伤的病情与最初伤口的严重程度直接相关。大多数的受伤者为儿童,多被狗咬伤(Gomez et al,2001;Van der Horse et al,2004)。由于早期寻求治疗,感染性并发症并不常见。狗咬伤的最初治疗包括充分的伤口冲洗、清创和及时一期缝合,同时预防性地应用广谱抗生素(Wolf et al,1993;Cummings and Boullier,2000;Bertozzi et al,2009)。应该为伤者注射破伤风和狂犬病疫苗。由于存在多种微生物感染的风险以及考虑抗菌药物的敏感度,应推荐临床医师经验性地应用广谱抗生素,如具有β-内酰胺酶抑制药(即阿莫西林-克拉维酸)的β-内酰胺抗生素,具有抗厌氧菌功效的第二代头孢菌素(头孢西丁、头孢替坦)或克林霉素与氟喹诺酮(Talan et al,1999)。

人咬伤所致的伤口存在感染风险,通常不适于一期闭合。因为大多数人咬伤的受害者往往延误就医时机,以致感染程度较重,使用阿莫西林/克拉维酸或莫西沙星进行经验性治疗是十分必要

的(Talan et al,2003)。

3. 阴茎离断

创伤造成的阴茎离断少见,多是由于对生殖器自残造成的。65%~87%对生殖器进行自残的为精神病患者(Greisheimer and Groves,1979;Aboseif et al,1993;Romilly and Isaac,1996)。这些患者应该进行精神治疗。

通过显微手术修复背部阴茎血管和神经来重建尿道和吻合阴茎已经取得了显著的效果。此类创伤的患者应被移送到有条件进行显微外科手术的医院;如果没有这样的条件,就需在肉眼下进行尿道与海绵体的手术修补,即使有术后的感觉减退和较大的皮肤缺损,但仍能保持良好的勃起功能(Bhanganada et al,1983;Razzaghi et al,2009)。在治疗中,应尽可能找到并清洗被切割下来的部分,采用双层袋技术将其保存好。离断的部分应用生理盐水冲洗、生理盐水纱布包裹,然后封存在无菌塑料袋中,再将这个袋放入外层放有冰的袋中(Jezior et al,2001)。如果将离断部分直接长期放入冰袋中,会造成低温损伤。一般来说,冷缺血16h或者热缺血6h的组织有再植成功的可能(Lowe et al,1991)。如果离断部分无法找到,那么阴茎残端应进行整形治疗,包括闭合海绵体、做尿道新口,具体方法与阴茎恶性肿瘤行阴茎部分切除术后相似。

显微外科技术重建阴茎背动脉、静脉及神经是修补离断阴茎的首选方法。一般来说,对比显

微外科重建与肉眼下阴茎再植,二者均可使患者勃起功能得到适当的恢复。有报道接受任何一种方法治疗,术后均有超过50%的患者勃起功能得到恢复(Bhanganada et al,1983;Lowe et al,1991;Aboseif et al,1993)。然而相对于并发症,如尿道狭窄、皮肤缺失及感觉异常等,显微外科治疗则有很大的优势(Jezior et al,2001)。

　　肉眼下行阴茎再植术,只有0～10%患者可恢复正常的阴茎感觉(Bhanganada et al,1983;Lowe et al,1991),而显微外科重建后80%以上的患者能恢复正常感觉(Jordan and Gilbert,1989;Lowe et al,1991;Jezior et al,2001)。阴茎皮肤部分或完全缺失,经常是肉眼修复后的显著临床问题,这种情况并不常见于显微外科手术修复。这是因为皮肤的血液供应不依赖于阴茎体,由于没有修复浅表血管结构,阴茎皮肤本质上是一种游离移植物(Jezior et al,2001)。当天然皮肤坏死时可以应用中厚皮片进行移植(Ozturk et al,2009)。另一种有效办法为剥离阴茎的全部皮

要点:阴茎复置术的步骤

- 耻骨上膀胱造口。
- 用3-0的可吸收线闭合白膜。
- 用精细可吸收缝线在导管上两层缝合尿道。
- 沿神经血管束进行最小限度的分离以识别被切断的血管和神经。
- 用11-0的尼龙线显微吻合阴茎背动脉。
- 用9-0的尼龙线显微修补阴茎背静脉。
- 用10-0的尼龙线行阴茎背神经显微神经弓上修复。
- 皮肤覆盖。

肤,将其埋入阴囊中,仅显露龟头,2个月后再将二者分离开(Bhanganada et al,1983;Jordan and Gilbert,1989)。在阴茎再植术后,运用辅助技术包括使用高压氧可促进愈合(Landström et al,2004;Zhong et al,2007)或者使用医用水蛭增加静脉回流以减少水肿(Mineo et al,2004)。

　　4. 拉链损伤

　　拉链损伤多发生于急躁的小男孩或醉酒的成年人中。可采取多种方法松解夹住的皮肤,并除

去机械装置。当阴茎夹住后,可向拉链的滑动头和夹住的皮肤上涂抹矿物油,随之尝试一次拉开拉链,松解皮肤(Kanegaye and Schonfeld,1993;Mydlo,2000)。对于夹在拉链之间的衣物,可在两齿之间垂直切开,从而松解拉链,使被夹住的皮肤松解(Oosterinck,1981)。也可采用骨切割器或类似物件将拉链滑动头的正中嵴(菱形连接)切开,使其上下板分开,整条拉链脱落(Flowerdew et al,1977;Saraf and Rabinowitz,1982)。此外,也可以在拉链的上下板之间放置一把螺丝刀,并通过扭转动作将拉链滑动头的正中嵴分离并解开拉链(Raveenthiran,2007)。另一种技术涉及使用钢丝钳切割前板(Maurice and Cherullo,2013)。一些孩子在处置过程中需要采用比局麻或镇定更深的麻醉,有时甚至需要在手术室内麻醉状况下行包皮环切术或椭圆形皮肤切除术(Yip et al,1989;Mydlo,2000)。

　　5. 绞窄损伤

　　此类意外伤害多发生于小孩玩丝线、头发或橡胶带时,但不要忽略虐待儿童的情况。一旦孩子出现不明原因的阴茎肿胀、红斑或排尿费力,应注意检查有无隐匿的头发或丝线。成年人有时为增加性快感和延长勃起时间也会使用物品勒住阴茎。这些可引起绞窄的物品能减少阴茎血流,导致水肿和缺血,继而出现坏疽和尿道损伤。急诊处理时应先为绞窄态的阴茎减压,使其恢复血流和排尿。由于引起绞窄的物品不同,处理时很大程度上取决于医师的智慧。

　　对于丝线、头发以及橡胶带等物品,可以将其剪开,而对引起阴茎绞窄的坚硬物品,首选的办法是在阴茎体和物品上都涂抹润滑油,尝试直接去除绞窄物。绞窄远端的组织水肿会使去除绞窄物变得很困难,可以在远端阴茎体缠绕粗线或橡胶止血带减少水肿,从而使绞窄物能更容易地去除。如果绞窄物无法被剪断或去除,那么捆线法是一个很好的选择(Browning and Reed,1969;Vahasaja et al,1993;Noh et al,2004)。具体做法是:用粗丝线或胶布带从近端在绞窄物下穿过,然后向远端缠绕阴茎直至龟头。缠绕线或布带的尾部与绞窄物固定在一起,之后从近端开始逐渐解开缠绕线,进而推动绞窄物移向末端。用针或刀片在龟头侧切开,释放暗红色的瘀血,从而使捆线

法去除绞窄物变得更容易(Browning and Reed，1969；Noh et al，2004)。

塑料的绞窄物可借助手术刀或振动锯切开(Pannck and Martin，2003)，但金属类的物品就相对困难。在处理如厚铁皮或钢这类绞窄物时，医院的常规设备(如环形切割器、螺栓切割器、牙科钻、整形外科和神经外科的手术钻等)通常很难奏效。据报道，在此种情况下可使用一些工业钻头、钢锯、弓锯、刀锯，以及高速电子钻等(Perabo et al，2002；Santucci et al，2004)。有些时候，需要用消防队或急诊医疗的设备将铁或钢环切开。这种情况下应注意用压舌板、海绵或有延展性的牵引器保护阴茎，避免热、火花、切割刀片或钻头造成的损伤。这些操作最好在手术室麻醉状态下进行。一旦患者因无法及时解除绞窄端压力，而出现无法排尿或膀胱膨胀，应行耻骨上膀胱造口术。当绞窄损伤出现皮肤坏死时，外科医师应当考虑准备如皮瓣移植等重建手术，但通常情况下单纯去除引起绞窄的装置便可得到较好的效果(Ivanovski et al，2007)。

(二)睾丸

1.病因

尽管睾丸由于阴囊的活动性、提睾肌的反射及被覆纤维白膜等因素而得到相对较好的保护，钝性创伤(常见于猛烈撞击、运动损伤及交通事故)仍然可以导致白膜破裂、睾丸挫伤、血肿、移位或扭转。钝性创伤造成的睾丸损伤占病例总数的75%(McAninch et al，1984；Cass and Luxenberg，1991)。其余为枪支、爆炸及刀刺伤造成的穿透性损伤。

钝性睾丸损伤中只有1.5%的患者同时累及双侧睾丸，而阴囊穿刺伤导致两侧睾丸损伤的概率达30%(Cass and Luxenberg，1988，1991)。同穿透性尿道损伤一样，大多数(大约为80%)的阴囊穿透伤同时伴有大腿软组织、阴茎、会阴、尿道和股血管损伤(Gomez et al，1993；Cline et al，1998；Simhan et al，2012)。在当今的军事冲突中，生殖器创伤在泌尿外科损伤中所占比例较高，主要是由于爆炸物的威力大以及防护服的保护范围不足(Thompson et al，1998；Waxman et al，2009)。爆炸伤通常与广泛的阴囊皮肤损失，两个睾丸的多发性损伤以及伴随的下肢和腹部的广泛破坏有关。

2.诊断

在所有的阴囊钝性创伤病例中，均需考虑有无睾丸破裂。患者主诉多为阴囊剧痛和恶心。阴囊肿胀和瘀斑各不相同，血肿的程度与睾丸损伤的严重度无相关性，即使没有血肿也不能完全排除睾丸破裂的可能，而有时无破裂的睾丸挫伤也会表现为明显的出血。阴囊的出血和血肿及触诊时的触痛往往限制了完整体格检查的进行。此外，在检查时发现患者尿道口出血或者受伤的过程，以及血尿提示有尿道损伤时，需要考虑有尿道损伤的可能性。穿透伤患者诊治时要注意检查周围组织的创伤情况，特别是股血管。

超声检查对于明确睾丸的完整性和血运情况十分有帮助，而且超声检查快捷、方便、无创。但因其在很大程度上取决于操作者，故而假阴性与假阳性率的范围为56%～94%(Fournierv et al，1989；Corralesv et al，1993；Herbener，1996；Dreitlein et al，2001)。具有睾丸破裂提示意义的超声图像，包括睾丸实质组织回声不均及白膜不完整(图10-7)(Micallef et al，2001；Buckley and McAninch，2006)。虽然超声检查可以协助诊断睾丸破裂或者血肿(Guichard et al，2008)，但只要查体提示有睾丸损伤的可能，不论超声检查结果是正常还是可疑，都应积极进行外科手术探查，在术中明确诊断。磁共振检查可以有效判断睾丸的完整性，但因其费用昂贵、使用范围有限、可能会延误外科手术的时间，故而不作为常规检查(Serra et al，1998；Muglia et al，2002；Kim et al，2009)。

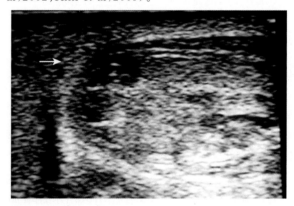

图 10-7   超声检查提示钝性损伤导致的睾丸破裂，睾丸内存在低回声区域(箭头)，阴囊探查发现大块血肿和暴露的生精小管

睾丸损伤的鉴别诊断包括无睾丸破裂的阴囊血肿、睾丸或附件扭转、反应性阴囊积液、附睾或精索血肿，以及睾丸内血肿。如果查体时发现睾丸无法触及，要注意睾丸移位的可能。这种情况多发生于摩托车肇事后，猛烈的外力作用于阴囊上，将睾丸挤至周围组织，如腹股沟浅层（占50%）、耻骨、阴茎、盆腔、腹部或会阴等处（Schwartz and Faerber，1994；Bromberg，2003）。也曾有报道过双侧睾丸移位的病例（Bromberg et al，2003；O'Brien et al，2004）。可以行手法或外科手术进行睾丸复位。另外，约5%的精索扭转病例为创伤所致，所以对于所有睾丸疼痛而又没有睾丸创伤症状和体征的患者，均需考虑扭转的可能（Elsaharty et al，1984；Manson，1989；Lrhorfi et al，2002）。

3. 治疗

及早行手术探查和修复睾丸损伤，可以增加挽救睾丸的机会、缩短康复期、尽快恢复正常活动、保持生育能力和产生激素的功能（Kukadia et al，1996）。对于没有合并睾丸损伤的轻微阴囊损伤，治疗上可采取冰敷、托高阴囊、镇痛，以及在一些情况下冲洗、缝合。

外科手术探查和修复的目的是挽救睾丸、预防感染、控制出血及缩短恢复期。大多数情况下均需横向切开阴囊，在清除坏死和脱出的精曲小管后用细的可吸收线闭合睾丸白膜。应注意闭合白膜的每一处小的破损，因为睾丸进行性的肿胀和内压升高会使精曲小管沿此破损突出。应该尽一切可能挽救睾丸，白膜缺损时应切除多余的睾丸实质以关闭残存的白膜。皮瓣或鞘膜移植可用于覆盖较大范围的白膜缺损（图10-8）；合成的移植物并不建议用于此目的（Ferguson and Brandes，2007）。即使在没有睾丸破裂的情况下，对于明显的睾丸内血肿亦应及时探查、引流，防止压力增高导致坏死和萎缩、延迟探查（占40%）、睾丸被迫切除（15%）（Cass and Luxenberg，1988）。对于明显的积血患者，无论影像学检查结果如何，也应及时探查，因为80%以上的积血是由睾丸破裂引起（Vaccaro et al，1986；Buckley and McAninch，2006）。

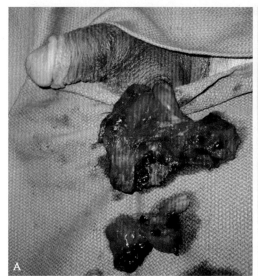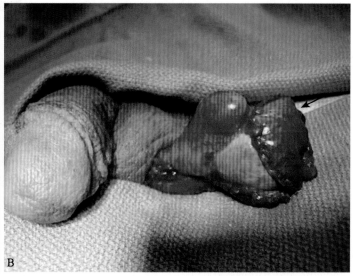

图 10-8　A. 钝性创伤后睾丸破裂。B. 清创闭合后重建的睾丸。箭头表示鞘膜移植物的放置位置

穿透性阴囊损伤应及早手术探查，检查血管和输精管损伤，如同钝性损伤一样，止血和重建的原则同样适用于穿透性创伤。7%～9%的阴囊枪击伤患者同时合并输精管损伤（Gomez et al，1993；Brandes et al，1995）。损伤的输精管应用不吸收缝线结扎，如果有必要的话行二期重建手术。大约30%的枪击伤患者双侧睾丸同时受损，因此可根据体检结果及弹道走向决定是否探查对侧睾丸。

4. 结果与并发症

睾丸破裂的非手术治疗常并发感染、萎缩、坏死、长期的疼痛和延迟的睾丸切除。在受伤后3d内接受手术探查和修补的患者超过90%可保留睾丸（Del Villar et al，1973；Schuster，1982；Fournier et al，1989；Cass and Luxenberg，1991），而非手术治疗和延迟手术可导致睾丸切除的概率增高 3～8 倍（Cass and Luxenberg，1991）。非手术治疗的睾丸保留率低至 33%，延迟睾丸切除率为 21%～55%（Schuster，1982；Cass and Luxenberg，1991；Mcaleer and Kaplan，1995）。在最初选择非手术治疗的患者中，大约 45% 的患者最终由于疼痛、感染或持续血肿而需要手术探查（Del Villar，et al，1973；Cass and Luxenberg，1991）。早期的手术修复可显著缩短康复及恢复正常的活动时间。

与睾丸保留率很高的钝性损伤不同，穿透性睾丸损伤的睾丸保留率只有 32%～65%（Bickel et al，1990；Gomez et al，1993；Brandes et al，1995；Cline et al，1998）。据报道，在最近的平民（Phonsombat et al，2008；Simhan et al，2012；Bjurlin，2013）或者战争事件（Waxman et al，2009）中，睾丸的保留率达 75%。大多数手术患者保留了足够的激素和生育功能（Kukadia et al，1996）。有资料显示，对于双侧睾丸破裂及双侧穿透伤的患者，在适当的修补重建手术后亦可保留其生精功能（Pohl et al，1968；Brandes et al，1995）。

对于孤立睾丸儿童是否能参加有身体接触性的运动，泌尿外科医师常常需要提出意见或指导。幸运的是，在个人或团体的接触性运动和娱乐中，睾丸损伤的发生率非常低（Mcaleer et al，2002；Wan et al，2003a，2003b）。父母应该受到正确的指引，同时可推荐使用保护性的杯罩装置。美国儿科学会运动医学与健身委员会认为，在考虑是否让孤立睾丸儿童参加运动时应考虑多种因素；他们的建议是"可以"（Committee on Sports Medicine and Fitness，2001）。

（三）生殖器皮肤缺损

1. 病因

生殖器的多重感染导致的坏死性坏疽或 Fournier 坏疽是引起生殖器皮肤广泛缺损的最常见原因（McAninchetal，1984）。此类缺损多为医源性，与患者初诊时需清除坏死的皮肤有关。

阴茎皮肤缺损还可由机械牵引引起，如农业或工业机械装置或抽吸装置（如吸尘器）。由于阴茎皮肤为疏松网状组织，因此经常在撕脱时不会损伤下方的组织。穿透性损伤导致的阴囊大片皮肤缺损并不常见。但在近几年的武装冲突中，由于爆炸伤所致的大片皮肤缺损越来越多见（图 10-9）。

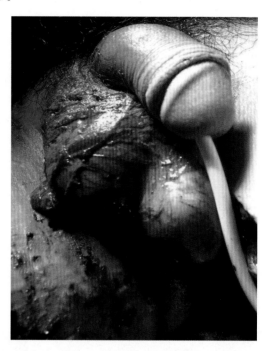

图 10-9 爆炸伤后阴囊皮肤严重缺损。注意大腿上有许多伴随的弹片伤

阴茎烧伤虽然少见，但由于阴茎皮肤很薄，多为全层烧伤（Horton and Dean，1990）。阴茎的束缚带很少引起大面积皮肤缺损，多由于束缚带的压力导致其下方的皮肤直接坏死，在去除压力后一般恢复良好。

2. 诊断和初始治疗

虽然蜂窝织炎和 Fournier 坏疽均出现明显的生殖器水肿和红斑，Fournier 坏疽的特征性表现为局部皮肤缺血。阴囊皱褶消失高度提示组织坏死。阴囊超声检查（Kane et al，1996；Morrison et al，2005）和 CT 可发现皮下气体，提示坏死性感染（图 10-10）。

大多数情况下，对于 Fournier 坏疽而言，需要在几天内对缺血及坏死的组织进行多次的清创，直至活动性感染被控制。大片皮肤缺损需要频繁地使用湿到干的敷料或用真空辅助闭合疗法（Czymek et al，2009）治疗创伤，直至一期治疗计划的启动。手术组成员必须至少每天检查伤口一次。强烈推荐对大面积损伤患者行耻骨上尿流改道，既可简化伤口护理，又可避免长期导尿导致的尿道并发症。为了促进伤口愈合。高压氧治疗一直被认为是促进伤口愈合的辅助措施，但由于缺乏已被证实的益处，并可能导致费用和后勤复杂性大幅增加，所以我们并不建议这样做（Mindrup et al，2005）。

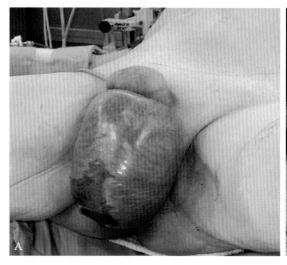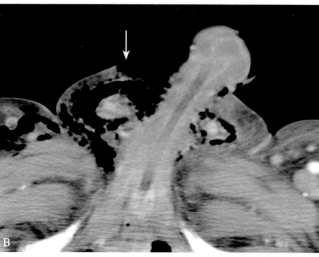

图 10-10　A. 阴囊皮肤大片红斑伴随中央区域坏死，提示坏死性感染。B. CT 扫描提示阴囊 Fournier 坏疽阴囊皮下存在气体（箭头）

生殖器烧伤与其他部位的烧伤治疗一致，尽早切除焦痂，如有可能使用中厚皮片覆盖伤口。部分皮肤层缺损或生殖器烧伤可使用磺胺嘧啶银软膏治疗。对于深度阴茎电灼伤，非手术治疗方法是有保证的，因为最终结果通常是自体切除术和（或）由于广泛合并损伤而死亡（Medendorp et al，2007）。

（四）阴茎重建

在未接受过包皮环切的患者中，游离多余的包皮可达到一期治疗中段到远端的阴茎皮肤缺损的目的（Horton and Dean，1990）。如果阴囊近端皮肤缺损较少，亦可使用阴囊翻转皮瓣，但是阴囊皮肤由于具有生发功能，因此在美观方面往往达不到要求（Zhao et al，2009）。局部皮瓣（如腹部或大腿）也可使用，但从美观角度而言，比不上中厚皮片。不能使用撕脱的皮肤作为补片，因为其常常发生坏死。

对于皮肤缺损广泛的阴茎重建，推荐使用厚的（0.012～0.015in）非网状中厚皮片（McAninch et al，1984）。网状皮片也可使用，但其容易收缩，美观方面也不如非网状皮片。皮片的选取部位一般为大腿前侧，可使用气压植皮刀。如果需要使用皮片，必须仔细去除清创术后的伤口残余皮肤。若存在远端包皮的淋巴回流受阻，会导致环状水肿（McDougal，2003）。可以通过枕垫技术或环形真空敷料来实现术后早期移植物的稳定（Weinfeld et al，2005；Senchenkov et al，2006）。由于龟头的皮肤感觉一般不受损害，患者的性功能往往能保留，但阴茎皮片上的感觉会永远缺失（Horton，1990）。

（五）阴囊重建

阴囊皮肤缺损 50% 以下可直接修补。对于广泛的损伤，阴囊可放置于大腿皮囊内或用湿敷料包裹或者置于真空压力敷料下，直至手术修复（Cummings and Boullier，2000；Gomes et al，2001；Cuccia et al，2009）。在损伤初期，感染未控制之前，并不推荐使用大腿皮囊进行重建，因为局部组织的感染可能会侵及未受感染的皮肤。在阴囊重建过程中，应尽可能地调动周围皮片以覆盖尽可能多的组织缺损（图 10-11，见 Expert Consult 网站图 101-11）。随后使用网状中厚皮片进行阴囊重建。网格不仅美观效果更好，还可让渗出物从间隙中流出，提高皮片成活率。在植皮前，应将精索及睾丸在多处缝在一起，避免形成分叉的新阴囊（Tan et al,2011）。新阴囊开始时较为绷紧,但 6～12 个月后,睾丸会成为自然的组织扩张器,最终处于更为自然的从属位置。当外伤或手术清除阴囊、将睾丸埋于大腿内之后,大腿皮片也可用于阴囊修补（Morey and Mcaninch,1999）。在复杂的生殖器重建病例中,纤维蛋白黏合剂被证明可作为组织胶,可促进伤口愈合,减少引流量（Morris et al,2006）。

要点:生殖器损伤

- 虽然阴茎折断通常可以根据病史和体格检查进行诊断,但阴茎超声检查是一种简单易行、价格低廉、快速准确的影像诊断方式,有助于指导治疗。
- 对阴茎的枪伤应该进行一期修复,主要是为了防止畸形和勃起功能障碍的发生。
- 动物咬伤应冲洗、清创并一期缝合,而人咬伤则需保持开放。
- 钝性阴囊损伤可以通过超声检查来评估是否存在睾丸破裂;穿透性阴囊损伤需手术探查以评估损伤范围,移除污染物并修复深层组织。

二、膀胱损伤

1. 病因

由于膀胱位于骨盆深部,一般难以损伤。大多数膀胱钝伤由机动车碰撞的急促减速导致,但也可由摔伤、撞伤、袭击或下腹撞击引起。由于筋膜相连,骨盆骨折一般均可导致膀胱破裂,骨折端也可直接刺破膀胱。膀胱破裂也可由于穿刺伤或医源性手术并发症引起,或自发破裂于神经源性病变、存在膀胱疾病病史或者经历过泌尿系统手术的患者。

由于外部钝伤引起的膀胱损伤多为复合伤,80%～94%的患者出现明显的非泌尿外科损伤（Cass,1984;Volpe et al,1999;Hsieh et al,2002;Parry et al,2003;Bjurlin et al,2009）。这类复合损伤患者的死亡率在 8%～44%,主要与非泌尿外科损伤相关（Carroll and McAninch,1984;Cass

and Luxenberg, 1987; Corriere and Sandler,1989;Volpe et al,1999;Alli et al,2003;Parry et al,2003）。最常见的复合伤为骨盆骨折,与83%～95%的膀胱损伤有关（Cass,1989;Corriere and Sandler,1989;Morey et al,2001;Parry et al,2003）。与之相反,骨盆骨折的患者中只有 5%～10%发生膀胱损伤（Cass,1989;Peters,1989;Aihara et al,2002）。充盈的膀胱受到突然的外力打击时,内部压力会骤然升高,导致无骨折的膀胱破裂。

膀胱穿刺伤多伴随明显的非泌尿外科损伤和较高的死亡率。几乎一半的膀胱损伤为医源性（Dobrowolski et al,2002）;医源性膀胱损伤最常见于妇产科开放手术的并发症（Dobrowolski et al,2002;Gomezet al,2004）。

2. 诊断

腹膜外损伤常与骨盆骨折有关。腹膜内损伤也可由骨盆骨折引起,但更常见的是穿刺性损伤或充盈膀胱受到下腹部直接撞击引起压力突然上升而致的膀胱顶破裂损伤。正确的诊断和分期对治疗的影响非常大。

3. 临床体征和症状

膀胱破裂在正常人体内不会单独发生。大多数意识清醒的患者会有显著的非特异性症状出现,如耻骨上区或腹部疼痛、不能排尿。体征包括耻骨上区压痛、下腹部瘀斑、肌肉保护和僵硬,以及肠鸣音减弱。伴随的腹部或盆腔损伤症状可能会掩盖膀胱损伤症状。对于由于中毒或感觉异常而无反应的患者,更应注意膀胱损伤的可能。

对于怀疑存在钝性膀胱损伤的患者,及时留置尿管非常必要,因为膀胱损伤最可靠的体征为肉眼血尿,几乎所有的膀胱损伤患者都具有这一症状（Iverson and Morey,2001;Hsieh et al,2002;Parry et al,2003;Gomez et al,2004）。如果出现尿道外口溢血或导尿管进入困难,应立即进行逆行尿道造影,因为 10%～29%的患者会发生膀胱或尿道的复合损伤（Cass,1989;Dobrowolski et al,2002）。

4. 放射学影像

应该在怀疑膀胱损伤、体检发现、出现血尿或骨盆骨折等情况下选择进行膀胱影像学检查。膀胱受到外部钝伤后,进行造影的绝对适应证是骨盆骨折伴肉眼血尿;大约 29% 的这类患者发生膀胱破裂(Morey et al,2001)。钝性损伤后膀胱造影的相对适应证包括非骨盆骨折导致的肉眼血尿、骨盆骨折伴镜下血尿。这类不典型患者的膀胱破裂发生率极低(如骨盆骨折伴镜下血尿患者膀胱破裂的发生率为 0.6%)。但是在膀胱损伤临床指征出现的时候,应提高警惕。与之相反,当臀部、盆腔或下腹部穿刺伤伴任何程度的血尿时,均应进行膀胱造影。

逆行或压力性膀胱造影如果进行恰当,能几乎 100% 确诊膀胱损伤。对于清醒而且合作的患者,膀胱灌注至不适感觉出现为止,或者至350ml。推荐 3 张摄片法,即一张灌注造影剂之前摄片,一张充盈膀胱的前后位摄片,一张排尿期摄片。排尿期摄片能发现造影剂向后方外渗的情况。膀胱的充分扩张有助于发现小的破裂处,有研究报道当灌注液只有 250 ml 时会出现假阴性(Peters,1989;Morey and Carroll,1997)。虽然血尿的出现和受伤的机制使得医师不得不考虑上尿路影像学检查,但上、下尿路损伤几乎不会同时发生(0.4%)(Cass and Luxenberg,1990)。

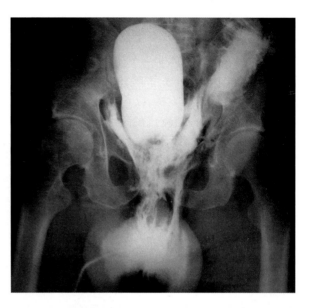

图 10-12　膀胱造影平片显示腹膜外膀胱破裂,尿液外渗入阴囊。手术探查显示膀胱颈前壁和前列腺部尿道撕裂

释)造影剂达 350ml 时,CT 膀胱造影与平片膀胱造影一样准确而可靠(图 10-13)(Peng, et al,1999;Hsich,et al,2002)。CT 造影时,并不需要进行排尿期摄片,因为膀胱后间隙已经能显示得很好(Morey and Carroll,1997)。造影剂的稀释非常有必要,因为浓度过大会影响 CT 造影质量。夹闭导尿管后的顺行膀胱造影对于膀胱破裂的诊断不充分。常规腹部 CT 检查有可能提示膀胱损伤,但单独作为膀胱的评估依据并不充分(Mee et al,1987;Udekwu et al,1996;Hsieh et al,2002)。

要点:膀胱损伤临床指征

- 耻骨上疼痛或压痛。
- CT 或超声检查时发现游离腹腔液。
- 无法排尿或尿量少。
- 尿液中出现血凝块或者 CT 发现膀胱内存在血凝块。
- 阴囊变大、瘀斑。
- 腹胀或肠梗阻。

盆腔内造影剂火焰样浓集是腹膜外渗出的特征性改变(图 10-12)。各部分筋膜的完整性决定外渗的位置,造影剂可突破骨盆的限制,外渗至腹膜后、阴囊、阴茎、大腿及前腹壁。外渗的造影剂量与膀胱损伤的程度有时并不相符。腹膜内外渗时可见造影剂显示肠襻的轮廓。

由于 CT 目前已经作为外伤患者的常规检查,CT 膀胱造影现在经常被选作评估膀胱损伤的手段。对于怀疑发生膀胱损伤的患者,只要膀胱内逆行灌注浓度为 2%~4%(按 6:1 盐水稀

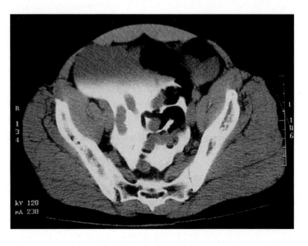

图 10-13　CT 膀胱造影显示肠襻周围造影剂沉积,提示腹膜内膀胱破裂

5. 治疗

对于不复杂的腹膜外膀胱破裂,如果条件允许,可单独使用导尿法非手术治疗(图 10-14)。应该使用大孔径的 Foley 导尿管(22 Fr)以保证充分的引流;如果引流不畅,应考虑荧光透视膀胱造影以确保导管放置正确。在伤后 14d 拔除尿管之前,建议行膀胱造影检查。有时尿外渗可能会持续几周,但可以通过持续的尿道导管引流来解决,此后愈合的影像学证据是必要的。膀胱壁内的骨刺(图 10-15,见 Expert Consult 网站图 101-15)可能会影响愈合。在受伤的当天应使用抗生素并持续至少 1 周以防止骨盆血肿的感染。

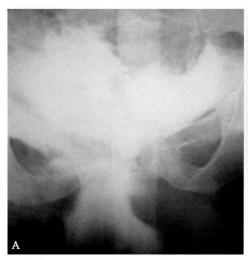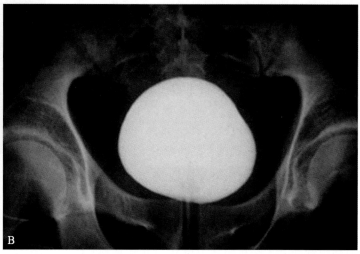

图 10-14　A. 由于腹膜外膀胱破裂导致造影剂外渗,形成盆腔内火焰样密度影。B. 该患者在置管引流 2 周后,重复膀胱造影显示膀胱完全恢复

要点:立即修复膀胱损伤的指征

- 外伤所致的腹部损伤。
- 穿透伤或者非泌尿系统医源性损伤。
- 膀胱引流不畅或尿液中有血凝块。
- 膀胱颈部损伤。
- 直肠或阴道损伤。
- 开放性骨盆骨折。
- 骨盆骨折需要切开复位内固定。
- 病情稳定或由于其他原因需要剖腹手术的患者。
- 骨片插入膀胱。

几位学者(Cass,1989;Kotkin and Koch,1995)报道,开放手术修补膀胱的并发症(如瘘管形成、不愈合、血块残留及败血症)比非手术治疗少(5%:12%)。因此,腹膜外钝伤如合并任何复杂情况时,必须及时进行开放手术,防止并发症如瘘管、脓肿形成或持续性外渗。如果 1 例情况稳定的患者由于其他损伤正在接受剖腹探查术或进行骨盆骨折内固定,修补腹膜外膀胱破裂应该谨慎;从膀胱前壁进入,在膀胱内用单层可吸收缝线修补创口;避免处理膀胱周围的盆腔血肿。如果骨盆骨折已经进行了内固定,应该随即修补膀胱,可防止尿液渗出至内固定器械,从而减少器械感染风险。修复膀胱的引流可以单独使用大孔 Foley 导管安全地完成,并且修复后 1 周进行膀胱造影以验证膀胱愈合。

对于所有外部损伤所致的穿刺伤或腹膜内损伤均应立即行手术修补。在一项有关膀胱创伤的全国性研究中,手术修复可减少 59% 死亡率(Deibert and Spencer,2011)。这类损伤经常比膀胱造影提示的更严重,不可能自愈,持续的尿外渗可导致化学性腹膜炎。尽管大多数损伤是通过开放手术修复的,但对于一些有选择患者可以通过腹腔镜手术修复(图 10-16)(Kim et al,2008)。在探查膀胱的同时,应该检查输尿管出口,确定有无清亮尿液流出;通过静脉注射靛胭脂、亚甲蓝或逆行插入输尿管支架管以确保输尿管的完整性。

任何涉及输尿管口或壁内输尿管的穿透性损伤都需要通过支架置入后一期闭合。应该留置膀胱周围引流管。对于腹膜内膀胱破裂的患者,仅在围术期 3d 抗生素。在术后 7～10d 应该复查膀胱造影(Corriere and Sandler,1989)以确认膀胱损伤修复。多项研究显示,耻骨上造口与单独留置导尿管的作用无明显差别(Volpe et al,1999;Alli

et al,2003;Parry et al,2003),但在遇到复杂损伤时建议使用两者以进行最大限度的尿液引流。当并发直肠或阴道损伤时,应将组织壁分开,避免重叠缝合,并尽量在修补的器官之间填入有活力的组织。当无合适组织填充时,可在膀胱闭合处上方注射纤维蛋白黏合剂以减少并发症(Evans,et al,2003)。

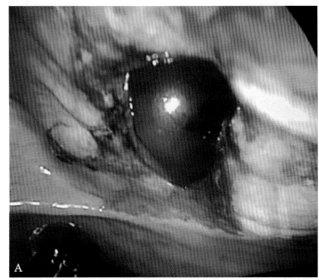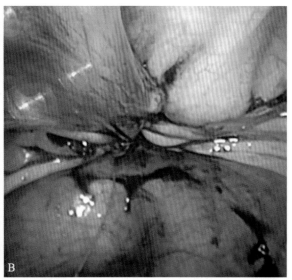

图 10-16　A. 腹腔镜下膀胱修复术中图像,膀胱内有软性膀胱镜。B. 两层缝合后的膀胱外观

6. 结果与并发症

当膀胱损伤得到及时的诊断和正确的治疗后,效果可以非常理想,死亡率很低。严重并发症的出现多由于诊断和治疗延迟(误诊)、延迟就医或严重的骨盆损伤导致复杂损伤。不典型膀胱损伤表现为酸中毒、氮质血症、发热和败血症、尿量减少、腹膜炎、肠梗阻、尿性腹水,以及呼吸困难。膀胱破裂并发膀胱颈、阴道及直肠损伤时可出现尿失禁、瘘管形成、尿道狭窄、重建恢复延迟。严重的骨盆骨折可导致暂时的或永久的神经损伤,即使在膀胱修复之后仍然可出现排尿困难。

三、尿道损伤

(一)后尿道损伤

1. 病因

尿道破裂性损伤多并发于车祸、摔伤或工业事故引起的多系统损伤。尿道断裂几乎总是伴随着骨盆前环的断裂或者耻骨分离,且其移位程度

越大,尿道断裂的发生率越高(Basta et al,2007)。涉及耻骨所有 4 个支的“骑跨性骨折”(图 10-17,见 Expert Consult 网站图 101-17),开放性骨折及导致骨盆垂直性及旋转性不稳定的骨折是最容易发生泌尿系损伤的骨折类型(Mundy,1996;Koraitim,1999;Brandes and Borelli,2001)。在骨盆骨折的患者中,10%的男性及 6%的女性并发尿道损伤(Koraitim,1999;Black et al,2006)。小于 17 岁的女性比成年妇女更容易发生尿道损伤,这可能由骨盆较大的压缩性所决定(Hemal et al,1999)。

由于后尿道同时固定于尿生殖膈及耻骨前列腺韧带之上,球膜交接部尿道在骨盆骨折时更易损伤(Colapinto and McCallum,1977;Brandes and Borelli,2001)。内镜及尿流动力学评估确认垂直方向的撕裂伤一般不会损伤球部上方的膜性尿道括约肌复合体,其功能不受损害(Mundy,1997;Andrich and Mundy,2001)。对于儿童,由于前列腺发育不良,尿道损伤相对较少,但更容易

向膀胱颈延伸(Devine et al,1989;Al-Rifaei et al, 1991;Boone et al,1992)。

2. 诊断

(1)体检:当存在尿道外口流血、排尿困难,以及膀胱充盈三联征时,提示存在尿道损伤。由于这些症状或者其他的一些经典的体征,比如"高骑"前列腺,"蝴蝶形"会阴血肿并不总是存在(Sandler and Corriere, 1989; Esposito et al, 2005),尿道损伤通常在急诊置入导尿管困难时或者当导尿管误插入盆腔血肿时被首次发现。盆腔血肿有时会掩盖前列腺的轮廓,导致前列腺难以触及而造成误诊(Koraitim et al,1996)。相较于男性,女性发生尿道损伤的概率较小,但仍有一部分女性会发生近段尿道撕裂损伤。表现为外阴水肿(图 10-18)和阴道口处的血液,提示所有盆腔骨折的女性都需要进行仔细的阴道检查(Perry and Husmann,1992)。

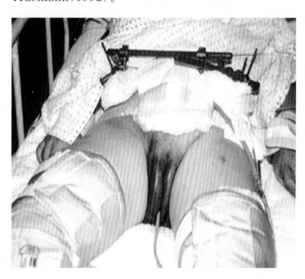

图 10-18　骨盆骨折尿道断裂,女性患者可见明显的外阴水肿和瘀斑

(2)尿道造影:当发现尿道外口流血时,应立即进行逆行尿道造影以排除尿道损伤(图 10-19)。小孔径导尿管(16Fr)在不润滑的情况下插入1cm,到达舟状窝,气囊注入 1cm 的水,达到适合的气囊大小(Sandler and Corriere,1989)。另外亦可使用 Brodney 钳或纱布绷带卷提供阴茎牵引。患者处于斜位或侧卧位。如果条件允许,最好在透视下进行。用 60 ml 导管式接头注射器轻轻注入 25 ml 造影剂,注射过程中摄片。如果女

性患者怀疑尿道损伤时,可使用尿道镜检查代替尿道造影(Perry and Husmann,1992;Koraitim, 1999)。

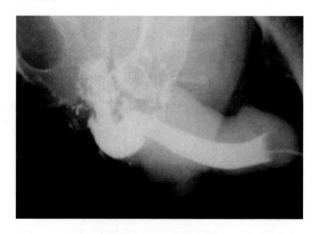

图 10-19　骨盆骨折患者逆行尿道造影显示后尿道完全断裂

3. 初步治疗

(1)即刻开放重建手术:男性后尿道断裂损伤后的即刻吻合重建手术已经被放弃,其原因主要与术后的不良反应有关,如勃起功能障碍和失禁,狭窄形成和出血等(Webster et al,1983;Koraitim et al,1996)。在女性患者骨盆骨折合并尿道断裂时,主流的观点是立即行一期手术修复,或者至少尿道插管以进行固定,以避免随后的尿道阴道瘘或尿道闭塞(图 10-20)(Koraitim et al,1996;Dorairajan et al,2004;Black et al,2006),伴随的阴道裂伤也必须立刻封闭以防止阴道狭窄。由于女性尿道太短(约 4cm),延迟重建往往是有问题的——在吻合修复后活动度较小容易嵌入瘢痕组织中(Podesta and Jordan,2001)。然而,耻骨弓上部分耻骨切除可以提供很好的显露以进行女性膀胱颈重建手术。

(2)耻骨上造口术:迅速的耻骨上置管仍然为治疗男性后尿道损伤的标准。最好取脐下小切口,可同时检查和修补膀胱,并可于膀胱顶的正确位置放置大孔径导管。当膀胱明显扩张并且没有其他手术指征时,亦可采用膀胱穿刺造口术。然而,随着时间延长,由于造瘘管穿刺较细,容易发生堵塞或折断,需要更换。

越来越多的骨盆环骨折患者接受早期整形外科手术固定,以减少出血、加快恢复和下床活动的

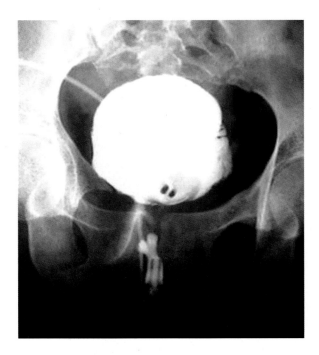

图 10-20 尿道断裂的女性患者初始处理仅使用耻骨上导管引流后导致尿道完全闭锁。通过延迟耻骨后入路成功重建尿道

时间(Connor,et al,2003)。尽管整形外科医师经常建议在使用器械进行耻骨前骨折固定时,避免留置膀胱造口,以免导致器械感染(Patterson,1995)。但我们和其他的学者(Borrelli and Brandes,2004;Bepple et al,2007)认为,这种并发症非常少,膀胱造口可以安全应用(图 10-21,见 Expert Consult 网站图 101-21)。我们使用大口径的(24Fr)Foley 导管放置于膀胱高位,下腹部中线通过皮肤的通道应尽可能高,以避开耻骨联合。

(3)一期尿道会师复位术:在损伤当时或数日后,如果患者稳定,用导尿管尝试一期尿道会师复位术是可行的(Elliott and Barrett,1997)。我们采用一种简单的方法,将 coudé 导尿管通过膀胱造口顺行插入,然后将其与能拉回到膀胱的另一尿管绑紧。还有许多更精细方法的报道,通常是使用逆行或者顺行的软性膀胱镜(Follis et al,1992;Routt et al,1996;Elliott and Barrett,1997;Porter et al,1997;Asci et al,1999;Mouraviev et al,2005;Hadjizacharia et al,2008),但持久的内镜会师复位手术可能会导致盆腔血肿的感染(Morey et al,1999)。

当导尿管在 4～6 周被拔除后,必须保留耻骨

上造瘘管,这是因为大部分患者即使在会师术后仍会发生后尿道狭窄。如果患者通过尿道排尿的效果满意,造瘘管可在 7～14d 后拔除。通过放置导尿管治疗尿道损伤时,尽管有部分患者未发生尿道狭窄(Elliott and Barrett,1997;Leddy et al,2012),但大多数患者会发生长度为 1～2cm 的中度尿道狭窄(Kotkin and Koch,1996;Routt et al,1996;Asci et al,1999)。对于单独使用耻骨上造口治疗尿道损伤的患者,几乎所有患者均发生完全性狭窄,需要接受后尿道成形术(Kotkin and Koch,1996;Mouraviev et al,2005)。尽管尿道会师复位术不可能会防止尿道狭窄的发生,但它通过将前列腺和尿道对齐并缩短狭窄的长度,使得一些尿道狭窄可以通过内镜手术治疗,并且降低了开放性后尿道成形术的难度(Mouraviev et al,2005;Hadjizacharia et al,2008;Koraitim,2012)。

不完全性尿道撕裂最好通过留置导尿管治疗。我们和其他学者(Al-Ali and Husain,1983;Mundy,1991;Herschorn, et al, 1992;Kotkin and Koch,1996)并没发现轻柔性插入尿管会将不完全撕裂变为尿道横断。由于可能将尿管插至膀胱外,因此需要非常小心。必须确定导尿管的位置正确。导尿管留置成功后应避免牵引,因为这样的做法不必要,而且可能会导致尿失禁(Asci et al,1999)。

(二)复杂损伤

对于膀胱出现"抬高、漂浮"或伴随膀胱颈裂伤的男性患者,一些学者建议行开放尿道会师复位术(Webster et al,1983)。并发直肠损伤时需要手术探查、修补、冲洗及留置引流。

1. 延迟重建

后尿道断裂时,若在断端之间存有瘢痕组织,会导致尿道完整性完全被破坏;这种分离并不是狭窄,而是尿道的真性断裂,中间存在纤维化组织。3 个月后,尿道破裂处的瘢痕组织已达到稳定,此时如果患者的并发损伤已稳定并且已下床活动,施行后尿道成形术会非常安全。耻骨上膀胱造口引流应该保留,直至并发损伤痊愈并且患者能接受重建时的体位。

(1)术前评估:在计划重建手术前,必须进行影像学检查,显示尿道缺损的特征。应该同时进行膀胱造影及逆行尿道造影(所谓的顺逆行造影,图 10-22)。要求患者在膀胱充盈后试图排尿。理

想情况下,在膀胱颈打开后可以观察到前列腺部尿道,从而可以测量尿道断端之间的距离。如果膀胱颈未打开,应使用软性内镜补充影像学诊断(Mundy,1997)。术前膀胱颈形态(无论打开或关闭)与其在术后的情况并不十分一致(Mundy,1997;Koraitim,2010),致使难以在术前判断膀胱颈是否关闭不全或梗阻。MRI能成功判定尿道缺损长度、尿道错位的程度和方向,以及是否存在前列腺的移位(Dixon,et al,1992),并有助于决定手术路径(Koraitim and Reda,2007)。

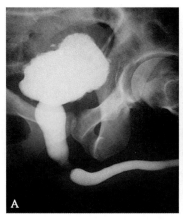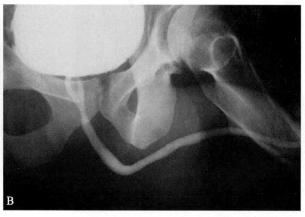

图 10-22   A. 骨盆骨折 4 个月后,联合膀胱造影和尿道造影显示完全后尿道断裂损伤。B. 术后影像学图像显示尿道口径正常

(2)内镜治疗:内镜治疗如直视尿道内切开术,只适用于短的尿道狭窄病例,如牵拉伤后早期留置导尿管、尿道完整性得以保留的患者。对于大多数病例,术前检查如果提示尿道缺损超过 1cm,通过内镜治疗诸如内切开盆腔瘢痕使尿道通畅的方法("一直切开至光亮"方法)通常无效,除了减少手术时间外无其他优势(Levine and Wessels,2001);而且过度的内镜治疗会出现较多并发症,如挖出一条不可逆的绕过膀胱颈的假道(Tumer-Warwick,1989)。内镜治疗及相似的挖空方法一般需多次尿道切开手术,或者需要自己或在医师帮助下长期扩张尿道,以保持尿道通畅。不可避免的纤维化收缩会导致自我导尿出现困难,假道形成,或者急性尿潴留。在这些情况下,往往需要在开放重建手术前行 3 个月的耻骨上尿道分流,以给予尿道一段时间的"休息"(Terlecki et al,2011)。

(3)手术重建:经会阴吻合法行开放性后尿道成形术是治疗大多数尿道断裂的选择,这是由于该方法治疗无须复杂的步骤。一旦术前检查确定经会阴可达到前列腺尿道尖部,将患者置于高截石位,并做正中或人字形切口。将尿道球部从尿道破裂处游离至阴囊中部。切除尿道损伤处的瘢痕组织,显露前列腺尿道尖部。必须十分仔细并且精确地切除近端尿道边缘所有的纤维组织,直至至少 28Fr 探条可以无阻力通过(图 10-23,见 Expert Consult 网站图 101-23)(Turner-Warwick,1989;Morey and McAninch,1997)。从而将尿道球部与尿道前列腺部无张力吻合。

95%的患者可单独经会阴成功进行后尿道吻合术(Carr and Webster,1997)。如果直接吻合比较困难,可常规采用尿道海绵体分离、耻骨下造口、尿道海绵体再复位等辅助方法(Mundy,1997;Flynn et al,2003);也有其他学者认为这些方法在极少情况下是必要的(Morey and McAninch,1997;Rosenstein and Jordan,2003;Cooperberg et al,2007;Kizer et al,2007)。

Pierce 1962 年首先报道了耻骨联合整体移除法(Pierce,1962),在严重损伤导致瘘管或明显的前列腺转位或耻骨后固定时推荐使用该种方法(Netto,1985;Mcaninch,1989;Asci,et al,1999)。此外,对于严重纤维化、瘘管形成、既往尿道吻合成形术失败或膀胱颈损伤及在儿童患者等病例,经腹会阴联合法(伴或不伴部分耻骨切除)被证明是有效的(Waterhouse,1976;Al-Rifaei et al,1991;Koraitim,2003,2005;Pratap et al,2006)。进行复杂的尿道重建时,控制截石位的时间在 5h

或更少对防止下肢血管并发症的发生非常重要（Anema,et al,2000）。

2. 并发症

（1）勃起功能障碍:尽管勃起功能障碍的报道率平均约为 50%（Corriere et al,1994;Routt et al,1996;Elliott and Barrett,1997;Asci et al,1999;Koraitim,2005）,但 82% 的骨盆骨折和尿道牵拉损伤患者中仍有一定程度的勃起功能障碍（Flynn et al,2003）。病因是多因素且多变的,但主要归因于海绵体神经损伤、动脉供血不足、静脉渗漏,以及直接的损伤等（Narumi et al,1993;Munarriz et al,1995;Shenfeld et al,2003）。已发现与损伤严重程度相对应的因素如耻骨联合的分离、尿道的横向移位和较长尿道间隙,可能与勃起功能障碍相关（Koraitim,2013）。

一些手术病例显示,少数患者可在重建后出现新发勃起功能障碍或者发现勃起功能障碍加重（Tunc et al,2000）。然而在临床上,往往难以区分勃起功能障碍是骨盆损伤的并发症还是尿道膀胱损伤后重建手术的并发症。在软性内镜出现之前就已经发现,尿道重建手术往往伴随着更大的勃起功能障碍和尿失禁的风险（Koraitim et al,1996）。一些研究表明,使用现代内镜技术进行尿道重建,勃起功能障碍和尿失禁的发生率与未接受治疗或者接受延迟治疗的患者相当（Kotkin and Koch,1996;Asci et al,1999;Koraitim,2005;Mouraviev et al,2005）。这些研究支持这样的结论,并发症通常是损伤本身而不是治疗的结果（Follis et al,1992;Elliott and Barrett,1997;Porter et al,1997;Corriere,2001）。一些患者可在损伤后发生勃起功能障碍的 1 或 2 年后自发性的恢复勃起功能（Turner-Warwick,1989;Morey and McAninch,1997;Koraitim,2005）。

骨盆骨折后发生勃起功能障碍的大部分患者,均有一定程度的动脉血运功能不良（Armenakas et al,1993;Matthews et al,1995）。由于勃起功能障碍患者后尿道成形术后由于尿道球部缺血更易发生再狭窄,因此一些专家建议高危患者术前应进行双侧阴茎动脉多普勒检查,以选择适合进行初次阴茎血管再通的患者（Matthews et al,1995;Rosenstein and Jordan,2003）。然而,阴茎血运重建治疗创伤后勃起功能障碍的适应证非常

有限（Kawanishi et al,2004）。尿失禁、射精障碍及无反射膀胱的整体发生率较低（2%～4%）（Corriere et al,1994;Elliott and Barrett,1997;Asci et al,1999;Anger et al,2008）,这些并发症的发生被认为是继发于原发性疾病的损伤所致。

（2）再狭窄:后尿道成形术后,5%～15% 的患者会在吻合口处再发生狭窄（Mundy,1996;Flynn et al,2003;Koraitim 2005;Cooperberg et al,2007）。幸运的是,内镜治疗（如直视性尿道内切开术）在这些病例中通常是有效的,这是由于已经切除了大部分纤维组织的缘故（Netto et al,1989;Koraitim 2003）。

（3）尿失禁:不管是损伤本身或随后的修复破坏了尿道外括约肌,尿道分流后的尿控问题都应该被考虑。重建后的失禁率低于 4%（Koraitim,2005）。尿控的机制被认为主要归因于膀胱颈的功能（Iselin and Webster,1999）。尿动力学数据显示,相当大比例的患者中,远端横纹肌括约肌的功能同样在尿控中起到一部分作用（Whitson et al,2008）。

(三)前尿道损伤

与后尿道断裂相对比,前尿道损伤通常是独立存在的（Kiracofe,et al,1975）。主要发生在骑跨伤后,涉及尿道球部,后者由于位置固定于耻骨下方,易发生压伤。少部分是由于阴茎的直接穿透伤。

由于伴有后尿道损伤,对于泌尿生殖区钝性或穿透性损伤的所有患者均应保持高度的警惕性,对于疑有尿道损伤的任何病例都应行尿道造影（Husmann,et al,1993）。前尿道损伤的临床征象包括尿道口出血、会阴血肿、肉眼血尿,以及尿潴留。严重创伤时,Buck 筋膜可破裂,导致血液及尿液溢出至阴囊（图 10-24,见 Expert Consult 网站图 101-24）。骑跨伤的主要并发病为尿道狭窄,最长可在 10 年之后出现症状（Park,McAninch,2004）。

1. 初步治疗

Armenakas 及 McAninch（1996）根据影像结果提出了简单实用的分类法,将前尿道损伤分为挫伤、不完全性断裂及完全性断裂。挫伤及不完全性断裂可单独使用尿管引流进行治疗。一期行耻骨上膀胱造口术是累及尿道的骑跨伤主要的治疗方法（Park and McAninch,2004）。然而,对

于较小幅度的骑跨伤患者来说，一期前尿道重建手术在狭窄率和勃起功能障碍方面均有较好的结果（Ying-Hao et al，2000；Yu et al，2007）。

对于低速尿道枪弹损伤推荐采用一期手术修复，单纯放置导管与远期不良的狭窄发生率相关（Husmann et al，1993）。创伤后应限制海绵体的清创术，因为海绵体的血供丰富，可使海绵体大部分挫伤的区域得以愈合（Kiracofe et al，1975；Husmann et al，1993）。尿道高速枪弹损伤推荐一期行耻骨上尿流改道，之后行延迟性重建手术。

2. 延期重建

在计划重建手术前，必须行逆行尿道造影和排泄性膀胱尿道造影，清楚显示尿道闭塞的位置和长度。尿道超声检查可以显示狭窄段的长度和严重程度。逆行注射盐水配合顺行膀胱充盈可将尿道的远、近端同时显示，10 MHz 声像图可显示需要切除的非膨胀部分。外伤导致的致密纤维组织经常显示为明显的回声影（Morey and McAninch，2000）。尿道狭窄的超声影像往往比逆行尿路造影更加精确（Mitterberger et al，2007），但它很大程度取决于操作者的经验，因此目前并没有被广泛使用。

骑跨伤导致的完全性球部尿道闭锁可选用尿道吻合成形术治疗。典型的瘢痕 1.5～2cm 长，需要完全切除。近端及远端尿道可充分游离，进行无张力、端对端吻合。这种手术的成功率达 95% 以上（Santucci et al，2002；Jordan et al，2010）。

通过内镜切开闭锁尿道的瘢痕组织的想法是不实际的，无一例外会失败。内镜切开或扩张对于尿道部分狭窄的病例成功率会更高一些。如今达成共识的是，通过反复的尿道切开和扩张治疗尿道狭窄的做法，临床效果差，性价比也差（Greenwell，et al，2004）。而且，接受反复内镜治疗后的患者往往需要更复杂的重建手术如皮片移植（Park and McAninch，2004；Hudak et al，2012）。开放修复手术需延迟到器械操作数周以后以使尿道稳定。并且在术前 2 个月的耻骨上尿流改道是有益的，以优化导管相关的或者复发性狭窄的修复条件（Terlecki et al，2011）。最后强调，UroLume 支架管在外伤性尿道狭窄中禁止使用（Wilson，et al，2002）。

要点：下尿路损伤

- 虽然大多数膀胱损伤与骨盆骨折有关，但只有 10% 的骨盆骨折患者有膀胱损伤。
- 腹膜内膀胱损伤需要急诊手术修复。
- 推荐使用耻骨上造口引流治疗骨盆骨折伴随尿道损伤，对于病情稳定的患者可以行一期尿道会师手术，但需要密切随访以防狭窄形成。
- 虽然对于短的尿道狭窄可用单次内镜进行治疗，但包括切除和一期吻合的后尿道成形术仍是尿道损伤的选择。

请访问随附的网站 www.expertconsult.com 查看与本章相关的视频。

参考文献

完整的参考文献列表通过 www.expertconsult.com 在线获取。

推荐阅读

Andrich DE，Mundy AR. The nature of urethral injury in cases of pelvic fracture urethral trauma. J Urol 2001；165:1492-5.

Black PC，Miller EA，Porter JR，et al. Urethral and bladder neck injury associated with pelvic fracture in 25 female patients. J Urol 2006；175:2140-5.

Buckley JC，McAninch JW. Use of ultrasonography for the diagnosis of testicular injuries in blunt scrotal trauma. J Urol 2006；175:175-8.

Cooperberg MR，McAninch JW，Alsikafi NF，et al. Urethral reconstruction for traumatic posterior urethral disruption: outcomes of a 25-year experience. J Urol 2007；178:2006-10.

Morey AF，Brandes SB，Dugi DD，et al. Urotrauma: AUA Guideline. J Urol 2014；192:327-35.

Morey AF，Iverson AJ，Swan A，et al. Bladder rupture after blunt trauma: guidelines for diagnostic imaging. J Trauma 2001；51:683-6.

Morey AF，Metro MJ，Carney KJ，et al. Consensus on genitourinary trauma. BJU Int 2004；94:507-15.

Tausch TJ，Morey AF，Scott JF，et al. Unintended negative consequences of primary endoscopic realignment for men with pelvic fracture urethral injuries. J Urol 2014；192:1720-4.

（李 登 **编译** 邵 怡 **审校**）

第三篇

尿石症与腔内泌尿外科学

第11章　尿石症:病因学、流行病学及发病机制

Margaret S. Pearle, MD, PhD, Jodi A. Antonelli, MD, and Yair Lotan, MD

尿石症的流行病学

理化过程与发病机制

矿物质代谢

上尿路结石的发病机制

　　结石病是现代社会最常见的疾病之一,自古以来就被记载。随着全球生活的西方化,肾结石的形成部位已由下尿路向上尿路转移,这种疾病曾经只局限于男性,现在逐渐没有了性别的差异。在过去 20 年里随着微创与非侵入性医疗的革命性进展,结石的诊疗有了很大的进展。虽然外科治疗,清除了人体的结石,但是几乎没有改变疾病的进程。实际上,2000 年关于结石病的医疗报销总支出近 21 亿美元,比 1994 年以来增加 50%(Pearle et al,2005)。考虑到结石的复发率,急需开发一种结石病的医学预防方案。为此,有必要对泌尿系结石的病因、流行病学和发病机制进行深入研究。

一、尿石症的流行病学

　　尿石症的终身患病率估计为 1%~15%,这因年龄、性别、种族和地理位置而异。据美国国家健康与营养调查(NHANES)数据库的数据显示,在过去的几十年里,美国成年人的泌尿系结石发病率呈线性上升趋势(Stamatelou et al,2003),2007－2010 年最新的患病率估计为 8.8%(Scales et al,2012)。

　　尿石症发病率的逐年上升是一个全球性的现象。来自五个欧洲国家以及日本和美国的数据表明,随着时间的推移,结石病的发病率和患病率在世界范围内不断增加(Romero et al,2010)。Yasui 及其同事(2008)在日本尿石病研究协会进行的一系列全国性调查中得出一个独立数据库提示,结石的首次发病率从 1965 年的 54.2/10 万上升到 2005 年的 114.3/10 万。在所有年龄组以及男性和女性中发病率都有所上升,且首次发病的峰值年龄有所上升。男性从 1965 年的 20 岁到 49 岁,变为 2005 年的 30 岁到 69 岁,女性从 1965 年的 20 岁到 29 岁,变为 2005 年的 50 岁到 79 岁。

　　有人认为,美国和世界各地结石发病率和患病率的上升可部分归因于无症状结石检出率的上升:如通过放射学成像,特别是计算机断层摄影扫描的应用(Boyce et al,2010;Edvardsson et al,2013)。EdValdsson 及其同事(2013)研究提示,1985－2008 年冰岛的 5945 例结石病患者中,结石的年发病率明显增加。研究最开始的 5 年中从 10.8‰增加到 13.8‰($P<0.001$)。然而,他们发现尽管无症状的结石的发病率显著增加(男性每 10 万人中有 7 至 24 人,$P<0.001$,女性每 10 万人中有 7 至 21 人,$P<0.001$),但是有症状的结石的年发病率并没有显著的增加。

(一)性别差异

　　既往大家认为,成年男性比成年女性更容易患上结石。根据各种指标,包括住院、门诊和急诊,男性发病率是女性的 2~3 倍(Soucie et al,

1994；Pearle et al，2005）。然而，最近的证据表明，男女之间的发病率差距正在缩小。Scales 和他的同事（2007）使用代表医院出院情况的全国住院样本数据发现，调整人口结构因素后，1997－2002 年，输尿管结石和肾结石诊断率仅增加 1.6％，其中女性增加 17％，男性减少 8.1％。这一趋势反映了男性与女性比例的变化——从 1997 年的 1.7％ 降至 2002 年的 1.3％。Lieske 及其同事在 2006 年利用罗切斯特流行病学项目的数据（包括办公室，急诊科，以及养老院，住院和门诊）来比较 1970－2000 年新发症状性结石病的年龄调整发生率，并发现关于性别的类似趋势。虽然这一时期每 10 年的有症状结石总发病率相对平稳（$P=0.33$），男性有症状结石的发生率每年下降 1.7％（经年龄调整的 $P=0.019$），但女性每年增加 1.9％（年龄调整后 $P=0.064$）。在此期间，症状性结石的男女比例从 3.2 下降到 1.3（$P=0.006$）。另一个方面，更现代的地理流行病学数据库（Marshfi 流行病学研究区数据库）显示，泌尿结石男女比例从 1992 年的 1.4 下降到 2008 年的 1.0（Peniston et al，2011）。

根据 NHANES 的数据，Stamatelou 和他的同事（2003）报道，结石病的男女比例略有下降，从 1976－1980 年的 1.75 降至 1988－1994 年的 1.54，最新数据（2007－2010）显示，男性结石患病率为 10.6％，女性结石患病率为 7.1％，比率为 1.49，仅略低于 1988－1994 年的报道（Scales et al，2012）。

（二）种族与族裔

从已观察到结石发病率的种族与族裔差异性而言，Soucie 和他的同事于 1994 年发现在美国，男性白人中的发病率最高，其次是西班牙人、亚洲人和非裔美国人，他们的患病率分别为白人的 70％、63％ 和 44％。在美国妇女中，白人的患病率最高，而亚洲妇女的患病率最低（约为白人的一半）。根据最新 NHANES 数据，西班牙裔［优势比（OR）0.60，95％ 可信区间（CI）0.49～0.73，$P<0.001$］和黑人非西班牙裔（OR 0.37，95％CI 0.28～0.49，$P<0.001$）与非西班牙裔白人相比，有结石病史的可能性要小得多（Scales et al，2012）。

Mente 及其同事（2007）试图通过比较居住在同一地理区域的不同民族之间的结石发病率来确定对遗传因素对结石疾病的影响。以欧洲人（高加索人）为参照组，阿拉伯人（OR 3.8，95％ CI 2.7～5.2）、西印度人（OR 2.5，95％CI 1.8～3.4）患钙结石的相对风险较高。西亚（OR 2.4，95％CI 1.7～3.4）和拉丁美洲（OR 1.7，95％CI 1.2～2.4）族裔则显著低于东亚（OR 0.4，95％CI 0.3～0.5）和非洲（OR 0.7，95％CI 0.5～0.9）。有意思的是，尽管按种族划分，结石病的患病率是不同的，但 Maloney 和他的同事（2005）观察到一个明显的现象，就是来自同一个地理区域内的白人和非白人结石患者代谢异常的发生率非常相似，尽管这种异常的分布有所不同，但这表明饮食和其他环境因素可能超过种族对确定结石风险的影响。

结石在性别方面的分布因种族而异。Sarmina 及其同事（1987）指出，白人的男女比例为 2.3，非裔美国人为 0.65。Michaels 和他的同事（1994）还注意到，西班牙裔和非裔美国人中男性对结石病的倾向发生了逆转，在一群接受冲击波碎石术的患者中，亚洲人中男性对女性的比例为 1.8，而白种人中为 1.6，西班牙裔占 0.7％，非裔美国人占 0.5％。Dall'era 和他的同事（2005）回顾了急诊科的一些记录，以确定有症状的肾或输尿管结石患者，发现男女比例为 1.17，西班牙裔患者与白人患者的比例为 2.05。

（三）年龄与性别

在 20 岁之前，结石的发生相对少见，但在 40－60 岁年龄段时达到高峰（Marshall et al，1975；Johnson et al，1979）。Lieske 及其同事（2006）发现，男性在 60－69 岁发病率最高，而女性发病率在 20－70 岁的发病率变化则相对较小，其中 30－39 岁年龄段及 60－69 岁年龄段的女性发病率要更高一些。

据观察，女性的结石发病率表现出双峰分布，在人生第六个十年的发病率出现第二峰值，与绝经期的开始和雌激素水平的下降相对应（Marshall et al，1975；Johnson et al，1979）。与男性相比，女性结石的发病率较低，这是由于雌激素对绝经前妇女形成结石的保护作用，其机制为增强肾钙吸收和减少骨吸收（McKane et al，1995；Nordin et al，1999）。事实上，Heller 及其同事（2002）

发现女性与男性相比,尿中草酸盐和磷酸盐的饱和度较低。此外,女性尿钙水平低于男性,直到50 岁以上,男女两组的尿钙水平才相等。对绝经后的妇女而言,经过雌激素治疗后尿钙和草酸钙饱和度均低于未治疗妇女。

　　Fan 和他的同事(1999)在大鼠实验模型中发现,雄激素增加而雌激素降低尿和血清中的草酸盐含量,这或许可以解释女性结石发病率低于男性的原因。然而,VAN Aswegen 及其同事(1989)发现,与非结石对照者相比,结石患者尿睾酮水平反而较低,进一步干扰了这一研究结果。

(四)地理因素

　　结石病的地理分布大致遵循环境风险因素。在炎热、干旱气候地区,如山区、沙漠或热带地区,结石病的发病率较高。然而,遗传因素和饮食因素可能会超过地理因素的影响。Finlayson(1974)回顾了几项世界范围的地理调查,发现结石高发的地区包括美国、不列颠群岛、斯堪的纳维亚和地中海国家、印度北部和巴基斯坦、澳大利亚北部、中欧、部分马来半岛和中国。在美国,Mandel 和 Mandel(1989a,1989b)研究发现,在老年患者中,东南部草酸钙结石患者和东部尿酸结石患者比率最高(图 11-1)。Soucie 及其同事(1994)发现,在美国男性和女性年龄人口结构调整后,从北到南、从西到东患病率都在上升,其中以东南部地区最高。在控制并排除其他风险因素后,他们还确定环境温度和阳光与结石患病率呈独立相关(Soucie et al,1996)。

(五)气候因素

　　季节变化对尿石症的影响可能与温度有关,原因估计是流汗引起的体液丢失,也可能与日晒引起的维生素 D 吸收增加有关。Prince 和 Scardino (1960)指出,在夏季 7－9 月,结石发病率最高,高峰会出现在平均气温最高的 1 至 2 个月内(Prince et al,1956)。

　　Chen 和他的同事(2008)利用中国台湾"健康保险研究数据库"(1999－2003)获得的数据,分析了每月住院和门诊病中主要因肾或者输尿管结石或肾绞痛要求理赔的情况,发现发病高峰发生在7－9 月,10 月份则急剧下降。环境温度、大气压、日照时间均与每月结石发病率有关,但经季节性、月份及趋势调整后,发现环境温度是结石发病率

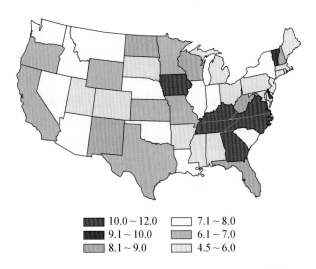

图 11-1　1983－1986 年美国退伍军人泌尿系结石的地理分布。数据表示为每 1000 例医院出院尿路结石患者(From Mandel NS, Mandel GS. Urinary tract stone disease in the United States veteran population: II. Geographical analysis of variations in composition. J Urol 1989;142:1516.)

10.0～12.0	7.1～8.0
9.1～10.0	6.1～7.0
8.1～9.0	4.5～6.0

最重要的决定因素。

　　对到沙漠地区换防的部队研究提供了气候对特定人群作用的独特机会。Pierce 和 Bloom(1945)报道,在一个未公开的沙漠地区,美国士兵在夏季有症状的肾绞痛发作增加。另一项有关部队换防到科威特和伊拉克后出现症状性结石的研究表明,结石形成的平均时间是 93d(Evans et al,2005)。最后,Parry 和 Lister(1975)研究测量了士兵调往波斯湾前和抵达后 10 天的尿钙和尿镁,发现夏季换防者的尿钙增加,而"寒冷季节"换防者的尿钙没有增加,这可能是由于日照引起的1,25-二羟基维生素 D_3 的产量增加有关。因此,气候和地理环境间接地通过温度和日照影响结石病的发病率。

　　Brikowski 及其同事(2008)基于报道地区结石病患病率和相应的年平均气温,构建了两个描述结石病温度依赖性的模型,以预测全球变暖导致的结石病流行的预期变化。从 1982 年的第二次癌症预防调查(Soucie et al,1996)获得的患病率与温度和结石病发病率之间的非线性或峰值关系一致,而来自退伍军人管理局的数据,由美国泌尿系统疾病项目分析(Pearle et al,2005)更接近线性拟合。作者使用适度变暖模型来预测美国全

球变暖导致的温度变化,估计到 2050 年气候相关性肾结石的病例将增加 100 万～150 万例。根据温度依赖的线性模型,变暖的净效应将是当今主要位于美国东南部的"结石带"向北扩张进入中西部。因此到 2050 年它将扩展至整个美国东南部和加州全境。非线性模型预测,目前位于东南部的高风险地区将向北扩展,包括从堪萨斯到弗吉尼亚和北加州的一系列州。但随着患病率的增加,主要集中在温度阈值以南。

Fakheri 和 Goldfarb(2009)后重新考察了年平均气温和结石患病率的相关分析,证实温度与结石患病率呈正相关。他们进一步证实了温度对结石病的影响,主要是针对男性的。温度每升高一个华氏度时,男性患病率上升 0.15%($R^2 = 0.37$),女性患病率上升 0.04%($R^2 = 0.51$)。导致这些基于性别的温差反应的病理生理学迄今尚未阐明,但可能受到混杂因素的影响,诸如不同的日光暴露、职业和水合状态。

(六)职业

高温暴露和脱水同样是结石病的职业危险因素。皇家海军中厨师和发动机室工作人员因暴露于高温环境,结石形成比率最高(Blacklock,1969)。同样,Atan 及其同事(2005)研究发现,暴露于高温的炼钢工人比在正常温度下工作者结石发病率显著增高(8%:0.9%)。这两组工人的代谢评估表明,炎热地区工人的低尿量和低枸橼酸尿的发生率较高。Borghi 及其同事(1993)对玻璃厂工人研究中发现,长期暴露于高温导致大量出汗的工人与不暴露于高温的工人患结石的概率和泌尿结石的危险因素有所不同。暴露于高温的工人会出现低尿量、尿 pH 降低、尿酸水平升高、尿比重增加,从而导致尿酸饱和度增加。因此,尿酸结石发病率显著增加(38%)。

长期久坐的工作人员,例如从事管理或专职工作的人员结石容易形成,但原因不明(Blacklock,1969)。此发现与 Robertson 及其同事(1980b)的研究一致,后者报道结石病较易在富裕的人群、地区和国家发生,可能是不健康的饮食和生活习惯的反映。

(七)肥胖、糖尿病和代谢综合征

体型大小和结石发病率的关系已有研究。两组不分男女的大样本的前瞻性队列研究发现,两

性结石发病率和风险的增加直接与体重和体质指数(BMI)相关,相关度女性比男性大(Curhan et al,1998 年;Taylor et al,2005 b)。尽管这些研究确定增加液体摄入(两性),以及降低蛋白摄入(男性)可降低偶发结石形成的危险(Curhan et al,1998),但是肥胖和体重增加可单独增加偶发结石形成的危险,而且不是由于饮食的作用(Taylor et al,2005 b)。Nowfar 及其同事(2011)利用了庞大的全部住院患者数据库分析,同样发现肥胖症患者中,女性患者结石病的风险比男性更明显。最后,Semins 与其同事(2010)利用提供的数据发现,随着 BMI 的增加,患肾结石的风险增加,BMI 高达 $30kg/m^2$,此时风险趋于稳定。

内脏肥胖、高脂血症、高三酰甘油血症、高血糖和(或)高血压,即代谢综合征,也与患结石的风险增加有关。利用 NHANES Ⅲ(1988－1994)数据,West 和他的同事(2008)发现,那些诊断出代谢综合征的人更容易发现结石病史(8.8%:4.3%,$P < 0.001$)。此外,他们发现,随着代谢综合征特征数量的增加,肾结石患病率也在增加,无特征的肾结石患病率估计为 3%,有 3 个特征的肾结石患病率为 7.5%,有 5 个特征的肾结石患病率为 9.8%。多因素分析显示,存在 4 或 5 种代谢综合征特征的患者其结石病发病率增加了 2 倍以上(OR 2.42,95 %CI 1.57～3.73)。Jeong 和他的同事(2011)在亚洲一次大规模的健康筛查中证实了这些发现。

代谢综合征被认为是 2 型糖尿病的潜在先兆。Taylor 和他的同事(2005a)前瞻性地研究了三组人群中糖尿病与肾结石的关系,由老年妇女组成护士健康研究 1 组;由年轻女性组成护士健康研究 2 组和由男性组成的健康专业人员随访研究组,并发现在调整 BMI、饮食和噻嗪类药物使用后,糖尿病病史与女性肾结石发生率增加有关,但男性不相关。相反,肾结石病史与女性和男性患有糖尿病的发病率增加有关(老年女性 OR＝1.33,95%CI 1.18～1.50;年轻女性 OR＝1.48,95%CI 1.14～1.91;男性 OR＝1.49,95%CI 1.29～1.72)。

此外,在中国台湾的一项前瞻性研究中,Chung 和 Coworkers(2011)发现糖尿病人群 5 年内发现肾结石的风险比非糖尿病人群高出 1.3 倍

(95%CI1.26~1.39,P<0.001)。同时,有证据表明 2 型糖尿病结石患者的尿草酸含量高于非糖尿病结石患者,而尿液的 pH 较低(Eisner et al,2010a)。

虽然流行病学文献已经报道了肥胖、糖尿病和代谢综合征之间的联系,但是导致这些联系的确切病理生理学机制尚不清楚,胰岛素抵抗可能是核心。有研究显示,肥胖和胰岛素抵抗与尿液 pH 降低和尿酸结石相关(Maalouf et al,2004a,2004b),而高胰岛素血症与高钙尿相关(Kerstetter et al,1991;Shimamot et al,1995;Nowicki et al,1998),这些都增加了肥胖人群产生尿酸结石和含钙结石的风险。在一项纳入结石和非结石人群的大型研究中,包括了 HPFS 项目(599 例结石和 404 例非结石男性)、NHSI 项目(888 例结石和 398 例非结石老年女性)和 NHSII 项目(689 例结石和 295 例非结石年轻女性)。研究者研究了 24h 尿液成分和 BMI 的关系。结果显示,BMI 越高,尿液中草酸、尿酸、钠和磷的排泄也越多。此外,尿酸的过饱和度也随着 BMI 的增加而增加。

目前认为,肥胖与草酸钙结石形成的关系主要是由于尿液中促石成分的排泄增加所致。(Siener et al,2004;Negri et al,2007)。而肥胖与尿酸结石的关系主要受尿 pH 的影响。

(八)心血管疾病

很多研究探讨了高血压和肾结石之间的关系。对 HPFS 和 NHSI 数据的分析发现,肾结石病史增加了罹患高血压的风险(Madore et al,1998a,1998b),这种关系在超重的女性结石患者中表现得最为明显(Gillen et al,2005),饮食中钙、钠和钾的过量摄入可能解释这一现象。Borghi 和他的同事(1999)观察到,高血压患者尿液中钙、尿酸和草酸的含量以及草酸钙的过饱和度明显高于正常人群。另一项研究也发现,高血压结石患者每天分泌的钙离子比血压正常的结石患者多 25mg(Eisner et al,2010b)。

尿路结石也和心脏疾病相关。研究发现,肾结石患者心肌梗死的发生率比非结石人群高出31%,即使纠正并发症(例如慢性肾病)也是如此(Rule et al,2010)。此外,Reiner 等(2011)报道了肾结石与亚临床颈动脉粥样硬化之间存在联系。Ferraro 等(2013b)也报道,结石能增加女性

患者患动脉粥样硬化的风险,而对男性患者并无影响,导致这种性别差异的原因尚不清楚。

(九)水

目前的共识认为,增加水的摄入有助于预防结石。两组大样本的观察性研究发现,液体的摄入量与偶发肾结石的发生率呈负相关(Curhan et al,1993,1997)。另外,一项前瞻性随机试验评价了液体摄入量对结石复发的影响,结果发现增加液体摄入组较对照组尿量显著增加,而结石的复发率明显降低(分别为 12% 和 27%)(Borghi et al,1996)。

结石发病率的地理差异曾归因于不同地区水中矿物质和电解质含量的差异。尽管许多研究报道供应"硬"水地区的结石发病率低于供应"软"水的地区,这里水的"硬度"由碳酸钙的含量决定(Churchill et al,1978;Sierakowski et al,1979),有学者却认为没有差异。Schwartz 等(2002)虽然发现了水硬度与尿中镁、钙和枸橼酸的水平相关,但没有发现其与结石发病的相关性。

要点:流行病学

- 男性上尿路结石比女性更常见,但证据表明性别上的差异在缩小。
- 与亚洲人、西班牙裔和非裔美国人相比,白人上尿路结石发病率更高。
- 结石病患患病率有地区差异,东南地区最高。
- 罹患结石的风险与体重和体质指数相关。
- 结石病与许多系统性疾病相关,包括糖尿病、代谢综合征和心血管疾病。

二、理化过程与发病机制

结石形成是一系列复杂的物理化学过程,当肾小球滤过液在肾单位通过时发生。首先是成石盐过饱和,然后溶解的离子或分子从溶液中析出,形成晶体或成核。晶体一旦形成,可能随尿排出或者停留在肾内附着部位促进生长和聚集,最终导致结石形成。下面讨论从理化角度描述结石的形成过程。

(一)饱和状态

浓度积(CP)是盐的纯化学组分(离子或分

子)浓度的乘积,用来描述含有溶解状态离子或分子的溶液。例如,氯化钠的浓度积＝[Na⁺][Cl⁻]。盐的纯水溶液达到不能溶解更多盐时称为饱和。达到饱和点时的浓度积称为热力学溶解体积(K_{sp}),即 t。在特定条件下,离子成分和结晶成分处于平衡状态,若在饱和溶液中加入更多的结晶体就会导致结晶析出,除非改变溶液的条件,如 pH、温度等。

在尿液中,尽管形成结石的盐成分(如草酸钙等)浓度超过了溶解体积,但是由于抑制剂和其他分子的存在,允许溶液中含有更高浓度的草酸钙并维持在析出或结晶前状态,结晶并不一定发生。在这种状态下,尿液被认为是该盐的亚稳态,随着盐浓度的进一步增加,晶体便会形成,此时的浓度积称为形成积(K_f)。

溶液产物和生成产物区分了尿液中饱和状态的不饱和状态、稳定状态和不稳定状态三种主要状态(图 11-2)。在溶解体积以下,在任何情况下都不会形成晶体,理论上晶体的溶解是可能的。当浓度高于形成极时,溶解不稳定,就会形成晶体。在溶解积和形成极之间时,尽管尿液过饱和,自然成核或沉淀也不会发生。浓度积的调整可以调节控制结石形成的因素,并指导治疗干预。

在浓度积的亚稳态范围内,虽然晶体生长可以在现有的晶体上发生,但是正常情况下从尿液滤过到达膀胱的时间内不会有新的晶体形成。然而,在某些情况下,晶体可以在这段时间内形成。首先,肾局部的浓度积,在足够长的时间内,会超过形成积,使成核发生。其次,上尿路局部梗阻或瘀血可能延长尿路转运时间,并使亚稳态的尿液中发生晶体形成。最后,尿液中微小的杂质或其他成分可以通过吸附晶体成分来促进成核过程,这种"异质形成核"过程所需的能量远远低于"均匀成核"过程所需的能量。

为了估计特定晶体系统的饱和状态,如草酸钙或磷酸钙。Pak 和 Chu(1973)开发了一个数学公式,即活性产物比,它考虑了尿液 pH 和所有直接参与结石形成的主要离子的浓度。Finlayson 随后开发了一个名为 EQUIL2 的计算机程序,用于测量饱和状态(Wemess et al,1985)。相对饱和比(RSR)或浓度积比(CPR)被定义为尿液浓度积与特定盐的溶解体积的比值。分子的减少将导

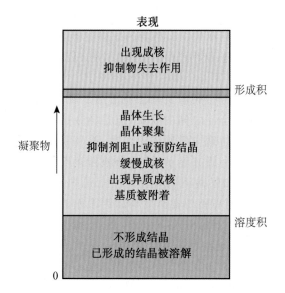

图 11-2　饱和的状态。所列的是在一定浓度下可能发生的固溶现象。考虑三种一般情况:①浓度小于溶解体积(过饱和度);②相对于新沉淀物(溶解体积与地层积之间)具有亚稳态的浓度;③浓度大于地层积(不稳定)(From Meyer JL. Physicochemistry of stone formation. In; Resnick MI, Pak CYC, editors. Urolithiasis; a medical and surgical reference. Philadelphia; Saunders;1990. p. 11-34.)

致尿液相对于形成结石的盐的饱和度不足,从而减少沉淀的可能性。因此,当 RSR 值＜1 时,晶体会溶解;当 RSR 值＞1 时,晶体就会形成并生长。减少 RSR 可以通过减少过滤负载或增加尿重吸收来降低尿液中结石成分(如钙或草酸盐)的浓度。此外,与柠檬酸盐等物质的络合降低了可用的游离离子钙,降低了 RSR。pH 等因素的处理可以显著影响磷酸等离子的浓度,而磷酸等离子的产生对 pH 有高度依赖性。pH 处理对草酸浓度影响不大,因为草酸是一种强酸(pK＝4),pH 在生理范围内的变化对草酸浓度影响不大。

Rodgers 等(2006)引入了另一个计算机程序 JESS(联合专家物种形成系统),来计算结石形成盐的尿饱和度,以此来估计结石形成的可能性,验证 EQUIL2 的准确性。JESS 系统纳入了 EQUIL2 没有考虑的几种可溶性复合物,包括磷酸二氢钙和柠檬酸钙。因此,JESS 估算的离子钙、磷酸盐和草酸的比例将低于 EQUIL 估算的

比例。为了解决这两种方案之间的差异,研究者将 JESS 的超饱和指数(SI)和 EQUIL2 的 RSR 指数与实验测定磷酸氢钙(Pak et al,2009b)和草酸钙(Pak et al,2009a)的尿饱和度进行了比较。实验确定的方法在不使用计算机导出的离子活性的情况下测定 CPR。通过测定合成石盐孵育前后的浓度产物,该方法通过测量结石生长(在过饱和溶液中)或溶解(在不饱和溶液中)的程度直接估计饱和度没有明显的不同。

尿液中的草酸盐比尿液中的钙对草酸钙结石形成的影响更大,因为尿液中钙浓度的升高对草酸钙饱和度的影响小于草酸钙浓度的升高(Nordin et al,1972)此外,在尿液中钙浓度较高时,草酸钙的饱和度达到了不超过草酸钙理论形成产物的稳定状态,而草酸钙浓度较高时,草酸钙晶体形成的风险增加。然而,Pak 和他的同事(2004)质疑了这一观点。他们证明,用于计算 RSR 的稳定性常数的选择决定了尿钙和草酸浓度的相对影响。使用的普遍接受的稳定常数 2.746×10^3(用于 EQUIL2 程序),尿钙和草酸的作用被证明是等价的。因此,他们得出结论,尿液中的钙和草酸盐对草酸钙结石的形成既重要又同等重要。因此,减少钙和草酸盐都将有效地减少 RSR,并可以指导干预以防止结石的形成,因此,钙和草酸盐的还原均能有效降低 RSR,并可指导预防结石形成的干预。当这些研究使用 JESS 重复时,结果是一致的,尽管 SI 对钙和草酸盐的依赖明显低于RSR(Pak et al,2009a)。

(二)成核和晶体生长、聚集和停留

正常人的尿液中,草酸钙的浓度是其在水中溶解度的 4 倍。尿液中促进结石形成的因素有尿量减少和柠檬酸盐,而钙离子、草酸、磷酸盐和尿酸的增加会增加草酸钙的过饱和度。一旦草酸钙的浓度积超过溶解体积,就会发生结晶。然而,在抑制结石形成的物质存在时,草酸钙的浓度只有超过溶解度 7～11 倍时才会沉淀。

均匀成核是在纯溶液中核形成的过程。晶核是纯溶液中最早的晶体结构。小的晶核是不稳定的:在临界状态下,晶核更趋向溶解。如果驱动力(过饱和水平)和细胞核的稳定性足够好,与尿液穿过肾单元的时间相比,晶核形成的滞后时间足够短,晶核将持续存在。抑制剂,如柠檬酸盐,会使晶核不稳定,而促进剂通过提供一个表面结合位点来稳定晶核。在尿液中,晶核通常通过吸附在上皮细胞表面(Umekawa et al,2001)、细胞碎片(Fasano,Khan et al,2001)或其他晶体上(Kok,1997),发生非均质成核。

尿液通过肾单元的时间估计为 5～7min,这段时间内,晶体不足以长到肾小管管腔的大小。然而,如果有足够多的晶核形成和生长,晶体的聚集将在几分钟内形成更大的粒子,从而堵塞管腔。抑制剂可以阻止晶体生长或聚集的过程,镁离子和柠檬酸盐可以抑制晶体聚集;肾钙素可以抑制草酸钙的成核、生长和聚集(Nakagawa et al,1987;Asplin et al,1991)。Tann-Horsfall 蛋白是尿液中最丰富的蛋白质,它能抑制聚集(Hess et al,1992),而尿桥蛋白则能抑制晶体生长(Shiraga et al,1992)Bikunin 蛋白,也被证明是晶体核和聚集的有效抑制剂。

关于晶核形成和生长的对立观点导致了自由晶体粒子生长与固定粒子生长概念的争论。虽然最初的结论是自由颗粒结石的形成在正常通过肾元的时间是不可能的(Finlayson and Reid,1978),后来重新计算使用目前的肾元尺寸,超饱和与晶体生长速率决定了晶体的能够形成,其大小足以通过肾的正常运转时间内保留(Kokand Khan,1994)。

固定粒子生长理论的前提是有一个晶体结合的位点,从而延长晶体暴露于过饱和尿液中的时间,促进晶体的生长和聚集。人们提出了许多机制来解释晶体生长。一种理论认为草酸诱导肾小管上皮细胞损伤促进草酸钙晶体的黏附(Miller et al,2000)。高草酸导致肾草酸钙晶体形成的动物模型中,尿液中细胞损伤酶标记物水平升高,包括 N-乙酰-β-葡萄糖苷酶和碱性磷酸酶,提供了肾小管上皮细胞损伤的证据(Khan et al,1992;Thamilselvan and Khan et al,1998),草酸诱导的细胞损伤被认为是由活性氧介导的(Thamilselvan and Khan et al,1998;Thamilselvan et al,1999)。不仅高浓度的草酸盐对肾小细胞有毒性,草酸钙晶体本身也被证明能促进细胞损伤(Kan et al,1993,1999;Thamilselvan and Khan et al,1998;Thamilselvan et al,1999)。Davalos 等(2010)在细胞培养中证实,草酸钙——水合物晶体能够晶体诱导肾小管上皮细胞发生氧化应激，最终导致凋亡。此外，他们还发现 NY-乙酰半胱氨酸，一种有效的抗氧化剂，有效中和了细胞毒性，并保留了肾细胞膜的完整性。Asselman 等（2003）用乙二醇诱导大鼠产生高草酸尿，结果表明草酸钙仅出现在肾细胞损伤后。此外，他们还发现肾损伤和炎症的标志物，包括透明质酸、骨桥蛋白和细胞表面受体 CD44，在晶体黏附时表达。

除了这些在动物模型和体外系统中的发现外，Holoch 和 Trcy（2011）还在人类患者中证实了抗氧化剂和结石疾病之间的联系。在那些报告右结石病史的人群中，血清抗氧化剂（α-胡萝卜素、β-胡萝卜素和 β-隐黄质）的水平明显低于无结石对照组，这表明较高水平的抗氧化剂可能有助于防止结石的形成。值得注意的是，在体内缺乏草酸诱导的肾小管损伤的证据。事实上，在正常个体或结石患者摄入大量草酸盐后，没有观察到氧化应激或肾细胞损伤的标记物增加（Knight et al，2007）。

氧化应激被认为是解释糖尿病、代谢综合征和冠心病之间流行病学联系的一种病理生理学机制（Khan，2012）。此外，Yoshioka 等（2010）认为，结石发病率的性别差异可能与睾丸和雌二醇的抗氧化能力不同有关。他们在一个大鼠模型中发现，补充雄激素可以增加氧化应激水平并促进结石的形成，而补充雌激素则抑制了氧化应激水平和结石形成。

草酸如何损害肾小管上皮细胞并促进晶体黏附的机制尚不明确。Randall（1937）首次观察到肾乳头上皮下的斑块损伤区域。随后，在收集管内衬受伤上皮的高草酸大鼠晶体中进行结构分析（Kan，1991）。体外研究证实草酸钙晶体在培养过程中与受损肾上皮细胞的结合增加（Verkoelen et al，1998）。上皮细胞或间质是否构成结石形成的主要部位尚不清楚。肾小管上皮细胞内吞草酸钙晶体乳证据已在草酸代谢紊乱的患者中得到证实（Saxon et al，1974；Mandell et al，1980；Lieske et al，1922）。这些晶体在细胞内聚集可能导致细胞死亡和晶体在间质中沉积，此外，晶体从管腔运输到基底膜侧可能促进细胞损伤，随后的侵蚀通过乳头表面。Knoll 等（2004）在细胞培养中证实草酸介导的肾损伤在非肾小管上皮细胞更为明显，此外，草酸对肾小管上皮的毒性作用在基底膜侧更明显，这表明肾间质可能是形成结石的主要部位。

根据这些发现，一些研究者探讨了 Randall 钙斑在结石形成中的作用。Low 和 Stoller 等（1977）通过内镜观察了结石患者和非结石患者的肾乳头，发现 74% 的结石患者有肾乳头斑块，而非结石患者中只有 43% 的人出现肾乳头斑块。Stoller 等（2004）推测，结石的形成可能是由于肾乳头附近的直小血管损伤，受损血管壁的修复可能涉及动脉粥样硬化反应的病理过程，导致内皮壁钙化，随后侵及乳头状间质，突破集合管，成为结石生长的起点。

Evan 和他的同事（2003）基于对特发性草酸钙结石患者经皮肾镜取石术中获得的活检标本中乳头斑块详尽的分析，提出了结石形成的另一种观点，他们将斑块的起源定位在 Henle 襻细段的基底膜上，证明斑块沿着髓质层间质逐步延伸到上皮下部位（图 11-3）。一旦斑块突破尿路上皮，就会形成一个稳定的附着表面，在其上草酸钙成核并生长为附着结石。引发 Henle 襻细段基底膜上斑块形成的晶体的来源尚不清楚；然而，它们似乎并不来自肾小管细胞或管腔（Evan et al，2003）。一种理论认为，这些晶体是由高浓度的草酸钙所致，通过引起局部炎症，触发肾小管上皮细胞向具有成骨活性的间充质细胞的表型分化。（Gambaro et al，2008）。支持这一假说的事实是，骨类骨蛋白，包括骨桥蛋白和骨钙素，已经在斑块中被发现。

特发性草酸钙结石患者中乳头表面斑块覆盖的多少与尿量负相关，与高钙尿（Kuo et al，2003a，2003b）和结石形成的数目正相关（Kim et al，2005），为这一系列事件提供进一步的临床证据。此外，Matrage 及其同事（2006）发现，在研究的草酸钙样本中，大约有一半观察到结石附着于肾乳头，提示附着结石的形成是结石形成的早期步骤。Miller 和 Coworkers（2009）通过经历了经皮肾镜取石术和输尿管镜检查的 9 例特发性高钙结石患者的内镜图像和结石定位细节，进一步证实了这一假说。他们观察到，115 块结石中有 90 块附着在乳头上，90 块结石中有 81 块在视觉上证实与斑块特异性附着。此外，在 25 块没有附在乳头上的结石中,来自显微计算机断层分析的证据表明,它们起源于间质斑块(Miller et al,2010)。这些发现支持这样的假设,即斑块生长是特发性钙结石形成的主要机制。

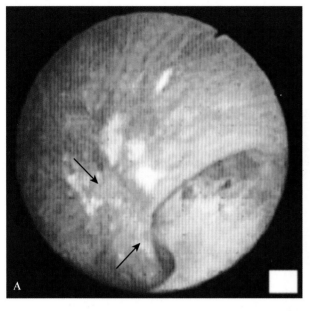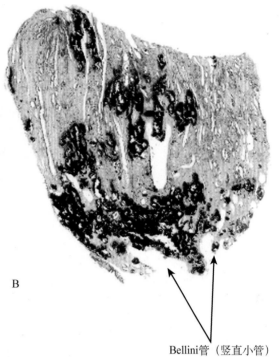

Bellini管（竖直小管）

图 11-3　草酸钙患者 Randall 斑块的内镜(A)和组织学(B)图像。A. Randall 斑(箭)的位置在尿路上皮下呈不规则的白色区域。B. 显示乳头活检低倍光镜图像。钙沉积部位采用钙组化 Yasue 金属替代法染成黑色(From Evan AP,Lingeman JE,Coe FL,et al. Randall's plaque of patients with nephrolithiasis begins in basement membranes of thin loops of Henle. J Clin Invest 2003;111:607-16.)

利用高分辨率傅里叶变换红外光谱和电子衍射,确定斑块的晶体成分为钙磷灰石(Evan et al,2003)。进一步分析揭示了沉积物是由具有矿物和有机层的单独层状颗粒组成。所有晶体均用有机材料包覆,并且在覆盖的有机分子层的连接处在晶体的外表面上鉴定出骨桥蛋白,这可能暗示斑块生物学中存在骨桥蛋白(Evan et al,2005)。Daudon 及其同事(2007)分析了 5000 多块与牙菌斑相关的结石,发现碳酸盐几乎在所有情况下都是牙菌斑的主要成分。

前面描述的磷酸钙颗粒的起源有一个有趣但未经证实的假说,那就是纳米细菌或钙化纳米颗粒(CNP),它们是自繁殖的,在其外膜上沉淀钙磷盐但迄今尚未确定基因组材料的纽带(Kajander and Ciftçioğlu,1998)。虽然这些颗粒的存在受到质疑(Cisar et al,2000),但有几条证据支持 CNP 在结石形成中的作用(Kajander et al,2001)。在血液、血制品、肾结石以及其他病理性钙化点中都检测到了 CNP(Ciftçioğlu et al,1999,2006)。

在生理不利的条件下,它们被证明能促进血液中磷酸钙的快速沉淀(Kajander and Ciftçioğlu,1998)。在动物模型中,肾内注射 CNP 显示可诱导肾钙化(García Cuerpo et al,2000)。在最近的一项研究中,从接受肾切除术的患者身上采集了肾乳头和血液样本,11 例中有 8 例抗 CNP 抗体免疫组化染色阳性。在这些样本中,Randall 斑块是可视化的,而其中只有一个不是这样的样本(Ciftçioğlu et al,2008)。此外,14 份样品中有 12 份在扫描电镜下显示 CNP 在培养中呈阳性,而在 3 份扫描电镜阴性的样品中只有 1 份。虽然不一定具有因果关系,但这些发现间接的表明了 CNP 和 Randall 斑块之间存在联系。CNP 还与心血管钙化和动脉粥样硬化有关(Shiekh et al,2009),并参与血管内皮损伤,导致随后的钙化,可能为 CNP 参与结石形成提供了共同的致病关系。

其他钙结石形成组和非钙结石组的发病机制可能与典型的特发性草酸钙结石组不同。实际上,已经发现了具有特殊患者表型特征的独特的形态亚型,这与不同的潜在病理生理异常相一致。与此相反,因肥胖行小肠短路导致的肠源性高草酸尿症患者没有斑块,却有磷灰石结晶析出堵塞

集合管末端,并伴有上皮损伤、炎症和间质纤维化(图 11-4)(Evan et al,2003)。有趣的是,尽管在这些患者身上发现了典型的酸性尿液,但晶体沉积物是由磷灰石组成的,而磷灰石在低 pH 下通常是不稳定的,表明局部小管 pH 与最终尿液 pH 之间不一致(Evan et al,2006a)。

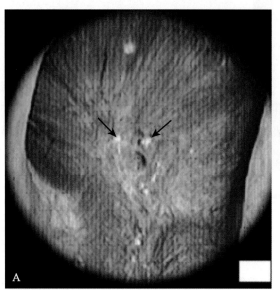
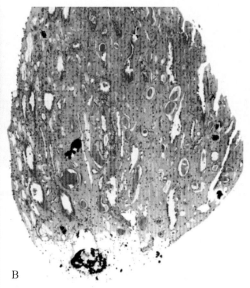

图 11-4 肠旁路患者兰德尔斑块的内镜图像(A)和组织学图像(B)。A. Randall 斑(箭头)的位置在尿路上皮下呈不规则的白色区域。B. 显示乳头活检低倍光镜图像。钙沉积部位采用钙组化 Yasue 金属替代法染成黑色(From Evan AP,Lingeman JE,Coe FL,et al. Randall's plaque of patients with nephrolithiasis begins in basement membranes of thin loops of Henle. J Clin Invest 2003;111:607-16.)

在形成透钙磷石的患者中发现介于草酸钙结石患者和小肠短路患者之间的病理改变,表现为间质磷灰石斑块和磷灰石堵塞集合管末端,伴有集合管损伤和间质纤维化(图 11-5)(Evan et al,2005)。

Evan 及其同事(2005)假设透钙磷石的发病机制是通过集合管中磷灰石的结晶导致集合管损伤、细胞死亡和集合管扩大。间质炎症,最后逐步影响到邻近肾组织。最近观察到透钙磷石的发病率有所增加,Krambeck 和他的同事(2010)假设,透钙磷结石形成可能是最开始草酸钙结石的损害刺激斑块的形成。进一步的损害,可能是感染或冲击波碎石引起的,然后导致肾小管功能障碍,引起碱性环境、炎症和导管内透明质酸沉积。最终促进向透钙磷石过渡。对于远端肾小管酸中毒(RTA),患者通常显示广泛的肾钙化。在大多数可手术摘除钙化的远端 RTA 患者中,内镜检查

肾乳头有多种发现(Evan et al,2007)。在一些患者中,观察到微小的乳头变化,而在另一些患者中,乳头有突起,并含有从扩张的集合管中突出的磷酸钙塞,具有广泛的周围纤维化。Randall 斑块很少被发现。相比之下,原发性甲状旁腺功能亢进症患者则表现出透钙磷石的组织学特征,包括贝里尼管和内髓集合管堵塞,但也显示斑块的间质沉积和传统上与特发性草酸钙结石形成者相关的结石过度生长(Evan et al,2008)。

最后,虽然发现患有胱氨酸尿症的患者被大量的胱氨酸晶体堵塞了贝里尼的末端集合管,但令人惊讶的是,在髓质集合管和 Henle 环的细长上升段中也发现了磷酸盐沉积。据推测,与抑制胱氨酸结石形成治疗相关的碱负荷或通过胱氨酸栓塞阻塞内髓集合管导致的酸化缺陷可能促进磷灰石结晶(Evan et al,2006b)。

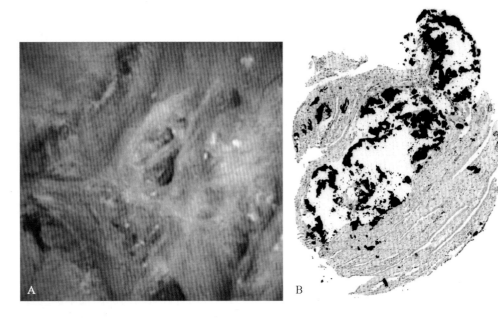

图 11-5　透钙磷石患者中 Randall 斑内镜图像(A)和组织学图像(B)。A. 出现 Randall 斑块的部位显示为尿路上皮下由结晶沉淀形成的不规则白色区域。此外,在 Bellini 管的开口可见明显的淡黄色结晶沉淀。B. 低倍光镜下乳头活检图像。钙沉积部位用钙组化替代方法 Yasue 金属染成黑色。在 Bellini 管中可见大量 Yasue 阳性的物质(From Evan AP,Lingeman JE,Coe FL,et al. Crystal-associated nephropathy in patients with brushite nephrolithiasis. Kidney Int 2005;67:576-91.)

肾小管或肾间质钙化是否是肾结石形成的主要原因尚不完全清楚,这两种机制可能都在特定的临床环境中起作用。结晶在肾小管管腔内滞留会导致肾钙质沉着,这可能与肾结石形成有关,也可能无关。然而,这些结晶可能导致梗阻引起肾小管病,并最终导致肾功能衰竭。实验证据表明,结晶会优先结合在再生或再分化的肾小管细胞(Verkoelen and Verhulst,2007)。结晶结合在这些细胞表面被认为是由许多管腔细胞膜分子介导的,包括透明质酸、骨桥蛋白、膜联蛋白-Ⅱ和核仁素相关蛋白。临床观察到 60% 的早产儿有肾钙质沉着症,这可能与呋塞米治疗引起分化中的肾小管上细胞暴露于结晶尿中有关 (Ezzedeen et al,1988;Downing et al,1992)。事实上,这些婴儿的肾表现出在管腔细胞膜上强烈地表达透明质酸和骨桥蛋白 (Verhulst et al,2005)。

(三)结石形成的抑制物和促进物

在尿中大多数成石盐组分(包括钙、草酸和磷酸)的浓度下,尿液处于过饱和状态,从而利于结晶形成。然而,提高晶体成核的过饱和度水平的分子的存在,或降低晶体生长或聚集速率所需的分子,防止了在常规基础上发生结石形成。尽管已经确认能够抑制草酸钙和磷酸钙结晶的抑制物,但还未发现能够影响尿酸结晶过程的抑制物。另外,对肾上皮的晶体附着部位进行干扰,能够阻止结石滞留和生长(Kumar et al,2005)。

全尿加入到磷酸钙溶液后,将提高启动磷酸钙结晶过程所需的超饱和水平(形成积)(Fleisch and Bisaz,1962)。研究发现,无机焦磷酸盐在全尿抑制磷酸钙结晶形成的活性中起到 25% ～ 50% 的作用。但使用不同的方法时,枸橼酸、镁和焦磷酸盐加在一起约占全尿抑制物活性的 20%,其中枸橼酸起到的作用最强(Bisaz et al,1978)。

枸橼酸作为一种抑制物通过多种作用抑制草酸钙和磷酸钙结石的形成。首先,其与钙发生络合反应,从而降低与草酸与磷酸发生作用的离子钙的活性(Meyer and Smith,1975;Pak et al,1982)。其次,其直接抑制草酸钙的自然沉淀(Nicar et al,1987)并抑制草酸钙晶体的聚集(Kok et al,1986)。尽管枸橼酸对草酸钙结晶生长的抑制作用有限,但其抑制磷酸钙生长的作用很强(Meyer and Smith,1975)。再次,枸橼酸通过尿酸-钠抑制草酸钙的异质成核过程（Pak and Peterson，1986）。

镁的抑制活性来自其与草酸的络合作用，该作用减少了草酸离子浓度和草酸钙的过饱和（Meyer and Smith，1975）。最近的一项研究表明，在体外镁能够减少钙和草酸盐分子的接触时间，并与枸橼酸发生协同作用，而尿酸的存在会产生抑制作用。焦磷酸盐、磷酸盐和镁都被证明可以抑制晶体生长，但只有高浓度的镁和焦磷酸盐能够抑制晶体聚集（Kok et al，1988）。

大分子聚阴离子，包括糖胺聚糖、酸性黏多糖和RNA，已被证明通过与表面钙离子结合来抑制晶体成核和生长。人尿中占主导的糖胺聚糖是硫酸软骨素（Angell and Resnick，1989）。然而，在糖胺聚糖中，硫酸乙酰肝素与一水草酸钙相互作用最强（Yamaguchi et al，1993）。Erturk和同事（2002）利用染料结合测定法测定尿液中糖胺聚糖浓度，发现结石患者的浓度显著低于对照组。此外，相比仅有一次结石发病史的患者，复发性结石患者尿液中糖胺聚糖浓度更低。虽然这些大分子蛋白已被证明能抑制结石聚集，但是Reid及其同事（2011）通过磁共振光谱证明糖胺聚糖和蛋白质被牢固地整合到磷灰石为主的磷酸盐结石的矿物晶格中。此外，他们发现非磷酸盐晶体如草酸钙和尿酸没有显示含有这些蛋白质的复合晶格。这些发现与富含细胞外基质蛋白和糖胺聚糖的基底膜环境中磷灰石斑块的形成是一致的。

尿中的两种糖蛋白，肾钙素和Tamm-Horsfall糖蛋白，是一水草酸钙结晶聚集的强力抑制物（Nakagawa et al，1987）。肾钙素是一种酸性糖蛋白，主要成分为酸性氨基酸，在近曲小管和升支粗段合成。在纯溶液中，肾钙素强烈抑制一水草酸钙晶体的生长（Nakagawa et al，1987），并且其能够抑制草酸钙晶体的成核和聚集（Coe et al，1994）。已证实肾钙素有4种异构体，非结石患者分泌大量具有最大抑制活性的两种异构体，而结石患者尿液中富含缺乏抑制活性的两种异构体（Nakagawa，1997）。具有抑制活性的异构体含有γ-羧基谷氨酸残基，后者在结石患者中分离出的异构体中是缺乏的。

Tamm-Horsfall蛋白由升支粗段和远曲小管的肾上皮细胞表达，作为跨膜蛋白，通过磷脂酶或蛋白酶将锚定位点分解后释放到尿液中。Tamm-Horsfall是尿液中含量最丰富的蛋白，并且是一水草酸钙晶体聚集的强力抑制物，但其不能抑制后者的生长。Tamm-Horsfall蛋白在结石形成中的作用存在争议，是作为抑制物还是促进物发挥作用可能取决于分子本身的状态。在碱性尿液中，它是一水草酸钙结晶聚集的强力抑制物，然而在酸性尿液中，它聚合成促进晶体聚集的结构（Hess，1992）。一项使用Tamm-Horsfall敲除（THP-/-）小鼠模型的研究表明，饲喂乙二醇和维生素D的小鼠肾中能自发形成草酸钙晶体，提示Tamm-Horsfall蛋白是钙盐结晶的抑制物（Mo et al，2004）。随后对250只Tamm-Horsfall蛋白缺失小鼠的研究表明，持续性肾钙化的表型一致，包括肾乳头内间隙的羟基磷灰石，类似于特发性草酸钙结石形成的斑块（Liu et al，2010）。

骨桥蛋白，亦称尿桥蛋白，是一种酸性磷酸化糖蛋白，分别在骨基质、Henle襻升支的肾上皮细胞以及远曲小管表达。骨桥蛋白能抑制草酸钙晶体成核、生长和聚集，同时体外实验证实其能减少晶体与肾上皮细胞的黏附（Asplin et al，1998；Wesson et al，1998）。在骨桥蛋白敲除小鼠模型中，喂养乙二醇使小鼠暴露于高草酸环境，能够诱导小管内草酸钙结晶形成（Wesson et al，2003）。有趣的是，在THP-/-敲除小鼠模型中，喂养乙二醇和维生素D，其骨桥蛋白水平比基线水平显著升高，但仍形成草酸钙晶体（Mo et al，2004）。作者得出结论，骨桥蛋白可能构成草酸钙结晶的诱导抑制药，它与持续表达的Tamm-Horsfall蛋白协同作用抑制结晶形成。

尿凝血酶原片段1（F1）是一种与凝血酶原F1降解产物相似的晶体基质蛋白。Ryall及其同事（1995）从人尿液中纯化尿凝血酶原F1，并利用人工结晶系统明确它与晶体聚集和沉积的减少有关。

最后，内-α-胰蛋白酶是在肝中合成的糖蛋白，由三条多肽链（两条重链和一条轻链）组成，其中Bikunin组成轻链。Bikunin是体外草酸钙结晶、聚集和生长的强抑制药（Hochstrasser et al，1984；Atmani and Khan，1999），在暴露于草酸盐的大鼠模型中证实其表达上调。

(四)基质

肾结石由晶体和非晶体组成。非晶体成分称为基质,通常占结石重量的 2.5%(Boyce and Garvey,1956)。在某些情况下,基质构成结石的大部分(可达 65%),多与慢性尿路感染有关(Boyce and Garvey, 1956;Allen and Spence,1966)。基质的确切成分难以确定,因为只有 25%的比例是可溶的(Ryall,1993);然而,化学分析显示,一种异质性混合物由 65%蛋白质、9%非氨基糖、5%氨基葡萄糖、10%结合水和 12%有机残渣组成(Boyce,1968)。基质中的蛋白组分包括 Tamm-Horsfall 蛋白、肾钙素、一种富含 γ-羧基谷氨酸富集蛋白、肾胰石蛋白、清蛋白、黏多糖、游离糖类和一种称作基质物质 A 的黏蛋白(Hess and Kok,1996)。Boyce 和同事(1962)发现,基质物质 A 具有免疫特异性,存在于所有结石患者的结石基质中。Moore 和 Gowland(1975)确定基质物质 A 由针对不同结石的 3 或 4 个不同的抗原构成,在 85%结石患者的尿中检测到,而在正常人中未检测到。一项利用反相、高效液相色谱和串联质谱法评估草酸钙结石的研究发现了 68 种不同的蛋白质,具有 95%的置信度,包括大量炎性蛋白(免疫球蛋白、防御素-3、聚集素、补体 C3a、激肽原和纤维蛋白原)(Canales et al,2008)。比较 13 个草酸钙和 12 个磷酸钙结石的基质组分,研究者们发现,在两种结石类型中炎症蛋白均

为占主导地位的蛋白质,并且许多蛋白质成分相同,这提示在这两类结石的发病机制中都有炎症参与(Canales et al,2010)。基质在结石形成中的确切作用,是作为促进剂、抑制药或是被动的旁观者,还有待阐明。

三、矿物质代谢

(一)钙

超过 40%的膳食钙由肠道吸收,大部分由小肠吸收,仅有约 10%在结肠吸收(Bronner and Pansu,1999)。通过一种肠道适应过程,钙吸收随钙摄入量变化。当低钙摄入时钙节段性吸收增加;当高钙摄入时钙节段性吸收减少。高钙饮食时,主要通过一种非饱和的细胞旁通路吸收钙。低钙饮食时,肠道内的钙吸收主要通过一种饱和的维生素 D 依赖的跨细胞通路进行;该通路在高钙饮食中下调(Buckley and Bronner,1980;Bronner et al,1986)。由于钙转运过程存在饱和,与一次性摄入大剂量钙相比,相隔数小时分次摄入所吸收的钙比例更高(Phang et al,1968)。小部分钙分泌到肠道中,从而减少钙的净吸收,大致每天摄入 600 ~ 1200mg 钙,其中 100 ~ 300mg 被吸收。

钙以离子状态吸收,钙吸收不完全是由于在肠道内形成可溶性钙复合物。因此,与钙结合的物质,如磷酸、枸橼酸、草酸、硫酸和脂肪酸,能减少可被吸收的离子钙数量(Allen,1982)。钙在肠道中易与磷酸结合,但是,因为磷酸钙形成依赖于 pH(pK=6.1),肠道内高 pH 有利于磷酸钙络合从而减少离子钙的数量。另一方面,草酸钙络合物的形成较少依 pH 而且络合过程不可逆。因此,高草酸饮食能减少钙吸收。跨细胞钙吸收由 1,25-二羟维生素 D_3(骨化三醇)介导,后者能增加肠上皮细胞刷状缘的通透性(Fontaine et al,1981)。

维生素 D 的活性形式 1,25-二羟维生素 D_3,是肠内钙吸收最强的刺激物。7-去羟基胆固醇通过光照在皮肤转化为维生素 D_3 前体,维生素 D_3 前体在肝内羟化形成 25-羟基维生素 D_3,在肾近曲小管进一步羟化为 1,25-二羟维生素 D_3。甲状旁腺激素(PTH)和低磷血症刺激 25-羟基维生素

要点:物理化学和发病机制

- 形成结石的尿液是过饱和的。
- 由于尿液中抑制剂的存在,仅有过饱和不足以在尿液中形成结晶。
- 肾钙素、尿桥蛋白和 Tamm-Horsfall 蛋白是结晶成核、生长和聚集的重要抑制物。
- 对于尿中草酸钙的饱和,尿液中钙和草酸的作用相同。
- 常见的钙结石可能起源于钙磷灰石组成的上皮下斑块,它作为锚定物让草酸钙结石生长。
- 基质是结石的非结晶组分,由黏蛋白、蛋白质、糖类及尿液中抑制物组成。

D_3 向 1,25-二羟维生素 D_3 转化。血清钙的降低增加 PTH 分泌,后者反过来直接刺激位于肾近曲小管线粒体中的 1α-羟化酶。1,25-二羟维生素 D_3 通过血流运输到肠道,与刷状缘膜上皮细胞的维生素 D 受体结合,从而增加钙的吸收。

骨化三醇除了有增加钙从肠道吸收的作用,也作用于骨骼和肾。在骨骼,1,25-二羟维生素 D_3 同 PTH 一起促进破骨细胞的形成分化,继而从骨骼中动员钙,产生的结果是钙和磷的滤过负荷增加。然而,PTH 增加肾钙的重吸收并增加磷的排泄,导致血清钙的净增加,后者再抑制 PTH 的继续分泌和 1,25-二羟维生素 D_3 的合成。骨化三醇通过增强的维生素 D 受体和钙敏感受体(CaSR)的表达抑制 PTH 的合成,从而调节甲状旁腺功能(Dusso et al,2005)。

PTH 在维持细胞外液正常钙浓度中起关键作用。PTH 是一种由 84 个氨基酸组成的蛋白,是 PTH 前体蛋白的分解产物。甲状旁腺只分泌成熟的 PTH,血清钙的降低是 PTH 分泌的最有力刺激(Sherwood et al,1968)。根据血钙的水平,G 蛋白偶联的细胞外 CaSR 调节 PTH 的分泌和肾小管钙的重吸收(Devuyst and Pirson,2007)。PTH 通过作用于破骨细胞,刺激钙从骨骼动员,进一步提高血清钙和磷。PTH 的作用通过 cAMP 和磷脂酶 C 的变化介导(Dunlay and Hruska,1990;Muff et al,1992)。在肾中,PTH 增加钙的重吸收并降低肾小管对磷的重吸收。它也刺激 1,25-二羟维生素 D_3 的合成,增加肠道对钙磷重吸收。PTH 对肠道内钙的重吸收没有直接作用。

钙在肾中的吸收是复杂的,但最近的工作已经开始阐明涉及的蛋白质和作用机制。平均而言,只有 1%～3% 的滤过钙在尿液中排泄,其中大部分在肾近端小管(60%～65%)和 Henle 襻的升支粗段(25%～30%)经细胞旁路途径被重新吸收。剩下的 8%～10% 滤过钙在远端曲小管中经跨细胞途径被重吸收(Friedman,2007)。

钙在近曲小管和 Henle 襻升支粗段的细胞旁路吸收有多种机制。首先,钙在近曲小管上皮细胞紧密连接处的细胞旁路通道中通过。紧密连接的整合膜蛋白包括咬合蛋白、连接黏附分子和闭合蛋白(Furuse et al,1993;Ebnet et al,2004;

Hou,2013)。闭合蛋白是一个具有四跨膜结构域的蛋白家族(Lal-Nag and Morin,2009;Hou,2013),包括闭合蛋白-2,它参与了近端小管中钙和其他阳离子的细胞旁重吸收(Muto et al,2010),以及闭合蛋白-16 和闭合蛋白-19,它们形成细胞旁路通道复合物,允许经选择后的阳离子在升支粗段中渗透(Hou et al,2008,2009)。

钙从 Henle 襻升支粗段的管腔中通过跨上皮正电压梯度驱动的细胞旁路途径被重新吸收进入细胞间隙(Hou,2013)。管腔正电压形成是顶端钾分泌和基底侧氯分泌,以及在升支粗段中阳离子选择性的细胞旁路通道经由跨上皮 NaCl 浓度梯度产生的结果。

CaSR 在肾的钙处理中起重要作用,其表达主要集中在升支粗段。血清钙通过刺激 CaSR 增加闭合蛋白-14 的表达,阻断闭合蛋白 16/19 复合物形成的钙通道,从而减少细胞旁路中钙的重吸收(Gong et al,2012;Toka et al,2012)。

在远曲小管中的跨细胞钙吸收通过多种机制发生(Mensenkamp et al,2006,2007)。钙通过跨细胞通道(瞬态受体电位 5,或 TrPV5)进入远端小管上皮细胞,因为其具有高钙选择性,因而在 TRP 家族中的其他通道中是独特的。通过 TRP5 进入远端小管细胞的钙通量受到相应的调控,包括 TRPV5 基因表达、反馈抑制和通过质膜的运输量。TRPV5 在小鼠中的失活导致严重的高钙尿症,这是由增加骨化三醇合成所引起的肠钙吸收增加带来的补偿作用。钙在细胞中与伴侣蛋白(钙结合蛋白-D28 K)结合,这有利于其从细胞顶部扩散到基底外侧空间并在此排出细胞。

(二)磷

与钙相同,无机磷的重吸收依赖于饱和的跨细胞转运和非饱和的细胞旁路转运两种途径。磷在低浓度时(1～3mmol/L)通过饱和吸收转运。在高浓度时,不通过饱和就可以增加吸收(Walton and Gray,1979)。饮食中约 60% 的磷被小肠吸收。磷在小肠的主动吸收涉及 1,25-二羟维生素 D_3 调节的、钠依赖的转运过程(Danisi and Straub,1980;Lee et al,1986)。磷的吸收高度依赖 pH,肠道低 pH 降低磷转运,而肠道高 pH 促进磷转运。

大约 65% 吸收的磷由肾排泄,余下的由小肠

第 11 章　尿石症:病因学、流行病学及发病机制　**299**

排泄。正常健康成人中,80％～90％的滤过磷由肾小管重吸收,10％～20％随尿排出。肾对磷的调节主要通过 PTH,后者抑制肾小管对滤过磷的重吸收。

(三)镁

镁从小肠通过被动扩散或主动转运吸收,但镁的净吸收主要通过被动扩散。镁在大肠和小肠中均能被吸收,大部分在远端小肠吸收。镁的激素调节主要通过维生素 D。

(四)草酸

草酸代谢与钙代谢显著不同。尽管 30％～40％的食入钙从小肠吸收,但只有 6％～14％食入草酸被吸收(Holmes et al,1995;Hesse et al,1999)。草酸吸收发生在整个肠道,至少一半在小肠吸收,另一半在结肠(Holmes et al,1995)。虽然草酸吸收难以直接测定,以往都是由尿草酸排泄来估计,只有在摄入的草酸盐和排泄的草酸盐之间存在线性关系的情况下才是有效的,并且假设吸收的草酸没有被组织显著摄取、代谢或分泌回肠道。Holmes 和同事(2001)证实,摄入的草酸和吸收的草酸的相互关系是曲线形的,这是由于饮食摄入量低时的草酸吸收率比高摄入量时要高。此外,他们发现草酸吸收率在个体之间变化很大,为摄入草酸量的 10％～72％。最近的一项研究表明,口服同样草酸盐,高草酸尿的结石患者比草酸排泄正常的结石患者吸收更多草酸盐(Krishnamurthy et al,2003)。然而,Knight 和同事(2007)发现,正常人和结石患者在草酸的小肠吸收和肾处理中没有差异。在有小肠疾病或肠切除史但结肠完整的患者中,草酸盐吸收显著增加(Barilla et al,1978)。

草酸转运通过跨细胞和细胞旁路途径发生。虽然通过细胞旁路途径和一些非介导的跨细胞途径的转运主要是被动转运,由电化学或浓度梯度驱动,跨细胞转运主要是由膜载体主动介导的。负责草酸分泌的转运蛋白可能是属于溶质连接载体(SLC)阴离子交换剂的 SLC26 家族。一个推断的阴离子交换转运蛋白 SLC26A6,在小肠和结肠上皮细胞的顶端膜中表达,参与草酸在小肠中转运(Hatch and Freel,2005)。有证据表明,草酸可能在肠道中除了被吸收还能被分泌(Jiang et al,2006)。使用缺乏 SLC26A6 的突变小鼠的肠

段的体外通量研究显示,草酸盐的净吸收是草酸分泌缺陷的结果。此外,与野生型小鼠相比,体内 SLC26A6-缺失小鼠被发现血浆和尿草酸水平增高,粪便草酸排泄降低,草酸钙膀胱结石的发病率升高。这些发现为 SLC26A6 在草酸盐分泌中可能发挥的作用提供了强有力的证据,并为药物治疗调控草酸的吸收提供了潜在的靶点。

许多因素能影响草酸吸收,包括能结合草酸的阳离子(比如钙和镁)以及能降解草酸的细菌。同时摄入含有钙和草酸的食物导致草酸复合物的形成,降低了可供吸收的游离草酸离子的供给(Liebman and Chai,1997;Hess et al,1998;Penniston and Nakada,2009)。降解草酸的细菌,特别是产甲酸草酸杆菌,利用草酸作为能量来源,从而减少草酸在小肠的吸收。产草酸芽孢杆菌降低尿草酸排泄的机制可能不完全是由草酸降解引起的。通过体内体外实验研究产草酸芽孢杆菌菌群的大鼠,发现其尿草酸排泄和结肠的净草酸分泌减少,提示产甲酸杆菌可以直接与肠黏膜细胞相互作用,以刺激内源性来源草酸的分泌(Hatch et al,2006)。

益生菌或草酸降解酶制剂的治疗前景已经在小鼠模型和几个短期临床试验中被探索。在两种敲除小鼠模型中,其中一种模拟原发性高草酸尿,应用草酸降解酶减少了草酸尿并抑制了肾钙质沉着症(Grujic et al,2009)。同样,在对存在原发性高草酸尿的肾功能正常及不同程度肾功能损害患者的小型研究中,应用产甲酸草酸杆菌能够降低血浆和(或)尿液中的草酸(Hoppe et al,2006)。然而,随后对 43 例原发性高草酸尿患者口服产甲酸草酸杆菌与安慰剂的随机试验中,未能显示前者具有减少尿液中草酸的治疗效果(Hoppe et al,2011)。相似的,在存在轻度高草酸尿的草酸钙结石患者中的一项非对照研究中,预防使用混合乳酸菌能减少 24％～40％的尿液草酸含量(Campieri et al,2001),而一项随机对照研究未能证实益生菌的该效果(Goldfarb et al,2007)。同时,产甲酸草酸杆菌对结石形成的总体风险的作用尚不完全清楚。

吸收的草酸盐几乎全部经尿液排泄(Hodgkinson and Wilkinson,1974;Prenan et al,1982)。尿草酸同时来源于肝内的内源性产物(来

自抗坏血酸和甘氨酸）和饮食摄入。最近的证据表明，平均而言，一半的草酸尿来自饮食，精确的量取决于摄入的钙和草酸的相对量（Holmes et al，2001）。

据估计，86%～98%的草酸都是可超滤的。然而，尽管怀疑肾小管同时具有分泌和重吸收草酸的作用，但机制还不明确。大量动物模型的证据表明，许多草酸分泌通路可能存在于肾近端小管（Holmes and Assimos，2004）。负责草酸分泌的SLC26转运蛋白中有一个与草酸分泌密切相关的蛋白SLC26A6。然而，迄今为止，没有具体的转运蛋白与肾草酸分泌之间有明确的关系，最近的研究在一个可能的候选者——基底侧阴离子交换硫酸阴离子转运蛋白-1（SAT1，或SLC26A1）的大鼠模型中进行了研究，发现肾分泌SAT1信使RNA或蛋白与高草酸尿中不存在关联（Freel and Hatch，2012）。

临床证据还支持肾草酸分泌，尽管目前尚不清楚肾结石处理草酸在结石患者与非结石患者之间是否不同（Schwille et al，1989；Holmes et al，2005；Knight et al，2007）。Holmes和同事（2005）研究了6名正常受试者，在口服高草酸时，发现草酸清除率与肾草酸分泌相一致，高草酸负荷下草酸分泌占草酸排泄的50%。这些研究者随后比较了特发性高钙尿结石患者与正常人，在禁食以及摄入3顿低草酸饮食后的血浆和尿草酸水平（Bergsland et al，2011）。尽管两组在空腹或进食状态下血浆草酸含量没有差异，但结石患

要点：矿物质代谢

- 钙吸收主要发生在小肠，吸收率依赖于钙摄入量。
- 1,25-二羟维生素 D_3 是小肠进行钙吸收的最强刺激物。
- PTH刺激肾脏近曲小管 1α-羟化酶，将25-羟基维生素 D_3 转化成 1,25-二羟维生素 D_3。
- PTH促进近曲小管重吸收钙和分泌磷。
- 小肠吸收草酸受到肠道钙、镁，以及降解草酸细菌的影响。

者的尿草酸和排泄分数比例均高于正常个体。值得注意的是，在近1/3的患者中草酸排泄分数超过1，而在对照组中没有，表明存在草酸分泌，提示肾草酸分泌可能发挥调节血浆草酸水平的作用。

四、上尿路结石的发病机制

（一）肾结石的分类

泌尿系结石中最常见的成分是钙，在近80%的结石中为主要成分。草酸钙约占全部结石的60%；混合性草酸钙和羟基磷灰石占20%，透钙磷石占2%。尿酸结石和鸟粪石（磷酸镁铵）约各占7%，胱氨酸结石仅占约1%（表11-1）（Wilson，1989）。与药物及其代谢产物相关的结石，如氨苯蝶啶、硅盐、茚地那韦和麻黄碱，很少见并且可以预防。

表 11-1 结石组成和相应发生率

结石成分	发生率（%）
含钙结石	
草酸钙	60
羟基磷灰石	20
透钙磷石	2
不含钙结石	
尿酸	7
鸟粪石	7
胱氨酸	1～3
氨苯蝶啶	<1
硅石	<1
2,8-二羟腺苷	<1

From Pearle MS，Pak YC. Renal calculi：a practical approach to medical evaluation and management. In：Andreucci VE，Fine LG，editors. International yearbook of nephrology. New York：Oxford University Press；1996. p. 69-80.

大多数肾结石分类系统以与结石相关的代谢或环境异常为基础（表11-2）。许多病理生理紊乱单独或联合参与含钙结石的形成，包括高钙尿症、低枸橼酸尿症、高尿酸尿症和高草酸尿症（Coe et al，2005）。尿酸、胱氨酸和鸟粪石在相对特殊的环境中形成，尿酸结石仅在酸性尿中形成，胱氨酸

结石是由于肾重吸收胱氨酸功能受损造成的,感染性结石发生在由产尿素酶细菌产生的碱性尿液中。对于某些结石,比如胱氨酸结石,了解结石的化学成分能为治疗提供充分的信息。然而,由于含钙结石的形成与许多因素相关,需要了解与结石形成相关的潜在代谢紊乱和环境因素来制定合理的治疗方案。最近有关结石形成的分子和遗传因素研究也许最终能转化成新的治疗策略(Frick and Bushinsky,2003;Langman,2004;Devuyst and Pirson,2007)。

表 11-2　结石诊断分类

疾病	代谢、环境缺陷	发病率(%)
吸收性高尿钙症	胃肠钙吸收增加	20-40
肾磷酸盐漏	肾磷吸收受损	
肾性高尿钙症	肾钙重吸收受损	5~8
重吸收性高钙尿症	原发性甲状旁腺亢进症	3~5
高尿酸尿性含钙肾结石	饮食嘌呤过多,尿酸产生过多	10~40
低枸橼酸尿性含钙肾结石		10~50
独立的	特发性	
慢性腹泻综合征	胃肠碱流失	
远端肾小管性酸中毒	胃酸排泄受损	
噻嗪药导致的	低血钾	
高草酸尿性含钙肾结石		2~15
原发性高草酸尿症	草酸产生过多	
饮食性高草酸尿症	饮食草酸增多	
肠源性高草酸尿症	小肠草酸吸收增加	
低尿镁性含钙肾结石	小肠镁吸收降低	5~10
痛风因素	低尿 pH	15~30
胱氨酸尿症	肾胱氨酸重吸收受损	<1
感染性结石	产尿素酶细菌感染	1~5
低尿量	液体摄入不足	10~50
其他或无异常	未知	<3

Modified from Pearle MS,Pak CY. Renal calculi:a practical approach to medical evaluation and management. In:Andreucci VE,Fine LG,editors. International yearbook of nephrology. New York:Oxford University Press;1996. p. 69-80.

(二)含钙结石

1. 高钙尿症

高钙尿是含钙结石患者中最常见的代谢异常(Pak et al,1982;Coe et al,1992;Bushinsky,1998)。但是,由于在结石患者和非结石患者之间尿钙水平有交叉,高钙尿在结石形成中的作用是有争议的(Robertson and Morgan,1972;Coe et al,1992)。有许多证据支持高钙尿在结石形成中的致病作用。高钙尿在结石患者中最常见,占35%~65%(Levy et al,1995)。确实,以降低尿钙水平的治疗策略与结石复查率下降相关(Pearle et al,1999),而且药物治疗在持续性高钙尿患者中常常失败(Strauss et al,1982)。此外,对三项可提供 24h 尿检的大型流行病学研究中的一部分男性女性进行多变量分析表明,在调整其他因素后,随着尿钙的增加,结石形成的风险增加(Curhan et al,2001)。最近有关 Randall 斑作为潜在的含钙结石形成前体的研究显示,Randall 斑更常见于结石患者中,而且其数目与尿钙水平和结石发作的次数直接相关(Kuo et al,2003b;Kim et al,2005)。

高尿钙浓度导致尿中钙盐饱和度增加（Pak and Holt,1976），并且通过与带负电荷的抑制物质,例如枸橼酸盐和硫酸软骨素发生络合反应降低尿中抑制物质的活性（Zerwekh et al,1988）。正常肾每天大约滤过270mmol的钙,几乎全部重吸收,仅排出4mmol（Bushinsky,1998）。然而,许多情况会引起尿钙水平升高,增加尿中钙盐的饱和度。高尿钙的定义标准有很多种,其中最严格的定义为坚持400mg钙、100mg钠的饮食1周后,每天尿钙超过200mg（Menon,1986）。Parks和Coe（1986）定义高钙尿为钙排泄超过每天4mg/kg,或男性超过7mmol/d以及女性超过6mmol/d。诚然,区分高钙尿与正常钙尿的钙的阈值是根据尿钙水平的高低所带来的影响的大小来进行人为设定的。

历史上,特发性高钙尿被用于那些难以确定的代谢异常结石患者。钙转运在小肠、骨骼和肾三个部位调节,任何部位调节异常都会导致高钙尿。1974年,Pak和同事根据特殊的病理生理异常将高钙尿分为三种不同亚型:由于小肠钙吸收增加导致的吸收性高钙尿、由于原发性肾钙漏出引起的肾性高钙尿,以及由于骨骼去矿化增多引起的重吸收性高钙尿。

尽管历史上这个分类系统由于简化了在理解和治疗特殊的代谢异常,具有实用性而被使用,也存在许多争议,如高钙尿与许多相互关联的异常有关,不能简单地划分到一种特定器官系统（Coe et al,1992）。另外,有关结石形成的分子机制的研究已经确定能影响多种器官系统的基因突变,最终导致了高钙尿症（Frick and Bushinsky,2003;Langman,2004）。事实上,利用高钙尿症的分类系统并不能带来更好的疗效,因此在临床工作中不常规实施。虽然对结石病的分子和遗传原因的了解可能会在将来改变结石的分类和管理,但为了本章的目的,将使用标准分类系统。

（1）吸收性高钙尿:吸收性高钙尿症（AH）定义为口服钙负荷后尿钙排泄增加（肌酐>0.2 mg/ml。尽管AH患者禁食后尿钙通常正常（肾小球滤过率<0.11mg/dl）,严重的AH类型可能偶尔也会出现禁食后高钙尿症。AH的病理生理异常是小肠钙吸收增加,在结石患者中发生率约

为30%。在Ⅱ型AH患者中限制饮食钙摄入可以使尿钙水平正常,但是在其他Ⅰ型患者中不会。由于小肠钙高吸收引起的全身钙负荷增加会导致一过性血清钙增加,抑制血清PTH并导致肾钙滤过增加,最终导致高钙尿症。因为小肠钙吸收的增加与肾钙排泄匹配,所以血钙水平维持正常。

小肠钙吸收增加的原因有很多种,归因于维生素D非依赖性和依赖性过程,以及维生素D受体的上调（Breslau et al,1992）。但是,提出的机制没法完全解释所有与吸收性高钙尿症相关的发现,而且没有明确的证据表明小肠钙吸收的上调是主要原因。有几项基因异常也许会影响维生素D的活性。维生素D的活性形式,$1,25(OH)_2D_3$,是由存在于许多组织中的细胞色素P450（CYP）27B1（CYP27B1）的基因产物对$25(OH)D_3$进行1-羟基化产生的。线粒体酶$1,25(OH)2D-24$-羟化酶（CYP24A1）存在于小肠和肾脏中,会使维生素D的主要代谢产物$25(OH)D_3$ and $1,25(OH)_2D_3$失活。CYP24A1双等位基因突变会降低酶的活性,使$1,25(OH)_2D_3$水平升高,尤其是在摄入大量维生素D的个体中（Schlingmann et al,2011）。在常染色体隐性遗传特发性婴儿高钾血症中,该基因的突变会增加对维生素D补充的敏感性。在成人中,CYP24A1隐性突变与以高钙血症、高钙尿症、肾钙质沉着症和肾结石为表现的综合征有关。全基因组关联研究揭示CYP24A1变异体与血清维生素D浓度有关（Wang et al,2010）。在一般人群中,$1,25(OH)_2D-24$羟化酶缺乏的发生率为4%~20%（Nesterova et al,2013）。然而,虽然这些突变可能是普遍存在的,但并非所有受影响的个体都会表现出临床上的显著异常。

对维生素D超敏感被证实能增加小肠钙的吸收并引起高钙尿症（Bushinsky and Monk,1998）。然而,几项研究已将高钙尿症与维生素D受体（VDR）基因联系在一起。Jackman及其同事（1999）在19例具有肾结石和高钙尿症家族史的患者中明确VDR具有基因多态性,从而建立潜在的联系。同样,Scott和同事（1999）在47例患有特发性高钙尿症和含钙肾结石的法国籍加拿大人家系的队列研究中发现染色体12q12-q14上微卫星标志物与VDR位点存在连锁。

但是,其他研究未能证实 VDR 异常与高钙尿症之间存在联系(Zerwekh et al,1995,1998)。的确,其他遗传位点被证实与 AH 有关。Reed 和同事(1999,2002)在染色体 1q23.3-q24 绘出遗传性 AH 位点图,并在此区域发现 12 例无血缘关系的白人 AH 患者中存在一种假定基因(后来由其他人证实与大鼠可溶性腺苷酸环化酶基因同源)。

另一种推测的 AH 病因是肾磷丢失导致继发性活性维生素 D 增加。伴有高钙尿症的遗传性低磷血症软骨病(HHRH)患者表现出这种异常,特征为肾脏重吸收磷减少、低磷血症,以及继发性的维生素 D 水平代偿升高,导致小肠钙磷吸收增加以及高钙尿症(Tieder et al,1987)。与 HHRH 有关的基因突变被认为是常染色体隐性遗传。HHRH 的候选基因包括 SLC34 A1 和 SLC34 A3,其编码位于肾近端小管顶膜上的钠偶联磷酸盐转运蛋白(NaPi-IIa 和 NaPi-IIc)(Devuyst and Pirson,2007)。然而,肾磷渗漏是肾结石的罕见病因,影响最多 2%~4% 的患者(Levy et al,1995)。

(2)肾性高钙尿症:肾滤过大约 270mmol 的钙,必须重吸收其中 98% 以上的钙以维持体内钙平衡(Bushinsky,1998)。约 70% 的钙重吸收发生在近曲小管,以细胞旁路途径为主(Frick and Bushinsky,2003)。在肾性高钙尿症中,肾小管钙重吸收功能受损导致尿钙升高,从而引起继发性甲状旁腺功能亢进(Coe et al,1973)。血清钙水平维持正常是由于肾性钙丢失通过小肠钙吸收增加和 PTH 分泌增加及 $1,25(OH)_2D_3$ 合成增加导致的骨质吸收代偿。高空腹尿钙(肾小球滤过率>0.11 mg/dl)同时血清钙正常是肾性高钙尿症的特征。空腹尿钙和血清 PTH 水平升高可区分肾性高钙尿症和吸收性高钙尿症。

肾钙渗漏的确切原因尚不清楚。然而,与肾性高钙尿症相关得异常的深入研究来自于一些与高钙尿症和肾结石相关的单基因性疾病的研究(Gambaro et al,2004;Langman,2004;Devuyst and Pirson,2007;Ferraro et al,2013a)。Dent 病(X 连锁隐性肾石病)与氯通道 5(CLC-5)的缺陷有关,其位于肾近端小管、Henle 襻的升支粗段以及集合管的 α 型闰细胞。Dent 病的特点是高钙尿症、蛋白尿、肾石病、肾钙质沉着症,以及进行性

肾功能衰竭。虽然 CLC-5 缺失导致高钙尿症的确切机制尚不清楚,但其可能与低分子量蛋白尿的一部分的 PTH 缺失,继而导致骨化三醇水平升高有关(Reinhart et al,1995;Nakazato et al,1997)。

家族性低镁血症伴高钙尿症和肾钙质沉着症(FHHNC)是由闭合蛋白-16(也称副肌球蛋白-1)和闭合蛋白-19 突变引起的,紧密连接蛋白的闭合基因家族成员参与了由电压驱动的镁和钙在升支粗段和远端小管的细胞旁路重吸收(Simon et al,1999;Konrad et al,2006)。由于镁和钙的进行性消耗,FHHNC 患者表现出以低镁血症、高钙尿症和肾钙质沉着症为特征的三联征。其他的闭合蛋白异常也与肾石病有关。一项在冰岛和荷兰的进行的包含 3773 例高钙尿症结石患者和 42 510 名对照的全基因组关联研究发现,闭合蛋白-14 基因位点的四种常见的同义突变与肾结石以及骨密度降低显著相关(Thorleifsson et al,2009)。闭合蛋白-14 下调在不同程度上阻断闭合蛋白-16 通道和拟表型 FHHNC 的形成。

Bartter 综合征包括一组常染色体隐性遗传异常,累及 Henle 襻升支粗段功能,表现为盐消耗和低钾代谢性酸中毒,以及不同概率的高钙尿症和肾石形成(Devuyst and Pirson,2007)。这种紊乱是由编码经 Henle 襻粗段跨膜氯化钠转运的膜蛋白中的任何一种基因突变所引起的:编码 Na^+、K^+、$2Cl^-$ 协同转运蛋白的 SLC12A1,编码肾外髓钾通道的 NKCC2 和 KCNJ,编码基底外侧氯离子通道的 ROMK 和 CLCNKB,编码氯离子通道蛋白 ClC-Ka 和 ClC-KB 亚基(Barttin)的 ClC-Kb 和 BSND。

编码 CaSR 基因的突变与常染色体显性遗传形式的低钙血症有关,其中低血清 PTH 水平导致肾钙重吸收减少,随后出现低钙血症和高钙尿症(Devuyst and Pirson,2007)。CaSR 中的一种强有力的突变与失盐性肾病和继发性醛固酮增多症(Bartter 综合征 5 型)有关,这可能与异常 CaSR 的组成性激活导致的 ROMK 功能障碍有关(Vargas-Poussou et al,2002)。CaSR 通过改变细胞旁通透性来调节钙在升支粗段的重吸收(Loupy et al,2012)。

CaSR 基因多态性的缺失也与特发性肾石病

有关。两种显著降低肾 CaSR 信使 RNA 水平的同义单核苷酸多态性（rs6776158 和 rs1501899）已被证实与非枸橼酸性肾石病密切相关（Vezzoli et al，2010，2011）。CaSR 表达的减少可增加 Henle 襻升支粗段的细胞旁路钙重吸收，导致间质钙沉积和低钙尿症。到达集合管的钙减少可能影响尿液酸化和浓缩的细胞机制，导致草酸钙结石形成。Na^+、K^+、$2Cl^-$ 协同转运蛋白 NKCC2 和钾通道 ROMK 基因中的其他突变与以空腹高钙尿症和肾钙质沉着症为特征的常染色体隐性遗传病有关。

理解这些遗传性疾病有可能帮助我们进一步阐明肾小管处理钙的生理过程和肾高钙尿症的病理生理学。

（3）吸收性高钙尿症：吸收性高钙尿症不常见，最常见是与原发性甲状旁腺功能亢进有关。原发性甲状旁腺功能亢进是大约 5% 肾石病的病因（Broadus，1989）。甲状旁腺腺瘤引起 PTH 过度分泌，导致骨骼过度重吸收以及肾合成 $1,25(OH)_2D_3$ 增加，反过来又促进小肠钙重吸收。净效应是血钙和尿钙水平升高和血磷水平降低。尽管大多数原发性甲状旁腺功能亢进患者表现为高钙血症和高钙尿症，但有些病例中也存在血清钙水平正常但血清 PTH 水平异常升高，这使得诊断更加困难。应用噻嗪类利尿药能增加肾钙重吸收并加重高钙血症，有助于诊断（噻嗪实验，thiazide challenge）（Eisner et al，2009）。

原发性甲状旁腺功能亢进仅占肾石病病因不到 5%（Heath et al，1980；Parks et al，1980）。然而，当肾石病患者血清钙水平超过 10.1mg/dl 时都应考虑该诊断（Broadus et al，1980；Menon，1986）。血清钙水平的波动可达 5%，轻度甲状旁腺功能亢进患者可能表现出相对较低水平的血钙升高（Yendt and Gagne，1968）。因此，重复检测血钙以及血清甲状旁腺激素对于明确诊断可能是必要的。对于可疑的病例，检测血清离子钙水平对于诊断可能有帮助，因为在血清钙水平正常时离子钙可能升高（Yendt and Gagne，1968）。PTH 还增加了近端肾小管中碳酸氢盐和磷的排泄，导致磷酸盐尿症和轻度高氯性酸中毒。

①肉瘤病和肉芽肿性疾病：此外，吸收性高钙尿症的罕见病因还包括恶性肿瘤导致的高钙血症、结节病、甲状腺毒症和维生素 D 中毒。已有报道多种肉芽肿性疾病，包括结核病、结节病、组织胞浆菌病、麻风病和硅肺病等都会引起高钙血症。其中结节病与尿石症关系最密切。结节病中出现高钙血症是由于结节性肉芽肿中巨噬细胞的 1α-羟化酶催化产生 $1,25(OH)_2D_3$，引起肠道钙吸收增加，高钙血症和高钙尿症（Hendrix，1966；Bell et al，1979）。结节病患者肺泡细胞和淋巴结匀浆能够合成维生素 D，在正常人体内合成维生素 D 的功能通常局限于肾。大多数结节病患者由于高钙血症而出现继发性 PTH 水平抑制（Cushard et al，1972）。结节病可通过早期皮质激素治疗来迅速解除高钙血症，从而与其他诊断相鉴别（Breslau et al，1982）。

②恶性肿瘤相关的高钙血症：虽然原发性甲状旁腺功能亢进是门诊高钙血症患者最常见的病因，但恶性肿瘤是住院患者高钙血症的主要病因（Rizzoli and Bonjour，1992）。总 PTH 含量测定有助于将甲状旁腺功能亢进与其他原因引起的高钙血症区分开（Burtis et al，1990）。体液性高钙血症患者的肿瘤产生一种 PTH 相关蛋白（PTHrP），其产生受细胞表面的 CaSRs 调节（Chattopadhyay，2006）。肺癌和乳腺癌占恶性肿瘤相关高钙血症病因的约 60%，其余包括肾细胞癌（10%～15%）、头颈部癌（10%），以及血液系统癌症比如淋巴瘤和骨髓瘤（10%）。虽然骨的机械破坏是高钙血症的一个原因，许多肿瘤分泌体液因子，包括 PTHrP、转化生长因子 α 和细胞因子如白介素-1 及肿瘤坏死因子，这些体液因子激活破骨细胞导致骨质溶解和高钙血症（Burtis et al，1990；Mundy，1990；Edelson and Kleerekoper，1995）。

③糖皮质激素引起的高钙血症：皮质激素可通过作用于骨骼、小肠和甲状旁腺显著改变钙代谢。其最强的作用在于骨骼的钙代谢，糖皮质激素促进骨重吸收并减少骨形成，长期应用会最终引起骨质疏松（Manelli and Giustina，2000）。并且，糖皮质激素可刺激 PTH 释放（Fucik et al，1975）。另一方面，糖皮质激素抑制小肠吸收钙，该作用使其能预防由结节病导致的高钙血症（Manelli and Giustina，2000）。因为肾石病常见于库欣综合征患者，所以糖皮质激素的净效应可

能有助于结石形成(Faggiano et al,2003)。在一项研究中,50%的活跃期库欣综合征患者中、27%的治愈患者和 6.5% 的正常对照组人群中出现结石。与正常对照组相比,活跃期库欣综合征患者高钙尿症、低枸橼酸尿症和高尿酸尿症的患病率显著增高,但是这些患者也更容易患肥胖和糖尿病,这两种疾病也与结石形成有关 (Faggiano et al,2003)。

2. 高草酸尿症

高草酸尿症定义为尿中草酸高于 40mg/d,导致尿液中草酸钙饱和度升高,继而促进草酸钙结石形成。另外,草酸盐通过脂质过氧化和氧化自由基产生介导的肾小管细胞损伤参与结晶生长和滞留(Ravichandran and Selvam,1990)。细胞膜的损伤有利于草酸钙结晶的附着、固定和生长。抗氧化药治疗可以防止大鼠肾中草酸钙沉淀和减少结石患者肾中草酸排泄(Selvam,2002)。

同样的,在体外状态下自由基清除药如植酸和甘露醇,可抑制草酸钙结晶沉积在尿路上皮,据推测是因为保护了细胞膜免受自由基介导的损伤(Thamilselvan and Selvam,1997;Selvam,2002)。然而,最近在正常人群和结石患者中的研究发现,在摄入大剂量草酸(高达 8mmol)后,未发现氧化应激和肾损伤相关的标志物升高,因此草酸引起细胞膜损伤在草酸钙结石形成中的重要性受到质疑(Knight et al,2007)。

高草酸尿症的病因,包括生物合成紊乱(原发性高草酸尿症),与炎症性肠病、口炎性腹泻或小肠切除相关的小肠吸收不良状态(肠源性高草酸尿症),以及饮食摄入过多草酸或其底物(维生素 C)水平过高(食源性高草酸尿症)。

(1)原发性高草酸尿症:原发性高草酸尿症(PHs)是一种少见的常染色体隐性遗传病,表现为乙醛酸代谢异常,乙醛酸向甘氨酸的正常转化被阻止,导致乙醛酸优先被氧化成草酸(图 11-6)。显著升高的尿草酸水平($>100mg/d$)导致草酸钙饱和度增加,并在肾小管腔内形成草酸钙复合物及结晶。一些结晶附着在肾小管上皮细胞的表面并进一步聚集形成结石,而另一些则内化到肾小管细胞内,然后挤压到肾间质,导致明显的肾钙质沉着症(Hoppe et al,2009)。肾损伤可能是高草酸浓度或草酸钙晶体通过活性氧物质介导的直接细胞毒性的结果。反复引起梗阻的草酸钙结石和肾钙质沉着症导致的肾实质炎症和间质纤维化引起肾损害(Mulay et al,2013)。随着进行性肾损伤,肾清除草酸功能受损,导致肾草酸钙晶体系统性沉积,或系统性草酸盐沉着症。

已经在受影响的酶和细胞内细胞器中鉴定出了三种不同形式的 PH(类型 1、2 和 3)。催化乙醛酸转化为甘氨酸的主要酶是磷酸吡哆醛依赖性丙氨酸-乙醛酸氨基转移酶(AGT),其在肝内过氧化物酶体中合成。该基因(AGXT)的突变导致

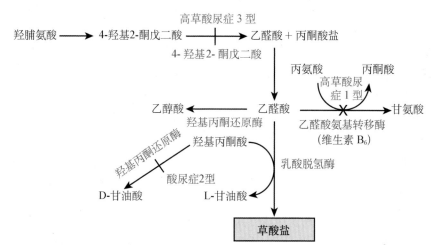

图 11-6　肝草酸代谢途径。丙氨酸缺乏:乙醛酸氨基转移酶(AGT)与原发性高草酸尿 1 型(PH1)相关,乙醛酸还原酶/羟基丙酮酸还原酶(GRHPR)缺乏与原发性高草酸尿症 2 型(PH2)有关,4-羟基-2-酮戊二酸(HOGA)缺乏与原发性高草酸尿症 3 型(PH3)有关

原发性高草酸尿症 1 型(PH1),患有该病症的患者草酸盐水平升高,且常是乙醇酸盐。终末期肾病(ESRD)发生在大多数 PH1 患者的第二至第三个十年,使其成为该疾病中最具侵袭性的形式(Hoppe et al,2009)。在 2.5Å 水平上阐明 AGT 的晶体结构,可以提高对该蛋白基因突变的理解(Zhang et al,2003)。最常见的 AGXT 突变是第170 位的甘氨酸被精氨酸取代;在多态性次要等位基因中第 11 位的脯氨酸被亮氨酸取代,这导致酶不适当地靶向肝线粒体而不是过氧化物酶体,而该酶在线粒体中往往是无代谢活性的(Fargue et al,2013a)。具有这种突变的患者对吡哆醇治疗敏感,因为吡哆醇被代谢为磷酸吡哆醛,它是 AGT 的必需辅助因子,其导致酶催化活性增加和过氧化物酶体靶向性增强(Fargue et al,2013b)。迄今为止,已在 AGXT 基因中鉴定出至少 178 个突变。

原发性高草酸尿症 2 型(PH2)与肝中乙醛酸还原酶/羟基丙酮酸还原酶(GRHPR)缺陷有关,导致高草酸性肾结石,但肾功能衰竭的进程不如PH1(Johnson et al,2002)。PH2 患者的尿液中L-甘油酸和草酸盐水平升高,因为 GRHPR 酶活性降低导致羟基丙酮酸和乙醛酸增加,由乳酸脱氢酶分别转化为 L-甘油酸和草酸盐。在 GRHPR 基因中已经鉴定了总共 30 个突变(Cochat and Rumsby,2013)。

最近已经认识到第三种类型的原发性高草酸尿症。原发性高草酸尿症 3 型(PH3)由线粒体酶4-羟基-2-氧戊二酸醛缩酶(HOGA)缺陷引起,该酶被认为参与了羟脯氨酸的代谢(Belostotsky et al,2010)。羟脯氨酸代谢产生的 4-羟基-2-氧代戊二酸由 HOGA 催化转化为丙酮酸和乙醛酸。然而,尚未确定该酶缺陷导致高草酸尿症的机制。尽管 PH3 与高草酸尿症和严重的高钙尿症有关,但在儿童早期观察到的复发性草酸钙结石形成可能在以后临床转阴,并且迄今为止没有关于这些患者进展为 ESRD 的报道(Hoppe,2012)。

如果不治疗,PH1 将不可避免地发展为终末期肾衰竭,其在低于 15 岁的患者中占 50%,该类患者总死亡率约为 30%(Cochat et al,1999)。由于肝是唯一负责乙醛酸解毒的器官,因此大多数严重 pH 患者可以接受肝肾联合移植。据报道,肝肾联合移植后 5 年患者存活率和移植肝存活率

分别为 80% 和 72%(Jamieson,2005)。此外,据报道存活者的肾功能随时间保持稳定(Cochat et al,1999;Hoppe and Langman,2003)。孤立性肾移植是同时患有 PH2 和 ESRD 患者的首选治疗方法,因为次黄嘌呤-鸟嘌呤磷酸核糖基转移酶(HGPRT)不是肝特有性的。PH3 尚未发现与 ESRD 临床相关,并且尚未报道此种临床情况下的移植。

(2)肠源性高草酸尿症:获得性高草酸尿症的最常见原因是肠源性高草酸尿症。这种异常与慢性腹泻状态有关,脂肪吸收不良导致脂肪酸与二价阳离子如钙和镁结合皂化,从而减少草酸钙络合并使更多草酸盐可用于再吸收(Earnest et al,1975)。吸收不良的脂肪酸和胆汁盐可以增加结肠对草酸盐的渗透性,进一步增强肠道草酸盐吸收(Dobbins and Binder,1976;Hatch and Freel,2008)。粪便脂肪和尿草酸盐排泄之间的密切关系已经在脂肪泻患者中得到证实(图 11-7)(Worcester,1996)。脱水、低血钾、低尿酸尿、低尿酸尿和低尿 pH 也会增加慢性腹泻综合征患者形成草酸钙结石的风险。任何原因的吸收不良都会导致肠道对草酸盐的吸收增加。因此,小肠切除术、内在疾病和空肠旁路术(Cryer et al,1975)可被当作高草酸尿症的治疗手段。

随着人口中肥胖症患病率的增加,减肥手术变得越来越普遍。虽然过去部分由于肾功能衰竭和严重的高草酸尿症引起肾结石而叫停了使用空肠旁路手术治疗肥胖症,但现代减肥手术给解决减肥症症状提供了一种更安全的替代方法。然而,梅奥诊所 2005 年的一份报道显示,在 Roux-en-Y 胃旁路手术后 23 例肠道高草酸尿和草酸钙结石患者中两例需要透析或肾移植(Nelson et al,2005)。从那时起,一移植系列回顾性研究(Asplin and Coe,2007;Patel et al,2009)、横断面(Maalouf et al,2010)和前瞻性研究(Park et al,2009;Duffey et al,2010)研究表明,在 Roux-en-Y 胃旁路手术和其他引起吸收不良的减肥手术后,非结石个体的尿草酸盐排泄增加。在旁路手术后,尿草酸盐排泄量的增加至少持续 6 个月(Sinha et al,2007)。在不同程度上,尿中草酸盐排泄的增加被尿钙和尿酸的下降所抵消,这与尿液中草酸钙尿饱和带来的效应相矛盾。

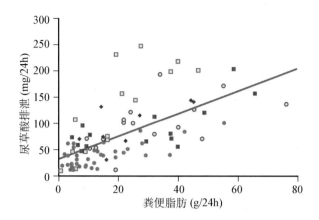

图 11-7　脂肪泻患者粪便脂肪与尿草酸盐排泄的关系。除一项研究草酸盐饮食量为 55～90mg/d,其他研究草酸盐的饮食量均为 300～500mg/d。所有研究中的饮食钙为含量 500～900mg/d。在所有研究中,正常尿枸橼酸盐小于 50mg/d,除了其中一项研究尿液少于 34mg/d。草酸盐＝2.1×粪便脂肪＋30.7(r^2＝0.4,n＝96,$P<$0.001)。(From Worcester EM. Stones due to bowel disease. In Coe F,Favus M,Pak C,et al,editors. Kidney stones:medical and surgical management. New York:Lippincott-Raven;1996. p. 883-903.)

　　尽管该类手术对尿液分析物的影响存在一些观测差异,但是在胃旁路手术后结石形成率增加已经被报道。通过索赔数据库检索,Matlaga 及其同事(2009)发现,Roux-en-Y 胃旁路手术后 4639 例患者中有 7.65% 患肾结石,而 4639 例肥胖对照组中仅 4.63%($P<$0.0001),中位观察期分别为 4.6 年和 4.1 年。患结石的风险似乎仅限于接受胃旁路手术的患者,因为类似的索赔案例表明,与接受胃束带术的患者相比,对照组的结石形成率更高(分别为 5.97% 和 1.49%)(Semins et al,2009)。事实上,27 例接受 Roux-en-Y 胃旁路手术的患者与 12 例接受胃束带手术的患者比较显示,与束带组相比,旁路组的尿草酸盐、尿钙水平降低,尿枸橼酸盐含量略低,这表明胃束带是与吸收不良和肠源性高草酸尿无关(Penniston et al,2009)。

　　胃旁路手术后观察到的高草酸尿的病因尚未完全阐明。尽管已经建议将 *O. formigenes*(一种存在于肠道中的草酸盐降解细菌)的丢失作为可能原因,但在行 Roux-en-Y 胃旁路手术之前病态肥胖患者中,存在低 *O. formigenes* 定植水平反对这一假设(Duffey et al,2011)。此外,10 例减肥手术后患者和 13 例病态肥胖对照组之间没有发现 *O. formigenes* 定植的显著差异(分别为 40% 和 15%)(Froeder et al,2012)。然而,患者在减肥手术后对口服草酸盐负荷的尿草酸反应比术前更明显,并且大于病态肥胖对照组的反应,表明在减肥手术后观察到的高草酸尿症是由于饮食中的草酸盐更多地被肠道吸收了。事实上,Kumar 及其同事(2011)前瞻性研究了 11 例病态肥胖患者在手术前(Roux-en-Y 胃旁路术或胆胰转移-十二指肠开关)术后 6 个月和 12 个月的状况,发现术后两个时间点都有血浆草酸盐显著增加、尿草酸钙过饱和和粪便脂肪排泄。与之前研究不同的是,未观察到显著的尿草酸盐增加或显著的尿钙下降,这可能是由于术后积极的钙补充导致的。然而,在 6 和 12 个月口服草酸盐负荷后获得的 24h 尿液中,尿草酸盐升高。这些研究结果表明,与减肥手术相关的高草酸尿症和增加的结石风险的病因至少部分是由于吸收不良和肠道高草酸尿症。

　　(3)饮食性高尿酸血症:富含草酸盐的食物(如坚果、巧克力、酿造的茶、菠菜、土豆、甜菜和大黄)的过度摄入可导致其他正常个体的高草酸尿症。膳食草酸盐对尿草酸盐排泄的贡献在 24%～42%(Holmes et al,2001)。此外,严重的钙限制可能导致草酸盐的肠结合减少和草酸盐吸收增加。抗坏血酸补充剂已被证明通过体内转化为草酸盐来增加尿草酸盐水平(Traxer et al,2003),尽管增加的结石临床发生率与抗坏血酸的使用并没有明确的联系(Curhan et al,1996,1999)。

　　最近的研究还表明,*O. formigenes* 作为潜在的草酸盐水平调节剂(Duncan et al,2002)。与无结石形成的对照受试者相比,有结石形成的患者 *O. formigenes* 水平降低或没有定植,并且已经证明缺乏细菌的个体具有更高的尿草酸盐水平(Sidhu et al,1999;Mikami et al,2003;Troxel et al,2003)。在一项关于年龄和性别匹配的复发性草酸钙结石形成者(n＝274)和正常受试者(n＝259)的大型病例对照研究中,17% 的结石患者和 38% 的正常受试者检测为阳性 O. formigenes（Kaufman et al,2008）。控制混杂因素,定植的 OR（病例与对照）为 0.3（95％CI 0.2～0.5）。有趣的是,在有或没有 O. formigenes 定植的情况下,尿中草酸盐水平中位数没有差异。囊性纤维化患者,其中许多人暴露于长期抗生素使用,也已显示肠道中缺乏 O. formigenes 并且相应的尿草酸盐水平升高（Sidhu et al,1998）。同样地,在一组用抗生素治疗的幽门螺杆菌患者和一组没有幽门螺杆菌的患者之间比较了 O. formigenes 的定植。在未接受抗生素治疗的 O. formigenes 阳性的 12 例患者中,92％的患者在 1 个月和 6 个月时仍为 O. formigenes 阳性。相比之下,在接受抗生素治疗的 19 例幽门螺杆菌患者中,只有 36.8％的患者在治疗后 1 个月和 6 个月仍然存在 O. formigenes（Khar-lamb et al,2011）。这些研究结果强调了抗生素治疗对 O. formigenes 基因肠道定植的潜在长期影响,以及调节结石风险的潜在作用。

（4）特发性高尿酸血症:一些研究表明,轻度高草酸尿症是特发性草酸钙结石发病机制中与高钙尿症同样重要的因素（Menon,1986;Obertson and Hughes,1993）。在一些人群中,如居住在阿拉伯半岛的人群中,尽管几乎完全没有高钙尿症,但含钙结石的患病率远高于西方（Robertson and Hughes,1993）。高尿酸尿症被认为是该人群中的主要危险因素。

草酸盐的代谢和转运异常可能导致草酸钙肾结石病。与对照组相比,Baggio 及其同事（1986）发现与对照组相比,114 例有草酸钙肾结石病史的患者在稳定状态下穿过红细胞膜的草酸通量较高。口服氢氯噻嗪（50mg/d）,阿米洛利（5mg/d）或两者的治疗恢复正常或接近正常的红细胞草酸盐在所有最初证明增加率的患者中交换。然而,高达 50％的时间,红细胞草酸盐转运的异常与高草酸尿症无关。此外,Motola 及其同事（1992）发现,无草酸钙结石形成案例中的草酸盐通量也很高,因此有人质疑这种机制在草酸钙结石形成中的重要性。

3. 高尿酸尿症

高尿酸尿症定义为尿中尿酸超过 600mg/d。高达 10％的钙结石形成者以具有高尿酸水平作为独立的异常,但在高达 40％的钙结石形成者中发现其与其他代谢异常相结合（Preminger,1992）。高尿酸血症诱导草酸钙结石的机制尚未完全阐明。已经假定高尿酸尿症增加尿液中的尿酸钠水平,而那又通过异相成核或外延晶体生长促进草酸钙结晶（Pak and Arnold,1975）。此外,尿酸已被证明会降低天然存在的大分子结晶抑制药的有效性（Robertson et al,1976;Zerwekh et al,1983）。然而,一些研究者质疑尿酸单钠的影响并将尿酸对草酸钙结石形成的影响归因于"盐析"这一简单过程,其中草酸钙在溶液中的溶解度降低（Ryall et al,1991;Grover and Ryall,1994）。

高尿酸尿症的最常见原因是饮食中嘌呤摄入量增加。然而,获得性和遗传性疾病也可能伴有高尿酸尿症,包括痛风、骨髓增生和淋巴组织增生性疾病、多发性骨髓瘤、继发性红细胞增多症、恶性贫血、溶血性疾病、血红蛋白病和地中海贫血、完全或部分 HGPRT 缺乏、磷酸核糖焦磷酸酯的过度活性合成酶和遗传性肾性低尿酸血症（Halabe and Sperling,1994）。在近端肾小管中鉴定尿酸转运蛋白,阴离子交换剂 URAT1 可以提供对高尿酸尿症原因的新见解（Enomoto et al,2002;Ichida et al,2004）。编码 URAT1 的基因 SLC22A12 的突变已被证明会导致高尿酸尿高尿酸血症（肾尿酸泄漏）,运动引起的急性肾功能衰竭及肾结石的高风险（Enomoto et al,2002;Tanaka et al,2003;Ichida et al,2004;Iwai et al,2004）。

并非所有证据都支持尿酸在草酸钙结石形成中的作用。在三项大型队列研究中,3350 例男性和女性参与者（2237 例成形者和 1113 例非石材成员）收集了 24h 尿液标本进行结石风险分析,调整其他尿液参数后,尿尿酸排泄量与男性肾结石形成显著反向相关,在年轻女性中略有反向关联,与老年女性无关（Curhan and Taylor,2008）。另一方面,高尿酸,正常钙质草酸钙结石成形体的随机试验显示,随机分配到别嘌醇的患者与服用安慰剂的患者的结石复发率相比降低了 2 倍以上（Ettinger et al,1986）。然而,别嘌醇在降低结石复发率方面的作用机制不能完全归因于它对降低尿酸的作用。

4. 低枸橼酸尿症

低枸橼酸尿症是一种重要且可纠正的与肾结石相关的异常,在多达 10% 的钙结石患者中作为孤立性异常而存在,并与 20%～60% 的结石形成者的其他异常相关(PAK,1994;Leavy et al,1995)。枸橼酸盐是一种重要的抑制药,可以减少钙结石形成的许多机制。首先,枸橼酸盐通过与钙络合降低钙盐的尿饱和度(PAK et al,1982)。其次,枸橼酸盐直接阻止草酸钙的自发成核作用(Sakaee et al,1987)。第三,枸橼酸盐抑制草酸钙晶体的聚集和沉淀(KOK et al,1986;Tiselius et al,1993a,1993b),以及草酸钙和磷酸钙晶体的生长(Meyer and Smith,1975)。最后,正常的尿枸橼酸盐水平可以增强 T-H 糖蛋白的抑制作用(Hess et al,1993)。

低枸橼酸盐尿定义为尿枸橼酸水平低于 320mg/d。酸碱状态是尿枸橼酸排泄的主要决定因素。代谢性酸中毒降低尿枸橼酸水平继发于增强肾小管重吸收,并降低了枸橼酸盐在周细胞中的合成(Hamm,1990)。比较两组正常人和结石形成者的平均血清枸橼酸水平和枸橼酸盐负荷发现二者并无很大差异,但与对照组相比,结石形成组 24h 尿枸橼酸盐和空腹枸橼酸盐与肌酐比值显著降低,平均肾小管再吸收枸橼酸盐显著增加。(Minisola et al,1989)。

肾上腺皮质激素的主要肾病因的间接证据来自一项比较特发性低营养性结石形成者和正常受试者中柠檬酸盐的肠道吸收的研究(Fegan et al,1992)。口服柠檬酸盐后,两组均快速有效地吸收,在 3h 内吸收 96%～98%。因此,在没有明显肠病的结石形成者中,低尿酸血症不太可能由于肠道对枸橼酸盐吸收受损引起。

低尿酸枸橼酸盐是由与酸中毒相关的各种病理状态引起的。远端 RTA 的特征在于高尿 pH(>6.8),高血清氯化物和低血清碳酸氢盐和钾(Preminger et al,1985)。口服酸(氯化铵)负荷而不能酸化尿液可证实 RTA 的诊断。慢性腹泻状态导致粪便中肠道碱丢失,随后发生全身性酸中毒和低尿酸血症(Rudman et al,1980)。过量的动物蛋白可以提供酸负荷,降低枸橼酸盐水平(Breslau et al,1988)。事实上,一项评估高蛋白、低糖类饮食效果的代谢研究显示,尿枸橼酸和

pH 显著降低,可能是由于低柑橘和高动物蛋白摄入(Reddy et al,2002)。诸如噻嗪类的利尿药诱导低钾血症和细胞内酸中毒(Nicar et al,1984)。血管紧张素转换酶可引起低碳酸血症,而不是全身性酸中毒或低钾血症,可能是细胞内酸中毒的结果(Melnick et al,1998)。最后,剧烈运动可能诱发乳酸性酸中毒(Sakhaee et al,1987)。然而,低枸橼酸盐尿也可能代表与酸性状态无关的孤立异常。

尿中枸橼酸盐水平在碱性状态下升高,在 PTH、雌激素、镁、降钙素和维生素 D 水平升高时亦升高(Hamm and Hering-Smith,2002)。

5. 尿液 pH 低

在尿液 pH 低(<5.5)时,未解离形式的尿酸预先占优势,导致尿酸和(或)钙结石形成。而由于与尿酸晶体的异质成核,草酸钙结石形成(Coe and Kavalach,1974;Pak et al,1976)。任何导致尿 pH 低的疾病都可能导致结石形成。慢性代谢性酸中毒可导致尿 pH 低,高钙尿症和低尿酸血症。酸中毒会增加骨吸收并导致肾钙泄漏(Lemann,1999;Lemann et al,2003)。"痛风素质"或特发性尿液 pH 低是指形成石头的倾向,其特征在于伴有或不伴有痛风性关节炎的未知病因的低尿 pH(Levy et al,1995)。

6. 肾小管酸中毒

肾小管酸中毒(RTA)是一种临床综合征,其特征在于由肾小管氢离子分泌或碳酸氢盐重吸收缺陷引起的代谢性酸中毒。RTA 有三种类型,其中 1、2 和 4 类型 1(远端)RTA 对泌尿科医师特别重要,不仅因为它是最常见的 RTA 形式,还因为它是最常见的与结石形成相关的 RTA 形式,其发生在多达 70% 的受影响个体中(Van den Berg et al,1983)。实际上,因与肾结石相关的症状而导致了 RTA 的初始诊断出现在高达 50% 以上的病例中(Van den Berg et al,1983)。

肾通过涉及近端和远端肾单位的几种机制维持酸碱平衡。因为碳酸氢盐在肾小球中自由过滤,肾必须每天重新吸收或再生几乎所有过滤的碳酸氢盐(约 4500mmol)以维持其缓冲能力,这一过程主要发生在近端肾小管中(Pohlman et al,1984)。此外,肾必须排出过量的酸,其从糖类、脂肪和蛋白质的分解中积累,并且可由于粪便中的

碳酸氢盐损失而累积。净酸排泄发生在远端肾小管中。碳酸氢盐重吸收或酸排泄的缺陷将导致代谢性酸中毒。

通过涉及氢（H^+）分泌的间接机制，过滤的碳酸氢盐（HCO_3^-）几乎完全被重吸收在近端肾小管中（Laing et al，2005）。管状细胞中的碳酸盐生成产生 H^+ 和 $HCO3^-$，从而提供通过顶膜中的 Na^+，H^+ 交换剂分泌到管腔中的 H^+ 离子。通过位于基底外侧膜的钠-钾腺苷三磷酸酶（Na^+，K^+-ATPase）交换器将钠（Na^+）泵出近端小管细胞，通过减少细胞内钠来驱动顶膜中的 Na^+，H^+ 交换器。同时，$HCO3^-$ 通过基底外侧 Na^+，$HCO3^-$ 协同转运蛋白转移到血浆中。通过顶端 H^+-ATP 酶将额外的活性 H^+ 分泌到管状腔中。管腔 H^+ 离子与过滤的 $HCO3^-$ 结合形成 H_2CO_3，H_2CO_3 被另一种形式的碳酸酐酶快速转化为 H_2O 和 CO_2，后者又向细胞中扩散。净效应是跨上皮 $HCO3^-$ 的吸收，而不引起净 H^+ 的分泌或尿 pH 的显著变化。

远端肾单位是净消除 H^+ 的部位，尽管 5%～10% 的过滤碳酸氢盐也于此以类似于近端肾单位的方式再吸收。氢与尿液缓冲液如可滴定酸（主要是磷酸盐）和氨结合，允许以 NH_4^+ 形式净消除氢。H^+ 排泄通过 α-插入细胞的活性分泌发生。这些细胞使用 H^+-ATPase 和 H^+，K^+-ATPase 交换器将 H^+ 分泌到远端小管中（Laing et al，2005）。插入的细胞还具有 Cl^-，HCO_3^- 阴离子交换剂，其将 HCO_3^- 输送到血液中。这些有源泵在细胞和管腔之间产生 1000:1 的氢离子梯度，允许尿液 pH 降至 4.5（Kinkead and Menon，1995）。另一个促成因素是缺乏腔内碳酸酐酶，其可阻止酶催化的碳酸的快速解离。

酸排入尿液（远端或 1 型）的净排泄受损或碳酸氢盐（近端或 2 型）的重吸收受损均可导致远端和近端 RTA。这些异常之间的区别为将 RTA 分类为近端或远端提供了基础，尽管两者都具有与不适当的高尿 pH 相关的高代谢性代谢性酸中毒的特征性发现。

（1）1 型（远端）肾小管酸中毒：1 型 RTA 包括异常集合管功能综合征，其特征在于在系统性酸中毒存在的情况下不能酸化尿液。经典研究结果包括低钾血症、高氯血症、非阴离子间隙代谢性酸中毒、肾结石病、肾钙质沉着症和尿 pH 升高（>6.0）。RTA 不完全的患者也表现出肾酸排泄缺陷，表现为在酸负荷后未能将尿液 pH 降至 5.5 以下，但它们没有出现代谢性酸中毒，因此血清电解质正常（Osther et al，1989）。

远端 RTA 患者在成人通常表现为患有肾结石（Caruana and Buckalew，1988）。然而，儿童占受影响个体的 1/3，并且经常出现呕吐或腹泻，无法茁壮成长或生长迟缓。与远端 RTA 相关的最常见的结石成分是由于高钙尿症、低尿酸血症和尿液 pH 升高导致的磷酸钙（Van den Berg et al，1983；Pohlman et al，1984）。代谢性酸中毒促进骨质脱矿，导致继发性甲状旁腺功能亢进和高钙尿症。在这种情况下，严重的低枸橼酸尿可能是结石形成的最重要因素。由于代谢性酸中毒导致柠檬酸盐排泄受损，但也可能与因细胞内酸中毒所致的肾小管柠檬酸盐转运异常或细胞内柠檬酸盐迁移到线粒体有关。酸中毒（Osther et al，1989；Kinkead and Menon，1995）。

远端 RTA 是由 α-型插入细胞功能障碍引起的，其通过顶端 H^+-ATP 酶将质子分泌到尿液中，H^+-ATP 酶与位于基底外侧膜的阴离子交换剂（AE1）耦联（图 11-8）（Karet，2002）。α 型插入细胞中三个基因的突变与遗传性远端 RTA 有关；SLC4A1 编码 AE1 Cl^-，HCO_3^- 阴离子交换剂，ATP6V1B1 和 ATP6V0A4 分别编码 H^+-ATPase 的 B1 和 A4 亚基。第四个基因 CA2 编码碳酸酐酶 Ⅱ，其存在于近端小管，Henle 环和收集导管的 α-插入细胞中。由于碳酸酐酶 Ⅱ 影响碳酸氢盐的重吸收以及 H^+ 分泌，因此 CA2 突变呈现近端和远端 RTA 的混合模式（Batlle and Haque，2012）。

远端 RTA 是一种异质性疾病，可能是遗传性、特发性或后天性疾病（Laing et al，2005）。虽然大多数远端 RTA 病例是散发性的，但已经确定了常染色体显性遗传和常染色体隐性遗传模式。远端 RTA 的遗传形式与生长迟缓、肾钙质沉着、肾结石和低钾代谢性酸中毒有关，但在该常染色体隐性遗传形式中，表型通常更严重。常染色体隐性远端 RTA 也倾向于在生命早期发生，并且还与精神抑制和感觉神经性听力丧失或耳聋相关。

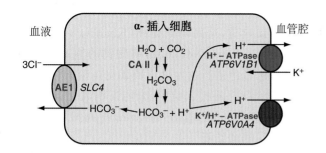

图 11-8　集合管 α 插层细胞酸化机制。酶以红色显示,相应的基因以斜体显示。α-插入细胞通过顶端 H⁺-ATP 酶和可能的 H⁺,K⁺-ATP 酶交换器将 H⁺ 分泌到远端小管和收集管的腔中。碳酸氢盐通过巴斯克拉膜上的 Cl-,HCO₃⁻ 阴离子交换剂(AE1)输送到血液中。AE1 Cl⁻,HCO₃⁻ 阴离子交换剂或 H⁺-ATPase 中的缺陷导致远端 RTA 中的尿液酸化失败。CA Ⅱ. 碳酸酐酶Ⅱ

SLC4A1 基因的突变最常与远端 RTA 的常染色体显性形式相关,其可以以完整或不完整的形式存在,尽管与该基因突变相关的常染色体消化形式在东南亚流行。这种远端 RTA 形式总是完整的,通常与溶血性贫血和严重的低钾血症有关(Batlle and Haque,2012)。听力丧失通常不是 *SLC4A1* 基因突变的特征。

编码 H⁺-ATP 酶的 *ATP6V1B1* 和 *ATP6V0A4* 基因的突变主要与常染色体隐性远端 RTA 相关(Batlle et al,2006)。虽然 *ATP6V1B1* 的突变与 RTA 和严重的儿童耳聋有关,但 *ATP6V0A4* 的突变与较晚期成年后的轻度听力损失有关(Karet et al,1999;Batlle et al,2006)。

CA2 基因中的大多数突变已在阿拉伯血统的患者中鉴定。*CA2* 突变是隐性的并且导致混合的近端-远端 RTA 图像,其特征在于碳酸氢盐消耗,不能在低于 pH5.5 的条件下酸化尿液,并且减少 NH₄⁺ 排泄(Batlle and Haque,2012)。碳酸酐酶Ⅱ催化 CO₂ 和水合成 H⁺ 和 HCO3⁻。

散发病例中的继发性远端 RTA 通常与自身免疫性疾病如 Sjögren 综合征和系统性红斑狼疮相关,并且在女性中发生的频率高于男性(Buckalew,1989)。继发性 RTA 还与阻塞性尿路病、肾盂肾炎、急性肾小管坏死、甲状旁腺功能亢进和特发性高钙尿症有关。

(2)2 型(近端)肾小管酸中毒:近端 RTA 的特征在于与初始高尿液 pH 相关的 HCO₃⁻ 重吸收缺陷随着血浆 HCO₃⁻ 降低和过滤的 HCO₃⁻ 降低而正常化(Laing et al,2005)。随着近端小管的能力降低以回收过滤的 HCO₃⁻,更多的 HCO₃⁻ 被递送至远端小管,而其具有有限的碳酸氢盐重吸收能力。因此,碳酸氢盐尿随之而来,导致净酸排泄减少和代谢性酸中毒。随着过滤的 HCO₃⁻ 负荷随着进行性代谢性酸中毒而下降,较少的碳酸氢盐到达远端小管,直到远端小管的能力最终足以处理负荷并且不再有碳酸氢盐损失。在稳定状态下,血清 HCO₃⁻ 低(15～18mEq/L)并且尿液 pH 为酸性(<5.5)。

该综合征通常与近端小管功能的广义缺陷相关,类似于 Fanconi 综合征,伴随糖原、蛋白质、尿酸和磷酸盐的损失(Rocher and Tannen,1986)。而因相对正常的尿柠檬酸排泄,肾结石在这种疾病中并不常见(Laing et al,2005)。近端 RTA 的临床表现包括由代谢性酸中毒引起的儿童的生长迟缓和低钾血症。由于维生素 D 代谢和低磷血症的相关异常,近端 RTA 更常见代谢性骨病(Kinkead and Menon,1995)。

近端 RTA 的大多数病例是散发性的,但已描述了与近端 RTA 相关的遗传性疾病。在人类和陆地脊椎动物中,肾部分地通过位于近端小管的基底膜中的电生成 Na⁺,HCO₃⁻ 协同转运蛋白(NBCe1/SLC4A4)吸收近端小管中的过滤 HCO₃⁻ 来控制全身 pH。*NBCe1* 中的纯合点突变导致近端 RTA,青光眼和白内障(Igarashi et al,1999)。已经鉴定出该基因中的其他突变导致电压和 Na⁺ 依赖性转运异常,从而导致肾脏 HCO₃⁻ 重吸收不足(近端 RTA)和不适当的前房液体转运(青光眼)(Dinour et al,2004)。

碳酸酐酶Ⅱ催化 CO₂ 和 H₂CO₃ 的水合/脱水,并在肾近端小管、Henle 环,以及集合管的嵌入细胞与脑胶质细胞和骨破骨细胞中表达(Laing et al,2005)。碳酸酐酶Ⅱ(碳酸盐水解酶,EC 4.2.1.1)的缺乏是骨硬化症、近端 RTA 和脑钙化综合征的主要缺陷。幸运的是,这是一种罕见的异常(Sly et al,1985;Roth et al,1992)。

(3)4 型(远端)肾小管酸中毒:4 型 RTA 与慢性肾损伤有关,通常见于间质性肾病和糖尿病肾病患者。肾小球滤过的减少导致高钾血症,高氯性代谢性酸中毒是由于尿液中 HCO_3^- 的损失和铵的减少而导致的(Pohlman et al,1984)。醛固酮抵抗性通常与 4 型 RTA 相关(Davidman and Schmitz,1988)。由于醛固酮有助于刺激远端酸化和 H^+,K^+ 交换,醛固酮抵抗性会导致氨生成减少并进一步加剧高钾血症(Davidman and Schmitz,1988)。患有 4 型 RTA 的患者仍然可以响应酸攻击而产生酸性尿液。

4 型 RTA 患者的肾结石形成并不常见。一项比较 4 型 RTA 患者和具有相似肾功能损害程度的匹配受试者的研究发现,与对照组相比,4 型 RTA 患者的尿 pH 显著降低,尿钙排泄减少(Uribarri et al,1994)。这些患者对肾结石形成的保护作用可归因于由于肾功能受损导致的肾结石形成物质如钙和尿酸的排泄减少。

7. 低镁尿症

低镁尿症是肾结石病一种罕见的原因,尽管可以在 6%～11% 的病例中发现低镁尿症与其他异常共同存在,但单独异常影响不到 1% 的结石患者(Levy et al,1995;Schwartz et al,2001)。镁与草酸盐和钙盐络合,因此低镁导致抑石活性降低。低尿镁也与尿枸橼酸盐水平降低有关,这可能进一步促成结石形成(Preminger et al,1989;Schwartz et al,2001)。低镁是低枸橼酸盐的原因或结果尚不清楚。低镁水平发生在膳食摄入不足或由于肠道吸收减少导致肠道异常产生慢性腹泻综合征。

虽然对大鼠的许多研究表明,低镁尿症是结石形成的一个因素(Rushton and Spector,1982),但是还有一些研究者(Faragalla and Gershoff,1963;Borden and Lyon,1969;Rattan et al,1993)质疑镁的影响(Su et al,1991)。关于镁作用的临床研究是相互矛盾的。Schwartz 及其同事(2001)发现,低尿酸血症患者的结石复发率高于正常尿镁患者。然而,其他研究发现结石患者和正常对照组之间镁排泄没有差异(Johansson et al,1980;Esen et al,1991)。值得注意的是,镁平均水平缺乏的差异可能是只有一小部分结石患者低尿镁水平的结果。

虽然镁已被证明可以增加尿液的 pH,枸橼酸盐和镁含量,从而降低体外(Khan et al,1993)和体内(Curhan et al,2001)草酸钙的饱和度,但在结石患者中进行的两项比较氧化镁和安慰剂或不进行治疗的随机试验中,未能证明氧化镁有临床获益(Wilson et al,1984;Ettinger et al,1988)。

(三)尿酸结石

除人类和斑点狗外,大多数哺乳动物都能在肝合成尿酸酶,催化尿酸转化为尿囊素,尿囊素是嘌呤代谢的最终产物(Yu,1981;Bannasch et al,2004)。因此,人类的血液和尿液中尿酸水平相当高(Watts,1976;Yu,1981)。由于尿囊素在尿液中的溶解度是尿酸的 10～100 倍,因此人类容易形成尿酸结石。尿酸占美国所有肾结石的 8%～10%,在德国的某些地区高达 25%(Maalouf et al,2004a)。

尿酸是弱酸,在 37℃ 下 pKa 为 5.35。在该 pH 下,一半尿酸作为尿酸盐存在,一半作为游离尿酸存在。因为尿酸钠比游离酸的溶解度大约高 20 倍,所以游离尿酸存在的相对比例很大程度决定了结石形成的风险。尿液 pH 是决定尿酸溶解度的关键因素;在 pH 为 5 时,即使是中等量的尿酸也会超过尿酸的溶解度,而在 pH 为 6.5 时,超过 1200mg/L 的尿酸浓度仍然可溶(图 11-9)(Asplin,1996)。在正常条件下,尿酸溶解度的限度约为 96mg/L,正常的每天尿酸排泄量平均为 500～600mg/L。因此,尿液可能达到过饱和状态,特别是在 pH 低于 6 时。低尿液 pH 会增加-溶解有限的未解离尿酸的浓度,从而导致尿酸直接析出。值得注意的是,通过异质成核和外延晶体生长,尿酸和尿酸钠被认为是草酸钙结石的核心,因此尿液低 pH 被认为是尿酸、草酸钙和混合性结石共有的危险因素(Maalouf,2011)。

尿酸结晶析出和尿酸结石形成的过程尚未完全阐明。虽然一些研究者认为尿酸晶体与肾上皮细胞黏附(Koka et al,2000)和糖胺聚糖等抑制药(Ombra et al,2003)可能在尿酸结石的形成中起到作用,但是这些因素在尿酸结石形成中的重要性尚不清楚。

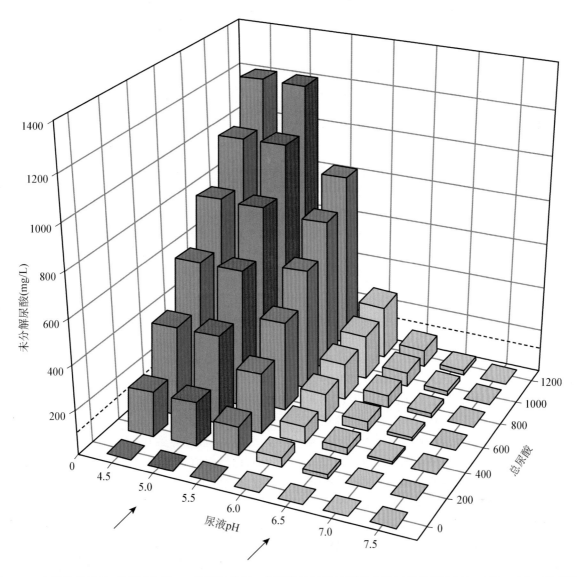

图 11-9　未解离的尿酸,总尿酸和尿 pH 的相互关系。未解离的尿酸的溶解度限制用虚线表示(≈100mg/L)。考虑两个
假设的尿液 pH(箭头)。在低 pH(例如 5.0)时,即使中等量的总尿酸也会超过其溶解度。在高 pH(例如 6.5)时,
甚至大量高尿酸尿也是可溶解的(From Maalouf NM,Cameron MA,Moe OW,et al. Novel insights into the patho-
genesis of uric acid nephrolithiasis. Curr Opin Nephrol Hypertens 2004;13:181-9.)

　　尿酸结石形成的三个主要决定因素是低 pH、
低尿量和高尿酸尿症(图 11-10)。最重要的致病
因素是尿液 pH 低,因为大多数尿酸结石患者尿
酸排出正常,但总体上尿液 pH 持续低(Pak et al,
2001;Sakhaee et al,2002)。尿酸结石可能会由于
先天性、后天性或特发性原因而产生。与尿酸结石
相关的先天性疾病影响肾小管尿酸盐转运或尿酸
代谢,导致高尿酸尿症。获得性尿酸结石的原因如
慢性腹泻、容量缺失、骨髓增生异常、高动物蛋白摄
入和促尿酸尿的药物可能影响决定尿酸结石形成

的三个因素中的任何一个。"痛风素质"患者或特
发性尿酸肾结石的患者通常表现出尿酸盐排泄分
数减少,并且没有痛风(Maalouf et al,2004a)。特
发性尿酸肾结石的患者与高尿酸性含钙肾结石的
患者的不同之处,在于前者通常具有正常的尿尿酸
水平或酸性尿液,而后者具有高尿酸尿症或正常的
尿液 pH(Pak et al,2002)。高尿酸尿症患者尿钠和
钙水平高,导致尿液中的尿酸钠和草酸钙尿液饱和
度增加,使其有草酸钙结石形成的风险(Sorensen
and Chandhoke,2002)。

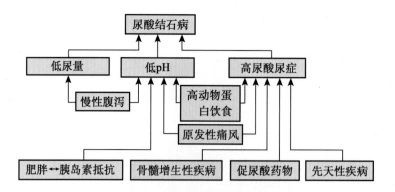

图 11-10　尿酸肾结石的病理生理学和病因学。导致尿酸肾结石的三种主要病理生理机制是低尿量,尿低 pH 和高尿酸尿症。这些机制中的每一种都可能由不同的病因引起。最重要的致病因素是尿 pH 低 (From Maalouf NM,Cameron MA,Moe OW,et al. Novel insights into the pathogenesis of uric acid neph-rolithiasis. Curr OpinNephrol Hypertens 2004;13:181-9.)

1. 低尿酸 pH 的发病机制

尽管特发性尿酸结石形成者尿液 pH 低的发病机制尚不确定并且可能是多因素的,但已提出了几种可能的机制。Sakhaee 及其同事(2002)首次观察到,纯尿酸结石且正常尿酸尿患者比正常人或混合尿酸-草酸钙或纯草酸钙结石患者更容易患糖尿病或表现出葡萄糖耐受不良。此外,当一组正常尿酸尿尿酸结石患者控制代谢饮食时,尿液 pH 低于正常志愿者或其他结石患者(混合尿酸-草酸钙或纯草酸钙结石)。进一步的研究表明,尿酸结石患者排泄到尿液中的酸较少为铵的形式,并按比例增加可滴定的酸和较少的枸橼酸排出量,以维持正常的总体酸碱平衡。尿酸结石患者铵排泄的明显减少与胰岛素抵抗状态有关。

Pak 及其同事(2003)支持这一假设,他们指出非胰岛素依赖型糖尿病患者(34%)的尿酸结石和尿液 pH 低患病率高于非糖尿病结石患者。Daudon 及其同事(2006)分析了 2464 例结石患者,并发现尿酸结石在 272 例 2 型糖尿病患者中占 36%,但在 2192 例非 2 型糖尿病的患者中仅占 11%。此外,已发现尿酸结石患者具有代谢综合征的许多特征(定义为胰岛素抵抗和动脉粥样硬化心血管疾病高风险),包括高三酰甘油血症、高血糖、肥胖和高血压(Sakhaee et al,2002;Pak et al,2003)。在一项高质量的系列研究中,Abate 及其同事(2004)对非结石形成的正常志愿者和一组尿酸结石患者的胰岛素敏感度进行检测,确定在正常受试者中,低尿液 pH 与两组中葡萄糖处理率低(表明胰岛素抵抗)相关,但尿酸结石患者表现出最严重的胰岛素抵抗水平。即使在调整尿硫酸盐(动物蛋白摄入量的标记物)之后,仍然发现体重(已知与外周胰岛素抵抗相关)和尿液 pH 的强烈负相关,进一步证实了这种胰岛素抵抗与尿低 pH 的关联)(Maalouf et al,2004b)。

胰岛素抵抗导致尿低 pH 的机制尚不清楚。然而,已经知道胰岛素促进肾以谷氨酰胺为底物生成铵(Chobanian and Hammerman,1987;Nissim et al,1995),并且还刺激近端小管中的负责直接运输或捕获尿液中的铵的 Na^+,H^+ 交换体(NHE_3)(Klisic et al,2002)。由于胰岛素抵抗导致的铵产生或排泄受损,可能会使尿液中的氢离子无缓冲,从而导致尿液 pH 降低(图 11-11)。

酸性尿液 pH 也可能通过增加内源性酸产生或通过饮食作用来促进。当特发性尿酸结石患者和正常受试者维持固定的低酸化饮食时,前者组的净酸排泄量高于后者,表明内生酸产量较高(Sakhaee et al,2002)。此外,当控制尿硫酸盐(酸摄入的标记物)时,与正常对照相比,尿酸结石患者和 2 型糖尿病的非结石患者的净酸排泄更高(Cameron et al,2006)。这些研究表明,在肥胖和(或)胰岛素抵抗导致的铵排泄受损和内源性酸生成增加的情况下,可滴定的酸构成主要的尿液缓冲液,并且可以保持酸碱平衡,它发生在低于通常由铵保持的 pH,其具有更高的 pK_a。

脂毒性是一种脂肪被重新分配到非脂肪细胞组织,如心脏、肝、骨骼肌和胰腺 β 细胞的过程,导

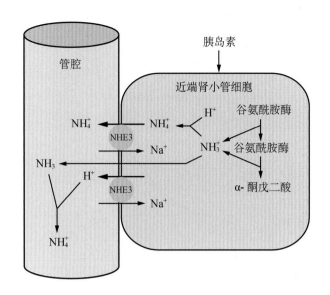

图 11-11　胰岛素抵抗状态对近端小管中铵的产生和分泌的潜在影响。谷氨酰胺和谷氨酸的脱氨作用提供氨。胰岛素刺激谷氨酰胺代谢,以及钠-氢交换体 NHE3。NHE3 通过直接携带铵离子或提供管腔氢离子来捕获氨来介导铵转运。谷氨酰胺代谢的最终产物是 α-酮戊二酸(Modified from Maalouf NM, Cameron MA, MoeOW, et al. Novel insights into the pathogenesis of uric acid nephrolithiasis. Curr Opin Nephrol Hypertens 2004; 13:181-9.)

致细胞损伤,这与胰岛素敏感度、心功能不全和肝硬化性肝炎有关。并且最近有假说认为,在慢性肾病的发病机制中发挥作用(Bagby,2004;Weinberg,2006;Wahba and Mak,2007)。脂毒性是否在铵排泄受损或内源性酸产生增加中起作用,导致尿酸结石患者的尿低 pH 是未知的(Sakhaee,2009)。然而,在代谢综合征的啮齿动物模型(Zucker 糖尿病性肥胖大鼠)和近端肾小管细胞系中的研究表明,肾脂肪变性可能对 NHE3 的表达和活性降低起作用,NHE3 是铵排泄的主要媒介(Bobulescu et al,2008,2009)。有趣的是,最近对 5 种结石中尿酸结石基质成分的蛋白质组学分析发现了 242 种独特的蛋白质,其中最大比例的蛋白质参与了炎症和补体通路;与这些蛋白质相关的最常见的代谢途径是磷脂和脂肪酸途径(Jou et al,2012)。

膳食也在决定尿酸度方面发挥作用。Breslau 及其同事(1988)在一项三阶段随机交叉研究中,对 15 名正常受试者进行了评估,该研究包括 3 个每期 12 天的研究阶段,其中受试者维持含有植物蛋白、植物和鸡蛋蛋白或动物蛋白的控制代谢饮食,在三种饮食中,硫酸盐含量分别增加。随着饮食中固定酸含量的增加,尿钙排泄量从植物饮食的 103mg/d 增加到动物蛋白饮食中的 150mg/d($P<0.02$)。此外,由于尿液 pH 的降低,富含动物蛋白质的饮食与未解离的尿酸排泄量最高、柠檬酸盐排泄量最低有关。尿液结晶研究显示,动物蛋白质饮食在电解质成分和蛋白质量与植物性饮食相匹配时,尿酸结石的风险增加,但由于对立因素的存在,不是草酸钙或磷酸钙结石危险性增加。

2. 高尿酸血症

高尿酸尿症定义为尿尿酸超过 600mg/d。高尿酸尿症通过使尿液相对微溶的未解离尿酸过饱和而易于形成尿酸结石。痛风和尿酸水平<600mg/d 的患者的结石显著少于尿酸水平>1000mg/d 的患者(Hall et al,1967;Yu and Gutman,1967)。高尿酸尿症的原因先前已经讨论过,包括饮食因素、获得性和遗传性疾病和尿酸盐转运蛋白的缺陷。

3. 尿容量减少

所有导致尿容量减少的疾病都会增加尿酸过饱和的风险。Borghi 及其同事(1993)指出,与在正常温度下工作的人相比,暴露于高温的工人中的尿酸相对过饱和水平高。同样,高尿酸结石形成率见于生活在较温暖气候的人群中,如以色列(Shekarriz and Stoller,2002)。

(四)胱氨酸结石

胱氨酸尿症是一种常染色体隐性遗传疾病(或罕见的伴不完全外显率的常染色体显性遗传),其特征为肠和肾小管二元氨基酸的转运缺陷,导致尿胱氨酸过度排泄(Ng and Streem,1999,2001)。虽然这种缺陷也导致尿赖氨酸、鸟氨酸和精氨酸的浓度高,但只有溶解性差胱氨酸导致结石形成。胱氨酸是二聚体,由通过二硫键连接的两个半胱氨酸分子组成。胱氨酸比半胱氨酸的溶解性低得多,并且是胱氨酸结石形成的原因。胱氨酸结石是罕见的,在美国和欧洲的发病率为-1/1000 和 1/17 000(Cabello-Tomas et al,1999;Knoll et al,2005)。在儿童中,胱氨酸是所有结石中高达 10% 的原因（Faerber，2001；Erbaǧci et al，2003；Knoll et al，2005）。

在正常情况下，氨基酸可被肾小球自由过滤，并在肾小管中几乎完全被重吸收。胱氨酸和其他二元氨基酸通过不依赖钠的异聚氨基酸转运蛋白的转运而穿过肾近端小管的顶膜，以交换中性氨基酸。胱氨酸在细胞内还原为半胱氨酸，从而为持续的胱氨酸重吸收提供了有利的浓度梯度（Broer，2008）。在胱氨酸尿症中，胱氨酸转运的缺陷导致高尿液水平。许多因素决定了胱氨酸的溶解度，包括胱氨酸浓度 pH、离子强度和尿液中的大分子。胱氨酸结晶的主要原因是过饱和，因为尿液中没有特异性的胱氨酸结晶抑制药（Pak and Fuller，1983）。由于胱氨酸在尿液中的溶解性差，在生理尿液条件下发生胱氨酸析出和随后的结石形成（Joly et al，1999）。胱氨酸的溶解度高度依赖于 pH，在 pH 分别为 5、7 和 9 时溶解度分别为 300 mg/L，400 mg/L 和 1000 mg/L（Dent and Senior，1955）。离子强度也影响溶解度，随着离子强度从 0.005 增加到 0.3，每升溶液中可溶解多达 70mg 的额外胱氨酸（Pak and Fuller，1983）。胶体等大分子也会增加胱氨酸的溶解度，但机制尚不清楚（Pak and Fuller，1983）。因此，胱氨酸在尿液中比在混合溶液中更易溶解（图 11-12）。

其他因素也可能导致胱氨酸尿症患者的结石形成。Sakhaee 及其同事（1989）评估了 27 例患有胱氨酸肾结石的患者，发现高钙尿症占 19%，高胱氨酸尿症占 22%，低枸橼酸尿症占 44%，这可能不仅有助于形成胱氨酸结石，还有草酸钙结石或草酸钙胱氨酸混合结石的形成。

胱氨酸尿症的遗传学已经广泛研究。目前已经确定了参与该疾病的 SLC3A1（Pras et al，1994）和 SLC7A9 两个基因（Feliubadaló et al，1999），前者其位于 2 号染色体的短臂上并编码胱氨酸转运蛋白的 663 个氨基酸的重亚基（rBAT），后者位于 19 号染色体的长臂上并编码胱氨酸转运蛋白的 487 个氨基酸的轻亚基（b°，+ AT）。这两个亚单位形成异二聚体，位于近端小管细胞的顶膜中。截至 2010 年，SLC3A1 和 SLC7A9 基因共报道了 133 和 95 个突变（Chillaron et al，2010）。

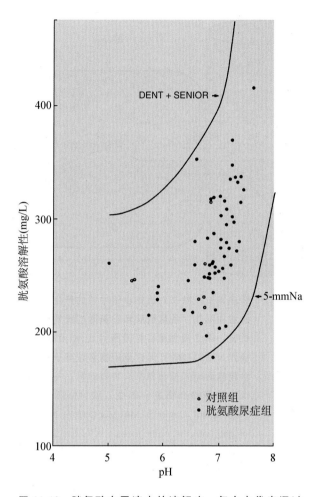

图 11-12　胱氨酸在尿液中的溶解度。每个点代表通过与过量的固体胱氨酸孵育在单独的尿液样品中测定的胱氨酸的溶解度。将 Dent 和 Senior（1955）的溶解度曲线和在 5mm 碳酸钠溶液中获得的溶解度曲线作图进行比较（From Pak CY，Fuller CJ. Assessment of cystine solubility in urine and of heterogeneous nucleation. J Urol 1983；129：1066-70.）

历史上，基于先证者的专性杂合子亲本中的尿胱氨酸水平，在人类中发现三种类型胱氨酸尿症（Ⅰ型，Ⅱ型和Ⅲ型）（Rosenberg et al，1966）。然而，这种分类与分子学发现相关性较差，因此国际胱氨酸尿协会（ICC）对其进行了修订，将突变的染色体位点考虑进去，分为 A 型（染色体 2）、B 型（19 号染色体）和 AB 型（两种染色体）（Dello Strologo et al，2002）。该病症的纯合子表现出尿胱氨酸水平高达 2000μmol/g 的肌酐。ICC 综述显示，首次结石诊断的平均年龄为 12.2 岁，男性和女性的平均每年结石发作次数分别为 0.42 和 0.21 (Dello Strologo et al,2002)。虽然 B 型异常(肌酐 475μmol/g)杂合子的平均尿胱氨酸水平显著高于 A 型异常(肌酐 70μmol/g),但两组之间的结石形成无差异,而且,事实上,结石形成并不常见(Dello Strologo et al,2002)。

虽然发现一般结石患者患慢性肾病的可能性较高(Worcester et al,2006b),但胱氨酸结石患者具有比其他结石患者更低的肌酐清除率(Worcester et al,2006a)。对这一发现的一个可能的解释是胱氨酸结石患者比草酸钙结石患者更有可能接受外科开放手术治疗,包括肾切除术(Assimos et al,2002)。在组织学上,已观察到这些患者具有由胱氨酸晶体堵塞的集合管扩张,以及皮质肾小球硬化和间质纤维化的证据(Evan et al,2006b)。

(五)感染性结石

感染性结石主要由六水合磷酸铵镁($MgNH_4PO_4 \cdot 6H_2O$)组成,但也可以含有碳酸磷灰石[$Ca_{10}(PO_4)_6 \cdot CO_3$]形式的磷酸钙盐。一位瑞典地质学家在鸟粪中发现了磷酸铵镁,并以他的导师自然学家 H. C. G. von Struve 的姓名将其命名为"鸟粪石"(Griffith and Osborne,1987)。Brown(1901)首先提出了细菌分解尿素,从而为结石形成创造条件的理论,后来他从一块结石中分离出了变形杆菌(Proteus vulgaris)。Hager 和 Magath(1925)推测这种细菌产生的酶可以水解尿素。而后 Sumner(1926)从刀豆(Canavalia ensiformis)中分离出脲酶。目前研究显示,鸟粪石(磷酸镁铵)仅在能分解尿素的细菌感染的患者中存在(Griffith and Musher,1973)。

1. 病理

尿素分解过程提供了一个碱性尿液环境以及足够的碳酸盐和氨浓度,以诱导感染性结石的形成。由于脲酶不存在于人类无菌的尿液中,因此感染可以产生脲酶的细菌是感染性结石形成的先决条件。一连串的化学反应产生了有利于感染性结石形成的环境。而尿素是正常尿液的组成成分,可以在细菌脲酶的作用下首先水解成氨和二氧化碳:

$$(NH_2)_2CO + H_2O \longrightarrow 2NH_3 + CO_2$$

该反应产生的碱性尿液(pH 7.2～8.0),有利于铵根离子的形成:

$$NH_3 + H_2O \longrightarrow NH_4 + OH^- (pK=9.0)$$

在生理条件下,碱性的尿液会阻止铵离子的进一步产生。而在脲酶存在时,持续产生的氨会进一步增加尿液的 pH。碱性环境会促进二氧化碳与水生成碳酸,然后碳酸解离成 HCO_3^- 和 H^+。HCO_3^- 可以进一步解离产生碳酸根和又一个氢离子:

$$CO_2 + H_2O \longrightarrow H_2CO_3 (pK=4.5)$$
$$H_2CO_3 \longrightarrow H^+ + HCO_3^- (pK=6.3)$$
$$HCO_3^- \longrightarrow H^+ + CO_3^{2-} (pK=10.2)$$

在碱性条件下,磷酸氢根离解提供磷酸盐,从而产生组成感染性结石的另一种离子:

$$H_2PO_4^- \longrightarrow H^+ + HPO_4^{2-} (pK=7.2)$$
$$HPO_4^{2-} \longrightarrow H^+ + PO_4^{3-} (pK=12.4)$$

这些化学反应以及镁的生理浓度提供了鸟粪石沉淀所必需的成分。此外,钙、磷酸根和碳酸根的浓度使碳酸磷灰石和羟基磷灰石得以沉淀,从而成为感染性结石的组成成分(图 11-13)。

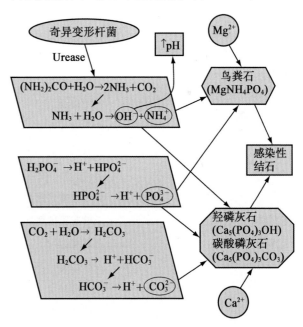

图 11-13　**示意图描绘了导致鸟粪石形成的机制**[From Johnson DB, Pearle MS. Struvite stones. In: Stoller ML, Meng MV, editors. Urinary stone disease: the practical guide to medical and surgical management. Totowa (NJ): Humana Press; 2007.]

虽然感染结石是产脲酶细菌持续或复发感染的直接结果,但它们也可能与尿路梗阻或尿潴留相关(Bichler et al,2002)。因此,感染结石可以以相当快的速度进展。

2. 细菌学

尽管肠杆菌科包含了大多数的产脲酶病原体,但是各种革兰阳性、革兰阴性细菌以及一些酵母菌和支原体也具有合成脲酶的能力(表 11-3)。最常见的产脲酶病原体是变形杆菌、克雷伯菌、假单胞菌和葡萄球菌,其中奇异变形杆菌在感染性结石中最常见。虽然大肠埃希菌是尿路感染的常见原因,但只有极少数大肠埃希菌可以产生脲酶(Bichler et al,2002)。

表 11-3 产脲酶病原体

微生物	常见菌群(>90%)	偶尔见到的菌群(5%~30%)
革兰阴性菌	雷极变形杆菌	肺炎杆菌
	普通变形杆菌	奥克西托克
	奇异变形杆菌	克雷伯杆菌
	摩根变形杆菌	黏质沙雷菌
	斯氏普罗威登斯菌	副流感嗜血杆菌
	流感(嗜血)杆菌	支气管败血性博德特菌
	百日咳杆菌	嗜水汽单孢菌
	齿蚀拟杆菌	铜绿假单胞菌
	耶尔森菌	巴斯德菌属
	布鲁杆菌属	
革兰阳性菌	黄杆菌属	表皮葡萄球菌
	金黄色葡萄球菌	芽孢杆菌属
	细球菌属	鼠败血棒状杆菌
	溃疡棒状杆菌	马棒状杆菌
	肾棒状杆菌	非糖解消化球菌
	绵阳棒状杆菌	破伤风梭菌
	假白喉棒状杆菌	红皮分枝杆菌组
支原体	T 株支原体解脲支原体	
酵母菌	隐球菌属	
	红酵母属	
	掷孢酵母属	
	腐植念珠菌	
	皮肤毛孢子菌	

From Gleeson MJ,Griffith DP. Infection stones. In:Resnick MI,Pak CYC,editors. Urolithiasis:a medical and surgical reference. Philadelphia:Saunders;1990. p. 115.

细菌可能通过破坏泌尿道的黏膜层导致细菌定植和晶体黏附增加从而参与结石形成(Parsons et al,1984;Grenabo et al,1988;Djojodimedjo et al,2013)。由于尿素分解而产生的铵离子可以破坏存在于移行细胞表面的胺聚糖层,并显著增加细菌对正常膀胱黏膜的黏附,从而进一步加剧感染风险(Parsons et al,1984)。此外,一项对大鼠的研究发现,膀胱黏膜的损伤使膀胱壁的晶体黏附增加,而这一过程会因普通细菌如变形杆菌、大肠埃希菌、肠球菌和解脲支原体的存在而加剧(Grenabo et al,1988)。另一发现提供了细菌的存在增加结石形成风险的另一种可能机制,大肠埃希菌和变形杆菌等特定细菌的存在可能改变尿激酶和唾液酸酶的活性,而与感染性结石的生成无关的生物体则不会产生影响(du Toit et al,1992)。这种酶活性的改变可以解释大肠埃希菌虽然缺乏脲酶活性却与结石形成的息息相关的现象(Holmgren et al,1989)。

3. 流行病学

虽然感染性结石仅占所有结石的 5%～15%(Levy et al,1995),但它们被认为是鹿角结石中最常见的成分。然而,最近一项对 52 个鹿角形结石组成的分析表明,只有 44% 的结石是感染性结石,而 56% 的结石与代谢相关,其中最常见的是磷酸钙结石(Viprakasit et al,2011)。此外,鸟粪石-碳酸盐磷灰石是俄亥俄州非洲裔美籍结石患者中最常见的结石成分(占该人群男性患者中的 1/3 和女性患者中的近 1/2)(Sarmina et al,1987)。由于感染性结石最常发生在容易发生尿路感染的人群中,因此女性比男性更易发生鸟粪石,比例为 2∶1(Resnick,1981)。其他有复发感染风险的人群包括老年人(Kohri et al,1991)、早产儿或先天性尿路畸形的婴儿、糖尿病患者以及因尿路梗阻、尿流改道或神经系统疾病导致的尿潴留的患者。脊髓损伤的患者常因罹患神经源性泌尿道功能障碍和与高钙尿症,而特别容易发生感染性和代谢性结石,其中功能性脊髓横断患者发生鹿角形结石的风险最高(DeVivo et al,1984)。

(六)其他结石

1. 黄嘌呤结石和二羟基腺嘌呤结石

黄嘌呤结石是一种罕见的结石类型,经常与尿酸结石混淆,因为它们都可透过射线。它们由黄嘌呤脱氢酶(XDH)或黄嘌呤氧化酶的遗传性代谢酶紊乱导致。

这些酶可以催化黄嘌呤转化为尿酸。由于黄嘌呤难溶于尿液,因此在 XDH 缺乏的患者中高浓度黄嘌呤的积累会导致黄嘌呤结石(Cameron et al,1993)。别嘌醇可以抑制 XDH,因此被用来治疗高尿酸血症和高尿酸尿症。与此同时,别嘌醇也可以导致高水平黄嘌呤,并使患者易患黄嘌呤结石。这种不良作用并不常见,因为该药物仅引起酶的部分抑制,并且很少将血清尿酸降低至 3mg/dl 的水平以下。患有遗传性嘌呤补救酶 HGPRT 缺陷的 Lesch-Nyhan 综合征患者在偶尔用足够剂量的别嘌醇治疗时,其患黄嘌呤结石的风险会增加(Cameron et al,1993)。患有遗传性腺嘌呤磷酸核糖转移酶缺陷的儿童也可能在婴儿期出现肾并发症和结石(Cameron et al,1993)。患有腺嘌呤磷酸核糖转移酶缺陷的儿童可能难以与具有 HGPRT 缺陷的儿童区分,因为排出的不溶性产物 2,8-二羟基腺嘌呤在化学上与尿酸相似。与黄嘌呤结石一样,2,8-二羟基腺嘌呤结石在任何 pH 下都不溶于尿液,但通过服用别嘌醇可以避免这些结石的形成。

2. 尿酸铵结石

尿酸铵结石占所有结石的不到 1%(Herring,1962;Klohn et al,1986)。然而,在发展中国家,因为儿童膀胱结石的存在而仍能观察到地方性尿酸铵结石(Minon Cifuentes and Pourmand,1983;Vanwaeyenbergh et al,1995)。泻药滥用、复发性尿路感染、复发性尿酸结石和炎症性肠病等病症均与尿酸铵结晶相关(Dick et al,1990;Pichette et al,1997;Soble et al,1999)。

Soble 及其同事(1999)对 44 例确诊有尿酸铵成分结石的患者进行回顾性分析,尿酸铵的占比从 2% 到 60%。在这些患者中,25% 有炎症性肠病史,14% 有泻药服用史,41% 病态肥胖,36% 有复发性尿路感染病史,21% 有复发尿酸结石病史。以炎症性肠病和回肠造口术作为唯一临床危险因素的患者亚组平均尿酸铵含量最高(39%),并且尿酸铵是这些的患者中主要的结石类型(7/8)。

经历结肠切除术+回肠造口术的患者的尿量明显减少,尿 pH 明显下降且尿钠明显减少。并且他们不像其他患有肠病的个体那样容易患高草酸尿,因为结肠是饮食草酸盐吸收的主要部位(Kennedy et al,1982)。因此,这些患者倾向于形成尿酸铵和尿酸结石而不是草酸钙结石。泻药滥用史导致的尿酸盐结石形成的主要病理生理机制被认为是由于胃肠液流失导致脱水,进而引起细胞内酸中毒和氨排泄的增加。由于尿钠在使用泻药的情况下较低,尿酸盐与大量氨合成,从而导致尿酸铵在尿液中过饱和析出。

Bowyer 及其同事(1979)证明,尿酸铵沉淀在 pH 6.2~6.3 时最容易发生。复发性尿酸结石与尿酸铵结石可能与尿量和 pH 下降的共同危险因素有关。Soble 及其同事(1999)确定了 9 例患有含尿酸和尿酸铵的混合成分结石患者(平均尿酸盐含量为 27%),尽管 9 例患者中有 8 例以尿酸为主要成分(40%~95%)。他们推测,尿液酸度和尿铵及钠水平的短暂波动可能会改变尿酸与钠或铵结合的尿酸盐排泄之间的平衡。

Soble 及其同事(1999)的研究显示,在尿酸铵结石患者中,排除炎症性肠病和回肠造口术(无肥胖患者)后,肥胖(BMI>30)是最普遍的特征,占比 41%。实际上,研究发现 BMI 和尿酸铵含量之间存在统计学上显著的相关性,这与最近显示结石风险与肥胖(Powell et al,2000)、肥胖与尿液低 pH 之间存在相关性的研究结果相一致(Maalouf et al,2004b)。

3. 基质结石

人们早已认识到尿蛋白和结石形成之间的关联。早期实验证明,蛋白质悬浮液可促进含钙结石的形成(Kimura et al,1976)。骨桥蛋白和钙卫蛋白均已被证明,在形成含钙结石的基质结构中起作用(Tawada et al,1999;Kleinman et al,2004)。然而,主要由基质组成的结石很少见;影像研究显示,这些"结石"通常是 X 线可透的并且可能被误认为是肿瘤或尿酸结石(Bani-Hani et al,2005)。

关于基质结石的文献很少,主要来自散发病例报告(Boyce and King,1963;Allen and Spence,1966;Bani-Hani et al,2005)。基质成分在正常含钙结石中仅占结石干重的 2.5%,而纯基质结石中可能含有高达 65% 的蛋白质(Allen and Spence,1966)。Boyce 和 Garvey(1956)确定基质结石的组成按重量计约为 2/3 的黏蛋白和 1/3 的黏多糖。此外,他们发现结晶状结石中的基质物质与基质结石中的基质物质密切相关。然而,目前尚不清楚为什么一些基质结石不能完全钙化。虽然有些人认为低尿钙水平可能是基质结石优先

形成的原因(Boyce and King,1959;Allen and Spence,1966),但是最近对 5 例基质结石患者的代谢评估显示其尿钙排泄正常(Bani-Hani et al,2005)。在接受透析的肾衰竭患者中,蛋白尿可能导致基质结石形成的风险增加。在这些患者中,基质结石已被证明含有微纤维蛋白(Bommer et al,1979)和 β_2-微球蛋白(Linke et al,1986)。最近通过扫描电子显微镜分析来自单个变形杆菌尿路感染患者的基质结石,揭示了结石含有细菌、细胞和结晶物质的纤维网状叠层结构(Canales et al,2009)。蛋白质组学分析鉴定了 33 种独特的蛋白质,其中 90% 是以前没有被报道的基质结石的成分,70% 被认为与具有炎症或免疫防御有关。

4. 药物相关的结石

药物诱导的结石可以直接由药物或其代谢产物的沉淀和结晶形成,或通过改变泌尿环境间接促进代谢结石的形成(Daudon,1999)。襻利尿药(呋塞米,布美他尼)和碳酸酐酶抑制药(乙酰唑胺,托吡酯和唑尼沙胺)等可以促进含钙结石的形成(Matlaga et al,2003)。麻黄碱(Powell et al,1998;Assimos et al,1999)、氨苯蝶啶(Ettinger et al,1980;Carret et al,1990)、愈创甘油醚(Assimos et al,1999)、硅酸盐(Farrer and Rajfer,1984)、茚地那韦(Bruce) et al,1997;Gentle et al,1997)和环丙沙星(Matlaga et al,2003)都与药物本身组成的结石有关。

(1)直接促进结石形成的药物

①抗反转录病毒药物:茚地那韦是一种蛋白酶抑制药,已被证明可有效增加感染人类免疫缺陷病毒(HIV)或获得免疫缺陷综合征的患者的 CD_4^+ 细胞计数和降低 HIV-RNA 滴度(Wu and Stoller,2000)。然而,在茚地那韦治疗患者中存在茚地那韦结石形成的风险,估计发病率为 4%~13%(Wu and Stoller,2000)。茚地那韦可以迅速从肠道吸收,在不到 1h 内达到峰值血浆浓度。该药物在肝中代谢并主要通过粪便排泄,但大约一半的摄入量通过尿液以基本不变的形式排泄(Sutherland et al,1997)。尽管溶解度依赖于 pH,但茚地那韦在纯净形式中相对不溶于水溶液。当 pK_a 为 5.5 时,茚地那韦在 pH 5 下的溶解度为 0.300mg/ml,在 pH 6.0 下为 0.035mg/ml,在 pH 7.0 下为 0.020mg/ml(Daudon et al,

1997;Hermieu et al,1999)。虽然茚地那韦的溶解度在 pH 低于 5.5 时显著增加,但在一个平均尿量和平均 pH 的个体中,标准剂量的茚地那韦会在摄入后 3h 达到接近溶解度的极限(Daudon et al,1997)。因此,定期服用茚地那韦的患者由于尿液排泄量高且药物在生理性尿液 pH 下溶解性差,发生茚地那韦结石的风险很高。在 54 例无症状 HIV 阳性个体中使用茚地那韦,导致 67% 的受试者患有茚地那韦结晶尿(Gagnon et al,2000)。在最初的 2 周后,茚地那韦结晶尿保持恒定频率,在每个测试点的尿沉渣中约为 25%。

茚地那韦现在是一种不常使用的抗反转录病毒药物,已经被新一代药物取代了。肾结石的形成与许多新的抗反转录病毒药物相关,包括洛匹那韦-利托那韦(Doco-Lecompte et al,2004),利托那韦增强阿扎那韦(Rockwood et al,2011;Hamada et al,2012)、那非那韦(Engeler)et al,2002)和安瑞那韦(Feicke et al,2008)。利托那韦增强阿扎那韦,目前是更广泛使用的药物之一,已被证明有接近 7% 的结石形成率,高于大多数其他新药物(Rockwood et al,2011;Hamada et al,2012)。因为与这些药物相关的结石形成被认为是高尿液排泄和药物在尿液中溶解度低的结果,所以具有较高排泄率的药物与较高的结石形成率相关;7% 的利托那韦增强阿扎那韦以未代谢的形式在尿液中排泄,而对于那非那韦和安瑞那韦,其结石形成率较低,不到 3%。

②氨苯蝶啶:氨苯蝶啶是一种保钾利尿药,通常用于治疗高血压。这是一种不常见的结石成分,在一份报告中仅占 50 000 例结石患者中的 0.4%,其中只有 1/3 的结石大部分或全部由氨苯蝶啶组成(Ettinger et al,1980)。对氨苯蝶啶结石患者的研究显示,患者和匹配的对照受试者之间,在药物的总回收率,每小时排泄模式以及氨苯蝶啶及其硫酸盐代谢物的尿浓度方面没有显著差异(Ettinger,1985)。大约一半的受试者的硫酸盐代谢物的尿浓度超过溶解度极限。一项调查发现,氨苯蝶啶更有可能融入现有的结石,而不是独立地促进结石形成(Werness et al,1982)。这可能是这种结石在非复发性结石形成者中罕见的原因;也可能是使用氨苯蝶啶和氢氯噻嗪的患者的结石住院率与正常人无明显差异的原因(Jick et

al,1982)。

③愈创甘油醚和麻黄碱:使用大量的愈创甘油醚和麻黄碱可导致由其代谢产物组成的结石(Powell et al,1998;Assimos et al,1999)。据报道,大多数患有这些结石的患者因为麻黄碱的兴奋性而消耗了大量的非处方药物,这些患者通常具有药物滥用史(Assimos et al,1999)。草药摇头丸和麻黄也是受欢迎的麻黄碱制剂,常常被滥用(Mack,1997)。不幸的是,慢性麻黄碱的使用会导致快速耐受并促使使用者增加剂量来达到相当的效果。麻黄碱滥用可能导致严重的不良反应,包括死亡、心肌病、中风、高血压和癫痫发作。

④硅酸盐结石:二氧化硅是蔬菜、全谷物、海鲜甚至饮用水中常见的元素,很容易从尿液中排出(Matlaga et al,2003)。硅酸盐结石非常罕见,并且与消耗大量含硅酸盐的抗酸药如三硅酸镁有关(Haddad and Kouyoumdjian,1986;Daudon,1999)。

(2)间接促进结石形成的药物:其他药物通过增加结石的危险因素间接促进结石形成。皮质类固醇、维生素 D 和可以与磷酸盐结合的抗酸药可诱发高钙尿症。噻嗪类引起细胞内酸中毒和随后的低枸橼酸尿症(Nicar et al,1984)。呋塞米和布美他尼等襻利尿药除了利尿作用外,可抑制 Henle 襻升支粗段中的钠和钙吸收,并导致高钙尿症(Matlaga et al,2003)。在接受呋塞米治疗的出生低体重患儿中,高达 64% 的患儿发现有肾结石,而结石均由草酸钙组成(Hufnagle et al,1982;Shukla et al,2001)。碳酸酐酶抑制药如乙酰唑胺在肾单位的多个区段阻断碳酸氢钠的吸收,从而诱导代谢性酸中毒并导致尿碱化(Parfitt,1969)。长期使用会导致低枸橼酸血症、高钙尿症和磷酸钙结石风险增加(Matlaga et al,2003)。托吡酯是一种广泛使用的药物,被批准用于治疗癫痫发作和预防偏头痛,还越来越多地用于治疗各种其他疾病,如肥胖症、神经性疼痛、酗酒、2 型糖尿病、吸烟和可卡因依赖。托吡酯可以抑制碳酸酐酶的几种同工酶,因此具有促进结石生成的作用(Vega et al,2007)。虽然根据短期临床试验,在成人中使用托吡酯的含钙结石的发生率在包装说明书中为 1.2%~1.5%,但这个数字被认为是低估的。事实上,最近的一项回顾性研究在癫痫监测单位的电子数据库中的1500例患者中筛选出150例接受托吡酯治疗的患者,成功访问了其中的75位并询问了他们的肾结石病史(Maalouf et al,2011)。自开始使用托吡酯以来,共有8例受试者被诊断为肾结石,也就是10.7%的患病率。此外,在同一研究组中67例无结石病史的患者中,15例患者使用TC成像评估平均43个月的托吡酯使用情况,显示无症状结石的患病率为20%,这表明该问题比以前怀疑的要更加普遍。

托吡酯使用增加结石的风险与其作为碳酸酐酶抑制药的作用有关。最近的一项横断面研究比较了32例托吡酯治疗的患者和50例正常对照,显示托吡酯治疗组全身代谢性酸中毒,碳酸氢根分泌增加,尿液pH升高,尿枸橼酸排泄量降低(Welch et al,2006)。同样,在对托吡酯开始前和开始后3个月的7例患者进行的短期纵向研究中,随着药物服用的开始,出现了显著的代谢性酸中毒和尿pH升高,碳酸氢盐排泄增加,并出现磷酸钙饱和(Welch et al,2006)。此外,托吡酯诱导的低尿酸血症表现为剂量依赖性反应,但是与治疗持续时间反相关(Kaplon et al,2011)。唑尼沙胺是一种磺胺类药物,也具有抗癫痫作用,并有较弱的碳酸酐酶活性,与肾结石形成风险增加相关(Zaccara et al,2011)。

泻药滥用也与结石形成有关,因为持续性腹泻会增加尿酸铵结石的风险。滥用泻药的患者排泄大量氨以消除过量的酸,导致尿液pH低。由于脱水和由缓泻药引起的低尿钠并进一步导致的低尿量的情况下,这些患者的尿液中的尿酸铵可能会高度过饱和(Soble et al,1999;Matlaga et al,2003)。最后,细胞毒性药能促进细胞高速更新,导致尿液排泄大量尿酸。

(七)解剖性因素引起的结石

具有与尿路梗阻和(或)淤滞相关的解剖学异常的患者结石发病率显著升高。长期以来,人们一直争论结石的发病倾向是否是尿淤滞和尿液通过肾单位的时间延长,导致晶体形成和潴留的可能性增加,或者是由于这些患者具有与成石相关的相同或独特的异常代谢。

1. 输尿管肾盂交界阻塞

输尿管肾盂交界阻塞(UPJO)患者肾结石的发生率接近20%(David and Lavengood,1975;

Lowe and Marshall,1984;Clark and Malek,1987)。然而,Husmann及其同事(1995)提供了几个证据表明,患有UPJO并发肾结石的患者与一般人群中的其他结石患者具有相同的代谢风险。首先,在111例长期随访的UPJO成人患者中,62%的患者在UPJO治疗后出现复发性结石,其中43%的复发发生在对侧肾。这些发现表明,尽管阻塞得到纠正,代谢倾向仍然存在。其次,42例接受代谢评估的非感染性结石患者中,有76%表现出可以引起结石的潜在代谢异常,这一比例与其他结石形成者相当(Pak,1982;Yagisawa et al,1999)。最后,这些患者所发现的代谢异常的类型和分布与一般结石患者相似,46%的患者出现高钙尿症,11%的出现高尿酸血症,13%的出现低尿酸尿症,13%的出现原发性甲状旁腺功能亢进,3%的出现RTA(Pak et al,1980)。对具有可识别的代谢异常的患者的治疗可以显著降低复发率,从非手术治疗的患者中的55%降至病因治疗的17%。

Matin和Streem(2000)也在有或无相关结石的UPJO患者的最终恢复前进行了代谢评估,67%的结石患者出现明显异常,而对照组仅为33%;与对照组相比,肾结石患者的尿钙和高钙尿、高尿酸尿的发生率明显更高,进一步强调了病理生理背景对解剖异常患者结石形成风险的作用。

在UPJO并发肾结石的两个儿童研究中有类似发现,进一步支持了在尿路梗阻存在下代谢作用对结石形成的贡献。Tekin及其同事(2001)前瞻性地将患有和不患有结石的UPJO儿童与对照组的含钙结石患者进行了比较。与UPJO的非结石儿童相比,两组结石形成者,有和没有UPJO的那些儿童相比,具有显著更高的尿液柠檬酸盐水平和更低草酸盐水平。Husmann及其同事(1996)报道,与正常儿童相比,UPJO患儿的结石形成风险增加70倍。在接受了结石治疗和UPJO治疗的22例儿童中,68%的非感染性结石患者在手术治疗后出现复发,68%的患者发现代谢异常。在7例未发生复发的非感染性结石患者中,只有29%具有可识别的代谢异常。因此,UPJO的矫正不能预防大多数患者的复发性结石,进一步强调了UPJO患者肾结石病因中潜在代谢异常的作用。

2. 马蹄肾

马蹄肾发生率为 0.25%,但与肾结石的相关率为 20%(Janetschek and Kunzel,1988;Cussenot et al,1992)。由于输尿管在高位进入肾盂,肾的引流相对受损,易患 UPJO。因此,结石形成的风险主要归因于尿淤滞而不是代谢紊乱。Raj 及其同事(2004)回顾了 37 例患有马蹄肾和结石的患者,并确定了所有 11 例患者中至少有一例代谢异常,其中 24h 尿液收集可用。与一组肾解剖结构正常的结石患者相比,马蹄肾患者表现出类似的代谢紊乱分布,除了低碳酸尿症的代表性过高(马蹄肾患者为 55%,对照组为 31%)。显而易见的是,虽然尿淤滞可能导致马蹄肾患者倾向于形成结石,但是需要潜在的代谢异常才能发生结石形成。

3. 肾盏憩室

肾盏憩室与高达 40% 患者的结石有关(Middleton and Pfister,1974)。与马蹄肾结石一样,尚不清楚这些结石是由局部解剖阻塞和尿淤滞引起的,还是由潜在的代谢因素引起的。两组调查研究已经解决了这个问题。Hsu 和 Streem (1998)确定了 14 例患有结石的肾盏憩室患者中 50% 的患者具有代谢异常,包括高尿钙尿症、高草酸尿和高尿酸尿症。值得注意的是,64% 的患者报告有同步或异时非肾盏憩室结石的病史,这项研究支持了潜在的代谢异常是结石的风险因素。相比之下,Liatsikos 及其同事(2000)将 49 例患有肾盏憩室和结石的患者与 44 例没有憩室的结石患者进行了比较,发现两组患者的代谢异常率较低(憩室患者为 25%,对照组为 23%)。

然而,值得注意的是,本研究中的代谢评估仅涉及尿量、肌酐、钙、磷、草酸盐和尿酸的测量。由于低尿液 pH 和低尿枸橼酸尿症分别发生在 10% 和 28% 的复发性结石患者中(Levy et al,1995),因此本系列报道的代谢异常的数量可能不足。最后,Matlaga 及其同事(2007)进行的一项研究评估了 29 例接受经皮肾镜治疗结石、肾盏憩室的患者,并将 245 例草酸钙结石形成者和 162 例正常对照收集的 24h 尿液进行了比较。肾盏憩室患者的尿结石风险与草酸钙结石患者相似,与正常对照相比,他们具有更高的高钙尿症和更高的草酸钙过饱和度。有趣的是,直接从憩室吸出的尿液的草酸钙过饱和度低于从同侧和对侧肾肾盂获得的尿液。这些发现意味着肾盏憩室结石是由代谢异常和尿淤滞共同引起的。

在肾盏憩室中形成的结石主要由一水草酸钙组成,但由于感染性成分,它们还可含有鸟粪石碳酸磷灰石。多达 40% 的病例发现伴发尿路感染,大肠埃希菌、变形杆菌和假单胞菌是最常见的病原体(Monreal et al,1998;Daudon et al,2003)。

4. 髓质海绵肾

髓质海绵肾(MSK)是一种以肾集合管的扩张为特征的疾病。肾钙质沉着症和肾结石是 MSK 的常见并发症(Lavan et al,1971;Parks et al,1982;Sage et al,1982;Ginalski et al,1990),但是对于结石形成的确切危险因素尚不清楚。尽管复发性感染和尿潴留在扩张的肾小管中存在结石形成的风险(Ginalski et al,1990),但已在一些 MSK 患者中检测到肾小管代谢缺陷,包括高钙尿症、肾浓缩能力受损,以及氯化铵负荷后尿酸化缺陷,进一步加剧了结石形成的风险(Granberg et al,1971)。Osther 及其同事(1988)对 13 例 MSK 患者进行了氯化铵负荷试验,发现 9 例患者出现肾酸化功能障碍:8 例远端 RTA,1 例近端 RTA。同样,Higashihara 及其同事(1984)报道了 11 例 MSK 患者中 80% 的肾酸化功能缺陷(36% 患有远端 RTA),并且这 11 例患者中 90% 的患者的浓缩能力受损。2 例 MSK 患者的质子泵基因 *ATP6V1B1* 和 *ATP6V0A4* 突变进一步支持了 MSK 与远端 RTA 之间的关联(Carboni et al,2009)。

尽管有这些发现,但三项特别针对患有肾结石的 MSK 患者的研究显示,没有 RTA 相关的病例(O'Neill et al,1981;Parks et al,1982;Yagisawa et al,2001)。O'Neill 及其同事(1981)在一项 17 例 MSK 和肾结石患者中发现高钙尿症是最常见的代谢异常,占到了 88%,并且大多数情况下归因于吸收性高钙尿症(59%)。这些患者的异常谱被认为与一般的结石群体相当。其他研究者较少发现高钙尿症,仅占 MSK 和肾结石患者的 9% 至 44%。在某些情况下,高钙尿症的原因归因于肾钙泄漏,据推测肾小管损伤可以引起尿钙重吸收障碍(Yendt,1981;Parks et al,1982;Yagisawa et al,2001）。Yagisawa 及其同事（2001）将低尿枸橼酸尿症确定为最常见的代谢异常,发生于77％MSK 患者（22 例）中。Kinoshita(1990)同样报道了 58％的 MSK 患者发生了低枸橼酸尿症。因此,尽管肾酸化缺陷可能与 MSK 有关,但即使在没有 RTA 的情况下,高钙尿症和枸橼酸尿症也可能是促成结石形成的因素。

(八)怀孕期间的结石

怀孕期间的症状性结石发生率为 1/250（Lewis et al,2003) 至 1/3000 (Butler et al,2000）。与非妊娠妇女的结石一样,它们在白人中比非裔美国女性更常见（Lewis et al,2003）。大多数症状性结石发生在妊娠的妊娠中晚期,常表现为疼痛或血尿的症状（Stothers and Lee,1992;Butler et al,2000;Biyani and Joyce,2002;Lewis et al,2003）。该患者群体的诊断可能很困难;高达 28％的女性被误诊为阑尾炎、憩室炎或胎盘早剥（Stothers and Lee,1992）。

怀孕期间会发生许多生理变化。生理性肾积水在高达 90％的孕妇中发生,并且在产后 4 至 6 周持续存在（Swanson et al,1995）。尽管肾积水可能部分是由于黄体酮的影响,但妊娠子宫压迫输尿管如果不是主要的因素,至少是一个促成因素（Gorton and Whitfield,1997;McAleer and Loughlin,2004）。由于充血的子宫静脉和扩大的子宫的旋转,右侧输尿管的扩张通常更明显（Biyani and Joyce,2002）。由于尿淤滞,生理性扩张可能促进结晶形成（Swanson et al,1995）,并且已经发现肾盂压力增加会增加结石运动和症状的可能性。

在怀孕期间肾发生重要的生理变化会影响尿路结石的危险因素。肾血流量增加,导致肾小球滤过率上升 30％～50％,随后增加了钙、钠和尿酸的过滤负荷（McAleer and Loughlin,2004）。通过胎盘产生 1,25(OH)$_2$D$_3$ 进一步增强高钙尿症,其增加肠钙吸收并且抑制 PTH（Gertner et al,1986;Biyani and Joyce,2002）。据报道,高尿酸尿症是尿酸滤过增加的结果（Swanson et al,1995）。

尽管许多诱导结石代谢物增加,但孕妇也表现出结石抑制药的排泄增加量,例如枸橼酸盐、镁和糖蛋白（Mai-kranz et al,1987;Smith et al,

2001）。因此,据报道,妊娠和非妊娠妇女的结石形成总体风险相似（Coe et al,1978;Drago et al,1982）。虽然一些研究发现妊娠妇女和非妊娠妇女的结石成分相似,但一项多机构研究发现,74％的孕妇结石主要由磷酸钙组成,26％主要由草酸钙组成（Coe et al,1978;Drago et al,1982;Ross et al,2008）。

要点:致病机制

- 吸收性高钙尿症的特征在于正常的血清钙,正常或抑制的 PTH、正常的空腹尿钙,但是进食后尿钙升高。
- 肾性高钙尿症是由于肾钙重吸收受损,其刺激 PTH 分泌并导致禁食性高钙尿症。
- 吸收性高钙尿症主要是由于原发性甲状旁腺功能亢进,但可能出现在合成 1,25(OH)$_2$D$_3$ 的肉芽肿性疾病。
- 尿酸结石形成最重要的决定因素是尿低 pH。
- 尿酸结石形成者尿液 pH 低可能是由于胰岛素抵抗和过量产酸导致的产氨作用受损。
- 在远端 RTA 中,有缺陷的 H$^+$-ATPase 导致过量酸排泄到远端小管中。
- 感染结石的形成需要碱性尿液,因为只有感染才能由产生脲酶的细菌实现。

参考文献

完整的参考文献列表通过 www.expertconsult.com 在线获取。

推荐阅读

Devuyst O, Pirson Y. Genetics of hypercalciuric stone forming diseases. Kidney Int 2007;72:1065-72.

Evan A, Lingeman J, Coe FL, et al. Randall's plaque: pathogenesis and role in calcium oxalate nephrolithiasis. Kidney Int 2006;69:1313-8.

Holmes RP, Assimos DG. The impact of dietary oxalate on kidney stone formation. Urol Res 2004;32:311-6.

Hoppe B. An update on primary hyperoxaluria. Nat Rev Nephrol 2012;8:467-75.

Khan SR. Is oxidative stress, a link between nephrolithiasis and obesity, hypertension, diabetes, chronic kidney disease, metabolic syndrome? Urol Res 2012; 40:

95-112.

Maalouf NM，Cameron MA，Moe OW，et al. Novel insights into the pathogenesis of uric acid nephrolithiasis. Curr Opin Nephrol Hypertens 2004;13;181-9.

Matlaga BR，Shah OD，Assimos DG. Drug－induced urinary calculi. Rev Urol 2003;5;227-31.

Miller NL，Evan AP，Lingeman JE. Pathogenesis of renal calculi. Urol Clin North Am 2007;34;295-313.

Pearle MS，Calhoun EA，Curhan GC. Urologic Diseases in America project;urolithiasis. J Urol 2005;173;848-57.

Sakhaee K，Maalouf NM，Sinnott B. Kidney stones 2012;

pathogenesis，diagnosis and management. J Clin Endocrinol Metab 2012;97;1847-60.

Scales CD，Smith AC，Hanley JM，et al. Prevalence of kidney stones in the United States. Eur Urol 2012;62;160-5.

Siva S，Barrack ER，Reddy GP，et al. A critical analysis of the role of gut Oxalobacter formigenes in oxalate stone disease. BJU Int 2009;103;18-21.

（卓　见　穆星宇　孙　丰　王　俊　**编译**
鲁　军　**审校**）

第12章 泌尿系结石的评估与治疗

Michael E. Lipkin, MD, Michael N. Ferrandino, MD, and Glenn M. Preminger, MD

一、肾结石的诊断评估

症状性尿路结石毫无疑问会导致患者各种严重不适。尽管可以自发排石，外科干预常常是必需的，而外科干预本身同样会给患者造成不适。除了手术的后遗症，患者还不得不忍受急诊科就诊、门诊随诊、手术过程或不能工作造成的经济损失。因而，大多数患者都很想知道如何预防结石复发。通过对尿路结石形成的生理学原因的初步认识，医师可以提供一种直截了当的方法，即代谢评估来阐明特定患者结石形成的代谢基础。而这种评估应该是简单易行且在经济上可行，它提供的信息对选择合理的治疗有所帮助（Pak et al，1980a）。

任何评估都应能够确定复发性结石相关的代谢紊乱。这些代谢问题包括远端肾小管酸中毒（RTA），原发性甲状旁腺功能亢进、肠源性高草酸尿、胱氨酸尿症和痛风等。一般认为，在这些相对不常见的情况下，选择性药物治疗不仅可以防止进一步的结石形成，而且还可以纠正潜在的导致非肾疾病的生理紊乱（Pak et al，2002a，2003a）。

(一)代谢评估的对象

对于哪些患者需要进行全面的代谢评估仍处于争论中。目前认为，初发的结石患者在十年之内有 50% 风险再发结石（Uribarri et al，1989）。在两项独立性研究中，Ljunghall 和 Danielson 试图评估北欧人群尿路结石的复发率（Ljunghall and Danielson，1984；Ljunghall，1987），回顾性研究发现，在 5 年内复发率接近 50%，而前瞻性评估指出在 8 年内总复发率为 53%。男性的尿路结石总发生率和复发率都较高。而患者在第一次发作结石后的最初几年内复发的风险较高，是原有的肾结石残留还是由新形成的结石所导致复发的原因目前还不完全清楚。

最近的证据表明，在 1994—2010 年，美国肾结石的患病率几乎翻了一番（Scales et al，2012）。随着肾结石患病率的全面增加，女性患者比例也越来越高（Scales et al，2007）。其他研究结果也支持这个发现，他们发现男性与女性结石患者的发病率之比在 1.3：1 和 1.2：1。（Scales et al，2007；Nowfar et al，2011）。事实上，迄今为止最大的流行病学研究表明，结石患者男女比例已经下降到 1.45：1，这不是由于男性结石患者的减少，而是女性结石患者的显著增加造成的（Pearle et al,2005),这被认为是由于饮食和生活方式的改变造成的。

(二)结石初发患者

鉴于单独的饮食或饮水习惯的改变就可以降低结石复发,所以有人建议对初发结石患者应该给予饮水和饮食建议(Borghi et al,1996)。实际上,研究发现仅仅让初发结石的患者大量摄入液体或者联合饮食管理,就能够降低这部分患者的结石复发率(Hosking et al,1983)。这种现象被称为结石诊所效应,Hosking 和他的同事们(1983)发现,在随诊超过 5 年的患者中近 60% 的患者的结石代谢不活跃。

相比之下,PAK(1982)发现,结石初发的患者与复发患者一样,具有同样高的代谢异常发生率。而且这个研究结果影响到研究人员最终的结论,使得他们认为结石初发的患者应该与复发患者一样进行同样的评估。另有研究发现相似的结果,在 182 例患者中有一半患者有高钙尿症或高尿酸血症,而且约 20% 的患者有系统性疾病,这使得患者易患结石(Strauss et al,1982)。其余29.1% 的患者没有代谢紊乱。初发结石的患者往往年龄较大,而且在排石过程中,初发结石患者治疗结石的手术干预率较高。两组患者的复发非常相似(3 年内为 10%)。因为作者没有注意到初发和复发性结石病之间的实质性差异,所以建议对初发结石的患者应该采取类似于复发性结石患者类似的方案进行评估。最近一项研究比较了初发结石患者和复发结石患者的代谢异常率,发现两组之间没有差异(Eisner et al,2012)。初发结石和复发结石患者中约 40% 有高钙尿症,45% 有低枸橼酸尿症,约 30% 有高草酸尿症。作者认为,在结石初发患者中进行全面的代谢评估是合理的。

Yagisawa 及其同事(1998)对这一方法进行了部分驳斥,他指出复发结石患者的代谢紊乱率高于初发结石的患者。尽管女性有着相同的趋势,但仅在尿枸橼酸水平下降(低枸橼酸盐尿)方面有统计学意义。本章后面将更全面地讨论关于进行代谢评估的经济学考虑。

值得注意的是,结石首次出现可能是更严重的潜在系统性疾病的先兆,如肾小管酸中毒(RAT)、骨相关疾病或由甲状旁腺功能亢进引起

的高钙血症等。对于这些患者,代谢评估可以对肾外的相关疾病进行正确的诊断,仅从这个角度来说,代谢评估就是合理的。随着可靠甲状旁腺激素测定技术的进步,我们可以对高钙血症进行正确的诊断和治疗,而不是等待骨质丢失才开始治疗高钙血症。虽然临床上常发现的血钙正常的甲状旁腺功能亢进症的患者,但是它的临床意义一直有争论;目前临床上倾向于对以下情况的患者进行治疗:血钙浓度超出正常高限至少 1mg/dl,高尿钙(尿钙排泄超过 400mg/d),骨密度降低以及年龄小于 50 岁的患者(Bileziki and Silverberg,2004)。

是否对结石初发的患者进行全面的评估,最好是由医师和患者共同商议决定。一些结石初发的患者更容易接受并遵循非手术治疗,其他的患者则可能会选择进行全面的代谢评估。根据对复发性结石形成的潜在风险的估计,来确定评估的程度是相当合理的(Smith,1984)。复发风险较高的患者往往有结石家族史和肠道疾病(尤其是慢性腹泻状态)、病理性骨骼骨折、骨质疏松症、尿路感染或痛风等。对这些患者,推荐进行全面的代谢评估。此外,肥胖的结石患者,尤其是肥胖女性,其复发风险显著升高,应考虑代谢评估(Taylor et al,2005)。糖尿病与尿路结石风险增加有关,糖尿病和结石患者,尤其是糖尿病控制不佳的患者应考虑进行全面的代谢评估(Weinberg et al,2014)。任何由胱氨酸、尿酸或鸟粪石组成的结石患者应进行全面的代谢评估。

所有儿童都应该被要求进行全面的代谢评估,因为他们有潜在的代谢紊乱的显著风险(Polito et al,2000;Tekin et al,2001;Pietrow et al,2002;Coward et al,2003;Bartosh,2004)。儿童结石患者有较高的潜在代谢异常发生率。此外,有代谢异常的儿童结石的复发率高于没有代谢危险因素的儿童(Abhishek et al,2013)。此外,这些年轻患者的危险性更大,因为早期、反复发作的尿路梗阻、尿路感染和重复的影像学检查都会导致相关的并发症。以前认为,非洲裔美国人的肾结石发病率明显低于白人。事实上,在Sarmina 及其同事的研究中(1987)发现,白人患者的尿结石发生率是黑人患者的 3~4 倍。与男性白人中占优势的观点不同,Michaels 及其同事

（1994）研究发现，女性约占非洲裔美国人结石患者的 60％。Sarmina 及其同事（1987）发现，在非洲裔美国人中感染结石的发病率较高，而这些结石类型被排除在 Michaels 和其同事（1994）的研究中。

Mune 及其同事的研究结果也对人种和种族对结石形成起到作用的观点提供了支持（2007）。与欧洲人相比，东亚和非洲患者的含钙肾结石的风险相对较低，而阿拉伯地区、西印度群岛、西亚和拉丁美洲患者出现含钙结石的危险性相对增加。作者发现与欧洲的尿路结石的患病情况相比，其他种族存在不同的尿路结石发病情况。

然而，尽管非裔患者中含钙结石形成的风险降低，但是在尿代谢紊乱中非裔患者并没有表现出显著的差异。最近一项针对美国 2007—2010 年结石患病率的研究发现，与白人相比，非裔美国人、拉美裔和多种族的人的结石率明显降低（Scales et al，2012）。虽然非洲裔美国人的结石患病率仍然低于白人，但从以前（1988—1994）到目前（2007—2010），这部分人群的结石患病率增加超过 150％。

要点：代谢评估患者的选择

- 肾结石发病率升高。
- 结石患者中男性患病率的优势正在消失。
- 结石患病率的种族偏倚可以通过饮食的改变来纠正。
- 由于肾损害和结石复发的长期后遗症，儿童患者需要进行代谢评估。

假定在发病率较低的人群中发生尿路结石，意味着结石患者代谢或解剖异常的风险更高。所以，针对非裔非洲裔美国人结石患者进行代谢评估是合理的。最近的一项研究评估了非白人结石患者潜在的代谢异常，其研究结果支持上述意见。非洲裔美国人、亚洲人和拉美裔人与白人患者相比，其潜在的代谢紊乱的发生率惊人地相似。这些结果表明，饮食和环境因素可能是造成种族间结石患病率不同的重要原因（Beukes et al，1987；Maloney et al，2005）。无论结石患者是否需要进行全面的代谢评估，都应该对结石患者进行至少

要结合全面的病史和体格检查的筛查评估，以评估可能导致复发性结石和肾外并发症的潜在系统性综合征。这些评估还应当针对存在前面提及的结石复发高风险的结石患者（框图 12-1）。

框图 12-1　结石代谢评估的指征

复发性结石

结石家族史

肠道疾病（特别是慢性腹泻）

病理性骨折

骨质疏松症

结石合并尿路感染史

痛风病史

身体素质差（无法耐受反复结石发作）

孤立肾

解剖异常

肾功能不全

胱氨酸、尿酸、鸟粪石组成的结石

（三）针对初发的低风险结石患者的简要评估方案

对于低复发风险的初发结石患者，可以使用下面简要的评估方案（框图 12-2）。对于任何可能导致尿路结石的疾病，都应当详细询问相关的病史（Smith et al，1972；Bohles et al，1988；Lindsjo et al，1989；McConnell et al，2002；Worcester，2002；Parks et al，2003b）。这包括可能由炎症性肠病（克罗恩病，溃疡性结肠炎）或肠易激综合征引起的慢性腹泻的问题。还应当询问是否有痛风病史，无论对于尿酸结石还是草酸钙结石患者，痛风病史都意味着患者可能易患高尿酸血症或痛风（Grover and Ryall，1994；Khatchadourian et al，1995；Kramer and Curhan，2002）。如 Pak 及其同事（2003）所述，患有糖尿病病史的患者由于脲铵异常，呈现酸性尿，并且更易形成草酸钙和（或）尿酸结石，可能会增加痛风易感体质的风险。

应当询问患者的详细的外科病史，尤其是需要明确是否存在减肥手术或肠道手术史。Roux-en-Y 胃旁路手术已经显示出显著增加肾结石的风险（Matlaga et al，2009）。该研究显示，肥胖患者接受胃旁路手术的尿路结石患病率显著高于未做手术的肥胖患者（7.65％∶4.63％）。与胃旁路

手术相比,限制性减肥手术如胃袖装手术或胃束带手术似乎不增加肾结石形成的风险 (Chen et al,2013)。肠切除术,特别是小肠切除术,可导致吸收不良、肾结石形成的风险增加,因而以前有肠道手术史的患者应考虑进行代谢评估。此外,应了解有关患者饮食习惯的信息,包括液体消耗和某些食物的过量摄入,以及所服用的所有药物的清单。患者的社会背景信息能提供患者液体摄入方面的信息。患者是否规律饮水? 患者从事的日常工作是否会增加液体的流失? 长期卧床的患者表现出尿化学改变,其尿钙和磷排泄显著增加,从而导致尿磷酸钙、草酸钙和尿酸钠的尿饱和度显著增加,尤其是患者卧床期间 (Hwang et al,1988)。如果家族中有受肾结石影响的近亲,家族史可能揭示泌尿系结石的遗传易感性,患者或受影响亲属的发病年龄可为遗传性疾病如常染色体隐性胱氨酸尿症提供线索。

框图 12-2　结石初发患者的简要代谢评估方案

病史

　潜在的容易导致尿路结石的因素(见框图 12-1)

　药物(钙,维生素 C,维生素 D,乙酰唑胺,类固醇)

　饮食过量,液体摄入不足,过多的液体流失

多种血液检验

　基本代谢组合(钠、钾、氯、二氧化碳、血尿素氮、肌酐)

　钙

　甲状旁腺激素

　尿酸

尿

　尿液分析

　pH>7.5:感染性结石

　pH<5.5:尿酸结石

　尿结晶沉淀物

　尿培养

　尿素分解生物:提示感染性结石

　胱氨酸定性分析

影像学

　不透射线的结石:草酸钙,磷酸钙,磷酸镁铵(鸟粪石)、胱氨酸

　透射线结石:尿酸、黄嘌呤、甲氨蝶呤

　静脉肾盂造影:阴性结石,解剖异常

结石分析

多种的血液化验有助于确定某些系统性问题。包括原发性甲状旁腺功能亢进症(高血清钙和低血清磷)、肾磷酸盐丢失(低磷酸盐血症)、尿酸结石(高尿酸血症)、远端肾小管酸中毒(低钾血症、低二氧化碳血症)。

尿液标本应当进行尿液分析和尿培养。尿液分析应该包括 pH 测定(最好用电极法),因为 pH>7 提示感染性结石或肾小管酸中毒,而 pH<5.5 提示由痛风所致的尿酸结石。

结晶尿需要进行尿沉渣检测,因为特定的晶体类型可为结石成分评估提供线索。在草酸钙结石中可见四面体“包络”(图 12-1);矩形的“棺盖”晶体常见于鸟粪石结石患者(图 12-1);六角晶体见于胱氨酸尿(图 12-1);无定形纤维或不规则的板状结构则是尿酸晶体的特点。普通结石的显微表现见表 12-1。

表 12-1　常见泌尿系结石的显微镜下表现

化学类型	表型
一水草酸钙	沙漏
二水合草酸钙	包膜,四面体
磷酸钙或磷灰石钙质	非结晶形的
磷酸氢钙	针状
磷酸镁铵(鸟粪石)	矩形,棺材盖
胱氨酸	六角形
尿酸	无定形碎片、碎块

如果怀疑感染性结石或有尿路感染的征象或症状,则应进行尿液培养。对尿素分解病原体如变形杆菌、假单胞菌、克雷伯杆菌、金黄色葡萄球菌和表皮葡萄球菌阳性的培养物将有助于解释鸟粪石结石的形成。根据尿培养阳性的结果,可以在结石手术之前给予恰当的抗感染治疗。在感染活动期间,尿路结石的外科干预将增加患者菌血症或脓毒症的风险。不幸的是,很多感染性结石即使在使用广谱抗生素治疗后仍存在细菌。Korets 和其同事(2011)比较了经皮肾镜的患者术前肾盂尿液细菌培养和结石细菌培养结果的一致性。研究表明,尽管术前进行了针对性的抗感染治疗,术前尿液培养阳性的患者中术后结石细菌培养仍有 17 例患者(8.6%)呈现阳性结果。另

16 例术后结石细菌培养阳性的患者,术前尿液培养的结果为阴性。而且,Mcaleer 及其同事(2003)发现,粉碎后的感染性结石含有大量内毒素。在感染性结石与非感染结石的比较中,感染的结石含有 36 倍以上的内毒素。半数感染性结石培养出不同于术前尿液标本的细菌。同样的研究者描述了内毒素如何引起血管崩解,因为它引起与败血症休克相一致的生理变化(McCaleer et al,2002)。

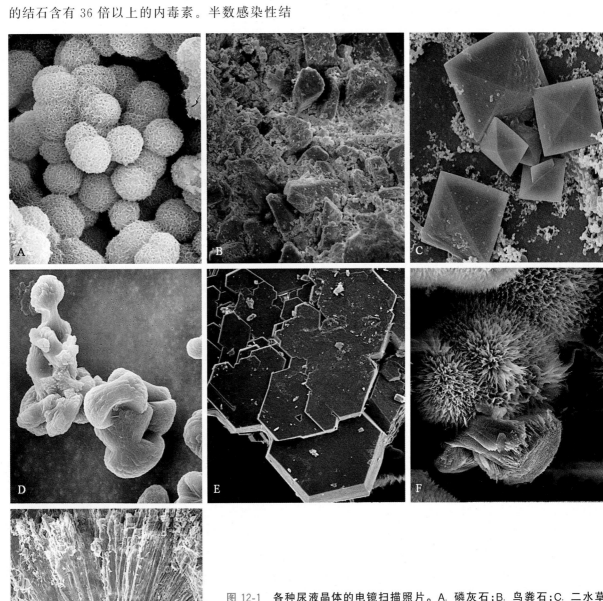

图 12-1　各种尿液晶体的电镜扫描照片。A. 磷灰石;B. 鸟粪石;C. 二水草酸钙脱水;D. 一水草酸钙;E. 胱氨酸;F. 尿酸结石;G. 磷酸氢钙结石

为了记录当前泌尿系结石的情况,应当进行腹部 X 线检查(肾-输尿管-膀胱的 X 线检查)。如果结石不能透过 X 线,则有可能提示这一结石的类型。虽然磷酸铵镁和胱氨酸结石通常是不透射线的,但它们不像草酸钙或磷酸钙结石那么致密。腹部平片也可用于鉴别肾钙化症(提示肾小管酸中毒)。平扫 CT 可以确认是否有普通 X 线不显影的尿路结石存在,并且还可以识别任何可能导致患者形成结石的解剖异常。重要的是,对结石患者进行代谢评估中应用的影像学检查方法不同于在急性肾绞痛发作期间采取的影像学检查方法。在尿路结石急性发作中,大多数患者会接受平扫 CT 检查,这能够快速地对整个集合系统进行快速成像(图 12-2)(Smith et al,1995;Sommer et al,1995;Katz et al,1996;Fielding et al,1997;Freed et al,1998)。

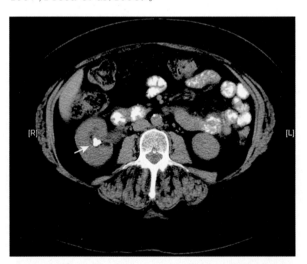

图 12-2 泌尿系结石的 CT 图像。所有结石(除了药物结石)表现为集合系统内的致密、白色高密度影(箭头)

考虑到医疗费用和辐射暴露,对需要进行代谢评估的患者进行平扫 CT 检查是不合适的。数字断层摄影术是一种有前途的新的成像技术,可用于复发结石患者的评估和随访。它是用腹部平片和 X 射线发射器的单一断层扫描进行的。然后用数字软件重建多个冠状切片图像。数字断层摄影术已被证明具有比普通 KUB 更敏感的检测肾结石的能力,并且与平扫 CT 相比辐射量更小(Mermuys et al,2010;Neisius et al,2014)。

最后,已有的尿路结石应当进行结石成分分析以确定它们的晶体组成。尿酸或胱氨酸的存在会提示痛风体质或胱氨酸尿的存在。鸟粪石、碳酸磷灰石和磷酸镁铵可提示感染性结石。主要由羟基磷灰石组成的结石表明存在肾小管酸中毒或原发性甲状旁腺功能亢进症,并且有助于检测电解质评估的正确性。如果尿路结石证实是由纯草酸钙或草酸钙和羟基磷灰石组成,这种结石在诊断上用处不大,因为它们可能发生在多种疾病中,包括吸收性和肾性高钙尿症、高尿酸血症性钙肾结石、肠高草酸尿、低枸橼酸钙肾结石和尿量过少(Kourambas et al,2001;Pak et al,2004)。

要点:低风险结石患者的简化评估方案

- 所有结石患者的完整病史。
- 患者应当筛查可能会导致结石的内科相关疾病。
- 应当进行血清代谢化验和尿液分析。
- 晶体尿液显微镜检查能够对诊断提供线索。
- 结石分析可进一步提高代谢评估的准确性。
- 对所有结石都应当进行 KUB 检查。

(四)全面的诊断评估

对于存在结石复发风险的患者以及存在形成更多的尿路结石风险的患者,应当针对潜在的生理紊乱进行更加全面的评估。

Pak 和其同事(1980a)最初描述了一个全面的门诊动态评估,随后在此基础上做了微调以简化流程(Levy et al,1995)。基本方案包括两次门诊随诊,大多数所需的实验室分析可以在常规的临床实验室中进行,只有少数专门的化验检查需要在高级的实验室中进行。表 12-2 概述了随诊和测试的整个时间表。

在评估之前和整个评估期间,需要告知患者停止使用任何已知的影响钙、尿酸或草酸代谢的药物。这些药物包括维生素 D、钙补充药、抑酸药、利尿药、乙酰唑胺和维生素 C。任何目前使用的治疗尿路结石的药物(噻嗪类、磷酸盐类、别嘌醇类或镁类)也应停止使用,以更好地确定患者的基础生理状态和病理生理状态。收集两次随机 24h 的尿样。这些 24h 的尿液标本是在患者随机饮食状态下获取的,这是他们日常饮食摄入的反映。重要的是要强调患者在尿液采集期间需要保持正常的饮食和液体摄入。患者可能会通过突然改善饮食或增加液体消耗来检测化验的结果,但是这样做只会掩盖潜在的结石病因。

表 12-2 全面的动态代谢评估方案概览

	血液				尿						
	全血细胞计数	综合代谢小组	甲状旁腺激素	钙	尿酸肌酐	钠	pH	总体积	草酸盐	柠檬酸盐	定性胱氨酸
Visit 1*	×	×		×	×	×	×	×	×	×	×
Visit 2†	×	×	×	×	×	×			×	×	×
Fast				×				×	×		
Load				×							

* 病史和体格检查,饮食史,放射学评估,随机饮食和限制饮食的饮食指导情况下的 2 次 24h 尿

† 限制饮食 24h 尿(钙 400mg 和钠 100mEq/d,空腹钙负荷试验)

Modified from Pak CY, Britton F, Peterson R et al. Ambulatory evaluation of nephrolithiasis: classification, clinical presentation and diagnostic criteria. Am J Med 1980;69:19-30.

对于大多数患者,需要详细告知 24h 尿样完整、正确的收集方法。患者应当找一天能够代表自己日常的生理代谢情况,并且收集这一天的全天尿量。第一次的晨尿应当丢弃,因为这些尿液代表的是前一天晚上的尿液,而且可能无法确定这些尿液开始产生的时间点。从第一次晨尿以后,所有的尿液必须收集在合适的实验室提供的容器中。容器可能需要保持在冰上和(或)按照具体实验室的要求在里面添加防腐剂。当患者第二天早上醒来时,晨尿就和其余的尿液收集到一起,从而完成了 24h 的尿液收集。应测量尿肌酐总量以备内部审核。在 24h 内,男性每千克体重预计会产生 20～25mg 的肌酐。女性通常具有较少的肌肉总量,因此在 24h 内每千克体重通常会产生 15～20mg 的肌酐。如果总肌酐显著异常意味着尿液收集不完整、尿液过度收集、大于预期的肌肉总量或小于预期的肌肉总量。

过去,还要在患者限制含钙、钠和草酸盐的饮食 1 周后再收集第三次 24h 的样本。这种饮食限制是为了诊断试验的标准化,以更好地评估高钙尿症的原因(如吸收性的高钙尿Ⅰ型或Ⅱ型),并准备进行"空腹钙负荷"试验,这是在第二次随诊中进行的。按照表 12-2 所示,获得所需的血液样品。

空腹钙负荷试验:由于对肾性的和吸收性的高钙尿症的治疗类似,因而目前大多数临床医师都不再进行空腹钙负荷实验了。由于治疗上的相似性,造成没有太多的动机来区分这两种类型的高钙尿症。然而,对吸收性高钙尿症与肾性高钙尿症的进行区别主要是出于探寻病因学方面的兴趣,因为两者的治疗是相同的(见本章后面的肾结石的选择性药物治疗)。当新的、更具针对性的药物被开发时,这种区分将在临床上适用。我们在这里对空腹钙负荷实验的描述,主要是为了代谢评估介绍的完整性和病因学的目的。

空腹钙负荷的实验可以在第二次随诊的早晨进行(Pak et al,1975)。这个实验的目的是帮助区分各种高钙尿症的原因。一些患者过度吸收肠道来源的钙(吸收性高钙尿症Ⅰ和Ⅱ型),而另一些患者则存在肾小管的钙的持续流失(肾钙渗漏),对此我们已在第 11 章中进行了论述。第三种高钙尿症亚型的患者循环中的甲状旁腺激素过多,这通常来自于单个甲状旁腺腺瘤的分泌,并且钙和磷酸盐(吸收性高钙尿症或原发性甲状腺功能亢进症)持续丢失。

为了区分这三种高钙尿亚型,在试验前至少 7d 必须坚持限制饮食,以消除吸收钙对空腹钙排泄的影响。为了确保足够的水化,在钙负荷之前 12h 和 9h 分别要喝 300ml 蒸馏水。除了在这些时间段的水摄入,患者要禁食。在计划的钙负荷试验前两小时,患者完全排空膀

胱,排空尿液,并再饮用 600ml 蒸馏水。在服用口服钙负荷之前,需要收集此后 2 个小时全部空腹的尿液。在完成 2h 禁食尿液采集后,口服含有 1g 钙的复合液体饮食。这种合成的"膳食"是通过向 Calcitest 罐中加入 500ml 水来制备的。因为 250ml 的合成膳食中只含有 100mg 的钙,所以必须添加 39ml 的新型葡萄糖酸钙(900mg 钙),使总钙达到 1g。最终的混合物应在 5～10min 内缓慢饮用完毕。

在接下来的 4h 内,将再次收集尿液作为混合样本(后负荷尿液)。然后测定空腹和后负荷样本的钙和肌酐。空腹尿钙表达为 mg/dl 肾小球滤过率(GF),这是因为空腹尿钙反映肾功能。以 mg/mg 肌酐为单位的尿钙乘以 mg/dl 为单位的血清肌酐,可以获得这一测量单位。正常空腹尿钙低于 0.11 mg/dl GF。后负荷的尿钙最好的表达方式是 mg 钙/mg 肌酐,因为它是一个固定的口服钙负荷的函数。此测量值的正常值小于 0.2mg 钙/mg 肌酐。

要点:全面的诊断评估

- 门诊患者可以完成完整的代谢评估。
- 空腹钙负荷试验可以区分各种类型的高尿钙。
- 代谢评估不需要常规进行空腹钙负荷试验。

(五)简化的代谢评估

前面提及的门诊进行的全面评估方案帮助医师提高了诊断率,并且结果是相当可靠的。不幸的是,许多执业医师发现该方案是耗时和困难的,因为无法在当地找到可靠的实验室或感到方案过于复杂。事实上,全面的代谢评估确实需要进行多次的门诊随诊,并且在进行空腹钙负荷试验期间需要严格遵守液体摄入方案。一些作者提出了一个更简化的方法,使用相同的标准原则和程序来进行全面的门诊代谢评估。这些简化的方案不包括进行空腹钙负荷试验,可能不需要限制饮食,允许在一次门诊就诊期间完成评估。Rivers 和其同事(2000)建议收集两次 24h 尿样,一次是在限制饮食时收集的,另一个则是随机(正常生理状态)饮食的。这样做患者比较容易接受,并且能够可靠地鉴别各种高钙尿症。

Pak(1997)认识到了全面评估的烦琐性,并提出了类似的建议。根据单次 24h 尿液收集的结果,对患者进行评估和治疗,而无须任何复杂的禁食和钙负荷试验。按照患者血钙、尿钙的正常与否、含钙结石的存在与否,以及尿路感染、肠道疾病或明显的高草酸尿的存在与否,患者被分为复杂的和不复杂的含钙结石病。不复杂的钙结石构成了含钙结石患者的多数,这部分患者进一步又可分成高钙尿症组和正常钙尿症组,然后基于这种区别进行治疗。

Lifshitz 和他的同事(1999)提倡用一种更简单的方法,所有患者都接受基本代谢筛查,寻找可能导致长期健康风险的系统性疾病。他们建议,所有的患者都应该接受保守的非特异性预防措施。高风险的结石患者应根据两次 24h 尿样本进行更全面的代谢评估。这些简化的方案的基础是开发了一种尿液保存方法,允许在常温下收集尿液。这样,患者就能够将部分尿液标本送至中心实验室,用于分析各种结石形成物质(Nicar et al,1987)。最常见的尿液成分检验参数包括钙、草酸盐、枸橼酸盐、总尿量、钠、镁、钾、pH、尿酸和硫酸盐。尽管这里面的大多数参数是可以直接检测到的,但通过加入硫酸盐,以测量来源于动物肉类摄入的蛋白总量。从这些测定中,可以计算出形成尿路结石所需的盐类的饱和度。

目前,多个实验室针对结石的形成的危险因素提供了简化的、精确的评估方案。这些实验室为收集容器提供化学防腐剂(从而可以不需要冰冻储存和运输),并可以从提交的全部样本的一小部分中推断出全部 24h 的数据。在确定了所有尿液成分和饱和度的值之后,医师接收到一份由计算机打印输出的结果,这份结果提供了测试结果的数字显示(图 12-3)。还可以生成该信息的图形显示,突出显示每个环境、代谢或物理化学因子的增加或减少风险(图 12-4)。这些结果应该有助于医生制定代谢/生理诊断。在一个 24h 尿液分析中做出明确诊断可能是困难的,因此经常需要重复评估。例如,需要通过重复测量确认低枸橼酸盐尿或高尿酸血症的存在。

Litholink Laboratory Reporting System™
Patient Results Report

PATIENT	DATE OF BIRTH	PHYSICIAN
Sample, Patient	**06/03/1951**	**Sample, Physician**

结石危险因素/胱氨酸检测结果：阴性(12/03/04)

数值越大，加粗，越倾向红色提示尿路结石形成的风险越大

DATE	SAMPLE ID	Vol 24	SS CaOx	Ca 24	Ox 24	Cit 24	SS CaP	pH	SS UA	UA 24
12/04/04	089979	2.35	**12.3**	**375**	**52**	401	.95	6.04	0.6	0.85
12/03/04	089978	2.17	**17.9**	**423**	**61**	471	0.9	5.72	1.6	1.01

缩写	分析	正常值	治疗方法
Vol 24	24h尿量	1/d:0.5～4L	将尿液增加到至少2L
SS CaOx	过饱和草酸钙	6～10	增加尿量和尿液中枸橼酸的排出量，降低尿液中的草酸和钙
Ca 24	24h尿钙	男性＜250,女性＜200	考虑给予皮下注射氢氯噻嗪25mg, 2/d；或者氯噻酮每上午1次，尿钠＜100
Ox 24	24h草酸盐	20～40	通常进行饮食控制；如果是肠源性的，考虑给予消胆胺，和进食一同口服1～2mg钙；如果＞80，或许是原发性高草酸尿症
Cit 24	24h枸橼酸盐	男性＞450,女性＞550	考虑给予枸橼酸钾2.5g, 2/d；如果源于肾小管酸中毒（尿pH＞6.5），也可以使用枸橼酸钾
SS CaP	过饱和磷酸钙	0.5～2	尿pH通常＞6.5，通常予皮下注射
pH	24h尿pH值	5.8～6.2	＜5.8, 使用枸橼酸钾或钠25～30mEq, 2/d；6.5, 或者肾小管酸中毒，如果枸橼酸浓度是低的；＞8，尿素裂解感染
SS UA	过饱和尿酸	0～1	尿pH＜6, 会产生尿酸结石。使用碱性药物治疗
UA 24	尿液尿酸值	g/d；男性＜0.800,女性＜0.750	饮食控制；如果结石严重并且低蛋白饮食效果不佳，试着使用别嘌醇200mg/d

　　** 胱氨酸筛查：阳性结果包括纯合性胱氨酸尿症和胱氨酸结石病患者、一些杂合性胱氨酸尿症不伴有非胱氨酸结石患者，或服用卡托普利或青霉胺的患者

图 12-3 **商品化的24h尿液分析结果,简化了收集和报告过程**(Courtesy Litholink,Chicago,IL.)

　　关于收集两次独立的24h尿样的必要性存在争议。如前所述,River和其同事(2000)主张同时收集患者在不同的饮食(随机和限制饮食)情况下的两个样本。假设患者依从性很好,这些数据可用于区分吸收性高钙尿症Ⅱ型和肾性高钙尿症(在限制性饮食的情况下,吸收性高钙尿症Ⅱ患者的高钙尿症消失)。来自达拉斯的研究人员建议只需要一次24h尿液的收集(Pak et al,2001)。他们的研究回顾性地比较了两个随机抽取的24h尿样的结果。他们注意到尿钙、草酸、尿酸、枸橼酸、pH、总尿量、钠、钾、硫酸盐或磷的排泄没有显著差异。他们因而得出结论,两次尿液样本中尿路结石危险因素具有足够的可重复性,这些危险因素的重复程度足以使治疗不会被改变。

要点:简化的代谢评估

- 建立了简化的肾结石代谢评估方法。
- 商品化的实验室检测可以促进 24h 尿液研究。
- 在首次评估中,对于应当使用一次还是两次 24h 收集到的尿液检测目前没有一致的结论(虽然我们倾向于使用两次随机尿液)。

的医疗机构超过 1000 例患者进行了检测。结果发现,在近 70% 的比较中,有足够大的差异,标准偏差将包含临床相关的差异。因此,作者认为单靠一次尿液样本很容易导致误诊,从而导致不恰当的治疗。

最后,重要的是要注意目前商业上可用的尿液分析包中使用的"正常限值"可能与先前引用的正常值不相同。因此,当使用市售的尿液分析包进行检测时,应密切注意那些检测结果位于灰色区间的患者。

相反,Parks 和其同事(2002)注意到两次不同的尿液样本之间的显著差异。在私人和医学院

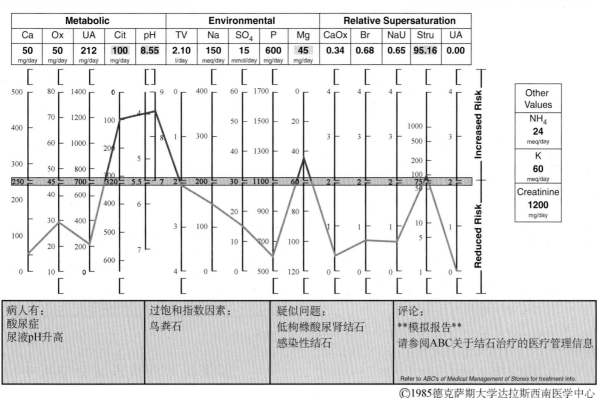

图 12-4　24h 尿液检查结果如图示,以协助解释和方案制定(Courtesy Mission Pharmacal,San Antonio,TX.)

二、结石分析在代谢异常诊断中的应用

当前已经开始质疑针对肾结石患者的结石成分分析和代谢评估的必要性。尽管结石成分分析并非理想的方案,而且也不是在所有情况下都是可用的,但是结石成分分析能够对结石的预防提供有用的信息。不幸的是,常用结石的化学名称和矿物学名称有时互换使用,给临床医师造成严重混淆。在表 12-3 中提供了这些名称的列表。

表 12-3 肾结石的矿物学名称

肾结石	矿物质名称
一水草酸钙	菱镁矿石
二水草酸钙	斜锆石
二水磷酸氢钙	磷钙石
磷酸三钙	辉石
碳质磷灰石	碳质磷灰石
磷酸镁铵	鸟粪石
胱氨酸	无
尿酸	无

Parkes 和其同事(1997)研究发现,特定患者过饱和的尿液结晶与患者产生的结石一致。事实上,在他们的研究中降低结石发生率的治疗也降低了该患者的所患结石的过饱和值。如果结石是由于各种晶体(例如草酸钙、尿酸盐)的长期过饱和而产生的,就可以进一步假设:快速的尿液过饱和检测能够准确地反映结石的构成以及是长期的"平均"肾和尿液过饱和的可靠指标。

结石组成的评估,不只是检测尿液晶体的过饱和,而且可以对代谢评估起到有益的辅助作用。因为大多数结石是多种成分的混合物,任何特定分子的相对比例或优势构成占比都可能具有预测价值。在对几乎 1400 例结石分析和完整代谢评估的患者的分析中,Pak 和其同事(2003b)指出,钙质磷灰石和混合性草酸钙-磷灰石结石与肾小管酸中毒和原发性甲状旁腺功能亢进症的诊断有关(比值比≥2),但与慢性腹泻综合征无关。随着磷酸盐含量的增加,从草酸钙到混合性草酸钙-磷

灰石结石,再到钙质磷灰石,肾小管酸中毒患者的比例从 5% 增加到 39%,原发性甲状旁腺功能亢进的比例从 2% 上升到 10%。一点也不令人惊讶的是,纯尿酸结石和混合尿酸结石与痛风体质密切相关,而磷酸氢钙结石与肾小管酸中毒相关。正如预期的那样,感染结石和感染之间以及胱氨酸结石和胱氨酸尿之间有很强的关联。

Kourambas 及其同事的研究结果进一步支持了这些观点(2001)。在由 100 例患者构成的序贯研究中,结石的成分与代谢结果相关。在以磷酸钙结石为主的患者中,肾小管酸中毒的风险显著升高。Kourambas 及其同事认为,非钙质结石的发现简化了评估,可以将随后的工作集中在最明显的原因上。纯尿酸结石主要是痛风体质造成的,这些患者可能不需要进一步检测。

最后,Lunman 及其同事(1995)指出,在鹿角形结石中如果发现纯鸟粪石/钙质磷灰石,那么在代谢评估中发现其他代谢异常的可能性较低。在这个研究中,14 例纯感染结石中只有 2 例存在其他的代谢异常,而 7 例混合化学成分的结石患者中都存在代谢异常。因此,他们认为单纯感染性结石患者不能从代谢评估中获益。在最近的一份报道中,5 例单纯鸟粪石患者中有 3 例出现代谢异常,22 例混合鸟粪石结石中有 17 例(iqball et al,2013)。这表明在纯鸟粪石结石患者,应考虑代谢评估,以帮助预防结石。

要点:通过结石分析以确定代谢异常

- 结石分析可以排除对患者进行完整的代谢评估的需要。
- 结石成分分析可指导代谢评估。

三、影像技术在结石成分分析中的作用

影像学检查主要用于确定尿路结石的存在与否、肾解剖结构和相关表现(如肾积水等)。因此,诊断性影像学检查在肾结石患者的手术计划和随访中起着至关重要的作用。与 CT 相比,平片除了无法识别纯尿酸结石,而且历史性观点认为平片未被证实

在尿路结石的医学评估和治疗中具有作用。

随着 CT 成像的普及和应用范围的拓展,许多研究人员试图通过 CT 的影像学资料来确定尿路结石的成分(Mitcheson et al,1983;Newhouse et al,1984;Mistaavi et al,1998;Nakada et al,2000;See et al,2000;Mutle et al,2001;Bellin et al,2004;DeVeCI et al,2004;SHIIR et al,2005)。这些研究集中在应用 CT 值(HU)测量来确定结石成分。在体外和体内的研究表明,在纯尿酸结石和其他结石类型之间的 HU 有显著差异。然而,纯鸟粪石与胱氨酸、草酸钙结石和磷酸氢钙结石、混合成分的尿路结石鉴别困难。由于不同的尿路结石类型所获得的数据差异很大,即使在优化标准 CT 变量(准直、间距)时,该信息也几乎没有临床价值。最近,双能 CT(DECT)技术的应用证明了其能够更好地分辨结石的类型。体外研究已经证实,在 DECT 中使用 HU 比值能够区分尿酸、磷酸钙和草酸钙结石(Matlaga et al,2008)。另外两组研究人员还报道了结石成分的进一步鉴别。Boll 及其同事(2009),使用另一种计算方法,显示了纯胱氨酸结石、鸟粪石、草酸钙、磷酸钙和磷酸氢钙结石的不同的图形特征。该组的"DECTSlope"算法明确地识别了结石成分,但是无法区分开草酸钙和磷酸钙结石。在体内研究中,该组能够成功地鉴定结石成分并区分草酸钙和磷灰石(Zilberman et al,2010)。Grosjean 和他的同事(2008)进一步利用 DECT 衰减值将尿酸、胱氨酸、鸟粪石、二水草酸钙、鸟粪石和一水草酸钙结石区分开来。当图像受到呼吸运动影响时,鉴别结石成分的能力就会消失。Primak 和同事(2007)使用商品化的软件来区分尿酸结石和非尿酸结石,它们显示出在鉴别尿酸和非尿酸结石方面 100% 的准确性。唯一的例外是肥胖患者模型中,这时准确性降到 92%。早期的有关 DECT 的研究显示出其在结石成分分析方面的前途,但是在将其纳入到尿路结石的代谢评估和治疗的临床决策之前,必须在体内试验中证实它的作用。

四、代谢评价经济学

毫无疑问,与肾结石治疗相关的费用是巨大的。在 1984 年,Shuster 和 Scheaffer 估算,结石发作的平均花费约 2000 美元,不包括结石复发的费用。当时,这是基于开放手术进行的评估,且平均住院时间为 4~5d。目前,尿路结石病例结石复发的每年平均费用保守估计在 300~400 美元。基于这些保守的预测,他们估算在整个国家的 18—60 岁的白人中,由于肾结石每年都要花费接近 3.15 亿美元(Shuster and Scheaffer,1984)。

到 1993 年,尽管技术进步和住院医疗费用下降,预估费用仍在攀升。事实上,Clark 及其同事(1995)基于市民健康和医疗项目的统一服务索赔数据库,回顾了尿石症的发病率和相关手术治疗的频次。他们发现,仅在美国肾结石的评估和管理的总年费用为 18.3 亿美元。

新千年伊始,尿石症的经济负担持续上升。美国 2000 年度结石病的医疗费用估计为 21 亿美元,包括住院服务费 9.71 亿美元、门诊费 6.7 亿美元、急诊室费用 4.9 亿美元(Pearle et al,2005)。这些计算是基于一系列全国范围可获得的数据库,并不一定反映生产力损失和社会服务等额外的社会成本。这些费用显然是不可忽略的,因为尿石症好发于 20—60 岁的人群(最高级生产力的年龄段),而且对来自 25 个美国大型雇主的 30 万多名受益者进行的分析表明,30% 的尿石症患者丧失了 19 个小时的平均工作时间,并且每年的医疗费用增加了 3500 美元(Saigal et al,2005)。

随着尿石症发病率的不断上升,针对尿石症的国家卫生保健支出将持续增加。尤其令人担忧的是,越来越多的证据表明肥胖会增加肾结石的患病风险,考虑到美国肥胖的流行,这是相当需要重视的(Curhan et al,1998;Ekeruo et al,2004;Morrill and Chinn,2004;Rigby et al,2004;Strumpf,2004;Taylor et al,2005;Scales et al,2012)。

考虑到巨大的经济支出,谨慎制定医疗预防措施可以有助于控制成本的失控并防止复发性肾结石的长期后遗症。在 20 世纪 80 年代中期,体外冲击波碎石的出现和内镜技术改进促使医务人员提醒泌尿外科界,医学评估仍然是一个可行的选择(Resnick and Pak,1987;Priminger,1994)。然而,门诊随诊、血清化验和 24h 尿液检查都有其本身的成本。是否存在一个收支平衡点,在这一点上,新陈代谢评估、药物预防和门诊随诊的费用能够低于手术治疗费用呢?

Chandhoke(2002)比较预防医疗的费用与临床治疗复发性结石发作的成本。研究确定在未采用药物预防情况下的结石复发率,发现在此复发率基础上,预防药物治疗的费用和结石发作时采取治疗措施的费用相当。这篇综述纳入了 10 个国家进行成本调查,比较药物预防的费用和复发性结石急性发作期治疗的费用。尿路结石急性发作的治疗费用包括急诊科就诊费,诊断尿路结石的相关影像学检查,以及未自行排出的上尿路结石的门诊治疗费用。医疗管理的费用包括最初基本的代谢评估、药物治疗、每 6 个月的门诊随访(包括 24h 尿液分析)和每年的 KUB 检查费用。毫不奇怪的是,不同国家结石急性发作的治疗费用和医疗药物预防结石的费用差别很大。当结石的发生频率在每年 0.3～4 次时,这些治疗方案的费用大致相当。这项研究得出结论,初次发作的医疗治疗不具有成本效益,以及个人对于治疗做出的决定应该由当地治疗费用决定。

德克萨斯大学西南医学中心的研究人员已经建立了一个决策树模型,来评估结石患者常用治疗策略的成本有效性和结石复发率(Lotan et al,2004)。他们评估了四种常见的医疗策略:单纯的膳食措施(保守治疗)、经验性药物治疗,以及基于基本和全面代谢评价的定向药物治疗。该模型对结石复发的评估、药物治疗、急诊治疗和手术费用做出合理假设。回顾性文献指导评估结石复发和降低风险的各种药物治疗。他们发现,对于初次的结石患者最好采取保守治疗,因为它是最便宜的,而且此后结石患者形成结石的概率为每年 0.07 个结石。对于复发性肾结石患者,虽然非药物治疗比药物治疗成本低,但它可能导致较高的结石复发率(每年 0.3 个结石)。有针对性的药物治疗比保守治疗更昂贵(每年 885～1187 美元:258 美元),但它们有明显的优势,能够降低 60%～86%复发率。

作者继续比较了本章前面描述的简单医疗评估和相关治疗的费用,并指出它比经验性治疗更昂贵,但也更有效。重要的是,与经验治疗或改进的基本代谢评估治疗相比,全面的代谢评估及后续治疗在成本或疗效上并无优势。作者还建议,对初次发作的尿路结石采用保守疗法,因为它既经济又有效。相反,由于结石形成的高复发率,复发性结石形成者应经过简易的评估后进行积极治疗。尽管推荐对复发性结石形成者进行简易的评估,但是 Milose 和他的同事们发现,在 2006 年只有 7.9%的高危结石患者进行了 24h 尿液评估(Milose et al,2013)。

要点:代谢评估的经济学价值

- 针对所有结石患者常规进行全面的代谢评估是不经济的。
- 许多初次结石形成者可能无法从代谢评估中获益,除非在最初的筛选中就将其列为结石复发的高风险人群。
- 复发性结石患者最好接受代谢评估并且接受针对性的药物治疗。

五、肾结石的分类及诊断标准

使用动态的方案,根据特定的生理学紊乱肾结石的病因可分为 12 个不同的类别。关于这些不同种类结石的生理学和病理生理学的特点都列在第 11 章中。这些不同类别的结石以及它们的发生频率都列在表 12-4 中,如 Pak 和其同事在学术医疗中心的一个专门的结石诊所所指出的那样(Levy et al,1995)。这些相对的发病率可能不代表整体人群,原因有两个。首先,到学术中心就诊的患者可能意味着尿路结石病更加严重,因此可能造成选择偏倚。第二,需要认识到世界上至少有一些区域的结石发病率是不同的(Harvey et al,1990),这个特定的患者群体可能明显不同于那些在美国或世界其他地区。

(一)含钙结石

1. 高钙尿症(>200mg/d)

(1)吸收性高钙尿症:结石的分类可以分辨出三大类高钙尿症。吸收性高钙尿与肠道吸收的钙量增加相关。在吸收性高钙尿症 I 型中,无论患者饮食中钙的含量如何,吸收的钙都将增加。因此,这些受试者在空腹和负荷试验尿液标本中尿钙排泄均增加。相比之下,高钙尿症Ⅱ型患者在钙限制期间会有正常的尿钙排泄量,但在日常饮食中会显著升高。吸收性高钙尿两种亚型患者血清钙正常,循环甲状旁腺激素(iPTH)水平正常。事实上,这些患者经常表现出低的 iPTH,这是由于持续的大量的血钙抑制了循环中的甲状旁腺激素。

表 12-4　肾结石分类

	百分比(%)	
	单一成分	混合成分
吸收性高钙尿症	20	40
Ⅰ型		
Ⅱ型		
肾性高钙尿症	5	8
原发性甲状旁腺功能亢进	3	8
未分类含钙肾结石	15	25
高草酸尿钙肾结石	2	15
肠性高草酸尿症		
原发性高草酸尿症		
饮食性高草酸尿症		
低枸橼酸钙肾结石	10	50
远端肾小管酸中毒		
慢性腹泻综合征		
噻嗪类药物诱导		
特发性的		
低镁含钙肾结石	5	10
痛风体制	15	30
胱氨酸尿症	<1	
感染性结石	1	5
尿量少	10	50
无法归类的	<3	
合计	100	

Modified from levy FL, Adams-Huet B, Pak CY. Ambulatory evaluation of nephrolithiasis: an update of a 1980 protocol. Am J Med 1995;98:50-9.

(2)肾性高钙尿症:**肾性高钙尿症(也称为肾漏性高钙尿症)被认为是由于钙从功能性肾单位丢失导致的。**这个过程的具体细节和各种假说在第 11 章中进行了概述。由于远端小管中钙的不断流失,这些患者在禁食、负荷或限制钙饮食的所有阶段都会表现出高钙尿症。大多数肾性高钙尿症患者会有正常的血清钙,但可能表现出轻度的 iPTH 升高,因为调节系统试图跟上钙的持续流失。

(3)重吸收性高钙尿症(原发性甲状旁腺功能亢进症):重吸收性高钙尿症患者的甲状旁腺激素过度生成可以由一个显性腺瘤或四个腺体弥散性增生导致。这种紊乱的标志是在钙摄入限制的所有过程中都有尿钙的增加。此外,这类患者都表现出高钙尿症和甲状旁腺素的增加。只有进行 iPTH 的测量才能避免同一分子碎片测量的混淆(Kao et al,1982;Nussbaum et al,1987),并大大增强了进行这种诊断的能力。

不幸的是,一些患者可能有正常血钙的甲状旁腺功能亢进症。这些患者可能难以与肾漏性高钙尿症区分,在此期间血清钙正常,但可能伴有轻度升高的 iPTH,导致继发性甲状旁腺功能亢进症。在这种情况下,患者可以用为期 2 周疗程的噻嗪类利尿药,如每日 25mg 氯沙利酮。如果患者实际上是肾漏性高钙尿症,钙丢失会被抑制,iPTH 应恢复正常(Aroldi et al,1979;Balina and Pak,1979;ZeNever et al,1981)。那些真正的原发性甲状旁腺功能亢进症患者血液循环中继续维持高 iPTH 水平,并可能存在轻度高钙血症,这一特征已有研究详细论述(Klimiuk et al,1981;FrgHaar et al,1990;Stand et al,1991)。

(4)特发性高钙尿症:特发性高钙尿症可在正常人和结石患者中出现(Coe et al,1979)。这些患者可能在钙摄入限制的所有阶段表现出尿钙量增加,但不会表现出血清钙异常。值得注意的是,这一名词并不总是享有严格的定义,有时被代之以描述患有高钙尿症的患者,他们没有经过进一步的评估来区分各种亚类。虽然这种诊断并不是

要点:高钙尿症

- 高钙尿可分为三大原因:胃肠道吸收过度、肾小管漏出、甲状旁腺功能亢进。
- 特发性高钙尿症是指未经评估或不明原因的高钙尿症。

很清晰,但由于对于吸收性和肾性高钙尿症的治疗通常是相同的(如本章后面所述),故而它代表了更加务实的诊断高钙尿症的方法。表 12-5 总结了实验室参数,有助于描绘各种类型的高钙尿症。

表 12-5   高钙尿症的鉴别诊断

	吸收性	肾性	重吸收性
血清钙	正常	正常	升高
甲状旁腺功能	抑制	兴奋(继发性)	兴奋(原发性)
禁食期尿钙	正常	升高	升高
肠道钙吸收	升高(原发性)	升高(继发性)	升高(继发性)

2. 高尿酸血症草酸钙肾结石

高尿酸血症患者可能通过结石核心的异质化(也被称为结石核心外延)的过程容易形成草酸钙结石(Coe and Kavalach,1974;Pak and Arnold,1975;Coe,1980)。这个过程的具体细节在第 11 章中进行了概述。这些患者有草酸钙肾结石的病史,也可能有痛风症状的高尿酸血症病史。在代谢评估中,这些患者将表现出高尿酸血症(>800mg/d)。

(1)高草酸尿症(>40mg/d)

①肠道性高草酸尿症。在代谢评估过程中,这种疾病常常是最引人注目的发现之一,因为它涉及多种因素,所有这些因素都是由于与脱水和碳酸氢盐损失相关的慢性腹泻引起的(Worcester,2002)。当然,主要特征是高草酸尿的数值可能相当高(即>50mg/d)。由于肠液流失,患者往往表现为尿量减少。碳酸氢盐的损失(以及枸橼酸作为酸/碱缓冲液的消耗)也会导致尿 pH 低和低枸橼酸尿症(Rudman et al,1980)。尿钙排泄通常是降低的,这是由于肠道对脂肪吸收较差导致口服钙的皂化。

②原发性的高草酸尿症:原发性高草酸尿症是由先天性代谢异常引起的极为罕见的疾病。其中,原发性高草酸尿症 1 型是更多见的一种变异,是继发于丙氨酸转氨酶氨基转移酶(AGT)的功能缺陷,这是一种常染色体隐性遗传病。而 2 型是一种不太常见的变异,继发于 D-甘油脱氢酶的缺陷,它是乙醛酸和羟丙酮酸的还原酶。原发性高草酸尿症在儿童期通常表现为早期结石形成、草酸组织沉积(草酸盐贮积症)和肾钙质沉着导致的肾功能衰竭。未治疗的患者中通常于 20 岁之前去世(Williams and Smith,1968;Leumann and Hoppe 1999)。代谢评估将揭示尿液高草酸排泄和血清高草酸水平。

③轻度的代谢性高草酸尿(饮食):膳食草酸盐的重要性和对草酸盐负荷的遗传敏感度在第 11 章中讨论过。越来越明显的是,肠道菌群中发现的一种细菌(草酸杆菌)是草酸钙结石形成的一个因素(Allison et al,1986;Sidhu et al,1999;Troxel et al,2003;Siener et al,2013)。在一些患者中,草酸杆菌缺乏的原因可能是医源性的,因为它对许多常用抗生素敏感,包括环丙沙星和左氧氟沙星(Lange et al,2012)。不管根本原因是什么,一些没有原发性高草酸尿或没有肠道病史的患者将在 24h 尿液收集中显示草酸盐升高。对患者饮食习惯的回顾可以揭示草酸升高的食物倾向。虽然这种分子是无处不在且不能避免的,但是某些食物中草酸的含量是过高的。框图 12-3 描述富含草酸食物的缩写(Assimos and Holmes,2000;Holmes and Assimos,2004)。最近的一项初步研究表明,通过互动互联网计划可以进行饮食调节,降低草酸盐摄入量(Lange et al,2013)。

(2)低枸橼酸尿性草酸钙结石(<550mg,女性;<450mg,男性):关于正常尿中枸橼酸排泄的定义存在一些争议。女性倾向于比男性更高的尿液枸橼酸盐测量值,特别是在更年期之前(Pak,1990)。尽管存在性别差异,Pak 及其同事(1990)将两种性别的正常尿液中枸橼酸盐定义为>320mg。在达拉斯的一些早期研究中,在高达 50% 的评估患者中发现了低枸橼酸尿症,经常与其他异常相关(Nicar et al,1983)。Parks 和 Coe(1986)也指出了尿枸橼酸盐预防钙质结石的重要性,并将正常值设定在较高值,男性每天超过 450mg,女性每天超过 550mg。然而,低枸橼酸尿症被认为是更常见的代谢诊断之一,可能仅次于高钙尿症。导致低枸橼酸尿症的原因有四种,如下节所述。

①远端肾小管酸中毒(1 型):患者可能是获得性或遗传性的 RTA,不完全类型代表不太严重的临床类别。无论实际原因如何,这种疾病的实验室标志特征为低枸橼酸盐尿(低枸橼酸尿症),尿液 pH 升高(Wang and Preminger,2011)。通常,测得的 24h 尿枸橼酸盐很低,其值小于 100mg/d。尿液 pH 升高至 6.5 或更高。低钾血症通常在血清检测中显而易见,高氯血症也是如此。非阴离子间隙酸中毒也可能存在于十几岁的青少年中(Preminger et al,1985)。测定尿液样本 pH 并筛选 RTA,不能留取过夜尿液,RTA 患者尿液 pH 不低于 5.5。

远端 RTA 可能表现为孤立的疾病,也可能是全身和肾疾病的次要表现。远端 RTA 患者中超过 2/3 是成人,但偶尔也发生于儿童。婴儿通常出现呕吐或腹泻,生长迟缓;儿童常出现代谢性骨病和肾结石;而成人通常表现为肾结石或肾钙质沉着症导致的临床症状。

高达 70% 的远端 RTA 成年患者患有肾结石(Caruana 和 Buckalew,1988)。那些早期发病或患有严重疾病的患者可能会出现肾钙质沉着症,且最终发展为肾功能不全(图 12-5)。RTA 在女性中更为常见,占所有病例的近 80%。值得注意的是,继发性 RTA 可由许多常见的泌尿系统疾病诱发,这些疾病也可在诊断为获得性 RTA 后

发现。这些疾病包括梗阻性泌尿系统疾病、肾盂肾炎、急性肾小管坏死、肾移植、镇痛药物性肾病、结节病。特发性高钙尿症和原发性甲状旁腺功能亢进症,并可导致继发性 RTA(Buckalew,1989)(框图 12-4)。

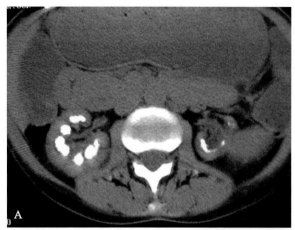

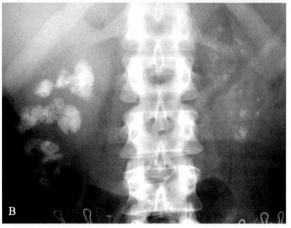

图 12-5 患有肾小管酸中毒和肾衰竭的患者 CT(A)和平片(B)。双侧肾均表现为肾髓质的严重钙化,符合肾钙质沉着症。注意 CT 图像上的萎缩性左肾(A)

一些患者具有不完全的疾病表现,有不明显的低枸橼酸尿症和正常的尿液 pH。可以使用氯化铵负荷试验来帮助诊断。试验方法为在禁食饮用含有压缩颗粒的软饮料条件下,口服氯化铵 0.1g/kg。然后,每小时测量尿 pH 和每 2 小时测量血清 pH 或每 4~6 小时测量血清碳酸氢盐(Pohlman et al,1984)。如果血清 pH 低于 7.32,或者碳酸氢盐低于 16 mmol/L 但尿液 pH 保持在 5.5 或以上,则诊断为不完全性远端肾小管性酸中毒。如果在任何时候尿液 pH 低于 5.5,则排

除不完全性远肾小管性酸中毒的诊断(Preminger et al,1985,1987,1988)。

框图 12-4 获得性肾小管酸中毒的原因

梗阻性泌尿系疾病
复发性肾盂肾炎
急性肾小管坏死
肾移植
镇痛药物性肾病
结节病
特发性高钙尿症
原发性甲状旁腺功能亢进症

---

②慢性腹泻状态:慢性腹泻患者的实验室检查结果与肠源性高草酸尿症患者相似。然而,这些患者通常不患有肠道炎症及继发的草酸盐渗透性升高。因此,尿草酸盐可能会轻微升高,但通常不会达到肠切除术或炎症性疾病患者的程度。这些患者可能表现出与尿量减少相关的尿枸橼酸排泄的中度降低(Fegan et al,1992;Caudarella et al,1993;Worcester,2002;Parks et al,2003b)。

③噻嗪类药物诱导的低枸橼酸尿:噻嗪类药物治疗的不良反应之一是发生低枸橼酸尿症。这种缺陷可能是继发于低钾血症和长期噻嗪类药物治疗后继发的细胞内酸中毒(Pak et al,1985b)。由于噻嗪类药物仍被广泛用作利尿药和治疗高血压,因此一些患者在长期接受该药物治疗后可能会出现尿石症。使用噻嗪类药物治疗高钙尿症的结石病患者应进行低枸橼酸尿症的筛查(Pak et al,1985b)。

要点:低枸橼酸尿症

• 低枸橼酸尿的定义可能有很大差异。
• 严重的低枸橼酸尿症应高度警惕 RTA。
• 低枸橼酸尿经常伴随其他诊断类别。

---

④特发性低枸橼酸尿症:特发性低枸橼酸尿症患者包括所有没有任何先前提到的疾病状态且24h尿枸橼酸低于550mg(男性)或450mg(女性)的患者。重要的是将未被识别的不完全性 RTA 视为潜在的诊断,因为这种疾病带来了长期发病

的重大风险。另外,应该仔细研究筛查肠功能障碍的病史。

(3)低镁钙肾结石(<80 mg):低镁钙肾结石的特征为低镁尿症,低枸橼酸尿症和尿量减少。它通常与长期噻嗪类药物治疗相关(Ljunghall et al,1981;Preminger et al,1989)。更常见的是,炎性肠病,特别是那些引起吸收不良的肠道疾病与此过程有关(Preminger et al,1989)。过度依赖泻药可能会导致类似于慢性腹泻状态的模式(Dick et al,1990;Soble et al,1999)。然而,这种疾病的重要性受到质疑,低镁尿症的结石风险可能是由于其对尿枸橼酸盐的影响(Schwartz et al,2001)。

(二)尿酸结石

1. 痛风体质

第 11 章详细解释了尿酸肾结石的病理生理学,但值得强调该病以便更好地了解其诊断。由于没有已知的尿酸结晶抑制药,当尿液变得过饱和时,未解离的尿酸会沉淀。根据 S 形溶解度曲线预测 pH 在 6.5 以下时,超过 90% 的尿酸被解离并溶解。pH 在约 5.5(pK_a)的下时 50% 的尿酸溶解(Gutman and Yu,1968)。根据定义,患有痛风体质的患者的尿液 pH 小于 5.5。

因此,具有痛风体质和尿酸结石的患者倾向于具有比正常受试者更低的尿液 pH(Gutman and Yu,1968)。该分子在 24h 的测量结果通常大于 800mg。高达 20% 的痛风患者会发生尿酸结石,促使血清检查高尿酸血症。通常,如果样本的 pH 低于 5.5,则收集的 24h 尿液可能会低估尿酸的总量。因为在这种情况下,尿酸形成沉淀并沉降到收集容器的底部。

不难区分形成草酸钙结石的高尿酸性含钙肾结石(HUCN)患者和可以形成尿酸或草酸钙结石的痛风患者。患有 HUCN 的患者尿 pH 正常,伴有高尿酸尿症,有时伴有高钙尿症。相反,痛风体质患者表现为低尿酸盐部分排泄(其导致高尿酸血症)和尿液 pH 降低(导致未解离的尿酸量增加)(Khatchadourian et al,1995;Pak et al,2003c)。这两种情况的不同生物化学和物理化学表现可归因于 HUCN 的患者中的过度摄入富含嘌呤的食物,而痛风体质患者是由于存在潜在的原发性痛风(Pak et al,2002b)。

应该从所有尿酸结石患者中获得饮食史,因为他们可能有嘌呤暴食的倾向(高摄入动物蛋白)。精明的临床医师至少会对肿瘤或骨髓增生性疾病的可能性做出简要考虑。由于铵处理失调以及继发的尿液 pH 降低,糖尿病患者也可能形成尿酸结石(Pak et al,2003c;Eisner et al,2010b)。

众所周知尿酸结石是可以透放射线的阴性结石。层析成像可以克服这一困难(图 12-6),也可以获得 NCCT 扫描图像。DECT 可用于以高精确度区分尿酸结石和钙结石(Primak et al,2007)。这些结石通常具有橙色外观,尤其是在内镜下观察时。尿酸结石形成者倾向于产生大量非常小的结石,当它们从输尿管排出时可能导致尿路梗阻。

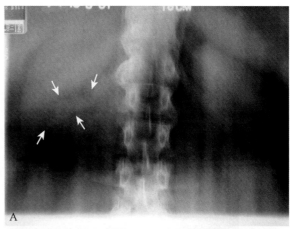

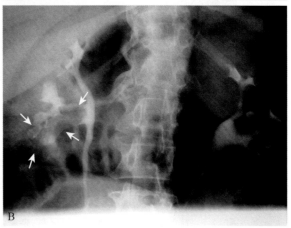

> **要点:尿酸结石**
>
> - 高尿酸尿症可能与纯尿酸结石或草酸钙结石有关。
> - 痛风患者可能易患尿酸结石。
> - 饮食不当(嘌呤暴食)的患者高度怀疑尿酸结石。

图 12-6　A. X 线片显示肾下盏部分鹿角形尿酸结石(箭头)。B. 静脉肾盂造影的排泄期显示肾结石是"充盈缺损"(箭头)

2. 胱氨酸尿症

胱氨酸尿症是一种常染色体隐性遗传疾病,与肠道和肾的跨上皮转运异常相关(Thier et al,1965;Pak and Fuller,1983)。肾小管重吸收二碱基氨基酸障碍,二碱基氨基酸包括胱氨酸、鸟氨酸、赖氨酸和精氨酸。尿液中胱氨酸增高,当浓度超过饱和点(胱氨酸浓度≥250mg/L)时,胱氨酸结晶导致结石形成(Pak and Fuller,1983)。

胱氨酸尿症一般幼年时起病,可能有一级亲属患病家族史。这些结石通常是黄色、蜡状的,并且在 X 线片上相对不明显。常形成双肾多发结石或鹿角形结石(图 12-7)。

历史上,用硝普钠试验诊断胱氨酸尿症,液体变为紫色为阳性(Smith,1977)。硝普钠试验仅作为筛查。其他含巯基化合物(例如用于治疗该疾病的药物)的干扰、尿液 pH 的变化、肌酐含量微小变化都可能影响硝普钠试验的准确性。胱氨酸的定量测定难以进行(Pak and Fuller,1983)。

Coe 等(2001)开发了一种较为可靠的胱氨酸过饱和度测量方法,用于胱氨酸尿症的诊断及对治疗反应的随访(Nakagawa et al,2000)。

> **要点:胱氨酸尿症**
>
> - 当尿液中胱氨酸浓度超过 250 mg/L 时,可能出现结石。
> - 胱氨酸尿症可能合并其他物质排泄异常,如钙、尿酸、枸橼酸等。
> - 胱氨酸结石形成完全取决于尿液中胱氨酸浓度。

胱氨酸尿症的患者可能在 24h 尿液检查中表现出其他的代谢异常(Sakhaee et al,1989)。在 27 例胱氨酸尿症患者接受标准餐饮食后,18.5%

的患者出现高钙尿症,22.2%的出现高尿酸尿症,44.4%存在低枸橼酸尿症,80%的患者存在肾小管酸化功能障碍。这提示胱氨酸尿症常合并高钙尿症、高尿酸尿症和低尿酸尿症,可能是肾本身结构功能异常,而不是由饮食或环境导致。这些排泄异常可能导致胱氨酸肾结石常常混有钙或尿酸结石的成分。

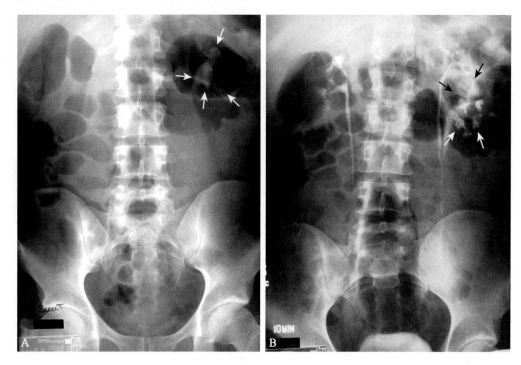

图 12-7　胱氨酸结石在 X 线片上可显影,但密度低于其他含钙结石。A. 肾下盏内的结石(箭头);
B. 静脉肾盂造影的排泄期,胱氨酸结石(箭头)显示为充盈缺损,这与尿酸结石相似

(三)感染性结石(磷酸铵镁结石)

磷酸铵镁结石容易在碱性尿液(pH>7.2)和富氨条件下(Nemoy and Staney,1971)形成。氨由尿路中能产生脲酶的细菌分解尿素产生。第11章介绍了这一过程的具体细节。能够产生脲酶细菌生物很多(表 12-6),其中最著名的是奇异变形杆菌。尽管大肠埃希菌不能分解尿素,但13%的大肠埃希菌相关的泌尿系感染可能出现磷酸铵镁结石(也可能继发于既往的感染)。

表 12-6　分解尿素的病原体

病原体	常见(>90%)	偶见(5%~30%)
革兰阴性菌	雷氏变形杆菌	肺炎克雷伯菌
	寻常变形杆菌	产酸克雷伯菌
	奇异变形杆菌	黏质沙雷菌
	摩根变形杆菌	嗜血杆菌副流感嗜血杆菌
	斯氏普罗威登斯菌流感嗜血杆菌	支气管炎博德特菌
	百日咳博德特菌	嗜水单胞菌
	腐蚀拟杆菌	铜绿假单胞菌
	小肠结肠炎耶尔森菌	巴斯德菌属
	布鲁菌属	

（续　表）

病原体	常见（＞90％）	偶见（5％～30％）
革兰阳性菌	黄杆菌属	表皮葡萄球菌
	金黄色葡萄球菌	芽孢杆菌属
	微球菌	鼠棒状杆菌
	溃疡棒状杆菌	马棒状杆菌
	肾棒状杆菌	非糖解消化球菌
	羊棒状杆菌	破伤风梭状芽孢杆菌，紫红色分枝杆菌群
	霍夫曼尼棒状杆菌	
支原体	T 型支原体	
	解脲脲原体	
酵母菌	隐球菌	
	红酵母	
	孢子菌土生假丝酵母菌	
	皮肤毛孢子菌	

From Gleeson MJ，Griffith DP. Infection stones. In：Resnick MI，Pak CYC，editors. Urolithiasis：a medical and surgical reference. Philadelphia：Saunders；1990. p. 115

　　磷酸铵镁结石的患者可能出现急性肾盂肾炎的症状，如发热、畏寒、寒战、腰痛、排尿困难、尿频、尿急和尿液腥臭、尿液混浊等。一些患者可能有全身症状，如乏力、食欲缺乏等。少数情况下，泌尿系感染及梗阻会继发黄色肉芽肿性肾盂肾炎，影响部分肾功能甚至导致肾衰竭。自发性瘘管形成可能波及肾周或腹膜内组织（图 12-8）。

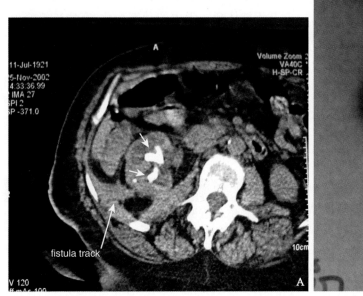
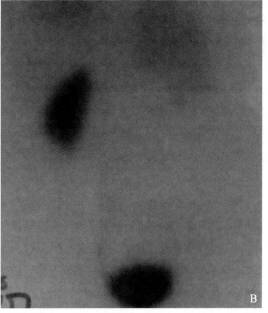

图 12-8　A. CT 示右肾鹿角形结石，下腰三角（Petit 三角）可见自发的瘘管形成。该患者否认有反复性泌尿系感染病史。B. 肾图提示结石所在的患侧肾已经完全丧失肾功能，该肾由腹腔镜手术摘除

磷酸铵镁结石在女性更为常见,可能是由于女性更易发生泌尿系感染。尿路中有支架、缝线、夹子等异物,或神经源性膀胱病史的患者更易感。磷酸铵镁结石常常体积非常大,通常会填满多个肾盏甚至整个集合系统(图12-9)。尿培养一般可以培养得到细菌病原体。但是,有时候细菌被隔离在结石内,尿培养可能为阴性。

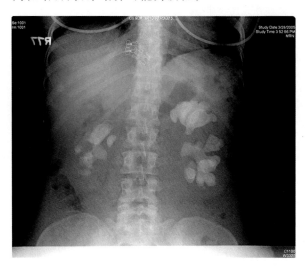

图12-9 X线片示双侧鹿角形结石,结石成分为单纯的磷酸铵镁结石,该患者有15年反复性泌尿系感染病史

要点:感染性结石(磷酸铵镁结石)

- 女性比男性更容易出现感染性结石。
- 常发生于碱性尿液,尿液 pH 通常为 6.5～7.0。
- 一般合并能够产生脲酶的微生物定植。
- 感染性结石常常产生鹿角形结石。

磷酸铵镁结石患者是否合并相关代谢异常尚存在争议。Resnick(1981)提倡对所有感染性结石患者进行代谢评估——有阳性发现的可能性很高。相反,Lingeman 等(1995)对 22 例患有感染性结石的患者进行评估,指出纯磷酸铵镁结石患者在 24h 尿液检查中发生代谢异常的可能性显著低于磷酸铵镁和草酸钙混合结石的患者。近期,Iqbal 等(2013)对使用磷酸铵镁的病例进行了回顾,24h 尿液检查发现,60%纯磷酸铵镁结石和 77%混合磷酸铵镁存在代谢异常,最常见的代谢异常是高钙尿症和低尿酸血症。

(四)尿量低(＜2000ml)

在全面的代谢评估中,有些患者可能仅表现为尿量低,无其他明显症状。尿量减少时尿液溶质浓度增加,溶质过饱和而晶体析出的风险增加。相对脱水状态的患者尿液一般呈酸性,将尿液 pH 降低至尿酸的 pKa(5.5),并且可能损失帮助结石溶解的缓冲剂,例如枸橼酸盐。

很多尿量低的患者从事的职业使他们的身体长期大量不显性失水(例如,手工劳动,户外暴露)(Sakhaee et al,1987;Borghi et al,1990,1993a)。很多工作没机会喝水,比如工作休息很少(如装配线,外科医师)。采集个人史时应当注意这些职业因素,为患者提供相应的建议或干预。

(五)排除干扰

Pak 等(1980a)发现,接受全面代谢评估的患者中有 3%无明显阳性发现。这些检查可能并不能代表患者真实代谢状态(框图12-5)。第一,标本采集的操作不当可能造成假阴性,如未能收集完整的 24h 尿液、使用标准餐(为了研究而改变患者的饮食)或者间断性的饮食失调等。第二,24h 尿液是一个时间段的样本,仅代表一天的平均值。在膳食中加入重草酸盐,下班时一次性大量饮水,可能使 24h 尿检查结果在正常参考范围内,但这并不能体现一天中的动态变化,有些排泄峰值可能会导致晶体的析出。第三,收集 24h 标本,需要患者全天有尿意时能迅速走到收集尿液的容器,大多数人会选择周末或非工作日在家收集标本,这导致 24h 尿标本不能代表患者在日常工作状态下一天的情况(Rodgers et al,1994,1995;Norman,1996;Hess et al,1997)。

框图 12-5 影响 24h 尿液检查结果的潜在因素

收集操作不当(例如防腐剂、冰的不当使用)
未能收集完整的 24h 尿液
使用标准餐,为了研究而改变患者的饮食习惯
间断性的饮食失调
收标本当日的状态与患者日常工作状态不符
细菌污染

表 12-7 总结了本节所述 12 种主要分类的诊断标准。

表 12-7　诊断标准

	血清			尿							
	钙	磷	甲状旁腺激素	禁钙	钙负荷	钙限制	尿酸	草酸盐	枸橼酸盐	pH	镁
Ⅰ型吸收性高钙尿症	N	N	N	N	↑	↑	N	N	N	N	N
Ⅱ型吸收性高钙尿症	N	N	N	↑	N	N	N	N	N	N	N
肾性高尿钙症	N	N	↑	↑	↑	↑	N	N	N	N	N
原发性甲状旁腺功能亢进	↑	↓	↑	↑	↑	↑	N	N	N	N	N
未分类高钙尿症	N	N/↓	N	↑	↑	↑	N	N	N	N	N
高尿酸尿症	N	N	N	N	N	N	↑	N	N	N	N
肠源性高草酸尿症	N/↓	N/↓	N/↓	↓	N	↓	↓	↑	↓	N	N
低枸橼酸尿症	N	N	N	N	N	N	N	N	↓	N	N
肾小管酸中毒	N	N	N/↓	N	N	N/↑	N	N	↓	N/↑	N
低镁尿症	N	N	N	N	N	N	N/↓	N	↓	N	↓
痛风体质	N	N	N	N	N	N	N/↑	N	N/↓	↓	N
感染性结石病	N	N	N	N	N	N	N	N	↓	↑	N

禁食样品代表在禁食过夜后,晨起 2h 采集的样本。钙负荷样本取自口服 1g 钙后的 4h。
采集样本的这段时间不代表患者本周接下来几天的典型代谢环境。↑. 高;↓低;N. 正常

六、治疗管理

无论患者结石病何种成因,都应对所有患者提供一些治疗建议。不幸的是,很难以现有文献中就具体细节达成共识。

(一)液体摄入建议

1. 液体摄入量

治疗管理的主流意见是强制增加液体摄入量,以达到每天至少 2L 的尿量(Borghi et al,1999)。尿量增加可能有两个影响。首先,利尿作用可以预防尿液停滞和症状性结石的形成。稀释尿的产生更可能改变结石成分的过饱和度。Pak 等(1980b)测量了尿液稀释的体外和体内效应,发现两者都显著降低了磷酸钙、草酸钙和尿酸钠的尿活动产物比率(饱和状态)。第二,引发草酸钙自发成核所需的形成产物比的最小过饱和度显著增加。

芝加哥大学的研究人员表示,在结石专科诊所中,尿量少是三个很强的结石复发预测因素之一(Strauss et al,1982a)。结石治疗效果很大程度归因于液体摄入量和尿量的显著增加(Hosking et al,1983)。

然而,尽管增加液体摄入的概念非常简单,但实际中患者依从难度很大。有趣的是,大多数对肾结石病有兴趣的医师发现许多患者长期无法维持尿量的增加。这在一项包含 2877 例患者的大规模研究中的尿量变化分析中得到证实(Parks et al,2003a)。在这个大学和私人诊所患者的综合数据中,尿量的平均增加量仅为 0.3L/d。此外,由于在强烈脱水期间可能就会出现小的结石,所以间歇性依从可能无效。一位研究者认为,如果患者能够长时间自愿强制摄入足够的液体以稀释肾浓缩能力,那么口渴机制将帮助维持高液体摄入和高尿量(Burns and Finlayson,1981)。但是,Parks 等(2003a)最近的数据证明这一发现并不可靠。

2. 水质硬度

既然摄入水如此重要,那么不同硬度的水是否会影响饮水的益处? 这个概念一直是泌尿外科文献和流行病学文献中相互矛盾的主题。一项研究比较了根据邮政编码划分的含钙结石患者的

24h 尿液测量结果和结石发作病史（Schwartz et al,2002）。虽然 24h 尿钙、镁和枸橼酸盐水平随饮用水硬度增加,但尿草酸盐,尿酸,pH 或尿量没有发现显著变化。最重要的是,居住在水质较软和水质较硬地区患者的终身结石数量相似。饮用最软的水的患者终身形成 3.4 枚结石,而饮用最硬的水的患者终身形成 3.0 枚结石。作者指出,虽然水硬度可以改变尿液成分,但这一因素似乎对最终临床结局没有影响。

Shuster 等（1982）的早期工作进一步支持了这些发现。他们纳入了来自两个地区的 2295 例患者,有软水和高结石发病率的卡罗莱纳州以及有硬水和低结石发生率的洛基山脉。将结石患者的家庭自来水样本与对照组进行比较,校正环境因素后,两组自来水中的钙、镁和钠浓度没有显著差异。一个偶然但可能重要的发现是,饮用私人井水的人的结石风险是与饮用公共用水的人的 1.5 倍。最终得出的结论是,水的硬度对结石形成的影响较小。

然而,关于这个问题目前还没有定论,仍有证据表明硬水可能是结石形成的危险因素。在一项具有严格饮食要求的交叉对照研究中,18 例有含钙肾结石病史的受试者仅饮用硬水、软水或自来水（Bellizzi et al,1999）。在草酸盐排泄没有变化的情况下,尿钙水平增加了 50%,需要注意的是,结石形成并未作为该研究的主要观测指标。近期另一项控制饮食的对照研究也表明,比起饮用软水的结石患者,饮用硬水患者的尿钙/肌酐比相对提高（Mirzazadeh et al,2012）。

3. 碳酸饮料

许多研究表明,碳酸水比白水可以更好地防止结石复发（Rodgers 1997,1998；Bren et al,1998；Caudarella et al,1998；Coen et al,2001）。应该强调的是,这些研究表明碳酸水可以增加尿枸橼酸盐水平。

但一项研究表明,增加苏打水的摄入可能增加结石复发的风险（Shuster et al,1992）。研究样本由 1009 名男性受试者组成,他们每天至少饮用 160ml 软饮料。一半受试者随机分配到戒除软饮料组,其余受试者为对照。与对照组相比,干预组的 3 年结石复发率比对照组低 6.4%。饮用枸橼酸饮料比起对照组,结石复发率没有增加,而饮用

磷酸饮料,3 年结石复发率比对照组低 15%。许多柑橘味苏打水（橙味、枸橼味）具有高枸橼酸盐含量,这可能有助于预防结石（Haleblian et al,2008；Eisner et al,2010a）。

最近一项研究比较了自选饮食、标准化饮食＋蒸馏水、标准化饮食＋无糖无咖啡因碳酸饮料（不含枸橼酸盐）及标准化饮食＋无糖无咖啡因碳酸饮料（含高枸橼酸盐）,结果显示后三组间尿液成分没有差异,但后三组与自选饮食组相比,尿量显著增加,草酸钙浓度明显降低（Passman et al,2009）。

进一步流行病学研究证明了特定液体对结石复发风险的影响（Curhan et al,1996a,1998b）。无论男性或女性,大量饮水、咖啡（含咖啡因或不含咖啡因）、茶、啤酒或葡萄酒都可降低结石病的风险。然而,每天饮用苹果汁或葡萄柚汁会增加结石风险。尽管有流行病学证据,但后续研究推翻了葡萄柚汁与尿液过饱和风险的相关性（Goldfarb and Asplin,2001；Trinchieri et al,2002；Honow et al,2003）。

与流行病学研究结果相反,最近的证据表明,摄入咖啡因可以增加钙排泄进而可能提高含钙结石患者的复发风险。咖啡因增加尿钙/肌酐、镁/肌酐、枸橼酸盐/肌酐和钠/肌酐的比值,但在结石患者和对照中均没有增加草酸盐/肌酐比值。此外,尽管作为结石抑制物的枸橼酸盐和镁排泄明显增加,但尿液过饱和度仍然升高（Massey and Sutton,2004）。

4. 柑橘汁

柠檬汁和橙汁长期以来被用作水的佐剂,以增加尿量和尿枸橼酸排泄。在一项对 12 例低枸橼酸排泄患者的研究中,由重组柠檬汁制成的柠檬水提供了足够的枸橼酸盐来纠正 7 例受试者的低枸橼酸尿状态（Seltzer et al,1996）,并且尿钙排泄平均每天减少 39mg,而草酸盐排泄没有变化。患者对柠檬水混合物耐受性良好,只有两例患者报道轻度消化不良,但不需要停止治疗。Wabner 和 Pak（1993）同样评估了橙汁对正常受试者尿液参数的影响,发现橙汁和枸橼酸钾一样可以提高碱负荷、增加尿液 pH（6.48:5.71~6.75）及尿枸橼酸盐排泄（952:571~944mg/d）。同时,橙汁和枸橼酸钾降低了尿液未解离的尿酸水平,并增加

了磷酸氢钙(磷酸钙盐)的抑制药活性(形成产物)。然而,橙汁可以增加尿草酸盐含量而不改变尿钙排泄,而枸橼酸钾则降低尿钙排泄而不改变尿草酸盐。他们得出结论,橙汁可能有利于控制钙及尿酸结石。Odvina(2006)进一步研究了蒸馏水、橙汁和枸橼水的作用。这项随机交叉研究在控制代谢的情况下评估了 13 例患者。研究发现,橙汁摄入可增加尿液 pH 及尿枸橼酸盐水平,枸橼水或蒸馏水则没有此作用。尿钙水平在各组间没有差异,但是在橙汁组患者中尿草酸钙含量升高了。最终,橙汁组的草酸钙盐和非游离尿酸的过饱和程度最低,但同时,磷酸钙过饱和度显著增加。

相比之下,最近研究发现,重组柠檬水(在 3/4 杯水中加入 1 盎司 ReaLemon)与 60 mEq 枸橼酸钾的比较中,柠檬水组的尿枸橼酸排泄不高于枸橼酸钾组(Koff et al,2007)。此外,柠檬水治疗组患者的尿液 pH 没有显著改变,但尿量略有增加,尽管并无统计学意义。考虑到本研究中 48% 的患者在治疗前没有低枸橼酸尿症,所以这可能会对结果造成潜在的影响。

要点:液体摄入建议

- 强烈建议患者每天饮用足量水分以产生至少 2L 尿液。
- 水硬度在结石复发中影响不大。
- 碳酸水也许可以起到一定防复发作用。
- 以磷酸盐调味的苏打水可能增加结石风险,而以枸橼酸调味的软饮可能降低结石风险。
- 柑橘汁(尤其柠檬和橘子汁)也许可以辅助预防结石。

有研究用磁共振光谱法评估了许多目前在售的柑橘及柑橘类饮料的枸橼酸盐浓度(Haleblian et al,2008)。结果显示,天然果汁的枸橼酸盐和钾含量最高,其中葡萄柚汁中的枸橼酸盐(197.5 mEq/L)含量最高,其次是柠檬汁和橙汁(分别为 145.48 和 144.57 mEq/L)。在售的柑橘类饮料中,Crystal Light(Kraft Foods,Northfield,IL)枸橼酸盐浓度最高(117.2mEq/L)。柑橘类饮料在对低枸橼酸症患者的临床效果尚未研究,对于不

喜欢柑橘果汁的患者,柑橘类软饮也许可以成为柑橘果汁的替代品。

总之,大多数证据表明,对于预防结石,重要的不是摄入的何种液体而是每天液体摄入量。因此,我们推荐所有结石病患者每天至少饮水 3000ml,以保持每天尿量超过 2500ml。

(二)膳食建议

虽然代谢异常是导致结石复发的主要危险因素,但越来越多的证据表明饮食对结石病也有重要影响。最近的研究表明,与先前的报道相比结石在女性中发病率增加。关于本现象更完整的讨论可以在前一章关于肾结石的流行病学和病理生理学中找到(Pak et al,1997;Ramello et al,2000;Trinchieri et al,2000;Coward et al,2003;Hesse et al,2003;Stamatelou et al,2003;Amato et al,2004)。因此,改变饮食和体育运动可以显著降低结石病的复发。

1. 蛋白质限制

许多国家的流行病学研究表明,动物蛋白摄入量高的人群的肾结石发病率较高。例如,在印度北部和西部地区,动物蛋白摄入量比南部和东部地区约高 1 倍,相应肾结石的发生率也高 4 倍。在英国,上尿路结石的发生率与人均食品支出正相关(Robertson et al,1979,1982)。这种影响可能部分是因为富裕人群的蛋白质摄入量较高,因此,结石病在经济好的地区更流行。当经济因素被校正后,蛋白质和其他饮食成分的摄入量在结石复发者和对照组中没有差异。然而,即使在这些校正后的受试者中,与限定摄入蛋白质的对照相比,结石病患者也在尿液中分泌更多的钙(Wasserstein et al,1987)。因此,结石病患者可能对饮食中的蛋白质负荷比正常受试者更敏感。

蛋白质摄入增加尿钙、草酸盐和尿酸排泄,即使在正常受试者中,理论上也会增加结石形成概率。根据 Burns 和 Finlayson(1981)的研究,摄入蛋白质对增强肠道钙吸收的作用仅次于摄入维生素 D。早期的嘌呤负荷临床试验显示,高动物蛋白摄入可以增加高钙尿及高尿酸尿的风险。结石患者在摄入糖类、钠和草酸盐食物时,也表现出不相称的高钙尿症。在一项研究中,限制膳食中蛋白质摄入,可使钙、磷酸盐和草酸

盐减少（Liatsikos and Barbalias，1999）。在另一项针对高钙尿症患者的研究中，限制蛋白质摄入导致尿尿酸减少和尿枸橼酸盐增加（Giannini et al，1999）。

Borghi 等（2002）的研究，进一步支持膳食蛋白质在结石形成中的重要作用。他们前瞻随机将患者分为低蛋白组、低盐组、适度含钙饮食组和低钙饮食组。虽然很难区分低蛋白饮食组的潜在影响，但与低钙饮食患者相比，低蛋白组结石事件减少了 50%（Borghi et al，2002）。同一组研究者的另一项饮食研究中，高水果和蔬菜摄入组的结石形成风险显著低于高动物蛋白摄入组（Meschi et al，2004）。12 例正常受试者被禁止了水果和蔬菜的摄入，26 例低枸橼酸含钙结石患者（水果和蔬菜摄入量低）在饮食中增加了含有低草酸盐的水果和蔬菜。正常受试者（没有水果和蔬菜摄入量）显示，尿钾（-62%）、镁（-26%）、枸橼酸盐（-44%）和草酸盐（-31%）显著降低，同时他们的尿钙（+49%）和铵（+12%）排泄显著增加。相比之下，低枸橼酸含钙结石患者（增加水果和蔬菜摄入量）的尿量（+64%）、pH（5.84→6.19）、钾（+68%）、镁（+23%）和枸橼酸盐（+68%）均显著增加，同时铵的排泄（-18%）下降。对于没有水果和蔬菜摄入的正常受试者，草酸钙和磷酸钙的相对过饱和度显著上升，而草酸钙和尿酸的过饱和度在具有水果和蔬菜摄入的结石患者中下降。

近来，一些学者对降压膳食（DASH）方案对肾结石形成的影响进行了研究。DASH 饮食富含水果和蔬菜、中度低脂乳制品、低动物蛋白。在一项前瞻性研究中，较高的 DASH 评分与较低的肾结石形成风险相关（Taylor et al，2009）。DASH 饮食的抑制结石作用可能与尿枸橼酸盐和尿量增加有关。较高的 DASH 评分与较高的尿枸橼酸盐排泄及较高的 24h 尿量有关（Taylor et al，2010）。

并非所有研究者都发现摄入肉类和高钙尿症之间的关系。Brockis 等（1982）证明，在素食组和非素食组间，尿钙和尿草酸盐的平均排泄量相似。宾夕法尼亚大学的一项大型研究发现，复发性结石患者的饮食结构与病例对照组相似（Goldfarb，1994）。然而，大多数研究表明，摄入更多的肉可能会加剧草酸钙结石疾病。

2. 限制钠摄入

限制钠摄入在预防肾结石复发中已被广泛推荐（Massey and Whiting，1995）。来自不同国家的几位作者的研究均提示，过量摄入钠为含钙结石病的成因之一。日本的 Ito 等（1993）发现，含钙结石患者的钠摄入量高于日本推荐的每日钠盐摄入量；他们同时发现结石患者摄入大量动物蛋白。关于钠摄入是由蛋白质过量引起的，或者钠摄入为结石形成的独立饮食，他们没有给出明确结论。

德克萨斯州达拉斯的研究人员在一项涉及正常志愿者的交叉试验中证实了盐负荷的影响。在他们的研究中，14 名正常受试者参加了两个阶段的研究，每个阶段持续 10d，包括低钠阶段（含有 50mmol/d 的钠基础代谢饮食）和高钠阶段（基础饮食+250mmol/d 的氯化钠）。高钠摄入显著提高了尿钠（34~267mmol/d）、尿钙（2.73~3.93mmol/d）及尿液 pH（5.79~6.15）并显著降低了尿枸橼酸盐排泄（3.14~2.52mmol/d）。他们指出，高钠摄入量不仅会增加钙的排泄，还会增加尿液的 pH，减少枸橼酸盐的排泄。高钠饮食的净效应是尿液中钙盐结晶增加（Sakhaee et al，1993）。

此外，在 Borghi 先前引用的将每天氯化钠限制在 50mmol 的低钠饮食的研究中（Borghi et al，2002），当结合限制动物蛋白摄入和适度钙摄入时，低钠饮食将使结石发生率减少约 50%。来自意大利的进一步研究表明，每天摄入大量盐的结石患者更容易患骨密度降低（Martini et al，2000）。在这项对 85 例患者进行的研究中，所有女性均为绝经前女性，这增加了她们日后发生骨质疏松的风险。当校正了钙和蛋白质摄入量、年龄、体重、体重指数（BMI）、尿钙、枸橼酸盐、尿酸排泄，以及结石病的持续时间后，多元回归分析显示，氯化钠摄入量高（≥16g/d）是预测钙盐结石患者低骨密度风险的独立因素（OR=3.8）。

相反，患有低枸橼酸草酸钙结石的患者可以从钠补充剂中获益（Stoller，2009）。8 例患有单独性低枸橼酸尿症的患者用常规饮食和枸橼酸钾治疗 7d，然后每天添加钠补充剂 3g，服用 7d。结果显示，24h 内总尿量和钠排泄量显著增加，但钙、草酸盐和尿酸未显著增加,这降低了尿液中草酸钙结石的过饱和度相对风险。

要点:膳食推荐

- 随机研究证实了饮食中动物蛋白(肉)摄入量减少的优势。
- 高含量水果和蔬菜的饮食可以降低高动物蛋白含量饮食的结石发生风险。
- 随机试验证明了正常志愿者和结石患者饮食中钠限制的益处。

(三)肥胖

糖类耐受性受损以及对葡萄糖摄入后不适当的钙反应都可能与肥胖有关。因此,肉食者中体重增加可伴有高钙尿症(Menon and Krishnan,1983)。Trinchieri 等(1998b)在一组结石患者中发现,每天尿草酸盐排泄量与 BMI 有关。Curhan 等研究了体型与结石形成风险之间的关系(Curhan,1998a)。在两个大型队列研究(HPFS 和 NHS)中发现,结石病的发生率和新结石的形成率与体重和 BMI 直接相关,女性的关联程度大于男性。随后,Taylor 和 Curhan(2006)对 HPFS 和 NHS 队列进行了子集分析,评估了 24h 尿液检测。发现较高的 BMI 与草酸盐、钠、尿酸、钙和磷的尿排泄量增加,以及较低的 pH 相关。然而一旦校正磷和钠排泄,钙排泄不再与 BMI 相关,从而表明钙排泄与饮食构成而非肥胖密切相关。

上述这组患者一直被跟踪随访,来自波士顿的小组提供了肥胖在肾结石中作用的最新消息。他们证明,BMI 增加、更大的腰围和肥胖与结石发病的风险增加相关;女性的结石风险比男性更高(Taylor,2005)。

在对一项大型国家数据库的回顾中,Powell 等(2000)检查了近 6000 例有肾结石病史患者的血清和 24h 尿液参数。在这组病例中,肥胖患者尿钠、钙、镁、枸橼酸盐、硫酸盐、磷酸盐、草酸盐、尿酸和胱氨酸的排泄增加,同时尿液 pH 降低。此外,与非肥胖患者相比,肥胖与尿量和尿渗透压增加有关。钠和硫酸盐的排泄与每天摄入的盐和蛋白质有关。因此,这些研究结果支持了这样的理论,即过量的食物摄入与肥胖患者中肾结石形成的风险有关。虽然尿中代谢产物发生了全面的变化,但只有肥胖妇女(与非肥胖妇女相比)的结石患病率增加。Siener 等(2004)也发现肥胖与结石形成风险相关。在对 527 例草酸钙结石患者的尿液化学分析中,作者发现 BMI 与钠、磷和尿酸排泄之间成正相关,与尿液 pH 成负相关。但与 Powell 的报道不同,枸橼酸盐和尿量与 BMI 无关。

在美国人的饮食中,与肥胖和代谢综合征有关的一个组成部分是果糖。果糖增加了美国人的饮食热量,也直接影响结石形成的风险。Taylor 和 Curhan's(2008)对 HPFS 和 NHS 的分析表明,无论 BMI、热量摄入量或其他风险因素如何,增加果糖摄入量都会增加结石事件的相对风险。这种糖已被证明可以增加大鼠和人类的尿钙排泄,以及人体内尿酸的产生和排泄(Koh,1989;Milne and Nielsen,2000;Taylor and Curhan,2008b)。最近一项评估果糖消费对结石风险影响的研究发现,随着果糖消耗量的增加,24h 尿钙、草酸盐或尿酸排泄没有变化(Knight,2010)。

在一项评估肥胖患者代谢紊乱研究中,BMI>30 定义为代谢紊乱(Ekeruo,2004)。肥胖患者中最常见的代谢异常包括痛风(54%),低枸橼酸尿症(54%)和高尿酸尿症(43%),其异常水平显著高于非肥胖结石形成者。结石化学分析显示主要为尿酸结石,表明这些患者中存在过量酸性尿液。药物治疗和饮食建议能够显著减少这些患者的结石形成。

1.代谢综合征

代谢综合征由一系列疾病状态组成——糖耐量异常、血压升高、血脂异常和向心性肥胖,增加了患 2 型糖尿病和冠状动脉血管疾病的风险。这些异常经常在肥胖人群中出现。2 型糖尿病、肥胖症、代谢综合征和结石病的总体上升表明,这些状态之间存在潜在的相关性。许多研究显示,代谢综合征患者患结石的风险增加(Kadlec,2012;Sakhaee,2012;Cho,2013)。Cho 等(2013)报道了代谢综合征患者的结石组成,虽然最常见的结石成分是草酸钙,但与没有代谢综合征的患者相比,这些患者患尿酸结石的风险更高。

许多研究已经发现,糖尿病患者的结石病风险增加(Pak,2003c;Taylor,2005;Lieske,2006;

Weinberg,2014)。Lieske 等(2006)发现,结石患者的糖尿病 OR 为 1.22,而 Taylor 等(2005)发现糖尿病患者的结石形成相对风险为 1.31~1.38,具体取决于年龄和性别。上述这些研究证实了 Pak 等的早期工作,即尿酸结石在糖尿病患者中有更为明显,是糖尿病患者特有的代谢异常。

研究显示,肥胖的结石患者其尿酸结石发生率高,原因可能是因为肥胖患者比非肥胖患者产生更多酸性尿液。有学者分析美国两个最大的结石中心的数据后发现,尿液 pH 与体型直接相关(Maalouf et al,2004)。此外,Cameron 等(2006)发现,2 型糖尿病患者的尿液 pH 低于非糖尿病患者。Sakhaee 等(2002)发现,尿酸结石患者中,糖尿病(1 型和 2 型)的发病率明显升高。由于糖尿病患者铵排泄受损,所以增加了尿酸结石的发生率(Pak et al,2003;Abate et al,2004)。低尿液 pH 已被证明与代谢综合征直接相关(Maalouf et al,2007)。通过评估 148 例非结石患者的 24h 尿液分析,发现代谢综合征与尿液 pH 统计学上存在线性关系。另外胰岛素抵抗程度也与尿 pH 相关。

2. 减肥的影响

随着西方社会肥胖的增加,减肥饮食也越来越普遍。目前流行的饮食包括使用低糖类、高蛋白、高脂肪饮食(Atkin's Diet,South Beach Diet and Sugar Busters Diet)。许多研究表明,蛋白质摄入量增加导致尿钙负荷增加(Licata et al,1979;Breslau et al,1988)。在一项关于高蛋白,低糖类饮食(Atkins 饮食)影响的研究中,10 名健康受试者在临床营养师的指导下食用低糖类、高蛋白饮食(Reddy et al,2002)。6 周后,尿液 pH 从 6.09 降至 5.67,净酸排泄量增加 51 mEq/d,尿液枸橼酸盐水平从 763 mg/d 降至 449 mg/d。此外,未解离的尿酸的尿饱和度增加超过 2 倍,尿钙水平从 160mg/d 增加到 248mg/d,导致钙平衡估计减少 90mg/d。因此,低糖类、高蛋白质饮食的摄入会给肾带来明显的酸负荷,增加结石形成的风险,并可能增加骨质流失的风险。而碱化疗法可以减少酸中毒和高钙尿症,同时使枸橼酸盐代谢正常而不增加热量摄入。如前所述,高水果和蔬菜以及动物蛋白质含量低的饮食,特别是 DASH 饮食,可降低结石形成的风险(Taylor et al,2009)。

3. 减肥手术的影响

随着肥胖率的上升,减肥手术的数量及相应管理相应增加。从历史上看,最初的减肥手术是空肠旁路手术。由于该手术有明显的相关并发症,如肝病、营养不良、骨病、关节炎、肾衰竭和肾结石等,美国食品药品监督管理局于 1979 年禁止其应用(Clayman et al,1978)。

2005 年,最常见的减肥手术是 Roux-en-Y 胃旁路手术(RYGB),占美国减肥手术的 70%~90%(Santry et al,2005)。2011 年进行的一项全球调查表明,RYGB 占减肥手术的 46.6%,其次是袖状胃切除术(27.8%)和可调节胃束带术(17.8%)(Buchwald and Oien,2013)。虽然最初认为减肥手术形成结石的风险很低,但许多研究报道了 RYGB 人群中草酸盐肾病和肾结石的风险(Nelson et al,2005;Asplin and Coe,2007;Nasr et al,2008)。Nelson 等(2005)发现,在 23 例行减肥手术后,14 例出现泌尿结石,平均发病时间为术后 29 个月。而且,此研究中的 2 例患者和另一报道中的 11 例患者都发生了草酸盐肾病,并最终发展为需要透析的终末期肾病。与非结石人群相比,RYGB 后结石患者的 24h,平均尿草酸盐排泄量增加(83mg/d:34mg/d,$P<0.001$)。目前,该人群中新发结石和高草酸尿症的发生率还不明。

评估该人群减肥手术前后的前瞻性数据很快发表(Sinha et al,2007;Duffey et al,2008)。在这两项研究中,研究者都注意到了尿草酸盐排泄量显著增加,但其出现的时间不同。Duffey 等(2008)发现术后 3 个月尿草酸盐排泄量从 31mg/d 增加到 41mg/d($P<0.05$);Sinha 等(2007)发现术后 12 个月尿草酸盐排泄量显著增加。为了量化高草酸尿症的患病率,一项多中心研究对 58 例非结石患者在减肥手术后 6 个月(RYGB 和胆胰分流)进行了评估(Patel et al,2009)。结果发现单次 24h 尿液分析显示,高草酸尿症(>45 mg/d)发生率为 74%,重度高草酸尿症(>100 mg/d)发生率为 26%;而在重复两次 24h 尿液分析中,上述异常降为 52% 和 9%。

可调节胃束带术作为减肥手段之一,越来越受欢迎。Penniston 等(2009)评估了 27 例接受

RYGB 治疗和 12 例接受胃束带治疗的患者,在减肥手术后收集 24h 尿液进行分析,发现接受 RYGB 治疗的患者术后会出现尿量减少、低尿酸血症和高草酸尿症。而接受可调节胃束带的患者只表现为尿量减少,表明其患结石的风险没有 RYGB 高。另一项针对接受 RYGB 术,可调节胃束带术和袖状胃切除术的患者的 24h 尿液研究发现,与 RYGB 相比,接受可调节胃束带或袖状胃切除术的患者的 24h 尿草酸含量显著降低(Semins et al,2010)。在一项对接受可调节胃束带或袖状胃切除术的患者进行的回顾性研究中,Chen 等(2013)发现两组患者的肾结石发病率非常低。这些研究都表明,与 RYGB 相比,限制性减肥手术导致结石的风险低。

目前,减肥手术引起的高草酸尿的病理生理学仍不清楚。可能的原因包括肠道菌群(如产甲酸草酸杆菌)的改变,脂肪吸收不良或草酸盐分泌量的减少。然而,随着肥胖人群数量的上升,减肥手术有增加趋势,明确机制和制定治疗策略对于减少结石风险将变得越来越重要。

> **要点:肥胖**
> - 肥胖是肾结石的独立危险因素,尤其是女性。
> - 代谢综合征与低尿液 pH 有关。
> - 肥胖患者尿酸结石风险升高。
> - 高蛋白,低糖类饮食会改变尿液成分,可能增加结石形成的风险。
> - Roux-en-Y 胃旁路手术可能会显著增加结石形成的风险。

(四)膳食钙的作用

大量的证据表明患含钙肾结石的患者可以维持适度的钙摄入(Curhan et al,1993;Curhan,1997;Takei et al,1998;Trinchieri et al,1998a;Martini and Wood,2000;Lewandowski et al,2001;Borghi et al,2002;Heller et al,2003;Taylor et al,2004)。既往建议严格限制钙的摄入量,此建议可能导致肠道内草酸增加。因此,限钙饮食会增加草酸的吸收,从而导致草酸钙的过饱和。如前所述,一项前瞻性随机研究表明,适度含钙饮食患者,结合少盐和适量的动物蛋白摄入,患者的发作次数是限钙饮食患者的一半(Borghi et al,2002)。对一大批中年护士的队列研究显示,在饮食钙水平升高的受试者中,肾结石发病率降低(Curhan 1997;Curhan et al,1997)。有趣的是,对于那些从钙补充剂而不是从膳食来源(即乳制品)中摄取钙的人来说,这种保护并不存在。

有进一步的证据表明,补充钙剂在注意服药时间的情况下是安全的。在一篇关于绝经后妇女的综述中,作者表明,补钙不会对尿钙、草酸盐或枸橼酸盐水平产生有害影响。此外,在大多数绝经后骨质疏松症患者中,无论是通过膳食补钙还是钙剂与雌激素联合治疗,都与草酸钙结石形成风险显著增加无关(Domrongkitchaiporn et al,2002b)。来自同一组的结果表明,钙补充的时间对结石预后的影响尚不确定(Domrongkitchaiporn et al,2004)。在一项关于健康男性新兵的研究中,作者比较了随餐补充碳酸钙与睡前补充碳酸钙的尿液效应,发现尿钙排泄增加量相等。然而,对于那些随餐服用钙补充剂的人来说,这种增加被同时存在的尿草酸盐显著减少所抵消。草酸钙的尿过饱和度没有增加,这种保护作用是睡前钙补充剂中没有的。

证据还表明钙补充剂的类型可能会影响结石形成。达拉斯研究人员的两项长期研究表明,补充枸橼酸钙对结石形成没有显著影响。枸橼酸钙是一种非处方钙制剂,每片含有 950mg 枸橼酸钙和 200mg 元素钙。与其他可用的钙补充剂一样,枸橼酸钙会显著增加尿钙排泄。然而,这种制剂同时增加尿枸橼酸排泄。伴随枸橼酸盐的增加可能抵消钙补充剂诱导的高钙尿症的成石潜力,因此是一种结石友好型的钙补充剂(Sakhaee et al,2004)。

一项临床试验进一步研究了长期补充枸橼酸钙对绝经前妇女的影响。该调查表明,在枸橼酸钙治疗期间,草酸钙和磷酸钙(透钙磷石)的饱和度没有显著变化。由于长期补充枸橼酸钙制剂中包含的枸橼酸盐的抑制作用,导致肠钙吸收的下调。这项长期枸橼酸钙试验的结果表明,使用枸橼酸钙补充钙不会增加尿液中钙盐结晶的倾向。这种保护作用很可能是由于尿钙排泄增加量的减少(来自肠道钙吸收减少),尿磷减少和尿中枸橼酸作用的增加(Sakhaee et al,1994)。

(五)维生素 D 和双膦酸盐的作用

维生素 D 补充和肾结石形成的关系存在争议。一项随机临床试验中,在绝经后妇女中比较了钙加维生素 D 补充剂与安慰剂的作用,接受钙加维生素 D 治疗组自我报告结石发病率增加17%。风险增加与其他任何人口因素无关(Wallace et al,2011)。在这项研究中,维生素 D 作为补充剂,并不是因为维生素 D 水平低而补充。

两项研究评估了补充维生素 D 对 24h 尿钙的影响。Leaf 和同事(2012)招募了 29 例低血清维生素 D 的含钙结石患者。参与者每周一次服用维生素 D 5 万 U,持续 8 周。在研究期间,平均血清维生素 D 水平显著增加,从(17±6)ng/ml增加到(35±10)ng/ml;然而,平均 24h 尿钙没有增加(257±54mg/d~255±88mg/d)(Leaf et al,2012)。尽管整个队列中尿钙水平没有整体变化,但 11 例参与者的 24h 尿钙确实增加了。作者建议,对接受维生素 D 补充的患者进行 24h 尿钙监测。Penniston 及其同事(2009a)评估了绝经后妇女 24h 尿钙排泄情况,这些妇女没有结石病史。他们发现钙排泄没有总体差异。

双膦酸盐是骨质疏松症的常见治疗药物。最近的一项前瞻性研究比较了阿仑膦酸钠与阿仑膦酸钠联合氢氯噻嗪对含钙结石患者的高钙尿症和骨密度降低的疗效。两组均显示尿钙明显减少,骨密度增加。阿仑膦酸盐和氢氯噻嗪的联合应用对尿钙和骨密度的影响显著高于单独的阿仑膦酸盐(Arrabal-Polo et al,2013)。这表明双膦酸盐是安全的,并且可能对含钙肾结石患者有预防作用。

要点:膳食钙,维生素 D 和双膦酸盐的作用

- 限制膳食钙实际上会增加结石复发的风险。
- 用餐时补钙可能是最安全的。
- 由于枸橼酸盐的额外抑制作用,枸橼酸钙是更加友好的钙补充剂。
- 维生素 D 的补充对结石患者来说是安全的;在维生素 D 治疗期间应监测 24h 尿钙。
- 双膦酸盐联合噻嗪类利尿剂可以减少高钙尿症,同时保护骨骼。

(六)避免草酸摄入

饮食中草酸对尿草酸的贡献变化较大。有些人估计只有 10%~20% 的尿草酸来自膳食(Williams and Wandilak,1989)。最近,Holmes 及其同事(2001)研究了饮食中草酸对尿草酸的影响,当草酸盐的每日摄入量分别为 10mg 和 250mg时,尿草酸食物来源依次为(24.4±1.5)% 和(41.5±9.1)%。他们还证明,当钙摄入减少时,草酸盐的平均贡献增加(Holmes et al,2001)。尽管饮食中的草酸盐在增加尿草酸盐中起到明显的作用,但由于草酸盐普遍存在于大多数植物中,因此难以限制其摄入量。然而,重要的是避免大部分富含草酸盐的食品,例如菠菜、甜菜、巧克力、坚果和茶。虽然对复发性肾结石患者可能会给予限制性草酸盐摄入的一般建议,低草酸盐饮食对肠源性高草酸尿症患者,特别是存在潜在肠道异常的患者或接受过胃旁路手术的患者最有用(Holmes and Assimos,2004)。框图 12-3 列出了含有高浓度草酸的食品清单。值得注意的是,最近的研究表明,对于结石形成者和非结石形成者,HPFS 和 NHS(Ⅰ 和 Ⅱ)的横断面分析显示了饮食摄入和尿草酸排泄的相似关系,从而进一步增加了草酸对尿草酸排泄的影响(Taylor and Curhan,2008a)。

人们一再担心摄入维生素 C(抗坏血酸)的风险以及继发尿液排泄转化为草酸盐的可能性。不幸的是,多位作者提出了有争议的证据(Weaver,1983;Trinchieri et al,1991,1998b;Urivetzky et al,1992;Curhan et al,1996b,1999;Baxmann et al,2003;Traxer et al,2003)。实际上,来自同一组研究的作者也报道了相互冲突的结论,表明需要仔细审查现有的数据。一些疑惑源于研究终点的差异。尽管摄入大量维生素 C 可能增加 24h 草酸盐排泄,导致草酸钙过饱和,但这并不能一定导致症状性结石形成的增加。最近一项大型前瞻性研究发现,维生素 C 摄入量增加与肾结石形成风险倍增有关(Thomas et al,2013)。

最后,避免大量服用维生素 C 似乎是合理的。将一个人的摄入量限制在每天最大剂量不超过 2g 是一个很容易遵从的建议(Traxer et al,2003)。

> **要点：草酸避免**
> - 避免过量摄入草酸盐。
> - 大剂量的维生素 C 可能会增加结石复发的风险。剂量应该限制在 2g/d。

（七）治疗管理总结

预计通过上述这些措施，大量患者的尿结石形成的危险因素会得以纠正。从而使他们的结石病得到控制。治疗 3～4 个月后，应使用标准实验室检测或自动尿液分析包对患者进行重新评估。如果患者的代谢或环境异常得到纠正，可以继续进行这些治疗，患者每 6～12 个月进行一次尿检，并按照建议重复 24h 尿检。随访不仅对监测治疗效率至关重要，而且对鼓励患者依从性也很重要。然而，如果代谢缺陷持续存在，则可以进行更具针对性的药物治疗。例如，如果在饮食限制肉制品摄入后仍然存在显著的高尿酸尿症（尿尿酸＞800mg/d），可以使用别嘌醇进行药物治疗。

七、结石病的针对性药物治疗

药物治疗的选择需依据不同成因的肾结石诊断标准而制定，随着对结石的病理生理机制的认知深入，使得应用针对性治疗方案成为可能（Pak et al，1981；Preminger and Pak，1985）。这些方案应该具有以下特征：①反转潜在的病理生理紊乱；②抑制新的结石形成；③避免非肾并发症；④没有严重的不良反应。选择某些治疗方法的基本原理是假设特定的疾病中出现的理化和生理病变，在肾结石的形成中具有病因学意义（如前所述），并且纠正这些异常将阻止结石的形成。而且，针对性治疗方案应比"随机"治疗更有效和安全。尽管缺乏确凿的实验验证，但这些假设合情合理。表12-8 总结了用于治疗泌尿系结石病的常用药物及其预期作用。药物剂量列于表12-9 中，不良反应列于表12-10 中。图12-10 简单阐明了基本的评估原则和治疗方法。

表 12-8　药物治疗的理化和生理效应

	磷酸纤维素钠	正磷酸盐	噻嗪	别嘌醇	枸橼酸钾
尿钙	显著减少	轻微减少	中度减少	不变	轻微减少
尿磷	轻微增加	显著增加	轻微增加/不变	不变	不变
尿酸	不变	不变	轻微增加/不变	显著减少	不变
尿草酸	轻微增加	轻微增加/不变	轻微增加/轻微减少	不变	不变
尿柠檬酸盐	不变	轻微增加	轻微减少	不变	显著增加
草酸钙饱和度	轻微减少/不变	轻微减少	轻微减少	不变	中度减少
磷酸氢钙饱和度	中度减少	轻微增加	轻微减少	不变	不变

表 12-9　预防尿路结石常用药物的用量

药物	剂量	药物	剂量
噻嗪类利尿药		别嘌醇	300mg，口服，每天
氢氯噻嗪	25mg，口服，2/d	葡萄糖酸镁	0.5～1g，3/d
氯吡酮	25～50mg/d，口服	吡哆醇（B₆）	100mg/d，口服
吲达帕胺	2.5mg/d，口服	D-青霉胺	250mg/d，口服（滴定到效果）
硝酸纤维素钠	10～15g/d，分餐	α-巯基丙酸甘氨酸	100mg，口服，2/d（滴定生效）
正磷酸盐	0.5g 口服，3/d	卡托普利	25mg，口服，3/d
枸橼酸钾	20mEq，口服，2～3/d	乙酰氧基甲酸	250mg，口服，2～3/d

表 12-10 预防尿路结石药物的潜在不良反应

药物	不良反应
噻嗪类利尿药	钾消耗、肌肉痉挛、高尿酸血症、细胞内酸中毒、低柠檬酸血症
氢氯噻嗪	
氯吡酮	
吲达帕胺	
磷酸纤维素钠(SCP)	胃肠窘迫、低镁血症、高草酸尿、PTH 刺激
正磷酸盐	与 SCP 相似,软组织钙化
枸橼酸钾	胃肠不适,高钾血症
别嘌呤醇	皮疹,肌痛
葡萄糖酸镁吡哆醇(B_6)	腹泻
D-青霉胺	肾病综合征,皮炎全血细胞减少症
α-巯基丙酸甘氨酸	皮疹、乏力、风湿病、胃肠道不适、精神状态改变
卡托普利	皮疹、咳嗽、低血压
乙酰氨基甲酸	血栓栓塞现象、震颤、头痛、心悸、水肿、胃肠道不适、味觉丧失、皮疹、脱发、贫血、腹痛

PTH. 甲状旁腺激素

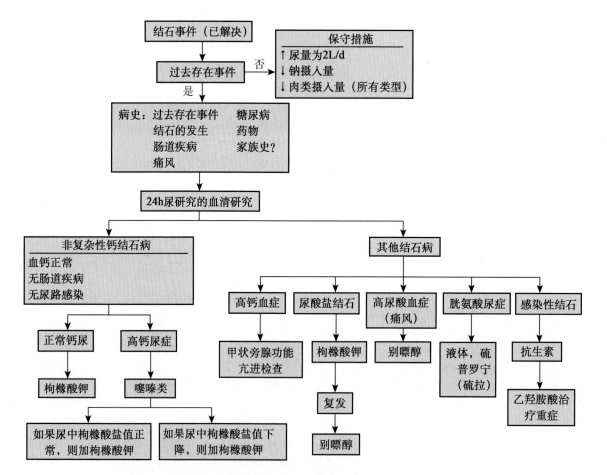

图 12-10 尿路结石评价和医疗管理的简化治疗程序

（一）非学术医疗中心进行评估的有效性

肾结石"针对性"代谢管理的一项令人诟病的特点是，标本收集太耗时，因无专职人员而无法在学术医疗中心之外进行。尽管乏味，但和泌尿系统癌症或排尿功能障碍患者一样，泌尿系结石患者也需要随访。

Lingeman 及其同事（1998）将 7 个私人诊所的患者管理结果与专门的大学诊所的结果进行了比较。值得注意的是，大学诊所的专业结石管理软件和实验室资源支持了私人诊所。他们发现，在网络和结石诊所中，尿的过饱和状态有效降低，并且降低的程度与初始过饱和状态和尿量增加成正比。结石诊所过饱和度降低更明显，患者随访的比例更高，尿量增加更多，这个网络中患者的治疗实质性效果显著。

这一发现得到了进一步研究的支持，该研究证明了在私人诊所中进行医学预防的有效性（Mardis et al，2004）。与饮食建议和液体管理的措施相比，积极的药物治疗降低了结石发病率。通过这些发现 Mardis 及其同事（2004）得出结论，在私人诊所环境下进行代谢评估指导，使用试验中验证的药物，能降低结石复发，这与学术医疗中心进行的临床试验结果一样。

（二）吸收性高钙尿症

1. 噻嗪类利尿药

目前没有治疗方案能够纠正Ⅰ型吸收性高钙尿症，而且噻嗪类利尿药不被认为是吸收性高钙尿的针对性治疗方案，因为它们不会减少肠道中钙吸收（Pak，1979）。然而，这类药物已被广泛用于治疗吸收性高钙尿症，主要是因为其降低尿钙的作用和替代疗法的高成本和不便（磷酸钠纤维素，其在美国已不再用）。Yendt 及其同事（1966）首次描述了使用噻嗪类药物治疗未分型的高钙尿症。

噻嗪类药物直接刺激远端肾单位的钙吸收，同时促进钠的排泄。长期噻嗪类治疗会导致血容量降低、细胞外体积减小和近端肾小管对钠和钙的重吸收减少。噻嗪类药物可能会增加镁和锌的尿排泄，但这些反应并不一致。因噻嗪类药物治疗引起的钾丢失可引起细胞内酸中毒，进而导致低枸橼酸尿。

研究表明，噻嗪类药物在Ⅰ型吸收性高钙尿症中的长期疗效可能有限（Zerwekh and Pak，1980；Preminger and Pak，1987）。尽管尿排泄最初减少，但肠钙吸收仍然持续升高。这些研究表明，至少在治疗的最初几年内，滞留的钙可能会沉积在骨骼中。在吸收性高钙尿症的噻嗪类药物治疗期间，骨密度显著增加，年增量为 1.34%。然而，通过持续治疗，骨密度的上升变得稳定而噻嗪类降低尿钙作用变弱。这些结果表明，噻嗪类治疗可能导致骨转化状态低，干扰骨骼中钙沉积。然后"被排斥的"钙会在尿液中排出。相反，在肾性高钙尿症中骨密度没有显著改变，其中噻嗪类已被证明会导致肠钙吸收的下降，而这与尿钙的减少相伴随。

还有关于该问题的进一步报道（Pak et al，2003a）。在这项研究中，28 例Ⅰ型吸收性高钙尿症患者使用噻嗪类（20 例）或吲达帕胺联合枸橼酸钾治疗（8 例）1～11 年，同时维持低钙低草酸饮食。在基线和治疗结束时测量血清和尿液生化指标和骨密度。在治疗期间，尿钙显著下降，但尿草酸没有变化。尿液 pH 和枸橼酸盐显著增加，草酸钙的尿液饱和度下降 46%；结石的形成率从每年 2.94 下降至 0.05。值得注意的是，与正常峰值相比，L_2～L_4 腰椎骨密度增加 5.7%，与正常年龄匹配和性别匹配值相比增加了 7.1%。作者得出结论，饮食调节钙和草酸，结合噻嗪和枸橼酸钾，能较好地控制高钙尿症，同时预防吸收性高钙尿症相关的骨量减少的并发症。

尽管不良反应通常是轻微的，但其发生率在应用噻嗪类药物治疗的患者中为 30%～35%。不良反应通常在治疗开始时出现，但在继续治疗后消失。倦怠和嗜睡是最常见的症状，并且可以在没有低钾血症的情况下发生。应始终考虑补充钾，特别是对于有明显钾缺乏症的患者、洋地黄治疗的患者，以及发生低枸橼酸尿症的患者。给予枸橼酸钾以防止在接受长期噻嗪治疗的患者中发生低钾血症和低氯代谢性酸中毒（Odvina et al，2003）。噻嗪类药物也可能导致糖类耐受性受损和高尿酸血症。更令人痛苦的并发症是性欲减退或性功能障碍，这发生在一小部分患者中。在开始使用噻嗪类药物监测低钾血症 1～2 周后应进行基础代谢评估，特别是在非同时开始使用枸橼酸钾的患者中。

噻嗪类药物暴露可能导致原发性甲状旁腺功能亢进(即"噻嗪类挑战")。血清钙正常的患者应用噻嗪类药物后可能会出现血清钙升高(Wermers et al,2007)。据 Wermers 及其同事(2007)报道,这种情况发生在噻嗪类药物开始使用后平均 6 年。在这种异质性群体中(其中 3% 是已知的结石患者),在噻嗪类药物停止使用后血清钙持续升高的患者中 64% 诊断出甲状旁腺功能亢进。可以利用噻嗪类药物挑战的另一种方法是,区分原发性或继发性甲状旁腺功能亢进(Eisner et al,2009)。在患有肾结石、高钙尿症和血清甲状旁腺激素升高的患者中,每天两次口服氢氯噻嗪 25mg,持续 2 周。如果甲状旁腺激素仍然升高,则确认原发性甲状旁腺功能亢进的诊断,如果恢复正常,则诊断为肾漏泄性高钙尿症引起的继发性甲状旁腺功能亢进。

2. 磷酸纤维素钠

磷酸纤维素钠是一种不可吸收的离子交换树脂,口服给予可以与钙结合并抑制钙的吸收(Pak et al,1974)。不幸的是,尽管早期使用积极,但目前磷酸纤维素钠的使用已大大失宠,这种药物在美国已不再用。

3. 噻嗪类药物在吸收性高钙尿症中的应用指南

噻嗪类药物不能纠正吸收性高钙尿症的基本生理缺陷。在更有针对性的治疗问世之前,这里提供一些指南。

在 I 型吸收性高钙尿症患者中,噻嗪类药物是首选药物,应与枸橼酸钾和乳制品的适量饮食(每天 2 或 3 份)相结合,并限制饮食中的钠和草酸盐。如果噻嗪类药物失去其低尿钙作用(长期治疗后),可以停用一段时间,然后再恢复噻嗪类药物治疗。建议在此期间继续使用枸橼酸钾和饮食调节。我们需要进一步的研究来确定一种能够针对性地减少肠道钙吸收的药物,从而减少钙负荷,降低尿钙排泄,让结石形成风险变小。

4. 其他降低尿钙药物

其他被选择用来代替氢氯噻嗪治疗高钙尿症的长效药物包括,氯噻酮(25~50mg/d)或吲达帕胺(2.5mg/d)。吲达帕胺不是噻嗪类,但与其他药物一样具有成功的降低尿钙的效果。经证明这两种药物同样有效,但可以通过更方便的每天一次给药来改善患者的依从性(Jaeger et al,1986;Lemieux,1986;Coe et al,1988;Ettinger et al,1988;Ohkawa et al,1992;Borghi et al,1993b;Martins et al,1996)。

阿米洛利与噻嗪类(Moduretic)组合在减少钙排泄方面可能比单独使用噻嗪更有效(Maschio et al,1981;Leppla et al,1983)。然而,这种药物不会增加枸橼酸的排泄。因为阿米洛利是一种钾替代药,钾替代不是必需的,并且实际上可能存在问题。不建议给接受保钾利尿药的患者提供钾补充剂。尽管阿米洛利的保钾作用可能是有益的,但由于存在有关三氨酸结石形成的报道,应谨慎使用另一种保钾药三氨蝶呤(Watson et al,1981;Werness et al,1982;Ettinger,1985;Sorgel et al,1985)。

5. II 型吸收性高钙尿症

对于 II 型吸收性高钙尿症,可能不需要特定的药物治疗,因为生理缺陷不如 I 型吸收性高钙尿症那么严重。此外,许多患者不喜欢饮用液体,因此导致了尿液浓缩。适当的钙摄入(400~600mg/d)和高液体摄入(保证最低尿量>2L/d)是理想的,因为高钙尿症可以通过单独的钙质限制恢复正常,并且,增加尿量可降低草酸钙的尿饱和度。此外,避免过量摄入钠也会进一步降低 II 型吸收性高钙尿症患者的高钙尿症和潜在的结石形成风险。

6. 正磷酸盐

正磷酸盐[钠和(或)钾的中性或碱性盐,磷 0.5g,每天 3 次或 4 次]已被证明可抑制 1,25-$(OH)_2$D 的合成(Van Den Berg et al,1980;Insogna et al,1989)。然而,从随机试验中还没有找到令人信服的证据表明这种治疗能够恢复正常的肠道钙吸收。正磷酸盐可能通过直接阻碍肾小管对钙的重吸收和通过结合肠道中的钙来减少尿钙。治疗期间尿磷明显增加,这个发现反映出可溶性磷酸盐的吸收能力。在理化性质上,正磷酸盐降低了草酸钙的尿饱和度,但增加了磷酸氢钙的饱和度。此外,尿抑制药活性增加,可能是由于激活了焦磷酸盐和枸橼酸盐的肾排泄。尽管已出现相反的报道,但该治疗方案会导致软组织钙化和甲状旁腺刺激(Dudley and Blackburn,1970)。由于磷负荷增加,正性磷酸盐在泌尿道感染(UTI)合并的肾结石中是禁忌的。

- 磷酸纤维素钠有效地降低了肠道钙的吸收，但由于消化道不耐受和不良反应而被放弃。
- 噻嗪类药物不能从根本上治疗吸收性高钙尿症，但可以减少尿钙并控制其症状。
- 使用利尿药预防低钾血症及随后的低枸橼酸尿症时应小心。
- 当其他方法无效时，正磷酸盐可能具有治疗吸收性高钙尿症的作用。

（三）肾性高钙尿症

噻嗪类药物是治疗肾性高钙尿症的理想药物。这种利尿药已被证明可以通过增加远端小管中钙的重吸收并通过降低血容量来刺激近端肾小管对钙的重吸收，从而纠正钙的肾漏。噻嗪类药物已显示可持续纠正高钙尿症，恢复正常血清 $1,25-(OH)_2D$ 和肠道钙吸收，治疗可长达 10 年（Preminger and Pak，1987）。

在噻嗪类治疗期间，尿液草酸钙和磷酸氢钙的饱和度降低，主要是因为钙排泄减少所致。此外，通过未知机制增加了结石抑制因素的活性，而这反映了代谢稳定状态的程度。氢氯噻嗪每天 2 次，氯噻酮 25～50mg/d 或吲达帕胺 2.5mg/d，均有相似的效果。建议补充枸橼酸钾（40～60 mEq/d），因为当给予肾结石患者服用噻嗪类药物的同时，这种药物可有效地避免低钾血症和增加尿枸橼酸（Nicar et al，1984；Pak et al，1985a）。

本节介绍了噻嗪类药物治疗高钙尿症的作用机制、有效性和不良反应。此外，表 12-11 提供了涉及使用噻嗪类药物治疗高钙尿症的随机试验结果总结。值得注意的是，最近一项关于结石预防的荟萃分析表明，只有噻嗪类药物在随机试验中显示出明显的证据（Pearle et al，1999）。

- 噻嗪类药物是治疗肾漏性高钙尿症的一线治疗药物。

（四）原发性甲状旁腺功能亢进

甲状旁腺切除术是治疗伴有原发性甲状旁腺功能亢进的肾结石病的最佳方法（Parks et al，1980；Fraker，2000）。该疗法包括切除显性腺瘤或切除所有 4 颗增生腺体；除去异常的甲状旁腺组织后，预计尿钙会恢复正常，并与血清钙和肠钙吸收下降相称。然而，这些发现并不总是可靠的，因为一些患者可能因长期高钙血症/高钙尿症而患有肾小管和肾小球功能的变化（Farias et al，1996）。此外，必须重复进行 24h 尿钙测定，以确保高钙尿症已经解决。

原发性甲状旁腺功能亢进的肾结石尚无特定的治疗方法。虽然正磷酸盐被推荐用于轻度至中度严重的疾病，但其安全性和有效性尚未得到证实。只有在不能进行甲状旁腺手术时才应使用这些药物。据报道，雌激素可用于降低患有原发性甲状旁腺功能亢进症的绝经后妇女的血清钙和尿钙水平（Herbai and Ljunghall，1983；Marcus et al，1984；Coe et al，1986；Selby and Peacock，1986；Boucher et al，1989；Diamond et al，1996；Orr-Walker et al，2000）。

- 伴有结石病的甲状旁腺功能亢进症最好通过手术切除腺瘤来治疗。

（五）含高尿酸尿的草酸钙肾结石

药物治疗高尿酸性钙盐肾结石有两种方法。首先是减少尿酸的产生。别嘌醇（300mg/d）可用于阻断黄嘌呤氧化酶将黄嘌呤转化为尿酸的能力（Coe，1978）。由此导致的血清尿酸的减少最终也会导致尿尿酸的减少。如果患者不能或不愿意遵守饮食中的嘌呤限制，别嘌醇也可应用在与膳食嘌呤过度相关的高尿酸尿症中。由正常尿尿酸恢复引起的物理化学变化包括草酸钙的稳定状态增强（Pak et al，1978）。因此，通过抑制尿酸钠诱导的草酸钙结晶刺激，抑制草酸钙的自发成核作用（Pak et al，1979；Coe et al，1980）。由于尿酸钠诱导的草酸钙结晶可能被夸大，因此建议采用适度的钠限制（150 mEq/d）。

很少有令人信服的随机试验证明别嘌醇治疗高尿酸尿症的效果。然而，Ettinger 及其同事（1986）的一项研究结果值得注意。在这项双盲、

表 12-11　噻嗪类药物治疗肾结石的随机试验

年份	作者	诊断	用药	患者组例数	对照组例数	疗效	随访(年)	备注
1981	Brocks et al	复发性钙结石	苄氟噻嗪,2.5mg,1日3次	29	33	对照组缓解83%,治疗组缓解85%;无显著意义	1.6	并非所有患者都有高钙尿,预期结石形成对照组中只有16%,治疗组中有24%
1982	Scholz et al	复发性钙结石	氢氯噻嗪,2.5mg,1日2次	25	26	对照组缓解77%,治疗组缓解76%;无显著意义	1	空腹尿钙增加,在治疗前,尿钙随利尿药使用而下降,但对照组里下降。两组尿量均增加,表明水化无足
1984	Laerum and Larsen	复发性结石患者	氢氯噻嗪,2.5mg,1日2次	25	25	对照组缓解45%,治疗组缓解75%;差异明显。对照组形成结石21例;治疗组形成结石230例;无显著意义	3	一般实践研究,75%的患者没有高钙尿。仅在18个月后可发现差异
1988	Ettinger et al	复发性钙结石	氯噻酮25或50mg/d	42	31	对照组缓解55%,治疗组缓解86%;差异明显	3	只有15%的患者有高钙尿,饮食控制不被鼓励或未系统评估,至于药物,在尿量评估中对照组有16%丢失率,氯噻酮组有35%~40%
1984	Wilson et al	复发性钙结石	氢氯噻嗪,100mg/d	21	23	对照组缓解65%,治疗组缓解70%;无显著意义。对照组复发0.32/年,治疗组0.15/年,有统计学意义	<3	并非所有患者有高钙尿结石,其他治疗方案——磷酸盐、镁、别嘌醇都是无效的
1992	Ohkawa et al	特发性高钙尿	三氯噻嗪,4mg/d	82	93	对照组缓解86%,治疗组缓解92%;无显著意义;治疗组结石产生速率明显低于对照组	3	这是一项多机构研究,所有患者均有高钙尿,很多是单个结石形成
1993b	Borghi et al	特发性高钙尿	吲达帕胺,2.5mg/d,吲达帕胺+别嘌醇,300mg/d	25	25	对照组缓解65%,治疗组缓解95%;差异明显		两组患者的排尿量均未增加,因此水化可能并不有效
合计				249	256	对照组缓解73%,治疗组缓解85%		只有随访≥2年的试验才能看到治疗的益处

前瞻性随机试验中,60 例高尿酸尿症、正常尿钙的复发性草酸钙结石患者服用别嘌醇。试验建立了 6 个月的宽限期,在此期间,任何新的结石都不被认为治疗失败。随访长达 39 个月,58%的安慰剂患者和 31%的别嘌醇患者发生新的结石事件(结石生长或复发)。安慰剂组的结石减少 63.4%,而别嘌醇组的结石减少 81.2%。安慰剂组的平均每例患者平均发生率为 0.26,别嘌醇组为 0.12。别嘌醇组在结石复发前的时间明显延长。

另外,可以通过改变尿液环境来促进高尿酸尿症的治疗,使得尿酸保持溶解状态(Pak and Peterson,1986)。这种方法的核心是大量稀释尿液,以维持低浓度的尿酸。试图将尿液保持在高于 pKa 的 pH 也可以通过促进该分子的溶解来实现(Pak et al,1986b)。这种效果通常通过使用碱化药如枸橼酸钾(分剂量为 30～60mEq/d 的剂量)来实现。在 Pak 及其同事的研究中,该治疗使尿液 pH 持续上升 0.55～0.85 达到高正常范围,尿枸橼酸盐水平从 249mg/d 上升至 402mg/d。与这些变化相适应,草酸钙的尿饱和度(相对饱和度)和未解离的尿酸量显著下降。在平均 2.35 年治疗期间,结石形成从每患者每年 1.55 下降至每患者每年 0.38。治疗期间,19 例患者中有 16 例患者没有发生结石。

要点:高尿酸尿性草酸钙肾结石

• 应指导高尿酸尿症患者减少饮食中的嘌呤摄入量。
• 别嘌醇可降低尿酸的产生,对于有痛风病史的患者是理想的。
• 通过降低尿酸和草酸钙的过饱和度,枸橼酸钾可改善高尿酸尿症患者的尿液环境。

有证据表明,单独尿 pH 的变化不足以控制高尿酸尿症(Pak et al,2002b)。基于此认识,枸橼酸盐治疗高尿酸尿症钙肾结石的效果可能源于枸橼酸盐对钙和草酸盐结晶活性的抑制。

枸橼酸钾可能特别适用于轻度至中度高尿酸尿症(<800 mg/d)的患者,尤其是同时存在低枸橼酸尿症的患者。

(六)肠源性高草酸尿症

肠源性高草酸尿症患者的管理通常涉及针对特殊疾病的对应治疗。建议给予口服非处方钙制剂(0.25～1g,每天 4 次)或镁制剂来控制回肠疾病伴发的含钙结石(Worcester,2002)。尽管尿草酸盐可能会减少(可能由于草酸盐与二价阳离子的结合),但尿钙同时升高可能会抵消这种疗法的有益效果,至少在某些患者中是这样的(Barilla et al,1978)。

考来烯胺也被建议用于治疗这类结石(Stauffer,1977)。使用这种药物可以结合肠腔中的胆汁盐,从而减少结肠黏膜的刺激和随后的草酸盐的过度吸收(Caspary et al,1977)。用中链甘油三酯替代膳食脂肪可能对吸收不良的患者也有帮助。

由于肠道对镁的吸收受损,患者可能表现出低镁尿。由于镁可以与草酸盐形成复合物,因此低镁尿可能会增加草酸钙的尿液饱和度(Caudarella et al,1993)。虽然口服镁补充药可以纠正低镁尿,但也可能引起继发的腹泻。葡萄糖酸镁(0.5～1g,每天 3 次)似乎比氧化镁或氢氧化镁具有更好的耐受性。用枸橼酸钾(60～120mEq/d)治疗可以纠正肠源性高草酸尿症患者的低钾血症和代谢性酸中毒,并且在一些个体中,将尿枸橼酸盐增加至正常。应考虑对肠道快速排空的患者中提供液体形式的枸橼酸钾,因为这种液体形式的药物可能比缓释蜡基质的药更好地被吸收。

建议摄入大量的液体以确保足够的尿量。由于可能存在过量的流体损失,因此在保证尿量的情况下应适当使用止泻药。理论上,枸橼酸钙可以在肠源性高草酸尿症的治疗中起作用。该治疗可以通过结合肠道中的草酸盐来降低尿草酸盐。枸橼酸钙还可以通过增加碱负荷来提高尿枸橼酸盐含量和提高 pH(Harvey et al,1985)。最后,枸橼酸钙可以通过提供容易吸收的钙剂来纠正钙的吸收不良和对骨骼的不利影响。

最近,益生菌的使用和肠道菌群的改变也在研究中(Hoppe et al,2005;Lieske et al,2005)。这些治疗方案可以增加草酸盐的降解,从而防止肠道吸收。使用乳酸菌和产甲酸草酸杆菌已经初步被证实可以使草酸的排泄减少,但需要进行更大规模的长期评估。显然,需要对这种相对新颖的治疗方法进行进一步研究。

吡哆醇已被用于治疗原发性高草酸尿的患者。它在体内被转化为磷酸吡哆醛,它是 AGT 的辅助因子。AGT 缺乏是 1 型原发性高草酸尿的原因。吡哆醇已被证明可增加 AGT 的表达,催化活性和过氧化物酶体的输入(Fargue et al,2013)。特发性高草酸尿症患者也曾报道过 AGT 的缺乏。在一项回顾性研究中,OrtizAlvarado 及其同事(2011)发现,饮食调整(低草酸盐饮食)和吡哆醇的组合显著减少特发性高草酸尿症患者的尿草酸盐。作者没有观察到吡哆醇治疗的任何不良反应。对于难治性高草酸尿症患者,这可能是一种替代疗法。

要点:肠源性高草酸尿症

- 应大力鼓励液体摄入以纠正脱水的相对状态。
- 膳食钙可能有助于结合肠道草酸盐并减少其吸收。
- 应避免使用缓释枸橼酸盐配方。

(七)低枸橼酸钙性草酸肾结石

在患有低枸橼酸钙性草酸肾结石的患者中,枸橼酸钾治疗能够恢复正常的尿枸橼酸盐,降低尿饱和度并抑制钙盐的结晶。低枸橼酸尿症出现在诸多情况之中,每种情况都将予以单独处理。

1. 远端肾小管酸中毒

枸橼酸钾治疗能够纠正远端肾小管酸中毒(RTA)患者的代谢性酸中毒和低钾血症(Preminger et al,1985;Wang and Preminger,2011)。此外,这种药物能够恢复正常的尿枸橼酸盐,尽管在严重的酸性状态下可能需要更大的剂量(高达 120 mEq/d)。随着酸中毒的纠正,尿钙应该下降到正常范围。因为 RTA 患者的尿 pH 一般较高,所以尿 pH 的总体升高很小。

枸橼酸钾治疗通常导致草酸钙的尿饱和度持续下降(来自尿钙的减少和钙的枸橼酸盐络合)。磷酸钙的尿饱和度不会增加,因为磷酸盐解离的增加相对较小并且通过离子钙浓度的下降得到充分补偿。此外,由于枸橼酸盐的直接作用,增强了对草酸钙和磷酸钙结晶的抑制活性。

来自泰国的研究人员表示,对于患有远端 RTA 的儿童,枸橼酸钾的目标剂量应为每天 3~4 mEq/kg,分次服用(Domrongkitchaiporn et al,2002c;Tapaneya-Olarn et al,2002)。

2. 慢性腹泻状态

本章前面已经讨论了肠源性结石病的全面管理。整个管理应该包括使用枸橼酸盐来纠正腹泻导致的慢性碳酸氢盐丢失伴酸中毒。枸橼酸钾的量将取决于这些患者的低枸橼酸的严重程度,剂量范围为 60~120mEq,分 3 次或 4 次服用。

由于肠道通过时间快,缓释药物可能吸收不良,建议使用枸橼酸钾的液体制剂而不是缓释片。此外,液体制剂频繁给药(每天 3 或 4 次)也是必要的,因为这种形式的药物具有相对短的作用持续时间。

3. 噻嗪类药物诱导的低枸橼酸尿症

如前所述,由于噻嗪类诱导的低钾血症导致细胞内酸中毒,噻嗪类药物治疗可能引起低尿钾症(Nicar et al,1984)。因此,通常的做法是向接受噻嗪类治疗的高钙尿症的患者使用钾补充剂,优选以枸橼酸钾的形式。已经证实,枸橼酸钾在纠正噻嗪类诱导的低钾血症方面与氯化钾同样有效。此外,枸橼酸钾的加入不仅可以防止噻嗪类治疗期间尿枸橼酸盐的下降,而且可以提高枸橼酸盐的排泄(Pak et al,1985b)。

4. 特发性低枸橼酸钙肾结石

这类疾病包括单独发生的低枸橼酸尿症,以及与其他疾病(例如,高钙尿症或高尿酸尿症)伴发的情况,在这种条件下形成的结石主要由草酸钙组成。枸橼酸钾治疗可以使尿枸橼酸盐持续增加,并且草酸钙的尿饱和度下降(Pak and Fuller,1986)。已经有两种药物用于治疗低枸橼酸尿症,欧洲常用的枸橼酸钠钾蜡基质片,美国使用的液体形式的枸橼酸钾,通常的治疗剂量为 30~60mEq/d,以分剂量给药或单次晚间给药(Berg et al,1992)。枸橼酸钠不会降低尿钙排泄,可能是由于与该药物导致钠负荷增加相关(Sakhaee et al,1983;Preminger et al,1988)。

一般来说,枸橼酸盐耐受性良好,然而胃部不适反应也是客观存在的。目前,嵌入蜡基质的枸橼酸钾制剂可有助于减轻胃刺激的风险。强烈建议患者在进餐时服用,此时食物可作为进一步的缓冲剂。

用这种药物进行长期治疗可以改变尿液参数和结石形成率（Robinson et al,2009）。在一项回顾性队列研究中,503 名患者接受了枸橼酸钾治疗,平均时间为 41 个月（范围为 6 至 168）,尿液 pH 和枸橼酸盐明显升高（pH 从 5.9 至 6.46;枸橼酸盐,从 470~700mg/d）,在短至 6 个月的治疗中,尿液参数得到显著改善。此外,枸橼酸钾将结石形成率从每位患者每年 1.89 降低至 0.46。

然而,人们对尿液的过度碱化和磷酸钙结石形成率的提高表示关注。研究人员分析了一个超过 1200 例患者的大型结石数据库,并确定过去三十年结石中磷酸钙含量增加了 3 倍（Parks et al,2004）。正如预期的那样,尿液 pH 的升高与这种发现直接相关,因此提出了枸橼酸钾在增加磷酸钙含量的过程中的作用问题。然后,同一组研究人员分析了结石成分转变为磷酸钙增加的患者,发现那些转变的患者与没有转变的患者相比,确实接受了更多的枸橼酸钾治疗（Parks et al,2009）。作者指出,尿液 pH 的影响可能被尿液中枸橼酸盐的增加所抵消。

要点:低枸橼酸尿结石

- 枸橼酸盐通常具有良好的耐受性,只有很小的肠道不良反应。
- 枸橼酸盐是治疗肾小管酸中毒、噻嗪类诱导的低尿酸血症和特发性低尿酸血症的一线治疗药物。
- 有证据表明,长期使用枸橼酸钾治疗会增加磷酸钙结石形成的风险。

关于这个问题的进一步研究表明,尽管患者长期服用枸橼酸钾时尿液 pH 确实增加,但尿液 pH 大于 6.5 的患者的结石形成率明显低于接受枸橼酸钾治疗但 pH 小于 6.5 的患者。尽管在该特定研究中未评估结石成分,但是具有高尿 pH 的患者中结石形成率的差异强烈表明,使用枸橼酸盐不会增加磷酸钙结石形成的风险（Robinson et al,2009）。

(八)低镁尿性含钙肾结石

低镁尿性含钙肾结石的特征在于低尿镁、低枸橼酸尿和低尿量。因此,治疗应包括用氧化镁或氢氧化镁恢复尿镁水平,以及用枸橼酸钾纠正低枸橼酸尿症。镁盐的给药理论是它减少了草酸盐的尿排泄,同时增加尿中镁的排泄,从而在使尿液中镁钙比提高,从而对结石形成具有保护作用。镁通过枸橼酸盐的螯合作用减少肾小管枸橼酸盐的吸收,从而增加尿枸橼酸盐的排泄。Melnick 及其同事（1971）发现,在一组 149 例经过氧化镁治疗的复发性草酸钙结石患者中,结石复发率从每年 6 次下降到每年 0.073 次。Prien and Gershoff（1974）报道,大约 70% 的患者给予 300mg 氧化镁和 100mg 吡哆醇,结果表明结石形成完全停止。Johansson 及其同事（1980）用 56~500mg 氢氧化镁治疗了 56 例患者,在接受治疗的患者中,80% 的患者没有结石,而未接受镁剂的患者未发生结石者为 50%。在治疗组患者中,结石形成率从每年 0.8 下降到每年 0.03,而在对照组患者中,结石形成率从每年从 0.5 下降到每年 0.22。但也有一项随机试验显示,治疗和未治疗患者的复发率无差异（Ettinger et al,1988）。

有不同镁盐用于治疗结石病。氧化镁和氢氧化镁的吸收很差,仅能导致尿草酸盐的轻微下降和尿镁的适度增加（Barilla et al,1978;Johansson et al,1980）。在氧化镁补充过程中尿钙水平增加（Melnick et al,1971;Fetner et al,1978;Tiselius et al,1980）,因此用氧化镁治疗并未显著降低草酸钙的尿饱和度。Lindberg 及其同事（1990）发现,当空腹服用时,枸橼酸镁或氧化镁在尿液生化中仅引起适度的有益变化。然而,当镁盐随餐服用时,它们更显著的引起尿生化变化,并且降低了尿液中草酸钙或磷酸氢钾的相对饱和度。

胃肠道不耐受是镁疗法的主要不良反应。目前,补充镁没有被广泛使用;镁制剂与磷酸纤维素钠一起被用于治疗I型吸收性高钙尿症患者;目前也可与枸橼酸钾一起用于治疗慢性腹泻综合征患者。

目前已经开发出一种新的镁制剂（枸橼酸钾镁）,但尚未批准使用,它在同一片剂中含有镁和枸橼酸盐。这种枸橼酸钾镁制剂提供与其他制剂一样多的生物可利用钾（Koenig et al,1991）。此外,镁排泄量显著增加,尿液中枸橼酸盐的排泄量也显著增加。这种镁剂的补钾作用被进一步探究,在噻嗪类诱导的低钾血症患者中,该药物被证明可提供与其他标准药剂一样多的生物可利用钾（Wuermser et al,2000）。

Ettinger 及其同事（1997）报道了一项关于枸橼酸钾镁与安慰剂的随机双盲试验。在他们的研究中,安慰剂组 63.6% 的受试者产生了新的结石,而枸橼酸钾镁组只有 12.9% 的受试者发生新的结石。与安慰剂相比,枸橼酸钾镁治疗失败的相对风险为 0.16。作者得出结论,枸橼酸钾镁有效地防止了草酸钙结石的复发,并且可以在 3 年内提供高达 85% 的保护。与用枸橼酸钾进行的试验类似,Odvina 及其同事（2006）证明了枸橼酸钾镁在预防噻嗪类药物治疗患者的低钾血症和低镁血症的能力。

> **要点:低镁钙肾结石**
> - 镁补充剂有助于减少结石。
> - 镁的使用受到腹泻风险的限制。
> - 钾镁可以恢复尿镁和枸橼酸盐水平,同时胃肠道不良反应最小。

（九）痛风体质

管理痛风体质的主要目标是将尿液 pH 提高到 5.5 以上,优选在 6.0～6.5（Khatchadourian et al,1995）。过去,用碳酸氢钠或钠碱和钾碱的各种组合完成尿碱化。尽管钠碱可以通过提高尿液 pH 来增强尿酸的解离并抑制尿酸结石的形成,但是这种药物可能因含钙结石[磷酸钙和（或）草酸钙]的发展而使情况变得复杂。枸橼酸钾是有利的,因为它不仅是一种良好的碱化药,而且似乎没有钙结石的并发症。枸橼酸钾应以足以维持尿液 pH 约 6.5（30～60 mEq/d,分 2 次或 3 次服）的剂量给予。应避免尝试将尿液碱化至 pH 大于 7.0,在较高的 pH 下,存在增加磷酸钙结石形成的风险。如果尿尿酸排泄升高或存在高尿酸血症,应加用别嘌醇（300mg/d）。

（十）胱氨酸尿症

胱氨酸尿症的治疗目的是将胱氨酸的尿浓度降低至其溶解度极限（200～300mg/L）以下（Pak and Fuller,1983）。初始治疗计划包括高液体摄入,其目的是每天产生 2.5～3L 尿液。这一尿量将显著提高浓度分数的分母,并有助于减少尿液

相对于胱氨酸的过饱和度。另外有人建议口服可溶性碱（枸橼酸钾）,剂量足以将尿液 pH 提高到 6.5～7.0（Chow and Streem,1998；Joly et al,1999）；该治疗策略试图增加滤过的胱氨酸的溶解度以防止晶体形成。尽管碱疗法可能有所帮助,但重要的是要记住胱氨酸的 pKa 为 8.3,这会产生两个问题。首先,将尿液 pH 调高到很高是非常困难的,使过量的碱化成为不切实际的目标；其次,将尿液 pH 升高到这些水平将使患者处于形成磷酸钙结石的风险中。

有充分证据表明过量摄入钠可导致胱氨酸排泄增加（Norman and Manette 1990；Lindell et al,1995；Rodriguez et al,1995；Fjellstedt et al,2001）。实际上,这些作者已经证明饮食钠的限制应该是胱氨酸尿症患者全身管理的一个组成部分。Fjellstedt 及其同事（2001）证明,使用枸橼酸钠而不是枸橼酸钾可能会降低其他医学干预措施的效果,例如含巯基的化合物 α-巯基丙酰甘氨酸（硫醇）。当上述治疗无效的时候,可以应用可溶的混合二硫键（即胱氨酸与药物,而不是胱氨酸至胱氨酸）来增加尿液中胱氨酸溶解度。这些药物包括 α-巯基丙酰甘氨酸[硫普罗宁（Thiola）]、D-青霉胺（Cuprimine）和卡托普利。

第一种药物是 D-青霉胺。有趣的是,从 20 世纪 60—70 年代,关于这种药物及其在治疗胱氨酸尿症中的用途很少（Crawhall and Thompson,1965；McDonald and Henneman,1965；Lotz et al,1966；Combe et al,1993）。虽然有一定的效果,但 D-青霉胺会很快且频繁的出现不良反应,包括肾病综合征、皮炎和全血细胞减少症。最近的一项研究记录了 11 例无毒性患者中的 9 例,在初始剂量升级后平均随访 109 个月（DeBerardinis et al,2008）。典型剂量从 250mg/d 开始并滴定至有效。

用于治疗胱氨酸尿症的另一种药物是 α-巯基丙酰甘氨酸[硫普罗宁（Thiola）]（Remien et al,1975；Hautmann et al,1977；Johansen et al,1980）。该试剂还含有与胱氨酸形成二硫键的巯基。尽管已经证明它在体内捕获胱氨酸分子的效果稍差（Harbar et al,1986）,但 α-巯基丙酰甘氨酸的耐受性比 D-青霉胺更好,因此具有临床优势（Pak et al,1986a）。然而,硫普罗宁仍然可能产生不良反应。事实上,Pak 及其同事（1986a）证明了对

α-巯基丙酰甘氨酸的总体不良反应相对常见,并且在没有 D-青霉胺治疗史的情况下发生率为 64.7%,而对 D-青霉胺有毒性的比例为 83.7%。但是,应用 α 巯基丙酰甘氨酸时不常到需要停止治疗的严重不良反应。服用这两种药物的患者中,30.6% 不得不停用 α-巯基丙酰甘氨酸,而 69.4% 不能耐受 D-青霉胺。常见的不良反应包括虚弱、胃肠不适、皮疹、关节疼痛和精神状态改变。剂量从 100mg 开始,每天口服 2 次并滴定以达到低于 250mg/L 尿液的尿中胱氨酸浓度。Pak 报道的总日剂量高达 1200mg(Pak et al,1986a)。

正如本章前面所述,Coe 及其同事在巯基药物存在的基础上提出了基于胱氨酸过饱和的胱氨酸预防评估(Coe et al,2001)。实质上,该测定法测量患者尿液中存在多少"空间"以使更多的胱氨酸溶解,证明尚未完全饱和的尿液意味着较低的自发性结石形成风险。

最后,血管紧张素转换酶抑制药卡托普利因其可用的巯基而被用于治疗胱氨酸尿症。虽然这个药物早期很受欢迎(Sloand and Izzo,1987;Streem and Hall,1989;Cohen et al,1995),但其流行程度似乎已经减弱(Michelakakis et al,1993)。不良反应不如其他药物严重,包括疲劳、低血压和慢性咳嗽。然而,没有长期临床试验证明卡托普利在预防复发性胱氨酸结石形成中的有效性。

胱氨酸尿症的医疗管理可能非常具有挑战性。尽管一系列药物选择并不是特别复杂,但通常很难使患者具有较好的依从性(Barbey et al,2000)。实际上,由于疾病过程的遗传性质,这些患者经常在年幼时开始形成结石,从而使其肾暴露于慢性排石过程和潜在的肾实质损失的风险中(Lindell et al,1997)。Assimos 及其同事(2002)在两个医疗中心检查了 40 例胱氨酸尿症患者的临床状况,并将他们的肾健康状况与参加数据库的 3964 例草酸钙结石患者进行了比较,结石性胱氨酸尿症患者的平均血清肌酐明显高于草酸钙组。在男性中,越来越多的手术切开取石和肾切除术是与血清肌酐增加相关的显著变量。数量惊人的胱氨酸尿症患者因某种原因(14%)接受了肾切除术,与之相比草酸钙组患者接受肾切除手术则要少得多(3%)。

不幸的是,尽管医疗依从性差的后果明显,最近的一项研究表明,很少有患者能够实现并维持医疗干预的目标(Pietrow et al,2003)。在专业的结石中心随访的 26 名患者中,只有 15% 达到并保持治疗成功,达到尿胱氨酸浓度低于 300 mg/L 的标准。另外 42% 取得了治疗成功,但随后在平均 16 个月(范围 6~27 个月)的时间内失败了。在这些患者中,2/3 的平均能够在 9.4 个月(范围 4~20 个月)内恢复治疗成功。然而,19% 的患者从未取得过治疗成功,另有 23% 未能及时进行随访预约或提供随后的 24h 尿液研究,尽管他们已被转诊到三级医疗中心。非常重要的是,无论医师的看法或治疗结果如何,患者对医疗依从性的自我评估都是一致的。

要点:胱氨酸尿症

- 胱氨酸尿症患者的医疗依从性可能较差。
- 治疗包括积极的液体摄入、尿碱化、避免盐摄入、使用胱氨酸结合剂。
- α-巯基丙酰甘氨酸(硫醇)是最常用的胱氨酸结合剂。

(十一)感染性结石

感染性结石(又称鸟粪石结石)的首选治疗方案涉及积极的手术干预。美国泌尿协会肾结石指南委员会强烈建议将内镜治疗(即经皮肾镜取石术)作为治疗复杂肾鹿角形结石的第一线治疗方法(Preminger et al,2005)。该报道指出,彻底消除所有受感染的结石对预防复发性感染性结石的形成至关重要。关于大结石手术治疗的完整讨论超出了本章的范围,可以在本书的其他地方找到。

感染性结石的医学管理集中在预防复发,而不是药物溶解。因此,如果可能的话,应该改善膀胱健康、保证充足的尿液和抑制性抗生素应用,从而实现对尿素分解生物感染的长期有效控制(Hess,1990;Bichler et al,2002)。不幸的是,面对残留的结石很难获得这种控制,因为结石通常在其空隙中含有有机体和内毒素(Rocha and Santos,1969;McAleer et al,2002,2003)。抗生素应根据培养和敏感度筛查中发现的主要致病菌进行调整(Hugosson et al,1990)。值得注意的是,培养并不总是能够在患者的尿液和结石悬浮液之间很好地关联(Fowler,1984)。因此,临床上需要提高警惕,对所有去除了感染性结石的患者均应该应用广谱抗生素,以达到局部抵抗复发的效果。尽管在治疗期间培养物可能变为阴性,但重要的是,如果结石残留在集合系统内,则复发的可能性依然很高。

在手术移除结石后,可以在非常仔细的监测下用溶肾石酸素进行灌洗(Renacidin),以溶解残留的碎片。从历史上看,这类药物的应用与严重的毒性甚至死亡相关。进一步深入调查发现,大部分上述病例是在感染尿液或尿脓毒血症状态下使用的。因此,只有在泌尿系感染或细菌定植得到控制后才能使用该药。目前,用各种药物进行的化学溶解不再常规用于治疗鸟粪石结石。

脲酶抑制药乙酰羟肟酸可降低鸟粪石的尿饱和度,从而延缓结石的形成(Griffith et al,1978)。当以每天 3 次 250mg 的剂量给药时,乙酰氧羟酸已被证明可以防止新结石复发,并抑制慢性尿素分解细菌感染患者中结石生长。至少有两项随机研究证实了,对比安慰剂,试验组的效果显著(Williams et al,1984;Grif fi th et al,1991)。在这些研究中,患者用乙酰羟肟酸和抗生素治疗。与安慰剂相比,接受药物治疗的患者的复发率和随后的结石生长明显减少。此外,在有限的患者中,该药可引起现有鸟粪石结石的溶解(Rodman et al,1983)。然而,接受慢性乙酰异羟肟酸治疗的患者中有相当大比例的患者出现轻微不良反应,15% 患者发生深静脉血栓形成。类似的,Rodman 及其同事(1987)证实接受乙酰氧肟酸的患者可能进入低度血管内凝血状态,需要仔细随访血栓形成的迹象。一些作者则报道因难以忍受的不良反应,导致药物停止率高。在之前提到的随机研究中,22%～68% 的治疗患者不得不停止治疗并退出研究。报道的不良反应多种多样,包括血栓栓塞现象、震颤、头痛、心悸、水肿、胃肠道窘迫、味觉丧失、皮疹、脱发、贫血和腹痛。由于这些问题,这种药物通常被保留给被认为不适合手术治疗的患者。Wall 和 Tiselius(1990)报道了其他酸化药,但似乎没有被广泛使用。其中包括氯化铵、马来酸甲胺和抗坏血酸。

关于感染结石患者是否需要 24h 尿液收集进行代谢评估存在争议。在一项研究中,只有 14% 的纯鸟粪石患者在 24h 尿液收集时出现代谢异常,在混合性鸟粪石患者中,100% 具有代谢异常(Lingeman et al,1995)。最近的一项回顾性研究发现,5 例患有纯鸟粪石的患者在 24h 尿液分析时出现代谢异常,其中 2 例患有高钙尿症,1 例患有低尿酸血症,1 例患有高草酸尿症。混合性鸟粪石结石患者中,77% 有代谢异常。作者发现,无论是代谢异常还是泌尿系感染,通过对乙酰异羟肟酸和(或)抗生素进行适当的治疗,60% 的残余结石患者在中位随访 22 个月时未显示结石生长(Iqbal et al,2013)。因此,在患有鸟粪石的患者中进行 24h 尿液收集并适当地控制其代谢异常可能具有一定的价值。

> **要点:感染性结石**
> - 鸟粪石结石最好通过手术治疗而非化学溶解来控制。
> - 预防性使用抗生素可以避免复发性感染(因此避免复发性结石)。
> - 乙酰羟肟酸(Lithostat)可有效抑制脲酶,但其存在显著的不良反应,未被广泛使用。

(十二)尿酸铵结石

在工业化国家中很少见到酸性尿酸铵结石,并且此类结石通常与泻药有关(Dick et al,1990;Kato et al,2004)。1999 年报道的最大的一组病例(Soble et al,1999)中,年龄在 20－81 岁(平均 48.7 岁)的 23 例女性和 21 例男性接受了治疗,其结石成分含有尿酸铵成分。尿酸铵为总体结石质量的 2%～60%(平均 24.1%)。尽管 11(25%)例患有以尿酸铵为主要结晶的结石,但没有发现纯的酸性尿酸盐结石。作者为大多数患者确定了尿酸铵的一种或多种潜在风险因素。在这些患者中,25% 有炎症性肠病史,22.7% 有回肠造口术,13.6% 有明显的泻药使用或滥用史,40.9% 有病态肥胖,36.4% 有泌尿系感染复发史,20.5% 有复发性尿酸结石病史。基于这些发现,作者提出,对于所有尿酸铵结石患者,不应滥用通便药物。其导致代谢性酸中毒,是尿酸盐结石的主要危险因素。因此,应当为每位患者进行完整的病史和代谢评估。

这些结石的治疗方案取决于结石产生的原因。强烈建议那些长期使用泻药的患者寻找更健康的肠道治疗方案。患有慢性感染的患者在治疗上与患有鸟粪石结石的患者类似。如果可能的话,对肠道疾病进行治疗,同时饮水、口服钙、碱化尿液和减少草酸摄入。具有尿酸结石病史的患者也以类似的方式治疗,增加液体摄入、限制蛋白质和盐、用枸橼酸钾碱化尿液,以及使用别嘌醇。

(十三)杂性和药物诱导的结石

一些结石是由药物本身的过饱和形成的,或者是由于特定药物的作用。几种药物与结石病有关,列于框图 12-6 中。

框图 12-6　肾结石形成相关药物
药物形成的结石
茚地那韦
麻黄碱
三甲基乙胺
三硅酸镁抗酸剂(硅酸盐)
磺胺甲噁唑甲氧苄啶
药物引起的结石
碳酸酐酶抑制药
呋塞米
托吡酯
维生素 C(过量)
维生素 D(过量)
泻药

有研究团队报道过用于治疗人免疫缺陷病毒(HIV)的抗反转录病毒药物形成的结石,特别是茚地那韦(Crixivan)(Bach and Godofsky,1997;Hug et al,1999;Sundaram and Saltzman,1999;Saltel et al,2000)。这些结石非常柔软并且在内镜检查或冲击波碎石术期间经常快速消散。在诊断过程中可能会出现困难,在平片中可能看不到茚地那韦结石,甚至可能在 CT 上也检测不到(Gentle et al,1997;Sundaram and Saltzman,1999)。对于不能自发排出的结石,治疗需要积极的水合作用或内镜检查。结石的射线可透性经常妨碍冲击波碎石术的治疗效果。在短期内,患者可能暂时暂停应用茚地那韦。一些患者需要彻底停止使用这种抗反转录病毒药物

而改使用不同的药物。

如前所述,三氨蝶呤,一种保钾的抗高血压药可能在泌尿道结晶,需要停止使用这种药物(Werness et al,1982;Sorgel et al,1985)。因此,在治疗高钙尿症状态期间,不推荐使用三氨蝶呤作为噻嗪类的辅助药。

碳酸酐酶抑制药可能与钙基结石的形成有关,特别是磷酸钙(Kondo et al,1968;Parfitt,1969)。在这种情况下,药物的使用产生慢性细胞内酸中毒。这种效应反过来影响尿液环境,导致远端肾小管性酸中毒,伴有高氯性酸中毒、高尿液 pH、极低的尿枸橼酸盐和高钙尿症。可以用枸橼酸钾替代物或停止相应的药物。

托吡酯用于治疗难治性癫痫和复发性偏头痛,最近被批准用于减轻体重。不幸的是,它对代谢性酸中毒、低枸橼酸尿、高钙尿症和尿液 pH 升高的影响与碳酸酐酶抑制药类似(Kossoff et al,2002;Kuo et al,2002;Lamb et al,2004)。枸橼酸钾可恢复尿枸橼酸盐并预防结石复发(Vega et al,2007;Warner et al,2008;McNally et al,2009;Kaplon et al,2011)。

最后,多位作者描述了在服用含有麻黄碱的非处方补充药的患者中形成的结石(Blau,1998;Powell et al,1998;Assimos et al,1999;Hoffman et al,2003年;Bennett et al,2004;Smith et al,2004;Whelan and Schwartz,2004)。这些结石可能是透 X 线的,但据报道在 CT 平扫上"可见"。可以使用多种方法治疗麻黄碱结石,包括冲击波碎石术,内镜检查,甚至碱化治疗。由于这种药物有滥用的风险,因此有效干预未来结石事件是困难的。

八、其他情况

(一)膀胱结石的医疗管理

在美国,膀胱结石通常发生在 50 岁以上的男性中,并且通常与膀胱出口梗阻有关。一旦诊断患者具有膀胱结石,应对引起尿潴留的因素进行完整的泌尿系评估,例如尿道狭窄、良性前列腺增生、膀胱憩室和(或)神经性膀胱。某些情况下,膀胱结石可能是由异物滞留造成的。

与肾结石相反,膀胱结石通常由尿酸(未感染的尿液)或鸟粪石(感染的尿液)组成。来自美国

的报道显示,近 50％的膀胱结石患者为尿酸结石(Douenias et al,1991)。这些患者通常有膀胱出口梗阻,导致这些患者减少液体摄入,从而导致产生浓缩的酸性尿液。膀胱中的草酸钙和胱氨酸结石来源于肾,通过输尿管进入膀胱。

膀胱结石通常是单个的,但在尿潴留的情况下可能会形成多个(Sarica et al,1994)。膀胱结石的典型症状是间歇性尿痛和终末血尿,可伴有耻骨上隐痛或剧烈疼痛,并可因运动和突然的体位变化而加剧。严重的疼痛通常发生在排尿终末,因此时结石撞击到膀胱颈部,采取卧位可以一定程度的缓解疼痛。疼痛可以牵涉到阴茎头、阴囊或会阴,有时也可以放射到背部或臀部。除了疼痛之外,由于结石阻塞膀胱颈口或尿道,还可能导致尿流中断。

由于膀胱结石尿酸成分高以及前列腺的遮挡,在平片上经常无法显示。这种结石在静脉尿路造影的膀胱造影阶段表现为充盈缺损。超声检查可用于检测射线可透性的结石。膀胱镜检查是检测膀胱结石的最可靠方法。

绝大多数膀胱结石可以通过内镜技术去除。目前存在的多种碎石方法,包括超声波、激光器、气压弹道、液电爆破碎石。经尿道和经皮方法也被证明可获得成功(Dhabalia et al,2011;Philippou et al,2011)。经耻骨上膀胱造瘘管或尿道导管灌注溶肾石酸素有助于减少和预防结垢和闭塞(Kennedy et al,1992;Getliffe et al,2000)。当导管必须长时间留置时,每天 2 次或 3 次用 0.25％或 0.5％醋酸溶液冲洗,有助于预防鸟粪石的复发。尿酸结石也可以通过用碱性溶液冲洗来溶解。

预防复发性膀胱结石的主要方法是解除膀胱出口梗阻。如果前列腺非常大,这种治疗可包括经尿道前列腺切除术或开放性前列腺切除术。

(二)小儿结石的医疗管理

如第 11 章所述,儿童会由于特定原因发生泌尿系结石。其评估和治疗取决于导致结石的原因。

1. 新生儿肾结石

呋塞米引起的新生儿肾结石表现为血尿、肾功能恶化、超声或平片可见钙化密度。肾钙质沉着是影像学的常见表现。在其他具有严重低出生

体重和(或)早产儿且没有襻利尿药使用史的婴儿中也观察到了相同的过程。

新生儿肾结石的治疗需要明显改善婴儿的整体健康状况。停止使用呋塞米利尿被认为是有益的,并作为标准治疗。有研究表明,使用噻嗪类利尿药治疗,可促进该过程的消退并反转可能的实质损伤(Noe et al,1984)。然而,其他研究者并不支持这一观察结果。Pope 及其同事(1996)指出,在停用襻利尿药后,肾钙质沉着的好转率为 50％,但这一发现与任何其他因素无关,包括使用噻嗪类药物。相反,诊断时低钙-肌酐比率是好转的最佳预测因子。Knoll 和 Alon(2000)使用该疾病的动物模型进行的进一步研究,未能证明噻嗪类药物对呋塞米导致的肾钙质沉着的疗效。

至少,这一证据表明,使用襻利尿药治疗的新生儿,应该监测肾钙质沉着的情况。虽然改用噻嗪类利尿药可能不会主动引起结石溶解,但它至少可以去除致病因子,并使肾有机会愈合和清除钙沉积物。

2. 儿童和青少年

随着儿童达到身体成熟,青春期尿路结石的发病率增加也就不足为奇了。在美国,这一发现可能与同一年龄组中肥胖率增加有关。然而,儿童时期出现尿路结石更可能存在儿童遗传性基因异常,例如胱氨酸尿症,远端 RTA 或原发性高草酸尿症。

在过去,儿童肾结石病的评估因对儿童 24h 尿液化验正常值缺乏共识而受到阻碍。因此,临床医师依靠计算比率来校正尿液化验正常值,因为不同患者群体中体重的广泛变化。其中最重要的是尿钙-肌酐比率。计算出的尿钙-肌酐比率高于 0.2 被认为是异常的,并且需要治疗。

一些研究人员已经探索使用尿过饱和度计算来评估儿童的结石危险因素(Battino et al,2002;Lande et al,2005),这些计算可能会遗漏传统 24h 尿检测的异常情况。然而,也有作者指出,在低尿量的情况下,过饱和的重要性显著下降(Lande et al,2005)。

强烈建议对儿科结石患者进行密切和积极的随访。Pietrow 及其同事(2002)发现,50％的 10 岁或以下患有尿路结石的儿童有明显的代谢紊乱。此外,那些尿液代谢异常的患者结石复发率

是无代谢异常患者的 5 倍。然而,识别这些异常在儿科人群中更具挑战性。儿科人群的参考值不是很明确,可能需要根据体重和尿肌酐水平进行调整,以便最好地描述异常情况(Borawski et al,2008)。

儿童肾结石的治疗和复发预防与成人的方法没有显著差异。建议所有患者(及其父母)增加液体摄入。膳食建议与成人相似,重要的是在这个年龄组中不应该限制膳食钙摄入,并且应该通过乳制品和其他天然来源的物质补充钙。这些天然来源的钙会在进餐时与饮食中的草酸结合,降低尿液中草酸钙的过饱和度。

患有胱氨酸尿症或高草酸尿症的儿童应如本章前一节所述进行处理。例外情况是,在胱氨酸尿儿童中首先使用硫黄结合药,而不首先使液体摄入量最大化,同时使用枸橼酸盐碱化尿液。

患有低枸橼酸尿症和(或)远端 RTA 的儿童通常以 $4mg/(kg \cdot d)$ 的剂量使用枸橼酸盐进行治疗(Domrongkitchaiporn et al,2002a)。与成年人一样,高钙尿症也需要增加液体摄入量,减少摄入钠(盐)。噻嗪类利尿药可用于顽固性高钙尿症,而噻嗪类药物在儿科人群中的长期有效性和安全性尚未得到很好的研究。

(三)妊娠期结石的医疗管理

妊娠期结石的管理目前正在发生转变。然而,这些变化主要发生在外科手术领域,而非药物治疗领域。如第 11 章所述,孕妇具有易于形成结石的独特泌尿内环境。尽管尿钙的量显著上升(Gertner et al,1986),但这种效应被尿枸橼酸的伴随增加所抵消。因此,人们普遍认为妊娠期间结石形成的风险没有净增加或减少(Coe et al,1978;Maikranz et al,1987)。由于这些暂时的生理变化,在分娩和恢复正常基线健康水平前,通常不在妊娠期进行代谢评估以确定结石病的原因。

应鼓励有结石病史的患者保持高的液体摄入量。应提出膳食建议。以前接受过代谢评估并接受药物治疗的患者应了解其药物与妊娠的相容性。

疑似肾绞痛的孕妇的紧急评估包括全面的病史和体格检查。需要进行尿液分析并检验有无活动性 UTI。患者可能表现为弥散性腹痛、不明原因的发热、复发的 UTI、持续性菌尿或镜下血尿。

应该结合既往肾结石病史而诊断,因为怀孕期间输尿管扩张概率的增加可能会使早先形成的结石破裂松散、并通过输尿管排出的风险加大。

应避免胎儿暴露于辐射。因此,超声检查已成为在妊娠期间结石的一线影像学检查方法。虽然这种方式可以提供足够的肾图像,但是难以完全辨别输尿管及其内容物。另外,妊娠肾积水可能与结石阻塞造成的肾积水相混淆。可进行限制剂量的静脉肾盂造影(IVP),其包括一个平片图像,然后在注射造影剂后约 30min 拍摄一个平片。每次平片,胎儿暴露于 0.1~0.2 拉德,远低于 1.2 拉德的阈值,高于阈值则风险开始增加。在器官发生期间的最初三个月期间应特别避免辐射暴露。

由于对胎儿辐射暴露持续关注,研究者进行了低剂量 CT 方案的评估(White et al,2007)。平均辐射暴露为 0.7 拉德(0.2~1.3 拉德)。在评估的 20 例腰痛患者中,有 13 例被确定为尿结石,结石大小为 1~12mm。MRI 也被报道用于妊娠患者的结石诊断(Mullins et al,2012)。一项比较妊娠期间不同成像方式有效性的报道发现,当单独使用超声诊断时,输尿管镜检查阴性率为 23%(White et al,2013)。而使用 CT 时为 4.2%,使用 MRI 时为 20%。

经过水化、镇痛、抗生素(如果存在感染)等非手术治疗后,66%~85% 的患有输尿管结石孕妇可以自行排出结石(Jones et al,1979;Stothers and Lee,1992)。对于不能自行排出结石患者的治疗目标是通过最小的干预来保护肾功能、缓解症状以及控制泌尿系感染。应可在膀胱镜下放置输尿管支架,并进行最小剂量的放射检查或超声监测(Loughlin and Bailey,1986;Jarrard et al,1993)。因为许多孕妇服用钙补充剂,所以开发了更加结石友好的钙剂(Citracal Prenatal Rx;Mission Pharmacal,San Antonio,TX)。在这种配方中,钙与枸橼酸盐结合,枸橼酸盐向尿液中提供额外的结石抑制药,从而抵消吸收性高钙尿症影响。同时还添加铁和叶酸,这样就包括了产前复合维生素补充剂中常见的元素。虽然没有随机数据支持孕妇使用这种补充剂,但对于有怀孕期间结石复发风险的患者,其使用确实具有实际意义。

要点：结石的医疗管理

- 使用内镜技术可以最好地治疗膀胱结石。解除膀胱出口阻塞可以预防复发。
- 新生儿肾钙质沉着通常由襻利尿药引起。停止使用这种药物至关重要。
- 通过使用噻嗪类可以反转新生儿肾钙质沉着症。
- 妊娠期间大多数输尿管结石可以自行排出。
- 在怀孕期间使用内镜治疗缓解结石症状的趋势逐渐增减。

九、小结

肾结石的适当代谢评估和选择性药物治疗在预防新结石形成方面非常有效。患者可以获得大于 80% 的缓解率，单个结石形成率总体降低大于 90%。对于轻度至中度的尿石症患者，几乎可以获得完全控制，缓解率大于 95%。

肾结石的选择性药物治疗还可治疗肾外并发症，避免非选择性药物治疗引起的某些不良反应。尽管具有这些优点，但药物治疗仍不能完全控制结石病。一个令人满意的预后需要患者持续，专注地遵守治疗计划，并要求医师提供长期的随访和关注。

参考文献

完整的参考文献列表通过 www.expertconsult.com 在线获取。

推荐阅读

Borghi L，Meschi T，Schianchi T，et al. Urine volume：stone risk factor and preventive measure. Nephron 1999；81(Suppl. 1)：31-7.

Borghi L，Schianchi T，Meschi T，et al. Comparison of two diets for the prevention of recurrent stones in idiopathic hypercalciuria. N Engl J Med 2002；346：77-84.

Curhan GC，Willett WC，Rimm EB，et al. A prospective study of dietary calcium and other nutrients and the risk of symptomatic kidney stones. N Engl J Med 1993；328：833-8.

Levy FL，Adams-Huet B，Pak CY. Ambulatory evaluation of nephrolithiasis：an update of a 1980 protocol. Am J Med 1995；98：50-9.

Lingeman JE，Siegel YI，Steele B，et al. Metabolic evaluation of infected renal lithiasis：clinical relevance. J Endourol 1995；9：51-4.

Pak CY. Southwestern Internal Medicine Conference：medical management of nephrolithiasis：a new，simplified approach for general practice. Am J Med Sci 1997；313：215-9.

Pearle MS，Roehrborn CG，Pak CY. Meta－analysis of randomized trials for medical prevention of calcium oxalate nephrolithiasis. J Endourol 1999；13：679-85.

Preminger GM，Pak CY. The practical evaluation and selective medical management of nephrolithiasis. Semin Urol 1985；3：170-84.

Preminger GM，Pak CY. Eventual attenuation of hypocalciuric response to hydrochlorothiazide in absorptive hypercalciuria. J Urol 1987；137：1104-9.

Preminger GM，Sakhaee K，Skurla C，et al. Prevention of recurrent calcium stone formation with potassium citrate therapy in patients with distal renal tubular acidosis. J Urol 1985；134：20-3.

（王　栋　刘广华　编译　肖　河　审校）

第13章 上尿路结石的非药物治疗

David A. Leavitt, MD, Jean J. M. C. H. de la Rosette, MD, PhD, and David M. Hoenig, MD

历史概述

肾结石

输尿管结石

一、历史概述

详情请浏览 Expert Consult 网站。

二、肾结石

肾结石手术治疗的核心原则之一,是在患者手术并发症最小的情况下,达到最佳清石效果。在进入腔内泌尿外科时代以前,开放性手术是清除结石的首要方法。虽然开放性手术结石清除率高,但也伴随较高的并发症发生率。在 20 世纪 80 年代早期,冲击波碎石术(shockwave lithotripsy,SWL)快速发展,在保证极高的安全性的同时,实现了满意的净石率。在同一时期,经皮肾镜取石术(percutaneous nephrolithotomy,PCNL)技术发展和不断改善,目前已成为大多数负荷大和复杂性肾结石患者治疗的金标准。近 20 年来,随着技术的进步与手术方法的普及,在肾结石治疗中,输尿管镜(ureterorenoscopy,URS)技术的应用越来越广泛。而近年来研究表明,对于特定的患者,有经验的术者应用腹腔镜或机器人辅助肾结石手术也是安全且效果满意的。在腔内泌尿外科技术普及的地区,开放性肾结石手术的比例只占 1% 甚至更少,即使在发展中国家,开放性肾结石手术占比也从 26% 大幅度下降至 3.5%(Paik and Resnick,2000;Honeck et al,2009)。

因此,对于大多数泌尿外科医生来说,肾结石

的微创手术治疗方式有以下四种,包括 SWL、URS、PCNL 和腹腔镜/机器人辅助手术。还可以应用一种手术方式分期手术和多种方式联合手术(例如"三明治技术",SWL 和 PCNL 联合,以及 SWL 和 URS 联合)。上尿路结石外科治疗模式正在发生转变,URS 应用不断增加,而相应的 SWL 的应用逐渐减少(Lee and Bariol,2011;Ordon et al,2014)。

患者最佳的治疗方式往往很难明确,受到很多因素影响,可大致概括为结石相关因素,肾解剖因素和临床因素(框图 13-1)。这些因素间的联系,技术及设备的条件,以及泌尿外科医师对不同手术技术的熟悉程度,最终共同决定适合患者的

框图 13-1 影响结石治疗方式选择的因素	
结石相关因素	临床(患者)因素
大小	感染
数量	肥胖
位置	身体习惯性畸形
结石成分	凝血功能障碍
肾解剖因素	青少年
梗阻	老年人
肾积水	高血压
肾盂输尿管连接部狭窄	肾衰竭或移植肾
肾盏憩室	孤立肾
马蹄肾	尿流改道
异位肾或融合肾	怀孕

手术方式。本节内容的目的在于提供一个诊疗流程,引导泌尿外科医师依据每位患者特殊临床情况和肾结石特征,为患者制定相应的最有效且损伤最小的手术方式(图 13-1)。

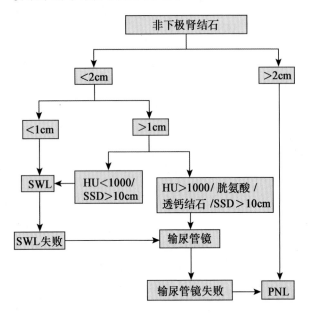

图 13-1　临床治疗流程。Hounsfield unit,HU. 亨氏单位即 CT 值; percutaneous nephrolithotomy,PNL. 经皮肾镜; skin-to-stone distance,SSD. 皮肤到结石距离; shock wave lithotripsy,SWL. 冲击波碎石(Modified from Wen CC, Nakada SI. Treatment selection and outcomes: renal calculi. Urol Clin North Am 2007;34[3]:409-19.)

(一)自然病程

研究显示,人群中无症状的肾结石发生率约为 10%。一项 5000 余例患者 CT 结石成像筛查研究发现,无症状的尿路结石发生率为 7.8%,平均大小 3mm,每例患者平均 2 个结石(Boyce et al,2010)。在另一项对 2000 位潜在的肾捐赠者的研究中,无症状结石患者占 9.7%(Lorenz et al,2011)。需要引起注意的是,目前肾结石可靠的自然病史,尤其是无症状的肾结石的自然病史并未充分阐明。治疗手段也通常推荐用于有症状的结石患者,例如出现疼痛、感染、梗阻、结石大小增长和肉眼血尿的患者。然而,现有证据并不清楚如何发现轻微症状或无症状的肾结石。

在结石治疗的微创时代来临以前,结石治疗的并发症高,所以无症状和轻微症状的结石选择非手术治疗。目前,SWL 和 URS 的广泛普及为

处理小结石提供了并发症少的手术方法。虽然一些小的、无症状的肾结石可能终身不需要任何治疗,但一项针对此类结石特性的综述显示,随时间的延长很多小结石会增大,变成有症状的、最终需要治疗的结石。

1. *非鹿角形结石*

很多研究通过随访观察,对无症状肾结石的转归进行分析。然而这些队列最长的随访时间仅约 10 年,并且大部分患者随访时间不足 5 年。因而无症状肾结石长期的、准确可靠的自然病史并不清楚。大多数针对此类结石的研究观察的是自发排石率、干预治疗率,以及结石进展率,后者一般通过结石增大、症状加重或者需要干预治疗来定义。

在 SWL 的出现及 URS 的广泛使用以前,Hubner 和 Porpaczy(1990)对 62 例肾结石患者的自然病史进行综述性研究。在这个队列中,16% 的患者肾结石自行排出,40% 的患者需要接受手术治疗,45% 的患者结石体积增长,68% 的患者出现尿路感染(UTI),51% 患者出现疼痛症状。Glowacki 等(1992)的研究得到相似结果,32% 的无初始症状的肾结石患者最终发展为有症状结石。在这些患者中,有一半结石是自行排出的,并推测出 5 年内无症状肾结石出现症状的概率为 48.5%。Keeley 等(2001)将 228 例无症状肾结石患者随机分为 SWL 治疗组及随访观察组。在随访观察组中,17% 的患者结石自行排出;而在 SWL 治疗组中,有 28% 的患者将结石自行排出($P=0.06$)。关于是否需要额外的治疗(镇痛药、抗生素、SWL、支架置入、URS),观察组及 SWL 治疗组间无差异(15% 及 21%,$P=0.27$);然而,只有随访观察组的患者需要接受有创治疗。尽管如此,在肾功能、生存质量及结石相关症状等方面,上述两种方式处理并无显著差异,因此作者认为 SWL 对处理小的、无症状肾结石并无优势。

Burgher 等(2004)对 300 例男性无症状肾结石患者进行了回顾性分析,平均随访时间为 3.26 年。77% 的肾结石患者出现结石进展,包括需要接受治疗、结石体积增长或者发生结石相关疼痛,其中 26% 的患者需要手术治疗。结

石进展相关因素,包括结石过大及结石位于肾盂等。所有的肾盂结石及大于 15mm 的肾结石都发生了结石进展。这些无症状肾结石患者,预计 7 年内需要治疗的概率为 50%。在另一个类似的研究中,Boyce 等(2010)研究发现,在十年间 20.5% 的无初始症状的肾结石患者最终发展为有症状结石。Koh 等(2012)发现,肾结石患者中,20% 结石自行排出,46% 结石进展,7.1% 需要接受治疗。

Inci 等(2007)研究发现,约 1/3 的肾下盏结石体积增大,21% 的结石能自行排出,11% 最终需要接受治疗。这项研究中,平均结石大小为 8.8mm,平均随访时间为 52 个月。在随访观察的前两年,所有结石患者都不需要干预。在另一项类似的前瞻性、随机研究中,Yuruk 等(2010)发现 18.7% 的无症状肾下盏结石需要接受干预,干预中位时间为 22.5 个月。Kang 等(2013)在一项纳入 347 例肾结石患者、平均随访时间为 31 个月的研究中发现,29% 的患者结石自行排出,24.5% 的患者需要干预,53.6% 的患者出现结石相关事件。

综上所述,这些关于无症状肾结石的大量研究结果,可以用来指导患者获得合理的治疗。第一,结石进展,包括结石相关症状的进展或结石体积增大,在 50%～80% 的肾结石患者中出现,5 年累计发生风险约为 50%。第二,约 15% 的肾结石患者能自行排石,结石大小为 5mm 或 5mm 以内的结石更容易自行排出。第三,体积较大的肾结石或者位于肾盂的结石发展为有症状的结石可能性更大。最后,对于无初始症状的肾结石患者,结石发现后的 3～4 年内,接受手术干预的风险大,为 10%～20%。

2. 鹿角形结石

鹿角形结石是占据大部乃至全部肾集合系统的大型肾结石。因其影像学表现形似雄鹿的角而得名(图 13-2)。这种结石常位于肾盂并延伸至周围的漏斗和肾盏。尽管大多数观点认为完全性鹿角形结石是占据了整个肾集合系统的结石,而部分性鹿角形结石仅占据部分的集合系统,但目前仍没有关于完全性鹿角形结石或部分性鹿角形结石的准确定义。尽管集合系统的结构可以容纳下任何类型的结石,但大部分鹿角形肾结石的主要

成分为鸟粪石。由于外科手术并发症发生率较高,而且实现无石化有较大困难,因此在腔内泌尿外科时代以前,鹿角形结石通常不进行干预治疗。近年来的更多研究增加了我们对于鹿角形结石自然病史的了解,目前学界的共识认为鹿角形结石应该得到治疗。未经治疗的鹿角形结石与复发性尿路感染、肾源性脓毒血症、肾功能衰竭和高死亡率关系密切(Blandy and Singh,1976;Koga et al,1991;Segura et al,1994;Teichman et al,1995)。在尿路感染 2 年未经治疗的患者中,有 50% 会发生肾功能的完全丧失。实际上,美国泌尿科学协会(AUA)指南(2005)在鹿角形结石相关章节,提倡对无基础疾病的新发鸟粪石鹿角形结石患者进行外科手术治疗,并以完全清除结石作为治疗目标。

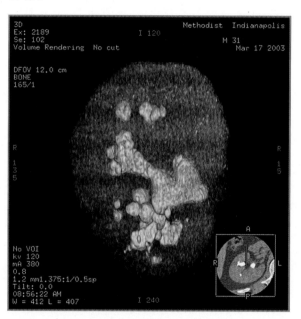

图 13-2　鹿角状结石 CT 三维重建

(二)治疗前评估

在肾结石及输尿管结石手术治疗前,全面的病史采集、体格检查、合适的影像学检查及实验室检查对每位患者都必不可少。一部分患者还需要更详细的实验室检查、上尿路解剖学和肾功能检查,为制定手术决策提供重要的信息。

1. 病史

很多临床疾病及手术病史会影响泌尿系结石的形成,并影响治疗方式的选择。对于结石患者,所有可能有促进肾结石形成的临床疾病都必须进

行评估(Strauss et al,1982)。这些的疾病包括，甲状旁腺功能亢进、肾小管性酸中毒(1 型)、炎症性肠病和慢性腹泻、肠切除和胃旁路手术病史、结节病、胱氨酸尿症、代谢综合征和糖尿病、痛风、复杂性尿路感染、脊髓损伤、尿路手术病史、解剖异常和髓质海绵肾等。对这一类患者，除了需要对症治疗结石外，还需要针对病因治疗以预防结石复发。

对患者泌尿系结石手术史及结石成分的了解也至关重要。对于结石特别致密(如胱氨酸，一水草酸钙，磷酸氢钙结石)和肥胖的患者，并不适合SWL 治疗。对于感染性结石，则一定要完全清除结石。对于既往手术失败的患者，需要采用更具侵入性或全面的手术方式，同时需要解除相关肾解剖异常。

当然，在结石治疗之前，所有患者，尤其是有心、脑血管疾病史的患者，都需要进行术前风险评估和治疗方案的优化。在手术方式的选择上，对于正在服用抗凝药、具有较高心血管疾病风险和近期冠状动脉支架置入的患者，需要考虑围术期抗凝药及抗血小板药的使用问题。推荐术前请心内科及血液内科医师会诊。

2. 影像学检查

所有患者在术前都必须进行泌尿系影像学检查，以评估结石的大小和尿路解剖情况(结石的位置、梗阻情况、结石影像学特点)。在过去，腹部平片、静脉尿路造影和 CT 为结石检查的常规方法；然而，腹部平片(尿路平片，KUB)的敏感度和特异度有限，并且受结石数量及患者解剖因素的影响无法充分显示结石。10%～20%的结石以透 X线的尿酸为主要成分，并且有 1/3 的输尿管结石位于输尿管中段，结石显像可能受骶髂关节结构的影响。另外患者体型也能影响平片成像质量，如肠道内容物可能掩盖结石的存在(Levine et al,1997;Jackman et al,2000)。

近年来，非增强 CT 扫描被公认为诊断泌尿系结石首选的影像学方法，即便在低放射剂量下，CT 依然能显示不同体质患者的肾结石，并且拥有超过 95%的敏感度和特异度，远高于其他的影像学方法。此外，CT 拥有提供肾和周围器官三维解剖结构、皮肤表面至结石距离、结石 CT 值等诊疗相关信息的优势，从而指导手术方式的选择

(White et al,2012)。

常规 CT 扫描可能使患者暴露于放射风险下；因此，现代影像学检查通常采用低放射剂量，以遵守 ALARA ("as low as reasonably achievable""尽可能低")原则，在减少患者放射线暴露的同时，保证能显示足够的解剖结构和结石具体情况(Lipkin and Preminger,2013)。当有必要更加详细地研究解剖结构和器官功能时，才会使用常规 CT 扫描，包括 CT 增强或肾动态显像等。

近年来，肾超声已成为初步评估结石的常规方法。泌尿外科和急诊科医师通过临床实践，将超声确定为结石的筛查手段，以决定是否需要进一步 CT 检查(Dalziel and Noble,2013)。Kocher 等报道，尽管在 1996－2007 年间，诊断结石和住院人数并没有整体增加，但对于怀疑肾绞痛的患者行 CT 检查的比率由 4%增长到了 42%(Kocher et al,2011)。在认识到 CT 检查过度使用后，为控制其滥用趋势，学界已改为利用尿常规检查结合肾超声进行诊断肾结石(Edmonds et al,2010;Riddell et al,2014)。

作为一种减少患者放射线暴露的手段，定期超声检查还能够监测肾结石的形成。肾超声的不足在于，大部分输尿管结石无法发现，并且结石大小和位置的检测结果和实际情况相比，存在较大误差。

最近，高强度磁共振影像(MRI)和磁共振水成像被尝试用作 CT 检查的替代方案。初步研究显示，对于肾和输尿管结石，这种方法在诊断中拥有 80%以上的敏感度、特异性和准确性(Semins et al,2013)。

3. 实验室检查

尿常规和尿培养是所有结石手术必要的术前检查，尿培养阳性的患者须在术前接受治疗，术前1 周的抗感染治疗能减少相关并发症的发生(Mariappan et al,2006;Bag et al,2011)。但尽管对患者进行了抗感染治疗，依旧有发生尿源性脓毒血症的风险；在预测术后脓毒血症和感染等并发症方面，结石和肾盂尿液的培养优于膀胱尿液培养(Mariappan et al,2005)。因此，对于 X 线和临床病史提示可能为感染性结石或磷酸氨镁结石的患者，术前应根据培养结果用药或使用广谱抗

生素治疗。

尿液检查可以根据所含晶体推测结石成分，而尿 pH 可以作为是否存在尿酸结石或分解尿素酶细菌的参考依据。

尽管肾功能检查只反映总肾功能，但依旧不可或缺，其中血清肌酐能充分反映肾功能。如前所述，鹿角形结石长期不治疗，或慢性梗阻性肾疾病，会显著影响肾功能。对于严重的、难治的泌尿系结石患者，肾全切比取石术更为合适。

术前血清学检查十分重要，它可以提示肾小管性酸中毒、甲状旁腺功能亢进或其他代谢紊乱病等系统性疾病。当考虑行 PCNL、腹腔镜或开放性手术取石时，术前应进行全血细胞计数检查。对于正在接受抗凝治疗的患者，术前应常规检查 PT 及 APTT 以评估凝血功能。最近也有研究表明无须常规检查 PT 及 APTT，但因为缺乏前瞻性随机对照实验，尚未被临床实践广泛接受（Dzik，2004）。

（三）结石因素

在决定结石患者的治疗方式时，需考虑的结石相关因素主要包括结石负荷（结石的数量和大小）、结石的位置和结石成分。除非依据病史已知结石成分，否则术前难以明确结石种类。CT 扫描能在一定程度上预测结石成分，结石对 X 线的衰减度越高，其测得 CT 值即亨氏单位（Hounsfield unit，HU）越高。另外，除了结石密度，结石负荷和位置也是选择最佳手术方式的重要影响因素。

1. 基于结石负荷的治疗方式决策

肾结石负荷，或结石体积，是决定治疗方法最重要的因素。而问题在于，目前对肾结石负荷的衡量还没有统一的标准。因此，以下有关治疗方式选择的依据，是 X 线或 CT 测量的单维度的结石最长径。当前研究表明，可以简单地把结石负荷划分为 1 cm 及以下、1～2 cm，以及 >2 cm 三类。

鹿角形结石体积大，分支多的特点增加了治疗的复杂性，并且专门针对鹿角形结石的研究非常多，所以鹿角形结石单列章节讨论。

（1）1 cm 及以下的肾结石：单发肾结石的直径大多在 1 cm 或以下（50%～60%），其中大部分无症状（Cass，1995；Renner and Rassweiler，

1999；Logarakis et al，2000）。随时间的延长，很多结石会增大，变成有症状的、需要治疗的结石。几乎所有 1 cm 及以下的肾结石都可以通过 SWL、URS 或 PCNL 治疗。只有极少数患者需要行腹腔镜或开放性手术取石，这些病例大多存在泌尿系解剖结构异常。

SWL 因其创伤最小、净石率高和技术要求低，已成为无复杂临床因素、无肾解剖结构异常小结石的一线治疗方式。而近来在泌尿外科领域，随着设备的普及、操作的日趋熟练，输尿管软镜也成为 1 cm 及以下肾结石的一线治疗方式之一。同时，对于高 CT 值（≥900 HU）及位于肾下盏的结石，SWL 对结石的清除效果并不理想。针对上述及 SWL 治疗失败的患者，URS 或者 PCNL 为首选的一线治疗方式。

欧洲泌尿外科学会（EAU）指南在其尿石症章节中，对小于 1cm 的肾结石推荐 SWL 作为一线治疗方式，URS 作为特殊情况的替代治疗方式，PCNL 作为 SWL 和 URS 治疗失败时的方式（Turk et al，2013）。而 AUA 指南则尚未针对小于 1cm 肾结石的治疗做出说明。

研究显示，1 cm 及以下的肾结石，SWL 治疗的净石率可达 50%～90%，有效率 50%～70%（Ackermann et al，1994；Abdel-Khalek et al，2004；Albala et al，2005；Galvin and Pearle，2006；Tailly et al，2008；Micali et al，2009）。需要注意的是，这些研究大多都采用肾超声和 X 线作为评估无石率的依据。对于结石位于肾盂和肾盂输尿管连接部的患者，其结石清除率最高（80%～88%），位于上组肾盏和中组肾盏的结石也能够实现较好的结石清除率（接近 70%），位于肾下盏的结石则清除率较低（35%～69%）（Fialkov et al，2000；Albala et al，2001；Pearleet al，2005；Danuser et al，2007）。新的第二代、第三代 SWL 碎石机，其碎石效果尚不能与 SWL 金标准 Dornier HM3（第一代 SWL 碎石机）相媲美，原因是为了追求更便携和降低麻醉的要求，新一代碎石机体积缩小了。

即使对于 1 cm 及以下的肾结石，与其他治疗手段相比，SWL 仍存在一些禁忌证及效果不佳的情况。框图 13-2 列出了 SWL 的禁忌证；框图 13-3 描述了结石治疗中，SWL 逊色于 URS 或 PCNL

的临床因素和肾解剖结构。

框图 13-2　冲击波碎石禁忌证

怀孕

未纠正的凝血功能障碍及出血体质

未经治疗的泌尿系感染

动脉瘤位于结石附近(肾或腹主动脉瘤)

结石远端泌尿道梗阻

无法定位结石(骨骼畸形)

框图 13-3　影响冲击波碎石的不利因素

结石成分(胱氨酸结石、磷酸氢钙结石、一水草酸钙结石基质结石)

CT 值≥1000 HU

皮肤至结石距离>10 cm(病态肥胖)

肾解剖异常(马蹄肾、肾盏憩室)

下组肾盏解剖不利(肾盂漏斗夹角过小、漏斗部窄、肾下盏长)

在过去的 10 年里,输尿管软镜设计和设备的进步促进了 URS 的普及,被称为所谓的逆行肾内手术(RIRS)治疗肾结石。目前多项研究明确指出,URS 是治疗大多数肾结石(尤其是小于 1cm 的肾结石)的一种合理手术方式。大多数中下肾盏结石需要应用输尿管软镜手术,而非半硬输尿管镜。与 SWL 相比,URS 具有直接移除结石,从而加快结石清除的优点。

目前,URS 对于 1 cm 及以下的肾结石能够达到 80%～90%的无石率,最近的一系列研究甚至报道了更好的碎石效果。但需要注意到的是,这些研究结果很多都出自大的结石中心。因此,对于小结石,由技术熟练的术者操作的 URS,其净石率优于 SWL,且所需辅助治疗也较少。

Sabnis 等(2013)将 70 例结石直径小于 1.5cm 的肾结石患者随机分为 micro-PCNL 组及 URS 组,发现 URS 的无石率为 94%而 micro-PCNL 的无石率为 97%。Sener 等(2014)将肾下极结石的患者随机分为 SWL 组和输尿管软镜组,发现输尿管软镜净石率更高(100%和 91.5%),并且 SWL 平均需要治疗 2.7 次。一项全球范围内对 11 885 例输尿管结石和肾结石患

者的多中心队列研究报道,URS 无石率达 85.6%(de la Rosette et al,2014)。

这些良好的碎石效果与另外一些设计合理、多中心、前瞻性、随机肾下极结石研究的结果形成了鲜明对比。后者报道,对于 1cm 及以下的肾下极结石,URS 无结石率只有 50%(Pearle et al,2005)。产生这种差异的主要原因被认为是该研究使用了 CT 来评价无石率,并且纳入的为十余年前的患者,终止于 2003 年。而从那时起,URS 技术进步显著,变得更加安全、有效。

与 SWL 相比,URS 结石清除率增加的代价是较传统上高的并发症发生率,尽管发生率较低。近来 URS 并发症发生率较几年前明显降低,在全球 URS 研究中,总的并发症发生率为 3.5%,脓毒血症(0.3%)、输尿管狭窄(0.3%)和死亡率很低(0.02%)(de la Rosette et al,2014)。其他研究也报道过类似结果,输尿管穿孔、撕脱、狭窄发生率均低于 1%,且通常低于 0.5%(Butler et al,2004;Geavlete et al,2006)。综上所述,最近研究表明,有经验的医师使用 URS 具有良好的安全性,对于小结石,其净石率和治疗效率优于 SWL。

PCNL 作为 SWL 和 URS 治疗失败时的手术方式,或是一些解剖结构异常患者的首选治疗方式,如肾盂漏斗夹角小的肾下盏结石或者肾盏憩室的结石。所谓的 mini-PCNL 及 micro-PCNL 的无石率与传统 PCNL 相似,但由于前者扩张通道更小,所以并发症发生率也较低。需要做 PCNL 的小于 1cm 的结石,mini-PCNL 比 micro-PCNL 可能更为合适。

(2)1～2cm 的肾结石:肾结石大小在 1～2cm 时,SWL、URS 和 PCNL 是最常用的治疗方法,很少需要通过腹腔镜和开放手术取石。随着结石负荷的增加,结石的位置、成分、密度和解剖因素与结石治疗效果的相关性也随之增加,并且这些因素对治疗效果有重要影响。位于肾下盏负荷大的结石、皮肤与结石距离远,以及肾下盏不利的解剖结构都会降低 SWL 和 URS 治疗的成功率,但是这些因素对 PCNL 影响并不大。因此,对于 1～2cm 的肾结石,在权衡各种治疗方式的效果及创伤性时,必须认真考虑结石的特点以及解剖因素(见图 13-1)。

一般情况下,随着结石负荷增大,辅助治

疗或者二次碎石的概率也增加,这会降低 SWL 治疗的效率(Drach et al,1986;Lingeman et al,1986;El-Assmy et al,2006;Wiesenthal et al,2011)。这同样也会影响 URS 的碎石效果,只是影响的程度较小。尽管有报道 SWL 术后 2 年内,残余结石能排出,但是初次治疗时结石负荷越大、术后残余结石也越大、二次碎石治疗概率越高(图 13-3)。

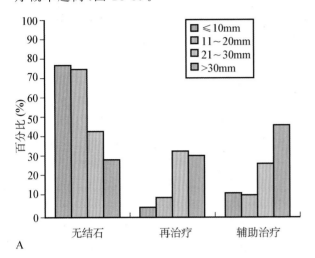

A

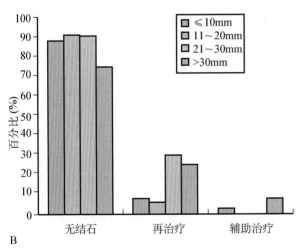

B

图 13-3　A. 冲击波碎石治疗单个非鹿角状结石,依大小分类。B. 经皮肾镜治疗单个非鹿角状结石,依大小分类

对于大小 1~2cm 的非肾下盏结石,SWL 是传统推荐的一线治疗方案,并且在最新的 EAU 指南尿石症章节中依旧如此(Turk et al,2013)。一般来说,SWL 适用于非肾下盏结石、CT 值≥900HU、既往没有碎石困难的结石成分(半胱氨酸,一水草酸钙,磷酸氢钙结石)的情况。当上述

因素存在时,URS 或 PCNL 应被认为更理想的治疗方式,因为 SWL 很有可能治疗失败。

据报道,SWL 治疗肾结石成功率超过 70%,其中上组肾盏(71.8%),中组肾盏(76.5%)(Saw and Lingeman,1999)。肾下盏结石的清除率较低,为 37%~61%(Saw and Lingeman,1999;Al-bala et al,2001;Riedler et al,2003)。列线图预测 SWL 治疗的成功率,发现随着结石负荷及结石与皮肤距离的增加,碎石效果随之变差(Kanao et al,2006;Wiesenthal et al,2011)。Kanao 等(2006)使用列线图预测,单次 SWL 治疗单个肾盏结石的净石率为 56.8%(11~15mm)和 35.1%(16~20mm),肾盂结石的净石率为 64.4%(11~15mm)和 42.7%(16~20mm)。

对于大多数 1~2cm 的肾结石,URS 是一种适合的治疗方法。总体上,对于此类结石,URS 的净石率至少和 SWL 相近,常常优于 SWL。而且,通常治疗周期更短。再次重申,不利之处,就是由于 URS 本质是更具侵入性操作,所以以往报道并发症发生率更高。据 Grasso(2000)报道,在大的临床结石中心,URS 首次手术整体成功率为 81%,二次手术成功率为 90%。对于上盏及中盏结石,首次手术成功率最高(90%),肾盂结石和下盏结石一次治疗成功率相对较低(约 80%)。

URS 也可以作为 SWL 失败后的补救治疗方式,此类患者首次 URS 术后净石率 58%,二次 URS 术后净石率达到 76%(Jung et al,2006)。随着皮肤与结石的距离增加,SWL 治疗效果也下降,URS 则不同,研究显示对于 BMI 指数正常、超重和肥胖的患者,其治疗效果相似(Caskurlu et al,2013)。

对于 1~2cm 的肾结石,PCNL 与 SWL 或 URS 相比,需要辅助治疗更少并且净石率更高。然而,PCNL 更大的侵袭性以及较高的并发症发生率,限制了其在治疗 1cm 以上的肾结石的应用。在一系列比较 SWL、URS 和 PCNL 治疗 1~2cm 肾结石的研究中,PCNL 的成功率最高(91%~98%),URS 的成功率也相当可观(87%~91%),而 SWL 的成功率则较低(66%~86%)。正如预期,PCNL 患者术后并发症发生率更多、更严重,但二次手术率最低。某一前瞻性、随机性研究显示,肾下盏结石的治疗中,SWL

(37%)与 PCNL 的(95%)治疗成功率差异非常显著(Albala et al,2001)。

在过去几年里,为了降低 PCNL 的并发症,泌尿外科医师开始尝试小通道 PCNL 并且发展为"mini-perc"和"micro-perc"。虽然没有确切的定义,但一般认为 mini-perc 是指工作鞘 12～20Fr 的 PCNL,而 micro-perc 是指通过 16G 针状通道进行的 PCNL(Helal et al,1997;Sabnis et al,2012)。

一些样本量较小的前瞻性研究对于 mini-perc 和 micro-perc 已经有所报道(Mishra et al,2011;Sabnis et al,2012,2013)。一般来说,mini-perc 与标准 PCNL 相比,血红蛋白下降少、住院时间短、镇痛药需求少,但净石率接近(96%与100%)。同时,mini-perc 的结石清除率和 URS 大致相当(100%与97%),然而,URS 血红蛋白下降情况及所需镇痛药物更少。同样,micro-perc 和 URS 有着接近的结石清除率(97%与94%)和基本相当的失血量、术后疼痛情况和住院时间。值得注意的是,mini-perc 和 micro-perc 技术主要在操作熟练的、大的临床结石中心进行。尽管这些技术尚未被泌尿外科广泛采用,但这些手段具有重要意义。当然,为了更好地评估这些技术及其学习曲线,仍需进行大样本的研究。

(3)大于 2cm 的肾结石:对于 2cm 及以上的肾结石,PCNL 应是其一线治疗手段。与 URS 和 SWL 不同,PCNL 的成功并不完全取决于结石的位置和结石成分。虽然近来有研究表明,随着结石大小的增加,结石清除率有所下降,但结石清除率也曾被认为与结石大小无关(Lingeman et al,1987;Desai et al,2011)。尽管如此,PCNL 仍是通过一次手术治疗 2cm 及以上结石最有效的手段。同时 PCNL 相对其他术式手术时间更短,需要分期手术概率更低,而应用 URS、SWL 或者两者同时用于治疗较大结石时,常常会需要分期手术。同时,SWL 单独用于治疗较大结石时,并发症和二次手术的概率风险明显增加。

作为清除较大肾结石最有效的方法,PCNL 在全世界范围内不同人群中使用时,结石清除率始终能达到至少75%,甚至经常更高,(Segura et al,1985;Albala,2001;Osman et al,2005a;de la Rosette et al,2011)。PCNL 对于肾下盏结石的清除效果也十分出色,据一项下盏结石的研究中(Lower Pole 1 study),结石清除率高达95%。与 URS 或 SWL 相比,PCNL 虽有着极高的结石清除率,但与之伴随而来的是发生率更高、更严重的并发症。据报道,PCNL 术后整体并发症发生率为20%～30%,输血率为5%～10%,严重脓毒血症发生率小于1%,迟发性出血行肾动脉栓塞的发生率1%或更低(Michel et al,2007;de la Rosette et al,2011)。应用软性肾镜辅助标准 PCNL 可以提高净石率,减少失血量(Gucuk et al,2013)。

根据美国国立卫生研究院(NIH)的会议报告(Consensus conference,1988),在 SWL 开始应用后不久,便被认为是治疗 2cm 及以上大小肾结石的次优选择。随后的研究证实,SWL 单独治疗 3cm 及以上大小的肾结石时,总体成功率低于30%(Murray et al,1995)。最近报道,SWL 单独治疗 3cm 及以上肾结石的净石率为59%,然而,"石街"(23%)和二次手术(20%)发生率高。而前述的 SWL 列线图预测,在治疗 2cm 及以上大小的结石时,其结石清除率小于30%(Kanao et al,2006)。当 SWL 与单次麻醉下 URS 联合治疗时,净石率可达77%,但需要经过多期手术(Hafron et al,2005)。

在 20 世纪 90 年代后期,URS 被视作可行的、并发症发生率低的方法,以取代 SWL 治疗较大肾结石。最早期的研究之一是 Grasso 等(1998)的报道,首次 URS 治疗净石率可达76%,二次手术净石率可达91%。遗憾的是,6 个月的随访后,只有60%的患者达到完全清石。然而,自这篇文章之后,许多学者也做了相关研究,并得出了相似的令人兴奋的结果:平均结石清除率93.7%(77%～96.7%),平均一般并发症发生率5%,平均主要并发症发生率5%,平均手术次数1.6 次(Breda et al,2008;Mariani,2008;Breda et al,2009;Bader et al,2010;Aboumarzouk et al,2012a)。最近,一些研究直接对 PCNL 和 URS 对 2cm 及以上的结石治疗效果进行比较(Akman et al,2012a,2012c;Bryniarski et al,2012)。总体而言,PCNL(91%～96%)的结石清除率始终高于 URS(71%～93%),URS 中 20%～30%需要分期手术。因此,除非存在明显并发症或 PCNL

禁忌证(体质虚弱、凝血功能障碍、拒绝输血)的情况,PCNL 仍是治疗 2cm 及以上肾结石的首选。对于存在上述情况的患者,应考虑使用侵袭性较小,但效率较低、再手术率高的方法,比如 URS。

(4)鹿角形结石:PCNL 是治疗部分和完全鹿角形结石的首选方法,需要注意的是,肾功能不全或无功能肾以及黄色肉芽肿性肾盂肾炎患者,最好行肾切除术。AUA 肾结石指南专家组和 EAU 尿石症指南均建议 PCNL 作为大多数鹿角形结石患者的一线治疗手段(Preminger et al,2005;Turk et al,2013)。PCNL 对鹿角形结石的清除率(78%)高于 SWL(22% ~ 54%)和开放手术(71%)。当发现鹿角形结石时,除非患者无法耐受手术,应尽快进行清除。不建议观察或非手术治疗,因为未经治疗的鹿角形结石自然发展史观察研究显示,最终导致肾功能完全丧失,原因可能是复发性尿路感染和败血症,同时与整体死亡率增加有相关性。

鹿角形肾结石的分类还没有统一的标准,一般定义为填充部分肾内集合系统的分支状结石。大多数鹿角形结石填充肾盂并延伸到一个或多个周围肾盏。以往,根据结石填充肾集合系统的程度,鹿角形结石被分为完全性鹿角形结石和部分性鹿角形结石。尽管有学者提出多种其他鹿角状结石的分类方法,但是由于应用复杂烦琐并且对临床决策尚无意义而未被广泛采用(Rocco et al,1984;Griffith and Valiquette,1987;Ackermann et al,1989;Di Silverio et al,1990;Mishra et al,2012)。具有矢状和冠状重建的 CT 不仅以可提供优异的解剖结构和结石多维度的细节,并且对于治疗计划的制定有着重要意义(Nadler et al,2004;Thiruchelvam et al,2005)。

感染性结石主要成分是磷酸铵镁(或"鸟粪石"),单一鸟粪石成分或与碳酸磷灰石混合构成的感染性结石,长期以来被认为是鹿角形结石最常见的结石成分。此外,胱氨酸、尿酸和草酸钙也可以形成鹿角形结石。最近一项单中心研究对这个观点提出质疑,研究显示,52 例完全性鹿角形结石中 56% 为代谢性结石,44% 为感染性结石(Gettman and Segura,1999;Viprakasit et al,2011)。对于感染性结石患者,完全清除结石是最重要的。由于产生脲酶的细菌可存留在残石中,

因此未完全清除的结石可能进一步导致泌尿系感染及快速的结石复发(Nemoy and Staney,1971)。

鹿角形结石治疗有难度,经常需要多个经皮通道和(或)分期手术进行治疗,并且治疗相关并发症的发生率高。外科治疗策略应侧重于手术或多种手术方式相结合,尽可能清除结石的同时最大限度地减少并发症。对于大多数病例,应该避免 SWL 单一治疗,其治疗效果并不理想,并且容易形成石街等并发症使病情复杂化。在唯一一项比较 SWL 与 PCNL 治疗鹿角形结石的前瞻性随机研究中,PCNL 清石率更高(74%:22%)、整体治疗时间更短、脓毒血症等并发症更少(Meretyk et al,1997)。

多种泌尿内镜的联合治疗已经应用于替代单一 PCNL 治疗。风靡于 20 世纪 90 年代的"三明治疗法"的治疗方法中,鹿角形结石首先用 PCNL 治疗,然后用 SWL 治疗残余或难以触及的结石,最后再次应用 PCNL 清除残余碎石(Streem et al,1997)。然而,联合治疗的结果与 PCNL 单一治疗或开放性肾盂切开取石相似(Lam et al,1992b)。由于 PCNL 能快速有效地治疗大负荷结石,同时能高效地清除结石而非自行排石,因此联合治疗应以 PCNL 为基础。PCNL 术中使用软性肾镜能提高结石清除率,并且可以到达硬镜无法到达的肾盏,从而减少通道的数量(Wong and Leveillee,2002)。逆行输尿管软镜亦有类似的优点(Marguet et al,2005)。

URS 单一方式治疗完全性鹿角形结石成功率很低,至今没有相关报道。对于解剖结构良好或有 PCNL 禁忌的患者,URS 可替代 PCNL 治疗简单的部分性鹿角形结石,但通常需要多期治疗(Cohen et al,2013)。

目前有少量报道应用腹腔镜和机器人辅助技术治疗完全或接近完全性鹿角形石。虽然这些技术已被证明是可行的,但实际净石率相对较低(29% ~ 67%)(Giedelman et al,2012;King et al,2014),并且,相较于 PCNL 治疗常规鹿角形结石简单直接的解剖路径,这些技术并没有明显优势。在一些特殊情况下,例如异位肾,腹腔镜或机器人辅助可能有助于安全进入集合系统。

开放肾切开取石术,一度是鹿角形结石治疗的首选,目前其应用已逐渐减少,仅在存在 PCNL

禁忌证、PCNL 清石率过低或作为联合治疗方式时采用。据报道,开放手术的清石率高达 85%;然而,随着腔内泌尿外科学和 PCNL 技术的发展,PCNL 清石率已普遍提高(Lingeman et al,1987;Al-Kohlany et al,2005)。此外,住院时间、输血和肾功能损害、术后疼痛和康复等方面,PCNL 均优于开放手术。

2. 基于结石分布的治疗方式决策

肾结石治疗的策略中,如果说结石总负荷是首要考虑的重要因素,那么其次考虑的重要因素则是结石在肾中的位置和分布;尤其是 1~2cm 大小的肾结石患者。据结石在肾内位置可以简单分为肾下盏结石和非肾下盏结石两组。肾下盏结石往往更难治疗,尤其是当肾下盏解剖结构不良时(肾盂肾下盏夹角为锐角,漏斗部过长,漏斗部狭窄),URS 难以触及结石或 SWL 治疗后排石困难。由于肾下盏结石治疗依赖定位技术,行 SWL 或 URS 治疗后结石碎片若不加以辅助定位或使用冲击技术辅助,很难自行排出。此外,即使使用辅助治疗,肾下盏不适合的解剖学结构也限制了排石。

许多研究已经评估了肾下盏结石的位置对各种治疗方式的疗效和并发症的影响。关于肾下盏结石的进一步讨论以及肾下盏解剖对疗效的影响见肾下盏结石章节。可以说,**肾下盏结石难以经 URS 或 SWL 清除,因此≥1cm 肾下盏结石最有效的治疗方式是 PCNL。**而在治疗非下盏结石时,SWL 和 URS 与 PCNL 相比展现出相当的竞争力。目前 SWL 治疗非下盏肾结石的相关研究中,由于使用碎石机的参数差异、治疗结石负荷不均一、疗效的评定系统的多样化,无法依据结石的分布明确判断 SWL 治疗非下盏肾结石的疗效。然而,汇集现有数据时,仍有很多不同的模式。**一般而言,SWL 治疗非肾下盏结石的成功率往往与结石的大小相关而非结石的分布。**也就是说,即使众多研究中绝对数值存在差异,但在单项研究中,SWL 治疗肾盂结石、上组肾盏结石和中组肾盏结石的结石清除率和有效率在统计学上是相似的。因此,SWL 治疗非下盏肾结石时,应考虑结石的大小和成分,而非结石的分布。

最近少有研究依据结石的分布评估 URS 治疗的疗效。随着近十年来腔内泌尿外科的巨大进步,输尿管软镜已能进入肾内集合系统的各个位置。

输尿管软镜处理肾下盏结石往往难以触及并难以清除。然而,随着输尿管软镜设备的发展,新一代输尿管软镜具备更好转向功能,大多数情况下能到达并触及肾下盏结石,术中可以将结石碎片移至更有利于操作的位置(例如肾盂或肾上盏)。**据报道,URS 治疗肾下盏和非肾下盏结石均有良好的结石清除率(>80%~90%),这表明在评估 URS 治疗肾结石的相关因素时,结石的大小、密度以及肾的解剖结构比结石的位置更重要**(Portis et al,2006;Perlmutter et al,2008;Hussain et al,2011)。

与 URS 类似,基于结石分布对 PCNL 疗效影响的研究很少。一期 PCNL 联合软性肾镜手术,分布于肾内各盏的结石都能触及。然而,**有一些研究表明,肾上盏结石是 PCNL 术后结石清除不完全的独立预测因素**,但该研究仅集中于单通道 PCNL(Shahrour et al,2012)。在绘制预测 PCNL 术后无结石状态的列线图时,Smith 等发现,中盏和肾盂内的结石比肾上盏和肾下盏结石清除率高(Smith et al,2013)。值得注意的是,除了鹿角形结石,肾上盏结石往往具有最低的结石清除率,甚至比肾下盏结石的清除率更低。

PCNL 相关全球研究结果显示,与肾盂大结石相比,肾盏大结石的术后并发症发生率更高。然而,肾盏大结石组的患者整体并发症更多,美国麻醉师协会评分更高,这可能是影响结果的一个重要相关变量(Xue et al,2012)。

结石定位于前组肾盏还是后组肾盏也可能影响 PCNL 的结果,当直接靶向结石肾盏时,到达位于前组肾盏较后组肾盏需要更长的通道并需经过更多的肾实质。Tepeler 等对这一假设进行了研究,对患者进行了分组,发现总体成功率和并发症发生率没有差异,但确实需注意前组肾盏结石患者出现严重出血并发症的概率正逐渐增加(Tepeler et al,2013)。

3. 基于结石成分的治疗方式决策

肾结石的治疗方式中,结石成分对 SWL 的治疗结果有着重要意义,而 URS、PCNL,以及腹腔镜和开放手术的疗效与结石成分关系不大。结石成分分析有助于治疗方式决策。

一般而言,SWL 难以击碎胱氨酸结石、磷酸钙(尤其是"钙磷石")结石和一水草酸钙结石。其余常见结石按照脆性由低到高依次是鸟粪石、二水草酸钙结石、尿酸结石(Pittomvils et al,1994;Zhong and Preminger,1994;Saw and Lingeman,1999)。

Zhong 和 Preminger(1994)研究表明,钙磷石和一水草酸钙结石对 SWL 的耐受性可以通过其固有的机械性能(较高的杨氏模量,较高的硬度和韧性)来解释。胱氨酸结石对 SWL 的抵抗力在于其韧性结构,其内部裂纹扩展具有较高的顺应性和较强的变形能力。此外,**胱结石氨酸、钙磷石和一水草酸钙结石经 SWL 治疗后形成的碎石比其他成分结石更大,影响碎石后的排石**(Dretler,1988;Pittomvils et al,1994;Rutchik and Resnick,1998)。

体外研究表明,钬激光碎石的效率也取决于结石的成分,一水草酸钙结石的碎石效率最差,尿酸结石和胱氨酸结石居中。然而,该结论临床实用性较低,Teichman 等(1998)在另一项研究中表明,钬激光碎石能够成功地粉碎所有成分结石,并且结石碎片小于 4mm。此外,Wiener 等发现,术中钬激光碎石结合套石网篮的应用使手术时间与结石成分无关(Wiener et al,2012)。

结石 CT 值与结石成分密切相关,尽管部分类型结石的 CT 值范围之间有重叠的情况。大量研究证明,**尿酸结石比一水草酸钙结石 CT 值低,使两者自螺旋 CT 上得以鉴别**(Mitcheson et al,1983;Mostafavi et al,1998;Nakada et al,2000;Kulkarni et al,2013;Marchini et al,2013)。此外,尿酸结石往往比草酸钙结石在 CT 上体现出更均匀的衰减。单靠 CT 值通常不能区分鸟粪石和含钙结石,因两者之间存在较大程度的重叠。

尽管结石的 CT 值不能精确推测结石成分,但仍有助于预测 SWL 的疗效。多项研究表明,**结石 CT 值 900～1000HU 时,SWL 的结果较差**(Joseph et al,2002;Gupta et al,2005;Wang et al,2005;El－Nahas et al,2007)。Gupta 等(2005)已经证实 SWL 碎石成功率与结石 CT 值之间的线性关系,随着结石 CT 值的增加,SWL 碎片化程度逐渐降低。Joseph 等(2002)报道,当结石 CT 值高于 1000HU 时 SWL 治疗后仅有

54.5%的结石清除率,CT 值在 500～1000 HU 时 SWL 治疗后结石有 85.7%的清除率,而所有 CT 值低于 500 HU 的结石 SWL 后均达到清除。Ouzaid 和 Associate(2012)设定 970 HU 是预测 SWL 治疗成功的敏感度和特异性最佳的阈值。CT 值低于 970HU 的结石 SWL 治疗成功率可达 96%,而高于 970HU 的结石 SWL 治疗成功率仅 38%。与 Gupta 等(2005)的研究结论相似,后者发现 SWL 成功率与结石 CT 值之间存在线性关联。

基质结石:基质肾结石很少见,区别于其他类型的肾结石,它主要由有机蛋白质、糖和葡萄糖胺组成(约 65%,范围 42%～84%),而其他结晶类结石仅有极少量的有机物质(2.5%)(Boyce and King,1959)。此外,基质结石是柔软的、凝胶状的、相对无定形的(图 13-4)。基质结石的术前诊断具有挑战性,因为它们高度疑似集合系统上的组织肿块。影像学上,基质结石具有射线可透过性,通常表现出钙化中心或边缘低密度,这两种特征常在术前影像中可见(图 13-5)。基质结石往往很大并呈现不完全鹿角形结构,因此 PCNL 是大**多数基质肾结石的首选治疗方法,具有较高成功率和低复发率**。目前也已有 URS 成功治疗基质结石的报道(Stoller et al,1994b;Rowley et al,2008;Shah et al,2009;Chan et al,2010),但由于基质结石质地偏软且矿物成分的含量低,SWL 对基质结石无效。

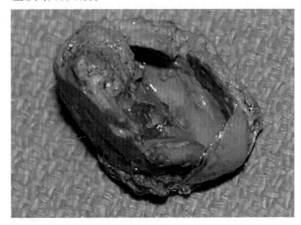

图 13-4　基质结石性状柔软,呈凝胶状,相对无定形并含有气囊(From Bani-Hani AH, Segura JW, Leroy AJ. Urinary matrix calculi:our experience at a single institution. J Urol 2005;173:120-3.)

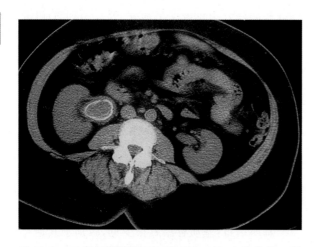

图 13-5 CT 显示基质结石边缘不透 X 线,中心为透 X 线 (From Bani-Hani AH,Segura JW,Leroy AJ. Urinary matrix calculi:our experience at a single institution. J Urol 2005;173:120-3.)

有关按照结石成分治疗的其他详细信息,请参阅 Expert Consult 网站。

(四)肾解剖因素

1. 输尿管肾盂连接处梗阻

输尿管肾盂连接处梗阻(UPJO)与肾结石的相关性高达 20%~30%(Berkman et al,2009)。**在手术治疗 UPJO 前,需鉴别是原发 UPJO 导致肾结石,还是肾盂或 UPJ 结石致局部的水肿而引起 UPJO 的表象,这至关重要。** CT 横断面成像分析有助于鉴别,例如,肾盏小结石合并有明显的肾盂积水和 UPJ 部或近端输尿管狭窄时,UPJO 可能是导致结石形成的主要病因。相反,UPJ 处的结石或邻近 UPJ 的肾盂结石可能是导致该处阻塞的主要病因,实际并不存在 UPJO。

当 UPJO 可疑并非原发或合并 UPJ/肾盂结石病变时,应治疗肾结石,并且不对 UPJ 进行任何特殊处理。治疗肾结石后 4~6 周,需进行随访并行肾影像学检查(超声波、CT 或 MRI 检查)以确定肾积水是否持续存在,若肾积水持续存在,需进一步行肾功能影像学检查(利尿性肾图)。若放置了经皮肾造瘘管仍不能明确 UPJO 诊断时,可行 Whitaker 测试。一旦确诊 UPJO,建议手术治疗。

出现肾萎缩或肾实质变薄时,需明确患肾的总功能。若患肾无功能或功能极差,最简单的治疗方式应是肾切除术,而不是单纯地治疗肾结石。

明确既往 UPJ 处的手术史同样重要。有报告显示,腔内切开术后复发的 UPJO 采用微创或开放性肾盂成形术效果良好,肾盂成形术后复发的 UPJO 采用腔内切开术效果良好(Canes et al,2008;Patel et al,2011)。

合并肾结石的 UPJO 有多种治疗方式,治疗的最终目标是修复 UPJO 并恢复正常的肾引流,同时清除结石。临床治疗策略有顺行经皮肾镜取石联合狭窄内切开术、腹腔镜或机器人肾盂成形术联合肾盂切开取石术,以及经输尿管逆行取石并狭窄内切开术。当狭窄段较长(>2cm)或既往腔内切开术失败时,应舍弃腔内切开术。

原则上,腔内切开术及肾盂成形术治疗 UPJO 之前需明确患者结石负荷。这点在顺行经皮肾镜取石术联合腔内切开术中尤为重要,以免结石碎片堆积在狭窄内切开处。结石在狭窄内切开处长期刺激形成肉芽肿和纤维化将致输尿管再狭窄(Giddens et al,2000)。逆行 URS 碎石联合腔内狭窄内切开术时同样需要重视结石负荷问题,术中腔内狭窄内切开术后 URS 通过狭窄段到达肾,随后的碎石或取石操作都可能导致结石碎片停留在 UPJ 附近。

近十年来,越来越多的报告描述了腹腔镜和机器人肾盂成形术联合取石术,结合现有的关于微创 UPJO 治疗的文献,出现了大量新的治疗手段。腹腔镜肾盂成形术和机器人手术相比,在 UPJO 修复的手术疗效、成功率以及并发症等方面没有差异(Braga et al,2009)。腹腔镜和机器人肾盂成形术的短期成功率超过 90%,优于顺行腔内切开术,后者短期成功率近 70%~80%(Knudsen et al,2004;Rassweiler et al,2007;Berkman et al,2009)。Berkman 等(2009)发现,PCNL 联合顺行腔内狭窄内切开术无法提高阻塞缓解的成功率。腔内切开术和肾盂成形术的长期疗效均比短期疗效差,约 25% 的肾盂成形术和约 60% 的腔内切开术的患者手术 10 年后复发(Di-Marco et al,2006)。

腹腔镜和机器人肾盂成形术联合肾盂切开取石术的清石率可达 75%~100%,肾盂成形术成功率超过 90%(Ramakumar et al,2002;Atug et al,2005;Mufarrij et al,2008;Srivastava et al,2008;Stein et al,2008;Stravodimos et al,2014)。

经腹腔镜或机器人套管针、术中冲洗、使用抓取器、纤维软性肾镜和金属网篮等,将结石经肾盂切口取出。手术时间 3.5～4h。一项小样本研究中,机器人肾盂切开取石术联合 UPJO 修复术,术中使用超声辅助识别肾结石有助于减小手术切口(Ghani et al,2014)。

对某些特殊病例,如高负荷结石及肾盏结构复杂肾结石病例,难以经传统的肾盂成形术切口达到满意的结石清除率,需首先行标准 PCNL 术,然后同期行腹腔镜肾盂成形术,疗效满意(Agarwal et al,2008)。然而,这种治疗方式耗时较长,手术时间需近 4h。所有患者在术后 6 个月经肾超声检查均证实结石清除满意,肾图显示有良好的肾血流灌流。

2. 肾盏憩室

肾盏憩室是位于肾实质内的囊性病变,其囊壁被覆与肾盂相似的移行上皮,没有分泌功能,为胚胎时期形成。肾盏憩室最早由 Rayer 于 1841 年提出,于 1941 年由 Prather 首次命名。肾盏憩室与正常的肾盂肾盏的通道狭小,容易积存尿液致排泄不畅。肾盏憩室罕见,静脉尿路造影(IVU)检查中发现率为 0.2%～0.6%(Middleton and Pfister,1974;Timmons et al,1975;Wulfsohn,1980;Michel et al,1985)。肾盏憩室可位于肾集合系统任意部位,其中 50% 或以上位于上肾盏,30% 位于中肾盏或肾盂,20% 位于下肾盏(Abeshouse and Abeshouse,1963;Waingankar et al,2014)。

据报道,10%～50% 肾盏憩室内形成结石(Yow and Bunts,1955;Williams et al,1969;Middleton and Pfister,1974)。尿淤滞和代谢紊乱是肾盏憩室结石形成的基础(Burns et al,1984;Hsu and Streem,1998;Liatsikos et al,2000;Matlaga et al,2007)。Hsu 和 Streem(1998)报道 14 例肾盏憩室结石患者合并代谢异常的比例为 50%。相比而言,Liatsikos 等(2000)报道,仅有 25% 的肾盏憩室结石患者有代谢异常,而 77% 的患者不伴尿路解剖异常。

大部分肾盏憩室无症状,无须治疗;但是,**对合并疼痛、反复感染、血尿或肾功能下降的有症状憩室结石建议治疗**。与其他肾结石相似,肾盏憩室结石也可通过多种方式治疗,包括开放手术、SWL、URS、PCNL,以及腹腔镜和机器人手术。首选的治疗方式取决于结石和憩室的解剖学特征。开放手术是一种早期治疗方式,现在仅用于一些特定的情况,术中对憩室行造口处理并灼烧憩室内壁黏膜。

冲击波碎石术治疗肾盏憩室疗效不佳,不作为有症状憩室结石的首选治疗方式。虽然肾盏结石的发病机制尚未完全明确,但治疗上需清除肾盏憩室结石的同时消融肾盏憩室内壁,扩张憩室颈以改善引流,从而预防结石再发。SWL 难以达到上述治疗目标。SWL 治疗肾盏憩室结石的清石率差,由 4%～58%。在一项涉及 SWL 治疗肾盏憩室结石的系列研究中,Turna 等(2007)报道 SWL 治疗后清石率达 21%,60% 的患者治疗后症状缓解。SWL 多期治疗后,患者症状消失达 36%～86%,平均无症状率近 60%;然而,纳入研究的病例数很少。Streem 和 Yost(1992)报道了 SWL 治疗后最高的症状缓解率(86%)和最高的结石清石率(58%),但是该结论源于严格的病例纳入标准,如结石小于 1.5 cm 及 IVU 成像可见清晰的憩室颈。在平均长达 24 个月(12～49 个月)的随访中,无症状率下降至 75%,1 例患者出现结石复发。随着随访时间的延长,SWL 治疗肾盏憩室结石的无症状率将持续下降(Turna et al,2007)。

URS 是治疗肾盏憩室结石的一线治疗方法,适用于<2 cm 的中上肾盏憩室小结石及憩室颈短且易识别的憩室结石(Waingankar et al,2014)。上肾盏及中肾盏憩室结石通常可以通过逆行 URS 治疗,而下极肾盏憩室结石由于憩室颈与肾盏成锐角而使 URS 治疗具有更大的挑战性。术中应用钬激光切开狭窄的憩室颈口,在憩室内碎石,并烧灼憩室内壁。术后清石率为 50%～90%,最低术后无症状率达 35%(Legraverend et al,2013)。逆行 URS 手术憩室有效闭塞率(约 20%)低于经皮肾镜手术(>70%),因此需确保憩室颈部引流通畅。

大多数 URS 失败发生在下组肾盏,少数发生在上组肾盏,由肾盏与憩室颈部的所成锐角所致。高达 25% 的病例无法探查到憩室颈口致憩室结石无法经 URS 治疗(Auge et al,2002;Canales and Monga,2003)。Legraverend 等报道 URS 术后清石率为 62%,当碎石小于 3mm 时,清石率增至 84%,无症状率为 93%。总体而言,URS 清石率优于 SWL,但不如 PCNL。此外,URS 治疗肾盏憩室结石常需分期治疗。

PCNL 是大多数肾盏憩室结石的一线治疗方法。 PCNL 的清石率(70%~100%)和无症状率(77%~100%)较高,支持 PCNL 疗效的数据最多。PCNL 的憩室烧灼率很高(>70%),总体成功率更持久。PCNL 能直接穿刺到肾盏憩室,方便碎石和清石,更容易烧灼憩室内壁并扩张憩室颈口。对于逆行造影剂不填充的憩室及射线无法穿透的结石时,可在超声或 CT 引导下行 PCNL。由于憩室和肾包膜之间肾实质最少,后组盏憩室尤其适合 PCNL 治疗。前组盏憩室也可行 PCNL 治疗,但是肾穿刺通道方向和憩室颈部之间的角度往往不利于切开扩张憩室颈口。

腹腔镜及机器人辅助方式治疗有症状憩室结石, 一般用于结石位于前组肾盏的、憩室外层皮质较薄的、不适合侵入性更小的内镜治疗方式的憩室结石。经腹和腹膜后通路方式均有报道,腹膜后通路治疗后组肾盏憩室结石更便捷。研究报道,腹腔镜技术治疗肾盏憩室结石的疗效良好,清石率达 100%,憩室烧灼率约为 92%,平均症状消除率为 75%~87%。研究报道腹腔镜及机器人辅助治疗方式平均手术时间约为 180min,比其他手术方式耗时长。术中需要考虑的常见重要因素包括术中使用超声辅助定位憩室部位,使用电烙术或氩离子凝固术行憩室内壁电灼,以及宽口憩室颈部的缝合。

3. 马蹄肾和异位肾

(1)马蹄肾:马蹄肾是最常见的先天性肾融合畸形,据报道每 400 例活产婴儿中就有 1 例。值得重视的是,**马蹄肾肾结石病的发病率为 15%~20%**,结石最常见成分为草酸钙,最常见部位为肾盂和下盏的后组盏。在胚胎期,左右后肾胚基内侧异常融合形成峡部,将融合的肾固定在肠系膜下动脉的水平,导致肾上升不完全和旋转不良(图 13-7、图 13-8 和图 13-9)。

因此,以上位置结构上重要的改变引起了肾解剖的相应变化。马蹄肾的肾盂变得更细长并且位于肾前方,近端输尿管越过马蹄肾的峡部,于高位进入肾盂,且位置更靠前。**总的来说,这些解剖**

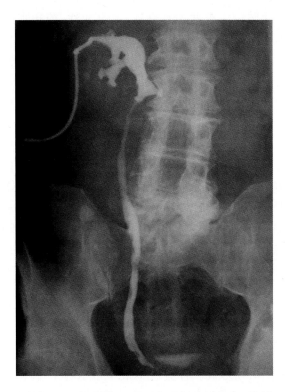

图 13-7 马蹄肾肾结石经上盏 PCNL 术后顺行肾造影,显示出肋下穿刺通道及马蹄肾独特的肾盏方向

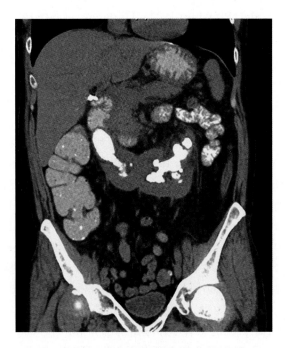

图 13-8 双侧马蹄肾鹿角形肾结石冠状位 CT 重建,显示马蹄肾内侧及下方定位

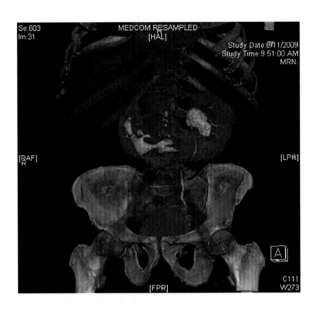

图 13-9 双侧马蹄肾鹿角形肾结石三维 CT 重建,显示马蹄肾内侧及下方定位(From Tan YK, Cha DY, Gupta M. Management of stones in abnormal situations. Urol Clin North Am 2013;40:79-97.)

学改变影响尿液的排泄,导致尿液淤积和肾结石的形成。

马蹄肾的解剖学特点和功能性改变直接影响着肾结石治疗方式的选择,需结合马蹄形肾解剖结构、结石位置和大小制定最佳治疗策略。存在尿液排泄受阻或 UPJO 时,应排除 SWL 治疗而选择其他可以解决梗阻的方式,如 PCNL 或腹腔镜肾盂成形术。**一般来说,马蹄肾＜15mm 的非肾下盏结石治疗选择 SWL 或 URS;PCNL 适于SWL 或 URS 治疗失败的结石及＞15 mm 的结石。大量报道表明,马蹄肾肾结石与正常肾肾结石在 PCNL 术后的结石清除率和并发症的发生率方面没有区别。**

直径小于 1.5cm,位于肾盂及中上盏的马蹄肾肾结石可选用 SWL 治疗。据报道,SWL 治疗该类结石的结石清除率为 28%～80%,平均值接近 58%,但均需多次治疗。平均而言,与原位、解剖结构正常的肾结石相比,马蹄肾肾结石每次 SWL 治疗需要的冲击波强度更大,且再治疗率更高。

在 Vandeursen 和 Baert(1992)的 11 例马蹄肾肾结石病例中,每例患者平均需要 3.8 次治疗,可达 55% 的清石率;Ray 等(2011)的研究显示,平均值 1.7 次 SWL 治疗后清石率为 39%。此外,Ray 等(2011)报道,在 41 例马蹄肾患者中,单次 SWL 治疗 3 个月后,清石率为 9.1%,治疗成功率为 25%。在这一系列研究中,73% 的患者需要以重复 SWL、PCNL 或 URS 的方式多次治疗,清石率和总体成功率分别提高至 39.1% 和 63.6%,效率指数令人失望,为 10.5%。如正常肾一样,马蹄肾的肾结石负荷越大,SWL 的疗效越差。Sheir 等(2003)发现,SWL 治疗 15mm 的马蹄肾肾结石清石率(79%)优于治疗＞15mm 的结石(53%)。Kirkali 等(1996)亦发现,SWL 治疗＞10mm 的马蹄肾肾结石的清石率很差(28%)。

在 SWL 治疗前,必须先排除 UPJO 和各种导致尿液引流不畅的因素,因为这些问题在马蹄肾中并不罕见,严重降低了 SWL 的成功率。由于马蹄肾周被椎骨、髂骨和肠管覆盖,因此越靠近马蹄肾的内侧,就越难精准定位肾盂肾盏结石,尤其前内侧的肾盏结石定位最困难。采用俯卧位或改良仰卧位有助于肾结石定位,结石位于骨盆边缘下方时 SWL 治疗才有效果。此外,马蹄肾中肾结石与皮肤间的距离往往较长,亦会影响 SWL 的疗效。皮肤至结石间的距离在碎石机的聚焦区域之外时,可以使用"爆炸路径"技术,沿着相同的超过 F2 的轴,依赖冲击波的能量传递碎石。

由于马蹄肾患者输尿管的入口高位植入和迂曲走行,URS 在马蹄肾相关疾病的应用中极具挑战性。术中往往需要对输尿管进行扩张,URS 鞘的安全置入能显著方便术中进出镜。输尿管软镜几乎均能以逆行方式到达结石部位,使用小口径镍钛合金篮和钬激光纤维可以最大限度地减少URS 头端偏转能力的损耗。鉴于马蹄肾的异常解剖结构,URS 仅限于处理＜2cm 结石。此外,分期治疗在 URS 方式治疗马蹄肾肾结石中很常见,尤其是在治疗大结石时。鉴于与马蹄肾常伴有尿液排泄不畅,结石碎片应尽量使用套石篮取出而非自行排出。

一些小型回顾性研究报道了 URS 治疗＜2 cm 马蹄肾肾结石获得了较好疗效和低复发率。目前尚无 URS 治疗高负荷马蹄肾肾结石的相关报道,尚无 URS 与 SWL 或 PCNL 治疗马蹄肾肾结石疗效对比的相关研究。Atis 等(2013)回顾分析了 20 例马蹄肾肾结石(其中 5 例为双侧)的治疗结果。结石直径平均为 17.8mm,单次治疗后清石率为 70%。Weizer 等(2005)详细介绍了 4 例马蹄肾和 4 例盆位肾肾结石的 URS 治疗结果。结石平均直径为 1.4 cm,术后 75% 的患者结石完全清除,88% 的患者术后症状缓解。Molimard 等(2010)报道了 17 例马蹄肾肾结石患者的治疗结果,其中 4 例曾经 PCNL 治疗失败,8 例曾经 SWL 治疗失败。结石平均直径为 16mm,每例平均需要 1.5 个治疗流程才能达到 88% 的清石率,其中包括 <3mm 的结石残留。因此,当马蹄肾肾结石 <2cm 时,URS 治疗可达超过 70% 的结石清石率,但至少有半数的患者需要分期治疗。

PCNL 是治疗 ≥2cm 马蹄肾肾结石的最佳选择,治疗效果与正常肾相当。当侵入性较小的治疗方式(如 SWL 和 URS)治疗 <2cm 马蹄肾肾结石失败时,或结石较硬可能会降低这些治疗的成功率时,PCNL 是首选治疗方式。据报道,PCNL 平均清石率为 82%~84%,优于 SWL 及 URS 方式。最近有报道表明,PCNL 联合软性肾镜治疗马蹄肾肾结石的清石率可达 90% 或更高。

熟悉马蹄肾的解剖结构是安全进行 PCNL 的关键。穿刺通道优选后上组肾盏。由于马蹄肾旋转不良,其肾盂偏向腹侧,并几乎直接与后组肾盏相对,因此后上组肾盏穿刺通道往往比正常肾更靠近内侧。上组盏的穿刺通道使肾镜进入肾盂及侧方肾盏相对容易。

然而,马蹄肾下极位置偏高,肾下组肾盏更偏向前内侧,故 PCNL 术中常需要软性肾镜才能到达集合系统内所有肾盏。此外,穿刺目标盏越靠近马蹄肾的前部和中部,穿刺通道越长,因而需要使用超长的穿刺鞘、肾镜和器械,尤其是肥胖患者。结石可能与马蹄肾伴随而行,并且鉴于马蹄肾的解剖学改变,建议术前 CT 充分评估最安全的穿刺路径。马蹄肾通常位于第 12 肋骨下方,不需要肋间穿刺入路,胸膜损伤罕见。内分泌学会临床研究办公室(CROES)PCNL 研究组显示,与正常肾相比,马蹄内肾的平均手术时间更长,穿刺失败率更高(5%:1.7%)。

腹腔镜辅助技术极少用于治疗马蹄肾肾结石,仅有少数病例报告。马蹄肾合并巨大肾盂结石或伴 UPJO 时,腹腔镜辅助技术可行肾盂切开取石和肾盂成形术。

(2)异位肾:异位肾最常位于骨盆,盆位肾的发病率估计为 1/2200~1/3000。异位肾位于腹部、胸腔或腹膜后交界处的情况更为罕见。异位肾肾结石的治疗应为个体化治疗,依据结石负荷、肾位置,以及任何相关的肾尿液排泄障碍因素而定。盆腔异位肾往往旋转不良,同时合并输尿管高位入盂或 UPJO,影响结石碎片排出,因此,同马蹄肾一样,治疗前需严格评估肾排泄受损程度及 UPJO 情况。SWL、URS、PCNL 和腹腔镜均可恰当选择性地应用,从而获得良好的结石清除率。

SWL 治疗异位肾肾结石需多期治疗,清石率可达到 25%~92%。由于盆腔异位肾在盆骨的后侧易被屏蔽,故 SWL 治疗时需采用俯卧位以改善冲击波向结石的输送。由于肾引流受损是 SWL 的相对禁忌证,建议 SWL 前行异位肾的肾功能检查评估肾排泄功能(例如肾造影)。有报道称,盆腔等异位肾肾结石经单次 URS 治疗后清石率为 75%,说明 URS 和 SWL 可以达到相同的治疗效果,但 URS 效率更高。这可能是因为结石碎片可经 URS 清除,而 SWL 需要结石自行排出,后者在排泄不良的异位肾是有困难的。输尿管送达鞘很大程度地为输尿管软镜进出异位肾提供了便利;但是,异位肾的输尿管可能非常纤曲,进鞘时极易造成损伤,放置输尿管送达鞘时应谨慎进行。

PCNL 治疗盆腔异位肾结石极具挑战性,源于该类经皮肾通道极少是清晰简洁的。尽管如此,PCNL 的结石清除率比 SWL 高,前者能术中清除活动性结石并可术中进行软性肾镜检查。传统的后路通道路径受到盆骨的阻碍,即使可以安全地完成,也会导致股骨神经衰弱。PCNL 治疗盆腔异位肾结石必须采用仰卧位,即使已经进行超声检查,在没有 CT 或腹腔镜辅助的情况下也很难安全穿刺进入集合系统。Desai 和 Jasani(2000)报道了一种经腹超声引导下仰卧位盆腔异位肾 PCNL 的技术,其中超声探头用于定位肾并辅助干预腹腔内容物远离经皮肾通道。该项研究的 16 例患者中,1 例患者出现了肠道损伤。鉴于其局限性,PCNL 不适用于肥胖患者的盆腔异位肾肾结石治疗。尽管有经肝、经骶骨和经坐骨穿刺的罕见病例报告,但是这些方法只应在高度选择性病例中考虑应用,并且需要 CT 引导并在介入放射科医师的配合下进行。

腹腔镜辅助技术已应用于 PCNL,可通过移去覆盖在肾上方的肠管并在直视穿刺过程确保经皮穿刺通路的安全(图 13-10)。这一方法由 Eshghi 及其助手在 1985 年首次提出,随后被更多人采用并报道。报道显示,这一方式具有极高的结石清除率和较低的复发率。大部分经腹膜穿刺的报道中采用了 Trendelenburg 体位来改变肠管的位置。为了尽可能降低腹腔漏尿的风险,推荐术后合理地放置引流管。Zafar 和 Lingeman(1996)报道了经骨盆肾 PCNL 中腹腔镜肾造口闭合术中同时留置输尿管导管,从而避免腹腔内引流。而 Holman 和 Toth(1998)则报道了另一种可降低腹腔内渗漏的完全性腹膜外途径。

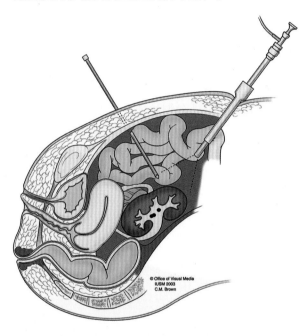

图 13-10　**腹腔镜辅助的经皮肾穿刺取石术。通过腹腔镜移开异位肾上方的肠道组织,随后在放射影像和腹腔镜直视下引导经皮穿刺**(© 2003, Indiana University Medical Illustration Department)

单纯的腹腔镜手术和机器人手术治疗盆腔或者是异位肾疾病已被证明具有高成功率和低并发症发生率,特别适用于对合并 UPJO 的患者同时行修复治疗。这一理念与马蹄肾结石的处理理念相同,即肾盂切开取石术用于清除肾盂内结石,随后纤维肾镜和取石篮通过腹腔镜 Trocar 清除肾盏内结石。报道显示,该术式的无石率可达 80%～100%。其中大多数术者采用的是经腹途径,而 Gaur 等(1994)采用的是腹膜后途径。

对异位肾或马蹄肾结石,当结石小于 1.5cm、不合并 UPJO 或少量肾积水时,SWL 是一个较好的治疗方案。当结石小于 2cm 时,URS 也是可以考虑的方案,尽管该方案可能需要分期多次处理。在结石负荷 2cm 及以上时,PCNL 或者腹腔镜手术应作为首选。而 PCNL 联合腹腔镜则可应用于盆腔肾结石的治疗。当合并 UPJO 时,腹腔镜手术可作为治疗选择,因其可在处理结石的同时可对 UPJ 进行修复。

4. 肾下盏结石

肾下盏结石的首选治疗在过去几十年中尚存在明显争议。和其他非肾下盏部位的结石相比,结石大小和结石成分分层研究显示肾下盏结石的手术清石率更低。随着 URS 技术的发展以及 SWL 技术的局限性越来越明显,肾下盏结石的首选治疗方案在不断演进(图 13-11)。

如先前对影响治疗决策中结石因素的讨论,结石总负荷仍然是决定肾下盏结石治疗方案的主要因素。治疗策略的选择常规是根据结石大小进行选择,分为小于 1cm、1～2cm、>2cm。肾下盏结石≥2cm 时最适合 PCNL 术,因为已有的证据显示 PCNL 较 URS 或 SWL 具有更高的清石率。当肾下盏结石负荷介于 1～2cm 时,PCNL 仍是最有效的处理方式,而且是 URS 和 SWL 处理失败时的首选治疗策略,尽管其更具损伤性。而当 PCNL 有绝对或相对禁忌证时,URS 仍不失为一种经验上的一线治疗方式。总体而言,对大于 1cm 的肾下盏结石,SWL 的治疗效果不尽如人意,因此 SWL 不应作为处理此类结石的首选治疗方案。而对小于 1cm 或更小的肾下盏结石,结石特性以及患者的个体因素则成为比结石负荷更为重要的判断因素。理论上小于 1cm 或更小的结石可以选择任何处理方式,包括对完全无症状患者的保守观察,即使远期预期结石可能进展。对体型不胖且肾盂漏斗夹角(IPA)不是很小的肾下极低密度结石选择 SWL 治疗是合理的,有成功的概率,但类似情况较少。同时,URS 设备的改进和发展,使得 URS 较过去更容易处理肾下盏结石也拓宽了其适用范围。然而,当其他创伤较小的手术失败或者对于结石过大、密度过高的病例,建议行 PCNL。

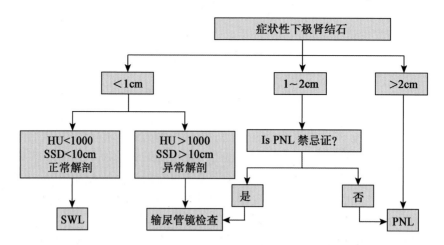

图 13-11　肾下盏结石临床治疗流程。HU. CT 值即亨氏单位；PNL. 经皮肾镜；SSD. 皮肤到结石距离；SWL. 冲击波碎石（Modified from Galvin DJ, Pearle MS. The contemporary management of renal and ureteric calculi. BJU Int 2006；98：1283-8.）

SWL 在应用于临床后很短的时间后，人们就发现 SWL 对较大的下盏肾结石的碎石效果并不能令人满意。事实上，在最近 20 年里，多项研究显示，当肾下盏结石的结石大小在 1～2cm 时，SWL 的清石率接近 50% 或者更低；当结石大于 2cm 时，清石率甚至达不到 30%（表 13-1）。据此推测原因，可能是由于下组肾盏的解剖结构和重力的作用影响了结石的排出。为了更加明确肾下极的解剖学意义，Sampaio 和 Arago 进行了一系列的研究，并利用成人尸体的肾建立了聚酯纤维的肾盂肾盏模型。他们推测几种不同肾的解剖特征可能降低结石排出的可能性，包括下组肾盏的漏斗部过于狭窄（宽度<4mm）、下组肾盏的肾盂漏斗部的夹角过小（<90°）和肾下极多重漏斗而非单一漏斗（图 13-12）。

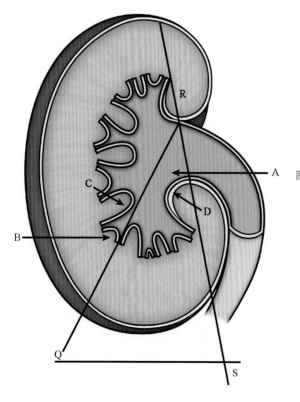

图 13-12　肾下盏解剖结构测量方法。肾下盏漏斗长度：从 A 到 B；肾下盏漏斗宽度：从 C 到 D。肾下盏漏斗肾盂角度：QRS 角度（From Albala DM, Assimos DG, Clayman RV, et al. Lower pole I：a prospective randomized trial of extracorporeal shock wave lithotripsy and percutaneous nephrostolithotomy for lower pole nephrolithiasis－initial results. J Urol 2001；166：2072-80.）

表 13-1　肾下盏结石治疗疗效分析

研究	结石清除率(%)		
	冲击波碎石术	输尿管镜取石术	经皮肾穿刺取石术
肾下盏结石<1cm			
Lingeman et al,1994	74		100
Elashry et al,1996		87	
Elbahnasy et al,1998	52	62	
Grasso and Ficazzola,1999		82	
Gupta et al,2000	72		
Kourambas et al,2000		85	
Albala et al,2001	63		100
Hollenbeck et al,2001		82	
Schuster et al,2002		79	
Sorensen and Chandhoke,2002	74		
Pareek et al,2005	47		
Pearle et al,2005*	35	50	
肾下盏结石 1～2cm			
Lingeman et al,1994	56		89
Grasso and Ficazzola,1999		71	
Saw and Lingeman,1999	55		
Gupta et al,2000	51		
Albala et al,2001	23		93
Hollenbeck et al,2001		63	
Madbouly et al,2001	57		
Schuster et al,2002		64	
Sorensen and Chandhoke,2002	41		
Sumino et al,2002	51		
Kuo et al,2003*		31	76
肾下盏结石>2cm			
Lingeman et al,1994	33		94
Grasso et al,1998		76	
Grasso and Ficazzola,1999		65	
Albala et al,2001	14		86
El-Anany et al,2001		60	

* 计算机断层扫描测量结果

随后的研究也证实了上述推测,即对下组肾盏的漏斗长度大于 3cm,宽小于 5mm,漏斗和肾盂的夹角小于 70°的肾行 SWL 时,清石率显著下降。然而,还有些研究显示下组肾盏的解剖结构对 SWL 的清石率没有明显影响。

为了提高 SWL 对肾下盏结石的清石率,人们尝试了各种不同的治疗方案。1989 年,McCullough 报道了体位引流可以帮助肾盏小结石碎屑的排出。Brownlee 及其助手在 1990 年应用静脉水化、体位倒置结合肾区叩击来辅助排石。D'a Honey 等在 2000 年报道了体位倒置和呋塞米的应用可以帮助下组肾盏小结石的排出。在 SWL 治疗后平均 63 天左右,实验组达到了 83%的清石率。在其后 2001 年的一项研究中,Pace 等比较了机械叩击、体位倒置和应用呋塞米对排石效果的影响,他们发现 40%下组肾盏残石的患者在接受上述治疗后结石碎屑得到了清除,而对照组清石率只有 3%。当对照组在进行上述处理后,清石率达到 43%。

Chiong 等(2005)进行相似的研究后也报道了类似的结果,他们的研究也表明在 SWL 后通过机械叩击、利尿和倒置疗法能够提高下组肾盏的清石率。最近的一项包含了 Pace 和 Chiong 的回顾性队列研究分析表明,尽管总体的样本有限,但叩击、利尿和倒置疗法是安全的,具有可耐受性,并对 SWL 术后残石的排除有一定的帮助。另有研究报道,肾下盏灌洗技术可作为 SWL 后的辅助排石方法。最近,以枸橼酸钾和噻嗪类利尿药为代表的药物排石疗法多有报道,但需要指出的是,目前上诉两种排石方法尚未得到普遍接受。

在 1994 年,Lingeman 等首次通过 Meta 分析论证了 PCNL 相较 SWL 在肾下盏结石清石率上的优越性。在这一报道中,PCNL 的清石率达到了 90%,而 SWL 仅达到了 60%。按照结石负荷进行的亚组分析显示,1cm 及以下的结石中 SWL 的清石率约为 74%,而 PCNL 清除率为 100%;在 1~2cm 结石亚组中 SWL 的清石率约为 56%,与之对比的 PCNL 清石率是 89%(见表 13-1)。在大于 2cm 的结石亚组中,二者的清石率差异性更大,PCNL 可达到 94%,而 SWL 只有 33%。回归分析表明,结石的大小与 SWL 清石率呈显著负相关,但对 PCNL 影响则不明显。

除这些回顾性研究之外,一些前瞻性研究也证明了 PCNL 在对肾下盏结石的处理上较 SWL 拥有显著优势。Albala 等在 2001 年的多中心、前瞻性随机分组研究中,通过术后 3 个月的肾 CT 来评估患者的清石率,他们发现 PCNL 的清石率可达到 95%,而 SWL 的为 37%。对于 1cm 及以上的结石,SWL 的清石率明显较低,结石在 1~

2cm 时 SWL 清石率是 23%,大于 2cm 时则为 14%。2010 年,Yuruk 等对 90 例大小在 2cm 及以下的肾下盏结石患者进行随机分组,分别行 PCNL、SWL 或保守观察治疗。术后三个月对各组清石率进行评估,结果显示,PCNL 组的清石率达到了 97%,而 SWL 组的清石率只有 55%。而在该研究的另一重要部分,即对所有的病人进行二巯基丁二酸(DMSA)的肾闪烁扫描术评估手术对肾的损伤,结果显示,接受 SWL 的患者有更高的比例(16%)形成肾瘢痕,而 PCNL 对照组则只有 3%。对此值得注意的是,SWL 组的患者都接受了 3 个疗程,平均每个疗程 1863 次的冲击波治疗。Ozturk 等回顾性的分析了 221 例 SWL 患者、144 例 PCNL 患者和 38 例 URS 患者的疗效,结果显示,PCNL 的成功率为 94%,SWL 为 76%,而 URS 为 73%。

在类似的条件下比较 SWL 与 URS,同评估时期 URS 的疗效更佳,尽管结果不总是如此。2005 年 Pearle 等通过多中心随机试验比较了 URS 和 SWL 在处理 1cm 及以下的肾下盏结石的疗效,其中 URS 的清除率可达 50%,而 SWL 的清石率为 35%,但二者的区别没有统计学意义。此外,URS 组较 SWL 组的恢复时间更短,恢复期间的生活质量更高。最近,Sener 等进行了一项单中心随机研究,比较了 SWL 和 URS 在处理直径在 1cm 及以下的肾下盏结石的疗效差异,治疗成功的标准为被无石或者残余的结石碎屑小于 3mm,除外肾盏漏斗角小于 30°的病例。结果显示 URS 的清石率 100%,而 SWL 的清石率 91.5%,且平均每例患者接受了 2.7 次的 SWL 治疗。

最近一系列对结石负荷在 1~2cm 及以上的肾下盏结石疗效的研究也显示 URS 相比 SWL 具有更大的优越性,特别是当肾下极的结石负荷较大时候。据报道,单次的 URS 的清石率可以达到 85%或者更高,作为对比,多次的 SWL 的清石率也只有 54%~68%。更重要的是,SWL 的再次治疗率和需要的辅助治疗率也更高,而两种方式的并发症发生率相差无几。这些研究的结论和 2005 年 Pearle 的类似,在术后舒适程度和恢复时间上 SWL 更有优势。

自 20 世纪 90 年代中晚期报道通过 URS

处理肾下盏结石以来,腔内泌尿外科学见证了手术器械和手术技术上的巨大进步。这也使得 URS 在处理肾下盏结石较 SWL 更为有利。更小的 URS、更灵活的镜头和更好的取石设备帮助术者更好的到达并粉碎肾下盏结石。镍钛合金的套石篮被用于将结石从肾下极转移到肾内其他更佳的位置进行碎石,如中组或上组肾盏。相比在原位对肾下盏结石碎石时接近 80% 的清率,将结石从下组肾盏移位再进行碎石可以将清石率提高至 90% 甚至更高。此外,同时期的 URS 疗效有赖于下组肾盏的IPA 夹角。2012 年 Resorlu 等的研究显示,当IPA 夹 角 大 于 45° 时,URS 的 清 石 率 可 达91%,但是当 IPA 夹角变得更小时,清石率则降至 65% 左右。也是在这个研究中,下盏漏斗部的长度和宽度对 URS 的疗效无明显影响。

由于 URS 设计和工艺的进步,一些研究者开始对 URS 和 PCNL 处理肾下盏结石的疗效进行比较。肾下盏学组比较了 URS 和 PCNL 对 1~2.5cm 的肾下盏结石疗效的差异,CT 复查结果提示,PCNL 可以达到 71% 的清石率,而 URS 仅有 37% 的清石率,且在住院时间上 PCNL 短于URS。但是由于 URS 对输尿管的扩张作用,二者在总的恢复期没有明显差异。Bozkurt 等(2011)回顾性地分析了 PCNL 和 URS 对 1.5~2.0cm 肾下盏结石疗效的差异,结果表明,PCNL一期的清石率为 93%,URS 的清石率为 89%;PCNL 组较 URS 需要更多的输血治疗,但是在并发症方面两组并没有明显差异。需要重点指出的是,该研究并不是随机研究,具有复杂肾盏解剖结构(例如漏斗肾盂角较为狭小、漏斗部宽较小)的患者被优先使用 PCNL 治疗。

该组研究人员还回顾性的比较了 URS 与mini-PCNL 在处理小于 1.5cm 肾下盏结石的效果,结果表明 1.5cm 以下的结石两者具有相近的清石率,约为 89%。此外,PCNL 的手术时间、平均 X 线透视时间和住院时间均更长。综合考虑,这些数据提示具有丰富经验和技术的外科医师进行 URS 手术可以达到类似 PCNL 的清石率。一台好的 URS 手术似乎与病例的严格筛选相关,例如拥有更佳解剖因素的肾下盏结石(IPA 夹角不是太小,下盏漏斗部较宽)患者。

> **要点:肾结石**
> - SWL 在以下情况碎石成功率较高:结石1cm 及以下,CT 值 800~1000HU 及非肾下盏结石。
> - PCNL 为处理 2cm 及以上结石成功率最高的方式(包括鹿角状结石),其碎石效果与结石密度,肾内位置无关。
> - URS 能成功处理任何位置的结石,但处理肾下盏结石碎石效率稍有不足。
> - URS 可能可用于在服用抗凝或抗血小板药物的患者。
> - PCNL 及 URS 的疗效不依赖于患者 BMI,相反随着患者肥胖程度增加,SWL 成功率下降。
> - 有症状的、出现梗阻的或与感染相关的结石需处理并保证结石清除。

目前,尚无足够的数据去支撑 mini-PCNL 和mirco-PCNL 在处理肾下盏结石上的地位。尽管初步结果显示二者在结石清除率和复发率均有不错的表现。

三、输尿管结石

对于肾结石,泌尿外科医师可行的有创性手术处理方式主要包括 SWL、URS、PCNL 和腹腔镜手术或者是机器人辅助的腹腔镜取石手术四种。开放手术行输尿管切开取结石已很少进行,往往在微创的手术方式失败后才考虑。于是导致的一个现象是,输尿管上段结石越来越多的行 URS 治疗,而SWL 应用的逐渐减少。决定术式的最佳选择并不再是简单的取决于结石因素、临床因素及技术因素(框图 13-4)。在这些因素的相互作用下,结合泌尿外科医师对每种治疗手段的熟悉程度最终决定选择哪种最终治疗方案。这一部分的目的,是在于提供一个体系去帮助泌尿外科医师根据患者的临床特点去匹配相应的术式,并利用输尿管结石的特点去选择更有效且更微创的术式。

(一)自然病程

当基于肾结石排出是从肾经过肾盂输尿管链接部进入上端输尿管的考虑,因此结石造成输尿管梗阻的状况受到结石相对于输尿管的大小的影响。首先会出现集合系统内压力升高,这将导致肾盂肾盏的充盈和肾被膜的高张力。在这一过程中,结石诱发的肾绞痛发作。

框图 13-4 影响输尿管结石治疗的因素
结石相关因素
位置
大小
结石成分
梗阻程度
临床因素
症状严重程度
患者预期
相关感染
孤立肾
异常输尿管解剖结构
技术因素
设备条件
费用

管腔内压力的升高会通过静水压将压力传递给肾盂和输尿管,这将导致输尿管正常蠕动波的消失。压力的进一步升高可以直接作用于肾小管,引起肾小球滤过率(GFR)的降低。管腔内的压力通常会在 $12\sim24h$ 内降到梗阻发生前的水平。相应地,由结石梗阻引起的肾绞痛会因为急性的肾扩张而缓解。结石在输尿管内进一步下行可能缓解输尿管内的压力,也可能在远端形成梗阻,这也解释了结石在下行过程中肾绞痛呈间歇性的特点。

长期的梗阻可以对肾功能造成不可逆的损伤,因此,无论是否存在肾绞痛或者是感染,输尿管结石必须得到早期干预,或辅助其自行排出,或手术治疗。促进输尿管结石排出的关键不是流体静压力,而是输尿管蠕动。在输尿管尚没有被梗阻的情况下,影响结石排出的主要因素是结石横径,其次是结石在输尿管中间的位置。有文献的回顾性研究提示,远端输尿管结石有 72% 的通过率,而近端只有 22% 的通过率。其他的证据也支持这一结论,结石自发性通过的可能性与其所在的位置可能直接相关。

考虑到结石的大小作为输尿管结石排出的预测因素,现有文献的 Meta 分析显示,5mm 或者以下的结石有 68% 的排出率,而 $6\sim10mm$ 的结石预估有 47% 的概率自行排出。当使用钙通道拮抗药(如硝苯地平)或者 α 受体拮抗药(如坦索罗新)后,上述数据会进一步提高。特别是 α 受体阻滞药,可从总体上提高结石的排出率,约为 29%。因此,对于 5mm 或者以下的输尿管结石,有预期方案的药物排石可作为一种合理的治疗选择(表 13-2)。

表 13-2 自行排石的可能性

研究	患者例数	需要干预例数(%)	自行排出例数(%)
结石<5mm			
Miller and Kane,1999	59	4(7)	55(93)
Hussain et al,2001	9	0(0)	9(100)
Coll et al,2002	114	29(25)	85(75)
Kupeli et al,2004	15	12(80)	3(20)
加权平均数	197	23	77
结石>5mm			
Miller and Kane,1999	16	8(50)	8(50)
Hussain et al,2001	15	6(40)	9(60)
Coll et al,2002	73	42(58)	31(42)
加权平均数	104	54	46

（二）治疗前评估

治疗前评估,主要包括病史采集、影像学资料获取、实验室相关检验等,在肾结石部分的对应章节已做描述。考虑到长期梗阻可造成肾功能不可逆损害,故应特别注意症状的持续时间。任何情况的输尿管结石合并发热症状时,都强烈提示梗阻近端存在感染。这时,不管当时患者的表现如何都应立即解除梗阻。

一些特殊的症状可以给输尿管结石提供一些线索,如新发的尿频和尿急症状可能是由于结石位于输尿管膀胱接口处刺激膀胱,肾绞痛的突然缓解则可能是结石通过输尿管使集合系统内的压力下降。肾功能的评估是首要的,由于输尿管结石经常引起梗阻,结石会引起的梗阻和（或）脱水都会对肾功能造成的影响。急性的结石梗阻诱发的压力会引起白细胞的管型及血白细胞总数的增加。因此,患者白细胞增多并不一定都代表感染。再者,频发的泌尿系结石会导致脓尿或者白细胞酯酶活跃,但这些结果并不总是意味着泌尿系感染。另一方面,只要有任何征象考虑和泌尿系感染相关,应首先考虑对梗阻部位减压,而不是最终的手术。

（三）结石因素

1. 基于结石位置的治疗方式决策

（1）近端和中段输尿管:对于输尿管近端和中段的结石,决定治疗方案的主要影响因素是结石大小。如前所述,那些尺寸较大位置较高的结石往往不易自行排出,即使该类结石可能会向远端位移,药物排石治疗的有效性仍然缺乏有效的证据。但是,药物排石治疗也不是该类结石的禁忌。

对于那些特定窗口期结石未发生位移或反复出现肾绞痛,以及有手术意愿患者,手术治疗都是可以考虑的。首选的治疗方案是 SWL 和 URS,对于某些病例,PCNL 和顺行肾镜治疗也是可行的。依据 AUA 的泌尿系结石指南评估标准,荟萃数据显示,SWL 对输尿管上段和中段结石的成功率分别为 82% 和 73%。当结石在 1cm 或者以下时,SWL 处理近端结石的成功率平均为 90%（85%～93%）,中段结石的成功率平均为 84%（65%～95%）。对于大于 1cm 的结石,SWL 处理近端输尿管结石的清石率为 68%,中段输尿管结石为 76%。

类似的,指南也汇集了诸多个评估 URS 对上述不同位置和大小结石疗效的研究,显示 URS 处理近端输尿管结石的总成功率为 81%,中段输尿管结石的总成功率为 86%。1cm 及以下的结石在两组中的成功率均高于 1cm 以上结石。表 13-3 进一步细化评估了 URS 对上端输尿管结石的疗效。

表 13-3　输尿管镜治疗输尿管上端结石疗效分析

研究	例数	结石平均大小（mm）	结石清除率（%）
Lam et al,2002	31	8.2	97
Sofer et al,2002	194	12.0	97
Aghamir et al,2003	115	>10	75
Sozen et al,2003	36	7.4	83
Fong et al,2004	51	9.0	90
Wu et al,2005	39	15.1	92
Lee et al,2006	20	18.5	35
Preminger et al, 2007	2242	<10	80
		>10	79
Perez Castro et al, 2014	2611	81 mm^2	85

对于非常大的输尿管近端结石,最好的治疗方案可能既不是 SWL,也不是 URS（包括直径大或者密度高的结石,一些结石和管壁反应产生的炎症反应或者一些其他的原因引起的输尿管的病理学改变使得逆行的输尿管导丝无法通过）。此时行经皮肾穿刺,顺行处理结石可能是更好的方

案。依靠经皮肾穿刺对输尿管和肾盏的精准定位,上述结石可以被输尿管软镜或是硬镜较好地处理。对于这些具有挑战性的结石而言,该方法能够提供很好的清理结石碎屑的通道。

需要论述的是,对于输尿管近端或者中段的结石,腹腔镜或者机器人辅助下的腹腔镜输尿管切开取石术的清石率可以达到93%和100%。对于这一手术方式,目前的争论主要在于其比 SWL、URS 和 PCNL 的创伤都大。在考虑此种术式时,应与患者进行沟通。

此外,尽管和肾盂解剖相关的因素需要考虑,但一般的输尿管中段结石往往与处理输尿管上段结石的方式大致相同。对于 SWL,中段输尿管结石后可能存在的骨性结构可能会影响结石在平片或透视检查上的成像效果,并且也会给患者体位的选择提出挑战,因为 SWL 要避免冲击波的能量穿过骨质结构。在这种情况下,行 SWL 可能需要倾斜位或者是俯卧位。

最后,以输尿管硬镜进行的输尿管手术往往可以很好地处理输尿管中段结石,但是需要考虑可能会遇到的髂血管造成的影响,特别是

男性患者。并且,近端结石移位也会给输尿管硬镜手术提出挑战。对于这一点,输尿管软镜的使用和相应的操作技巧将提高总体成功率并减少并发症。

(2)远端输尿管结石:如前所述,大部分远端输尿管结石可通过观察和药物治疗排出。这一过程中最易发生梗阻的部位是输尿管膀胱连接部。结石到达这一部位后往往引起膀胱刺激症状,这一临床特点可以帮助定位结石。如果结石不能排出,手术治疗仍然是必需的。

SWL 和 URS 仍然是治疗远端输尿管结石的主要手段。此外,AUA 输尿管结石指南提供了一个详细的综述以确定二者的总体成功率。应用 SWL 处理远端输尿管结石的效价评估中,总成功率为74%。在仅考虑 1cm 或以下的结石时,SWL 的成功率可达86%。对于直径大于1cm 的结石,成功率为74%。同时该指南也指出,URS 对于输尿管末端结石的总成功率可以达到94%,其中1cm 及以下的结石的成功率为97%,1cm 以上结石的成功率为93%。表13-4 所列研究对 URS 术后清石率的评估分析。

表 13-4　输尿管镜治疗下端输尿管结石疗效分析

研究	例数	结石平均大小(mm)	结石清除率(%)
Pearle et al,2001	32	6.4	91
Sofer et al,2002	348	10.3	99
Zeng et al,2002	180	6~20	93
Aghamir et al, 2003	247	<10	96
Sozen et al,2003	464	8.8	95
Preminger et al, 2007	5952	<10	97
		>10	93
Perez Castro et al, 2014	4446	67mm^2	94

当对 SWL 和 URS 处理输尿管末端结石的效果进行比较时,特别是在回顾 SWL 的数据时,要注意在碎石时使用碎石机的不同的型号。在一项比较 SWL 和 URS 对远端输尿管结石碎石效果的随机对照研究中,SWL 和 URS 的有效率都达到了100%,这里需要注意的是,该研究使用的是高效率的 HM3 碎石机。

(3)对于输尿管任何部位的结石:在选择治疗

方案时除清石成功率之外需应考虑以下因素:①治疗方案的并发症,如败血症、石街、输尿管狭窄和输尿管损伤;②麻醉要求;③正在进行抗凝或者抗血小板治疗患者的出血风险;④恢复的预期;⑤患者对附加程序潜在的需求。

2. 基于结石负荷的治疗方式决策

如前文所述,SWL 治疗所有部位输尿管结石的成功与否,同肾结石一样,与总的结石负荷有着

密切联系,结石越大,碎石效果越差。例如,使用 SWL 治疗≤1cm 的输尿管远端结石成功率为 86%,而>1cm 的结石成功率为 74%,且这种差异在各个部位的结石中同样存在。相反,URS 的成功率受结石负荷的影响则很小,治疗≤1cm 的结石其成功率为 97%,>1cm 的结石成功率为 93%。

在一个有关输尿管结石治疗成本的对比研究中,Lotan 等发现,即使不考虑 SWL 可能伴随的事件发生率更高,URS 治疗输尿管近端结石所花费的成本与之相比都更低。Pearle 等有关 SWL 与 URS 治疗输尿管远端结石对比的前瞻性研究显示,SWL(9%)相较 URS(25%),存在较低的总并发症发生率,而这很可能与尿潴留以及需要紧急评估和处理的严重肾绞痛有关(而这些并发症有可能在该文献中被定义为"次要"并发症)。

3. 基于结石成分的治疗方式决策

如前文讨论的肾结石,结石成分如果已知或能通过放射学预测,对于选择最合适的治疗方式具有重要价值。磷酸钙结石,一水合草酸钙以及半胱氨酸结石对于 SWL 治疗都更具抵抗力,而使用 URS 对于所有大小和部位的上述结石,则能达到更好的预期结果。与肾结石相似,基于 CT 值对输尿管结石密度的评估可对 SWL 结石清除率提供有效预测。同样的,皮肤到结石的距离,通过体征反映,可以在 CT 扫描中测得,也可对 SWL 的成功率提供更精确的预测。

因此,在条件允许的情况下,提前获知结石的成分或通过放射学研究进行结石成分的预测是有必要的,以便于告知患者治疗方式的选择。

应当明确,在综合考虑手术成功率、辅助治疗以及伴随并发症等治疗结局后,为患者制定个体化治疗方案是必要的。在选择输尿管结石的最佳治疗方法时,应同时考虑患者因素(如个人习惯、凝血功能、既往史)和结石因素(如部位,负荷,成分)。

(四)输尿管解剖因素

1. 巨输尿管症

先天性巨输尿管症常见于儿童,通常表现为输尿管远端或输尿管膀胱连接部(UVJ)异常,其中存在一段蠕动段(可导致梗阻)或者无功能 UVJ(导致回流),进而引起输尿管扩张。Caulk

于 1923 年首次在文献中提出这种疾病的定义。随后,为了对巨输尿管症进行分类,人们进行了大量尝试,最终由美国儿科学会、儿科泌尿外科学会及儿童泌尿外科学会成立委员会从而达成共识。这些标准仍然是巨输尿管症分类的金标准。根据这些标准,巨输尿管症可以分为回流型、梗阻型、非回流型和非梗阻型。

大多数梗阻及回流型巨输尿管症在儿童时期出现症状并被发现,可能需要手术修复。已发表的关于巨输尿管症非手术治疗的报道表明,其中一部分患者随着生长发育其 UVJ 将自然修复从而自愈。最常见的手术修复是输尿管再植,但一篇近期研究表明短段的巨输尿管症可以通过腔内输尿管内切开术进行治疗。

巨输尿管症的发生在儿童群体中与结石有关,在成年人群中则较少。其治疗方案主要取决于患者的手术史。如果有再植手术史,加上对其独立于结石位置存在的先天性输尿管梗阻的认识,则先前再植的输尿管可能很难逆行进入,从而限制了通过 URS 放置支架或进行碎石。此外,梗阻型的巨输尿管可能导致 URS 后结石碎屑难以通过。

由于在成人中鲜有病例报道,设计理想的治疗方案很困难。对于非梗阻型的巨输尿管症,MET、SWL 和 URS 都是可选择的治疗手段。对于梗阻型的巨输尿管症,治疗结石和基础疾病的策略包括结石向后靠近肾盂,通过 PCNL 治疗结石并重新定位进行输尿管膀胱吻合术、开放性输尿管切开取石及输尿管膀胱吻合术,或者机器人辅助下腹腔镜和 URS 下行输尿管切开取石(小于 3cm 的短病段),从而通过 URS 治疗结石。

显然,在对巨输尿管症患者的结石治疗制定方案时,需同时考虑结石因素和患者自身输尿管的异常情况。

2. 重复集合系统

集合系统的重复性异常源于妊娠时期输尿管芽的异常发育,发生率约为 0.8% 并遵循 "Weigert-Meyer" 规则。该规则指出,完全性的重复集合系统,分离的输尿管进入膀胱,内侧和向下的开口连接肾上极,外侧和向上的开口连接肾下极。不完全性的重复集合系统,膀胱内侧只有一个输尿管开口,同时输尿管存在不同程度的分叉分别通向上下部分。

对部分或完全性重复集合系统的患者通过 URS 进行结石治疗的病例鲜有报道，但很显然，对这种集合系统的 URS 治疗与正常输尿管相比差别不大。对于完全性重复集合系统，每个开口都应行逆行肾盂造影从而确定结石的具体位置，然后按常规方案治疗。

对部分重复集合系统，应行逆行肾盂造影定位结石以外的分叉程度，从而了解到双重系统分叉点最常见的位置是壁内输尿管。如果逆行导管超过了分叉点，这可能潜在地避免可视化。在这种情况下，URS 可用于直接检查第二根输尿管的其他部分，必要时行输尿管扩张，此时需同时置入上下段输尿管支架。

3. 输尿管狭窄

输尿管狭窄的存在必然在多方面影响结石治疗方案的选择。首先，未治疗的输尿管狭窄将阻止结石碎屑排出，从而导致 SWL 治疗的失败；其次，如何处理梗阻将决定如何处理结石；最后，需要根据狭窄的物理特性进行特定的处理。

最重要的是，并不是每处输尿管中遇到的狭窄点都反映的是病理性狭窄，特别是当结石发生嵌顿时。炎症反应和输尿管痉挛的出现可能提示存在明显梗阻。在这种情况下，我们必须认识到，通过 URS 途径造成输尿管过度扩张可能引起局部的输尿管损伤。尽管如此，绝大多数患者在行 URS 时造成输尿管的被动扩张是安全有效的。如果梗阻部位感觉到痉挛，通过放置支架来达到被动扩张将有助于儿童和成年患者的二期手术治疗。

当明确狭窄存在时，需考虑根本原因。处理输尿管狭窄的方法在书中其他部分有所介绍，也许会对输尿管狭窄的治疗有所指导。URS 下发现的狭窄与放射发现的狭窄有着显著差别。

输尿管切开术可在输尿管的任意水平进行，然而，对于狭窄段较长的患者其成功率相对较低。有关输尿管内切开术或肾盂内切开时同时进行输尿管激光碎石的案例少有报道，而公认的观点是结石碎屑有可能残留在输尿管周围，导致肉芽肿炎症反应和复发性狭窄。对于这些病例，同时 URS 是最佳的治疗方案，可以的话一期行输尿管内切开术，通过放置输尿管支架帮助伤口愈合，随

后二期行 URS 治疗结石。

此外，采用开放手术、腹腔镜或机器人协助下同时治疗输尿管狭窄和结石是值得考虑的。许多有关腹腔镜和机器人协助下 URS 的案例被报道，而且治疗输尿管狭窄所采用的技术和方法同样适用于结石的治疗。

（五）技术因素

详细内容请浏览 Expert Consult 网站。

要点：输尿管结石

- 包括 MET 在内的非手术治疗，处理≤5mm 的结石成功率最高，且处理＞10mm 的结石也有着相当的成功率。
- 发热，或出现泌尿系感染（UTI）的临床与实验室指征，可能预示着脓毒血症的发生，使患者的生命受到威胁，应立刻采取放置支架或行肾造口术以达到引流和减压。
- SWL 和 URS 都是处理输尿管内任何部位结石的一线治疗方案，但对于＞10mm 的结石则应更多地考虑其他辅助治疗。
- SWL 处理输尿管中段结石可能存在定位困难，需要对结石冲击波路径的倾斜做出明确的定位。

（六）上尿路结石临床因素

为患者制定完整的上尿路结石治疗计划，除结石相关和解剖学因素（见表 13-1）外，还应考虑相关的临床因素。患者的具体情况、解剖学上的差异和基础疾病的存在，对于帮助患者了解不同的治疗方案的风险和收益并选择合适的治疗方案有着重要价值，并对手术结果以及并发症产生影响。因此，个体化治疗方案是必要的。

1. 泌尿系感染

UTI 在上尿路结石的处理过程中是常见的，应在结石治疗之前进行充分的处理。值得注意的是，致病细菌有可能生长在结石内部，如果不完全清除结石将难以根除泌尿系感染。因此，在结石手术前彻底消除尿路病菌是困难的，但仍应在术前进行针对性的抗生素治疗。怀疑结石合并有感染时，应尽力尝试完全性清除结石，因为残留的结石碎屑结石碎屑也可能含有细菌，并作为重复感

染发生的病灶,加快结石的复发,进而形成恶性循环。因此,如果可以实现结石有效清除,采用 PCNL 和 URS 的治疗效果优于 SWL,因 SWL 治疗后结石清除主要依靠结石自然排出,需要数月方可完成。

当术前尿培养阴性时,PCNL 或 SWL 术后脓毒血症的发生率约 1%。然而,当术前存在感染或远端梗阻时,采用 SWL 治疗鹿角状结石的术后脓毒血症发生率显著上升(2%~56%),因而不建议采用 SWL 治疗。

伴随梗阻性上尿路结石(肾或输尿管)的 UTI 是一种泌尿外科急症,需通过输尿管支架置入或经皮肾造口进行紧急尿路引流。应待患者情况稳定,感染完全控制后,方可进行梗阻性结石的清除,否则将可能造成更严重的脓毒血症甚至死亡。在这种情况下,对梗阻段进行尿液培养有助于指导后续的抗生素治疗。

2. 肾功能

当怀疑肾切除术较排石更优时,肾功能的评估显得尤为重要。这种情况最常见于鹿角状结石,常伴有反复发作的肾盂肾炎、肾脓肿或黄色肉芽肿性肾盂肾炎的病史,也常见于输尿管结石引起的慢性无症状的肾梗阻。肾显像有助于发现肾功能不全,包括肾皮质萎缩及肾实质变薄。在这种情况下,需进行进一步的肾功能检查,如利尿肾造影术,进而对保留的肾功能做出评估。在不确定的情况下,通过输尿管支架置入或经皮肾造口暂时地缓解梗阻是可行的,随后对肾功能再次进行评估。一般认为,位于肾有症状的上尿路结石,残余肾功能≤15%时,应考虑肾切除术,不建议进行结石相关或保留肾单位的治疗。

大量存在的证据提到有关 PCNL 和 SWL 对肾功能的影响,而关于 URS 对肾功能影响的数据则相对较少。据认为,URS 造成的肾实质损伤最小,虽然鲜有研究直接从组织学和生化水平对其进行评估,但即使在多重 URS 治疗之后,也没有关于长期肾功能发生改变的报道。更多有力证据显示,SWL 和单通道 PCNL 从长期来看不会对总肾功能造成损害。这些结果在 SWL 治疗肾功能不全和孤立肾患者时反复出现。值得注意的是,运用肾闪烁照相术和单光子发射计算机断层扫描(SPECT)评估 PCNL 患者术后肾功能也未发现

改变,但仍有少数患者 PCNL 术后发现新的皮质病灶并出现肾功能衰退。关于多通道 PCNL 对肾功能的影响说法各异,一些研究者认为其对肾功能无较大影响,而另一些学者持相反意见。

考虑到现有的证据,只要患者保有足够的肾功能,且不接受肾切除术,一般来说,结石治疗方案的制定不应基于肾功能。相反,应根据结石相关特性、肾解剖学因素和其他相关临床因素来制定治疗方案。

3. 孤立肾

手术治疗先天性功能性孤立肾相关结石主要考虑的因素包括处理无症状肾结石的要求更低,以及确保结石治疗后正常引流。由于只有一个肾存在并发挥功能,单一的梗阻性结石就能引起完全性的尿路梗阻,需引起重视。相比于正常双肾患者,孤立肾患者不易发现无症状结石,因此应采取更积极的治疗。完全性的尿路梗阻,特别是伴随有 UTI,对孤立肾患者而言是致命的。若出现患者情况不稳定、UTI 或电解质紊乱,应立刻通过放置输尿管支架或经皮肾造口引流来减压。一旦患者情况稳定,且相关感染控制后,可根据前文输尿管结石部分的策略进行结石治疗。虽然没有有效的证据,但仍强烈建议在 URS 后留置输尿管支架,因为痉挛或结石碎屑引起的暂时性输尿管水肿和闭塞可能导致严重的急性肾损伤和无尿。

4. 病理性肥胖

世界卫生组织认为 BMI 超过 $40kg/m^2$ 属于病理性肥胖。肥胖,特别是病理性肥胖,会给患者选择治疗方案带来生理和技术上的困难。术前适当的医疗干预和风险评估是有必要的,因为肥胖与一系列增加麻醉风险的疾病有关联,包括心血管疾病,2 型糖尿病和阻塞性睡眠呼吸暂停。URS 和 PCNL 术后结果似乎受肥胖影响不大,而肥胖患者 SWL 术后情况则十分恶劣。

对病理性肥胖患者而言,SWL 通常是次选治疗方案,在某些情况下,由于患者体重超出了碎石机桌面的承受范围,无法进行 SWL 治疗。许多研究表明,BMI 的增加无法预测 SWL 术后的无结石状态。此外,病理性肥胖患者厚重的脂肪组织会减弱 X 射线的透射,使得超声下结石定位变得困难。如果结石可见但位于碎石器 F2 焦点之外,需沿 F2 焦点相同轴或稍超出 F2 焦点的轴线

设定爆破路径,依靠高压,定位结石考虑到这一点,对于肥胖患者,往往需要使用能量较高的设备以及能提供最长焦距和最大峰值压力的碎石机。

皮肤到结石间的距离,或 SWL 传感器于结石的距离,对 SWL 的结果有着重要影响,可在轴向 CT 切片上进行测量。一般来说,皮肤到结石的距离越大,残留的结石碎屑越多。许多研究表明,当皮肤距结石超过 10cm 时 SWL 结果将出现恶化。此外,Pareek 以及团队(2005)发现,皮肤到结石的距离比 BMI 更能准确地预测无结石状态。Perks 等(2008)回顾了 111 例结石在 5～20mm 的孤立结石患者,发现皮肤到结石距离＜9cm、结石衰减＜900HU 的患者治疗成功率最高(91%),而皮肤到结石距离＞9cm、结石衰减＞900HU 的患者治疗成功率最低(41%)。

最近,通过 CT 平扫观测到的内脏脂肪过量,被证实可以有效预测 SWL 术后结果。事实上,腹围、皮下脂肪、内脏脂肪和肾周围脂肪都和 SWL 术后结石清除率下降有关联。Zhou 等(2013)进一步研究发现内脏脂肪增多可独立预测尿酸性结石。因此,对于肥胖患者,若通过射线发现结石,且尿 pH 偏低又无其他紧急减压指征时,推荐做尿碱化试验。

病理性肥胖患者行 PCNL 是安全可行的,但需要一些技术上的调整。需准备额外长度的器械(筋膜扩张器、进鞘、肾镜、取石器),由于通路过长,集合系统周围进入通路的机动性可能受到限制。大部分数据显示结石清除率不受肥胖影响,但仍有少数认为病理性肥胖患者的术后结石清除率较低,主要并发症发生率较高。El-Assmy 等(2007)和 Kuntz 等(2014)发现 BMI 分级不同的患者,其结石清除率、并发症、辅助治疗率、住院时间无较大差异,并证实"无管化"PCNL 安全适用于此类患者。值得注意的是,CROES PCNL 全球研究发现,结石清除率在正常、超重和肥胖人群中无较大差异(约 80%),而在病理性肥胖人群中显著降低(65.6%)。总体并发症发生率在各组中基本相同,而主要并发症(ClavienDindo Ⅲ～Ⅴ级)发生率在病理性肥胖人群中(10.5%)较其他组(3.5%～3.9%)相对偏高。

URS 成功率与安全性在病理性肥胖人群中未出现改变。因此,对于无复杂性结石或较大结

石负担的肥胖患者,URS 可能是更好的治疗方式。Chew 等(2013)进行了正常、超重和肥胖人群的 URS 对比性多中心试验,发现各组人群结石清除率无较大差异。Aboumarzouk 等(2012c)对肥胖患者(BMI 42.2)URS 进行了系统性回顾性研究,发现其结石清除率(87.5%),平均手术时长(97.1min)和并发症发生率(11.4%)均十分理想。

5. 衰老和虚弱

最近,"虚弱"的概念在外科文献中受到广泛关注,但在泌尿外科领域发展较为缓慢。越来越多的证据表明,患者表现出的虚弱程度,比年龄更能预测术后可能发生的并发症。目前,有关虚弱对结石治疗效果影响的数据较为有限,然而,根据其他领域有关虚弱的研究可以推算,虚弱性患者更适用于侵入性损伤较小的结石治疗(URS 或 SWL)。Resorlu 等(2012a)在老年患者中进行了一个关于 PCNL 的多中心回顾性研究,发现 Charlson 评分较高的患者,其对应的严重并发症和出血发生率也较高。同样地,许多老年患者对于急性梗阻性结石的耐受较差,且难以承受通道拉伸试验。在这种情况下,对早期缓解尿路梗阻的治疗需谨慎处理。

许多研究小组通过观察老年患者 PCNL 术后结果发现,其手术成功率基本未发生改变,而并发症发生率相对较高。Dore 等(2004)回顾了 201 例年龄≥70 岁的患者 PCNL 的结果,发现其结石清除率约为 70.8%。Stoller 等(1994a)在更早的研究中提到,PCNL 对于＞65 岁的患者来说是安全可行的,但需要更频繁的输血(26%～14%)。Akman 等(2012b)比较了 URS 和 PCNL 治疗年龄＞65 岁患者的效果,发现较为理想的结石清除率(URS 93%,PCNL 96%)、手术时长(URS 65min,PCNL 41min)以及可接受的并发症发生率(PCNL 10.7%,URS 7.1%)。在大样本调查研究中,并未发现老年人群(平均年龄 74 岁)和年轻人群(平均年龄 49 岁)在结石清除率(79%：82%)和住院时长上有较大差异,但老年人群总并发症发生率相对较高(19.9%：6.6%)(Okeke 等,2012)。

SWL 治疗对老年患者同样可行,但出现肾周血肿的风险相对较高。Dhar 等(2004)发现患者

年龄每增加 10 岁,其 SWL 术后出现肾周血肿的概率增大 1.67 倍,尽管随后的研究并未证实这一点。关于 SWL 治疗老年患者的成功率的报道观点各异,大体趋势认为肾结石治疗成功相对较低,输尿管结石治疗受到影响不大。此外,URS 似乎不会给老年患者带来任何已知的额外风险。

6. 脊柱畸形或肢体痉挛

脊柱畸形和肢体痉挛的患者在手术前便可预想到一系列的困难。虽然是微创治疗,但 SWL 往往无法成功,并且二次治疗和辅助治疗的使用率相对较高,因为这类患者很难被固定在碎石机桌面上。此外,脊柱侧凸和骨盆异常将阻碍冲击波的爆破路径,使结石定位变得相对困难。由于肾位置异常以及上尿路引流不通畅,结石碎屑难以顺利排出。目前有关研究尚且较少,但之前的研究显示这类患者术后结石清除效果一般,而且往往需要多次手术。

对于这类患者,PCNL 和 URS 的治疗效果要优于 SWL,但操作时须小心谨慎。对于 URS,患者的解剖结构可能使较硬器械的使用变得困难(腹腔镜和 URS)。如果能安全放置,主张使用输尿管鞘,因为它能帮助术者快速再次进入上集合系统,否则将难以进入。对许多该类患者,尤其是结石复杂和负荷较大的患者,PCNL 仍是更为适用的治疗方法。PCNL 治疗术后的结石清除率和正常人群无大的差异,但二次治疗的使用率相对较高。此外,这类患者 PCNL 术后感染的发生率相对偏高。考虑到这类患者的解剖学异常,术前行腹部和骨盆 CT 极为重要,这样有助于选择合适的手术入路,也为随后是否需要在特殊情况下进行 CT 甚至腹腔镜指导来避免内部脏器损伤提供了依据。

7. 凝血功能异常

术前凝血功能未校正属于 SWL 和 PCNL 的禁忌证,但在这种情况下,URS 仍能顺利进行,且手术死亡率几乎不会增加。当凝血功能恢复正常且无其他禁忌证时,患者方可行 SWL 或 PCNL。许多报道指出,持续使用抗凝和抗血小板药物的患者行 SWL 后出现腹膜后出血,可能危及生命。

对于那些必须接受抗凝和抗血小板治疗的患者,如近期放置过冠脉支架,高危心房颤动、静脉栓塞性疾病或安装有机械心脏瓣膜,钬激光碎石联合 URS 是首选治疗方案。Since Grasso 和 Chalik(1998)首先报道了使用钬激光碎石联合 URS 治疗凝血功能未校正的结石患者,许多后续报道也提到了 URS 处理这类结石的安全性和有效性。值得注意的是,钬激光碎石相比于其他体内碎石更具安全性,是首选方案。

8. 肾手术史

术前肾手术史或外伤史可导致肾内集合系统的纤维化、瘢痕化和畸形,进而使得肾结石手术复杂化。由于世界范围内开放性结石手术的减少,这类情况近期很少出现。肾手术史不属于任何肾结石手术的禁忌证,且本身不必引起特别关注。因此,在满足适应证时(SWL,URS,PCNL),所有治疗方法都是可行的,但仍需采取一些预防措施。由于先前肾手术可使右室漏斗部狭窄和医源性 UPJO 易感染,需预防肾引流不畅。如果怀疑或发现梗阻,需在 SWL 前进行处理;URS 和 PCNL 也是如此。值得注意的是,URS 期间为处理漏斗部狭窄后方的结石,有时需行漏斗切开术。尽管如此,单次 URS 术后结石清除率为 79%,二次 URS 术后结石清除率则为 92%。

许多研究者调查过先前有开放性肾手术和 SWL 病史的患者行 PCNL 的效果。在大多数情况下,肾手术史(开放手术或 SWL)对 PCNL 并发症发生率无大的影响。近期一项回顾性研究发现,先前有过肾手术史的患者更有可能需要肾血管栓塞术来控制术后出血,但这一点尚未被其他研究者证实。关于肾手术史对结石清除率影响的说法更不一致,一些研究显示肾手术史可使结石清除率下降,另一些则认为两者之前关联不大。

由于手术时长更长且结石清除率更低,先前 SWL 治疗史可使紧急 PCNL 的难度增加。这可能是由于 SWL 后结石碎屑分散,部分结石有在肾实质内部继续生长的倾向。事实上,先前 SWL 尝试效果越不好(结石碎屑分散少),随后 PCNL 的预期结果越好。Bon 等(1993)发现,无结石碎屑分散的患者手术成功率为 92%,而结石碎屑大量分散的患者仅为 64%。

9. 尿流改道

对于尿流改道的患者,处理肾和输尿管结石会遇到障碍。术前需进行充分的影像学检查,以便了解尿流改道的解剖学状况,为合适的结石入路提供依据。同时也可能提示尿潴留和尿路梗阻的存在,如果存在,应立刻处理,以降低结石复发的风险。一般来说,SWL、PCNL、顺行 URS 和逆行 URS 或其组合治疗都是可行的。

在其他情况下,SWL 不应被用于尿路梗阻的患者。然而,在排除尿路梗阻的情况下单次 SWL 的成功率可达到 60%～65%。逆行 URS 常局限于器械的柔韧性、冗长的导管、输尿管接合处非回流的大容量的储存空间,往往需要柔韧性较好的器械来定位输尿管"入口"。对尿流改道患者进行手术时,术者进入上尿路的成功率高达 75%,而在 Indianapouch 改道患者中成功率相对较低。当上尿路回流存在时,肾造影摄片可以帮助定位输尿管入口。此外,也可静脉注射造影剂。对于输尿管吻合口,使用输尿管进鞘不仅能帮助术者再次进入上尿路,还能对接合部分起到保护作用。

当结石负荷较大或逆行入路不可行时,PCNL 是首选治疗方式,其结石清除率达到 75%～88%。此外,当逆行通路失败时,经皮入路可使顺行 URS 成功进入输尿管,其并发症发生率在 8%～30%。如果造影剂无法通过顺行和逆行通路充满肾盂肾盏,经皮入路需在超声引导下进行。

10. 移植肾

移植肾中,由于梗阻性结石可能造成的严重后果,去除上尿路结石是必行的。事实上,由于移植肾中缺乏神经分布,梗阻性结石患者常不表现出典型的肾绞痛,往往只表现出移植部位轻微不适、发热、少尿、血尿或肌酐升高等症状。

SWL 被认为适用于移植肾中结石及 < 1.5cm 结石的治疗,但往往伴有较高的二次治疗率和辅助治疗率。考虑到移植肾靠近骨性骨盆位置,患者应采取俯卧位。顺行和逆行 URS 可以成功治疗移植肾和输尿管中的结石。导管和导丝在实现逆行通路时往往不可缺少,提前放置经皮肾造瘘管能促进顺行 URS 的成功,同时避免了扩张经皮通路的需要。虽然没有大样本的研究证实,手术结石清除率在 67%～92%。

当创伤性较小的手术失败时,PCNL 仍是处理较大负荷结石(>1.5cm)的首选治疗方案。术后结石清除率在 77%～100%,与一般患者无较大差异。当对移植肾患者采取经皮入路时,由于存在影响肠道的风险,建议在 CT 或超声引导下进行。此外,有文献指出某些移植肾周围形成的纤维囊腔会使二次经皮进入较为困难,需借助金属筋膜扩张器来帮助进入。PCNL 通常采用 16Fr 通道。这类微通道 PCNL 出血风险相对较低,且仍对结石治疗有显著效果。

11. 结石持续时间

正如前文讨论的,当最初由急性输尿管梗阻引起的可逆性生理改变出现后,后续出现的慢性输尿管梗阻有可能造成永久性肾损伤。计划自然排石的患者,应间断性地进行影像学检查,以便尽早发现顽固性结石或积水。当梗阻持续约 4 周时,应积极进行任何形式的结石治疗。这段时间过后若未进行处理,持续性的肾梗阻有可能造成不可逆转的肾损伤。Holm-Nielsen 等(1981)报道了 134 例单侧输尿管结石的患者,其中 1/3 的患者梗阻超过 4 周,最终形成永久性肾损伤。同样,Kelleher 等(1991)发现,76 例梗阻性输尿管结石患者中肾功能下降的发生率达到 18%(相对功能下降超过 7%)。

要点:临床因素

- 只有在尿液无菌的情况下才可进行结石治疗,尽管可以用尿液分析结果阴性来替代尿培养。
- 病理性肥胖对 SWL 成功率有显著影响。
- 患有先天性引流问题的肾,如 UPJO、漏斗部狭窄、异位肾或马蹄肾,除结石治疗外,应对已有的梗阻进行处理。
- 肾功能较差的患者(<15%),肾切除术可能是较理想的治疗方案。

(七)疗效分析

残余结石的评估与转归

在开放手术的年代,任何大小的结石残留结石碎屑都代表手术的失败。随着腔内泌尿外科的发展以及 SWL、URS 和 PCNL 的普及,术后结石碎屑的残留变得相对常见。然而,对于残留结石碎屑的确定及治疗仍存在争议。

随着 20 世纪 80 年代 SWL 的日益兴起,人们发现 SWL 术后许多患者残留有部分疑似临床相关的小结石碎屑,非临床相关残留结石碎屑

(CIRF)的概念诞生并被纳入成功治疗的范畴。最初,这些结石碎屑被随意地定义为直径≤4mm、非梗阻、非传染性残留结石碎屑,由患者尿液无菌或无症状可以诊断。自此,该术语被应用于各种大小的结石碎屑,其中大部分研究将其定义在2~4mm。

因此,随着 SWL 的引入,肾结石患者治疗效果的评价有了新的术语,即结石清除率和成功率。结石清除率顾名思义,而成功率不仅指无结石残留患者,也包括 CIRF 残留的患者。这些评价治疗效果的不同方法,CIRF 明确定义的缺乏,及其众多评估术后结石清除率的检查方法(KUB 检查、肾断层检查、超声、CT),使得泌尿系结石的预后评估变得困难。更麻烦的是,SWL 术后残留结石碎屑无法立刻被发现,多达85%的患者在术后几天后才出现残留结石碎屑存在的影像学证据。尽管大部分结石碎屑在 SWL 术后 3 个月内可自然排出,术后 24 个月后仍有可能出现清除结石碎屑的必要。

为了更好地评估具有临床意义的结石治疗成功,Clayman 等(1989)提出了有效商的概念:

$$\frac{清石率}{100\%+二次治疗率+辅助治疗率}\times100$$

有效商数反映了再治疗率、结石清除率以及辅助治疗数量,能有效地比较不同治疗方法的治疗效果。例如,Netto 等(1991)比较了 PCNL 和 SWL 对于肾下盏结石治疗的效果。PCNL 组结石清除率为93.6%,无二次治疗患者,而 SWL 组成功率为79.2%,二次治疗率为41.6%。两种方式相对成功率无明显差异,但有效商值存在显著差异(PCNL 组93.7%:SWL 组55.9%)。

术语 CIRF 可能是一种误称,因为许多小的残留结石碎屑通过移动并产生梗阻最终发展为有症状的临床相关型,并作为继发结石生长的病灶,或持续性感染的来源。Streem 等(1996)研究发现,43%的 CIRF 平均随访 23 个月后发展至出现症状。此外,完全性除石似乎能降低结石复发的风险。SWL 术后被认为无结石残留的患者的结石复发率在6%~15%,而有残留结石碎屑的患者对应的值为17%~80%。位于输尿管内的残留结石碎屑最容易排出,而肾下盏的结石碎屑则最不易排出。

Rassweiler 等(2001)有关 SWL 的大样本回顾性研究发现,CIRF 在25%患者中自然排出,55%患者中继续残留,20%患者中发展为临床相关型,而4%~25%的患者需要后续治疗来处理残留结石碎屑。其他文献也提到相似的自然排出率,25%~30%。将已有数据整合后发现,SWL 术后 CIRF 发展为临床相关型的概率随着结石碎屑位置下移、结石负荷增加、结石数量增多和随访时间增长逐渐上升。

许多研究者发现,SWL 术后,无论肾结石在何处被处理,残留结石碎屑的分布一般都位于肾下盏。值得注意的是,SWL 术后肾下盏结石的复发率要高于 PCNL。此外,SWL 术后 1 年的结石复发率更高,且新生结石更有可能出现在肾下盏。对于这些结果,合理的解释可能是 SWL 术后,细小的结石碎屑未被影像学检查发现,由于重力原因,停留在最低的肾盏,作为继发结石的病灶。Carr 等(1996)研究结果也佐证这一点,他们发现 SWL 的结石复发率(22%)明显高于 PCNL(4%)。

PCNL 的结石清除率在40%~90%。然而,和 SWL 一样,对于结石清除的定义各研究者也是意见不一。Raman 等(2009)发现,CT 提示的残留结石碎屑率为8%,其中约 1/2 位于肾下盏。在有残留结石碎屑的患者中,43%的患者在 PCNL 后平均 32 个月时发展为临床相关型。直径>2mm 的结石碎屑很有可能需要二次手术处理,可单独预示其临床相关性的发生。类似地,许多研究发现位于肾盂和输尿管的结石碎屑与结石事件相关,但也最有可能自然排出。

少有研究者对 URS 术后残留结石碎屑的转归进行评估。AUA 和 EAU 近期的 Meta 分析显示,残留结石碎屑有6%发生于远端输尿管结石,14%发生于输尿管中段结石,18%发生于近端输尿管结石。通过 CT 评估 URS 术后残留结石状况得到的有限数据显示,结石清除率仅为50%~54%。将成功的定义增加至包括≤2mm 的结石碎屑时,成功率升至62%~84%。Schatloff 等(2010)发现,输尿管硬镜后有残留结石碎屑患者发生医疗事件的概率更高(3%:30%),更需要辅助治疗(0:7%),二次住院率更高(0:10%)。

Rebuck 等(2011)对 URS 后超过 19 个月的患者研究发现,意外结石事件发生率为 20%,自然排出率为 22%,持续结石碎屑残留率(≤4mm)为 57%。

对于存在感染性结石的患者,残留结石碎屑的后果尤其严重。结石碎屑有可能保护细菌生长并造成持续性感染。此外,这类患者 SWL 术后结石复发率达到 75%,而结石完全清除的患者仅为 10%。

对于存在代谢性结石的患者,完全清除结石仍无法避免结石复发,但能有效延长治疗与再次病发的时间间隔。因此,残余结石,包括小结石,可能不会立刻引起临床症状,而是长期影响患者的预后。

用于检测残留结石碎屑的方法灵敏度对结石碎屑的发现和大小具有重要影响。如前文所述,X 线片、肾断层检查、超声、静脉造影和 CT 都可用来评估残留结石碎屑状况。其中 X 线片,肾断层检查和 CT 现今最常用。在当今时代,随着人们认识到反复 CT 可能对人体有害,为后续研究而进行的 CT 平扫应谨慎,且仅在必要时进行。

在关于 SWL 后结石清除的早期研究中,X 线片通常被用来判定射线无法透过的结石术后的结石清除情况,并能检查到小至 2mm 的不透明结石碎屑。X 线片检测输尿管结石的灵敏度约为 60%。然而,Denstedt 等(1991)发现,对于结石较大的患者,采用 PCNL 和 SWL 联合治疗,X 线片相比于肾镜检测会高估结石清除率(35% 和 17%)。肾断层检测,虽然在许多中心已被淘汰,在残留结石碎屑的检测上却要优于 X 线片。

传统观点认为,超声在诊断泌尿系结石方面不如 X 线片,特别是检测输尿管结石。过去十年内,超声检测泌尿系结石的灵敏度在 24%~57%,但这些数据可能存在误差,因为 CT 和超声几乎不会同时检查,也很少由专业的泌尿超声医师进行。Kanno 等(2014)近期研究发现,当超声在 CT 检查同天进行时,其检查肾结石的灵敏度达到 70%,其中患者 BMI 平均为 23,且检查均由有经验的超声医师完成。因此,即使在条件最佳的情况下,超声检查对肾结石的漏判率仍有 30%。

尽管在检查输尿管结石方面存在短板,但超声对于肾积水的诊断有重要价值。事实上,已有研究者主张在所有 URS 操作后进行超声检查,因为未知的梗阻虽极少出现,但在某些病例中仍有发生。一项比较腹部平片外加肾超声和尿路造影对 SWL 术后 1 个月无症状患者的评估效果的前瞻性研究显示,前者在发现残留结石碎屑和积水方面和后者一样有效,甚至比后者更佳,说明 SWL 后无症状患者的常规放射学评估可以采用腹部平片加超声。

尽管软性肾镜可能被认为是 PCNL 后残留结石评估的金标准,但已有研究显示,CT 在检测 PCNL 术后残留结石方面也具有极高的灵敏度。Pearle 等(1999)在 36 例接受 CT 和软性肾镜检查的患者中,CT 对 PCNL 后残留结石的诊断率达到 100%。基于 CT 结果而进行选择性地肾镜检查,在 20% 的患者中能避免不必要的治疗过程。在一项 121 例 PCNL 后行 CT 检查患者的回顾性研究中(59% 结石完全清除患者,16% 存在 1~3mm 结石碎屑残留患者),Waldmann 等(1999)发现 75% 的患者不需进行常规肾镜检查。考虑到其广泛实用性和高灵敏度,CT 以及成为评估 PCNL 后残留结石最主要的方法,但这也是基于最小化患者辐射暴露所得出的结论。

要点:残留结石碎屑

- 许多小的残留结石碎屑最终将发展为临床相关型病灶,出现临床症状。
- 对于感染性结石而言,残留结石碎屑预示着未来 UTI 的发生和结石复发的可能,因此,通常采取积极治疗去除结石碎屑。
- 有残留结石碎屑的患者更容易复发结石,因为在已有的结石碎屑结晶上生长结石比自然形成的新结石更难预防。

参考文献

完整的参考文献列表通过 www.expertconsult.com 在线获取。

推荐阅读

Albala DM, Assimos DG, Clayman RV, et al. Lower Pole I: a prospective randomized trial of extracorporeal shock wave lithotripsy and percutaneous nephrostolithotomy for lower pole nephrolithiasis — initial results. J Urol 2001;166(6):2072-80.

de la Rosette J, Assimos D, Desai M, et al. The Clinical Research Office of the Endourological Society percutaneous nephrolithotomy global study:indications, complications, and outcomes in 5803 patients. J Endourol 2011;25(1):11-7.

de la Rosette J, Denstedt J, Geavlete P, et al. The Clinical Research Office of the Endourological Society ureterorenoscopy global study:indications, complications, and outcomes in 11,885 patients. J Endourol 2014;28(2):131-9.

Lingeman JE, Siegel YI, Steele B, et al. Management of lower pole nephrolithiasis:a critical analysis. J Urol 1994;151(3):663-7.

Pearle MS, Lingeman JE, Leveillee R, et al. Prospective, randomized trial comparing shock wave lithotripsy and ureteroscopy for lower pole caliceal calculi 1 cm or less. J Urol 2005;173:2005-9.

Pearle MS, Nadler R, Bercowsky E, et al. Prospective randomized trial comparing shock wave lithotripsy and ure-teroscopy for management of distal ureteral calculi. J Urol 2001;166:1255-60.

Preminger GM, Assimos DG, Lingeman JE, et al. AUA guideline on management of staghorn calculi:diagnosis and treatment recommendations. J Urol 2005;173(6):1991-2000.

Preminger GM, Tiselius HG, Assimos DG, et al. 2007 Guideline for the management of ureteral calculi. J Urol 2007;178:2418-34.

Semins MJ, Trock BJ, Matlaga BR. The safety of ureteroscopy during pregnancy:a systematic review and meta-analysis. J Urol 2009;181:139-43.

Tan YK, Cha DY, Gupta M. Management of stones in abnormal situations. Urol Clin North Am 2013;40:79-97.

Turk C, Knoll T, Petrik A, et al;European Association of Urology (EAU) Guidelines Office. European Association of Urology guidelines on urolithiasis. 28th ed. Milan:EAU Annual Congress;2013.

（余伟民　饶　婷　郭　佳　宁金卓　**编译**
程　帆　**审校**）

第14章

上尿路结石的外科治疗

Brian R. Matlaga, MD, MPH, Amy E. Krambeck, MD,
and James E. Lingeman, MD

外科取石的技术及技巧

妊娠期尿路结石

一、外科取石的技术及技巧

(一)腔内碎石

随着腔内碎石、取石技术的发展,肾和输尿管等各个部位的结石均可得到有效处理,输尿管镜和经皮肾镜碎石、取石术(PNL)在泌尿系结石治疗中占据重要的地位。特别是输尿管镜器械方面,主要朝着满足体内微型碎石设备的合适性及有效性的需求方向发展。如有需要,较小的输尿管结石可在输尿管被动扩张后,内镜下使用网篮或其他抓取设备直接将结石完整取出。然而,较大的结石需要将结石击碎后再取出。PNL术中碎石技术与输尿管镜术中碎石技术不同,大多数结石可用硬性肾镜在直视下探寻,少部分位置较偏的结石,则需要可弯曲纤细的内镜进行处理。对于较大的结石,首先需要考虑的是碎石设备的碎石效率,其次则是设备的可弯曲性及尺寸。因此治疗肾结石患者的泌尿外科医师,需拥有不同的结石设备,以处理不同的结石(比如碎石效率、可弯曲性、尺寸)。

腔内碎石技术包括液电式碎石术(EHL)、激光碎石术、超声碎石术和弹道碎石术四种。这些技术分别可用于软镜(EHL和激光碎石)及硬镜碎石(超声和气道弹压碎石)。本章主要归纳了各种软镜和硬镜碎石的碎石机制、优缺点及手术技巧。

1. **软性碎石设备**

(1)EHL:EHL于1955年由基辅大学工程师

Yutkin发明,是用于腔内碎石术的第一项技术(Grocela and Dretler,1997)。在东方集团以外首次使用EHL的报道是在1960年,当时使用的是Yutkin发明Urat-1的改进版本来击碎膀胱结石(Rouvalis,1970)。1975年,EHL在开放取石术中首次应用于治疗肾结石(Raney and Handler,1975)。1985年,Lytton首次报道了用输尿管硬镜和5Fr EHL治疗输尿管结石。患者术后未出现短期或长期并发症(Green and Lytton,1985)。1988年首次报道了软镜使用较小的EHL设备进行碎石(Begun et al,1988)。

EHL探头可以看作是一个由两个不同电压极性的绝缘分开的同心电极组成的水下火花塞,通过施加足以克服绝缘间隙的电流产生火花。火花放电引起等离子体通道的爆炸和电极周围的水汽化,迅速膨胀的等离子体引起液压冲击波,然后形成空化泡(图14-1)。根据探头与界面表面的接近程度,空化气泡的破裂可能是对称的(离结石约1mm),导致强烈的二次冲击波,也可以是不对称(距离等于最大气泡半径约3mm),从而形成高速微射流(Vorreuther et al,1995;Zhong et al,1997)。与体外冲击波碎石术(SWL)不同,这个冲击波不会集中,所以结石必须放置在产生冲击波的地方。开发的第一批EHL探头的直径较大(9Fr),由于其尺寸上的局限性,该设备安全系数较小。随着技术发展,逐步开发更小的探头,大小从1.6~5 Fr不等。这些探头更安全,并且能够通过小直径软镜性输尿管镜,从而不会堵塞灌注或工作通道。不同大小的探针的碎石能力几乎没有差异,但较大的探针往往耐久度更高(Segura,1999)。EHL 发生器的改进使外科医师可控制能量释放、脉冲和持续时间。尽管最初人们假设EHL 在 1/6 到 1/7 的生理盐水溶液中才能发挥最佳功能,但 Denstedt 和 Clayman(1990)证明EHL 在生理盐水中的作用同样很好,从而避免了术中灌注引起体液渗透压降低的风险。

　　①优缺点:EHL 的主要缺点为容易损伤输尿管黏膜极容易导致输尿管穿孔。1978 年 Raney报道应用 9Fr 探杆可成功击碎 90% 输尿管结石,但同时 40% 可有输尿管损伤导致尿外渗。尽管 EHL 技术发展,输尿管穿孔一直是 EHL 治疗输尿管结石存在的问题。Hofbauer 及其同事(1995)在一项对 72 例患者的前瞻性研究中报道,EHL 的穿孔率为 17.6%,气压弹道碎石术的穿孔率为 2.6%。但其他 EHL 相关报道输尿管穿孔率较低,平均发生率为 8.5%。Vorreuther 和同事(1995)认为,EHL 导致损伤机制是空泡的膨胀及破裂,因此即使探头不直接与黏膜接触,也可能发生损伤。空化泡的直径取决于所使用的能量,当能量大于 1300MJ 时可使空化泡直径超过1.5cm。因此,EHL 在高能量碎石时引起输尿管穿孔的风险更大,例如处理较硬结石时。即使使用较细的探杆和较低的能量设置,如果在黏膜附近施加重复的脉冲,也可能发生输尿管穿孔。Santa-Cruz 及其同事(1998)在一项体外比较研究中报道说,与香豆素脉冲染料激光和气道弹压碎石相比,钬激光和 EHL 更容易引起输尿管穿孔。研究人员在距输尿管壁 0.5mm 处放置 3Fr 探头时,平均 24 个脉冲即可发生穿孔。当 EHL 处理嵌顿性结石并输尿管水肿,或由于术中出血导致视野不清时,穿孔的风险可能更高(Hofbauer et al,1995)。

　　和其他碎石方式一样,EHL 可导致结石回弹入肾内,而且比钬激光碎石更加明显(Teichman et al,1997)。有报道 43 例接受输尿管结石治疗的患者中,14% 患者由于结石返入肾内需要行SWL 辅助治疗(Yang and Hong,1996)。在结石上方放置封堵网篮或其他留置装置可以防止石头反流入肾内。但是,应注意不要直接在网篮或导丝上行 EHL。EHL 相比钬激光碎石另一个缺点是碎石产生的结石碎片较大,数目较多,特别是对

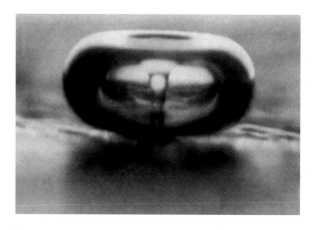

图 14-1　空气泡不对称性崩塌产生的液态微气流摄影(Courtesy Dr. Larry Crum.)

于大于 15mm 的结石。输尿管镜反复取石及EHL 可加重输尿管黏膜损伤(Teichman et al,1997)。

　　EHL 可以成功击碎 90% 的结石,碎石失败可能是由于结石不同成分导致的,结石表面质地也可能影响碎石效率。尽管 EHL 可以成功击碎大多数输尿管结石,但术后 3 个月结石清除率仅为 84%,因为部分结石碎片在碎石过程中未取出而残留在输尿管中。治疗大于 15mm 的输尿管结石时,EHL 的结石清除率明显低于钬激光碎石(Teichman et al,1997)。

　　EHL 的优点包括探头的灵活性,特别是较小的探头(如 1.9Fr),可以通过硬性或软性输尿管镜进行腔内碎石。只有配备 200μm 钬激光光纤具有相当的尺寸和灵活性优势(Elashry et al,1996)。1.6Fr EHL 探头可能比 200μm 钬激光光纤更灵活(Poon et al,1997)。

　　EHL 也是成本最低的腔内碎石设备,发生器和探头相对便宜。每例病例使用平均 1~1.3 个探头,对于较硬的结石(例如一水草酸钙结石)可能需要 2 个或更多的 EHL 探头(Elashry et al,1996;Huang et al,1998)。

　　②技术:对于经输尿管碎石术,应使用较小的1.6 和 1.9Fr 探头。EHL 纤维尖端应位于距离输尿管镜端部 2~5 mm 的位置,以防止探头放电时损坏镜头。在开启 EHL 发生器之前,结石必须清晰可见。探头距离石头表面约 1mm,从而达到最大冲击波发射(Zhong et al,1997)。碎石初

期可采取低电压(50～60 V)和短间歇或单脉冲，以增加安全性。根据术中需要提高发生器输出以促进碎石。但是，建议外科医师控制碎石时的最大输出量，以减少穿孔的风险。碎石的目的是将结石碎石后可用网篮或取石钳取出，或将结石碎至可自行排出。不建议将结石碎至小于 2mm，因为可能损伤尿路上皮(Denstedt and Clayman，1990)。在 50～60s 的发射后，探头顶端的绝缘层可能会剥落，此时应该使用新的探头(Segura，1999)。

(2)激光碎石术：laser 这个单词是 *light amplification by stimulated emission of radiation* 的缩写，即是受激发射辐射引起的光放大，这也是对激光器工作原理的简要描述。激光能量是在外部能量源激发原子时产生的，激发态产生一群电子。这些激发或更高能量的电子以光子或光能的形式释放其多余的能量。激光与自然光的不同之处在于它是连贯的(所有光子彼此同相)、准直(光子相互平行)和单色(所有光子具有相同的波长)(Floratos and de la Rosette，1999)。激光的这些独特功能使得能量以高度集中的方式传输，激光以其产生特定波长光的递质命名，例如激光是在 1960 年开发的，第一种使用的递质是红宝石。1968 年，Mulvaney 和 Beck 报道虽然红宝石激光可以有效碎裂尿路结石，但它会产生过多的热量，不适合临床使用，这种连续波激光只是加热结石直到发生汽化，这需要激光以产生高于结石熔点的热量，针对这个问题的解决方案伴随着脉冲激光器的发展：脉冲能量的施加升高结石表面的功率密度，但很少散热。第一种广泛应用的激光碎石是脉冲染料激光，其使用香豆素绿染料作为液体激光递质。尽管香豆素脉冲染料激光代表了腔内碎石术的一项重大进步，但该技术存在若干显著缺点，即某些成分(一水草酸钙、胱氨酸)的结石不能很好地碎裂或甚至根本不碎裂，香豆素染料为一种毒剂，而且需要烦琐的处置程序，并且碎石过程中需要保护眼睛，术中难以观察结石和光纤。

随着技术不断进步，最终钬激光迎来了发展。钬激光是一种固体激光系统，在脉冲模式下以 2140nm 的波长工作。钬激光的脉冲持续时间在 250～350 微秒，并且比脉冲染料激光中的脉冲持续时间长得多。钬激光被水高度吸收；由于组织主要由水组成，所以大部分钬激光能量可被组织表面吸收，这导致组织表面切割或消融。与激光消融相关的热损伤范围为 0.5～1.0mm(Wollin and Denstedt，1998)。钬激光的碎石机制与脉冲染料激光的机制不同。钬激光长脉冲持续时间会产生一个细长的空化气泡，只产生一个微弱的冲击波，与短脉冲激光产生的强冲击波相对应。Vassar 和同事(1999)证实，在钬激光碎石术中，在气泡塌陷和冲击波产生之前就开始碎石。此外，当纤维以 90°的入射角度放电时，不会发生碎石现象。在空气中对着干燥结石碎石更有效，这表明钬激光需要直接吸收激光能量。这些数据及钬辐照后的热产物如炽热的结石碎片表明，钬激光碎石术主要通过光热机制引起结石汽化(Dushinski and Lingeman，1998；Wollin and Denstedt，1998；Vassar et al，1999)。

①优缺点：钬激光可以通过软性光纤传输能量，有利于在整个集合系统进行腔内碎石。与 EHL 相比，钬激光更安全、更高效。EHL 在距离输尿管壁几毫米的位置可能导致输尿管损伤，而钬激光在距离输尿管 0.5～1mm 处仍然安全(Santa-Cruz et al，1998)。与香豆素脉冲激光染料激光相比，钬激光可以碎裂所有成分类型的结石。有报道称钬激光可以碎裂所有类型的结石，平均输尿管穿孔率和狭窄率一般在 1%～2%。PNL 处理位于远离穿刺点的肾盏小结石(<2cm)时，可用软性肾镜联合钬激光处理。钬激光是最安全、最有效和最通用的腔内碎石工具之一。钬激光的其他优势还包括与其他碎石技术(手段)相比，其产生的碎片要小得多。这些小结石碎片很容易从集合系统中冲出，从而减少了网篮或取石钳的应用(Teichman et al，1998a)。钬激光产生的冲击波与 EHL 或气道弹压碎石相比较弱，从而减少了结石反流的可能性(Teichman et al，1998a；Vassar et al，1999；Sofer and Denstedt，2000)。然而，365 和 550μm 的光纤比 200μm 的光纤对于结石会产生更多的后推力(White et al，1998)。值得注意的是，Kang 和同事们(2006)证明，除了光纤大小，激光设置如脉冲持续时间，都会影响碎石时结石后退。他们发现增加激光脉冲持续时间可以显著减少碎石时结石的后移。

与香豆素脉冲染料激光相比，钬激光在操作

上具有几方面的优势。钬激光操作过程中所需的眼部保护措施并不会影响内镜下结石或光纤的视野(Segura,1999)。事实上,只有术者角膜离钬激光光纤距离小于 10cm 时,才会导致术者角膜损伤(Scarpa et al,1999)。钬激光比香豆素激光使用上更为简洁,日常维护方便,而且激活后 1min 即可使用。

钬激光的主要缺点是设备及光纤的价格过高。Elashry 和其同事(1996)指出,EHL 在维护服务和每例碎石成本上要优于钬激光。然而,钬激光可用于多种软组织疾病,可用于治疗良性前列腺增生、尿路狭窄和尿路上皮肿瘤患者。此外,钬激光光纤是可重复使用的,因此钬激光和可重复使用的光纤实际成本可能低于 EHL(Teichman et al,1998a)。光纤上的改进可能是钬激光最显著的改进,目前广泛使用最小的钬激光光纤为 200μm,该光纤减少软镜可弯曲性最多为 20°。更小的光纤,如 150μm,对内镜弯曲的影响可能进一步降低。光纤在内镜内断裂可引起内镜光线束及成像系统损坏,从而导致内镜损坏的灾难性后果,未来通过增加光纤的持久性可减少此类事件的发生概率。

铥激光已经成为钬激光的潜在代替品。相比钬激光,铥激光有其自身独特的优势。铥激光的光纤较细,对软镜的安全和术中灌注影响较小(Blackmon et al,2010)。目前铥激光在结石手术的应用仍在研究中。

②技术:钬激光碎石操作相对简单,主要是碎石前将钬激光与结石表面的位置调节好。碎石全程应保持良好的视野以避免黏膜穿孔。在初步碎石后,细小的碎石通常会形成"暴风雪效应",因此往往需要暂停一会,通过增加灌注来清除并提高术中视野(Scarpa et al,1999)。当钬激光光纤接近网篮或导丝时操作应谨慎,因为钬激光可切断金属(Freiha et al,1997;Lane et al,2005),钬激光光纤应该伸出内镜头端至少 2mm,以避免内镜镜头或工作通道损坏。碎石时如需固定结石,应该用网篮而不是用导丝;如果术中钬激光不小心烧断网篮,网篮仍会维持初始形状而不会引起锐利的切割效应(Grasso and Chalik,1998)。

钬激光光纤有 200、365、550 和 1000μm 直径大小可供选择,并可从顶端或侧端发出能量。输尿管软镜碎石只能用 200 和 365μm 的光纤。Teichman 及其同事(1998b)报道,在 PNL 术中,550μm 的侧面发射光纤比末端发射光纤碎石更有效,这表明侧面发射光纤相比顶端发射光纤可提供的更接近正常(垂直)的激光-发射角度入射角。然而在治疗输尿管结石时,顶端发射光纤可提供更佳的碎石角度。钬激光碎石取决于脉冲能量输出和激光纤维的直径,这表明碎石效率与能量密度相关(Vassar et al,1998)。尽管 Calvano 和同事(1999)在体外证实 365 和 550μm 纤维碎石效率较高,但纤维直径减小后能量密度增加,而 200μm 纤维可以作为精细碎石,但碎石效率较差。与钬激光切割一些软组织相比,碎石的功率要低得多。一般碎石使用 0.6～1.2 J 的脉冲能量和 5～15 Hz 的脉冲速率(Wollin and Denstedt,1998;Spore et al,1999)。由于高脉冲能量会缩小安全范围,并且可能会增加碎石回弹及周围组织损伤,因此建议以低脉冲能量(例如 0.6 J)开始碎石,脉率为 6 Hz,脉冲频率根据需要增加(优先增加脉冲能量)以加快碎石(Spore et al,1999)。为了最大限度地提高碎石效率,术者应该将激光纤维以"涂漆"的方式在结石表面移动,使结石汽化而不是碎裂,避免钻入结石、折断光纤或钻通结石,从而损伤尿路上皮。激光纤维应保持离尿路上皮至少 1mm,碎石应至碎片足够小以便自行排出或可用套石篮及其他抓取装置安全地取出。

在激光碎石术中,在某些情况下,结石回弹是有利的。当结石位于在肾盏中,高频发射激光会搅动结石,使结石与激光纤维的尖端快速紧密接触。由于直接激光接触或与其他碎石接触的可能性增加,碎石效率增强。这种现象被称为"爆米花技术",因为它与爆米花在加热器中爆开的玉米粒有相似之处(Chawla et al,2008)。

2.碎石机

(1)弹道碎石术:弹道碎石术依赖于弹丸运动产生的能量(图 14-2)。弹丸的初始运动可以由各种刺激引起,柔性物体可以保持能量的动量,但是相对固定的物体,比如结石,碎石时的碎片,一旦弹丸与另一物体接触,弹道能量就转移到物体上。("手提钻"效应)。

几家制造商已经推出弹道碎石。20 世纪 90 年代初,瑞士 LithoClast(波士顿科学公司,纳蒂

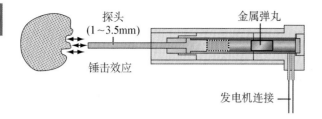

图 14-2 手持式碎石器（电子系统，Kaufering，德国）的原理解释图。一个振荡小球为探针提供了弹道能量，对结石形成了一个类似于手提钻的效应（Courtesy Dr. John Denstedt.）

克，马萨诸塞州）是第一个弹道式碎石机。Litho-Clast 手持件中的金属抛射物通过以 12 次/s 的频率在金属探头头部测量压缩空气爆发来推进。碎石杆顶端靠在结石上，LithoClast 由脚踏板激活（Denstedt et al，1992）。Rane 和同事（2008）首次报道了一种新型手持式弹道碎石机 Stone-Breaker（Cook Medical，Bloomington，IN），这款便携式设备采用小型气缸式供气系统，而不是医院空气系统，简化了人体工程学配置。Chew 和同事（2011）报道了一项多中心试验，该试验在 PNL 期间将 StoneBreaker 与瑞士 LithoClast 进行了比较，并发现 StoneBreaker 更容易设置和使用，破碎结石更快。Wang 和同事（2012）研究了另一种手持设备——瑞士 LithoBreaker（电子医疗系统，瑞士尼永）的一种电动装置。体外研究中发现，虽然它在输尿管镜下模型中有效，但在 PNL 模型中表现较差（Wang et al，2012）。

①优缺点：弹道碎石术可用于泌尿系所有结石，碎石效率高且安全性好。弹道碎石治疗各种成分的输尿管结石，碎石成功率在 73%～100%，与 EHL 成功率相似。Knispel 等（1998）报道的碎石成果率较低，为 73.7%，他指出当应用 6.9Fr 的半硬性输尿管镜（30°斜形工作通道）LithoClast 的碎石效率较低。同样，使用弯曲度超过 24°的软性输尿管镜时，LithoClast 0.89 mm 软性探头的最大尖端位移和速度显著下降（Zhu et al，2000）。Grocela 和 Dretler（1997）也报道对于目前的弹道装置，在碎石过程中探头弯曲可导致功率显著下降。弹道碎石的优势可能是治疗 PNL 术中大而坚硬的结石或膀胱结石。相比于输尿管结石，肾结石在弹道碎石过程中更容易被"固定"在尿道上

皮上，从而比超声碎石更快，效率更高。当大块结石碎裂后，可结合超声碎石将细小的碎石吸出（Denstedt，1993；Teh et al，1998；Yavascaoglu et al，1999）。相比 EHL，超声碎石和激光碎石，弹道碎石引起的输尿管穿孔风险较小（Piergiovanni et al，1994）。动物实验表明，将弹道碎石直接接触输尿管壁持续工作 6min 也不会引起输尿管穿孔（Santa-Cruz et al，1998）。由于弹道碎石不产热，因此不会引起尿路上皮的热损伤。

弹道碎石的另一优势是费用相对便宜，维护成本低。尽管该设备相比 EHL 贵，但是弹道碎石没有一次性耗材的损耗，且碎石杆的使用寿命相对较长（Hofbauer et al，1995）。

弹道碎石的缺点在于碎石杆不能弯曲，因此只适用于直工作通道的输尿管镜或肾镜。此外，弹道碎石在碎石过程中可造成结石回缩。在治疗输尿管结石时，结石回缩率为 2%～17%。通常碎石失败与无法在扩张的输尿管中有效的击碎结石相关（Denstedt et al，1992）。碎石造成的结石位移与结石位置相关，上段结石较下段结石在碎石过程中更容易位移。对于一些吸引装置如 LithoVac 吸引杆（Boston Scientific）是否可减少碎石时结石的位移，目前数据还较少。Delvecchio 和他的同事（2003）报道了 21 例输尿管结石患者在使用 0.8mm 气压弹道碎石杆通过 4.8Fr 中空 LithoVac 吸引杆进行碎石的结果，术后 3 个月结石清除率为 95%。该吸引装置可防止结石移位并保持清晰的内镜视野，从而有助于碎石。

Teichman 及其同事（1998a）报道，除了钬激光碎石外，所有的碎石方式所产生的碎石直径均大于 4mm。利用弹道碎石将结石破碎至小于 4mm 的碎片十分困难，特别是对位于扩张的输尿管中的质地较硬的结石。碎片大于 4mm，需要二期输尿管镜取石率较高。因此，在一期处理结石时应使用网篮或取石钳尽可能地将结石取出（Keeley et al，1999）。

②技术：和其他碎石方法一样，气压弹道碎石需保持镜下视野清晰。与肾结石或膀胱结石不同，由于输尿管结石碎石有时难以固定结石，需要使用网篮将固定结石，或者使用输尿管封堵器（Ursiny and Eisner，2013）。输尿管结石行弹道碎石的最终目的为将结石击碎为小于 2mm 的碎

片使其可自行排出。弹道碎石引起输尿管损伤的风险较少，因此术后可不留置输尿管支架。Tan 和其同事(1998)报道 68 例行输尿管镜弹道碎石，只有 9 例术后留置了输尿管支架。这些留置了输尿管支架的病例包括输尿管条件较差导致上镜困难或结石嵌顿部位有严重的血肿与损伤。

(2)超声碎石术:Mulvaney 在 1953 年首次报道了利用超声波破碎肾结石,此后超声碎石被广泛应用在了肾、输尿管及膀胱结石。超声探头通过施加电能来激发超声换能器中的压电陶瓷板(图 14-3)。该板以特定频率共振并产生频率为 23 000～25 000Hz 的超声波。在工作频率下,虽然测量到了超过 98 dB 超声波噪声,但没有人耳可听见范围内的声音(Segura and LeRoy,1984)。

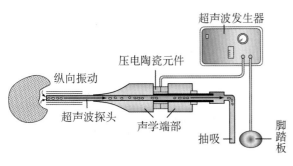

图 14-3 **超声波碎石器和手动控制**

超声波能量转化为空心钢探针的纵向和横向振动,然后将能量传递给结石。探针尖端导致结石以高频共振并破裂;然而,当探头置于顺应性组织如尿道上皮时,损伤最小,因为组织不会与振动能量共振(Grocela and Dretler,1997)。虽然在碎石术期间探头末端可能会产生一些热量,但当灌注速率为 30 ml/min 时,探头顶端的温度升高可最多降至 1.4℃ (Marberger,1983)。由于在输尿管镜过程中灌注可能有限,超声波碎石术在 PNL 期间效率更高,因为可以使用的更大直径的超声波探头及更大的灌注。超声碎石机系统与吸引系统连接,可在碎石过程中随着灌注不断将结石清除。另外,中空探针中的液体流动有利于冷却仪器。超声换能器的升温提示外科医师可能发生了探针腔阻塞,这种情况可能在输尿管结石超声碎石中更常见。虽然许多制造商为超声波单元提供了一个集成的电源和吸气脚踏开关,但由辅助设备间歇吸引的吸引器是一种简单而廉价的替代

品。一般来说,只有当超声碎石机启动时才施加抽吸,并且 60～80cmH$_2$O 范围内的吸引压力足以在碎石过程中保持足够的冲洗液流量。较高的吸引压力往往会将气泡吸入系统,影响视野。超声探头的尺寸范围从 2.5～12 Fr。2.5Fr 探头是实心的,没有空心吸引腔,因此,当用于输尿管时,散热很慢。弯曲探针会导致超声能量的损失,并且转化为热量使手柄温度升高(Marberger,1983)。

对于不同成分的结石,其破碎效率也不一样。尽管结石成分会影响碎石时间(胱氨酸结石、一水草酸钙及尿酸结石更难碎裂),然而结石大小、密度,以及结石的表面结构对碎石速度的影响更为重要。小的结石及粗糙不平的结石更容易碎裂,而表面光滑、体积较大的结石则更难碎裂(Marberger,1983;Segura and LeRoy,1984)。

①优缺点:超声碎石最大的优势在于即可击碎结石,同时也可将碎石吸出。小于 2mm 的碎石可直接通过中空探杆吸出,较大的结石可能需要取石钳或网篮的帮助。由于该碎石技术对组织损伤较少,因此颇受欢迎,超声碎石往往是 PNL 中首选的碎石手段。

然而,由于超声碎石杆不能弯曲及探杆直径的大小一定程度上限制了其在输尿管结石上的应用。应用超声碎石治疗输尿管结石时,输尿管镜往往需要直的工作通道,而且工作通道需达到 5Fr 以使 4.5Fr 的碎石杆通过。碎石成功率在 69%～100%(Denstedt,1996;Gur et al,2004)。该项技术可能更加适用于较大的输尿管结石且伴有石街,因为超声碎石可在碎石的同时将结石清除。对于输尿管末端结石,超声碎石也可达到非常好的效果(Grocela and Dretler,1997;Segura,1999)。Chaussy 及其同事(1987)报道利用 2.5Fr 的硬碎石杆适配较细的输尿管镜,碎石成功率高达 96.6%;Fuchs (1988)的报道结果与 Chaussy 相似。然而,在最近的报道,Murthy 与其同事(1997)比较了 25 例利用 3Fr 超声碎石杆输尿管镜碎石和 122 例利用 LithoClast 弹道碎石,结果表明,输尿管镜利用 LithoClast 弹道碎石相比超声碎石有着更高的成功率(97.3%:84%)。

②技术:PNL 行超声碎石时应将结石固定在碎石杆和肾盂或肾盏壁之间。对结石施加轻微的

压力可加速碎裂,但应避免过度用力,否则结石容易损伤尿路黏膜甚至穿孔。较小或表面较粗糙的结石可增加黏膜损伤的概率,因为施加于结石表面的作用率可以传到至尿路上皮。在薄壁肾盂或输尿管中引起穿孔的风险尤其高,而在肾实质支撑的肾盏穿孔发生率较低。

当治疗输尿管结石时,可能需要事先扩张输尿管以使得硬性输尿管镜通过。通过工作通道将超声探头置入并抵住结石。如有必要,可将结石固定于套石篮中以防止结石返入上段输尿管。如同其他腔内碎石设备一样,碎石的目标是将结石完全碎裂或产生足够小的碎片以便吸出或自行排出。

3. 超声弹道联合碎石设备

一些公司推出了超声弹道联合碎石设备,该碎石方法兼顾了弹道的高效碎石以及超声吸引碎石的功能。第一台进入临床的超声弹道联合碎石设备是 LithoClast Ultra,它依靠一个组合手柄(实际上是两个连接在一起的独立手柄)来连接超声和弹道碎石组件。组合手柄的第一部分是传统设计的弹道手柄,具有较小直径的实心探头;超声手柄由标准压电机构驱动,以实现弹道探头同轴插入。每种碎石形式都可以单独或一起激活;当一起激活时,弹道部件将结石碎裂,然后超声部件清除所产生的碎石。

由于硬性腔内碎石装置分不同类型(独立弹道、超声碎石或超声联合弹道碎石),对各种装置进行严格和客观地评估对于泌尿外科医师十分重要。每个设备都具有某些独特的特性,在某种特定情况下可能更加适用。而生产商的说明可能有些偏倚因素,使得泌尿外科医师有时很难确定哪种设备最适合购买。因此,许多学者设计了不同的测试方法来评估腔内碎石的效率。Liatsikos 和同事(2001)首次报道了一种体外测试系统,旨在测量在肾镜下超声碎石的效率。这项研究设计的缺陷在于是手工将结石击碎,这可能会引起显著的操作偏差。Haupt 和同事(2003)随后报道了一种体外系统,该系统依靠精细的重量和支点使结石模型以恒定的力量与碎石杆尖端接触。虽然这使术者操作产生的偏倚不再存在,但这个系统非常复杂且烦琐,且难以重复。Kuo 和同事们(2003b)提出了一种新颖而简单的非手动测试系

统,其中超声碎石杆直立固定,同时结石模型通过重力机制与碎石杆相接触(图 14-4)。这种设计系统首先用于测试单纯超声碎石的效率,并计算探杆穿透结石模型的时间。在这项研究中,奥林巴斯 LUS-2(奥林巴斯,梅尔维尔,纽约)穿透结石模型所花的时间最短。

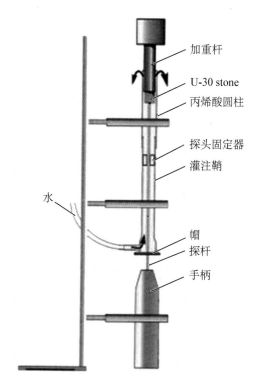

图 14-4　用于体内碎石效果评价的体外测试装置

在引入超声联合弹道装置后,人们用了 Kuo 和同事(2004)曾使用评估超声碎石的测试装置,以评估 LithoClast Ultra。由于可用的超声功率和气动频率设置种类繁多,因此使用该方法来评估各种设置组合的碎石效率。测试终点是结石穿透时间,在 100% 超声功率和 12Hz 气动频率的设置下结石穿透时间最短。Pietrow 及其同事(2003)进行了一项前瞻性随机试验,比较了 LithoClast Ultra 组合设备与标准超声碎石设备在 PNL 临床中的效率,结果显示,联合碎石装置的结石清除时间明显短于常规超声碎石装置。

CyberWand(Gyrus ACMI, Southborough, MA)是一款腔内碎石设备,有双超声探头设计,结合了同轴高频和低频探头。双探头设计产生了协同作用,可以实现高效碎石,同时仍然可以像其他超声设备一样抽吸碎石。Kim 和他的同事们

(2007)使用之前提到的由 Kuo 和同事们(2003a)描述的非手动测试系统,发现 CyberWand 的碎石时间相比 LithoClast Ultra 可加快 2 倍。

Krambeck 及其同事(2011)报道了一项多中心临床试验,将 CyberWand 与常规超声碎石设备(奥林巴斯 LUS-Ⅱ)进行比较,发现两种设备之间碎石率或并发症没有明显差异。Chu 和同事(2013)也开展了一项研究,探寻气动、超声或联合碎石方式对术后发热的影响;在 Clinical Research Office of the Endourological Society 超过 5000 例患者的研究中,他们发现碎石方式对发热没有影响(Chu et al,2013)。

4. 结论

目前的腔内碎石术技术为泌尿外科医师提供了几种有效的碎石方式,碎石方式的选择取决于所使用的内镜的类型(硬性或软性)以及结石的位置。由于钬激光能碎裂所有结石,钬激光已成为输尿管镜碎石术的主要碎石方式。同样,使用小直径的光纤可以进入输尿管和肾内集合系统的所有区域。然而,对于复杂、大体积结石需行 PNL 的患者,联合碎石装置可达到更高效的碎石。当选择购买碎石设备时,必须考虑结石相关手术的数量和性质,以最大限度地提高设备的效用和成本效益。

(二)体外冲击波碎石术

1. 方法和物理原理

体外冲击波碎石术中的冲击波由患者体外的冲击波发生器产生。具体而言,能量源将能量脉冲快速储存到液体环境中,导致冲击波产生。冲击波可被前面的物质分开,但不受干扰,且对物质有压缩作用(Sturtevant,1996)。冲击波的传播程度比声音快,且能量越高,传播越快,表现为非线性波传播的特征。虽然碎石机产生的冲击波压力很高,但它们在物体表面的压力相对较弱,仅引起轻微压缩和变形。冲击波碎石机的独特之处在于冲击波聚焦,体外产生较弱的非损伤性波通过身体传播,在体内目标处聚焦形成足够碎石的强度。

(1)冲击波发生器:冲击波发生器有液电冲击波(触发管)、电磁冲击波和压电冲击波三种类型。

①液电冲击波发生器(触发管):液电冲击碎石机的冲击波由水下火花放电产生(Cleveland

et al,2000),将高压电施加到相距约 1mm 的两个相对电极上,高压放电产生火花,并引起电极尖端水的爆炸性蒸发。为了使呈球形散的冲击波聚焦于结石上,电极被放置在椭圆形球体的一个焦点(称为 F1)上,目标(肾结石)被放置在另一个焦点(称为 F2)上。图 14-5 显示了一个半椭圆形反射器和一个典型的老式液电冲击波机使用的触发管。如果电极尖端精确定位于 F1,则这种设计可将大部分冲击波原始能量从电极尖端传递到结石上。碎石机内电极的方向可随意变化,更换时更简单便利。

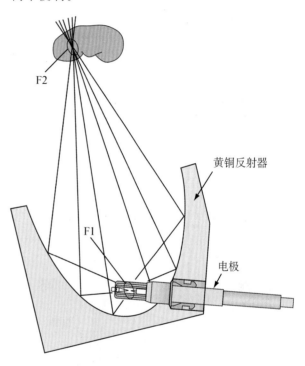

图 14-5　**液电冲击波发生器示意图。电极用于产生冲击波。F1. 焦点1;F2. 焦点 2**

液电冲击波发生器显著的优点是能有效粉碎肾结石(Lingeman,1997);缺点是冲击波能量衰减明显和电极寿命较短。新一代使用寿命更长的液电冲击波(如 HMT 公司的 NewTrode,伦维尔,瑞士)已克服上述缺点。另一个值得注意的问题是,电极会劣化和磨损。电极尖端从焦点 F1 偏移 1 mm,可以使焦点 F2 从初始目标移开 1 cm。

②电磁冲击波:液电冲击波碎石机由椭圆形反射器反射球形膨胀冲击产生聚焦冲击波,而电磁冲击波发生器产生平面或圆柱形冲击波。平面

冲击波通过平面透镜聚焦(图 14-6);圆柱形冲击波由抛物面反射器反射而形成球形波(图 14-7)。电磁冲击波发生器的基本设计比较简单。图 14-6显示了一个使用充水式激波管的系统,该充水式激波管包含两个由薄绝缘片隔开的导电圆柱形板。当电流通过其中的一或两个导体时,导体之间产生强磁场,将板移动到水上并由此产生压力波,称为电磁力,在中水产生相应的压力波即冲击波。产生的冲击波是与载流板具有相同直径的平面波。冲击波的能量通过声学透镜聚焦于目标上。使用圆柱形发生源的电磁系统有一个圆柱形线圈(图 14-7),圆柱形线圈由一个圆柱形膜片围绕,通过感应两个组件之间的磁场将其推离线圈。在两个系统中,压力脉冲聚焦于目标物体这一个焦点上(F2)。

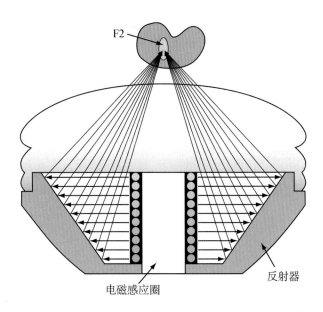

图 14-7　使用抛物面反射器聚焦冲击波的电磁冲击波发生器的示意图。电磁线圈用于产生冲击波。F2. 焦点 2

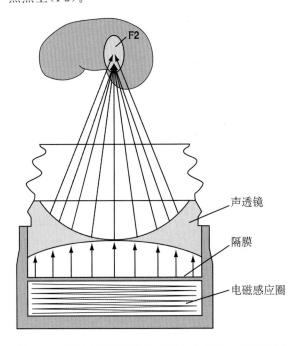

图 14-6　使用声透镜聚焦冲击波的电磁冲击波发生器示意图。电磁线圈用于产生冲击波。F2. 焦点 2

电磁冲击波发生器在设计中使用其他设备产生冲击波,如水下火花放电,比液电发生器更易于操控和稳定。其他优点包括电磁冲击波穿透患者皮肤的面积较大,明显降低患者疼痛感。同时,其聚焦点小,能量集中,碎石效率高。电磁冲击波发生器使用寿命长,在维修前可产生数十万个冲击波,无须像液电冲击波发生器一样需频繁更换电

极。不足之处是其聚焦点小,能量高,容易形成肾包膜下血肿。据报道,Storz Modulith (Storz Medical,Tägerwilen,Switzerland)型体外冲击波碎石机导致的包膜下血肿发生率为 3.1% ～ 3.7% (Dhar et al,2004)。Piper 及同事(2001)报道,DoLi S lithotripter 型体外冲击波碎石机(Dornier Medical Systems,Kennesaw,GA)导致的肾周血肿可高达 12%。然而,Dornier HM3 型体外冲击波碎石机引起的包膜下血肿发生率为< 0.6%(Chaussy and Schmiedt,1984;Knapp et al,1987)。

③压电冲击波发生器:压电冲击波发生器也是通过直接转换法产生冲击波。这些发生器由镶嵌的小的、极化的、多晶的陶瓷元件(钛酸钡)制成,每个元件都可以通过施加高压而被诱导快速膨胀脉冲(图 14-8)。由于单个压电元件的功率有限,需要 300～3000 个晶体才能产生足够大的冲击压力。通常将压电元件放置在球形碟的内部以允许震动前沿的会聚,系统的焦点位于几何球形盘的中心。

压电冲击波发生器的优点包括定位精确、使用寿命长和疼痛较轻而无须麻醉。因此,压电冲击波体外碎石的舒适度较其他机型高。不足之处是由于传播过程中的能量衰减而降低碎石效率。

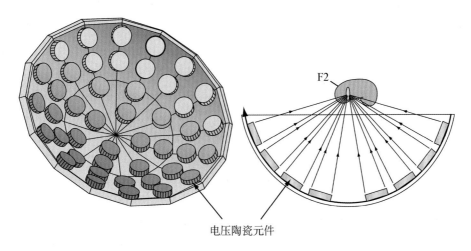

图 14-8　压电冲击波发生器的示意图。数个极化的多晶陶瓷元件位于球形盘的内部。F2. 焦点 2

压电冲击波发生器产生的峰值压力比其他任何类型碎石机的都高。但是由于 F2 的体积极小，因此每个冲击波脉冲输送到结石的实际能量比液电冲击波提供的能量低几个数量级。

④其他类型冲击波发生器：微型爆炸冲击波发生器也已经生产，但尚未得到广泛接受。抛物面反射器内的微小铅叠氮颗粒的爆炸会产生冲击波（Kuwahara et al, 1987）。尽管这种发生器产生的冲击波有效，但由于担心挥发性叠氮化铅粒料的储存和处理问题，该技术尚未取得商业成功。还有使用激光束或多级轻气枪等方法产生冲击波，但这些方法在商业上也没有得到很好的应用。

聚焦超声也应用于排出泌尿系统中的小块结石或石块（Sorensen et al, 2013）。Harper 和同事（2013）报道了一项聚焦超声快速有效排石的体外研究，虽然该技术现在还没有应用于临床，但在将来会在体外排石中发挥作用。

（2）影像定位系统：体外冲击波碎石机常用三种方式定位结石，分别是 X 线透视、超声和 X 线透视联合超声定位系统。

①X 线透视定位：最初的 Dornier HM3 碎石机使用两个 X 射线转换器，它们彼此呈直角，并与患者呈斜角排列，以便在 F2 处有效地定位结石。为了降低碎石机的成本，随后在碎石机上引入了可调整角度的 C 型臂。目前制造商使用相似性的荧光透视系统，这主要归功于业界共同开发这些机器的结果。X 线透视定位系统通常包括一个高质量的数字化 X 射线成像系统，安装在一个带有一个等中心集成的冲击波源、可旋转的 C 型臂上。由于冲击波发生器可以旋转离开 X 线透视系统，因此该 X 线透视定位系统也可单独用于常规的泌尿系统手术。

X 线透视检查的主要优点是大多数泌尿科医师比较熟悉，可以发现大多数泌尿系结石，可使用碘造影剂辅助定位结石，以及清晰显示泌尿系统解剖结构。不足之处会使医务人员和患者暴露于电离辐射，设备维护成本高，以及无法在不使用造影剂的情况下发现阴性结石。

②超声波定位：超声波定位设计的初衷是为同时应用于尿路和胆道结石。与 X 线定位系统相比，超声定位系统制造和维护成本较低，目前用于几种低成本碎石机。另一优点是其可用于儿童和婴儿结石患者而无电离辐射。此外，超声可以定位轻微不透明或不透明结石。

然而，超声波定位系统仍有一些不足之处，如要求有经验丰富的操作者，且难以明确诊断输尿管中 1/3 段结石和留置导管的输尿管结石。当结石被粉碎时，其难以分辨每一块碎石。而且，这些缺点往往会掩盖超声成像的优点。

③超声联合 X 线定位：随着跨学科碎石机的需求增加，碎石机生产商已经做出调整。部分碎石机使用超声波联合 X 线检查行结石定位。两者结合具有明显的优点，但每个系统固有的缺点仍会限制该系统的使用。

（3）麻醉方式：自 1980 SWL 应用于临床碎石以来，其麻醉方式不断变化。起初所有患者均使用局麻或全身麻醉,因为第一代的 HM3 体外冲击波碎石机(15.6cm 椭圆形体;80nF 发生器)在推荐治疗能量水平可产生强大的冲击波,引起难以忍受的疼痛。随后,泌尿科医师和碎石机制造商认识到 HM3 碎石机的推荐治疗能量远远高于其粉碎大多数肾结石所需的能量。这一观察结果引起人们对能量较弱、麻醉要求降低的碎石机的兴趣(Wilbert et al,1987;Marberger et al,1988)。一些研究人员注意到,第一代的 HM3 碎石机在没有改进的情况下用较低的能量设置也可会产生较好的临床效果(Pettersson et al,1989;Tiselius,1991;Tolley et al,1991)。此外动物实验证实,这样的设置在 F2 处产生的损害较小(Connors et al,2000)。

SWL 治疗期间的不适与冲击波穿过皮肤时的能量密度和焦点的大小直接相关。在过去十年中,已经生产了几种适用于 SWL 的新的有效的麻醉技术,这些麻醉技术在 SWL 刚用于临床时尚未被用于碎石患者,包括短效肠外镇静麻醉药和局部药。

短效药物,如麻醉药阿芬太尼与镇静催眠药咪达唑仑和异丙酚,通过不同组合应用于各种碎石机治疗的患者(包括未改进型的 Dornier HM3 碎石机),提高舒适度而不需要全麻或区域麻醉。Monk 及其同事(1991)比较了两种镇静镇痛技术(咪达唑仑-阿芬太尼与芬太尼丙泊酚),发现这两种技术均可使接受未改进型 Dornier HM3 碎石机治疗的患者达到满意的麻醉效果。且麻醉和麻醉康复时间明显短于硬膜外麻醉。这些结论也得到其他学者(Nelson et al,2001;Burmeister et al,2002;Ozcan et al,2002)的证实。

局部麻醉药的使用也减少了 SWL 治疗期间对麻醉药物使用。已经证实 EMLA 乳膏、利多卡因和丙胺卡因的低共熔混合物,能减少 SWL 治疗麻醉药的使用(Basar et al,2003)。EMLA 乳膏应该在 SWL 治疗前 45min 应用。局部用药和短效静脉注射药的联合用药可以最大限度地减少 ESWL 治疗所需麻药的用量并缩短恢复时间。

胱氨酸结石、一水草酸钙结石及磷酸氢钙结石难以粉碎;如果估计患者为以上结石成分,则需要更高能量的冲击波和增加麻醉需求(Dretler,1988;Klee et al,1991)。偏瘦的患者在 SWL 治疗期间疼痛感觉会更明显,因为冲击波在皮肤穿透点更集中。全身麻醉有利于儿童和极度焦虑患者的治疗。如果治疗周期较长(如双侧 SWL 或输尿管和肾结石的 SWL),大量的局部和静脉内麻醉会减轻 ESWL 治疗的吸引力。

Sorensen 及其同事(2002)和 Eichel 及其同事(2001)报道了在全身麻醉与静脉镇静下行 ESWL 的一个重要结果。使用 DoLi 50 碎石机治疗的患者中,接受全身麻醉的患者比接受静脉镇静的患者有更高的结石清除率。一个可能的解释是,全身麻醉使患者的呼吸移动度更加可控。

2. 碎石机的比较

冲击波碎石机被美国食品药物品监督管理局认定为Ⅱ类设备。对于要进入市场的碎石机,只需要提供该设备具有与已经批准并投放市场的同类设备相同的用途和技术特征的文件。不需要评估碎石机治疗效果和安全性的专门测试。由于这种做法,在已发表的文献中很少有(如果有的话)设计合理的碎石机对照试验。此外,碎石机行业中没有关于定量碎石机功率和效率的统一标准。由于缺乏在单次肾碎石可安全施行冲击波次数的数据,进一步加剧了这个问题。虽然普遍认为再次治疗率是评价碎石疗效的合理指标,但是缺乏临床一致性的碎石疗效评价方法(即结石清除率和残留结石大小),进一步限制了碎石机的比较。

已发表的文献中仅有少部分提供了 SWL 治疗结果的分层数据以进行有意义的比较分析。令人惊讶的是,尽管碎石机的型号不断增加,结石定位和冲击波输送技术的不断改进,仍然没有其他的碎石机能达到或超过未改进型 Dornier HM3 碎石机的治疗效果。Dornier 碎石机是一款最先发明且最有成效的碎石机。一般而言,功率较小的碎石机的焦点小,其结石清除率低,重复治疗率高。另外,现在认识到 SWL 可造成类似于肾挫伤的创伤,偶尔可导致后遗症。对未改进型 Dornier HM3 碎石机可造成潜在长期后遗症的担忧是推动碎石行业升级的一个因素。首先是生产功率较小、焦点小但能量更集中的碎石机,目标是可以维持碎石效率的同时对肾组织损伤较少(图14-9 和图 14-10)。不幸的是,新一代碎石机碎石效率不如第一代 Dornier 碎石机,并且没有公开的信息可以表明新一代碎石机的不良作用较少。

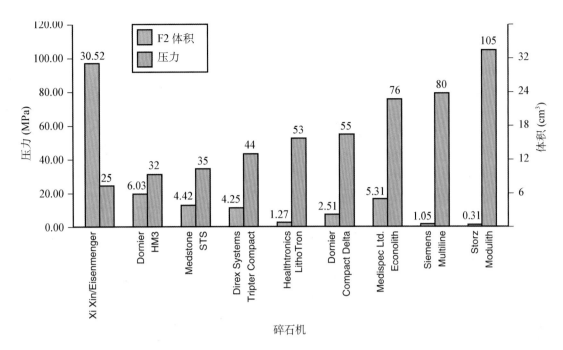

图 14-9　九种不同碎石机聚焦体积的峰值幅度和大小比较。总体趋势(从左到右)是焦点体积的减小和峰值正压力的增加。最左边是 Xi Xin/Eisenmenger 碎石机,这是一种与趋势相反的新设计,峰值幅度减小,焦点面积增大。F2.焦点 2

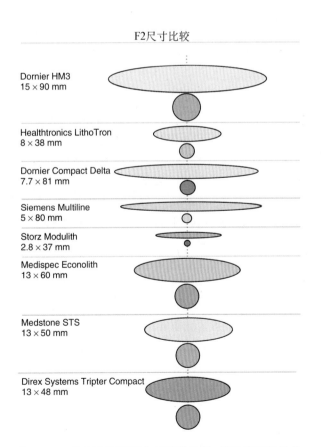

图 14-10　临床碎石机聚焦区域的比较,显示碎石机轴线(椭圆形)和焦平面(圆圈)的尺寸。F2.焦点 2

3. 碎石机制

目前 SWL 领域的研究表明,肾结石的粉碎是由于冲击波产生的机械应力或间接由空化气泡的破裂产生的机械应力造成。这些事件可以同时或分别在结石表面或内部发生(图 14-11)。目前已报道 SWL 碎石的潜在机制:剥落断裂、挤压、剪切应力、超聚焦、气蚀和动态疲劳。

在讨论每种碎石机制前,需要考虑典型的冲击波轮廓。图 14-12 展示了典型的液电冲击波碎石机产生压力波的过程。它涉及包括一个初始短而陡的压缩前沿,压力约为 40 兆帕斯卡(MPa),随后是更长、更低幅度的负(拉伸)压力 10 MPa,整个脉冲持续一段时间 4μs。正峰值压力与负峰值压力之比约为 5:1。Dornier 未改进型 HM3 的聚焦区域附近的压力测量值为 6dB 光束,宽度约为 15mm。因为肾结石通常也是这种尺寸大小,所以冲击波通过结石前被认为是平面波(Müller,1990;Cleveland et al,2000)。

第一种碎石的可能机制是剥落断裂。冲击波进入结石后,它将在阻抗不匹配的位置反射。其中一个位置是结石远端的石-液(尿液)间面(虽然可能存在其他内部位置,例如结石中的空腔及结

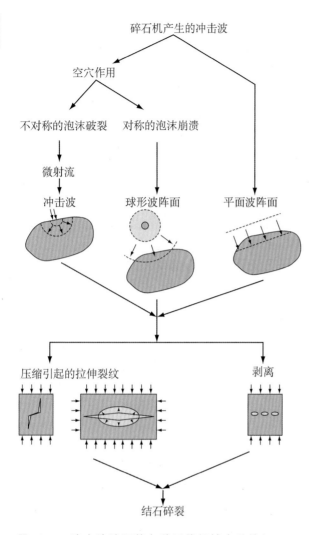

图 14-11 冲击波碎石的各种可能机械力总结 (Reproduced with permission from Dr. Bradley Sturtevant.)

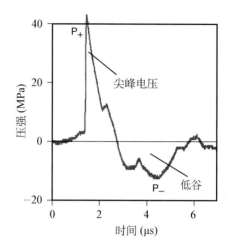

图 14-12 通过聚偏二氟乙烯膜水听器测量碎石机焦点 (F2)处的典型压力脉冲。首先,存在约 40MPa 的陡峭正压前沿,其后是 10MPa 的负压,整个脉冲持续 4ms 的持续时间(From Coleman AJ, Saunders JE,Preston RC,et al. Pressure waveforms generated by a Dornier extracorporeal shock wave lithotriptor. Ultrasound Med Biol 1987;13:651-7.)

晶和基质材料的界面)。当冲击波被反射时,它反相为拉伸(负)波。如果拉伸波超过结石的拉伸强度,则促进结石的微裂纹形成和生长,最终聚结,导致碎石,这被称为剥落。失效平面垂直于施加的拉应力,这种机制被认为是相当重要的,因为像大多数脆性材料一样,肾结石在张力而不是压力下更容易粉碎(Johrde and Cocks,1985)。Lokhandwalla 和 Sturtevant(2000)认为,碎石机脉冲的拖尾负压也会产生与剥落机制相似的一个数量级的拉应力。碎石的效果与结石的大小、形状和其物理特性相关(如断裂韧性、声速、密度、空隙尺寸)。更多的球形结石可以在反射后聚焦拉伸波,从而进一步增加拉伸应力。较大的结石可以允许产生足够的拉伸应

力,可以更容易超过石材的拉伸强度。如果这些因素很重要,那么较小而不规则结石可能不会因散裂而破碎。

第二种结石断裂机制称为挤压-分裂或周向压缩。由 Eisenmenger(1998)首先提出,其产生机制是由于结石和周围流体之间的声速差异。结石内部的冲击波比结石外部流体中传播的冲击波更快地穿过结石。因此,结石外部流体中传播的冲击波在结石上产生圆周力,导致结石近端和远端的拉伸应力最大。所产生的挤压力可以在平行于冲击波传播方向的平面或可能在平行于冲击波前沿的平面中分裂结石。这取决于结石的弹性特性。从理论上讲,当整块结石落在焦点区域的直径范围内时,应该增强挤压力。因此,当前第三代碎石机由于冲击波聚焦区域非常小,结石尺寸通常大于聚焦区域而不是通过这种机制碎石,而第一代的 Dornier HM3 碎石机则是通过这种机制碎石。

第三种机制是剪切应力。当冲击波进入结石时,剪切波(也称为横波)会产生剪切应力。剪切波在结石中传播并将在石头内部产生高剪切应力区域。与在传播方向上移动分子的压缩波相比,剪切波导致分子横向于传播方向的平移,因此分

子不被压缩而是被波浪侧向移动。许多材料的对剪切力的承受力很弱,如果它们分层,承受力会更弱,因为层与层之间的基质黏合强度通常对极限剪切应力承受力低。草酸钙结石通常具有交替的矿物和基质层,横波引起的剪切应力可能对这种结石失效。Sapozhnikov 及其同事(2003)的研究表明,剪切波机制将导致圆柱形结石中的拉伸应变比剥落引起的拉伸应变大 5～10 倍。他们还认为裂缝从结石的中心开始形成,并在垂直于石头轴线的方向上生长。

超聚焦是结石粉碎的第四种机制,是由于结石的几何形状而放大了结石内部的应力。在结石的远端表面处反射的冲击波可以通过从结石角落的折射或衍射来聚焦。几个研究小组已经证明,这些反射波可以在结石内部聚焦并引起高应力区域,这可能导致结石粉碎(Gracewski et al,1993;Xi and Zhong,2001)。这些高应力区域(包括拉伸和剪切)的位置,取决于石材的几何形状及其弹性。

体外冲击波第五种碎石的可能机制是空化效应(Coleman et al,1987;Crum,1988;Vakil and Everbach,1993;Zhong and Chuong,1993;Zhong et al,1993)。空化效应被定义为气泡的形成和随后的动态行为。体内、外研究证实,碎石机产生的压力场均可诱导空化效应。脉冲尾部的负压导致气泡在成核位置生长,成核位点位于流体中密度不均匀区域,这区域在应力下优先形成游离气体。在负压波期间,气泡内的压力下降到低于流体的蒸汽压力,气泡充满蒸汽并且迅速增大(差不多三个数量级)。随着这些气泡的增大,它们振动约 $200\mu s$,然后猛烈地坍塌,从而产生高压和高温。在没有任何边界的情况下,空化气泡在坍塌期间保持球形,主要通过声辐射释放能量,其中大部分是以冲击波的形式(见图 14-12)。该冲击波产生正负波,因此可以引起前一节中描述的所有碎裂机制。然而,在存在边界的情况下,在坍塌期间在气泡内部形成液体射流,也称为空化微射流(Crum,1979,1988)。这种射流可以加速到极高的速度,因为它将大部分动能从空腔界面的坍塌转换为射流本身。在 SWL 中发现的典型气泡半径从 $1\mu m \sim 1mm$,气泡射流速度在 $22m/s \sim 800m/s$。在实际的射流冲击情况下,压力脉冲的持续时间仅为几微秒,并且在大多数情况下,峰值压力仅持续约 $1\mu s$。如果液体射流靠近结石表面,则会在结石中产生局部压缩应力场,该应力场以球形方式传播到结石内部。

许多研究人员将铝箔或黄铜板暴露在由 Dornier HM3 碎石机产生的聚焦冲击波中,并观察到这些金属表面产生明显的微喷射损伤(点蚀)。如果此事件发生在肾结石表面,则可预期结石表面会受到侵蚀;Averkiou 和 Crum(1996)曾报道过 SWL 处理的巴黎石膏石。为了确定空化是否是碎石的主要机制,研究人员开发了可消除或抑制空化事件的体外系统。这样的系统包括具有低得多的成核位点的黏性递质和允许增加围绕生长的空化气泡的环境压力的腔室(Vakil et al,1991;Delius,1997;Stonehill et al,1998)。Bailey 及其同事(1998,1999)在正负波压力释放反转试验中,也证明结石粉碎减少。所有这些研究都表明,空化效应在破坏脆性物体方面起着重要作用。

最后一种导致结石碎裂的机制是动态疲劳。SWL 治疗可加速结石的动态疲劳,并最终引起结石碎裂。该过程的关键是由拉伸或剪切应力引起的石头内缺陷的形成,生长和聚结(图 14-13)。因

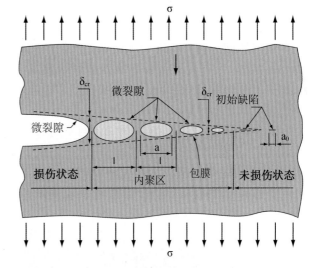

图 14-13　主裂纹中微裂纹的聚结。未碎裂结石中有一些已知长度的原发性缺陷或微裂纹。肾结石中的这些缺陷或者是由有机基质材料结合的层状晶体结构引起或者是结晶和非结晶材料的附聚物引起。当受到压力时,这些微裂纹会一直生长,直到它们与主裂缝结合。这个过程在整个结石中不断重复,它最终会碎裂(Reproduced with permission from Dr. Bradley Sturtevant.)

为肾结石质地不均匀,而是有机基质材料结合的层状晶体结构或结晶和非结晶材料的聚集,所以存在许多缺陷部位(微裂纹)。描述的所有结石破裂机制都有可能对结石内部产生渐进性损伤。通过使用内聚区模型,预测瞬态微裂纹损伤累积定性特征的数学方法,Lokhandwalla 和 Sturtevant(2000)能够计算出典型的一水草酸钙结石发生剥落所需的冲击波数。他们确定了两个数量级的范围值(30～3000 次冲击),这完全在目前用于治疗患者的临床剂量范围内。这些研究人员进一步提出,剥落之外的机制也可能对结石造成损害,并且剥落可能仅占碎石中的一小部分因素。

4. 生物效应:临床研究

(1)急性肾外损伤:SWL 可引起各种肾外组织的损伤(Evan et al,1991,1998)。SWL 与肝和骨骼肌等器官的创伤有关。这些损伤被碎石后 24h 内胆红素、乳酸脱氢酶、血清天冬氨酸转氨酶和肌酸磷酸激酶水平升高所证明(Lingeman et al,1986;Ruiz Marcellan and Ibarz Servio,1986;Parr et al,1988)。这些指标将在 SWL 治疗 3～7d 后下降,在 3 个月后降至正常。其他肾外损伤包括内脏损伤,如结肠穿孔、肝血肿、脾破裂、胰腺炎和腹壁脓肿。肾外血管并发症也会发生,例如肝动脉破裂、腹主动脉破裂和髂静脉血栓形成。胸部并发症如气胸和尿胸也可见报道。幸好,这些并发症都非常罕见,并且通常单独发生。

此外,早期临床研究指出,冲击波可引起心律失常,这一观察结果导致 Dornier HM3 碎石机上装备 R 波触发的心电图同步监测设备(Chaussy and Schmiedt,1984)。然而,后来用非水浴碎石机进行的临床研究得出的结论是,治疗非心脏节律是安全的。

尽管碎石机的特征在于其声输出(焦点区域或 F2)的空间分布,但已知冲击波压力确实超出了该区域(图 14-14)。因此,肾以外的器官暴露于应力区足以引起伤害。其中一个器官就是胰腺。梅奥诊所的一项回顾性随访研究表明,与对照组相比,1985 年接受 SWL 治疗肾结石的患者发生糖尿病的风险增加(Krambeck et al,2005),且糖尿病的发展与冲击波治疗的总次数和碎石机的功率水平有关。尽管这些数据具有一定的煽动性,但该研究存在许多局限性,包括 SWL 队列的结石组比对照组更严重,两组均未明确糖尿病家族史,结石组通过自我填写问卷收集 SWL 治疗的数据,而对照组数据通过图表审查获得。其他一些学者随后研究了这个问题,但并没有证实这个观点(Sato et al,2008;Makhlouf et al,2009;Chew et al,2012)。值得注意的是,de Cogain 及其同事(2012)对明尼苏达州奥姆斯特德县进行了一项研究,并未发现 SWL 与糖尿病之间存在任何关联。

(2)急性肾损伤:结构与功能的改变:事实上,所有接受 SWL 治疗的肾结石患者在行大约 200 次冲击波后都会出现血尿。血尿如此常见,以至于它可能被认为是偶然发生,其严重程度很少受到关注。虽然最初认为冲击波碎裂结石引起尿路上皮损伤导致血尿,但现在并不是这样认为。详细的形态学研究表明,冲击波会破坏血管并损伤周围的肾小管(图 14-15)。无论使用何种类型碎石机,大多数接受 SWL 治疗的患者肾会出现这种结构变化(框图 14-1)。

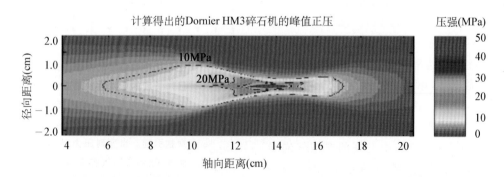

图 14-14 Dornier HM3 预测 Dornier HM3 碎石机的正压峰值。压力不是集中在某一点上,而是延伸到一定的体积上

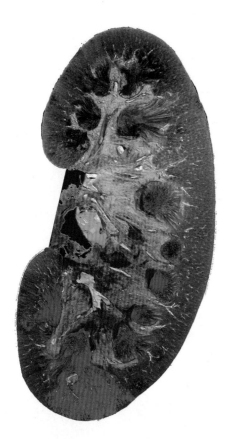

图 14-15 未改进型 Dornier HM3 碎石机(24kV,2000 次)处理幼年猪(6 周龄)后 4h 的肾冠状切片图。肾实质内出血区域被计算机颜色自动识别程序涂成红色。请注意,病变涉及多个乳头,并且在一些区域延伸穿过皮质到肾被膜,在那里可能发展为包膜下血肿

框图 14-1 犬和猪的冲击波碎石动物模型中对肾的影响
组织学急性改变
静脉血栓
细胞破坏和坏死
轻度肾小管坏死(缺血性改变)
实质内出血
管状扩张和铸造形成
静脉和小动脉的损伤和破裂
肾小球和肾小管周围毛细血管破裂
组织学慢性改变
肾单位丢失
扩张的静脉
条纹纤维化
弥散性间质纤维化
钙和含铁血黄素沉积
从皮质到髓质的透明和无细胞瘢痕

在猪的急性肾损伤动物模型中,SWL 可损伤包括肾小球、皮质毛细血管等小血管和弓形、小叶内血管等大血管。产生的出血性病变可从皮质延伸至髓质,表现为血管撕裂引起的血小板聚集和红细胞填充(图 14-16 和图 14-17)。受影响的肾小体通常表现为 Bowman 囊破裂、血尿,以及足细胞和系膜细胞的损伤(图 14-18)。肾小管通常含有血细胞管型,管状细胞可能表现为缺血性改变。在更严重损伤的情况下,可能导致内皮和血管平滑肌的完全坏死。Dornier HM3 碎石机常用参数为 24kV 电压下以 2Hz 输出行 2000 次冲击波治疗,可导致 5%～6%的功能性肾体积的损伤(图 14-19)。

有报道称,SWL 后可发生中度至重度肾损伤,通常表现为出血。根据不同类型的碎石机、治疗参数、结石定位方式及随访时间,血肿发生率可从小于 1%到高达 20%。新一代碎石机由于聚焦区域更小,峰值压力更高,治疗后临床血肿发生率更高,达 3%～12%,这一趋势令人担忧(Thuroff et al,1988;Ueda et al,1993;Kohrmann et al,1995;Piper et al,2001)。SWL 治疗后血肿发生的危险因素见框图 14-2。Dhar 及其同事(2004)报道,患者年龄每增加 10 岁,包膜下血肿发生概率增加 2.2 倍。Knapp 及其同事(1988)发现,高血压患者行 SWL 治疗后发生肾周血肿的风险增加,而且,血压控制不良的高血压患者行 SWL 治疗时其血肿发生率最高。出血的其他危险因素包括糖尿病、冠状动脉疾病和肥胖,所有这些都与血管病变有关。肾血肿可表现为肾实质内的轻度挫伤到严重出血形成的大血肿(图 14-20),可能需要输血,但需血管造影栓塞的较少见。尽管一些血肿可能持续数月至数年,但大多数血肿在几周内消退,没有长期后遗症。

框图 14-2 冲击波治疗引起肾急性损伤的危险因素
年龄
肥胖
凝血
血小板减少
糖尿病
冠心病
高血压病

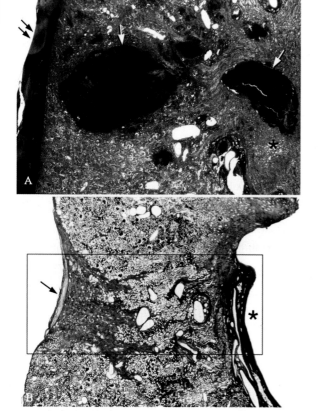

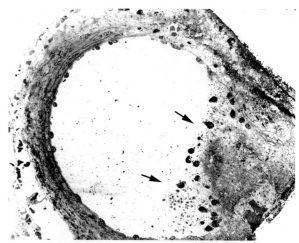

图 14-17　冲击波 F2 聚焦区处理猪肾中等动脉(24kV, 2000 次)的低放大率透射电子显微照片。冲击波导致该血管右侧破裂损伤,形成间质血肿。血管壁损伤部位已由血凝块塞住(箭头)

图 14-16　冲击波碎石(SWL)诱发 F2 区域急性病变(A)及 SWL 治疗后 3 个月相似部位慢性病变的光学显微照片(B)。每个实验猪都在用未改进型 Dornier HM3 在 24 kV 电压下行 2000 次冲击波治疗。急性病变的特征是许多出血点(箭)从肾乳头(星号)延伸到肾外皮质。注意包膜下血肿(双箭头,A)。B 图中的组织切片位置与 A 图中看到的部位相似,但是在 SWL 治疗后 3 个月的照片。F2 位于矩形内。在该区域内,肾乳头完全丧失(星号表示其可能位置),在相邻的皮质组织中仅发现瘢痕组织(箭)

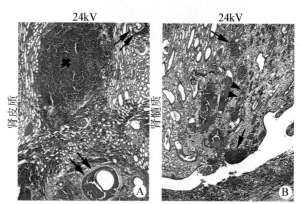

图 14-18　未改进型 Dornier HM3 碎石机(24 kV,2000 次)处理动物肾皮质和髓质中所见损伤的光学显微镜图片。图 A 和图 B 展示了肾皮质和髓质的广泛损伤。肾皮质内动脉壁破裂(双箭头)位于出血部位附近(x)。第一个损伤部位似乎发生在肾髓质中,小血管受到损伤,导致损坏的集合管(箭头)附近出现实质内出血(箭头)

(3)慢性肾功能损伤:结构与功能的改变:由于缺乏动物实验研究结果,目前关于 SWL 引起慢性肾损伤报道少。尽管如此,人们普遍认为冲击波会损伤血管,引起的出血会引发炎症反应,最终导致瘢痕形成。肾实质纤维化是肾瘢痕形成的前兆,早在 SWL 治疗后 1 个月可见。据报道,肾瘢痕形成与冲击波治疗的能量有剂量反应关系。临床上有四种潜在可能与 SWL 治疗相关的慢性肾改变可能,它们是全身血压的快速升高、肾功能下降、结石复发率增加,以及肾皮质下钙化斑的形

成。所有四种效应似乎都与 F2 聚焦区的急性肾损伤进展为肾瘢痕有关。

Peterson 和 Finlayson(1986)首次提出 SWL 可能与全身血压显著变化相关,并已被其他人证实(表 14-1)。Lingeman 及其同事(1987)报道,在 SWL 时血压正常的 243 例患者中,有 8.2％患者最终发展为需要抗高血压药物治疗。该组患者平

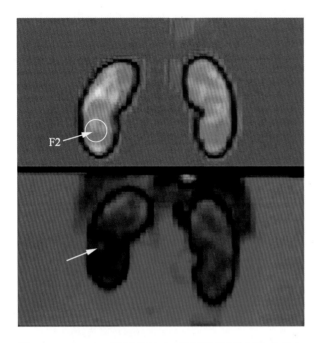

图 14-19　DoLi 50 碎石机(3500 次)肾下极结石治疗前与治疗后肾及对侧肾的正电子发射断层扫描成像图片(Pet/CT)。经冲击波碎石治疗肾的冲击波 F2 聚焦区(肾下极)血液减少约 50%(箭头示)

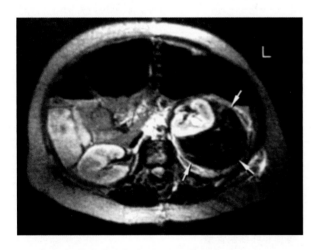

图 14-20　冲击波碎石术后 24h 拍摄的磁共振图像(未改进型 Dornier HM3 碎石机,22kV,1200 次),显示(左)肾包膜下大血肿(箭头)

均随访 1.5 年,高血压年发病率达 5.5%。Williams 和 Thomas (1989)报道了相似的结果。印第安纳州卫理公会医院进行(Lingeman et al,1990)一项涉及近 1000 例患者的大型研究表明,高血压病可能是 SWL 治疗的一个长期并发症。

该研究发现,一个小但差异有统计学意义的舒张压变化与 SWL 治疗有关。

即使在统计上控制了可能与血压变化相关的其他变量(例如年龄、性别、治疗前基线血压和治疗次数)后,观察到的 SWL 对舒张压变化的影响仍持续存在。Janetschek 及其同事(1997)进行了一项前瞻性研究,表明年龄是 SWL 后高血压的重要危险因素,导致 60 岁及以上患者的肾内阻力指数增加。然而,SWL 治疗后引发高血压的发病机制尚不清楚。虽然包膜下血肿可以诱发高血压,但这种变化通常是短暂的。有报道称,SWL 治疗后猪模型中的系膜增生可引起高血压改变。

SWL 治疗也可能与远期肾功能减退有关。Williams 及其同事(1988)发现,拥有双肾的结石患者接受 SWL 治疗后 17~21 个月,有效肾血浆流量的百分比显著降低。Orestano 及其同事(1989)指出,接受超过 2500 次冲击波碎石治疗的患者,30d 后肾肌酐清除率降低,[131]I-Hippuran 转运时间延长。Lingeman 及其同事报道,孤立肾患者在接受 SWL 治疗 5 年后血清肌酐水平升高(Brito et al,1990)。这些观察结果与 Chaussy 和 Fuchs (1986)结果相反,他们认为 SWL 治疗后 3 个月~1 年,患者肾功能会明显增加。然而,慕尼黑的一项长期随访研究表明,SWL 治疗后患者肾功能并未增加(Liedle et al,1988)。

另一个值得关注的问题是,由于 SWL 治疗后结石残留,结石复发率可能会更高(Pearle et al,1999)。Carr 及其同事(1996)研究连续的 298 例 SWL 治疗后结石完全清除的患者,记录新结石形成情况,并将这些结果与 PNL 治疗的 62 例患者进行比较。他们的数据显示,与 PNL 相比,SWL 治疗 1 年内新结石发生率显著增加。作者认为,SWL 治疗产生的细微结石碎片残留在肾中,重力作用将其汇聚在肾盏中。

过去 30 年,磷酸钙结石患者的数量明显增加(Mandel et al,2003;Parks et al,2004)。Arks 及其同事在分析肾结石患者 SWL 治疗次数时发现一个有趣现象,经结石数量和患病时间校正后,磷酸钙结石患者 SWL 治疗的次数明显高于特发性草酸钙结石患者。此外,磷酸氢钙结石患者需要 SWL 治疗的次数明显高于磷灰石结石患者。磷酸氢钙结石患者的肾组织病理研究显示,肾皮质和乳头病变水平较高,包括间质纤维化、肾小管萎缩、肾小球消失、内髓质集合管腔内大量生物羟基磷灰石沉积等(Evan et al,2005)。虽然这些数据并没有因果关系,但磷酸氢钙结石与经常 SWL 治疗的相关性是明确的。由于磷灰石形成可能与患者的尿液 pH 较高有关,而动物研究显示 SWL 损伤的初始部位局限于肾乳头的微血管和集合管,这可能为正常人尿液 pH 偏高提供了合理的解释。

表 14-1　冲击波治疗期间患者血压的变化

研究	研究时间（月）	冲击次数		高血压发病率变化	舒张压变
		范围	平均值		
Liedle et al，1988	40	未记录	1043	无变化	未记录
Williams et al，1988	21	800～2000	1400	增加	增加
Puppo et al，1988	12	1100～1900	1380	无变化	无变化
Montgomery et al，1989	29	110～3300	1429	增加	无变化
Lingeman et al，1990		未记录	1289	无变化	增加
Yokoyama et al，1992	19	1500～3000	未记录	未记录	增加
Janetschek et al，1997	26	2600～3000	2735	增加(60—80 岁年龄组)	增加(60—80 岁年龄组)
Jewett et al，1998	24	未记录	4411	无变化	无变化
Strohmaier et al，2000	24			增加	增加
Elves et al，2000	26.4	未记录	5281	无变化*	无变化*
Eterovic et al，2005	3	1800～3200	未记录	无变化	无变化
Krambeck et al，2006a	228	500～4500	1125	增加	未记录
Eassa et al，2008	43.6	未记录	未记录	增加	无变化
Sato et al，2008	204	400～2300	928	无变化	未记录

5. 组织损伤机制

尽管 Delius 及其同事(1988)推测冲击波产生的空化气泡剧烈崩塌是导致细胞变化的主要原因,但 SWL 的创伤作用机制尚不清楚(框图 14-3)。这种推测的理论基础是:在施加冲击波期间存在空化气泡,且体外试验中碎石机冲击波可使水 和 血 液 空 化(Coleman et al,1987)。Crum(1988)证实,SWL 确实产生了声空化,可能是由于高强度的冲击波造成的,并且注意到空化微喷射足以使金属测试箔凹陷或变形。Zhong 和同事(2001)的体外试验证实,血管中的气泡扩张会导致血管壁破裂。

没有人能够检测和验证 SWL 治疗期间肾内的空化效应,直到 Bailey 及其同事(2005)使用两个共焦球形碗压电传感器创建了被动空化检测系统。该装置用于以 Dornier HM3 碎石机的 F2 为中心的 2mm×2mm×2mm 采样体积内的空化气泡发射的重合检测。超声探头用于测量 F2 内和周围的回声成像体积。在 SWL 治疗期间,尿液中信号(被动空化检测,高回声点)强烈,仅 1000 次冲击波后,肾皮质也见到信号。此时,实质信号内可见一小的液体空间。

框图 14-3　可逆和不可逆性损伤

可逆性损伤
轻度肾小管坏死
铸型和红细胞管型
管腔的液泡变化
轻度间质水肿和出血
不可逆性肾损伤
肾单位瓦解
广泛的间质水肿
皮质和髓质的大血肿
静脉及动脉的破裂和闭塞
肾小球和肾小管周围毛细血管断裂

这些数据表明,一旦血管破裂并且形成血肿,则发生空化的可能性更大。血肿为空化气泡的生长和坍塌提供充满流体的更大空间。在该模型中,通过用高强度聚焦超声诱导病变来确认组织靶向的准确性。Evan 及其同事(2002)比较了标准刚性反射器和压力释放反射器之间组织损伤的程度,进一步表明空化在组织损伤中发挥的作用。压力释放反射器产生冲击波的负尾部在正峰值之前,可抑制空化活动。用压力释放反射器处理的肾未检测到损伤;标准的刚性反射器则引起了预期的损伤。

6. 优化冲击波碎石效果的技术

泌尿科医师可通过控制多项碎石机参数而影响治疗结果(框图 14-4)。这些参数包括所采用的声输出和聚焦体积、最佳耦合、冲击波次数、冲击波频率,以及所使用的功率或电压。另外,其他一些术中因素也可影响碎石效果,如麻醉方式。

框图 14-4　冲击波碎石相关肾损伤程度的影响因素
加剧因素
冲击波治疗次数
冲击波治疗时间:较短的时间会增加损伤
治疗电压:高电压可增加损伤
冲击波发生器的类型:第一代相对第二代/第三代设备
结石大小:少年与成人
预防肾功能损害
减轻因素
在低能量水平下行 100～500 次冲击预处理结石以减少肾损伤
低频率碎石(≤60 次/min)

尽管所有碎石机产生的波形基本相似,但可以通过声场峰值压力和空间范围彼此区分。声学的物理特性决定了碎石机的压力场不是集中在空间的特定点,而是分布在一定体积的空间内。尽管冲击波聚焦区体积在不同设备之间差异很大,但通常呈雪茄形。最近的体外研究表明,碎石机产生的焦距可影响碎石效率;更宽的焦距可提高碎石效率(Sapozhnikov et al,2007)。由于肾可随呼吸运动而活动,结石可移入和移出狭窄的聚焦区域。聚焦区域狭小的另一个不足之处是集中于结石的能量少。当冲击波聚焦区域比结石小时,

石头内部的拉应力减小;为了使结石承受全部的剪切应力,结石的外表面必须承受高压冲击波能量。

第一代碎石机是带水槽的大型固定机器。目前这一代碎石机具有干燥的发射装置,体积小且易于运输。然而,它们需要耦合递质以将患者连接到装置,例如凝胶或油。好的耦合利于碎石机能量有效传递给患者;耦合剂不良会降低碎石效率。通过耦合递质传递的能量常被耦合界面本身中的气泡衰减。在 SWL 治疗期间重新定位患者发生的解耦合重新耦合,可在耦合递质中产生大容量气泡。

这些气泡可明显降低碎石效率。占据接触面积只有 2% 的气泡可将碎石效率减少 20%～40%(Pishchalnikov et al,2006;Neucks et al,2008;Li et al,2012)。虽然在治疗期间无法监测耦合情况,但简单的步骤可以最大限度地减少气泡形成。从喷射瓶中喷出凝胶并用手摩擦凝胶以覆盖治疗头和皮肤会降低耦合界面的气泡形成。可以通过从存储罐中获取大量凝胶并使其在治疗探头和皮肤接触时扩散,用以改进耦合方法。

在 SWL 治疗期间,泌尿科医师可以直接控制冲击波传递速率和冲击波数量。在最近评估不同冲击波输送率的随机对照试验的文献综述和荟萃分析中,发现每分钟 60 次冲击的速度比每分钟 120 次冲击更能有效碎石(Semins et al,2008)。声空化被认为在这种效应中发挥作用,因为动态气泡被赋予较长的时间间隔以较慢的速率消散,因此具有较小的屏蔽效应和来自后续冲击的能量消耗。当然,速率慢的缺点是治疗时间长,特别是已预设定冲击波数量。然而,减慢速率对肾血管系统也有保护作用(Evan et al,2007)。应尽可能使用最少的冲击波来减少肾损伤,但治疗次数通常是预先确定的,且许多患者可能会过度治疗。在决定施行冲击波次数时,需要权衡过度治疗与确切需要的风险和收益。

另外一个泌尿外科医师可设置的参数是能量设定。大多数电磁碎石机增大功率设置后实际上会缩小聚焦区域,正如前面所讨论的那样,降低碎石效率,并且还可能增加肾损伤和肾血肿的风险(Connors et al,2000)。几年前已有研究表明,"提升"碎石机的能量可以避免肾损伤(图 14-

21)。用低能量冲击波预处理后可减小肾损伤（用 12kV 冲击 100～2000，然后改用 24kV 治疗）（Willis et al,2006）。有趣的是，Connors 和他的同事（2009）在猪模型中的研究表明，初始电压不如实际升高那么重要，因为用 18 kV 或 24 kV 时行 100 次冲击波预处理组的损伤明显小于没有预处理而直接用 24 kV 电压行 2000 次冲击的治疗组。血管收缩可能会导致肾损伤的减少，因为这种效应可被多巴胺抵消（Willis et al,2006）。Handa 及其同事（2012）报道，如果低能量冲击波治疗时间超过 4min，则从低能量冲击波切换到高能量冲击波时不必暂停。此外，在冲击波总能量相同时，升高电压有利于碎石（Zhou et al,2004）。对于电压而言，升高电压可提高碎石效率，减少组织损伤。第一代 Dornier HM3 碎石机需要全麻下碎石。然而，新一代碎石机可不需要麻醉碎石。

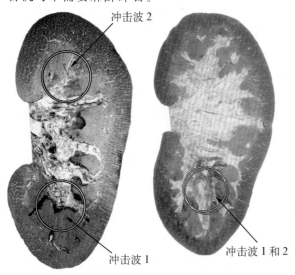

图 14-21　左侧是来自动物的肾的冠状切面，在 24kV 的第一次到下极[冲击波碎石（SWL 1）处理 2000 次冲击，然后在 24kV 到上极的另外 2000 次冲击（SWL 2）]相同的肾。典型的病变（红色）见于下极；然而，在上极上看到大大减少的病变。这些数据表明，预处理方案可以减少临床剂量的冲击波引起的病变。在右侧，病灶大小显示在首先在下极处理的动物中，在 12kV（SWL 1）处进行 500 次冲击，然后在下极处再次处理，在 24kV 下进行 2000 次冲击（SWL 2）。该方案还注意到病变大大减少

为减少治疗不适，更宽的孔径被用于碎石机上，使冲击波与患者皮肤接触的区域更广泛，减少皮肤表面疼痛。但宽孔径碎石机的 F2 聚焦区小，碎石效率降低。值得注意的是，这些新机器使用较高电压可致更高的不良事件发生率。如前所述，呼吸运动的影响进一步妨碍了结石的定位，降低了碎石率。

泌尿外科医师可以选择全身麻醉下进行 SWL，通过控制患者的呼吸频率和幅度，减少结石的活动。有两项临床研究比较了静脉麻醉与气管插管全麻下行 SWL 的结果。气管插管全麻下行 SWL 的结石清除率为 78%～87%，比静脉麻醉下行 SWL 的 51%～55% 清除率高（Eichel et al,2001；orensen et al,2002）。由于全身麻醉下行 SWL 可获得良好治疗效果，除非存在医学禁忌征，SWL 首选全身麻醉。

要点：冲击波碎石

- 冲击波可成功治愈大部分非复杂性肾结石患者。
- 冲击波通过多种不同的机制碎石，包括压力和拉力。
- 冲击波可导致肾结构与功能损害。
- 患者与碎石机的最佳耦合，较慢的率石频率（60 次/min）及全麻下碎石能增加冲击波碎石的效率。
- 开始时设置较低功率，并缓慢地将功率增加到标准治疗能量，可减少冲击波碎石的不良影响。

（三）经皮肾镜碎石取石术（Percutaneous Nephrolithotomy）

Fernstrom 和 Johansson（1976）首次报道通过经皮肾技术获取通道并清除肾内结石。随后报道将 PNL 确定为常规使用的技术治疗患有大结石或其他复杂结石的患者。外科技术及设备的进步促进了 PNL 的不断进化，允许泌尿科医师更加高效的通过经皮肾技术移除结石。PNL 技术在并发症、康复时间、成本方面均优于开放取石手术，因此在大多数中心 PNL 已取代开放手术作为治疗大结石或复杂的结石的一线方式。此外，在

美国每年 PCNL 数量逐年增加,因为健康状况更复杂的患者更需要得到微创治疗。下面具体描述及讨论 PNL 技术。

1. 患者准备

对计划行 PCNL 的患者,首先需评估其疾病史及检查其健康状态,可排除一些 PCNL 完全禁忌的疾病,如没有纠正的凝血功能障碍或活动性且未治疗的尿路感染。单纯放置造瘘管引流可能是处理结石继发的尿路梗阻或脓毒血症的恰当方法。如条件允许,在手术之前阿司匹林或其他抗血小板药物治疗需停止 7d。对于一些易发生血栓的患者,如心脏瓣膜手术或心脏搭桥手术患者,低分子肝素治疗是必要的,在这种情况下,PCNL 手术前需停用肝素治疗 24h,手术 24h 后可根据血尿的程度来决定是否及时恢复低分子肝素的抗血栓治疗。

术前实验室评估必须包括血常规、血清电解质水平及肾功能的检查。Martin 等认为,对于原本健康的人术前凝血功能的筛查不是必需的,而尿培养对于所有 PCNL 患者都是非常重要的,围术期可根据尿培养的结果选择使用合适的抗生素。术前血型分析是必须要做的,但一般不需要提前交叉配血。

目前螺旋 CT 可省去患者行静脉肾盂造影或逆行肾盂造影检查,对于绝大多数患者,主要根据 CT 图像呈现的结石大小与分布位置来决定是否行 PCNL 手术。CT 的优势在于可评估肾盏与结石、肾与腹腔、腹膜后结构的比邻关系。肾后结肠发生率<1%,但是当患者存在既往肠类手术、脊髓损伤、脊柱畸形如脊柱前凸等情况时,肾后结肠的发生率增加。此类患者术前行 CT 检查能明显获益。异位肾患者包括先天性或后天性(包括异体移植肾、自体肾移植),或是脊柱闭合不全等先天畸形,也能从术前 CT 中获益,因为此类患者腹内结构比如肠管可能位于皮肤与肾穿刺点之间。当结石可能移位时,KUB 能在术前快速定位,而一般在经皮穿刺开始前行逆行肾盂造影,它能获取肾盏的结构形态,有助于选择目标穿刺部位。对于某些患者,如存在憩室或重复集合系统的患者,憩室与集合系统的相对位置会影响手术的进程,因此在术前的静脉肾盂造影或逆行肾盂造影是必需的。对于鹿角型结石等患者,术前肾动态显像(ECT)检查评估分肾功能是必需的。

(1)抗生素的使用:因为缺少随机对照临床试验,虽然支持 PCNL 术预防性应用抗生素的研究证据有限,但普遍接受预防性抗生素的使用能减少感染性并发症。根据美国泌尿外科指南,第一或第二代头孢菌素、氨基糖苷类或克林霉素、氨苄西林或氟喹诺酮类是推荐作为可选的预防性抗生素。一项多中心对比研究发现,相比未使用预防性抗生素的患者,使用预防性抗生素的患者组术后发热率更低,重复治疗率及并发症均较低,结石清除率更高。Mariappan 等(2005)报道的一项前瞻性对照研究发现,术前口服环丙沙星 1 周能明显减少术后脓毒血症的发生率。Bag 等(2011)同样在一项前瞻研究中发现,应用呋喃妥英 1 周可减少内毒素血症及全身炎症反应综合征的发生。最重要的是,这些研究强调结石本身能包裹细菌即使过去使用过抗生素。Larsen 及同事(1986)的一项研究表明,对于术前尿培养阳性的患者,结石培养阳性率高达 77%。最常见的细菌为变形杆菌、大肠埃希菌、克雷伯菌、假单胞菌、肠球菌。然而,术前阴性尿培养也不能阻止术后尿培养阳性,因为有报道术前尿培养阴性且未使用过抗生素治疗的患者中,有 35% 的患者术后尿培养阳性。Mariappan 等(2005)报道 PCNL 术后败血症或 SIRS 最相关的因素是结石培养或肾盂尿培养,而非膀胱尿培养。即使术前尿培养阴性,结石碎裂后,也可能释放细菌内毒素和细菌,后者使患者处于脓毒血症的风险中。因此,影像学或临床特征提示鸟粪石或怀疑感染的患者,术前应使用广谱抗生素来减少脓毒血症的风险。抗生素治疗同样能减少继发于肾实质炎症后的出血。既往置入输尿管内支架的约 1/3 患者即使术前尿培养阴性,也可能产生细菌,如肠球菌和葡萄球菌,因此,对于此类带内支架的患者,术前使用一疗程的抗生素,特别针对革兰阳性菌的抗生素治疗,能减少感染的发生。

(2)麻醉:PCNL 的麻醉方式可以是全麻、腰麻或局麻。局麻通常联合静脉注射镇静药和镇痛药,局麻可以作为某些存在全麻禁忌的患者的麻醉方式。局麻药,比如利多卡因,可通过 8.3Fr 的带有多个侧孔的麻醉注射导管或双腔的输尿管导管或 23G 的腰麻针注射至肾包膜。虽然局麻能在 PCNL 术中使用,但亦存在某些问题。首先,PCNL 术需要相对较高的阻滞来缓解肾疼痛。然后,局麻有时并不能阻止膨胀的肾盂系统可能导致血管迷走神经性反应。虽然有此类潜在的并发症,许多研究已证实局麻能成功实施 PCNL 术,可降低麻醉的需求,而并发症与全麻相似。目前,对于需要较长手术时间且俯卧位体位的患者,全麻更安全,它可以更好地保护呼吸道。对于上盏穿刺,全麻能更好地控制呼吸运动,因此能减少肺损伤的并发症。麻醉医师与术者的密切配合可优化手术效果。麻醉医师应该意识到肺损伤,包括气胸和胸腔积液,均能发生在 PCNL 中,因此应该密切监测气道压、二氧化碳及氧饱和度及听诊肺部情况。因出血或血液稀释导致的急性贫血时有发生,因此强调血流动力学的评估。

术中大量灌注可能导致低体温,后者可增加心脏事件的风险,因此使用加热的灌注液及保暖设备能减少此类风险。如无禁忌,术后可使用阿片类镇痛药物和抗炎药物治疗术后疼痛。一项前瞻双盲试验研究表明,使用酮咯酸(Ketorolac)可在不增加并发症的前提下明显减少术后疼痛。有学者评估肋间神经阻滞快速控制术后疼痛,发现 5% 丁哌卡因和肾上腺素能减少麻醉药使用,增加患者感知的生活质量。

(3)结石取出:在经皮肾结石目标盏穿刺及置入经皮通道鞘后,术者可通过内镜技术将结石取出。术中必须使用生理盐水用于灌注来减少稀释性低钠血症的发生。当采用盐水袋灌注时,盐水袋的高度应控制在 80cm 以下,以减少肾盂内压及灌注液反流。使用工作鞘亦能减少肾盂内压。最开始使用的肾镜是硬镜,1cm 以下的结石能通过取石篮或取石钳从 30Fr 的鞘内取出。大于 1cm 结石需碎块化后再取出。目前已有多种碎石技术。硬性肾镜普遍被接受用于取石,但硬镜通过一个通道不能探查所有集合肾盏系统,而软性肾镜则可探查整个集合系统,包括输尿管上段。注射造影剂,能显示每一个肾镜探查过的肾盏。小碎石可通过套石篮取石,大的结石可通过钬激光击碎。有时,可将碎块冲至或钳至肾盂,方便硬镜取石。PCNL 的终极目标是完全取尽结石,或是使下一次取石尽可能少尽可能容易。PCNL 结束后,可适当使用呋塞米等以维持多尿状态。

目前有不同大小不同形状的造瘘管可供选择。造瘘管的作用主要在于促进经皮通道的愈合,加速止血,阻止尿外渗、引流感染,必要时方便行二期手术。无管化(仅输尿管内支架)及完全无管化(无任何引流管)已广泛开展。其优点及适应证等可见相关章节。

(4)技术改良:为减少 PCNL 出血等并发症,在经皮通道大小上做了大量改良,并产生了新的技术或系统,如"mini-PCNL""UMP"和"micro-PCNL"。早在 1997 年,Jackman 等首次报道 mini-PCNL 技术,采用 13Fr 的经皮通道鞘用于取石。随后大量学者报道了此技术的不同应用,包括体位、无管化等。一般认为,mini-PCNL 可增加手术时间,以及其有较差的视野清晰度,mini 技术需要将结石击碎的更细,然而相比标准通道的 PCNL,出血率及输血率均减少。随后 UMP 技术的引进,将通道鞘缩小至 11~13Fr,采用钬激光碎石,允许碎石经输尿管自然排出。2013 年 Desai 等报道 UMP 术后 1 个月结石清除率可达到 97.2%,并发症为 16.7%。最近经皮肾碎石可通过 4.85Fr 的可视针完成,命名为 micro-PCNL。可视针可使穿刺过程直接直视肾的穿刺通道及可用 200μm 的钬激光光纤碎石。最近的一项研究比较了 micro-PCNL 与软镜碎石,发现两者有相似的结石清除率,但在术后疼痛及血红蛋白下降方面软镜存在一定的优势。虽然不同的技术改良旨在减少术后并发症,但 mini-UMP、micro-PCNL 均存在一定的技术局限性,它们的最佳适应证及功能仍有待研究。

2. 特殊结石类型的 PCNL 治疗

(1)肾盏憩室结石:肾盏憩室是位于肾实质内的被覆移行上皮的空腔,没有分泌功能,内壁光滑,有一漏斗管与肾集合系统相连接。在行静脉肾盂造影检查的患者中,肾盏憩室的发现率为 0.21%~0.45%。尽管其发生率低,在肾盏憩室的患者中,有 9.5%~50% 的合并憩室内结石。此类结石在治疗上常比较困难,PCNL 目前被认为是所有微创治疗中最为高效的方式。建立憩室内的经皮通道常有一些独特的问题存在。直接穿刺憩室经常比较困难,因为憩室腔较小,肾盏憩室又常发生在肾上极,即使成功穿刺后,导丝常不能顺利进入肾盂。为此,为克服这些困难,常需一些特别的技巧。

当结石在 X 光下显影，常直接穿刺结石部位，术中也可在患侧输尿管逆行置入输尿管导管，通过逆行置入的输尿管导管可以在术中逆行造影使憩室显影，达到辅助定位的作用；必要时还可通过 CT 的辅助引导将造影剂直接注入憩室。通常直接穿刺憩室可优先使用硬镜而不是软镜，使用硬性肾镜的优势在于视野更好，这对于寻找憩室管十分重要。1991 年有报道直接憩室穿刺的成功率仅为 8.3%（2/24），而后学者报道穿刺成功率达 93.3%（28/30）。一般认为当直接憩室穿刺失败后，可先穿刺相邻的肾盏，建立通道后再通过憩室颈逆行进入憩室，也可直接经憩室外壁进入憩室，但效果均不如直接憩室穿刺。

Kim 等（2005a）报道，由于肾盏憩室的空间通常较小，工作鞘能够伸入到肾盏内部的长度有限，这使得术中工作鞘很容易脱出憩室，若通道丢失则会导致手术困难（图 14-22）。为预防工作鞘脱出导致通道丢失，最好在手术全程放置安全导丝。对于小憩室，经皮肾鞘时有放置在憩室外，此时，可通过肾镜及安全导丝在直视下，采用取石钳轻柔扩开肾实质直到进入肾盏憩室。通过逆行置入的输尿管导管可以在术中逆行造影使憩室显影，可方便寻找憩室孔。然后，经憩室孔插入导丝进入到肾集合系统内，有时候导丝可以顺利插入到输尿管。最后，顺着导丝以气囊或筋膜扩张器扩张憩室的漏斗管，并放置经皮到肾盏的工作鞘。

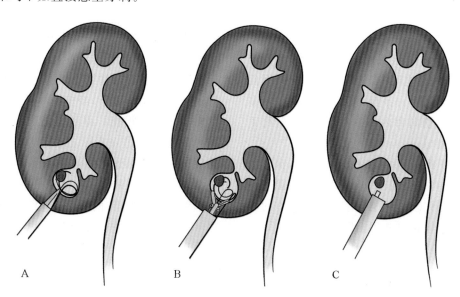

图 14-22　进入小憩室。A. 球囊扩张器尽可能前进而不穿透憩室后壁。工作护套放置在憩室外面。B. 鳄鱼钳扩张肾实质，并允许视力下的肾镜进入憩室。然后肾镜直视下将工作护套推进并进入憩室(C)

憩室内壁覆盖的是无分泌功能的移行上皮，大多数学者建议行 PCNL 时同期行电灼或激光烧灼来破坏憩室内壁上皮，促进憩室塌陷并粘连闭合，有效率到 76%～100%。Auge 等（2002）也报道 PCNL 同时行憩室消融后长期随访可达到更好的结石清除率。而另一报道 10 例憩室结石患者 PCNL 术后，单纯留置造瘘管 2 周也能消除憩室，然而 Donnellan 等报道仅扩开或内切开憩室颈，而无电灼烧灼内壁仅 30% 患者可消除憩室，因此认为 PCNL 术后常规同期电灼或激光烧灼来消除肾盏憩室。通常，电灼或激光烧灼后，肾造瘘管留置 48～72h。

（2）马蹄肾结石：马蹄肾是最常见的肾盂异常表现，腹部 CT 平扫发现率仅 1/474，男女比约为 2:1。肾移位导致融合、肾旋转不良、位置不正常，由于马蹄肾峡部的存在使肾向上运动时受制于肠系膜下动脉，故位置低，甚至有些患者肾位置很低，位于骶岬前方或盆腔内。肾盏数量正常而位置不正常，输尿管开口于肾盂部位高，在峡部前方下行，有弯曲。马蹄肾常导致尿路梗阻，70% 的患者可继发肾积水、尿路狭窄、畸形、感染及肾结石的发生。

当马蹄肾结石行 PCNL 时,需考虑肾位置较低及旋转不良的解剖特性、集合系统的方向及异常的血管分布等方面。Janetschek 和 Kunzel (1988)尸检 6 例马蹄肾人体,发现均有正常的血管。但是,进入肾门的副动脉,起源于主动脉分支的异常的极动脉和峡部动脉、髂下动脉和髂总动脉也能见到;除了个别血管供应峡部,所有血管均从腹内侧进入肾。Glodny 及同事(2009)通过 CT 扫描 90 例马蹄肾患者,发现肾的头端脉管系统变化不大,但尾部血管存在较大的变异。因此,穿刺肾的背侧或背外侧将会远离肾的大血管。

Skoog 等(1985)报道了肾后结肠与马蹄肾的关系。术前需采用 CT 评估这类患者是否并存肾后结肠及结石所在肾盏的位置。下盏位于冠状面且靠近腹侧,因此很少选择作为直接穿刺点;上盏靠近后侧方且位于肋下,提供一个方便及相对安全的穿刺通道范围。标准的 PCNL 穿刺点为腋后线与 12 肋骨尾端之间的范围,穿刺角度向下而不是向上(Al-Otaibi and Hosking,1999)。大多数马蹄肾的肾盏朝向背内侧或背侧,因此相比正常肾更容易穿刺(Janetschek and Kunzel,1988)。因为肾的旋转不良,肾盂系统位置更向前,常常出现经皮肾通道的长度较长甚至超过硬性肾镜的长度,常需要软性肾镜的协助或需采用多通道的方式取石。软性肾镜也可能用到取更下盏结石。

Raj 等(2003)报道了多中心 24 例马蹄肾结石患者,行 PCNL 治疗,总体结石清除率超过 90%,大多数穿刺经上盏入路,所有患者均经过软性肾镜取石,研究者发现硬性肾镜很少可取到所有结石。Miller 等(2008)报道了相类似的结果,也是均经过上盏穿刺及软性肾镜碎石治疗。一项前瞻性多中心研究发现,马蹄肾结石清除率与正常肾结石清除率相差无几(76.6%:76.2%),但是手术时间明显增加,整体失败率也更高(Osther et al,2011)。

(3)移植肾及盆腔异位肾结石:移植肾患者发生尿路结石率在 0.5%~3%,其危险因素包括代谢异常、尿路梗阻、外缘物质(如忘了拔输尿管内支架、缝合材料)、反复感染及乳头状坏死。个别情况为肾结石在移植时已存在于捐献者的肾里。Verrier 等(2012)回顾了他们中心 32 年的经验,发现早期放置内支架或其他方法早期处理输尿管梗阻,可明显减少移植肾的结石发生率。移植肾

由于肾及输尿管处于去神经状态,移植肾结石患者常缺乏典型临床症状,可无肾绞痛;可能表现为类似于急性排斥反应或急性肾小管坏死。Benoit 等(1996)报道一宗 1500 列的大样本移植肾病例,发现 12 例(0.8%)诊断了肾结石,其中 3 例合并梗阻性无尿,1 例出现腹部疼痛,8 例无任何症状经超声检查体检发现的。Krambeck 等(2008)报道了 13 例经 PCNL 治疗移植肾结石患者中,急性肾衰竭、血尿及泌尿系感染是最常见的表现症状。

由于移植肾的解剖生理特点,PCNL 处理有其自身的特点。最常见的外科解剖学是捐赠左肾被经腹膜外放置至右髂窝;也可右肾移植在左髂窝。在这两种情况下,肾盂集合系统出口均位于内侧,需要将肾旋转 180°。因此后组盏朝前,相应地,经前组入路肾相当于正常肾经后组盏入路。一般情况下,移植肾的经皮肾手术体位为截石位,允许同时膀胱镜及输尿管镜逆行入路。输尿管导管逆行插入用于造影,经皮肤尽可能穿刺下盏,并尽量避免肠道损伤。得益于仰卧截石位,移植肾的经皮通道的建立实际上非常方便。但是,移植肾周围瘢痕或粘连严重可能使穿刺及后续通道的扩张增加困难(Rhee et al,1999)。一旦通道建立,PCNL 的操作同标准方法。Del Pizzo 等(1999)报道了采用 mini-PCNL 治疗 14 例移植肾结石患者,通过超声定位及 16Fr 的筋膜扩张鞘。目前没有数据显示 mini-PCNL 比大通道的 PCNL 存在治疗优势。虽然认为当鞘或造瘘管拔除后移植肾的经皮通道闭合相对延迟,但大多数研究报道即使通道扩张至 30Fr,通道闭合也正常。Rifaioglu 等(2008)发现,不是所有患者均需扩张至 30Fr,有些病例经过经皮软性肾镜可获得较好的治疗效果。

先天性盆腔异位肾因为解剖特殊的原因,行 PCNL 时需一个不同且更复杂的经皮入路。异位肾在尸检时的发生率为 1/3000~1/2200。骨盆肾位于腹膜后和骶骨前。因为肠道常位于肾及前腹壁之间,因此常影响直接经前腹壁穿刺。Eshghi 等(1985)首次报道腹腔镜辅助的 PCNL 技术,后被多家中心进一步报道。2007 年 Desai 等报道单纯超声引导下行 PCNL 治疗骨盆异位肾结石,虽然结石清除率达 100%,但 1 例患者出现

肠管损伤。因此,如果腹腔镜不能协助经皮肾穿刺,可通过 CT 引导穿刺(图 14-23),具体描述见 Matlaga(2003)的研究报道。

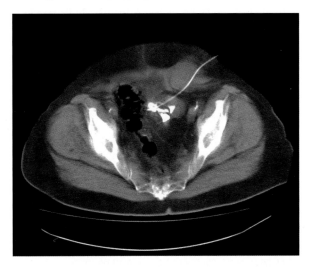

图 14-23　**计算机断层扫描引导移植肾的经皮通路用于随后的经皮肾镜取石术程序**

(4)鹿角型结石/复杂性结石:面对鹿角型结石或复杂性肾结石的治疗仍存在挑战。大多数鹿角型结石成分为鸟粪石,泌尿系感染及尿潴留是增加此类结石形成的危险因素。然而,胱氨酸、一水草酸钙、尿酸也能形成鹿角型结石。一般认为鹿角型结石的治疗目标是结石完全清除,因为感染的结石不完全清除,细菌尿可能存在,会导致结石的重新长大并最终复发。

通过联合方式治疗鹿角型结石时,PCNL 必须是主导地位,联合 SWL 治疗仅是为了减少通道数目而采用的辅助治疗。不断增加的 PNL 技术及软性肾镜的使用可在一期 PCNL 时就能达到完全或接近完全结石清除,从而大大减少了 SWL 的使用(Preminger et al,2005)。

Desai 等(2009)报道了最大宗的鹿角型结石患者的病例,包含了 834 例 PCNL,结石清除率为 86%,并发现随着技术的经验增加,手术时间、住院时间、通道数目、并发症及结石残留率均明显减少。Soucy(2009)等报道了 509 例鹿角型结石经 PCNL 治疗后,仅 16% 患者需要多通道,而输血率仅为 0.8%,总结石清除率为 90%,仅 9% 患者需二期治疗。Duvdevani 等(2007)报道 1585 例 PCNL 之治疗的病例,包含鹿角型结石患者。结果发现结

石面积增加,清除率下降,而 KUB 评估鹿角型结石的清除率为 88.6%,仅 8% 患者需要多通道,24% 的患者需二期治疗。然而,最近一项全球腔内泌尿协会组织的多中心研究发现,比较来自全球 96 家中心的 1466 例鹿角型结石和 3869 例非鹿角型结石,鹿角型结石需要更高的多通道率(16.9%:5.0%)、更高的并发症包括出血及发热,以及较低的结石清除率(56.9%:82.5%)。

一般认为,如果用单通道处理复杂性结石,上盏穿刺可能更有优势。上盏穿刺入路可治疗上盏、肾盂及许多下盏结石。中盏结石可辅助通过软性肾镜及钬激光碎石。当使用灌注泵时,钬激光碎石的小碎块大多数可被冲出经皮肾鞘或冲至肾盂,再通过硬镜将其取出或吸出。

(5)肥胖患者肾结石:肥胖患者外科手术时常面临手术技术及麻醉的挑战。经常 1 个或多个并发因素可使这类患者治疗变得复杂。肥胖患者麻醉需特别注意,此类患者俯卧位时常限制了呼吸功能,术中需更高的通气压。多个研究表明,没有证据显示肥胖患者增加手术并发症。1998 年 Pearle 等首次研究发现肥胖患者俯卧位行 PCNL 并不增加并发症的风险,实际上,肥胖患者的并发症、输血率及住院时间均无明显差异。而随后的研究发现体重指数是 PCNL 疗效的独立因素,包括对结石清除率的影响。然而,一项包含 3709 例 PCNL 的多中心研究发现,体重指数与并发症无明显相关,但是更高的体重指数可降低结石清除率(Fuller et al,2012)。

肥胖患者 PCNL 时摆体位非常困难,特别对于大个子患者,可能需合并使用两张手术台。需密切观察患者体位、四肢关节的压力,必要时需用垫子垫护。1992 年 Hofmann 等报道了肥胖患者侧卧位时挤压伤导致的急性横纹肌溶解;如果侧卧位时,特别需注意防止肌肉挤压伤的出现。一些学者采用患者自行体位后再插管,以降低神经及肌肉损伤。肥胖患者 PCNL 时最主要的困难是较长的皮肤至肾盂集合系统的通道,可能超过通道鞘的长度或肾镜的长度。加长的工作鞘(>20cm)及加长的肾镜目前已临床应用,可克服上述困难。有时,扩张通道并留置一条造瘘管 1 周,可使肾向后放移位更接近皮肤,最终可使用常规肾镜。使用软性肾镜可增加此类患者的结石清除

率并减少通道数目。结石取出后,如果留置造瘘管,需考虑其使用的型号,这类患者的造瘘管常容易移位,因此放置球囊造瘘管会更安全。

3. 双侧同期 PCNL

患者合并双侧大结石对于泌尿外科医师存在巨大挑战,包括患者可能需要分期及多次麻醉以达到取尽结石。1987 年,ColonPerez 等首次报道了 3 例同期双侧 PCNL。随后此技术不断发展及建立了一些适应证标准,推荐先处理症状明显的一侧或难度更大的一侧,患者采取俯卧位或患侧垫高。

许多团队报道了同期双侧 PCNL 的优势在于可明显减少住院时间及疗养时间,患者并发症少、更快速的清除结石。Silverstein 等(2004)比较了同期双侧 PCNL 与分期 PCNL,两者在结石清除率、出血、输血率均相似,但双侧 PCNL 在手术时间、住院时间、整体失血量及仅一次麻醉方面存在优势,使一些合适的患者更受益。近来,一项研究发现,相比单侧 PCNL,双侧同期 PCNL 可能增加低级别并发症发生率。Desai 等(2007)研究发现,复杂性大结石及复杂的肾盂集合系统解剖的患者不应该选择同期双侧 PCNL。Bagrodia 等(2009)发现,同期双侧 PCNL 可优化并发症及疗养恢复时间。

综上所述,只有当第一侧无明显出血或手术时间较短,患者的状态平稳,麻醉师评估可以继续手术时才选择同期双侧 PCNL。

4. 并发症

即使对于最有经验的泌尿外科医师,PCNL 严重并发症发生率也可达 7%,而轻微并发症达 25%。出血是最重要的并发症,报道的输血率可小于 1%,也可达 10%。一项多中心包含超过 5000 例患者的研究里,输血率为 5.7%。出血风险与结石大小及手术时间呈正相关。在动静脉瘘或伪动脉瘤的出血中,不到 1% 的患者需要血管造影栓塞(Keoghane et al,2013)。其他可能的并发症包括感染(接近 25% 的患者术后体温 > 38.5℃)、邻近器官损伤(肠管、脾)、建立通道失败、肾盂及输尿管穿孔等。需开放手术极少,仅存在于早期的研究报道中。PCNL 的死亡率在 0.03%~0.8%。当上盏穿刺时,气胸或胸腔积液需要引流的发生率在 1.8%~8%。医师的经验

也影响手术并发症及结石清除率。Opondo 等(2012)通过多中心研究发现,当医院的手术量增加时,结石清除率也越高。最高的结石清除率及最低并发症的医院每年行 PCNL 的例数超过 129 例。

在开展 PCNL 初期,常考虑肾穿刺及经皮肾扩张建立通道会否损伤肾功能。然而,虽然一些肾瘢痕沿着经皮通道形成,但很少甚至几乎不影响肾功能(Eshghi et al,1989)。

因为肾是血管非常丰富的器官,各种程度的出血时有发生。明显的出血常导致差的视野,需中止手术。大多数出血均为静脉性出血,放置肾造瘘管可控制出血。如果放置造瘘管仍出血不止,夹闭造瘘管一段时间可填塞任何出血点。如果这些措施均不能控制出血,需放置球囊造瘘管,可增加压力达到填塞经皮通道里的出血点。如果此法仍不能止血,需立即肾动脉造影明确可能存在的的动静脉瘘或假性动脉瘤。造影具有诊断性及治疗性的双重作用,因为动静脉瘘或伪动脉瘤均可通过血管介入栓塞达到很好的止血;只有极少数患者介入栓塞失败需切除肾。

PCNL 常导致灌注液体的回流重吸收,因此使用生理盐水灌注非常重要。重吸收的量依赖灌注压力及手术时间;因此需常规使用通道鞘。肾盂集合系统穿孔将导致大量的灌注液体的重吸收。外渗常发在腹膜后组织,X 线下可见肾的异常移位。当低压灌注时,轻度穿孔比较常见,此时不需提前终止手术。但是,当穿孔增大,建议终止手术并给予造瘘管引流。腹腔内外渗更少见,但是比腹膜后外渗更严重。尽管麻醉师通常会注意患者的舒张压逐渐上升,脉压差减小和中央静脉压力增加,但因患者俯卧位,腹部膨胀常很难发现。在严重的病例,因腹压的影响,通气可能较困难,及时早期发现腹腔外渗非常重要。在标准的经皮肾鞘的临床使用前,推荐计算出水及进水量,当相差 500ml 以上时,手术需终止。尽管如此,当通道鞘的使用后,不需要严格控制灌注平衡。腹腔内外渗可通过利尿治疗,也可选择性的通过腹膜引流。

当肋上穿刺时,可能发生灌注液外渗至胸膜腔。当使用工作鞘时,可能会减少肾内压力而减少外渗。当肋上穿刺的患者 PCNL 手术结束时

应该检查胸部情况。C-臂机下 X 线足以评估气胸。当医师高度怀疑胸部并发症,术后可行胸片检查。如果气胸或胸腔积液超过 10%,闭式引流一般可以治疗,因为肺损伤极少发生。Ogan 等(2002)报道了一例患者经 X 线透视引导下在 PC-NL 结束时行胸腔引流管置入。

结肠肠损伤是 PCNL 术罕见的并发症,通常通过术后造影或 CT 检查明确诊断。虽然气体或不洁的物质可以通过肾造口、术中腹泻、便血或腹膜炎都可能是结肠穿孔的迹象。典型的结肠损伤为腹膜后损伤,腹膜炎的体征是不明显的;如果为腹膜外穿孔,可通过放置输尿管导管、双 J 管减少集合系统的压力。将肾造瘘管置于结肠内,给予禁食及静脉抗感染治疗。7～10d 后做结肠造影,如结肠内壁瘘口已愈合,可分步退出肾造瘘管。

(四)输尿管镜治疗输尿管结石

其他地方已经对输尿管镜和体内碎石技术进行了综述。这里主要讲述麻醉问题、技术要点和输尿管结石手术并发症。

随着输尿管镜日益小型化与改善,更多种麻醉方式可选择。以前的输尿管镜由于口径较大,只能选择全麻或区域麻醉下进行。随着输尿管镜更加微小,静脉镇静或镇静联合局部麻醉,为输尿管结石患者提供了另一种实用的麻醉选择。镇静联合局部麻醉能够使得疼痛快速缓解,有效镇痛,并在手术后迅速恢复。在局部或静脉镇静下可以安全有效地进行输尿管镜检查,其成功率与进行全身或区域麻醉的患者相当(Cybulski et al,2004;Park et al,2004)。由于大多数输尿管可以容纳 6～7Fr 的器械,因此可以使用 7Fr 输尿管镜治疗输尿管结石。此外,较小直径的钬激光纤维可以直接用于治疗输尿管结石。

输尿管镜碎石的能力已经极大地提高了泌尿科医师手术的结石清除率。早期的输尿管镜软镜结石清除率并没有超过原位 SWL(Drach et al,1986;Bagley,1990;Frang et al,1992;Mogensen and Andersen,1994)。然而,随着较小的输尿管镜的引入和钬激光的出现,输尿管镜的成功率有所提高(Preminger et al,2007)。虽然这是一种比 SWL 更具侵入性的技术,但使用小型硬镜或软镜检查是治疗输尿管结石最有效的技术。希望一次获得最大手术效果的患者可以考虑。

当输尿管口太窄而不能容纳输尿管镜时,可用扩张器、球囊或输尿管镜本身来完成扩张。男性患者的解剖结构可能使硬性输尿管镜不易通过髂血管,但通常可以在导丝引导下通过输尿管软镜完成。女性患者使用硬性输尿管镜可以更容易地进入整个输尿管。一旦结石出现在视野中,可用碎石器进行碎石。结石碎块的尺寸小于安全线直径(0.035in)的尺寸是可以被自然排出的。或者,在手术结束时,通过结石取出装置将较大的结石碎片取出。

存在多种不同的装置来防止碎石过程中结石从输尿管移动到肾。这些抗后移装置在本书的其他地方已有较多的介绍。半硬式输尿管治疗的总的收益是,在治疗输尿管结石时可以避免向输尿管近端移动的小结石移到肾,来避免软性肾镜治疗。如果结石清除后出现输尿管水肿或损伤,应放置输尿管支架以防止肾绞痛和输尿管梗阻。多项 Meta 分析发现,对于无并发症的输尿管镜手术,输尿管支架可以不放(Nabi et al,2007;Makarov et al,2008;Pengfei et al,2011)。如果临床情况不允许进行输尿管镜检查(败血症,输尿管镜无法进入,输尿管损伤,设备损坏),则放置输尿管支架并解除梗阻。二次或放置支架后进行输尿管镜检查的优点是,扩张的输尿管通常可以允许使用较大的输尿管镜。

1. 输尿管通道鞘

1974 年由 Takayasu 和 Aso 首次报道使用输尿管通路鞘作为输尿管镜的辅助手段,以简化进入肾内集合系统的手段。直到 20 多年后,人们才重新改进输尿管通道鞘,简化了这些装置并增加了安全性。目前这一代的输尿管通道鞘由亲水性外涂层,以及从闭孔到护套的锥形过渡部分组成,这有利于它们的逆行放置。通道鞘的壁不仅设计为纤细的外形,而且还被加固以防止扭结。

Kourambas 及其同事(2001)报道说,90% 输尿管通道鞘可以成功的放置。在一项随机对照研究中,这些作者还发现,使用通道鞘可以减少手术时间,简化了输尿管镜的再次进入,也可能是由于这两点原因使得手术成本降低。在一项来自同一研究机构的回顾性研究中,L'Esperance 及其同事(2005)对比了 173 例使用通道鞘进行输尿管镜手术的患者和 83 例未使用通道鞘进行输尿管镜手术的患者。他们发现,使用通道鞘时结石清除率较高(79%:67%;$P=0.042$)。Portis 及其同事(2006)也报道了一系列使用通道鞘进行输尿管镜检查的患者,并评论说通道鞘有助于结石碎块的取出。最后,输尿管通路鞘在治疗与感染相关的结石时可能有额外的益处,因为在输尿管镜检查中使用鞘可保持较低的肾盂内压力(Rehman et al,2003)。此外,当灌注液通过通道鞘排出到体外时,还避免了在长时间手术中定期排空患者膀胱的需要。然而,输尿管通道鞘也有潜在的缺点,Traxer 和 Thomas(2013)报道在使用输尿管通道鞘时观察到有 46.5% 的输尿管损伤概率;有 13.3% 的病例输尿管严重受损,损伤到输尿管肌肉组织。另一项研究指出,在使用输尿管通道鞘后不放置输尿管内支架,与术后较高的疼痛评分有显著相关性,并且更有可能需要被提供镇痛药物(Torricelli et al,2014)。

2. 并发症

随着输尿管镜更加细小,更加微创,安全的碎石设备更加普及,医师对输尿管镜技术原理的理解更透彻,输尿管结石治疗所引起的并发症数量一直在稳步下降。

幸运的是,大多数输尿管结石引起的并发症都可以通过输尿管导管或内支架引流来解决。一项对 11 885 例输尿管镜手术的研究报道指出,并发症的总发生率仅为 3.5%,最常见的是发热(1.8%)(de la Rosette et al,2014)。

(1)穿孔:与大多数输尿管镜并发症一样,输尿管穿孔的发生率随着输尿管镜设备及技术的不断改进而逐渐下降。在 1992 年报道的一系列输尿管镜手术中,大约 15% 的病例有输尿管穿孔;最近报道的穿孔率为 $0\sim4\%$(Preminger et al,2007;Bader et al,2012)。许多方式可能导致输尿管穿孔,一些更常见情况包括球囊扩张后输尿管裂开、强行放置输尿管通道鞘或由于大力和错误操作碎石器造成的创伤性损伤。在某些情况下,取石钳或电凝器可能会导致输尿管的全层损伤。输尿管穿孔的发生率因体内碎石方法的不同而不同,液电碎石术发生输尿管穿孔的概率最高。网篮和抓取装置也可能造成伤害,因为在抓石的过程中,可能会无意中将部分输尿管抓起,这可能会导致穿孔。Traxer 和 Thomas(2013)报道,在

使用输尿管通道鞘进行输尿管镜时观察到有 46.5% 的输尿管损伤率;然而,只有 13.3% 的病例严重受损,涉及输尿管肌肉组织。最后,加压冲洗也会导致穿孔或肾盏破裂。

遵守输尿管镜技术的安全准则可使输尿管穿孔的可能性降至最低。尽管如此,这种并发症仍可能发生,泌尿科医师熟悉这一事件的治疗非常重要。当确认输尿管穿孔时,应终止输尿管镜手术,并放置支架通过损伤部位。穿孔风险强调了使用盐水作为冲洗剂的重要性,以防止由于流体外渗引起的电解质紊乱。在严重损伤的情况下,伴有大量的液体外渗,可能需要经皮肾造口引流。尿囊肿也可能由穿孔引起,并可能需要引流。由于有尿液感染和脓肿形成的风险,应给予抗生素治疗。一般来说,损伤后应该留置支架大约 4 周。输尿管支架拔出后必须要进行影像学检查,以评估是否愈合和及引流是否充分。

Schuster 和同事(2002)发现,输尿管穿孔与手术时间增加显著相关。这表明,如果手术很困难而且没有进展,泌尿科医师明智的做法是停止手术,放置输尿管支架,并计划分阶段手术。最好的预防策略与前面讨论的原则类似,包括轻柔的手术操作,了解所用设备的安全性,手术中使用安全导丝。

(2)狭窄:输尿管狭窄是输尿管镜术后严重的并发症之一。大约 20 年前,输尿管镜检查后输尿管狭窄发生率高达 10%。然而,最近有报道术后狭窄的发生率为 $3\%\sim6\%$(Preminger et al,2007),一篇综述报道狭窄率为 $0\sim0.2\%$(Bader et al,2012)。手术设备和技术的改进很可能是造成这种狭窄率下降的原因。

虽然输尿管狭窄的原因是多因素的,但据报道某些因素会增加患者发生术后狭窄的风险。Robers 和同事(1998)报道了平均嵌顿时间为 11 个月的结石患者,引起输尿管狭窄的发生率为 24%。嵌顿性结石的定义是,无法将导丝或导管穿过结石部位或者结石 2 个月或更长时间停留在同一位置。Meng 和同事(2003)报道,输尿管穿孔也可能增加狭窄形成的风险,发现在输尿管狭窄患者中,5.9% 是由于输尿管穿孔造成的。输尿管断流和局部缺血引起的炎症反应促进了这一过程,因为这种局部变化可导致输尿管的瘢痕化。

有输尿管手术史、盆腔放射治疗史和嵌顿结石的患者，由于血流改变和愈合不良，发生风险更高。血管损伤可导致输尿管坏死，这需要开腹或腹腔镜修复。然而，有些患者在没有术中误诊的情况下出现，术后也出现了输尿管狭窄，提示这个过程还有很多尚未阐明。

为了减少狭窄的风险，整个手术过程都应该细心操作，因为各种创伤都会导致输尿管狭窄风险增加。强行使输尿管镜通过输尿管狭窄段，以及碎石器械的不当操作造成的创伤或穿孔都会增加狭窄的风险。由于简单的输尿管镜检查也会发生术后输尿管狭窄，建议所有患者在输尿管镜检查后进行影像学检查，以确保及时发现这种并发症。虽然大多数狭窄患者会出现症状，但0.4%～4%的患者完全无症状（Bugg et al，2002；Weizer et al，2002；Karadag et al，2008），因此AUA推荐所有患者术后进行影像学检查，以发现这种无症状输尿管狭窄的患者（Fulgham et al，2013）。

尽管损伤后的时间，创伤的性质及患者个体差异值得考虑，但是输尿管镜狭窄的治疗主要取决于其狭窄段的长度和位置。对于许多较短的狭窄段，可以采取内镜治疗，内切口和扩张可能取得好的结果。然而，对于较长的狭窄段，输尿管的重建比较复杂，需要进行开腹或腹腔镜修补。输尿管重建方法与输尿管撕脱治疗方法相同。如果狭窄段比较短，但内镜治疗失败，可以切除狭窄段行输尿管断端吻合术。

（3）黏膜下结石和结石丢失：黏膜下结石和结石丢失代表在医源性因素下结石移动到输尿管壁的两种情况。2%的输尿管镜手术可能会挤压到输尿管结石。当结石仅被挤压到黏膜下层时，会产生并发症，因为去除这种结石比较困难。如果遇到黏膜下结石，建议使用激光切除术后置入输尿管支架。黏膜下结石是需要重视的，因为它们会增加输尿管狭窄形成的风险。

在输尿管穿孔的情况下，结石会被挤出到输尿管外，也称为结石丢失。在大多数情况下，如果碎片完全在收集系统外面，结石会停留在原处。试图取回结石可能会加大损伤并增加冲洗液严重外渗的风险。当发现结石被挤出时，应终止手术并放置输尿管支架。尽管这种并发症很少见，但

都应该使用抗生素来预防脓肿形成。这种事件最严重的远期并发症之一是输尿管狭窄；因此，这种患者在术后应接受影像学检查，以确认结石位置。将来这个被挤压出去的结石可能会跟输尿管结石混淆，因此患者必须清楚地知道这种情况存在。

（4）撕脱：输尿管镜手术最严重的并发症是输尿管撕脱。幸运的是，这种并发症发生率很低，据报道在所有病例中为0.06%～0.5%（Bader et al，2012）；一项对超过1000例接受输尿管镜检查的患者的综述报道无输尿管撕脱发生（Krambeck et al，2006b）。输尿管撕脱通常是大结石或嵌顿结石的暴力操作而发生的；然而，如果较粗的硬性输尿管镜被强行推进，在视野不清晰时也会造成撕脱。据报道，输尿管近端1/3最容易发生撕脱，因为它是输尿管的肌肉组织最少的部分。当输尿管的一部分随着取石篮或取石钳一起被撤出时，通常被诊断为输尿管撕脱。

泌尿科医师可以进行一些操作来避免输尿管撕脱。在没有内镜辅助的情况下，盲目操作取石篮会增加输尿管撕脱的风险，并且这不是一种合适的取石方法（Preminger et al，2007）。事实上，即使是在内镜引导下，取石篮也只能用于小石头。一般来说，输尿管镜手术需要放置安全及工作导丝。在将结石抓进取石篮或钳取之前，应对其进行评估，以确定其尺寸能够从输尿管中取出。当石块被抓入篮子或取石钳中时，石块和器械在拔出时都应保持在直视下，以便石块的大小可以不断地与输尿管腔的大小相比较。如果石块看起来太大而不能完整地移除，则应将其击碎为能够自发通过或被抓取的较小石块。如果结石太大不能通过输尿管，就会与取石篮或取石钳紧密结合，应该将其在输尿管近端释放掉。如果无法释放石块，应将取石篮拆开，并将输尿管镜与篮筐并排放置，将结石原位碎片化。使用取石钳比取石篮更容易将结石释放掉。使用安全丝的好处是，如果石块嵌入输尿管，能够帮助放置输尿管支架，这种支架会被动地扩张输尿管，方便以后再次手术。

如果发生输尿管撕脱，应采取合理的治疗策略。在输尿管损伤时，泌尿外科医师可能会尝试立即进行修复，但一般建议延迟修复。患者应立即行经皮肾造口术。在某些情况下，尿性囊肿可能由于尿液外渗发展而成；这些患者适合于经皮肾造口引

流。随后的输尿管重建技术取决于损伤的位置和剩余的有血运的输尿管长度。对于广泛的损伤,治疗选择通常限于回肠代输尿管或肾自体移植。虽然输尿管造口术可能是一些输尿管损伤患者的替代选择,但这种修复技术在结石患者中是禁忌的。对于更远端的输尿管损伤,也可以采用输尿管再植。肾切除术也是这些患者的一种选择。然而,考虑到结石病的复发性和结石患者患高血压和糖尿病风险增加的事实,这种方法是有争议的。

(五)输尿管镜治疗肾结石

在过去 20 年中,光纤技术的发展促进了输尿管软镜的发展;随着灵活的体内碎石器以及体内抓取装置的改进,促进了输尿管软镜在治疗肾结石方面的高成功率。有学者对 114 个中心的 11 885 例患者调查发现,25.2% 的输尿管镜手术是用于治疗肾结石的(de la Rosette et al,2014)。Fuchs 和 Fuchs(1990)报道了一系列肾结石接受输尿管软镜治疗的患者,都是在放置输尿管支架 1~2 周后进行输尿管软镜检查,总的结石清除率为 87%,报道的唯一并发症是 2 例败血症。随着更小型、灵活、可主动偏转的输尿管镜(7.5Fr)应用,大部分输尿管镜手术都可以在没有进行术前输尿管扩张的情况下进行。在接受钬激光碎石治疗的两个研究中,术前输尿管被动扩张仅需 31%(Sofer and Denstedt,2000)和 33%(de la Rosette et al,2014)的患者。许多取石篮和取石钳可以在输尿管软镜中弯曲,便于治疗难以接近的肾下盏结石(Lukasewycz et al,2004;Pearle et al,2005)。

随着输尿管镜技术的发展及外科医师对这种技术的应用日益增加,输尿管镜碎石术已成为肾结石患者日益普遍的治疗方法。据报道,单次治疗成功率通常定义为完全结石清除或存在临床无意义残留结石时,成功率为 70%~80%(Mariani,2007;Ricchiuti et al,2007;Breda et al,2008)。然而,当使用 CT 成像评估结石清除率为 62%~84%,并且根据肾结石的大小而变化(Portis et al,2006;Macejko et al,2009;Rippel et al,2012)。如果较大的肾结石患者进行二次手术,成功率可能会提高(Hyams et al,2010)。已经有输尿管镜治疗鹿角形结石的研究,但这不是一种广泛使用的技术(Mariani,2007)。输尿管软镜手术并发症发生率低,发热和 UTI 是最常见的不良事件。

技术:近端输尿管和肾结石可通过输尿管软镜治疗。以往在输尿管镜检查之前需要留置输尿管支架,但目前只有在将输尿管软镜进入输尿管遇到困难时才需要进行这种操作。如有必要,在手术前将内支架留置 2~4 周(Erhard et al,1996)。使用小口径输尿管镜可将输尿管被动扩张的可能性降至最低,并可能降低相关的并发症。在需要多次使用取石篮或结石比较大的情况下,输尿管通道鞘可促进结石的取出。一项研究对比有和无输尿管通道鞘进行输尿管镜碎石研究表明(Kourambas et al,2001),尽管有通道鞘组的平均结石负荷较大,但手术时间明显缩短。

当使用逆行输尿管镜入路治疗肾结石患者时,最初放置两根导丝。输尿管软镜穿过一根工作导丝,盐水用于灌注。当手术器械在工作通道内时,简单的重力灌注是不够的,需要加压灌注。钬激光碎石机几乎适用于所有情况。肾下盏结石可以原位粉碎或使用取石篮或钳将结石移动到可以更好观察的位置。患者取头低患侧抬高位置有助于观察结石及碎块,而且碎片倾向于上移,在操作过程中也更易于定位。当进入肾下盏比较困难时,患者取俯卧位,头部向下倾斜 20°,已被证明可以提供进入肾下盏最大角度(Bercowsky et al,1999)。钬激光碎石术的目标是将石块粉碎到直径 2mm 或更小的碎片。如果石头很大,收集系统往往会充满细小的碎屑,从而遮挡残留的石块。此外,比较差的视野可能导致穿孔。在这种情况下,肾内收集系统中的冲洗液可以通过输尿管镜被吸出,或者可以放置输尿管支架,以分阶段手术。

在肾下盏原位碎石是具有挑战性的。如果肾下盏漏斗角够大的话,最好的方法是用网篮将结石置于肾盂或上盏。通过这种方式,手术操作可以直来直去,以简化输尿管镜激光碎石术,残留的碎片也比较容易从肾脏自行排出。

(六)开放取石术

在过去,大多数有症状的上尿路结石患者需接受开放手术取石术。那些轻中度结石负荷的患者通常接受肾盂切开取石术、放射状肾切开取石术或输尿管切开取石术。对于鹿角形结石患者,需要更大范围的手术,包括非萎缩性肾切开取石术、扩大肾盂切开联合放射状肾实质切开取石术、工作台手术联合自体肾移植等。然而,体外冲击波碎石及腔内手术的发展大大削弱了开放性手术的应用,目前开放手术是结石治疗最少用到的方法。Turney 及其同事(2012)报道从 2000－2010 年开放手术的次数减少了 83%。Matlaga 和 Assimos(2002)报道,1998－2001 年,他们研究 986 例结石手术,只有 0.7% 是开放手术。其他学者的报道类似(表 14-2),开放手术率为 0.3%～5.4%(Assimos et al,1989;Segura,1990;Kane et al,1995;Paik et al,1998)。

1. 肾结石

对于轻中度结石负荷、正常肾患者,微创手术相对于开放手术具有明显的优势。1985 年,Brannen 及其同事回顾性比较了 PNL 和开放手术治疗肾结石和近端输尿管结石的患者,虽然整体结石清除率相似,但 PNL 治疗的患者住院时间较短,麻醉要求较低,恢复快。Preminger 及其同事(1985)比较了 88 例接受 PNL 治疗的和 41 例接受开放性手术的治疗的结石小于 2.5cm 的患者,发现 PNL 与术后并发症发生率低,恢复快,患者满意度较高,以及住院费用低相关。Brown 和同事(1986)也证明 PNL 比开放性手术更具成本效益,因为 PNL 减少并发症发生。

表 14-2　现代开放取石术

	Assimos et al,1989	Kane et al,1995	Paik et al,1998	Matlaga and Assimos,2002
开放取石例数(占所有取石术%)	37(4.1)	25(3.13)	42(5.4)	7(0.7)
结石清除率(%)	100	71	93	100
开放手术适应证(%)				
复杂结石	3 (8.1)	3 (12)	23 (55)	0
内镜治疗失败	18 (49)	51 (20)	12 (29)	1 (14)
解剖异常或伴随开放手术	13 (35)	8 (32)	11 (46)	6 (86)
体型	5 (14)	5 (19)	4 (10)	0
其他	2 (5)	6 (24)	4 (10)	0

一个更具争议性的问题是鹿角形结石患者的治疗,如果未经治疗,死亡的风险明显增高。Boyce 和 Elkins(1974)建立了非萎缩性肾结石切除术作为美国鹿角形结石患者的标准治疗方法。总的来说,鸟粪石结石开放手术后报道的结石清除率约为 85%,6 年内结石复发率为 30%(Griffith,1978)。Kahnoski 和同事(1986)比较了 PNL 联合 SWL 与非萎缩性肾切开取石手术的效果,二者的结石清除率相似(85%),然而 PNL 治疗的患者,康复期和住院时间较短,而且失血较少。

Snyder 和 Smith(1986)比较了 PNL 与非萎缩性肾切开取石手术治疗鹿角形结石患者,虽然 PNL 的残留结石率高于非萎缩性肾结石切除术(13%:0),但手术时间更短,输血和麻醉要求低,PNL 组患者恢复更快。

AUA 进行的一项荟萃分析显示,开放取石术结石清除率为 81.6%,PNL 联合 SWL 为 80.8%,PNL 为 73.3%,SWL 仅为 50%(Segura et al,1994;Preminger et al,2005)。手术越具侵入性,结石清除率越高;然而并发症发生率也较高。虽然 SWL 发病率最低,但需要更多的术后其他干预。AUA 认为,对于大多数鹿角型肾结石患者来说,SWL 或开放性取石手术都不应该成为一线治疗。原则上,对于大多数鹿角型肾结石患者,推荐先行 PNL,SWL 或重复行 PNL 手术作为辅助治疗。

没有严格的原则限制哪些患者应该接受开放取石手术。开放手术的一些指征为结石负荷过大不适合行 PNL、依赖于外科医师的经验判断,以及手术器械情况。需要多次 PNL 或 SWL 治疗的结石患者,也是开放手术的适应证。虽然在短期内一次开放手术似乎是最好的选择,但不可避免的瘢痕组织将使得未来的取石手术更加困难。一小部分患者难以通过 PNL、SWL 和输尿管镜手术治愈,可能需要开放手术作为补救措施。

对于一侧肾无功能伴有结石,但对侧肾正常的患者,肾切除术仍然是一种选择。结石区域的肾功能严重减退者,肾部分切除术也是一种治疗选择。此外,需要开放性手术干预(如 UPJO 和漏斗部狭窄)的解剖异常的患者也是开放性手术的适应证。一些非泌尿系统问题而需要开放式手术的患者,也可能受益于同时进行开放取石手术。

2. 输尿管结石

虽然输尿管切开取石技术已有数十年历史,但在当前内镜时代已经很少使用。Segura 及其同事(1997)为 AUA 进行的一项荟萃分析显示,远端输尿管结石分别经开腹手术和输尿管镜取石治疗,中位结石清除率分别为 87% 和 90%。近端输尿管结石、输尿管切开取石的结石清除率为 97%,SWL 和输尿管镜分别为 83% 和 72%。虽然在这项分析中近端输尿管结石开放手术的成功率略好于微创技术,但与开腹手术相关的更高的并发症率和更长的住院时间则支持内镜手术作为输尿管结石的首选方案。输尿管镜的进一步小型化以及现在广泛使用的钬激光,已经提高了输尿管镜治疗近端输尿管结石的成功率。Grasso 和 Bagley(1998)报道了一系列接受输尿管镜手术的近端输尿管结石患者,结石清除率为 97%。目前,输尿管结石患者的开放手术仅作为一种补救措施,或当计划好腹部手术时输尿管结石症状正好发作,或输尿管畸形需要开放手术。

(七)腹腔镜和机器人取石术

腹腔镜和机器人结石术的手术技术和效果在后面的章节中讨论;以下部分的重点是简要介绍腹腔镜和机器人手术在现代结石手术中的作用。腹腔镜和机器人肾和输尿管取石术的出现为泌尿科医师提供了替代开放性手术的另一种选择。腹腔镜或机器人手术进行取石的各种类型均已有报道(Raboy et al,1992;Winfield et al,1993;Ruckle and Segura,1994;Van Cangh et al,1995;Harmon et al,1996;Goel and Hemal,2001;Deger et al,2004;King et al,2013)。然而,由于并发症发生率高和住院时间较长,只有 SWL 或内镜治疗结果预期较差(Preminger et al,2005,2007),才考虑应用腹腔镜或机器人取石术。

在某些情况下,腹腔镜或机器人手术才被认为是合理的治疗方法。可能受益于腹腔镜手术的情况包括肾盂成形术同时行肾盂切开取石术;结石在肾功能不良区域或无功能肾结石;盆腔异位肾患者,使用腹腔镜可用于反映肠管覆盖情况,可进行肾盂切开取石术或经皮肾取石术;输尿管切开取石术用于非常罕见的内镜治疗失败或多发的嵌顿性输尿管结石的治疗。许多机器人和腹腔镜非萎缩性肾切开取石术的病例已被发表(Zhou et al,2001;Simforoosh et al,2008;Giedelman et al,2012;King et al,2013)。结石清除率从 28% ~ 91%,并会经受热缺血。必须认识到,这样的手术是腹腔镜/机器人手术操作熟练的外科医师以最低的并发症发生率进行的。在目前的实践中,腹腔镜和机器人技术在治疗肾结石方面的应用仍然有限;Desai 和 Assimos(2008)报道,只有 1% 的患者接受这种治疗,最常见的指征是伴有 UPJO 的肾结石。

要点:结石取出术的技术

- 钬激光是最安全、最常用、最有效的体内碎石器,已成为输尿管镜手术的标准碎石器。
- 对于进行 PNL 的患者,硬性碎石器如超声/弹道碎石装置组合将比软性碎石器拥有更高的碎石效率。
- 对于 PNL,进入集合系统的最佳路线是沿着肾盏中心,穿过肾乳头。
- 开放、腹腔镜和机器人取石手术只局限于个别的病例:结石负荷大或患者解剖结构不适合行内镜治疗。

二、妊娠期尿路结石

(一)发病率

尿石症在妊娠期并不常见。然而,肾绞痛是妊娠期间非产科因素入院的最常见的原因(Rodriguez and Klein,1988)。此外,妊娠期间泌尿系结石的发生不仅对母亲而且对胎儿都有一定的危险性,因为肾绞痛、感染和梗阻都与早产有关(Maikranz et al,1987;Hendricks et al,1991)。

据报道,妊娠期间有症状尿路结石的发生率为 1:200～1:2500;报道的发病率差异很大可能是由于这些研究的病例数较少(Gorton and Whitfield,1997)。妊娠妇女的有症状性尿路结石的发病率与未妊娠的育龄妇女相同(Coe et al,1978;Hendricks et al,1991)。据报道,经产妇比初产妇有症状尿路结石的发病率高,比例约为 3:1(Horowitz and Schmidt,1985;Rodriguez and Klein,1988)。然而,当对年龄进行调整时,经产妇不比初产妇的发病率高(Swanson et al,1995)。虽然输尿管结石的发生率几乎是肾结石的 2 倍(Stothers and Lee,1992;Parulkar et al,1998),但左右两侧输尿管结石发生率并无区别。大多数有症状的结石发生在妊娠中期或晚期,很少发生于妊娠早期(Denstedt and Razvi,1992;Stothers and Lee,1992;Swanson et al,1995)。

虽然有症状的尿路结石是妊娠期并不常见的并发症,但妊娠期间肾绞痛是一个严重的问题,因为肾绞痛对母亲和胎儿都是危险的。Swartz 和同事(2007)分析了华盛顿州 1987—2003 年的出院数据,发现因肾结石而住院的产妇早产风险显著高于无结石产妇(调整后优势比 1.8)。Lewis 和他的同事(2003)也回顾了一个超过 21 000 次分娩的大型数据库,发现在妊娠期间被诊断为结石的 86 例患者中,未足月胎膜早破的风险增加(无结石产妇发生率为 2.9%,有结石产妇为 7%)。作者指出,未足月胎膜早破具有增加新生儿并发症和死亡的风险。

(二)病因

妊娠会引起一些明显的生理变化,包括泌尿系统。最显著的解剖变化是肾盏,肾盂和输尿管的扩张,在第 6 至 10 周时最明显。妊娠引起的肾积水是妊娠期泌尿道扩张最常见的原因,可引起腰部不适,甚至类似肾绞痛发作。在妊娠晚期,高达 90% 的妊娠妇女可以观察到上尿路扩张,并且可能会持续到产后 12 周(Boridy et al,1996)。右侧输尿管往往比左侧更易扩张,但这种扩张很少发展至骨盆边缘(Schulman and Herlinger,1975)。很少发生肾自发性破裂;如果发生,它通常发生在右侧(MacNeily et al,1991;Loughlin,1994)。体液因素和机械因素都与妊娠期肾积水的发生有关。妊娠期黄体酮增多,可导致输尿管

平滑肌松弛,减少输尿管蠕动。Paller 和 Ferris(1996)报道,给动物注射雌激素和黄体酮,可建立诱发泌尿系统扩张的动物模型。然而,最近的证据表明,机械因素,特别是妊娠子宫直接压迫输尿管,可能是上尿路积水发生的主要原因;一些孕妇,因输尿管走行改变,不与骨盆边缘交叉,在孕期不发生肾积水(Rasmussen and Nielsen,1988;Dafnis and Sabatini,1992;Swanson et al,1995)。虽然妊娠期肾积水的确切原因尚未明确,但大多数学者都同意机械和体液因素是该病发生的主要作用。

妊娠期其他重要的生理变化包括肾血浆流量增加,其导致肾小球滤过率增加 30%～50%。由于这种生理改变,妊娠患者血清肌酐和血尿素氮的值要比正常人降低约 25%。重要的是,那么非妊娠人群血清肌酐值在正常范围内代表了妊娠患者肌酐值会下降(Paller and Ferris,1996)。肾血浆流量和肾小球滤过率的增加也增加了钠、钙和尿酸的滤过负荷,导致高钙尿症和高尿酸尿症(Boyle et al,1966;Howarth et al,1977;Gertner et al,1986)。甲状旁腺激素的抑制和由胎盘产生的循环 1,25-二羟胆钙化醇的增加,促进肠道钙的吸收,进一步加剧了高钙尿症。在妊娠妇女中进行的 24h 尿液化学分析表明,妊娠期尿液 pH 升高,在妊娠中期最明显(Resim et al,2006)。然而,这些潜在的促进结石生成的生理变化可被抑制因素(如枸橼酸盐和镁)的排泄,以及尿量增加所抵消(Biyani and Joyce,2002)。据报道,尿液中的代谢物质改变可促进妊娠期间输尿管支架结石的沉积(Denstedt and Razvi,1992;Loughlin,1994)。Ross 和同事(2008)报道,妊娠期间发生的结石最常见的是成分是磷酸钙,这一发现可能是由于妊娠状态下尿酸相对升高和高钙尿症所致。

(三)评估

虽然肾绞痛是住院孕妇腹痛最常见的非产科原因,但妊娠患者尿石症的诊断非常具有挑战性;许多常见的症状和体征可能会被患者的妊娠状态所掩盖。在妊娠过程中,疼痛的感知和定位会发生变化。Stothers 和 Lee(1992)报道,在最终诊断为阻塞性结石的孕妇中,有 28% 最初被错误地诊断为阑尾炎、憩室炎或胎盘早剥。对于大多数

患者而言,最常见的症状是腰痛,通常伴有肉眼或镜下血尿,有时伴有 UTI(Stothers and Lee, 1992)。在正常的妊娠过程中偶尔会出现血尿;然而,无痛性血尿是罕见的(Swanson et al,1995)。对这些患者进行尿培养检查特别重要,因为妊娠患者的尿液分析中通常会出现脓尿,这会降低对 UTI 检测的敏感度(Hendricks et al, 1991; Houshiar and Ercole, 1996; Parulkar et al, 1998)。在持续 UTI 或尿素分解菌感染的妊娠患者,应考虑诊断为尿路结石。其他尿路结石症状还包括刺激性排尿症状、寒战、恶心和呕吐。然而,其他急腹症也会出现类似症状,因此泌尿科医师在检查这些患者时必须保持高度警惕。

妊娠期结石患者射线评估增加了胎儿电离辐射的风险。辐射对胎儿的主要影响包括畸胎发生、致癌作用和突变。然而,与辐射相关的风险主要取决于胎龄和辐射量(Biyani and Joyce,2002)。在妊娠早期,是器官形成和细胞快速分裂时期,胚胎对辐射很敏感(Swartz and Reichling,1978)。尽管妊娠中期和晚期胎儿对辐射致畸胎效应的敏感度降低,但这种暴露也可能增加胎儿出生后恶性肿瘤形成的风险(Harvey et al,1985)。

由于尚不能确定多低的辐射剂量对胎儿没有影响,所以可以推测暴露于任何辐射剂量都会带来一定程度的风险。出于这个原因,超声检查已成为评估肾绞痛孕妇的首要标准。遗憾的是,用超声检查很难清晰显示输尿管,而且很难区分输尿管扩张是正常妊娠导致的还是输尿管结石导致的。Stothers 和 Lee(1992)报道,肾超声检查结石的敏感度为 34%,特异性为 86%。Butler 及其同事(2000)也报道,35 例后来被确诊为肾结石的女患者中,超声只检查出 60%。目前已推荐几种方法来提高超声的诊断能力,彩色多普勒成像使超声医师能够区分髂动静脉与扩张的输尿管。MacNeily 和同事(1991)报道,使用这种技术可以区分髂动脉下输尿管导致的梗阻。彩色多普勒成像还可以显示尿液呈弹射状从输尿管排到膀胱。Deyoe 及其同事(1995)报道说,如果怀疑有梗阻的一侧输尿管口没有喷尿,可以诊断输尿管梗阻的敏感度为 100%,特异性为 91%。然而,Burke 和 Washowich(1998)报道,妊娠晚期输尿管射尿是不对称的,建议谨慎使用这种技术。存在急性

梗阻时肾血管阻力增加,而多普勒超声检查可通过计算肾血管阻力指数来定量这种改变(Ulrich et al,1995)。Shokeir 和 Abdulma aboud(1999)前瞻性评估了 117 例非妊娠患者;他们报道肾血管阻力指数测量对输尿管结石的诊断敏感度为 77%,特异性为 83%,采用阻力指数变化测得的敏感度为 88%,特异性为 98%。Horrigan 及其同事(1996)报道,在整个妊娠过程中肾阻力指数与未妊娠状态相比保持不变,并且不受妊娠生理性肾积水的影响,表明这种方式可能有助于该人群的急性上尿路梗阻的诊断。Shokeir 和他的同事(2000)采取与他们之前的研究类似的方法,发现阻力指数在诊断输尿管梗阻性结石的敏感度为 45%,特异性为 91%,采用阻力指数诊断的敏感度为 95% 和特异性为 100%。如果传统肾超声检查不能显示阻塞性结石,经阴道超声检查可以显示远端输尿管的影像。White 和他的同事(2013)进行了一项多中心纵向研究影像学评估妊娠期结石(White et al,2013)。重要的是,他们发现,接受 X 线照片检查而进行结石干预的女性中,有最终发现 14% 的患者没有结石。

如果临床医师认为超声检查证据不充分,则可考虑其他影像学检查。如果需要静脉肾盂造影,一项有限的研究值得推荐,Stothers 和 Lee (1992)通过静脉肾盂造影,在 17 例孕期输尿管结石患者中,确诊了 16 例,共摄取三张片:腹平片、30s 和 20min 的片。核素扫描可以对可疑输尿管梗阻的妊娠患者进行功能评估,而且辐射量有限。然而,放射性同位素会排泄在尿液中,膀胱储存带有放射性的尿液可能成为胎儿的辐射源,因此这些患者需要大量液体摄入和频繁排尿(Biyani and Joyce,2002)。遗憾的是,这种技术不能提供良好的解剖学细节而且观察不到结石。磁共振成像(MRI)不依赖电离辐射和造影剂,使其成为评估妊娠患者受欢迎的工具。由于 MRI 不能显示结石,因此结石表现为高信号尿液中的充盈缺损(图 14-24)。用这种技术对较小的结石的诊断是很困难的(Hattery and King,1995;Roy et al,1995)。Spencer 和同事(2004)报道了使用 MRI 评估妊娠妇女肾积水和腰痛,发现这种技术能够准确区分妊娠期生理性肾积水和梗阻性输尿管结石导致的肾积水。Mullins 和同事(2012)描述了半傅立叶

单脉冲涡轮自旋回波（HASTE）磁共振成像方案,该方案增加了 MRI 在妊娠妇女评估中的实用性。White 和同事(2007)报道了一种低剂量辐射照射 CT 技术用于妊娠妇女评估的技术;然而,目前低剂量 CT 在诊断泌尿系结石方面的可靠性尚未确定。由于辐射剂量特别高,在妊娠期间应避免传统的 CT 检查。

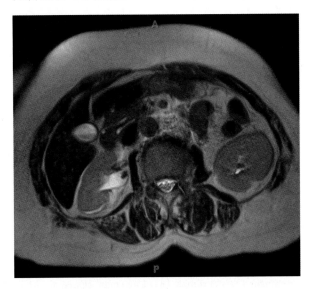

图 14-24　右肾绞痛的妊娠妇女的磁共振尿路图显示右侧输尿管肾盂连接结石形成明亮的 T2 加权尿液收集系统的充盈缺损

(四)治疗

对于有症状性结石的妊娠患者,50%～80%的在经水化及镇痛治疗后可自行排出结石(Denstedt and Razvi,1992;Stothers and Lee,1992;Gorton and Whitfield,1997;Parulkar et al,1998)。大约 1/3 的患者需要干预,通常因镇痛药不能缓解疼痛或持续尿路梗阻和感染。当选择治疗方法时,最适当的干预方法是有争议的。有人认为,输尿管支架是这类患者的最佳治疗方法。尽管输尿管支架能有效地解除梗阻,但它们绝不是最佳方案。妊娠期间发生的尿液化学成分变化,特别是高钙尿症和高尿酸尿症,与输尿管支架结石的形成有关。由于这种现象,建议妊娠妇女的输尿管支架每 4～6 周更换一次。很明显,对于处于早期妊娠阶段的女性而言,在妊娠过程中将需要多次更换内支架。留置支架可使妊娠妇女患菌尿,UTI 和支架移位的风险增加,所有这些都

可能会对妊娠产生不利影响。输尿管支架本身与疼痛有关,这对患者的生活质量也会产生负面影响。

经皮肾造口是梗阻性肾结石妊娠的另一种治疗选择。正如输尿管支架一样,肾造瘘管将有效地解除上尿路梗阻。然而,留置输尿管支架的不利影响在肾造口中也存在。Khoo 及其同事(2004)报道说,29 例妊娠妇女使用肾造口引流术,超过一半的患者因造瘘管移位或梗阻而需要换管,再次置管或冲洗。Kavoussi 及其同事(1992)也报道说,大多数采用肾造瘘引流的妊娠妇女,由于碎片阻塞,常需要更换管道。Kavoussi 及其同事也报道了这类患者中,最终 1/3 患者会因反复尿路梗阻、发热、疼痛需要行肾造口术。

输尿管支架放置和肾造口引流都是暂时性手术,不能去除造成梗阻的结石。因此,这两种干预都意味着在产后阶段,患者需要进行结石取出术。可以认为,留置输尿管支架和肾造口的优点之一是这两种手术都不需要全身麻醉。然而,目前有许多妊娠期进行输尿管镜检查采用局部麻醉、区域麻醉或镇静联合局麻,未见进行全麻的报道。外科技术的改进可能是输尿管镜在妊娠妇女治疗中使用增加的原因。近年来,半硬性和输尿管软镜技术取得了巨大进步,十年前标准输尿管镜直径范围可达 11Fr,而现代输尿管镜直径通常为 6～8Fr。因此,目前输尿管镜可简单、安全地到达肾,一般不需要进行扩张输尿管或其他特殊的操作。体内碎石技术如钬激光等的广泛使用,能够在任何位置安全地击碎结石。软性取石设备的改进提高了结石取出效率。

总体而言,输尿管镜应用于妊娠妇女的并发症并不常见。Seminar 及其同事(2009)对所有妊娠妇女进行输尿管镜手术的报道进行了荟萃分析,以确定该人群并发症的发生率。然后他们将并发症发生率与 AUA/EAU 输尿管结石指南进行了比较,发现输尿管镜检查的妊娠妇女和非妊娠妇女的并发症发生率没有差异。Johnson 和同事(2012)报道了一项多中心试验:对妊娠妇女进行输尿管镜检查,并发症发生率为 4%,与非妊娠妇女没有差异。

在非妊娠患者中有效取石方式不一定适合妊娠患者,虽然有报道称,妊娠患者无意中接受 ESWL 治

疗,对胎儿没有不良后遗症,但是妊娠仍然是这种治疗的禁忌证(Chaussy and Fuchs,1989;Frankenschmidt and Sommerkamp,1998)。PNL 应该在胎儿出生后进行,因为这种手术通常需要较长时间的麻醉和辐射照射。

要点:妊娠期尿路结石

- 超声是评估妊娠患者的首选检查。
- 输尿管镜技术的改进允许输尿管镜治疗妊娠妇女任何位置的尿路结石。
- 在输尿管镜检查过程中尽量减少对妊娠患者的辐射是非常重要的,可将 X 线发射源置于患者下方,并在患者身下放置铅板来保护胎儿。

参考文献

完整的参考文献列表通过 www. expertconsult.com 在线获取。

推荐阅读

Albala DM,Assimos DG,Clayman RV,et al. Lower pole I:a prospective randomized trial of extracorporeal shock wave lithotripsy and percutaneous nephrostolithotomy for lower pole nephrolithiasis-initial results. J Urol 2001;166;2072-80.

Auge BK,Munver R,Kourambas J,et al. Endoscopic management of symptomaticcaliceal diverticula:a retrospective comparison of percutaneous nephrolithotripsy and ureteroscopy. J Endourol 2002;16;557-63.

de la Rosette JJ,Zuazu JR,Tsakiris P,et al. Prognostic factors and percutaneous nephrolithotomy morbidity:a multivariate analysis of a contemporary series using the Clavien classification. J Urol 2008;180;2489-93.

Hollingsworth JM,Rogers MA,Kaufman SR,et al. Medical therapy to facilitate urinary stone passage:a meta-analysis. Lancet 2006;368;1171-9.

Kim SC,Tinmouth WW,Kuo RL,et al. Using and choosing a nephrostomy tube after percutaneous nephrolithotomy for large or complex stone disease:a treatment strategy. J Endourol 2005;19;348-52.

Krambeck AE,Gettman MT,Rohlinger AL,et al. Diabetes mellitus and hypertension associated with shock wave lithotripsy of renal and proximal ureteral stones at 19 years of followup. J Urol 2006;175;1742-7.

L'Esperance JO,Ekeruo WO,Scales CD Jr,et al. Effect of ureteral access sheath on stone-free rates in patients undergoing ureteroscopic management of renal calculi. Urology 2005;66;252-5.

Lingeman JE,Siegel YI,Steele B,et al. Management of lower pole nephrolithiasis:a critical analysis. J Urol 1994;151;663-7.

Makarov DV,Trock BJ,Allaf ME,et al. The effect of ureteral stent placement on post-ureteroscopy complications:a meta-analysis. Urology 2008;71;796-800.

Monga M,Smith R,Ferral H,et al. Percutaneous ablation of caliceal diverticulum:long-term followup. J Urol 2000;163;28-32.

Pearle MS,Lingeman JE,Leveillee R,et al. Prospective,randomized trial comparing shock wave lithotripsy and ureteroscopy for lower pole caliceal calculi 1 cm or less. J Urol 2005;173;2005-9.

Pishchalnikov YA,Neucks JS,Von Der Haar RJ,et al. Air pockets trapped during routine coupling in dry head lithotripsy can significantly decrease the delivery of shock wave energy. J Urol 2006;176;2706-10.

Preminger GM,Assimos DG,Lingeman JE,et al. AUA guideline on management of staghorn calculi:diagnosis and treatment recommendations. J Urol 2005;173;1991-2000.

Preminger GM,Tiselius HG,Assimos DG,et al. 2007 guideline for the management of ureteral calculi. J Urol 2007;178;2418-34.

Sapozhnikov OA,Maxwell AD,MacConaghy B,et al. A mechanical analysis of stone fracture in lithotripsy. J Acoust Soc Am 2007;121;1190-202.

Semins MJ,Trock BJ,Matlaga BR. The effect of shock wave rate on the outcome of shock wave lithotripsy:a meta-analysis. J Urol 2008;179;194-7,discussion 197.

Semins MJ,Trock BJ,Matlaga BR. The safety of ureteroscopy during pregnancy:a systematic review and meta-analysis. J Urol 2009;181;139-43.

Willis LR,Evan AP,Connors BA,et al. Prevention of lithotripsy-induced renal injury by pre-treating kidneys with low energy shockwaves. J Am Soc Nephrol 2006;17;663-73.

(赵志健　麦赞林　**编译**　曾国华　**审校**)

第15章　下尿路结石

Brian M. Benway, MD, and Sam B. Bhayani, MD, MS

膀胱结石	尿道结石
前列腺结石	包皮结石

　　下尿路结石是已知的人类疾病中最古老的疾病之一,在已记载的人类历史进程中,它常常被认为是一种难以确诊、残忍的疾病。著名的下尿路结石患者有艾萨克·牛顿、本杰明·富兰克林、弗朗西斯·培根、约翰·马歇尔、彼得大帝、路易十四、乔治四世、布尔哈夫、斯卡帕和拿破仑·波拿巴,以及他的后裔(Ellis,1969;Khai-Linh and Segura,2006)。

　　Shattock(1905)描述了可能是已知最早的下尿路结石病例,其可追溯到大约公元前4800年。当时埃及的墓穴中发掘出了一个16岁男孩骨盆内6.5cm的膀胱结石,由于埋葬方式与埃及传统不同,关于遗体的背景信息难以推测。

　　尽管人们对古代文明中尿石症的理解和治疗知之甚少,但很明显的是,在公元前5世纪,这种疾病已经司空见惯,以至于在希腊著名医师希波克拉底的著作中特别提到了这一点(Pardalidis et al,2007;Herr,2008)。也许最著名的例子就是《希波克拉底誓言》中所提到的"凡患结石者,我不施手术,此则有待于专家为之。"(Adams,1938)。这是早期对新兴的泌尿学领域的承认,还是警告医师们将自己从早期的取石匠所犯的低级屠杀中解脱出来,仍然是一个争论的问题(Herr,2008)。

　　在古代罗马、希腊、波斯和印度教文明的文本中可以见到对尿路结石取石术的一些模糊的描述;然而,"截石术"这个词直到公元前276年才被希腊的阿摩尼阿斯创造出来。直到300年后的公元20年,在罗马科尼利厄斯塞尔苏斯的著作中才出现对这个操作的详细描述(Pardalidis et al,

2007;Herr,2008)。

　　关于Celsian法膀胱切开取石术的描述让人常常想起的是一个可怕的、致命的画面:通常是一个不超过14岁的孩子,会被绑起来或者让其紧紧抓住一张桌子,然后将腿过度地折叠外展来暴露会阴。用一个或两个手指插入直肠定位结石,并将其拉向膀胱颈。然后,用一个类似凿子的刀将会阴广泛切开,把肉撕开,直到进入膀胱,然后用镊子或钩子将结石取出。如果患者幸运地在放干血之前存活下来,外科医师就会把伤口打开,用浸过油的羊毛或刚被杀死取出内脏的家禽当作敷料覆盖伤口(Moore,2005;Pardalidis et al,2007;Trompoukis et al,2007;Herr,2008)。恢复过程常常和最初手术的时候一样痛苦,当尿液通过伤口漏出时,对这个年轻的患者来说是非常痛苦的(Trompoukis et al,2007)。感染、尿失禁、阳痿和瘘管形成是手术常见的并发症,近一半的患者在手术后不久死亡(Moore,2005;Herr,2008)。

　　然而,这一怪诞和病态的手术方式并没有让很多膀胱结石患者望而生畏。盖伦和别的其他医师开始从事这种结石手术,从而在一定程度上使手术合法化。此外,助产士还接受了关于这种技术的指导和教育,为女性患者提供治疗。在中世纪,截石术已成为一项蓬勃发展的商业,手术大多由不同的手术者完成,他们的技术和能力参差不齐,很多患者在手术后死亡。然而,在他们被赶出城之前很多患者已进行了手术。

　　尽管在随后的几个世纪里对该手术操作进行了一些小的改良,但在近1500年的时间里(Herr,

2008），截石术的操作基本上没有实质性的改变。在 16 世纪早期的巴黎，有一位名叫雅克·德比尤利的僧人，他缺乏训练、未受过正规教育，他因一首儿童主题歌曲《雅各兄弟》而闻名于今。但在他的那个年代，他更是一名先驱外科医师，他采用了一种会阴侧面切开的方法改良了皮埃尔·弗朗哥的技术，事实证明这种手术方式的并发症要略少一些。尽管当时许多外科医师都认为雅克是一个庸医，但他却成为一名多产的手术医师，为整个欧洲的 5000 多名患者提供了医疗服务（Kelly，1909；Bail，1932；Moore，2005；Herr，2008）。雅克的方法后来被英国人威廉·切泽尔登采纳，他完善了以前的技术，引进了新的仪器，并采用了一种明确的解剖方法，将截石术的死亡率降低到 10% 以下（Gross and Gross，1876；Moore，2005；Herr，2008）。

幸运的是，现代先进的外科技术和无菌技术已经将这种曾经致命的疾病转变为一种非常易于管理且很少致命的疾病。此外，饮食的改变以及工业化的进程，大大降低了下尿路结石的发病率，尤其是在西方世界。

一、膀胱结石

膀胱结石是下尿路结石中最常见的表现形式，目前在西方工业化国家中占所有尿路结石疾病的 5%，约占泌尿科住院的 1.5%（Smith and O'Flynn，1975；Schwartz and Stoller，2000；Papatsoris et al，2006）。在非流行地区的膀胱结石通常在成人中发现，几乎总是与导致尿液潴留、异物引入等疾病过程有关（Schwartz and Stoller，2000）。然而，在流行地区，膀胱结石经常发生在没有明显解剖异常的儿童中；在这些地区，膳食摄入和社会经济因素主要影响膀胱结石的形成（Andersen，1962；Asper，1984）。

（一）原发性膀胱结石

早在 20 世纪初，由于工业化的传播和西方饮食的现代化，欧洲和美国儿童原发性膀胱结石已基本被消除（Van Reen，1980；Schwartz and Stoller，2000）。然而，儿童期膀胱结石在流行地区仍然很常见，遍布于北非、中东和巴尔干等结石带地区，以及印度、日本、泰国和印度尼西亚，但在南半球是不常见的（Valyasevi and Van Reen，1968；Valyasevi and Dhanamitta，1974；Thalut et al，1976；Asper，1984；Teotia and Teotia，1990；Hesse and Siener，1997；Kamoun et al，1999；Rizvi et al，2003；Ali and Rifat，2005）。需要注意的是，"原发"一词指的是这些结石是在没有已知的功能、解剖或感染性因素的情况下形成的，而这个术语并不一定意味着结石是在膀胱内重新形成的（Andersen，1962）。

原发性膀胱结石在 10 岁以下的儿童中最为常见，其发病高峰在 2－4 岁（Valyasevi and Van Reen，1968；Thalut et al，1976；Teotia and Teotia，1990；Ali and Rifat，2005）。这种疾病在男孩中比女孩更常见，在印度地区男女比率从 9∶1～33∶1（Andersen，1962；Thalut et al，1976；Van Reen，1980；Kamoun et al，1999；Rizvi et al，2003）。结石通常是孤立的，取除结石后很少复发（Valyasevi and Van Reen，1968；Van Reen，1980；Teotia and Teotia，1990）。尿酸铵盐、草酸钙、尿酸、磷酸钙是原发性膀胱结石最常见的组成部分（Valyasevi and Van Reen，1968；Teotia and Teotia，1990）。

膀胱结石形成的易感因素似乎与许多营养和社会经济因素有关。在流行地区的儿童，经常食用以谷物为基础的饮食，动物蛋白含量低，磷酸盐含量低（Thalut et al，1976；Van Reen，1980；Teotia and Teotia，1990）。在一些地区，婴儿的饮食只包括被母亲咀嚼过的消化过的大米，以及母乳，这两种食物的蛋白质和磷酸盐含量都极低（Andersen，1962；Valyasevi and Van Reen，1968；Thalut et al，1976）。低磷酸盐膳食的摄取不仅会导致低磷尿，也会导致高氨尿，促进草酸钙和尿酸铵的沉积（Teotia and Teotia，1990）。此外，在泰国一些贫穷的村庄，富含生物利用率较高的草酸的 tampala 和竹笋常常是婴儿的主食（Valyasevi and Dhanamitta，1974），再加上维生素 B_1、维生素 B_6、镁低摄入会导致高草酸尿症，进而形成草酸钙结石。维生素 A 缺乏亦会导致尿路上皮变性，这也可能促进结石形成（Teotia and Teotia，1990）。

此外，较差的生活条件和不良的卫生条件会导致缺乏足够的饮用水，导致腹泻的发生率增加，从而导致尿液中形成结石的化合物脱水和过饱和

（Valyaseviand Van Reen，1968；Thalut et al，1976；Van Reen，1980；Schwartz and Stoller，2000）。

　　患有原发性膀胱结石的儿童很少表现出急性症状，常常出现一些前驱症状，如尿液中出现泥沙样物排出，或存在一些促进尿溶质沉淀的尿盐结晶。患儿常常诉腹部不舒服、尿痛、尿频和血尿。牵拉阴茎常常表明患儿小便疼痛、尿潴留等症状，该情况被认为是一种具有诊断特异性的表现，尽管如此，这种情况还是比较少见。在某些情况下，直肠脱垂和结膜出血可能是由于过度用力排尿而导致的（Thalut et al，1976；Teotia and Teotia，1990；Ali and Rifat，2005）。

　　预防方式主要包括饮食调整。在泰国，人们发现即使不减少草酸盐的摄入量，补充磷酸盐也可以显著降低草酸结晶尿的形成（Valyasevi and Dhanamitta，1974）。然而，其他作者建议将牛奶补充到混合谷物饮食中，可作为膀胱结石预防的最可行的解决方案（Teotia and Teotia，1990）。

要点：原发性膀胱结石

• 原发性膀胱结石在低蛋白、低磷饮食的儿童中更为常见。
• 原发性膀胱结石经治疗后很少复发。

（二）继发性膀胱结石

　　在西方国家这类膀胱结石通常见于 60 岁以上的男性，常常与影响膀胱完全排空的下尿路梗阻有关（Douenias et al，1991；Takasaki et al，1995；Hesse and Siener，1997；Yasui et al，2008）。自 20 世纪 70 年代中期以来，膀胱结石的总体发病率似乎在男性中保持稳定或下降，而女性则略有增加。这些趋势很可能是由于预期寿命延长导致老年人口数量的增加所导致，以及女性每年进行的泌尿生殖系手术的增加有关（Schwartz and Stoller，2000；Terai et al，2008；Yasui et al，2008）。

　　膀胱结石可能是重新在膀胱内形成的，也可能是由于从上尿路落下的结石颗粒在膀胱内逐渐长大，并不能自行排出所致。后者似乎比最初想象的要少得多，因为只有 3%～17% 的患者曾出现肾绞痛表明是从上尿路落下的结石所致（Aird，1957；Smith and O'Flynn，1975；Douenias et al，1991）。在大多数膀胱结石的成分中，草酸钙的缺乏进一步说明了它并非来源于上尿路（Douenias et al，1991；Vanwaeyenbergh et al，1995）。膀胱结石的发病机制和成分主要取决于相关的病理过程和感染的存在与否。

　　1. 膀胱出口梗阻和获得性下尿路病理过程

　　膀胱出口梗阻可导致膀胱尿液不完全排空以及结石碎片的滞留，它是非神经性膀胱中膀胱结石形成的最常见的诱发因素，在所有诊断为膀胱结石的患者中占 45%～79%（Smith and O'Flynn，1975；Douenias et al，1991；Takasaki et al，1995）。在男性中，膀胱出口梗阻通常与良性前列腺增生症有关，而膀胱膨出或盆腔器官脱垂引起的尿道弯曲折叠通常是女性膀胱结石的主要病因（Smith and O'Flynn，1975；Douenias et al，1991；Sarica et al，1994；Nieder et al，1998；Schwartz and Stoller，2000；Papatsoris et al，2006）。尿道狭窄、膀胱颈挛缩、膀胱憩室等均可影响正常排尿，也是膀胱结石形成的继发性病因。

　　由于地理和种族的不同，由解剖性梗阻引起的膀胱结石的成分不同。在欧洲，以磷酸铵镁、磷酸钙和尿酸等成分为主，而在日本，尿酸钙结石不常见，含钙结石发病率在上升，在近期的研究中报道占所有结石的 72%。在美国，大多数膀胱结石成分以草酸钙为主，但在美籍犹太人中，主要为尿酸盐结石（Smith and O'Flynn，1975；Douenias et al，1991；Hesse and Siener，1997；Papatsoris et al，2006；Yasui et al，2008）。膀胱结石通常是孤立的，多发性膀胱结石占 25%～30%（Sarica et al，1994）。

　　2. 膀胱异物

　　膀胱内异物为结石的形成提供了较为理想的内核，而女性绝大部分膀胱结石是由膀胱内异物引起的（Smith and O'Flynn，1975；Schwartz and Stoller，2000；Papatsoris et al，2006）。通常情况下，在贮尿期草酸钙会附着在膀胱异物表面。如果合并感染，鸟粪石会沉积在新形成的结石上，同时结石颗粒会快速融合在一起（Dalton et al，1975；Khan and Wilkinson，1990；Vanwaeyenbergh et al，1995；Schwartz and Stoller，2000）。

绝大多数的膀胱异物是由医源性操作造成的,不过少数患者的膀胱异物则是因自残所致(Dalton et al,1975;Douenias et al,1991;Schwartz and Stoller,2000)。其中医源性病因中以泌尿妇科操作引起的相关并发症为主。在悬吊手术等过程中,缝合材料意外地缝及膀胱是膀胱异物的常见来源。这种情况通常在手术中没有被发现,这正强调了在手术结束前应进行彻底的膀胱镜检查的重要性(Zderic et al,1988)。随着使用合成网片的尿失禁手术的流行,包括无张力阴道悬吊手术,网片侵蚀膀胱的部位形成结石的情况也有增加(Chamary,1995;Koelbl et al,2001;Irer et al,2005;Mustafa and Wadie,2007)。也有宫颈环扎术中使用的金属缝线侵蚀膀胱形成结石的有关报道(Ehrenpreis et al,1986)。另外,宫内节育环、子宫托、避孕隔膜等移位形成结石的情况也有发生(Staskin et al,1985;Khan and Wilkinson,1990;Mahazan,1995;Chow et al,1997;Maskey et al,1997;Schwartz and Stoller,2000;Demirci et al,2003;Chae et al,2012)。还有一些不常见的情况出现,如异物刺穿肛门、直肠到达膀胱逐渐形成膀胱结石(Guha et al,2012)。

在男性耻骨后根治性前列腺切除术中用于结扎背侧静脉复合体的丝线侵蚀膀胱也可能形成结石(Scheidler et al,1990;Miller et al,1992)。在膀胱尿道吻合处附近使用的非降解的外科结扎夹可能移位至膀胱,包括金属夹和塑料夹,在这些结扎夹上均可形成结石,但这种并发症真实的发病率尚不清楚(Banks et al,2008;Kadekawa et al,2009;Mora et al,2010;Yi et al,2010)。另外,在良性前列腺增生症的化学消融手术中引起的坏死组织也可能成为膀胱结石形成的结晶核(Ikari et al,2005),前列腺支架手术亦可引起膀胱结石的形成(Chiu et al,1991;Squires and Gillatt,1995)。短距离放疗中的粒子移位引起膀胱结石形成的情况也较为常见(Sugawara et al,2009;Miyazawa et al,2012;Leapman et al,2014)。因可膨胀阴茎假体和人工尿道括约肌侵蚀引起膀胱结石形成的情况也常有报道(Dupont and Hochman,1988;Barroso et al,2000;Bartoletti et al,2000)。

膀胱结石是长期尿路引流操作不太常见的并发症。输尿管支架管表面结壳是短期输尿管支架植入的一种常见的情况,但是一些留置时间过长的输尿管支架管可能引起明显的膀胱结石形成(Giannakopoulos et al,2001;Damiano et al,2002;Hao et al,2008;Vanderbrink et al,2008;Waters et al,2008)。长期留置尿管膀胱引流也可能导致膀胱结石,在长期留置导尿管患者中膀胱结石发生率为 0.07% ～ 2.2%(Kohler-Ockmore and Feneley,1996)。在一些 Foley 尿管水囊破裂的情况下,留置在膀胱内的尿管残片常常引起结石的形成(Chute,1962;Smith and O'Flynn,1975)。即使在行清洁间歇性导尿的病例中,置导尿管时不慎引入的毛发也可能成为膀胱结石形成的结晶核(Derry and Nuseibeh,1997)。

在极少数情况下,膀胱结石也可能是由于与泌尿生殖系统操作无关的异物的移位和侵蚀而引起的,其中包括骨科水泥、手术夹子、脑室腹腔分流手术的分流器,以及胆囊切除术时漏出的胆囊结石(Radford and Thomson,1989;Chia and Ross,1995;Maier and Treu,1996;Eichel et al,2002)。

3. 神经源膀胱和脊髓损伤

脊髓损伤或脊髓脊膜膨出引起的神经源膀胱会增加膀胱结石形成的风险。对于有脊髓损伤的成人,在最初的损伤后 3 个月,膀胱结石形成的风险达到高峰。在 10 年内,15%～30%的患者至少会形成一个膀胱结石(Chen et al,2001)。不幸的是,在一例患者已经形成了一个膀胱结石之后,随后的结石形成的风险会增加 4 倍(Ord et al,2003)。脊髓损伤的层面和严重程度似乎与膀胱结石形成的风险密切相关,尤其是在第 1 年之后(Chen et al,2001;Sugimura et al,2008)。这可能是由于完全性脊髓损伤导致四肢瘫痪的患者无法完成间歇性导尿,而是依靠护理人员或长期留置尿管进行膀胱管理所致(Sugimura et al,2008)。

事实上,脊髓损伤的膀胱管理方式对结石形成的风险有显著的影响。一项针对 450 例患者进行的大型研究发现,使用清洁间歇导尿可以显著降低膀胱结石形成的风险,每年的风险为 0.2%。相比之下,长期留置尿管患者的风险为 4%(Ord et al,2003)。这种结果也得到其他研究报道的证实(Mitsui et al,2000;Chen et al,2001)。此外,采用清洁间歇导尿可以降低 40 倍与因膀胱结石相关的住院风险(Ord et al,2003)。因此,对于这类患者,清洁间歇导尿成为一种被推荐的膀胱管理方式(Feifer and Corcos,2008)。然而,对于那些必须依赖长期留置尿管的患者,耻骨上膀胱造口术在膀胱结石形成方面对于经尿道留置尿管并没有更大的益处,尽管患者往往对前者更满意(Ord et al,2003;Sugimura et al,2008)。

儿童神经源膀胱患者的膀胱结石发生率远低于成人,仅 5%～8% 的未行膀胱扩大术并采取清洁间歇导尿的患者出现膀胱结石。然而,在通过 Mitrofanoff 改道留置导尿管的患儿中,膀胱结石的发生率较经尿道留置尿管的患儿稍高一些(Barroso et al,2000)。

4. 移植患者的膀胱结石

膀胱结石是实体器官移植手术不常见的并发症,主要发生在经膀胱引流的胰腺移植。在所有报道的研究中,均发现不可吸收的缝线材料或手术夹子可作为结石形成的结晶核(Hakim et al,1997;Del Pizzo et al,1998;Hahnfeld et al,1998;Rhee et al,1999;Schwartz and Stoller,2000)。低血清 pH 和糖尿病性膀胱病导致的尿潴留、膀胱尿液不完全排空可促进膀胱结石的形成。十二指肠段的细菌定殖、免疫抑制的作用会增加菌尿的发生,从而形成膀胱结石的理想环境(Rhee et al,1999)。在胰腺移植受者中,膀胱结石的发生率为 0.5%～10%(Hakim et al,1997;Del Pizzo et al,1998;Hahnfeld et al,1998)。

要点:继发性膀胱结石

- 膀胱结石通常与膀胱出口梗阻有关。
- 脊髓损伤患者膀胱结石的风险增加。
- 相比于留置尿管,间歇导尿可以降低膀胱结石形成的风险。

膀胱结石也可能发生于同期行胰腺移植的肾移植术后患者,有文献报道其发生率在 0～5%。在大多数情况下,缝线材料均作为结石形成的诱发因素。虽然有两项研究发现可吸收的聚糖乳酸缝线也可能导致结石形成,但另一组大型研究表明,在输尿管膀胱吻合术中只有非吸收缝合材料

才会引起结石的形成(Leunissen et al,1987;Klein and Goldman,1997;Rhee et al,1999;Lipke et al,2004)。

(三)膀胱扩大成形术和尿流改道

膀胱结石是膀胱扩大成形术常见的并发症,是由功能性、解剖学、代谢和感染性因素相互作用而产生的。

1. 膀胱扩大成形术

据报道,膀胱扩大成形术后并发膀胱结石的发生率为 10%～52.5%(Edin-Liljegren et al,1996;Kaefer et al,1998;Kronner et al,1998;Bertschy et al,2000;Mathoera et al,2000;Madersbacher et al,2003)。与传统的成人尿石症不同,女性患者比男性更容易患膀胱结石,这很可能与泄殖腔异常的高发生率有关,除了行膀胱扩大成形术外还需额外的手术操作(Mathoera et al,2000)。膀胱结石第一次形成的平均时间为 24.5～68 个月,第一次发生后复发的风险为 19%～44%(Blyth et al,1992;Palmer et al,1993;Kronner et al,1998;Mathoera et al,2000;Woodhouse and Lennon,2001;DeFoor et al,2004;Hensle et al,2004)。

由于菌尿和尿路感染在膀胱扩大成形术后很常见,所以绝大多数相关结石中都含有明显的鸟粪石成分(Blyth et al,1992;Palmer et al,1993;Kaefer et al,1998;Hensle et al,2004;Robertson and Woodhouse,2006)。然而,有趣的是,在扩大成形的膀胱中发现的大多数与感染相关的结石中,鸟粪石并不是主要成分;相反,有一项研究显示,在这些结石中以磷酸钙成分为主,这很可能是因为磷酸钙的沉淀所需的 pH 比鸟粪石要低。此外,高达 14% 的患者被发现患有非感染性结石,其中包括磷酸钙和草酸钙,而无鸟粪石成分(Allison et al,1985;Robertson and Woodhouse,2006)。用抗生素治疗复发性尿路感染可能会导致肠道内的草酸杆菌的清除率降低,从而导致小肠草酸盐吸收的增加和高草酸尿的形成(Robertson and Woodhouse,2006)。

然而,感染只是可能导致患者膀胱扩大成形术后结石形成的一个方面。与未行膀胱扩大成形术的患者一样,尿潴留和膀胱不完全排空可促进膀胱结石的形成。可能导致尿液潴留的因素包括

膀胱颈重建、人工尿道括约肌放置和尿道悬吊术，而所有这些手术操作都提供了一个高尿控作用（Kronner et al，1998）。此外，通过非低垂部位留置导尿管可能导致更高的结石形成风险，例如通过 Mitrofanoff 通道留置尿管（Kaefer et al，1998；Kronner et al，1998；Barroso et al，2000）。脱水、低枸橼酸尿、高尿钙，以及肠道内高 pH 也可能导致结石的形成（Woodhouse and Robertson，2004）。

肠道黏液在结石形成中的作用仍有争议。膀胱结石几乎只发生在使用回肠或结肠代膀胱的膀胱扩大成形术的患者身上，而使用胃或输尿管代膀胱的患者术后很少并发膀胱结石（Kaefer et al，1998；Kronner et al，1998；Bertschy et al，2000；Mathoera et al，2000；DeFoor et al，2004；Woodhouse and Robertson，2004）。虽然有些人认为肠黏液的产生是膀胱结石形成的一个诱发因素，既是结石形成的结晶核，又是细菌生物膜形成的促进因素（Bruce et al，1984；Blyth et al，1992；Khoury et al，1997），但也有人对此观点提出质疑。有三项研究评价了定期膀胱灌洗促进肠道黏液的洗脱；其中两项研究发现膀胱结石发生率显著降低，这提示了肠道黏液的产生对结石形成影响不大（Brough et al，1998；Mathoera et al，2000）。然而，另一项研究表明，通过常规的膀胱灌洗方案可以减少复发性尿路感染的发生率，儿童膀胱扩大成形术后并发膀胱结石的发生率可减少到＜10％（van den Heijkant et al，2011）。此外，有研究表明，与胃段相关的尿低 pH 抑制了细菌的生长和鸟粪石的沉淀，从而解释了它们减少结石形成的倾向（Kaefer et al，1998；Kronner et al，1998）。事实上，一些关于胃代膀胱成形术后膀胱结石形成的报道已经促使医师对患者使用抗组胺药物，从而提高尿 pH（Kaefer et al，1998）。

尽管胃代膀胱成形术在减少术后膀胱结石形成方面具有明显的优势，但使用胃代膀胱可能导致明显的并发症，如低钾低氯性碱中毒和血尿-尿痛综合征，而这些并发症影响了胃代膀胱成形术的开展（Rink et al，1995；Kronner et al，1998）。

2. 尿流改道术

与膀胱扩大成形术相似，利用肠段进行尿流改道可能引起通道和代膀胱结石的形成，其发生率主要取决于尿流改道的类型。在非可控性尿流改道术中，如回肠和结肠尿流通道，结石的形成相对少见。尽管早前有报道称，几个较小的案例分析指出使用吻合器械的回肠代膀胱术后结石形成率较高，但一些大型研究报道术后并发结石的发生率很低，从 0～7.3％（Brenner and Johnson，1985；Turk et al，1999）。因造口狭窄引起的尿液滞留被认为是这些病例术后结石形成的主要诱发危险因素，吻合钉上结壳并不总会导致膀胱结石的形成（Dunn et al，1979；Brenner and Johnson，1985；Madersbacher et al，2003；L'Esperance et al，2004）。

同样，原位新膀胱和 Indiana pouch 尿流改道中结石形成的发生率也较低，从 2.9％～12.9％（Terai et al，1996；Turk et al，1999；Abol-Enein and Ghoneim，2001；Deliveliotis et al，2001；Beiko and Razvi，2002）。然而，使用 Kock pouch 贮尿囊进行可控性尿流改道的患者往往也不一样，贮尿囊并发结石形成的发生率可高达 50％（Ginsberg et al，1991；Arai et al，1993；Terai et al，1996；Woodhouse and Lennon，2001）。形成 Kock pouch 贮尿囊结石的主要因素包括用于制造乳头瓣暴露的吻合钉，以及不可吸收的网环的使用。清除不可吸收的网环和使用可吸收的吻合钉可降低贮尿囊结石发生率至 10％（Ginsberg et al，1991；Arai et al，1993；Arif et al，1999；Beiko and Razvi，2002）。

在尿流改道形成的大多数结石中成分以鸟粪石和磷酸钙为主，表明在其发生过程中存在感染因素（Kaefer et al，1998；Arif et al，1999；Turk et al，1999）。此外，在可控性尿流改道的患者中，尿钙、镁和磷酸盐的含量增加，尿枸橼酸的含量降低；同时代谢性酸中毒也可能发生。这些代谢紊乱可能进一步促进结石的形成（Terai et al，1995，1996）。

(四)临床表现与治疗

膀胱结石最常见的临床症状是肉眼血尿，一般为终末血尿（Smith and O'Flynn，1975；Papatsoris et al，2006）；也可出现间断排尿、尿频、尿急、尿痛、尿流变弱、尿失禁、活动后下腹疼痛等症状（Ellis et al，1969；Smith and O'Flynn，1975；Douenias et al，1991；Miller et al，1992；Sarica et al,1994;Irer et al,2005;Papatsoris et al,2006)。较大的膀胱结石引起的症状较少,可能是因为结石在膀胱内活动受限所致(Douenias et al,1991),但膀胱结石在发现时很少无症状(Smith and O'Flynn,1975;Rhee et al,1999)。

膀胱结石的治疗方法多种多样。在制订治疗方案时也应以治疗潜在的泌尿道疾病为目的,尽可能地预防结石复发。

1. 非手术治疗

化学溶石治疗是一种可行的治疗方法,但很少被认为是一种主要的治疗选择,因为溶石需要长期治疗,且通常不合并潜在的功能或解剖异常。适当使用溶肾石酸素(renacidin),其耐受性较为良好,可用于鸟粪石和磷酸钙结石的溶石治疗。这种方法涉及放置导尿管,用于溶肾石酸素(renacidin)溶液持续膀胱冲洗。另一种方法是每天进行 3~4 次膀胱内用药,每次保留溶肾石酸素溶液 30~45min(Mulvaney,1960;Mulvaney et al,1960;Woodside and Crawford,1980)。尽管对某些患者有效,但溶肾石酸素的使用可能导致严重并发症,甚至死亡(Gonzalez et al,2012)。在使用溶肾石酸素溶石治疗时必须非常小心地确保患者没有任何明显的全身感染的迹象,并且导管没有堵塞。此外,肾功能不全患者禁用溶肾石酸素(Mulvaney et al,1960;Wilson et al,1986;Gonzalez et al,2012)。尿酸盐结石可通过口服枸橼酸钾或膀胱内注射碱性溶液溶解(Asper,1984;Rodman et al,1984;Blyth et al,1992;Drach,1992;Menon and Resnick,2002;Papatsoris et al,2006)。用醋羟胺酸进行膀胱冲洗,已被证实有效地减少了需要长期留置尿管患者的导管结痂的发生率(Burns and Gauthier,1984)。

2. 开放性膀胱切开取石术和经皮膀胱穿刺碎石取石术

以前开放性膀胱切开取石术被认为是治疗膀胱结石的金标准,随着更新的、更微创的技术的出现,开放手术已经不常用。虽然开放性膀胱切开取石术能有效取出结石,但它需较长时间留置尿管,住院时间较长,另外切口外观也较差(Bhatia and Biyani,1994;Demirel et al,2006)。然而,有一组研究报道了儿童膀胱结石患者通过细致的双层膀胱切口缝合后无引流、无导尿管的开放性耻

骨上膀胱切开取石术,术后不久大多数患者可以下床活动,并且没有出现排尿困难症状。然而,有 7% 的患者最终需要留置尿管导尿,其中 1 例患者出现漏尿,并导致切口感染(Rattan et al,2006)。

经皮膀胱穿刺碎石取石技术已得到了人们的支持,特别是在那些尿道不可用的患者,如曾进行过膀胱颈重建或尿道封闭的患者。这种方法通常在膀胱充盈后建立和扩张耻骨上穿刺通道。在目前绝大多数研究报道中均使用了 Amplatz 鞘,但由于考虑到使用 Amplatz 鞘可能出现不慎通道丢失,有部分学者改用 Hasson trocar 来代替(Ikari et al,1993;Agrawal et al,1999;Franzoni and Decter,1999;Wollin et al,1999;Segarra et al,2002;Demirel et al,2006;Aron et al,2007;Hubscher and Costa,2011)。

术中可联合使用超声和气压弹道碎石系统碎石,较小的结石碎片可被吸出,而大的结石碎片可用取石钳取出。此外,还可以使用 Ellik 冲洗器或类似的设备来清除小结石碎片(Loeb et al,2012)。将结石放置在固定袋中进行碎石可以降低附带损伤的风险,同时减少手术时间(Tan et al,2014)。经耻骨上膀胱造瘘管或经尿道尿管引流需要 1~5d(Ikari et al,1993;Franzoni and Decter,1999;Wollin et al,1999;Demirel et al,2006;Aron et al,2007)。

经皮膀胱穿刺碎石取石术平均手术时间为 20~86min(Wollin et al,1999;Demirel et al,2006;Aron et al,2007),89%~100% 的患者可单次手术成功清石。包括漏尿、持续性血尿等并发症较为少见,发生率约 1%(Ikari et al,1993;Franzoni and Decter,1999;Wollin et al,1999;Demirel et al,2006)。

采用经皮方法治疗膀胱结石的学者提出了其安全性和恰当的操作技巧,以及如何避免反复的器械操作对尿道损伤的潜在风险(Ikari et al,1993;Wollin et al,1999)。对于需要外科手术治疗前列腺增生的患者,在经皮膀胱穿刺碎石取石术后,经尿道前列腺电切术可以安全进行(Aron et al,2007)。

3. 经尿道膀胱结石碎石取石术

经尿道途径治疗膀胱结石比较具有吸引力,因为它是经自然腔道进行的手术操作。由于黏膜

损伤和膀胱穿孔的发生率高,以及无法处理大结石和结石复发率高,使用碎石机体外碎石逐渐减少(Barnes et al,1963;Smith and O'Flynn,1977;Nseyo et al,1987;Bhatia and Biyani,1994;Teichman et al,1997;Schwartz and Stoller,2000;Lipke et al,2004;Singh and Kaur,2011)。目前一些研究报道了钬激光、电液碎石机和碎石技术在应用于成人和儿童中都取得了成功(Bülow and Frohmüller,1981;Teichman et al,1997;Sathaye,2003;Lipke et al,2004;Okeke et al,2004;Isen et al,2008)。然而,除了需要多个探头外,电液能还可能导致较高的包括黏膜损伤和血尿在内的并发症发生率(Teichman et al,1997;Lipke et al,2004)。早期的一项病案系列报道了在电液碎石术中膀胱穿孔的发生率为1.6%,但在近期的研究中还没有相关报道(Bülow and Frohmüller,1981)。

钬激光碎石术能够治疗较大的膀胱结石,同时引起较小的相关损伤,已逐渐成为首选的治疗方式。大多数接受钬激光碎石术的患者会在一次手术后达到完全清石效果,同时不会出现严重并发症(Teichman et al,1997;Lipke et al,2004)。一些学者喜欢使用侧射激光,因为纤维的稳定性和可操作性高,同时手术时间较短(Teichman et al,1997)。

为了防止因反复器械操作对尿道的潜在损伤,有的学者主张在轻微的尿道扩张后经尿道使用 Amplatz 鞘(Okeke et al,2004)。关于是否使用鞘,其他学者提倡术中充分润滑尿道及术前尿道外口切开以减少术后狭窄的发生率,但尽管这种方法的长期成功率尚未被报道(Sathaye,2003)。必要时可同时同期行经尿道前列腺电切术,术中两名外科医师可分别同时进行(Zhao et al,2013),但由于相关并发症的发生率高达21%,建议谨慎施行(Nseyo et al,1987;Aron et al,2007)。

4.冲击波碎石术

体外冲击波碎石术已成功应用于膀胱结石的治疗。患者采取俯卧位以减少骨盆和骶棘在 X 线透视上的混淆。术中置入 Foley 尿管用于膀胱充盈和引流,后者在碎石过程中可使结石不动,但不是所有术者都使用这种方法进行体外冲击波碎石(Bhatia and Biyani,1994)。对于较大的结石来说,有必要使用膀胱镜清除结石碎片(Bosco and Nieh,1991;Bhatia and Biyani,1994)。每次治疗通常需要 1000~4800 次冲击波才能起到足够粉碎结石的作用,10%~25%的患者需要反复碎石(Bosco and Nieh,1991;Bhatia and Biyani,1994;Millán-Rodríguez et al,2005)。冲击波碎石术的成功率为 93%~100%(Bosco and Nieh,1991;Millán-Rodríguez et al,2005)。

5.膀胱扩大成形术和尿流改道术后并发膀胱结石的治疗

对于膀胱扩大成形术和尿流改道术后并发膀胱结石的治疗是一个独特的挑战,因为碎石术中腹腔内漏尿和灌洗可以导致腹膜炎的发生(Palmer et al,1993;Kronner et al,1998;Khai-Linh and Segura,2006)。尽管如此,其治疗原则与膀胱结石的治疗基本相同。

尿流改道内的结石可能是最容易处理的,因为大部分结石会自行排出。对于那些不容易自行排出的结石,可以较容易地通过内镜下碎石取石术处理(Shapiro et al,1975;Middleton and Hendren,1976;Brenner and Johnson,1985;Ginsberg et al,1991;L'Esperance et al,2004)。然而,如果存在造口狭窄,则建议行造口整形手术处理(L'Esperance et al,2004)。

正位膀胱扩大尿流改道术后并发代膀胱内结石可通过经尿道途径安全处理(Kronner et al,1998;DeFoor et al,2004;L'Esperance et al,2004)。对于进行膀胱颈重建或抗尿失禁手术的患者,手术必须非常小心,以防止对控尿机制的破坏(Woodhouse and Robertson,2004)。据报道,在这些病例中,使用内径最高达 21Fr 的内镜,同时扩张或不扩张尿道,对尿控没有不良影响(Palmer et al,1993)。不建议通过 Mitrofanoff 尿流通道进行内镜治疗,因为可能会发生对控尿机制的破坏(DeFoor et al,2004;L'Esperance et al,2004)。在扩大膀胱冗余皱褶中的结石碎片,较难通过经尿道途径彻底清除(Woodhouse and Robertson,2004)。

有报道称,虽然可以通过经皮通道成功处理扩大的代膀胱内结石,但如果膀胱没有固定在腹壁上,就有可能出现冲洗液外溢的危险。意外的肠道损伤和膀胱穿孔可能发生,但发病率较低(Palmer et al,1993;Docimo et al,1998;Kaefer et al,1998;Woodhouse and Lennon,2001;Cain et al,2002;Woodhouse and Robertson,2004)。对于熟练的外科医师来说,经皮穿刺入路与开放性膀胱切开取石术一样有效(Docimo et al,1998)。对于大结石或多发结石,开放性膀胱切开取石术通常是首选的方法(Blyth et al,1992;Palmer et al,1993;Kaefer et al,1998;Kronner et al,1998;Woodhouse and Lennon,2001;DeFoor et al,2004;Woodhouse and Robertson,2004)。

贮尿囊结石的处理主要取决于贮尿囊的类型。由于考虑到可能对尿流通道或控尿机制的损坏,不推荐通过经造口内镜治疗 Indiana 和 Penn pouch 贮尿囊结石(Patel and Bellman,1995;L'Esperance et al,2004;Lam et al,2007)。在这种情况下,提倡经皮入路手术(Arai et al,1993;Hollensbe et al,1993;Patel and Bellman,1995;Beiko and Razvi,2002;L'Esperance et al,2004)。但是,对于具有较大内径和套叠乳头的 Kock pouch 贮尿囊,则可以较为安全地通过经造口途径内镜治疗(Ginsberg et al,1991;Cohen and Streem,1994;Patel and Bellman,1995;Woodhouse and Lennon,2001)。体外冲击波碎石术对少数患者有效(Boyd et al,1988;Cohen and Streem,1994)。

一种新的经皮处理贮尿囊结石的方法,是通过造口进入软性膀胱镜,然后充盈贮尿囊,在直视下经皮入路,通过经皮通道置入腹腔镜使用的固定袋。将结石装入固定袋中,然后通过穿刺通道把固定袋固定。将 Amplatz 鞘引入固定袋内,并进行超声碎石术,以减小结石从而将其通过经皮通道取出(Lam et al,2007)。

要点:临床表现与治疗

- 血尿是膀胱结石最常见的症状。
- 经皮膀胱穿刺碎石取石术在清除膀胱结石方面非常成功,可能比经尿道手术创伤更小。

(五)膀胱结石和膀胱癌

膀胱结石可能与膀胱尿路上皮恶性肿瘤有关,当然,由于膀胱肿瘤或经尿道膀胱肿瘤切除术后组织的坏死区域表面结痂,膀胱结石也可能是膀胱肿瘤术后并发症(Smith and O'Flynn,1975)。此外,一些作者认为,膀胱结石的存在也可能通过膀胱黏膜慢性刺激促进其恶性变,类似于先前发现的长期留置导管引起的黏膜刺激和炎症与膀胱鳞状细胞癌之间的关系(Groah et al,2002;Papatsoris et al,2006;Chung et al,2013)。然而,在为数不多的针对其联系的研究中,没有一项研究能够证实膀胱结石与随后出现的恶性肿瘤之间的因果关系(La Vecchia et al,1991;Jhamb et al,2007)。

二、前列腺结石

前列腺结石非常普遍,99%无症状的成年男性不分年龄在其死后尸检时都有一定程度的前列腺钙化(Søndergaard et al,1987)。虽然较小区域的微钙化通常在生命的第二和第三个十年开始出现,但是在生命的第五个十年中,结石的体积和总体负荷急剧增加,这一趋势似乎随着年龄的增长而继续(Klimas et al,1985;Søndergaard et al,1987;Bock et al,1989;Geramoutsos et al,2004)。前列腺特异性抗原水平不受前列腺结石的影响(Lee et al,2003)。

(一)发病机制及相关解剖学资料

前列腺结石被认为是由于前列腺导管内前列腺分泌物的浓缩引起的。随后,通常由磷酸钙和碳酸钙组成的同心圆圈层结石成分沉积在致密的结石晶核上,导致了结石的逐渐生长(Sutor and Wooley,1974;Torres et al,1979;Kamai et al,1999)。这些结石通常在人一生中都是无症状的;然而,罕见的巨大结石引起泌尿道梗阻的病例也有报道(Kamai et al,1999;Bedir et al,2005)。

大部分(高达 93%)结石位于前列腺的后侧和后外侧区域,沿着大的前列腺导管形成(Young,1934;Huggins and Bear,1944;Fox,1963;Hassler,1968;Søndergaard et al,1987)。第二常见的前列腺结石发生部位主要集中在前列腺前部,约 23%(Hassler,1968;Søndergaard et al,1987)。尽管在中央带可见散在的微钙化,但靠近尿道的大结石却很少见,这可能解释了前列腺结石很少引起尿路梗阻症状（Søndergaard et al，1987；Kamai et al，1999；Bedir et al，2005）。在老年人中，前列腺结石多见于有结节形成的增生性前列腺；然而，解剖学研究并没有显示出结节区与结石形成区之间的相关性（Søndergaard et al，1987）。前列腺钙化是可发生于前列腺癌体外照射后的一种罕见并发症（Jones et al，1979）。

（二）对慢性盆腔疼痛综合征、前列腺炎和前列腺癌的影响

由于慢性盆腔疼痛在男性人群中的高发生率（McNaughton Collins et al，1998，2002；Roberts et al，1998；Benway and Moon，2008），人们一直关注于评估前列腺结石在慢性盆腔疼痛综合征自然病史中的潜在作用。据估计，25%～47%的慢性盆腔疼痛综合征患者在前列腺内有明显的钙化区域（Evans et al，2007；Shokses et al，2007），尽管这些结石的意义尚不清楚。

一项针对21—50岁男性的研究显示，至少有一种前列腺炎症状的患者比无症状年龄匹配的人群更容易出现较大的、粗糙的前列腺结石，而弥散性微钙化区域似乎与前列腺炎症状无关。此外，作者指出，似乎与盆腔疼痛综合征风险相关的是结石的大小，而不是结石的数量（Geramoutsos et al，2004）。

另一项研究发现，使用相关有效问卷调查可以看出结石的存在与前列腺炎症状的严重程度无关；但是症状的持续时间与前列腺结石的存在呈正相关。有趣的是，前列腺结石患者在体格检查时比影像学上没有显示出明显前列腺钙化的患者更不可能表现出盆底触痛症状。此外，前列腺结石患者更可能出现阳性的前列腺液细菌培养结果，病原体主要为大肠埃希菌、肠球菌、克雷伯菌、革兰阳性病原体等，同时前列腺液的白细胞计数也较高（Shokses et al，2007）。然而，其他研究人员发现，前列腺炎症和感染与结石的存在之间没有具体的联系（Hassler，1968；Søndergaard et al，1987）。

尽管一些研究报道提出前列腺炎症与前列腺癌风险增加之间存在关联（Roberts et al，2004；Sutcliffe and Platz，2007，2008），但前列腺结石与炎症之间缺乏可靠的联系，这让人怀疑前列腺结石在前列腺癌发病中的作用。事实上，一项对前列腺癌患者的病理性评估显示，钙化区域与腺癌的位置之间没有关联（Muezzinoglu and Gurbuz，2001）。

（三）评估与治疗

因为大多数前列腺结石是无症状的，很少有患者需要对前列腺内结石疾病进行专门的评估。然而，由于其他原因做的影像学检查可能显示前列腺钙化的存在。在X线平片上，多达14%的患者被发现有前列腺结石（Fox，1963）。由于对良性前列腺疾病患者的评估不提倡行CT和MRI检查（Scheckowitz and Resnick，1995），关于断层扫描成像诊断的前列腺结石发生率的报道还没有可靠的记录数据。经直肠超声检查似乎不能准确地诊断弥散性钙化区域，可由病理检查诊断，在病理切片中可以发现的钙化现象增加2倍以上（Søndergaard et al，1987；Shokses et al，2007），但经直肠超声仍是目前诊断较大的前列腺结石比较敏感的检查手段。对于少数患有严重前列腺结石的患者，通过开放性前列腺切开取石术、经尿道切除累及的前列腺组织或钬激光碎石术是有效的治疗手段（Kamai et al，1999；Bedir et al，2005；Shah et al，2007；Goyal et al，2013）。

三、尿道结石

尿道结石是下尿路结石病中最不常见的表现之一，仅占结石流行区所有尿路结石疾病的0.3%（Aegukkatajit，1999）。尿道结石在整个西方工业化社会中极为罕见，但在不发达国家，以及在亚洲和中东各地流行地区较为常见（Amin，1973；Koga et al，1990；Seltzer et al，1993；Aegukkatajit，1999；Menon and Martin，2002；Verit et al，2006）。

尿道结石呈现双峰年龄分布，在儿童早期和人生第四个十年发生率最高（Kamal et al，2004；Verit et al，2006）。在人生的第二和第三个十年增加的尿流率峰值可能起到一定的保护作用，通过增加尿流率促进尿道结石的排出，这可能在一定程度上解释了这个年龄阶段人群中尿道结石疾病发生率相对较低的原因（Jørgensen and Jensen，1996；Kamal et al，2004；Verit et al，2006）。

（一）发病机制和结石成分

尿道结石多来自膀胱或上尿路，也可能是尿道新生的。后者通常与尿道狭窄、憩室相关，或继发于尿道异物。女性尿道长度相对较短，因此女性很少出现尿道结石（Menon et al,1998；Menon and Martin,2002；Kamal et al,2004；Verit et al,2006；Rivilla et al,2008）。

1. 迁移结石

由膀胱或上尿路迁移的尿道结石在以谷物为主食的不发达国家的儿童和成人中占很大比例（Menon and Martin,2002；Verit et al,2006）。一些下尿路疾病常常是迁移结石的诱因，如良性前列腺增生症、尿道或尿道口狭窄等，这些下尿路疾病可阻碍迁移结石的排出（Hegele et al,2002；Kamal et al,2004；Verit et al,2006）。患者既往也可能有尿道器械使用或自残史，这可能导致尿道异常，如狭窄（Subbarao et al,1998）。

尽管膀胱一直被认为是迁移性尿道结石的主要来源（Shanmugam et al,2000），但最近这一观念有所改变。草酸钙是现代迁移性尿道结石的主要成分，占 86%～100%，这一成分主要与上尿路结石有关，在原发性膀胱结石中很少发现草酸钙成分，而主要是鸟粪石和尿酸盐成分（Douenias et al,1991；Menon et al,1998；Kamal et al,2004；Verit et al,2006）。此外，一项研究显示，仅有 2% 的迁移性尿道结石患者伴有膀胱结石，而 18% 的患者同时患有上尿路结石（Kamal et al,2004）。此外，在流行地区，由于人们放弃了以谷物为基础的饮食，转而选择富含蛋白质的食物，膀胱结石的发病率急剧下降，而尿道结石（Aeguk-katajit,1999；Verit et al,2006）或上尿路结石的发病率却几乎没有下降（Kamal et al,2004）。

2. 原发性尿道结石

尿道原发的结石主要是通过结石物质凝结在尿道异物上或尿道憩室里的尿液瘀滞产生的。虽然磷酸钙和尿酸盐结石也有报道，但主要以鸟粪石为主（Singh and Neogi,2006）。常常在诊断尿道结石同时发现合并有大肠埃希菌、变形杆菌或肠球菌的尿路感染（Subbarao et al,1998；Gokce et al,2004；Gallo et al,2007；Rivilla et al,2008；Susco et al,2008）。

采用带有毛发的移植物行尿道成形术和尿道下裂修复术可导致尿道结石的形成。尽管尝试移植物彻底脱毛，但毛囊可能持续存在，在 3%～8% 的接受手术的患者出现有症状的毛球形成（Rogers et al,1992；Singh and Hemal,2001）。在毛球上可能出现结石痂壳形成，并附着在移植物上，从而导致可引起相应症状的尿道结石形成（Singh and Hemal,2001；Walker and Hamilton,2001；Rodriguez-Villalba et al,2003；Hayashi et al,2007）。此外，尿道重建时暴露的缝合材料也可能成为引起结石形成的结晶核（Frydenberg and Love,1988）。

对于患有前列腺疾病（包括良性前列腺增生症和前列腺癌）的患者来说，相对于单纯前列腺切除术和根治性前列腺切除术而言，微创的前列腺手术正变得越来越普遍。然而，尽管这些技术取得了成功，一些手术相关的意外情况可能导致尿道结石。对于因良性疾病而接受经尿道前列腺电切或消融术的患者，失活或坏死的残端组织以及相关的炎症可能是尿道前列腺部结石形成的结晶核（Gawande,1986；Aus et al,1997）。在这些少见的病例中，结石的成分通常由钙磷石、磷灰石和草酸钙组成（Magura et al,1980；Gawande,1986）。此外，残端组织中的蛋白质分泌也可能是结石积聚的结晶核；在这种情况下，磷灰石和磷酸钙可能占结石成分的较大比例（Sutor and Wooley,1974；Gawande,1986）。

尿道结石也是前列腺癌患者接受近距离放疗和冷冻治疗的一种少见的长期并发症。原位放射活性粒子在近距离放射治疗后容易出现迁移，迁移到尿道的粒子可以作为钙化的一个结晶核。这些患者通常表现为间歇性肉眼血尿，而不是其他形式的尿道结石常见的梗阻性症状（Steinmetz and Barrett,2006）。也有研究报道了尿道结石作为前列腺癌冷冻治疗的罕见并发症，同样坏死的残端组织也是结石形成的结晶核。以往的外照射放疗和尿道升温不充分似乎增加了术后尿道结石形成的风险（Aus et al,1997）。

另外，尿道结石可能是自残引起的继发并发症。例如，有报道描述了 1 例精神障碍患者将两枚安全别针插入尿道，但在发现结石时仅引起轻微的下尿路症状（Gokce et al,2004）。

3. 尿道憩室结石

与尿道憩室有关的结石可能是由于尿液瘀滞

引起的原发性结石,也可能是迁移性的结晶物质形成(Dorairajan,1963;Subbarao et al,1998;Shanmugam et al,2000;Walker and Hamilton,2001)。尿道憩室可由先天性畸形、外伤性或医源性尿道损伤引起,包括骑跨伤、阴道分娩、尿道周围腺体脓肿、骨盆骨折、内镜和开放性手术失误,以及长期留置尿管等(Mohan et al,1980;Parker et al,2007;Beatrice and Strebel,2008;Lin et al,2008)。然而,50%～90%的男性尿道憩室患者之前并未发生过尿道损伤(Marya et al,1977;Bazeed et al,1981)。虽然尿道憩室结石常与尿路感染有关,但这些结石的成分尚未在相关文献中明确报道(Subbarao et al,1998;Gallo et al,2007;Susco et al,2008)。

(二)临床表现和评估

尿道结石的临床表现在很大程度上取决于结石的发病机制和在尿道内的位置。迁移性结石患者常因结石的突然嵌顿而出现急性下尿路症状,包括尿痛、尿潴留、肉眼血尿、排尿困难,而原发性尿道结石患者和憩室内结石患者往往表现更为隐匿。同时,常常合并尿路感染(Hassan and Mahammed,1993;Subbarao et al,1998;Shanmugam et al,2000;Kamal et al,2004)。女性尿道结石患者常常出现慢性盆腔疼痛(Thomas and Crew,2012)。

在一项大型的近期病例分析报道中,78%的尿道结石患者出现急性尿潴留,而另外22%的患者尿流呈滴沥状(Kamal et al,2004)。然而,较早的报道差别很大,尿潴留率可低至0,高达89%(Amin,1973;Selli et al,1984;Sharfi,1991)。

迁移性尿道结石通常是单发的,尿道多发结石也有报道,如冲击波碎石术导致尿道石街。另外,也有报道一名儿童因自残导致近端尿道狭窄而形成多发结石(Biyani et al,1993;Subbarao et al,1998;Atikeler et al,2005;Verit et al,2006)。后尿道结石在尿道结石中占32%～88%,8%～58%的尿道结石位于尿道球部和阴茎部,而4%～11%位于舟状窝(Shanmugam et al,2000;Kamal et al,2004)。

尿道憩室内的结石可以是单发的,也可以是多发的。他们的自然病程通常是隐匿的,只有较轻微的梗阻症状,常常伴随有下腹部、盆腔和会阴部疼痛,也可出现血尿、尿痛和性交痛等症状(Subbarao et al,1998;Koh et al,1999;Martínez-Maestre et al,2000;Gallo et al,2007;Beatrice and Strebel,2008;Susco et al,2008)。女性患者出现尿频和压力性尿失禁也有报道(Susco et al,2008)。

患者通常不会立即寻求治疗,而可能拖到几个月到10年就医(Koh et al,1999;Gallo et al,2007;Beatrice and Strebel,2008;Rivilla et al,2008;Susco et al,2008)。在就诊不及时的情况下,可能会出现尿道皮肤或尿道直肠瘘作为主诉症状,特别是无法自己描述下尿路不适的患者,如婴儿和脊髓损伤的患者(Kaplan et al,2006;Shamsa et al,2008)。

在大多数阴茎结石和女性尿道结石病例中,在检查时很容易触及结石,在男性中通常沿着尿道走行可扪及硬块,在女性中可在阴道前壁扪及(Subbarao et al,1998;Martínez-Maestre et al,2000;Gokce et al,2004;Kaplan et al,2006;Gallo et al,2007;Beatrice and Strebel,2008;Susco et al,2008)。前列腺结石常常很少能触及,通常需要影像学或膀胱镜检查才能确诊(Gawande,1986;Aus et al,1997;Steinmetz and Barrett,2006)。

尽管早期报道显示60%的尿道结石是放射透光性结石,但在现代,98%～100%的尿道结石是可以在平片上看到的放射不透光性结石(Kamal et al,2004;Verit et al,2006)。此外,前列腺结石很容易在经直肠超声检查中显示出来,在信号密度增加的区域周围有明显的声影(Aus et al,1997)。然而,考虑到相关解剖异常的可能性,现在许多作者提倡使用尿道造影或断层扫描成像来辅助诊断(Koh et al,1999;Singh and Hemal,2001;Hayashi et al,2007;Rivilla et al,2008;Susco et al,2008)。

(三)治疗

尿道结石的治疗很大程度上取决于其在尿道内的位置,以及是否存在与之相关的解剖异常,如憩室。后尿道结石可以将其推入膀胱,然后通过电液或激光碎石,其成功率为66%～86%(Aus et al,1997;Kamal et al,2004;Verit et al,2006)。如果在膀胱内碎石不成功,可能需要开放性膀胱切开取石术（Kamal et al，2004）。尽管体外冲击波碎石治疗成功率只有 60%，但将结石推回膀胱后行冲击波碎石术已常有报道（El-Sharif and Prasad，1995）。

对于前尿道结石，逆行将结石推回膀胱是不可能的，因此不应该尝试。然而，如果结石是光滑的，用"挤牛奶"法取出结石也可能成功；这种方法相关的尿道损伤风险尚不清楚，因此应谨慎行事（Rodriguez Martinez et al，2000；Kamal et al，2004；Maheshwari and Shah，2005）。此外，如果结石很大或不规则，或有尖刺的表面，则不提倡推挤结石（Kamal et al，2004）。一些作者报道在尿道内注入利多卡因软膏后，可自行排出较小的远端结石（El-Sharif and El-Hafi，1991；Kamal et al，2004）。另外，也有单纯膀胱镜取石成功的报道（Atikeler et al，2005）。

对于复杂性结石不适合简单的取石，如果同期需要行尿道成形术或尿道皮肤窦道修补术，可常规进行尿道切开取石术（Singh and Hemal，2001；Gokce et al，2004）。然而，有报道显示，尿道结石的原位碎石是可行的，成功率可高达 80%（Kamal et al，2004）。虽然考虑到存在对周围尿道组织附带损伤的可能性，但已经有电液碎石和气压弹道碎石装置成功碎石的报道（El-Sharif and El-Hafi，1991；Koh et al，1999；Kamal et al，2004；Verit et al，2006；Hayashi et al，2007）。由于钬激光碎石术疗效明确，对周围尿道组织损伤较小，因此已逐渐被推崇（Walker and Hamilton，2001；Maheshwari and Shah，2005）。对于憩室内结石，尽管有报道称女性患者可行原位体外碎石并取得成功，但较多还是行憩室切开取石术（Subbarao et al，1998；Singh and Neogi，2006；Susco et al，2008）。憩室切除术和尿道修复可同时或分期进行（Subbarao et al，1998；Martínez-Maestre et al，2000；Karanth et al，2003；Singh and Neogi，2006）。

四、包皮结石

包皮结石是较少见的下尿路结石疾病，在过去的 2 个世纪里，文献报道的病例屈指可数。包皮结石可能发生在任何年龄，但在成年人和老年人中更普遍（Sharma and Bapna，1977）。几乎所有的包皮结石病例都与未行包皮环切术男性的严重包茎有关，其他危险因素包括卫生不良和社会经济地位低下（Ellis et al，1986）。包皮结石可能是由三种可能的机制之一引起的，包括包皮垢的浓缩、尿盐沉淀的瘀滞或两者的结合，常常是由包皮垢作为尿盐沉淀物的凝结核（Winsbury-White，1954；Ellis et al，1986；Mohapatra and Kumar，1989）。另外，包皮垢本身可以作为一个局部刺激物导致包皮炎和瘢痕形成，这可能会进一步导致梗阻和尿液瘀滞（Parkash et al，1973；Mohapatra and Kumar，1989），在某些情况下可以引起包茎，严重者包皮作为可膨胀性的尿囊潴留大量的尿液（Williamson，1932）。其他不太常见的发病机制包括异物的存在，如缝线材料（Ellis et al，1986），以及严重包茎患者排出的膀胱结石滞留于此（Williamson，1932；Nagata et al，1999）。

在几乎所有报道的包皮结石病例中，进行性排尿困难是最常见的主诉症状。其他症状可能包括尿痛、肉眼血尿、恶臭的分泌物、排尿时包皮鼓成球形，以及包皮囊内可触及结石（Williamson，1932；Shahi and Ram，1962；Sharma and Bapna，1977；Ellis et al，1986；Mohapatra and Kumar，1989；Nagata et al，1999）。在少数情况下，患者可能无明显症状，直至出现尿潴留（Shahi and Ram，1962）。

疾病的诊断包括仔细的病史采集，注意症状的持续时间和性质，以及既往结石病史。在体格检查时，经常会发现紧密的包茎和包皮发炎（Williamson，1932；Shahi and Ram，1962；Sharma and Bapna，1977）。这些结石在检查时通常可摸到，并可在包皮囊内自由活动（Williamson，1932）。如果患者出现双侧腹股沟淋巴结大，应警惕合并阴茎癌可能（Mohapatra and Kumar，1989）。X线片检查有助于确诊包皮结石（Mohapatra and Kumar，1989；Nagata et al，1999）。

治疗原则包括去除结石以及泌尿系梗阻和尿液瘀滞的主要病因，通常是通过包皮环切术或包皮背侧纵行切开术（Williamson，1932；Shahi and Ram，1962；Sharma and Bapna，1977；Mohapatra and Kumar，1989；Nagata et al，1999）。所有异物，包括缝线材料，应全部取出（Ellis et al，

1986）。切除的包皮组织应进行组织病理学检查以排除癌的可能性。此外，如果发现阴茎头溃疡，也应取病变活检进行病理评估（Sharma and Bapna，1977；Mohapatra and Kumar，1989）。

检查时通常可以发现包皮囊开口处多个光滑、圆形的结石，质地呈脆性（Williamson，1932；Shahi and Ram，1962）。在已出版的研究报道中，包皮结石的成分各不相同，但结石通常是由磷酸镁铵组成的；但也会有其他成分的结石，包括尿酸盐、磷酸钙和草酸钙等（Sharma and Bapna，1977；Ellis et al，1986；Mohapatra and Kumar，1989；Nagata et al，1999）。细菌培养可见各种病原体的生长，包括肠球菌和大肠埃希菌，后者可能致癌（Hawksworth and Hill，1971；Ellis et al，1986；

Mohapatra and Kumar，1989）。所有症状通常在包皮环切术和取出结石后完全消失。

参考文献

完整的参考文献列表通过 www. expertconsult. com 在线获取。

推荐阅读

Papatsoris AG，Varkarkis I，Dellis A，et al. Bladder lithiasis：from open surgery to lithotripsy. Urol Res 2006；34：163-7.

Schwartz BF，Stoller ML. The vesical calculus. Urol Clin North Am 2000；27：333-46.

（袁正勇　蒋　立　编译　唐　伟　审校）